骨科

专科疾病典型案例

主编 高 远 黄天雯 郑晓缺 陈玉娥

清華大學出版社
北 京

图书在版编目（CIP）数据

骨科专科疾病典型案例 / 高远等主编 . — 北京 : 清华大学出版社 , 2021. 5
ISBN 978-7-302-56879-7

Ⅰ . ①骨… Ⅱ . ①高… Ⅲ . ①骨科学—护理学 Ⅳ . ① R473.6

中国版本图书馆 CIP 数据核字（2020）第 228053 号

责任编辑：周婷婷
封面设计：傅瑞学
责任校对：王淑云
责任印制：沈 露

出版发行：清华大学出版社
网 址：http：//www.tup.com.cn，http：//www.wqbook.com
地 址：北京清华大学学研大厦 A 座 邮 编：100084
社 总 机：010-62770175 邮 购：010-62786544
投稿与读者服务：010-62776969，c-service@tup.tsinghua.edu.cn
质量反馈：010-62772015，zhiliang@tup.tsinghua.edu.cn
印 刷 者：三河市龙大印装有限公司
装 订 者：三河市启晨纸制品加工有限公司
经 销：全国新华书店
开 本：185mm × 260mm 印 张：42 字 数：918 千字
版 次：2021 年 6 月第 1 版 印 次：2021 年 6 月第 1 次印刷
定 价：258.00 元

产品编号：086481-01

编委名单

主　编　高远　黄天雯　郑晓缺　陈玉娥

副主编　陈雪梅　孔丹　苏晓静　肖萍　戴巧艳

编　者　（以姓氏拼音为序）

白玉静　陈晓玲　陈雪梅　陈玉娥　戴巧艳

高远　桂自珍　郝德慧　何冬华　黄天雯

黄小芬　孔丹　黎小霞　李娜　李佳惠

李燕燕　刘洋　刘锦锦　刘巧梨　罗佳卉

彭莉　綦菊萍　苏晓静　孙文利　王林

王媛　王露露　王倩熠　王思凡　王文苏

吴欣欣　肖萍　岳梦杰　张璐　张宁

张丽娜　张伟玲　郑晓缺　周惠兰

序　一

自2010年国家卫生健康委员会在全国范围内启动“优质护理服务示范工程”以来，护理工作的核心转变为“坚持以人为本，开展整体护理”，既往的功能制护理模式也被责任制整体护理模式所替代。责任制整体护理模式的主要特点是以患者为中心，为患者提供连续、全程、优质的护理服务。该模式对护理人员无论在知识、技术，还是个人专业能力方面都有了更高的要求，责任护士的知识储备、病情观察能力成为保障优质护理服务质量的关键。

解放军总医院和中山大学附属第一医院都是国内开展优质护理服务的标杆医院，护理队伍业务精、实力强、服务好。尤其是两所医院的骨科护理团队，均是业内的优秀代表。他们在解放军总医院骨科高远护士长的组织下，强强联手，将对骨科患者进行责任制整体护理过程中的经验付诸笔端、汇集成书，展示了他们对专科护理的深入思索。

该书在编写上非常有特色，以骨科专科疾病典型病例为切入点，精选近百种骨科疾病，每一种疾病均以护理个案的形式进行呈现，让读者能够快速结合病例掌握护理过程中的关键问题；同时在每个个案中还根据关键护理问题展开相关知识链接，使读者能够知其然且知其所以然；另外，作者还毫无保留地分享在个案护理过程中的反思与经验总结，可借鉴意义大，能帮助读者更好地为患者服务。该书非常适合骨科护理人员作为专科学习用书来提升个人的业务能力，以便为患者提供更安全、更有效的优质护理服务。

最后，祝贺两个团队通过辛勤的耕耘实现了该书的出版，希望两个团队能够在专科发展的道路上继续领航！

皮红英

2020年9月

序　二

现代护理学起源于战场救护，并由于其对降低战争中伤员死亡率等贡献，体现了护士在诊疗工作中的重要作用和地位。随着现代医学的不断发展，护理队伍不断壮大，专业素质不断提高，护理工作与临床医疗更加相辅相成，成为诊疗工作中不可或缺的组成部分。

作为一名骨科医生，我希望患者在接受手术治疗后能平稳地度过围手术期、能减少并发症、能高质量地完成术后功能训练、能尽早地康复。这些目标的实现仅依靠主治医生是不够的，更多地需要依靠骨科护士去巡视观察、去沟通宣教。因此，骨科医生们希望一起共事的骨科护士都能具备扎实的专业知识、娴熟的专业技能、丰富的临床经验，用敏锐的观察力去捕捉细微的病情变化，从而为医疗诊断提供有效依据，保障患者安全，促进患者康复。

解放军总医院骨科和中山大学附属第一医院骨科均是业内的杰出代表，所收病例量大、病种全，其护理队伍见多识广、临床经验丰富。两家医院的护理团队在高远护士长的带领下主动作为，联合撰写该书，向同行分享宝贵的临床护理经验，在此向他们的用心和付出致以敬意。该书以临床案例为切入点，详细讲述了骨科常见疾病、常见并发症及疑难重症的护理，十分贴近临床护理实践，有助于培养骨科护士整体、全面的病情观察能力，对广大骨科护理工作者有很高的参考价值。

我衷心祝贺该书的出版发行，希望该书能满足骨科护士的临床培养需求，希望广大读者能够通过学习不断提高，与我们骨科医生共同运用专业的技能来保护生命、促进健康！

唐佩福

2020 年 9 月

前　言

随着护理改革的不断深入和责任制整体护理模式的普及推广，护理服务对象、护理理念等都发生了深刻的变化，护理工作越来越强调“以患者为中心”的服务理念，因此，护理人员应该在提高专科能力、加深护理服务内涵上下功夫。

以骨科专科为例，疾病病种复杂、年龄跨度大、手术技术多，如果骨科护士能够在围手术期对患者进行全面、精准、细致的病情观察，及时给予恰当、专业的护理措施，将对促进患者康复起到积极的作用。而培养护士的临床工作能力，仅仅依靠在工作中摸索是不够的，最好的办法就是通过系统学习已有的经验来快速提高，所以一本实用的专科护理书籍，是每个护士都需要的工具。

目前，骨科护理的相关书籍以疾病常规、专科操作、专病护理或护理查房等多见，围绕疾病展开的较少。鉴于此，为帮助骨科护理人员更好地学习专科疾病护理要点，提升护理水平，解放军总医院骨科联合中山大学附属第一医院骨科的护理同人，共同策划，参阅大量相关文献及书籍，结合临床实践经验编写本书。

本书精选近百例骨科临床案例，分为骨科专科疾病护理典型个案、骨科常见并发症护理典型个案及骨科疑难重症护理典型个案三篇。写作思路是以案例介绍开头，分析专科观察要点、提出护理过程中的关键问题、列举护理措施、展开相关知识链接，深入介绍理论及最新进展并进行护理个案的反思与经验总结。本书的写作思路契合了责任制整体护理模式对责任护士的能力要求，能够帮助骨科护士快速掌握单病种的护理重点，适用于各级医院骨科的护理人员，希望读者通过对本书的阅读学习，能进一步掌握骨科专业理论知识，夯实临床护理技能，提高护理专业能力。

参与编写工作的人员是两家医院骨科的护理专家及高年资护理骨干，他们对稿件反复讨论修改，从策划到定稿历时一年半，倾注了很多的心血，在此衷心感谢每位参编者的辛勤付出。受个人经验与知识水平所限，书中难免存在疏漏，不足之处恳请各位专家及读者惠予指正！

高　远

2020 年 7 月

目　录

第一篇　骨科专科疾病护理典型个案

第二篇　骨科常见并发症护理典型个案

第三篇 骨科疑难重症护理典型个案

附 录 常用评估工具

第一篇

骨科专科疾病护理典型个案

第一章　创伤骨科

第一节　1 例左锁骨骨折患者的护理

一、基本信息

姓名：郭某某；性别：女；年龄：43 岁；婚姻情况：已婚

文化程度：本科；籍贯：山东省；职业：其他

入院日期：2019 年 1 月 6 日；出院日期：2019 年 1 月 11 日

出院诊断：左锁骨骨折

病史陈述者：患者本人

二、病例介绍

主诉：摔伤致左肩部疼痛伴活动受限 5 小时。

现病史：患者于 2019 年 1 月 6 日 17：00 走路时摔倒，左肩部着地，伴左肩部疼痛剧烈、活动受限。当时无昏迷、抽搐及二便失禁，无胸闷及呼吸困难，为明确诊治前来我院就诊，完善检查后以“左锁骨骨折”收入我科。

入院诊断：左锁骨骨折。

既往史：平素体健，否认肝炎、结核、疟疾等传染病病史；否认高血压、心脏病病史；否认糖尿病、脑血管疾病、精神疾病病史；否认手术史，否认其他外伤史，否认输血史；否认药物、食物过敏史；预防接种史不详。

婚育史：已婚，育有 1 子。

家族史：父母亲已故，无特殊。

专科检查：左锁骨处肿胀明显、畸形，可扪及骨折端、骨摩擦感；左肩关节活动受限，左肘关节、左腕关节及左手各指感觉运动良好，末梢血液循环良好。

辅助检查：

胸部正位：胸片未见明显异常。

CT 平扫 + 三维重建检查：左锁骨骨折（1 月 6 日）（图 1-1-1）。

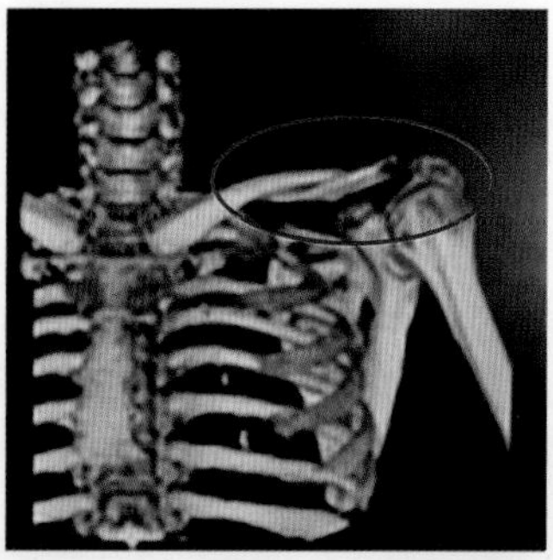

图 1-1-1　CT 平扫 + 三维重建

心电图检查：窦性心律，心电图正常。

术前异常检验结果见表 1-1-1。

表 1-1-1　术前异常检验结果

项目	指标	结果	参考值
血常规	白细胞计数 /（10^9/L）	10.16 ↑	3.5 ~ 10.0
	中性粒细胞百分比	0.835 ↑	0.50 ~ 0.70
生化	葡萄糖 /（mmol/L）	6.86 ↑	3.4 ~ 6.1
出凝血常规	血浆 *D*– 二聚体 /（μg/mL）	1.01 ↑	0 ~ 0.50

入院时生命体征：体温（T）36.6℃，脉搏（P）99 次 / 分，呼吸（R）18 次 / 分，血压（BP）138/92mmHg（1mmHg=0.133kPa）。

入院时护理风险评估：疼痛数字评分法评分为 6 分，跌倒风险评估为高风险。

心理社会方面评估：患者情绪平稳，丈夫陪伴入院。

三、治疗护理及预后

（一）治疗护理过程（表 1-1-2）

表 1-1-2　治疗护理过程

时间	病程经过	治疗处置
1 月 6 日	患者急诊入院，左锁骨处畸形、肿胀；患者头偏向患侧，简易绷带悬吊患肢屈曲于胸前，左上肢手指感觉运动正常；平卧困难。疼痛评分为 6 分。	医生给予更换横形“8”字绷带局部固定；遵医嘱口服镇痛药。给予患者心理疏导；指导患肢行手指、腕关节、肘关节的屈伸活动和握拳练习。仰卧位时，给予患者肩胛区垫软枕以使两肩后伸，患肢自然放置于胸前。定时巡视，检查绷带固定的松紧度是否适宜，指导患者自行识别绷带有效性。复评疼痛评分为 2 分。
1 月 7 日	完善术前各项检查。	给患者讲解术前注意事项。
1 月 8 日　8：00	生命体征平稳。	完成术前准备。
11：00	患者进入手术室。	完成手术交接。
12：00 ~ 14：50	患者在全身麻醉（全麻）下行“左锁骨骨折切开复位内固定术”，术中出血约 50mL。	手术过程顺利，术中未输血。
15：00	患者安返病房，意识清醒，生命体征：T36.6℃、P102 次 / 分、R19 次 / 分、BP142/74mmHg。患侧锁骨处伤口敷料包扎良好，无渗血、渗液；手指感觉运动正常；左下肢静脉留置针固定良好，静脉滴注通畅；疼痛评分为 4 分。	给予患者平卧位，左上肢屈曲放置于胸前或平放于躯干旁；妥善固定输液管路。术后遵医嘱给予二级护理，普食，吸氧，并给予抗炎、消肿、镇痛药物等治疗。指导患者行患肢腕关节、肘关节屈伸训练和握拳训练。

续表

时间	病程经过	治疗处置
20:00	患者下床活动时，给予吊带悬吊患肢，头偏向患侧、耸肩，身体向患侧倾斜。患者仰卧位或健侧卧位时，患肢内收，紧贴躯干，肘关节及肩关节僵硬，自主活动差。	给予纠正错误体位，指导患者直立身体，双肩自然下垂，调整患肢吊带固定正确位置。患肢屈肘 90°，置于胸前，避免患肢负重。腋下垫棉质手帕，避免汗液浸渍。颈部在未牵扯伤口疼痛的情况下，自由活动。患者仰卧位时，给予松解吊带，将患肢屈曲于胸前，或将患肢下垫软枕，与躯干平行。指导患者进行腕关节及肘关节屈伸训练。
21:30	患者主诉伤口疼痛，疼痛评分为 4 分，活动性疼痛为 6 分。	遵医嘱给予盐酸曲马多 0.1g 肌内注射。用药 30min 后疼痛缓解，疼痛评分为 2 分。
1 月 9 日	患者伤口渗血较多，左上肢血液循环良好，跌倒风险评估为高风险。	遵医嘱给予患者 X 线检查（图 1-1-2）、静脉采血（表 1-1-3）；医生给予伤口换药一次。患肢持续吊带悬吊，保持上肢屈肘 90° 贴胸位置。给予防跌倒宣教；给予左上肢功能训练指导。
1 月 11 日	患者伤口敷料干燥，无渗血、渗液；左上肢手指感觉运动正常；疼痛评分：静息性疼痛为 0 分，活动性疼痛为 1 分。	医生给予患者伤口换药，完善出院指导，患者已掌握，在家属陪伴下出院。

术后辅助检查：

术后 X 线检查：骨折端复位固定良好（1 月 9 日）（图 1-1-2）。

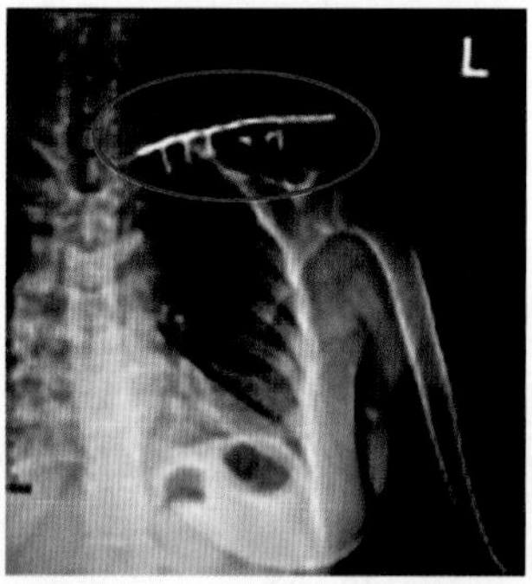

图 1-1-2　术后 X 线片

术后异常检验结果见表 1-1-3。

（二）主要护理问题及措施

1. 术前外固定失效

1）问题依据

锁骨解剖结构的特殊性导致外固定困难；“8”字绷带需双肩同时固定制动，健侧肩关节的正常活动易使固定带移位、松懈。

2）护理思维

锁骨外观呈“S”形，位置表浅，骨折后疼痛剧烈；80% ~ 90% 的锁骨中段骨折非手术治疗需采用横形“8”字绷带固定。固定期间若出现肢体肿胀、麻木，表示固定过紧；

表 1-1-3　术后异常检验结果

项目	指标	结果	参考值
血常规	中性粒细胞百分比	0.783 ↑	0.50 ~ 0.70
	C 反应蛋白 /（mg/dL）	0.947 ↑	0 ~ 0.8
	白细胞介素 -6/（pg/mL）	43.2 ↑	0 ~ 5.9
生化	血钙 /（mmol/L）	1.95 ↓	2.09 ~ 2.54
出凝血常规	血浆 *D*- 二聚体 /（μg/mL）	0.85 ↑	0 ~ 0.50
	凝血酶原时间 /s	14.7 ↓	15 ~ 21

绷带固定松弛则会导致骨折移位。因此，术前应严密观察“8”字绷带的固定效果。

3）主要措施

（1）病情观察：每 1 ～ 2 小时观察患侧锁骨骨折处局部皮肤有无异常情况，是否出现骨折断端隆起于皮下的现象；患肢末梢血液循环、手指感觉运动有无异常等情况。

（2）外固定护理：按照正确方法佩戴外固定带，每 1 ～ 2 小时检查外固定带固定的松紧度（固定后以容纳 2 指为宜）以及受压部位皮肤情况。

（3）体位护理

仰卧位：肩胛区垫软枕以使两肩后伸；患肢下垫软枕与心脏平行或患肢屈肘置于胸前。

坐位或行走：屈肘成 90° 置于胸前，健侧手托扶患侧肘部（也可用吊带悬吊），腋下垫棉质手帕，避免汗液浸渍；无偏头、耸肩、身体倾斜现象。

（4）健康宣教

告知患者外固定的作用，勿私自拆卸，主要包括：

①介绍锁骨骨折外固定的重要性：外固定能够使患者保持挺胸、扩胸和背伸姿势，以维持锁骨附着肌肉的力学平衡；减少进一步损伤，加速骨折愈合。

②指导患者自我判断外固定的有效性：出现外固定带松紧度大于 2 指、固定带移位、双肩自行内收、因疼痛而不自主向患侧偏头倾斜等现象时，提示固定带松懈；自感腋下疼痛，或双上肢出现麻木感时，提示固定带绑扎过紧。固定带出现异常均需进行调整。

4）护理评价

患者住院期间未发生外固定带固定失效现象，并掌握外固定失效的判断方法。

2. 有肩关节粘连的风险

1）问题依据

患者疾病知识缺乏，担心功能训练影响愈合；骨折后疼痛，过度保护患肢；未按要求行功能训练，导致患肢肌肉萎缩或肩关节粘连。

2）护理思维

锁骨与肩胛骨、肱骨构成肩关节，术后早期、合理、有效的康复训练能恢复肩关节正常活动，发挥正常生理功能。肩带肌肉力量的恢复对维持锁骨的稳定性非常重要，因此需高度重视肌肉力量的训练。

3）主要措施

（1）病情观察与评估：每 1 ～ 2 小时观察患肢远端血液循环及活动程度，评估是否出现关节僵直；每天评估患者功能训练依从性及肩部、上肢关节活动情况。

（2）功能训练：根据患者骨折固定的强度和复位的质量进行循序渐进的功能训练，包括手、腕、肘的主动训练，20 次为 1 组，每日 4 ～ 6 组。

①术后 1 ～ 4 周：局部应行手、腕关节、肘关节活动，如握拳、伸指、分指、腕屈伸、腕绕环、肘屈伸、前臂内外旋、屈肘钟摆训练、肩关节被动外旋等主动训练，幅度尽量大，逐渐增加用力程度。

②术后 5 ~ 12 周：增加捏小球、腕关节抗阻屈伸训练及肩关节被动外展、耸肩扩胸、托肘上举、爬墙训练、后伸内旋训练等。

③术后 12 周以后：全面进行肩关节抗阻训练，如肩前屈抗阻训练、后伸抗阻训练、外展抗阻训练、内收抗阻训练等。在骨折愈合前，严禁抬臂动作，以免产生剪切力而影响骨折的愈合。

注意事项：功能训练的活动幅度和力量要循序渐进，利于维持肩关节的正常活动度、预防肌肉萎缩、加速血液循环、减轻肿胀及疼痛。

（3）健康宣教：向患者及家属说明功能训练的重要性并列举成功案例，让患者消除顾虑，增强信心，积极配合。

4）护理评价

患者住院期间未出现肌肉萎缩及肩关节粘连，并掌握功能训练方法和注意事项。

（三）患者转归

患者术前正确佩戴“8”字绷带，入院后第 3 天行手术治疗，术后骨折端复位正常，伤口愈合良好，功能训练掌握良好，于术后第 3 天出院。

四、护理体会及反思

（一）护理体会

针对锁骨骨折的畸形特征，骨折早期医生及时给予复位和支具外固定，减轻患者疼痛。在治疗过程中护理人员动态评估患肢血液循环情况，纠正错误体位，指导患者进行功能训练，达到预期效果。出院时患者掌握了专科体位要求及恢复期各阶段的居家康复要点，在保证骨折端稳定的同时，实现肢体功能最大化。

（二）反思

锁骨骨折发生后，由于其解剖特点，患者极易出现肩关节功能障碍，会对日常生活活动能力产生不利影响，因此对患者实施康复治疗意义重大。此类患者住院时间短，为了保证康复进程的连续性，护理人员应加强专科知识学习，可借助新媒体平台，为患者进行功能训练指导，使患者的康复进程更加专业化、系统化。

五、相关知识链接

（一）锁骨骨折概述

1. 解剖结构

锁骨位于胸廓前上方，从顶面观察呈“S”形；远端向后，近端向前，内端较外端宽大，是连接肩带和中轴骨的重要结构。上臂下垂时起吊臂作用，上臂外展等运动时起到支撑作用。内 1/3 对深层的臂丛神经、锁骨下静脉、腋静脉、肺尖等重要组织起到保护作用，该部位骨折可合并臂丛神经损伤等严重并发症。

2. 损伤机制

（1）直接暴力：锁骨位于皮下，缺乏软组织保护，大部分骨折由直接暴力导致，约

87% 的骨折由肩部直接着地受力导致，7% 由直接打击导致。

（2）间接暴力：仅 6% 的骨折因上肢伸直位跌倒、手掌撑地，应力沿上肢传导致骨折。

（3）其他原因造成的骨折：此类情况较为罕见，如继发于肌肉痉挛、非创伤性病理性骨折、应力性疲劳骨折。

3. 锁骨骨折的分型

锁骨骨折通常按克雷格（Craig）分型进行分类，将锁骨骨折分为 3 型：

Ⅰ型：锁骨中间 1/3 骨折，约占锁骨骨折的 80%；

Ⅱ型：锁骨外侧 1/3 骨折，约占锁骨骨折的 15%；

Ⅲ型：锁骨内侧 1/3 骨折，约占锁骨骨折的 5%。

4. 临床表现

患者有明显的外伤史，典型体征为头偏向患侧，以缓解胸锁乳突肌的牵拉作用；患肢内收，健侧手托住患侧前臂及肘部，减少患肢重量牵拉引起骨折端移位的疼痛。

骨折端局部畸形、压痛、肿胀明显；骨折端可隆起于皮下，可触及；有骨擦音，患侧上肢不能自主用力上抬和后伸。

5. 治疗方法

锁骨骨折的治疗方法取决于年龄、健康状况、骨折部位及合并损伤等因素。检查患肢神经、血管功能，一旦发现伴有神经、血管损伤，应尽早手术。

1）非手术治疗

锁骨骨折会造成远端肌肉力量不平衡，产生骨折移位，通常情况下，骨折近端向上、向内移位，严重时锁骨长度明显变化。若骨折无明显移位可选择保守治疗，通过“8”字绷带或前臂吊带固定 4 ～ 6 周。锁骨骨折保守治疗的关键在于在维持锁骨长度的情况下保持骨折端的稳定。充分扩胸可维持锁骨长度，“8”字绷带固定可使患者保持挺胸、扩胸和背伸，保持骨折端稳定。若患者不能耐受“8”字绷带，可选用前臂吊带固定，患侧前臂悬吊可抵消重力对骨折端的影响。

2）手术治疗

手术的目的是恢复胸锁关节、肩锁关节、喙锁韧带等结构的稳定性；恢复锁骨正常形态及其吊臂功能；尽早恢复肩关节的活动功能。

手术方法包括：切开复位钢板内固定，切开复位髓内钉固定等。

3）手法复位及“8”字绷带固定法

手法复位方法：患者端坐，双手叉腰挺胸、仰首及双肩后伸。操作者站于患者后方，双手握住患者双肩前外侧处（或双肘外侧）朝后上方用力，使其仰伸挺胸，同时用膝前部抵于患者下胸段后方形成支点，如此可使骨折获得较理想的复位，骨折愈合后均可获得良好的功能。

“8”字绷带固定法：腋下垫棉垫，用绷带从伤侧背部经肩上、前方绕过腋下至肩后，横过背部，经对侧肩上、前方绕过腋下，横回背部至患侧肩上、前方，如此包绕 8 ～ 12层。

现已衍生为多种形式的固定支具。

（二）锁骨骨折康复训练方法

（1）握拳训练：握拳、伸指、分指训练幅度尽量大，速度慢，逐渐增加用力程度。

（2）腕、肘关节屈伸训练（图 1-1-3、图 1-1-4）：站立位或仰卧位，早期健侧手握住患侧手掌，协助进行腕、肘关节的屈伸训练，后期患侧肢体可主动进行腕、肘关节的屈伸训练。

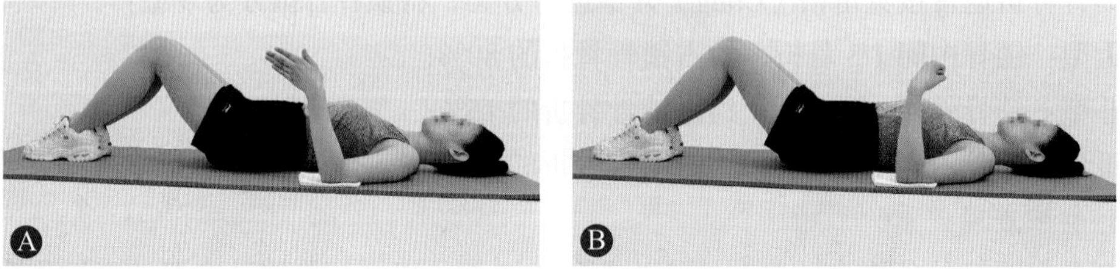

图 1-1-3　腕关节屈伸训练

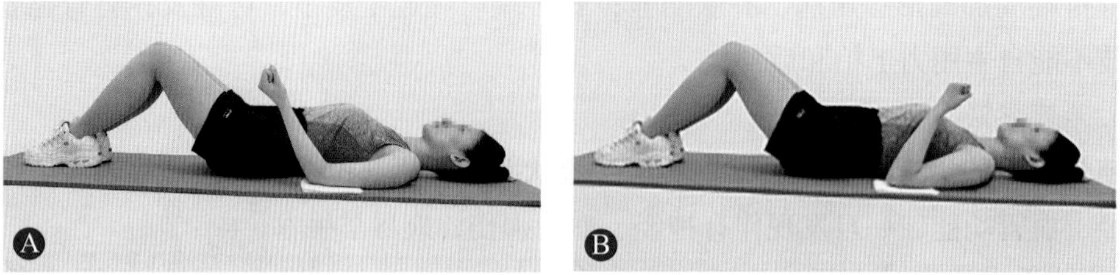

图 1-1-4　肘关节屈伸训练

（3）前臂内、外旋训练：中立位时，手掌和肘关节向正前方，拇指向前的旋转动作称为内旋；中立位时手掌和肘关节向正后方，拇指向后的旋转动作称为外旋。

（4）屈肘钟摆训练（图 1-1-5）：身体前屈，双肘关节屈曲，双手抱住对侧手臂，左右、前后、旋转摆动患侧肩关节，每组 20 次，每日 2 组。

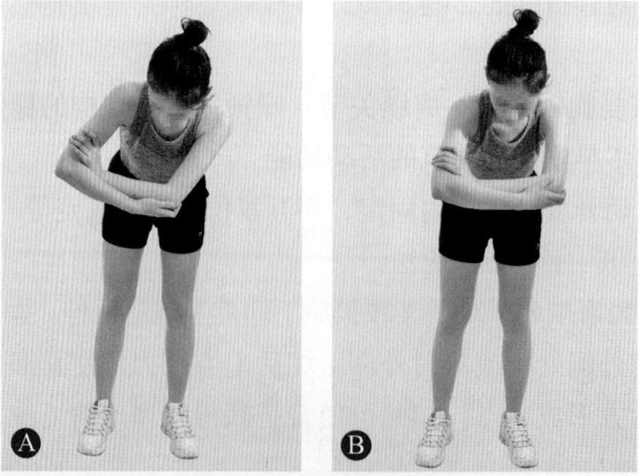

图 1-1-5　屈肘钟摆训练

（5）肩关节被动外旋训练（图 1-1-6）：患者取坐位、站立位或卧位均可；双上肢放于身体两侧，屈曲肘关节至90°（坐、站位时前臂与地面平行，卧位时前臂与床面垂直），手心朝上，取一短棒，双手握住短棒的两端；健侧手用力向患侧推动短棒，此时患肩被动外旋；运动末维持5～10s，缓慢复位。

（6）捏小球训练：选择大小合适的弹力橡胶球，置于掌心，手指进行不同方向捏球练习。

（7）腕关节抗阻训练（图1-1-7）：患者前臂平放于桌面上固定，腕关节放于桌沿位置，手心朝下，手持重物，缓慢背伸至终末端，维持3～5s后缓慢放下。

（8）肩关节被动外展训练（图1-1-8）：患者取站立位，健侧手拿木棍一端，患侧手拿木棍另一端，使患侧外展，然后放松，每组20次，每日2组。

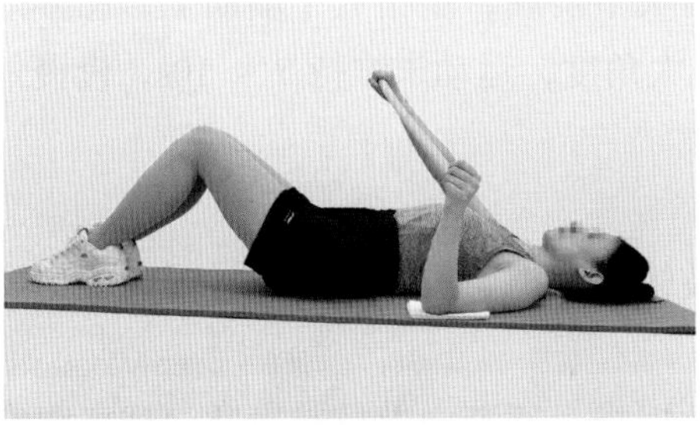

图1-1-6　肩关节被动外旋训练

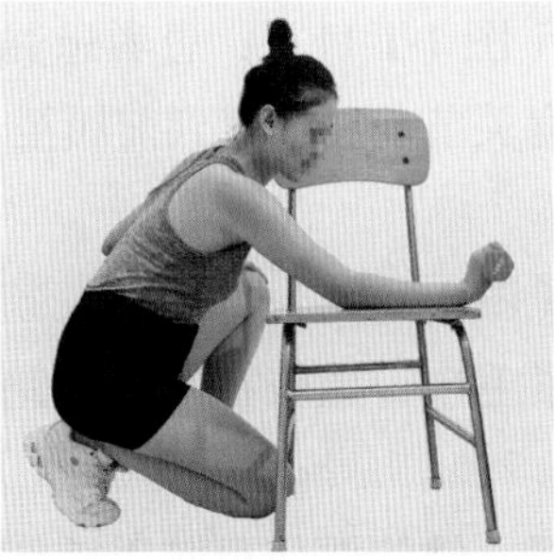

图1-1-7　腕关节抗阻训练

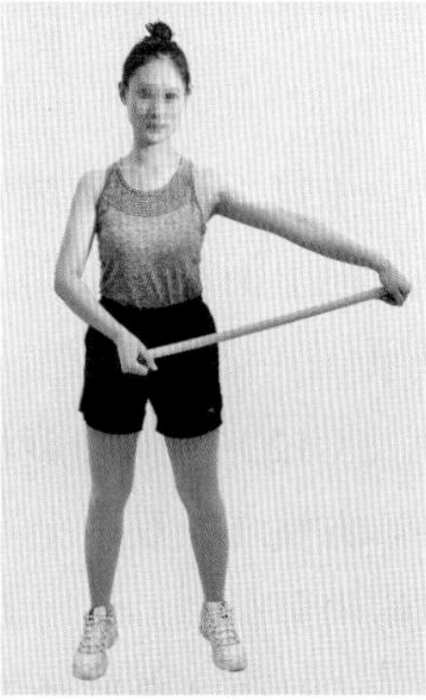

图1-1-8　肩关节被动外展训练

（9）耸肩扩胸，耸肩缩颈训练（图1-1-9）：患者双肩慢慢耸起，颈部尽量往下缩，维持3～5s，双肩慢慢放松地放下，头颈自然伸出，还原至初始位置，然后再将双肩用力往下沉，头颈部向上拔伸，维持3～5s后，双肩放松。

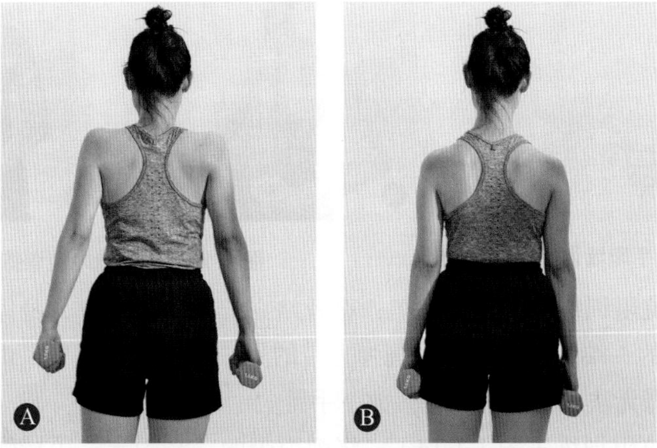

图1-1-9　耸肩缩颈训练

扩胸训练：患者取坐位，双肩后伸，双手相握，双手用力后伸，胸口用力前挺，维持3～5s。

（10）被动前屈训练（图 1-1-10）：患者取仰卧位，患肢放松，健侧手托住患侧肘关节缓慢向上举，至轻度疼痛可以耐受的范围；患侧为被动运动，运动末维持 10s 后慢慢还原。

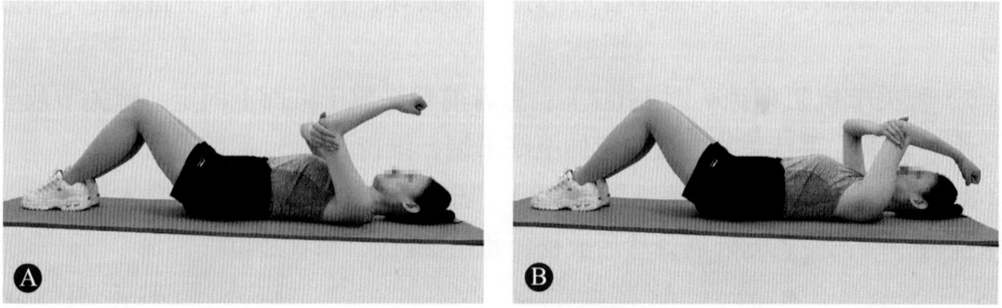

图 1-1-10　被动前屈训练

（11）单手爬墙训练（图 1-1-11）：患者患侧肩关节前屈，手指放于墙面上，患侧手指向上滑动，带动患侧肩关节前屈，直到前屈至最大角度，运动末维持 5 ~ 10s，慢慢还原。

（12）后伸内旋训练（图 1-1-12）

方法 1：双手上下握紧毛巾，患肢在下，健侧肢体用力把患肢拉高，至极限内旋位置缓慢复位。

方法 2：患肢放于臀部，健侧抓住患肢手腕或大拇指，逐渐向上拉起患肢，到极限后缓慢复位。

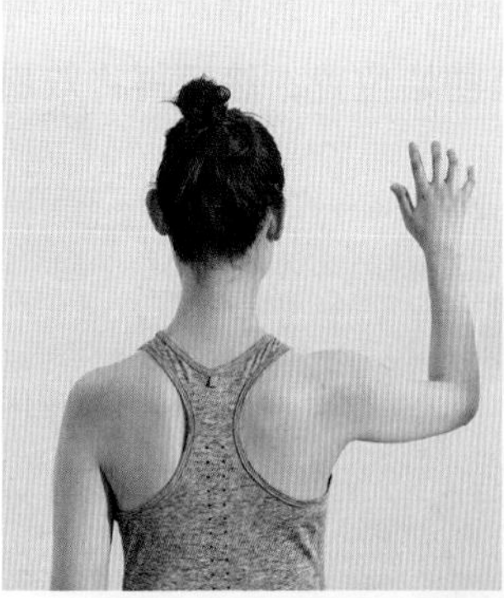

图 1-1-11　单手爬墙训练

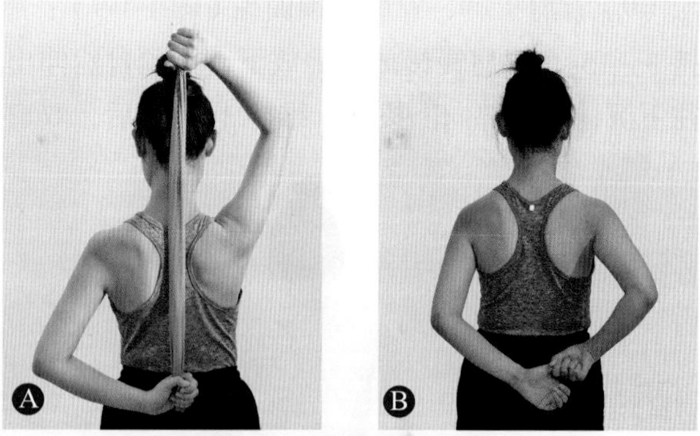

图 1-1-12　后伸内旋训练

（13）前屈抗阻训练（图 1-1-13）：患者站立位，目视前方，身体不动，手臂自然下垂，将弹力带的一端踩在脚下，手握弹力带的另一端，伸直手臂，由身体正前方举过头顶，当感到手臂无法再上举时，慢慢放下手臂。

（14）后伸抗阻训练（图 1-1-14）：将弹力带的一端固定，手持弹力带的另一端，双侧肩关节后伸，保持 5s，然后放松，每组 10 ~ 15 次，每日 5 组。

（15）外展抗阻训练（图 1-1-15）：患者取站位，把弹力带的一端踩在脚下，另一端握在患侧手里，然后肩关节外展，保持 5s 后放松，每组 10 ~ 15 次，每日 5 组。

（16）内收抗阻训练（图 1-1-16）：患者站立位，弹力带的一端固定，另一端握在患侧手里，患侧肩关节内收，保持 5s，然后放松，每组 10 ~ 15 次，每日 5 组。

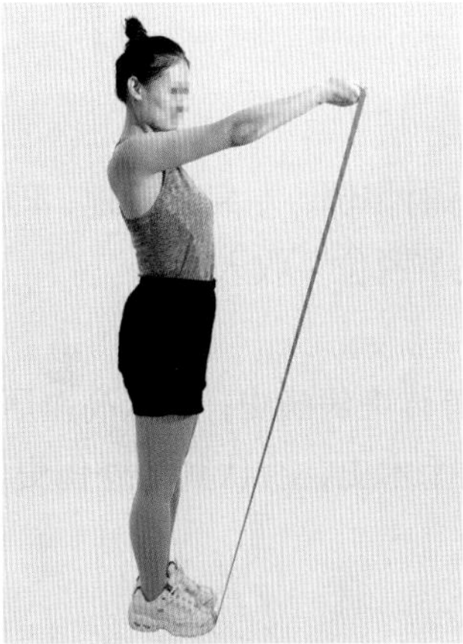
图 1-1-13　前屈抗阻训练

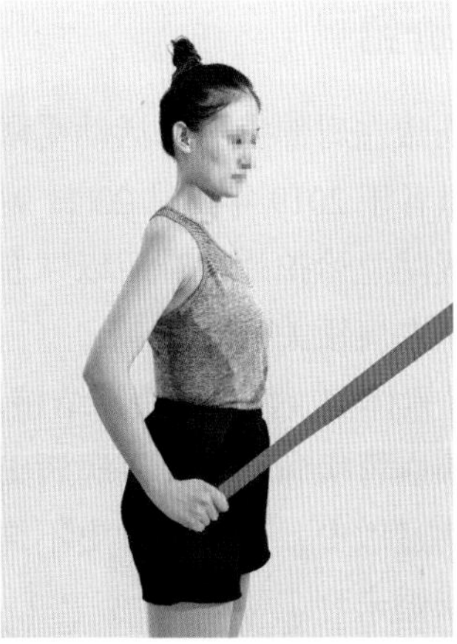
图 1-1-14　后伸抗阻训练

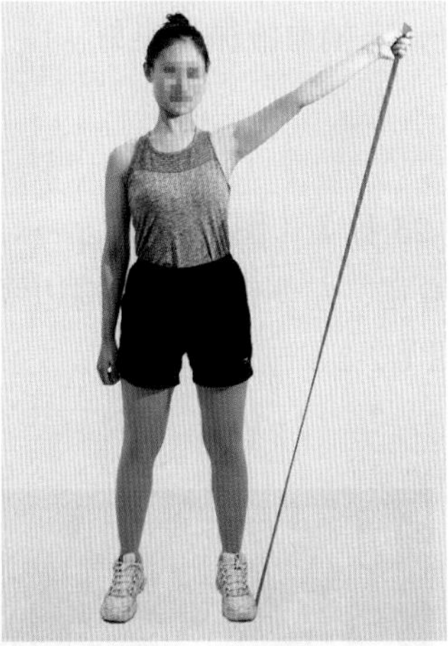
图 1-1-15　外展抗阻训练

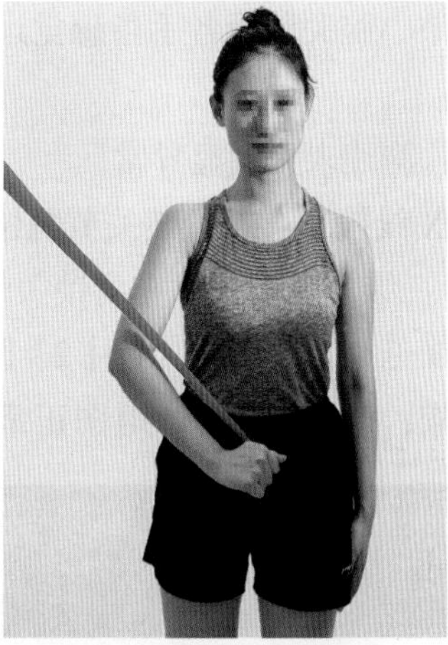
图 1-1-16　内收抗阻训练

（张　璐　郝德慧　陈玉娥　高　远）

第二节　1 例左肩锁关节脱位患者的护理

一、基本信息

姓名：王某；性别：男；年龄：21 岁；婚姻情况：未婚
文化程度：本科；籍贯：安徽省；职业：其他
入院日期：2019 年 1 月 23 日；出院日期：2019 年 1 月 31 日

出院诊断：左肩锁关节脱位

病史陈述者：患者本人

二、病例介绍

主诉：摔伤致左肩部疼痛，活动受限 4 小时。

现病史：患者于 2019 年 1 月 23 日 9：00 训练时摔倒，左肩部着地，即感左肩部疼痛，活动受限，来我院急诊拍片检查后以“左肩锁关节脱位”收入我科。

入院诊断：左肩锁关节脱位。

既往史：平素体健，否认肝炎、结核、疟疾等传染病病史；否认高血压、心脏病病史，否认糖尿病、脑血管疾病、精神疾病病史；否认手术史，否认其他外伤史，否认输血史；否认药物、食物过敏史，预防接种史不详。

婚育史：未婚未育。

家族史：父母健在，无特殊。

专科检查：左肩锁关节处肿胀、局部压痛，左肩关节活动度欠佳；左桡动脉搏动可扪及，肘关节、腕关节及各手指感觉运动良好，末梢血液循环良好。

辅助检查：

胸部正位：胸片未见明显异常。

肩锁关节 X 线检查：左肩锁关节脱位（1 月 23 日）（图 1-2-1）。

CT 平扫 + 三维重建检查：左肩锁关节间隙增宽，左侧锁骨肩峰端边缘欠光滑，呈溶骨样改变，边缘见小骨质结构（1 月 23 日）（图 1-2-2）。

心电图检查：窦性心律，心电图正常。

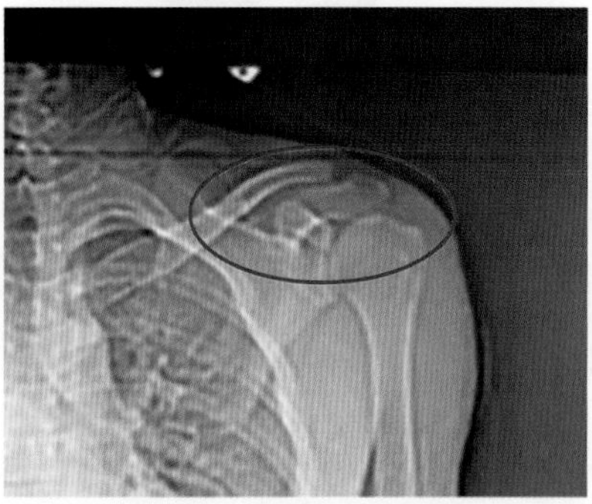

图 1-2-1　术前 X 线片

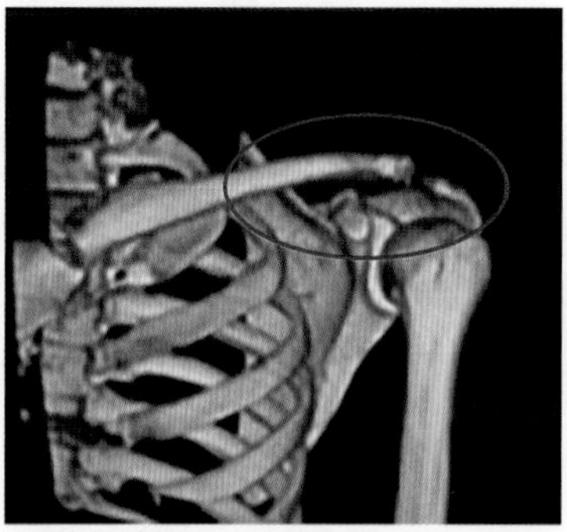

图 1-2-2　术前三维 CT

术前异常检验结果见表 1-2-1。

表 1-2-1　术前异常检验结果

项目	指标	结果	参考值
生化	肌酸激酶 /（U/L）	436.4 ↑	2 ~ 200

入院时生命体征：T36.3℃，P70 次 / 分，R18 次 / 分，BP143/79mmHg。

入院时护理风险评估：疼痛数字评分法评分为 6 分，跌倒风险评估为高风险。

心理社会方面评估：患者情绪紧张，担心术后功能恢复情况，家属陪伴入院。

三、治疗护理及预后

（一）治疗护理过程（表 1-2-2）

表 1-2-2　治疗护理过程

时间		病程经过	治疗处置
1 月 23 日		患者以“左肩锁关节脱位”入院，左肩锁关节处肿胀、左侧肩关节突起高于健侧；左上肢外展和上举困难，前屈和后伸受限。疼痛明显，疼痛评分为 6 分。	给予患肢贴胸固定支具固定，肘关节屈曲 90° 于胸前，腋下垫棉质手帕。患肢末梢血液循环良好，指导患者握拳、伸指、分指练习。遵医嘱给予静脉滴注镇痛、消肿等药物治疗。30min 后疼痛缓解，疼痛评分为 3 分。
1 月 24 日		患者左肩锁关节畸形、肿胀，左肩局部皮肤淤血；疼痛减轻，疼痛评分为 2 分。	遵医嘱静脉滴注镇痛、消肿药物，指导贴胸固定支具佩戴方法：站立位时，屈肘 90° 胸前制动；平卧位时，放松支具，前臂平放或屈肘于胸前；翻身时应取得协助，禁止用肘支撑身体，以防再脱位。给予手部功能训练指导。
1 月 27 日		左肩肿胀消退，完善术前各项检查。	给患者讲解术前注意事项。
1 月 28 日	14：00	生命体征平稳。	完成术前准备。
	15：00	患者进入手术室。	完成手术交接。
	15：30 ~ 16：50	患者在臂丛神经阻滞 + 全身麻醉下行“左侧肩锁关节脱位切开复位钢板髓内钉内固定术”，术中出血 50mL。	患者手术过程顺利，术中未输血。
	17：00	患者安返病房，意识清醒。生命体征：T36.3℃、P70 次 / 分、R17 次 / 分、BP133/70mmHg。伤口敷料干燥，手指感觉运动未恢复，桡动脉搏动可触及。左肩部伤口引流管通畅，引流液为血性；左肩部皮肤淤血。留置尿管通畅，尿液淡黄。右下肢留置针固定良好，持续镇痛泵泵入，无外渗。疼痛评分为 0 分。	给予平卧位，肘关节屈曲 90° 于胸前，腕及掌指关节保持功能位，腋窝处垫棉质手帕。妥善固定各管路，并保持通畅。遵医嘱给予二级护理，普食，持续低流量吸氧，氧流量为 2L/min，并给予抗炎、消肿等药物治疗。
	21：00	患者手指感觉运动恢复，血液循环良好，上肢肌力 4 级，疼痛评分为 6 分，跌倒风险评估为高风险。	给予拔除尿管，患者可自解小便，尿色正常。指导患者佩戴贴胸固定支具下地活动，上臂紧贴躯干，肘关节屈曲 90°。给予防跌倒宣教，患者已掌握。指导手部伸握练习。遵医嘱给予静脉滴注镇痛药物治疗，30min 后疼痛缓解，疼痛评分为 3 分。

续表

时间	病程经过	治疗处置
1月29日	患者伤口敷料有少量渗血，伤口引流管通畅，术日引流量约35mL。贴胸固定支具位置好，左肩部轻度肿胀、皮温正常，末梢血液循环良好，手指活动良好。静息痛为2分，患肢活动时疼痛明显，疼痛评分为4分。	遵医嘱停止吸氧。医生给予伤口换药，指导腕、肘关节主动屈伸练习。术后X线检查（图1-2-3）、复查血液（表1-2-3），血钾为3.35mmol/L，口服补钾治疗，给予饮食指导。
1月30日	术后1日伤口引流量为5mL；复查血钾，升至3.8mmol/L。疼痛减轻，疼痛评分为2分。	医生给予拔除伤口引流管，遵医嘱停止使用镇痛泵，给予左上肢功能训练指导。
1月31日	患者左肩部伤口无红肿，敷料无渗血；左肩肿胀减轻，左肩部淤血面积缩小；手指血液循环、感觉良好。	患者出院。

术后辅助检查：

术后X线检查：左肩锁关节脱位术后改变见图1-2-3（1月29日）。

术后异常检验结果见表1-2-3。

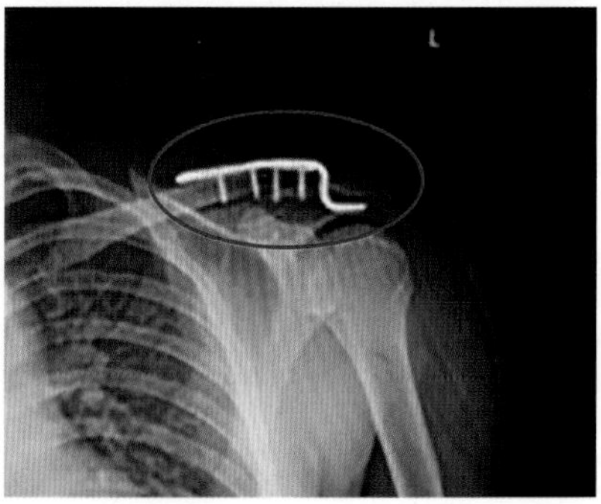

图 1-2-3　术后X线片

（二）主要护理问题及措施

1.有支具固定失效的风险

1）问题依据

肩锁关节脱位为肩部常见损伤，约占运动员肩关节损伤的40%，手法复位后需给予有效的外固定支持，目前，临床上常采用石膏托固定法或吊带悬吊法固定，由于其解剖结构的特殊性，易导致复位失效。

表 1-2-3　术后异常检验结果

项目	指标	结果	参考值
血常规	淋巴细胞计数 /（10^9/L）	0.153 ↓	0.5 ~ 0.7
	白细胞计数 /（10^9/L）	13.9 ↑	3.5 ~ 10.0
	中性粒细胞百分比	0.782 ↑	0.50 ~ 0.70
生化	血钾 /（mmol/L）	3.35 ↓	3.5 ~ 5.5
	淀粉酶 /（U/L）	207.8 ↑	0 ~ 150
	肌红蛋白定量 /（ng/mL）	180.7 ↑	0 ~ 75
红细胞沉降率	红细胞沉降率 /（mm/h）	66 ↑	0 ~ 20

2）护理思维

肩锁关节脱位的严重程度主要是根据肩锁韧带和喙锁韧带损伤程度而定。复位后给予支具有效固定，可保持肩锁关节制动，并减轻因上肢重力作用而加重肩锁韧带和喙锁韧带损伤，维护了肩关节的稳定性。但若患者未按要求佩戴支具、固定位置不当或活动过于剧烈，会导致肩关节再次脱位。因此，护士应加强巡视，让患者保持正确体位，保持有效固定。

3）主要措施

（1）病情观察：按时检查支具固定是否牢靠，有无移位、松动；观察患肢血液循环、活动等情况。

（2）体位护理：患者取半卧位或平卧位时，患肢上臂下方垫软枕，患者屈肘置于胸前；站立位时，上臂紧贴躯干，屈肘 90° 位制动；禁忌患侧卧位，防止肩关节受压。贴胸吊带支具固定时，患肢屈肘 90° 放置于胸前，将手掌置于支具内，防止支具边缘压迫腕部造成桡神经损伤；颈部垫棉垫，以免吊带勒伤皮肤。

（3）健康宣教：告知患者及家属佩戴支具的重要性及方法，如复位失效会导致肩关节进一步损伤，加大手术难度。

4）护理评价

患者住院期间按要求佩戴支具，未出现固定失效的现象。

2. 有臂丛神经损伤的风险

1）问题依据

肩关节前脱位常可合并血管神经损伤，臂丛神经损伤修复是创伤骨科的一大难点，应注意检查患侧上肢的感觉、运动功能。

2）护理思维

肩锁关节脱位多为直接暴力冲击于肩的顶部或跌倒时肩部着地，导致臂丛神经受到牵拉损伤；而肩关节周围其他原发部位病情易掩盖臂丛神经损伤，造成漏诊，延误了神经损伤的治疗。同时，术中牵拉力量过大也可造成臂丛神经损伤。因此，在护理过程中要密切观察患者是否有神经损伤的症状。

3）主要措施

（1）病情观察：术前、术后应密切观察患肢有无麻木、肌力减退等情况，是否出现肌肉萎缩现象。

（2）处理方法：对常见的牵拉性臂丛神经损伤，早期以保守治疗为主，即应用营养神经药物；损伤部位可进行理疗，患肢进行功能训练，防治关节囊挛缩，也可配合针灸、按摩、推拿等治疗，有利于神经粘连的松解及关节松弛。3 个月后若无明显功能恢复者应手术探查，行神经松解、缝合或移植术。

（3）功能训练：术后麻醉清醒后即可指导患者进行相邻关节的训练，由肢体远端到近端进行训练，包括手、腕、前臂的主动活动及肘关节的屈曲和伸直。

①早期康复训练：维持肩关节和修复肌腱的完整性，恢复手、腕、肘关节的主动活动度，预防肌肉萎缩，减轻疼痛和炎症。

②中期康复训练：逐渐增加肩关节的被动活动度，防止关节僵硬，以被动训练为主。

③后期康复训练：进一步增加关节活动度，促进肢体恢复正常功能，以主动训练为主。

（4）健康宣教：给患者及家属讲解臂丛神经损伤的观察方法和典型症状，如出现垂腕、垂指畸形，伸腕、伸指功能障碍，后期表现为爪形手畸形。

4）护理评价

患者未发生臂丛神经损伤，出院前掌握功能训练方法。

（三）患者转归

患者行手术治疗后，患侧肢体感觉运动正常，于术日下床活动，各项指标趋于正常，出院。

四、护理体会及反思

（一）护理体会

肩锁关节脱位手术的目的在于恢复肩关节的正常解剖关系，重建关节的稳定性，恢复正常的活动功能，而正确有效的支具固定则对康复起到事半功倍的作用。通过医护人员的临床观察和早期康复指导，患者未出现并发症，功能训练效果达到预期。

（二）反思

良好的肩关节治疗效果，不仅依靠高难度的手术，还需要正确、有效的康复训练。一般来讲，肩锁关节复位固定，并不是坚强固定，因此，术后用贴胸吊带支具保护是非常重要的。长期佩戴支具会增加患者的不适感，特殊体位的要求会导致腋下或肘部褶皱处皮肤淹红。护理人员应加强宣教，注重细节护理，提高患者舒适度。

五、相关知识链接

（一）肩锁关节概述

1. 解剖结构

肩锁关节是由锁骨远端与肩峰组成的关节，关节面多呈垂直方向，关节囊薄弱，由肩锁韧带和喙锁韧带维持其稳定性。

2. 损伤机制

肩锁关节脱位多为直接暴力引起，如肩关节处于外展内旋位时，暴力冲击于肩的顶部或跌倒时肩部着地，均可以引起肩锁关节脱位。

3. 临床分型

罗克伍德（Rockwood）于1984年改进了奥尔曼（Allman）和托西（Tossy）的三分法，把肩锁关节脱位分为6型，用以指导肩锁关节脱位的临床诊疗。

Ⅰ型：肩锁韧带扭伤或部分撕裂，但功能存在，喙锁韧带完整。

Ⅱ型：肩锁韧带完全撕裂，喙锁韧带扭伤或部分撕裂。

Ⅲ型：肩锁韧带和喙锁韧带均断裂，三角肌和斜方肌附着点从锁骨外端撕裂。

Ⅳ型：肩锁韧带和喙锁韧带均断裂，锁骨外端向后移位进入或穿过斜方肌。

Ⅴ型：肩锁韧带和喙锁韧带均断裂，锁骨外端向上严重移位，位于皮下。

Ⅵ型：锁骨远端移位到肩峰下方或喙突下方。

4. 临床表现

Ⅰ型损伤：肩锁关节有轻到中度的压痛和肿胀，但不能触及关节移位。

Ⅱ型损伤：肩锁关节半脱位，中度到重度疼痛。可触及锁骨远端略高于肩峰。

Ⅲ型损伤：肩锁关节完全脱位，肩部复合体与健侧相比低垂。患侧锁骨可明显突出，以致局部皮肤凸起。特征性表现：上肢内收紧贴躯干以保持抬高，以缓解肩锁关节疼痛。

Ⅳ型损伤：脱位的锁骨端与健侧相比倾向后方，肩锁关节无法手法复位。

Ⅴ型损伤：锁骨远端疼痛剧烈，上肢向下移位情况严重，会出现臂丛神经牵拉症状。

Ⅵ型损伤：肩峰部突出，喙突表面有明显向下的台阶感，严重的肩部肿胀，肩锁关节脱位最初可能会被忽视。

5. 治疗方法

非手术治疗：适用于Ⅰ型和Ⅱ型损伤。Ⅰ型损伤用三角巾固定。Ⅱ型损伤多主张保守治疗。三角巾固定方法：在锁骨肩峰端放置保护垫，用弹性胶带压迫锁骨外端向下，使上臂和肩胛骨向上，固定 4 周，开始循序渐进活动。

手术治疗：适用于Ⅲ型及以上损伤。

手术方式：肩锁关节切开复位内固定、韧带修复重建、锁骨远端切除术、肌肉动力移位。

（二）功能训练

1. 肩关节术后第 1 ～ 3 周

（1）肩关节冰敷：术后 24 ～ 48 小时内冰敷使局部血管收缩、血液循环减慢，从而降低组织新陈代谢率，抑制炎症反应。

（2）肩锁固定带固定：能够对肩关节周围组织提供支持、稳定的保护作用。

（3）各关节运动：轻柔地活动吊带内的肢体，每 3 ～ 4 小时进行手指、腕关节及肘关节主动训练。操作方法详见本章第一节。

（4）肩关节各方向等长收缩：包括前屈、后伸、外展、内收的等长收缩训练，每组 20 次，每日 2 组，操作方法如下：

肩关节前屈等长收缩（图 1-2-4）：患者站立位，患侧肩关节前屈，健侧手放于患侧前臂前侧阻止其前屈，保持 5s，然后放松。

肩关节后伸等长收缩（图 1-2-5）：患者站立位，患侧肩关节后伸，健侧手放于患侧前臂后侧阻止其后伸，保持 5s，然后放松。

肩关节外展等长收缩（图 1-2-6）：患者站立位，患侧肩关节外展，健侧手放于患侧前臂外侧阻止其外展，保持 5s，然后放松。

肩关节内收等长收缩（图 1-2-7）：患者站立位，患侧肩关节内收，健侧手放于患侧上臂内侧阻止其内收，保持 5s，然后放松。

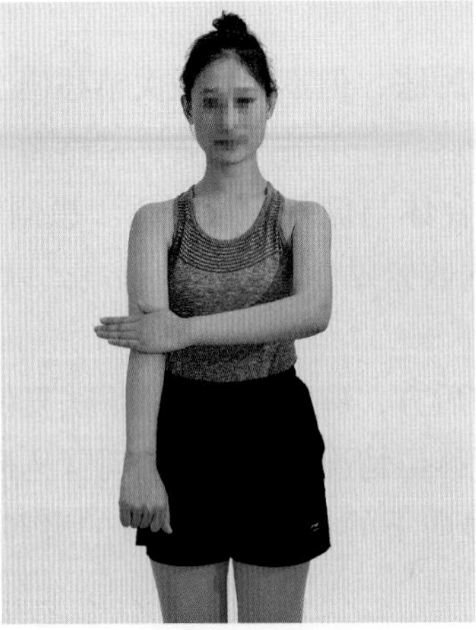

图 1-2-4　肩关节前屈等长收缩

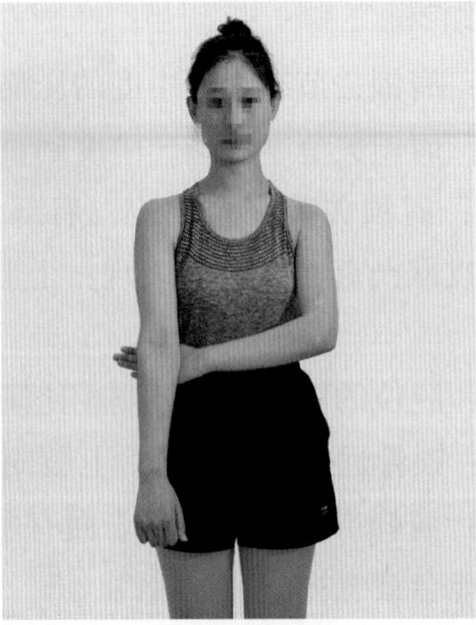

图 1-2-5　肩关节后伸等长收缩

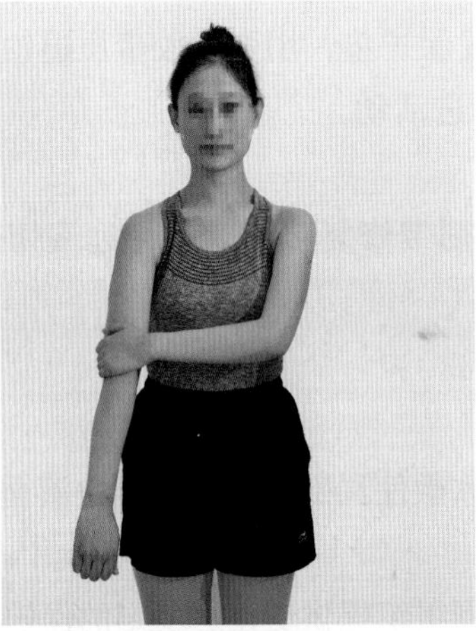

图 1-2-6　肩关节外展等长收缩

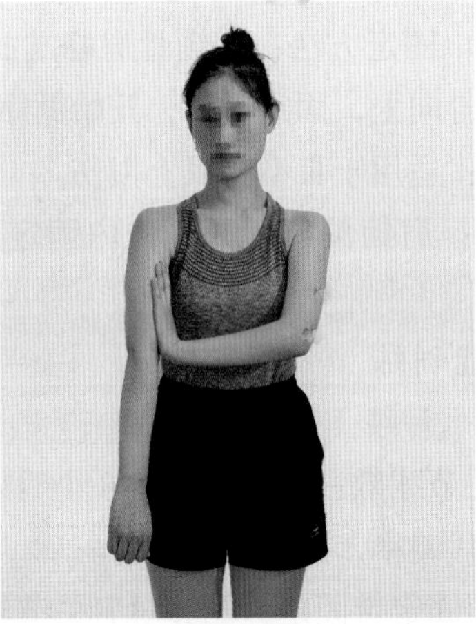

图 1-2-7　肩关节内收等长收缩

2. 肩关节术后第 4 周

可去除吊带，开始进行主动功能训练，加强肩部活动。

（1）采取正确睡姿（图 1-2-8）：取健侧卧位，将枕头夹在上方的手臂和身体之间，同时可在背后再放一个枕头。

（2）肩关节被动训练：包括前屈、内收、外展、外旋。每组 20 次，每日 2 组。训练方法如下：

肩关节被动前屈：仰卧位，患侧肩关节前屈，健侧手托住患侧肘关节，帮助其前屈，然后放松。

肩关节被动内收（图 1-2-9）：患者仰卧位，患侧肩关节内收，健侧手托住患侧肘关节帮助其内收，然后放松。

肩关节被动外展(图 1-2-10)：患者站立位，健侧手拿木棍一端，患侧手拿木棍另一端，使患侧外展，然后放松。

肩关节被动外旋（图 1-2-11）：患者站立位，双肘关节屈曲，双手拿着木棍两端，健侧肩关节内收带动患侧肩关节外展，然后放松。

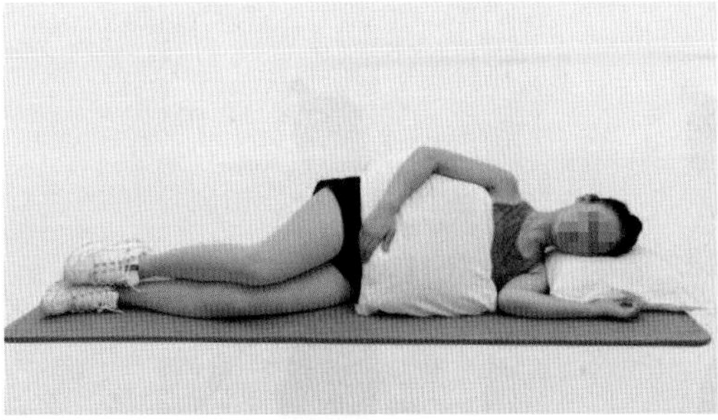

图 1-2-8　正确睡姿

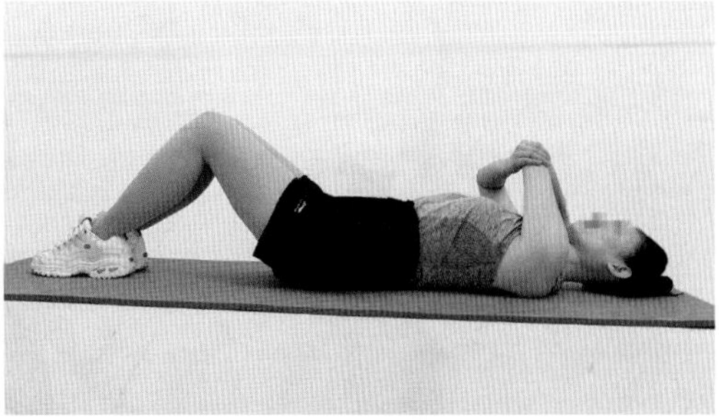

图 1-2-9　肩关节被动内收

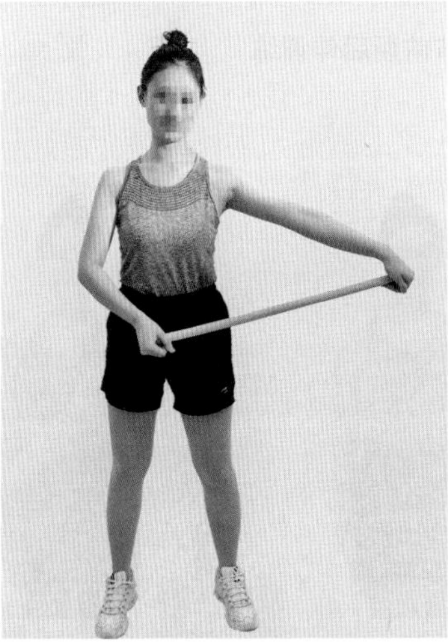

图 1-2-10　肩关节被动外展

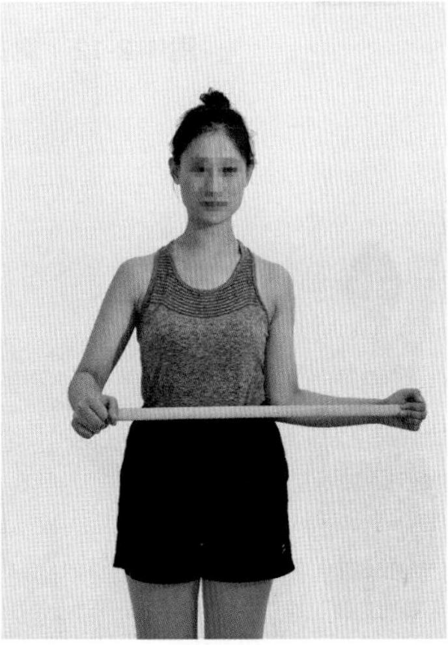

图 1-2-11　肩关节被动外旋

3. 肩关节术后第 5 周

肩关节可进行屈肘钟摆训练、单手爬墙训练及肩关节的各类主动训练，如前屈后伸、内收外展、内旋外旋、活动度训练等。每组 20 次，每日 2 组。操作方法如下：

（1）屈肘钟摆训练：详见本章第一节。

（2）单手爬墙训练：详见本章第一节。

（3）肩关节主动训练

肩关节前屈后伸训练（图 1-2-12）：患者站立位，患肢手臂伸直，上举过头顶，从上往下活动手臂，至最大活动角度。

肩关节内收外展训练（图 1-2-13）：患者站立位，患肢手臂伸直，置于身前，从上往下，侧面活动手臂，至最大活动角度。

肩关节内旋外展训练（图 1-2-14）：患者站立位，肩关节先内旋至最大活动角度，再外旋至最大活动角度。

肩关节活动度训练：患者站立位，拿一条毛巾，双手上下紧握毛巾两端，患肢在下，健肢用力把患肢拉高，至极限位置后缓慢复位。

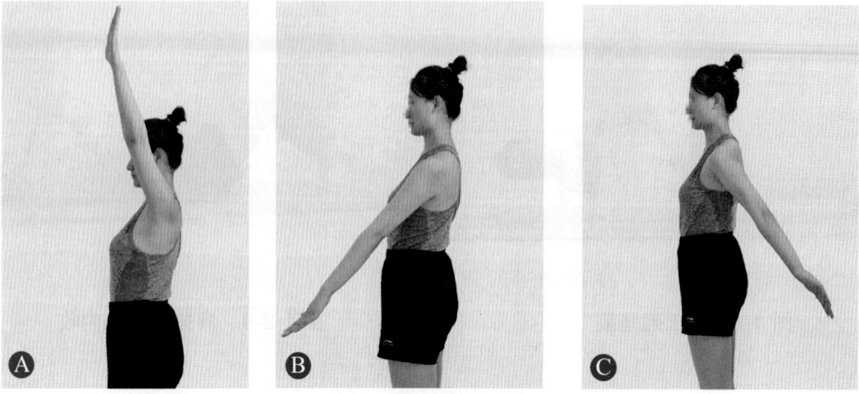

图 1-2-12　肩关节前屈后伸训练

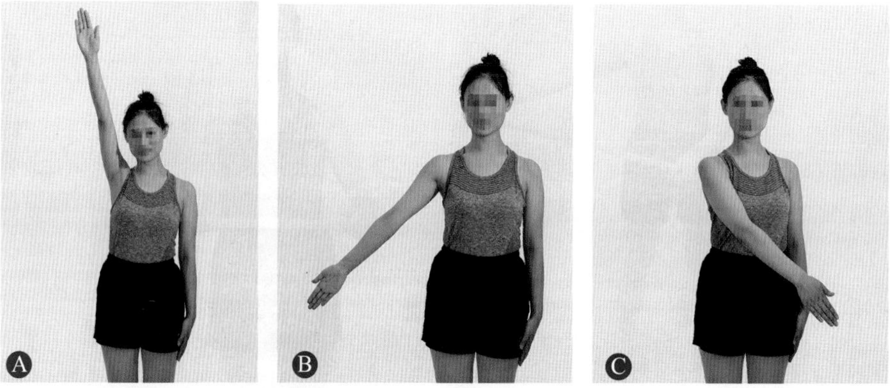

图 1-2-13　肩关节内收外展训练

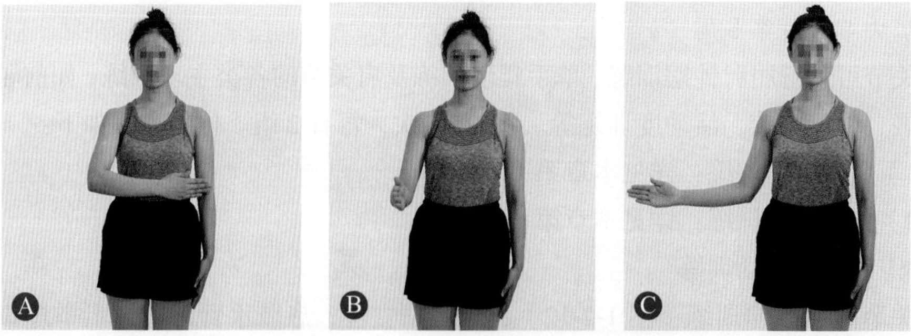

图 1-2-14　肩关节内旋外展训练

4. 肩关节术后第 6 周

（1）钟摆训练：患者站立位，身体前倾，健侧手搭在椅背上，患侧上肢放松，主动进行摆动练习。

（2）斜上方爬墙训练（图 1-2-15）：患者站立位，患侧手放于墙面上，手指往对侧向上移动，带动患侧肩关节前屈内收，然后再慢慢放下，回到初始位置。

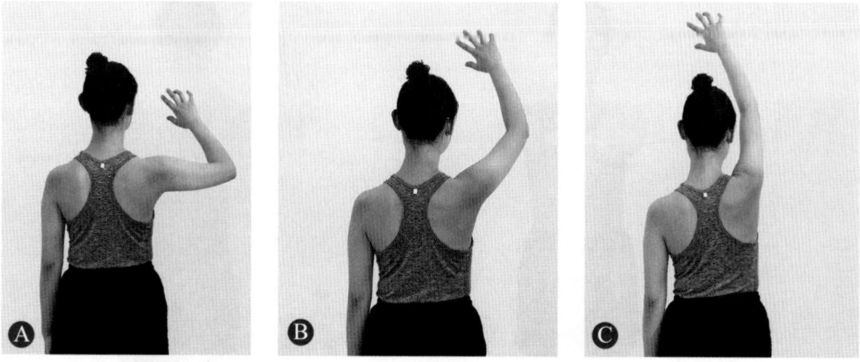

图 1-2-15　斜上方爬墙训练

5. 肩关节术后第 7 周

双手爬墙训练（图 1-2-16）：患者站立位，双手放于墙面上，手指向上移动，带动肩关节前屈，肩关节前屈至最大角度后，双手离开墙面，并保持 3s，双手手指再向下移动，回到初始位置。

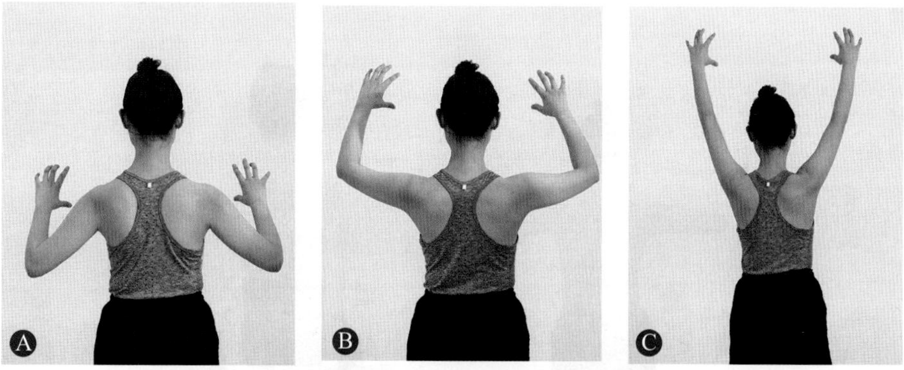

图 1-2-16　双手爬墙训练

6. 肩关节术后第 8 ~ 12 周

（1）肩胛骨训练：肩胛骨在胸廓上的运动对肩关节的活动非常重要，肩胛骨周围肌肉的收缩使肩胛骨稳定，为关节活动打下良好的基础。操作方法如下：

① 肩胛骨上提：患者站立位，向上耸肩，保持 2s，然后放松。

② 肩胛骨下压：患者站立位，向下用力压肩，保持 2s，然后放松。

③ 肩胛骨外旋（图 1-2-17）：患者站立位，双臂向前屈曲，使肩胛骨外旋，保持 2s，然后放松。

④ 肩胛骨内旋（图 1-2-18）：患者站立位，双臂向后扩胸，使肩胛骨内旋，保持 2s，然后放松。

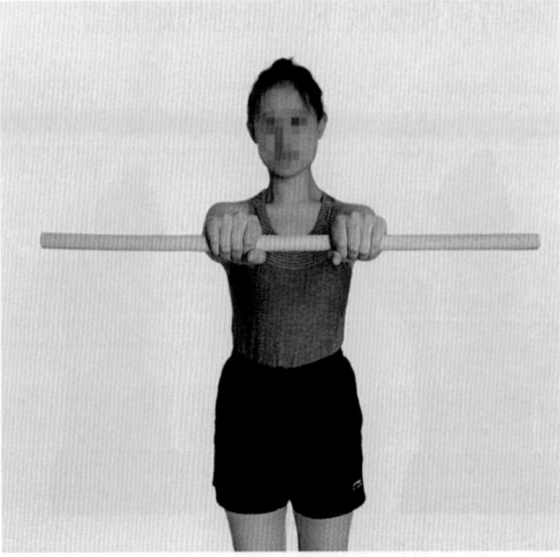

图 1-2-17　肩胛骨外旋

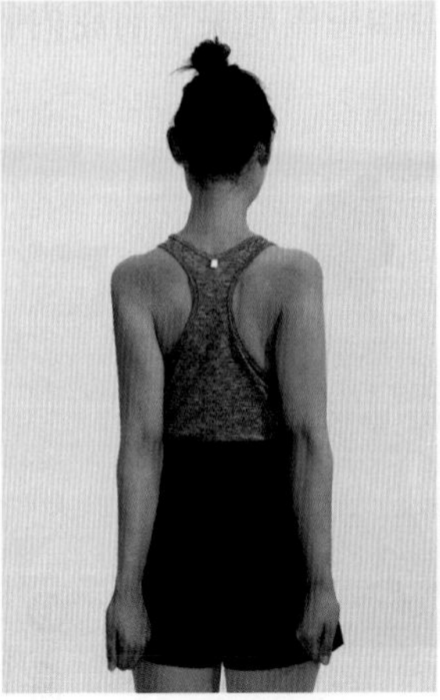

图 1-2-18　肩胛骨内旋

⑤ 肩胛骨外展（图 1-2-19）：患者站立位，上臂向上举，上臂与躯干角度大于 90°，使肩胛骨外展，保持 2s，然后放松。

⑥ 肩胛骨内收（图 1-2-20）：患者坐位，两手指在背后交叉，使肩胛骨内收，保持 2s，然后放松。

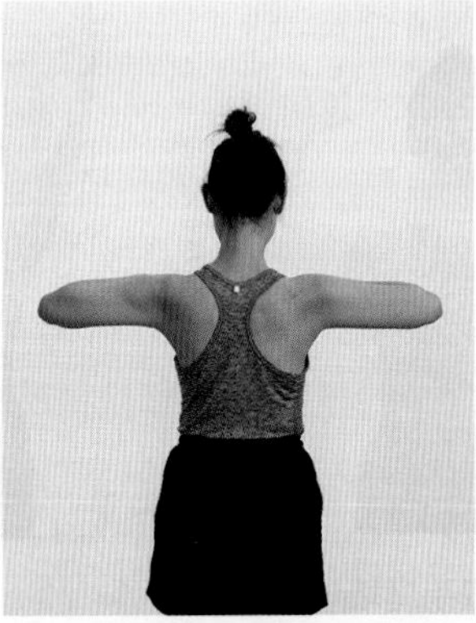

图 1-2-19　肩胛骨外展

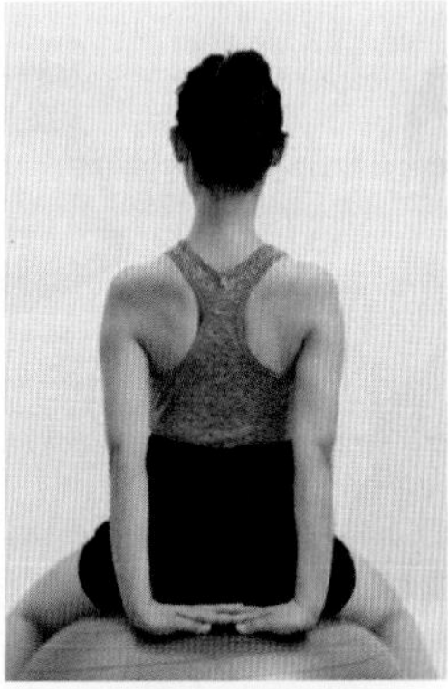

图 1-2-20　肩胛骨内收

（2）巴氏球肩关节稳定性训练（图 1-2-21）：患者站立位，双上肢前屈 90°，双肘伸直，双手放于巴氏球上，身体稳定并保持直立，肩关节发力，双手向前用力推巴氏球，身体站立位保持不变。维持 5 ~ 10s 后放松，还原。

（3）前臂抗阻训练

前臂抗阻旋前训练（图 1-2-22）：患者上臂贴紧躯干，双手握弹力带两端（健侧手心向下握，患侧手心向上握），健侧手保持不动，患侧手向内旋转。

前臂抗阻旋后训练（图 1-2-23）：患者上臂贴近躯干，双手握弹力带两端（患侧手心向下握，健侧手心也向下握），健侧手保持不动，患侧手向外旋转。

（4）肩关节抗阻训练：包括前屈抗阻训练、后伸抗阻训练、外展抗阻训练、内收抗阻训练。具体操作方法见本章第一节。

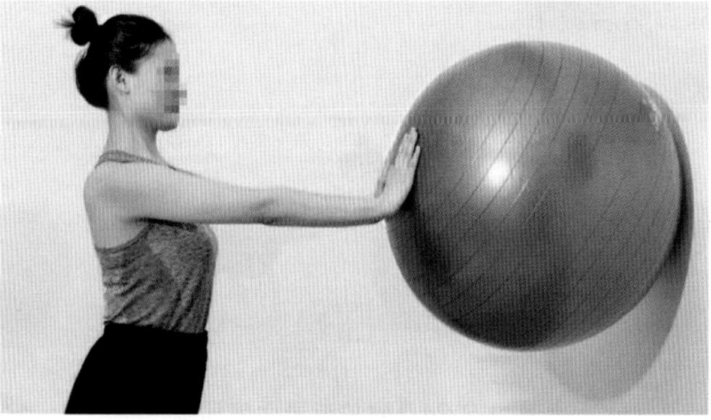

图 1-2-21　巴氏球肩关节稳定性训练

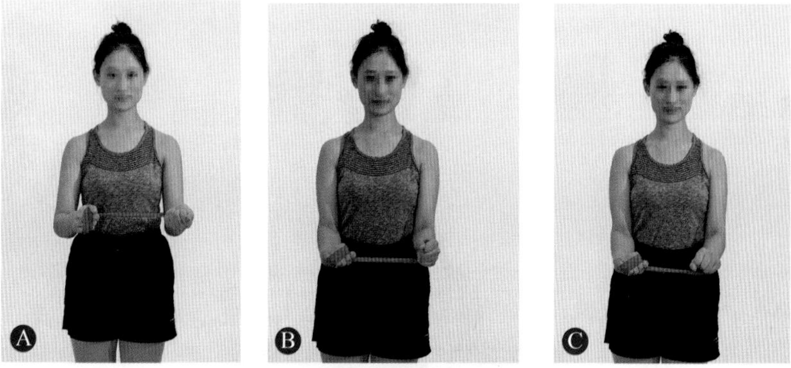

图 1-2-22　前臂抗阻旋前训练

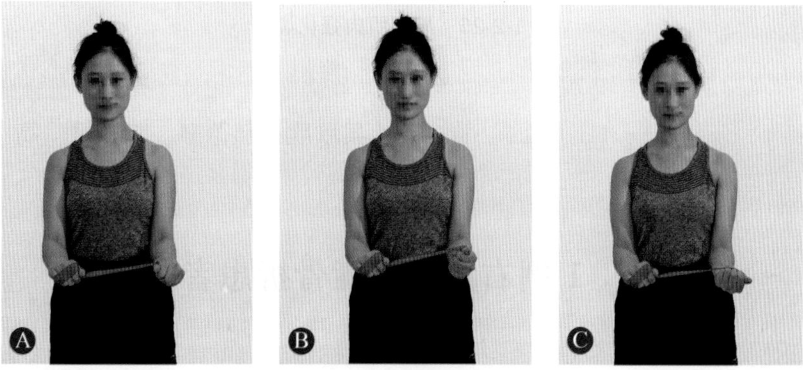

图 1-2-23　前臂抗阻旋后训练

7. 肩关节术后第 13 ~ 16 周

此阶段继续进行肩胛骨上提抗阻、肩胛骨下压抗阻、肩胛骨内旋抗阻、肩胛骨环转抗阻训练。

8. 肩关节术后第 17 ~ 20 周

肩关节灵活度训练（图 1-2-24）：患者跪位，双手扶住巴氏球，将球向不同方向移动。

肩部肌肉强化训练（图 1-2-25）：患者坐在巴氏球上，双手握住哑铃，肩关节前屈至最大角度，保持5s，然后放下。

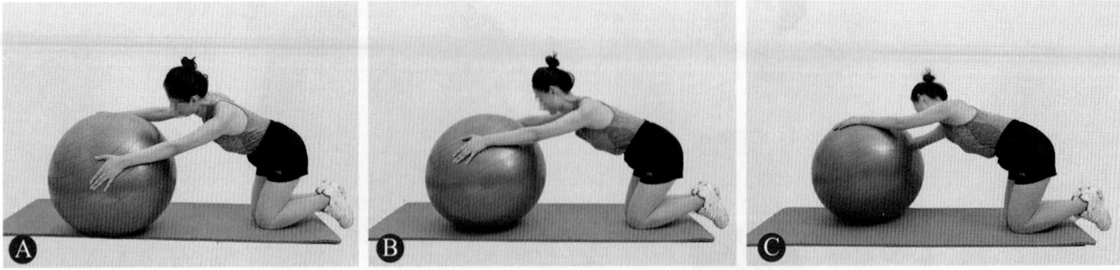

图 1-2-24　肩关节灵活度训练

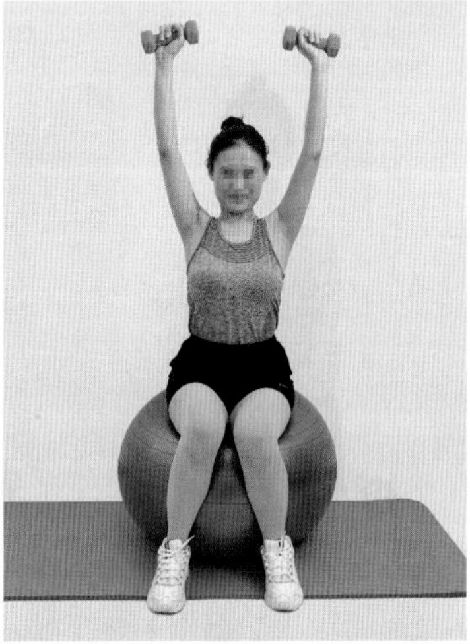

图 1-2-25　肩部肌肉强化训练

（吴欣欣　郝德慧　陈玉娥　高　远）

第三节　1例右尺骨鹰嘴骨折患者的护理

一、基本信息

姓名：宋某某；性别：女；年龄：50岁；婚姻情况：已婚

文化程度：本科；籍贯：江苏省；职业：个体

入院日期：2018年1月6日；出院日期：2018年1月11日

出院诊断：右尺骨鹰嘴骨折

病史陈述者：患者本人

二、病例介绍

主诉：外伤致右肘部疼痛，活动受限。

现病史：患者于 2018 年 1 月 6 日 20：00 左右走路时摔倒，致右肘部疼痛、畸形、活动受限，来我院急诊就诊，拍片检查后以“右尺骨鹰嘴骨折”收入我科。

入院诊断：右尺骨鹰嘴骨折。

既往史：否认肝炎、结核、疟疾等传染病病史；否认高血压、心脏病病史；2015 年 5 月曾行子宫附件全切术；否认其他外伤史，否认输血史；否认药物、食物过敏史，预防接种史不详。

婚育史：已婚，育有 1 女。

家族史：父亲健在，母亲因病去世。

专科检查：右肘部畸形；右肘关节局部压痛，右前臂纵向叩击痛阳性，可扪及骨擦感；右肘部活动受限。右前臂血液循环良好，手指活动良好，自感小指麻木。

辅助检查：

胸部正位：胸片未见明显异常。

肘部 CT 检查：尺骨鹰嘴骨折（1 月 6 日）（图 1-3-1）。

心电图检查：窦性心律，心电图正常。

术前异常检验结果见表 1-3-1。

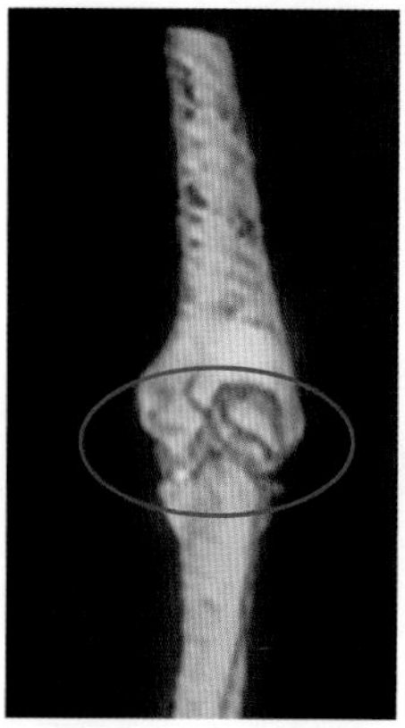

图 1-3-1　肘部 CT

表 1-3-1　术前异常检验结果

项目	指标	结果	参考值
血常规	白细胞计数 / (10^9/L)	2.39 ↓	3.5 ~ 10.0
	中性粒细胞百分比	0.833 ↑	0.50 ~ 0.70

入院时生命体征：T36.2℃，P70 次 / 分，R18 次 / 分，BP132/65mmHg。

入院时护理风险评估：疼痛数字评分法评分为 6 分。

心理社会方面评估：患者家属陪伴入院，情绪平稳。

三、治疗护理及预后

（一）治疗护理过程（表 1-3-2）

表 1-3-2　治疗护理过程

时间	病程经过	治疗处置
1 月 6 日	患者急诊入院，右上肢支具固定，肘部肿胀明显，无皮纹；活动受限，手指活动正常，血液循环良好，小指麻木。疼痛明显，疼痛评分为 6 分。	检查支具佩戴情况及松紧度；检查皮肤张力、肿胀程度；给予冰敷，遵医嘱给予静脉滴注镇痛、消肿、营养神经药物治疗。用药 30min 后疼痛减轻，疼痛评分为 3 分。指导患者做握拳、伸指、分指练习，肩部做全方位活动。

续表

时间	病程经过	治疗处置
1月7日	患肢肿胀减轻，可见皮纹。	调节支具固定松紧度，局部冰敷；教会患者自行判断支具固定有效性、调节松紧度方法。
1月8日	完善术前检查。	讲解术前注意事项。
1月9日 10:00	生命体征平稳。	完成术前准备。
11:00	患者进入手术室。	完成术前交接。
11:30 ~ 12:50	患者在神经阻滞麻醉下行“右尺骨鹰嘴骨折切开复位内固定术”，术中出血 10mL。	手术顺利。
13:00	患者安返病房，生命体征为 T36.0℃、P85 次 / 分、R19 次 / 分、BP129/81mmHg。右肘部伤口敷料包扎良好，无渗血；患肢持续支具固定，手指活动良好，小指麻木感同术前。疼痛评分为 6 分。	给予抬高患肢，支具固定良好，手掌功能位。遵医嘱给予二级护理，普食，静脉给予抗炎、镇痛、消肿、营养神经等药物治疗。指导患者手指伸握练习及肩关节活动练习。用药 30min 后疼痛缓解，疼痛评分为 2 分。
1月10日	右上肢伤口敷料少量渗血，小指麻木感较前减轻。疼痛评分为 2 分。	医生给予伤口换药，继续应用抗生素预防感染及对症治疗，进行抽血化验（表 1-3-3）、X 线检查（图 1-3-2）。患者下床活动时，吊带悬吊患肢，指导患者进行上肢功能训练，检查患者落实情况。
1月11日	患肢肿胀减轻，小指麻木感减轻，手指末梢血液循环良好。	患者病情稳定，出院。给予患者出院指导。

术后辅助检查：

术后 X 线检查：尺骨鹰嘴骨折术后改变见图 1-3-2（1 月 10 日）。

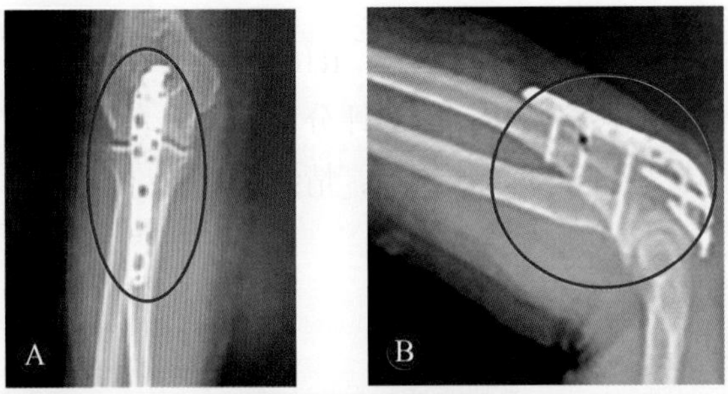

图 1-3-2　术后 X 线片

术后异常检验结果见表 1-3-3。

表 1-3-3　术后异常检验结果

项目	指标	结果	参考值
血常规	中性粒细胞百分比	0.819 ↑	0.50 ~ 0.70
出凝血常规	血浆 *D*- 二聚体 /（μg/mL）	0.57 ↑	0 ~ 0.50

（二）主要护理问题及措施

1. 肢体肿胀

1）问题依据

尺骨鹰嘴背侧组织表浅，皮下脂肪组织薄弱，血管丰富，发生骨折后，肿胀明显；骨折后患肢关节内积血，使肘关节两侧肿胀。

2）护理思维

肘关节骨折大多为半月切迹的关节内骨折，常致关节内积血和渗液，肘关节呈半屈状态，肿胀进行性加重，消肿速度慢；当支具/石膏托固定后，要密切关注患肢的血液循环和感觉运动情况，根据肿胀程度及时调整外固定。

3）主要措施

（1）病情观察：每1～2小时对患者进行以下内容观察。

① 皮肤颜色的观察：多与健侧比较，防止出现偏差或误诊。若动脉供血受阻，为缺血状态，则肢端皮肤苍白，甲床充血试验延长，桡动脉搏动减弱或消失；若静脉回流受阻，患肢为淤血状态，则肢端皮肤呈青紫色。若为支具/石膏托过紧引起的肢体皮肤青紫，则应给予及时调整。

② 肿胀程度的观察：重点观察肘关节周围皮肤颜色、皮肤张力、皮纹变化、有无张力性水疱、患肢周径的变化。当发现严重肿胀时，要警惕骨筋膜室综合征的发生。

③ 皮肤温度的观察：患肢由于血液循环障碍，皮肤温度会降低，应注意患肢的保暖，但严禁热敷。

④ 疼痛的观察：骨折后24小时内疼痛比较显著，之后会逐渐缓解；邻近关节活动时疼痛会加重，静止状态下会减轻；如果疼痛持续存在，并进行性加重，应提高警惕；区分疼痛的原因、性质、部位、程度，骨折患者疼痛在骨折复位后会明显减轻，要排除因支具/石膏托使用不当引起的疼痛。

⑤ 感觉运动的观察：了解患者受伤机理，检查支具/石膏托佩戴是否规范，一旦发现肢体出现感觉异常应及时报告。

（2）体位护理：尺骨鹰嘴骨折后屈肘90°行支具/石膏托固定；平卧位时，患肢肘下垫软枕，前臂置于胸前；站立位时，患肢用吊带悬吊。

（3）功能指导：指导患者行握拳、伸指、分指练习，以加速血液循环，促进消肿；健侧手托扶支具/石膏托，做肩关节全方位活动，防止关节粘连。

（4）用药护理：遵医嘱给予患者静脉滴注消肿药物治疗，观察用药效果。

（5）支具/石膏托护理：每1～2小时检查支具/石膏托松紧度，以伸入1～2指为宜；若肿胀进行性加重，应防止出现夹板效应，造成肘关节皮肤受损。

（6）健康宣教：给予患者讲解肘关节肿胀原理，并教其学会自我观察，消除其紧张情绪，告知支具佩戴的重要性。

4）护理评价

患者住院期间患肢肿胀消退明显，佩戴支具过程中未造成皮肤受损。

2. 有肘关节僵硬的风险

1）问题依据

肘关节结构精细，参与组成的关节面多，活动范围大，损伤后并发症发生率较高。有研究报道，创伤后肘关节僵直发生率为 5%。

2）护理思维

由于尺骨鹰嘴骨折为关节内骨折，医生更注意骨折本身的愈合，多数过于强调术后的固定，往往忽视了康复治疗。经研究发现，关节软骨骨折后，关节制动超过 72 小时，关节软骨为纤维组织修复；关节固定 6 ~ 12 周后，没有损伤的关节软骨也发生明显的退行性改变。因此，为了避免肘关节创伤后的功能障碍，必须尽早进行康复治疗。

3）护理措施

（1）病情观察：观察患肢手指感觉运动及末梢血液循环情况；观察患肢肘部的肿胀程度。

（2）体位护理：

① 患者取平卧位时，患肢下方垫软枕，给予抬高，掌心向内放置胸前；

② 禁忌患侧卧位，防止因支具挤压致血液循环受阻，影响伤口愈合；

③ 站立位时，需要将上肢悬吊屈肘 90°。

（3）功能指导：在医生的指导下进行早期锻炼，遵从先主动肌肉收缩，再被动牵拉，最后抗阻训练的原则。

① 早期康复训练：术后麻醉清醒后即可指导患者进行相邻关节的训练，恢复手、腕、肩关节的主动活动度，预防肌肉萎缩，减轻疼痛和炎症。

② 中期康复训练：逐渐增加肘关节的被动活动度，进行肘关节屈曲、伸展训练，防止关节僵硬，以被动训练为主。

③ 后期康复训练：进一步增加关节活动度，可进行抗阻训练，促进肢体恢复正常功能，以主动训练为主。

（4）健康宣教：给予患者讲解术后肘关节功能训练的重要性，告知遵循循序渐进的原则。

4）护理评价

患者住院期间未出现肘关节僵直现象，后期功能训练方法掌握良好。

（三）患者转归

患者入院后积极给予消肿治疗，术后复位良好，康复出院。

四、护理体会及反思

（一）护理体会

由于尺骨鹰嘴骨折大多是涉及半月切迹的关节内骨折，且直接或间接暴力剧烈，易导致组织及神经血管损伤、患肢肿胀。围手术期密切观察患肢末梢血液循环及感觉运动情况，给予消肿药物治疗，教会患者正确佩戴支具，指导患者进行早期功能训练。患者术后恢复良好，未发生并发症。

（二）反思

有文献指出，导致肘关节功能障碍的原因有：①肢体制动。患者手术结束后，如果长期固定患肢，会影响肌肉功能和骨关节活动功能恢复。②肢体失用。在手术后，由于患者活动欠佳或畏惧活动，不能很好地支配肌肉运动，将会导致锻炼过迟，造成关节失活或粘连。③关节内外创伤或炎症。导致肌肉无力、软组织挛缩、关节僵硬以及关节内异常等问题。因此，安全有效的早期运动康复指导十分重要。护理人员应加强相关知识的学习，请医生团队详细讲解、模拟示范，更新理念，帮助患者顺利实施早期运动康复治疗。

五、相关知识链接

（一）尺骨鹰嘴骨折概述

1. 解剖结构

尺骨上端粗大，鹰嘴呈半月状突起于尺骨近段，形似鹰嘴。鹰嘴与冠状突相连，形成一个深凹的半月关节面，为半月切迹，与肱骨滑车相关结构构成肱尺关节，是肘关节屈伸的枢纽。

尺神经走行于肱骨内上髁后面的尺神经沟内，经肘关节后内侧，向前穿过尺侧屈腕肌两个头之间的前臂掌侧，位于该肌的浅面。

2. 损伤机制

间接暴力：当跌倒、手掌着地时，肘关节呈半屈状，暴力不直接作用于肘关节，而是经前臂传递至肘关节导致间接损伤。肱三头肌猛烈收缩，也可造成尺骨鹰嘴撕脱骨折。

直接暴力：打击所造成的骨折，可能是粉碎性骨折。

3. 临床表现

骨折后肘关节周围肿胀，肘后方肿胀明显，患处可见皮下出血或淤血等。肘关节内积血，肘关节两侧肿胀、隆起。压痛比较局限，有时可触及骨折线。患肘多处于屈曲位，伸屈功能障碍，常用健侧手托住患肘。严重粉碎性骨折或骨折脱位，可伴有肘后皮肤挫伤或开放性损伤，或合并尺神经的损伤。

4. 临床分型

尺骨鹰嘴骨折的沙茨克（Schatzker）分型：此分型方法较为简单，根据骨折形态分为 6 型。

A 型（图 1-3-3）：横行骨折，一般发生于半月切迹的最深部，可为肱三头肌突然收缩牵拉导致的尺骨鹰嘴撕脱，或摔倒时鹰嘴直接着地所致。

B 型（图 1-3-4）：复杂的横行骨折，是在横行骨折的基础上合并有关节面的粉碎或者压缩。

C 型（图 1-3-5）：斜行骨折，多由肘关节过伸引起，骨折从半月切迹的冠状突部向远端延伸。

D 型（图 1-3-6）：粉碎性骨折，多由高暴力直接作用于肘部所致，除鹰嘴粉碎性骨折外，还可以合并冠状突骨折。

E 型（图 1-3-7）：远端斜行骨折，骨折累及半月切迹的冠状突部延伸到尺骨干，不同于 C 型骨折的是该类型骨折端承受的应力更大。

F 型（图 1-3-8）：桡骨头骨折合并肘关节脱位，同时还经常伴随内侧副韧带的断裂伤，需重建鹰嘴、桡骨头和内侧副韧带。

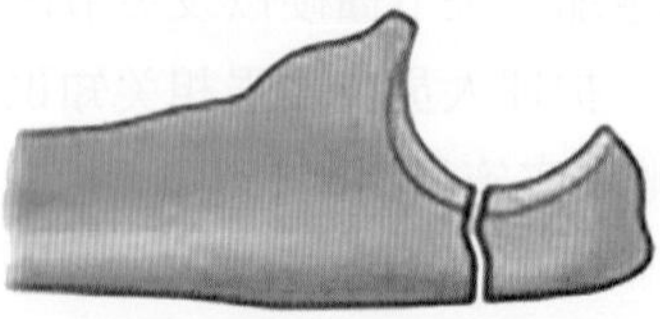

图 1-3-3　横行骨折

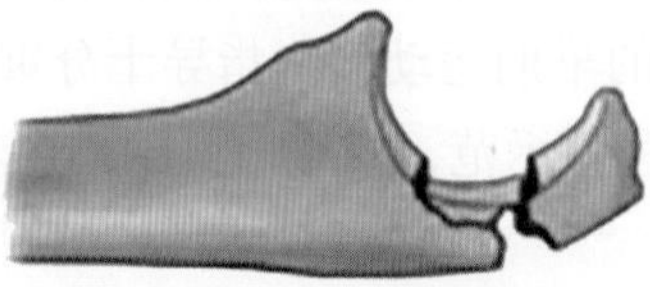

图 1-3-4　复杂的横行骨折

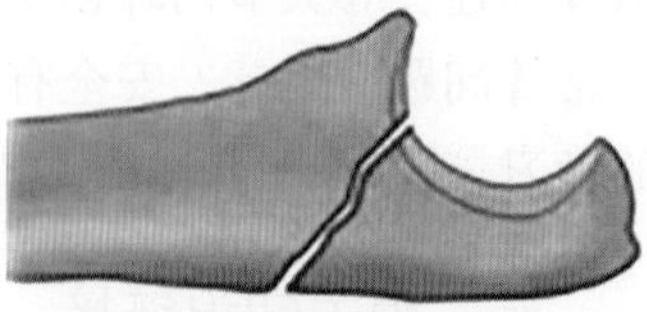

图 1-3-5　斜行骨折

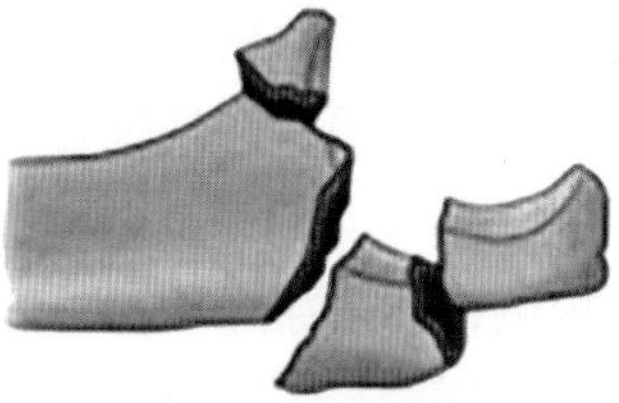

图 1-3-6　粉碎性骨折

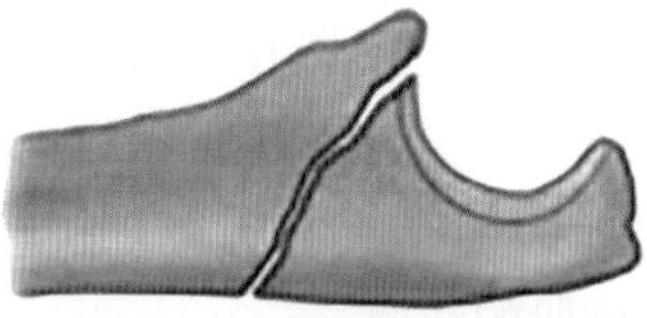

图 1-3-7　远端斜行骨折

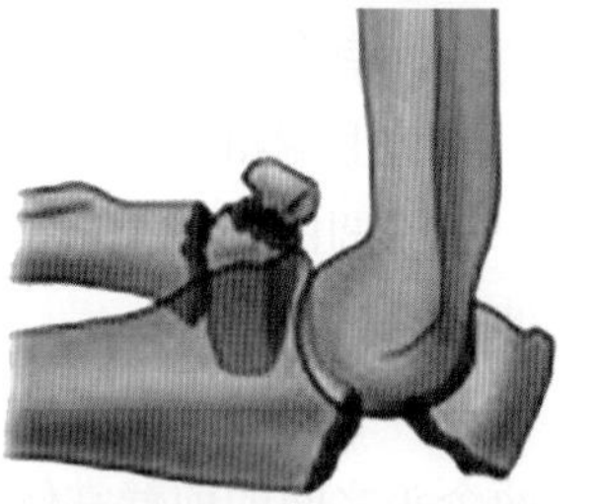

图 1-3-8　桡骨头骨折合并肘关节脱位

5. 治疗方法

1）保守治疗

无移位骨折：不完全骨折无须复位，确诊后，即可用上肢支具（石膏托）固定于功能位。3 ~ 4 周后拆除支具（石膏托），进行功能训练。对于骨折移位较小，关节面台阶或者分离小于 2mm 的鹰嘴骨折，可以采取保守治疗，支具（石膏托）固定 3 周后开始功能训练。

2）手术治疗

（1）手术适应证：一般情况下，肱三头肌的牵张力会导致近端骨折块明显移位，且大多数鹰嘴骨折累及关节面，关节面台阶和骨折分离移位往往超过 2mm，此时需手术治疗。经手法复位失败者应采用手术切开复位内固定治疗。

（2）手术目的：恢复尺骨近端半月切迹关节面的解剖形态，恢复尺骨鹰嘴的长度，实施坚固的内固定，允许术后早期功能训练。

6. 并发症

尺骨鹰嘴骨折术后存在缺血性肌挛缩、创伤性关节炎、关节僵硬、神经损伤、骨化性肌炎、骨折延迟愈合或不愈合等并发症。

（二）肘关节术后功能训练

尺骨鹰嘴骨折术后需临时制动，根据骨折固定后的稳定情况决定固定的时间。制动时间尽量不超过 3 周，否则会引起肘关节僵硬等并发症。有条件时，可在控制疼痛的情况下，应用持续被动运动（continuous passive motion，CPM）仪进行全程功能训练，鼓励患者进行自主旋前、旋后功能训练。

1. 肘关节的屈曲

在损伤的早期阶段，当关节仍在制动的情况下，就应该开始肌肉的主动等长收缩训练。在去除外固定装置后，即可在康复师辅助下开始进行被动伸屈活动训练（图 1-3-9），患者亦可自行用健侧手握住患侧手腕，用力拉向身体进行训练。

注意：当出现明显疼痛时应暂停，待组织适应、疼痛消失后再加大力度。抗阻力训练可采用橡胶拉伸带或哑铃等器械来辅助进行。

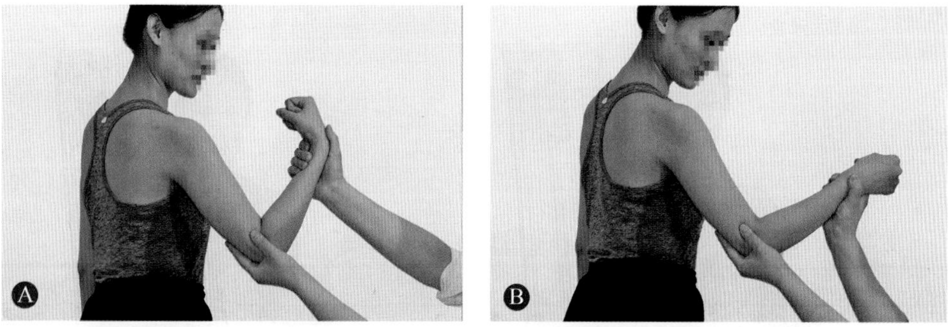

图 1-3-9　肘关节被动伸屈训练

2. 肘关节的伸展（图 1-3-10）

肘关节伸展也可由患者自行练习，采取仰卧位，伸肘，拳心向上，将肘部支撑固定于地面上，肌肉完全放松，使肘在自重或握持哑铃等重物作用下缓慢下垂伸直。伸肘训练主要是帮助肘关节前方软组织的伸展，应注意避免暴力，掌握低负荷（哑铃重量从轻到重，逐渐增加）、持续时间逐渐延长的原则。

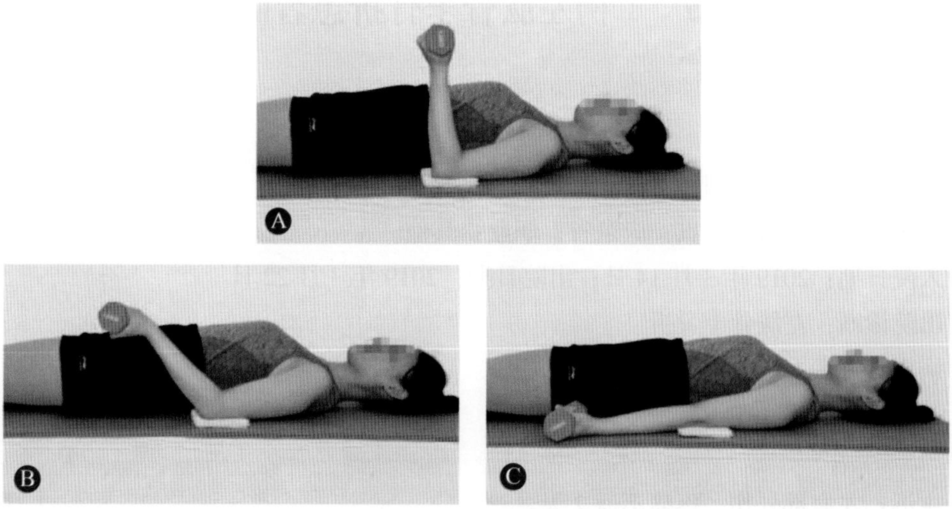

图 1-3-10　肘关节伸展训练

3. 前臂旋前（图 1-3-11）

前臂旋前、旋后涉及近侧和远侧尺桡关节的联动，在早期康复阶段容易被忽视，可能影响后期手功能。锻炼一般采用坐位，肩关节放松，屈肘，前臂平置于桌上，手握一长柄重物，借助其重力缓慢持续向内倾倒，逐渐加大关节活动度。

4. 前臂旋后（图 1-3-12）

动作方向和前臂旋前训练相反，其余要求完全一致。

肘关节是人体容易发生僵直和骨化性肌炎的部位，应在医生的指导下按照康复进程，先增加训练的频率，后加大训练的强度；注意持续的静力训练和短时程的动力抗阻力训练相结合。

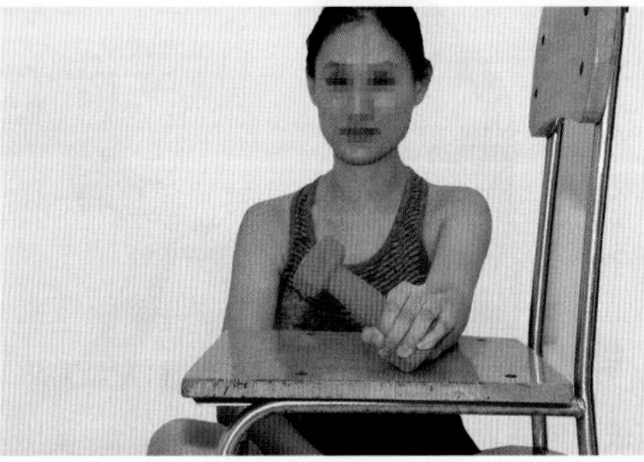

图 1-3-11　前臂旋前训练

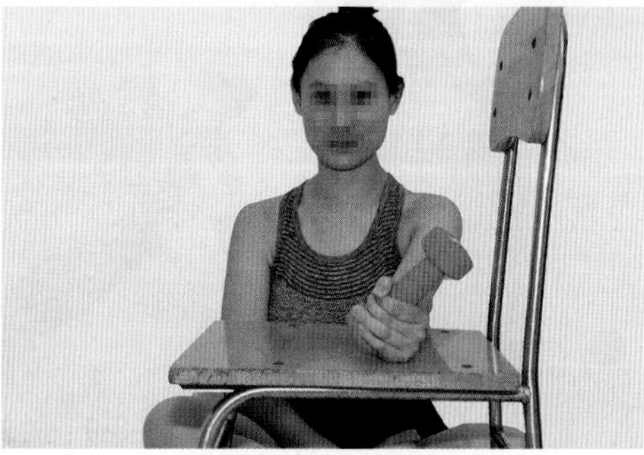

图 1-3-12　前臂旋后训练

（王思凡　郝德慧　陈玉娥　高　远）

第四节　1 例左肱骨干骨折患者的护理

一、基本信息

姓名：王某某；性别：女；年龄：82 岁；婚姻情况：已婚

文化程度：本科；籍贯：广东省；职业：其他

入院日期：2019 年 3 月 14 日；出院日期：2019 年 3 月 22 日

出院诊断：左肱骨干骨折

病史陈述者：患者本人

二、病例介绍

主诉：左肩部外伤，疼痛不适 2 天。

现病史：患者于 2019 年 3 月 12 日 5: 00 走路摔倒后出现左上肢疼痛，活动受限，来院就诊行肩关节 CT 检查显示“左肱骨干骨折”，行左上肢石膏固定后回家休养。于 3

月 14 日自感疼痛加重，为求进一步治疗，以“左肱骨干骨折”收入我科。患者现上肢肿胀、石膏固定，上肢血液循环良好。

入院诊断：①左肱骨干骨折；②高血压、冠心病、干燥综合征、冠状动脉支架植入术后、主动脉夹层术后、高脂血症、腰椎间盘突出症术后。

既往史：高血压病史 20 年，冠心病病史 20 年，干燥综合征病史 30 年，高脂血症 20 年，均口服药物治疗；1965 年行腰椎间盘摘除术；2004 年、2014 年行冠状动脉支架植入术，长期口服阿司匹林及氯吡格雷；2014 年行主动脉夹层手术（具体术式不详）；否认肝炎、结核等传染病病史；否认糖尿病、脑血管疾病病史；否认输血史；无药物、食物过敏史，预防接种史不详。

婚育史：已婚，配偶体健，育有 1 子 1 女。

家族史：无特殊。

专科检查：患者左上臂畸形明显、肿胀；局部压痛及叩击痛明显，可扪及骨擦感，皮肤无张力性水疱。左肘、腕及指关节活动正常，肢端血液循环良好。

辅助检查：

胸部正位：胸片未见明显异常。

肩关节正侧位 X 线检查：左肱骨干骨折，周围软组织肿胀（3 月 14 日）（图 1-4-1）。

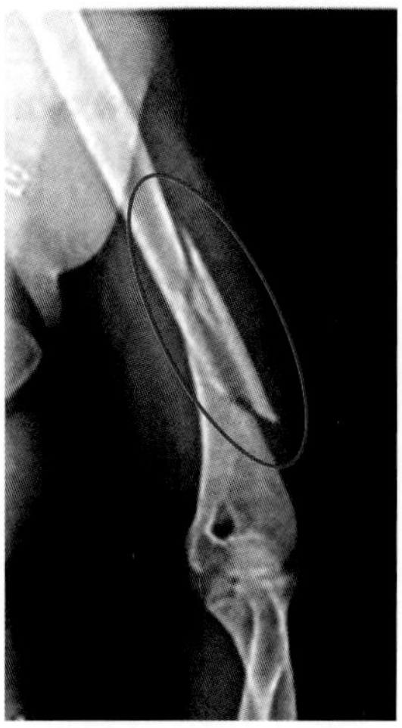

图 1-4-1　术前 X 线片

上肢静脉超声检查：双上肢静脉超声未见明显异常。

心电图检查：窦性心律，心电图正常。

术前异常检验结果见表 1-4-1。

表 1-4-1　术前异常检验结果

项目	指标	结果	参考值
血常规	血红蛋白 /（g/L）	108 ↓	137 ~ 179（男） 116 ~ 155（女）
生化	C 反应蛋白 /（mg/dL）	1.344 ↑	0 ~ 0.8
	白细胞介素 -6/（pg/mL）	8.83 ↑	0 ~ 5.9
	血清白蛋白 /（g/L）	32.3 ↓	35 ~ 50
	血钙 /（mmol/L）	2.05 ↓	2.09 ~ 2.54
	脂肪酶 /（U/L）	84.6 ↑	13 ~ 60
出凝血常规	血浆 *D*- 二聚体 /（μg/mL）	1.83 ↑	0 ~ 0.50

入院时生命体征：T36.5℃，P68 次 / 分，R18 次 / 分，BP140/75mmHg。

入院时护理风险评估：疼痛数字评分法评分为 4 分，跌倒风险评估为高风险。

心理社会方面评估：患者家属陪伴入院，情绪稳定。

三、治疗护理及预后

（一）治疗护理过程（表 1-4-2）

表 1-4-2 治疗护理过程

时间		病程经过	治疗处置
3 月 14 日		患者急诊入院，左上臂肿胀、畸形明显，U 形石膏托固定，皮肤无张力性水疱。左肘、腕及掌指关节活动正常，肢端血液循环及皮肤感觉正常。疼痛评分为 4 分。	医生给予调整患肢行 U 形石膏托固定，指导患者手指屈指、伸指、分指练习，患者掌握良好。遵医嘱给予二级护理，低盐低脂普食，静脉滴注镇痛、消肿药物治疗。用药 30min 后疼痛缓解，疼痛评分为 1 分。患者既往行心脏支架术及主动脉夹层手术，长期口服阿司匹林及氯吡格雷抗凝药物，于 3 月 12 日已停止服用。请心内科会诊。
3 月 17 日		完善术前各项检查、会诊。	心内科会诊意见，继续停止口服抗凝药物，停药 5 ~ 7 天后，可行外科手术治疗；指示口服他汀类药物，降血脂。口服降压药，监测血压，切忌擅自调整药物剂量。告知患者情绪激动、便秘等情况易诱发主动脉夹层破裂。定时检查石膏托固定是否在位，给予上肢功能训练指导，讲解术前注意事项。
3 月 19 日	13：00	生命体征平稳。	完成术前准备。
	14：00	患者进入手术室。	完成手术交接。
	14：30 ~ 17：20	患者在全身麻醉下行“左肱骨干骨折切开复位内固定术”，术中出血 100mL。	手术过程顺利，未输血。
	17：37	患者安返病房，意识清醒，生命体征：T36.2℃、P 89 次 / 分、R19 次 / 分、BP160/75mmHg、血氧饱和度（SpO_2）为 98%。患肢伤口敷料包扎好，无渗血；手指感觉运动正常；伤口引流管通畅，引流液为血性；留置尿管通畅，尿色淡黄；左下肢静脉留置针固定好，输液通畅，无外渗。疼痛评分为 4 分。	给予患者平卧位，患肢吊带固定，软枕抬高。妥善固定各管路。遵医嘱给予一级护理，持续心电监护及低流量吸氧（2 L/min），给予抗炎、消肿、镇痛等药物治疗；指导患者手指伸握练习，患者掌握良好。复测血压，血压仍高，遵医嘱给予口服降压药物，2 小时后复测血压为 111/58mmHg，疼痛评分为 2 分。核实术前所服用内科药物，嘱按时用药。
3 月 20 日		生命体征平稳，患肢伤口敷料有少量渗血，手术当日引流量为 70mL。患肢手指感觉运动正常，末梢血液循环良好。患肢吊带固定，下床活动，左上肢肌力为 3 级，跌倒风险评估为高风险。	遵医嘱停止心电监护及低流量吸氧；拔除尿管，患者可自主排尿。更改护理等级为二级护理，讲解防跌倒措施。医生给予换药一次，伤口敷料干燥，无渗出；引流通畅。患肢贴胸吊带悬吊，肘关节屈曲 90°，置于胸前保持功能位；继续指导功能训练。术后复查静脉血（表 1-4-3）、X 线检查（图 1-4-2）。遵医嘱继续口服阿司匹林及氯吡格雷，并密切观察伤口引流量、颜色及性质，定时监测凝血指标。给予饮食指导，宜低盐低脂饮食，多食新鲜水果、蔬菜及含粗纤维丰富的食物，保持排便通畅。

续表

时间	病程经过	治疗处置
3月21日	术后1天伤口引流量为40mL，患肢伤口敷料干燥，上肢血液循环良好，吊带位置固定好。	医生给予拔除伤口引流管处置，并指导患者进行前臂屈伸训练。给予示范讲解吊带的佩戴方法及注意事项，患者及家属掌握良好。患者血压控制良好，情绪稳定。
3月22日	患肢伤口无红肿、渗液；上肢活动良好，末端血液循环及皮肤感觉正常。疼痛评分为1分。	给予出院指导，根据复查结果决定下一步康复方案。

术后辅助检查：

术后X线检查：左肱骨内固定位置正常，考虑术后改变（3月20日）（图1-4-2）。

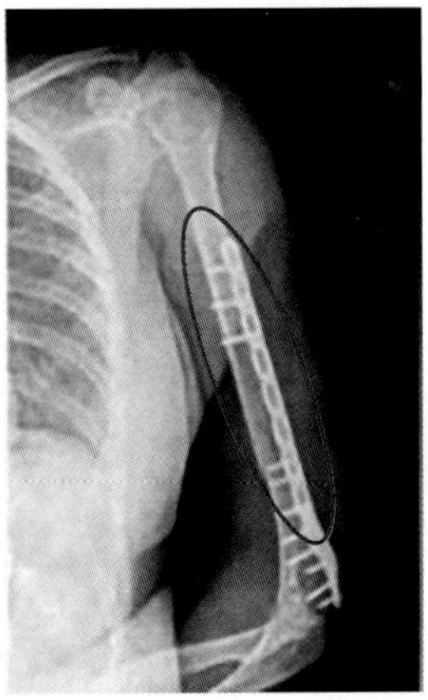

图1-4-2　术后X线片

术后异常检验结果见表1-4-3。

（二）主要护理问题及措施

1. 有效固定失效

1）问题依据

上臂外形高低不平、上宽下窄，伤后2～3天患肢肿胀达到高峰，肢体周径变化大，导致骨折部位的石膏固定不牢靠，骨折易再移位，导致骨折愈合不良。

2）护理思维

肱骨干骨折后易出现成角畸形，或短缩畸形，手法复位后给予U形石膏托（过肩、过肘）固定；为防止上肢活动幅度过大、加重骨折移位，中、上1/3的肱骨干骨折患者在石膏固定的同时应行贴胸支具固定，下1/3肱骨干骨折的患者可选择贴胸支具固定。伴随软组织水肿，石膏托外固定易形成夹板效应，造成皮肤及周围神经损伤，而在定期检查评估石膏固定有效性的过程中，又容易增加固定不牢的风险，造成固定失效。因此，骨折复位后保持石膏托的有效固定对纠正骨折畸形尤其重要。

3）主要措施

（1）病情观察：每2小时检查石膏托的松紧度，每天打开石膏观察骨折部位的皮肤情况，查看石膏托固定位置是否正确；观察患肢手指感觉运动及血液循环情况。

表1-4-3　术后异常检验结果

项目	指标	结果	参考值
血常规	血红蛋白/（g/L）	108 ↓	137～179（男） 116～155（女）
	白细胞计数/（10^9/L）	13.74 ↑	3.5～10.0
生化	血清白蛋白/（g/L）	32.4 ↓	35～50
	肌酸激酶/（U/L）	200.2 ↑	2～200
出凝血常规	血浆 *D*-二聚体/（μg/mL）	2.69 ↑	0～0.50
	凝血酶原时间/s	14.7 ↓	15～21

（2）体位护理：患肢石膏托固定后，屈肘 90°，置于胸前；站立位时予吊带悬吊保持贴胸固定；仰卧位时在前臂下方垫软枕，保持肱骨干与心脏平行，可健侧卧位。

（3）健康宣教：告知患者及家属石膏托固定的重要性，指导患者进行病情的自我观察。健康宣教的主要内容包括：

①介绍石膏托固定的重要性：肱骨干骨折端复位后若不给予有效固定，因肌肉和肢体重力，或其他人为因素的影响，可造成骨折再移位，加重骨折端软组织损伤，患肢静脉回流减慢，肿胀加重，影响后续治疗进程。

②贴胸固定方法（图 1-4-3）：患者取站立位或坐位，前臂置于胸前，肘关节弯曲 90°。将肘关节放置于装置主体内，严密贴合，前臂支撑带交叉固定，横行带绕躯干包绕固定。

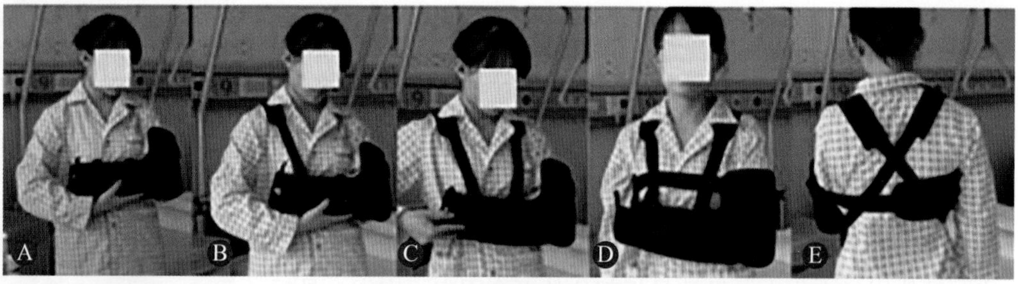

图 1-4-3　贴胸固定方法

③石膏托固定有效性观察要点：观察石膏托与患肢肩、肘皮肤贴合性，有无皮肤挤压现象，观察松紧情况；观察患肢末梢血液循环情况、有无麻木感，骨突处是否有压痛。

4）护理评价

患者住院期间石膏托固定未出现失效现象，患者掌握支具佩戴方法及观察要点。

2. 有桡神经损伤的风险

1）问题依据

桡神经损伤是肱骨干骨折的最常见并发症之一，文献报道其发生率为 1.8% ~ 16.0%，尤其是肱骨中段或中下 1/3 骨折时，最易合并桡神经损伤。

2）护理思维

肱骨干骨折合并桡神经损伤的原因有多种：受伤的同时就已出现神经损伤症状；外固定失效使骨折断端移位，造成二次损伤；外固定支具位置不当卡压神经。因此，要密切观察患肢感觉运动情况，如有异常及时报告医生。

3）主要措施

（1）病情观察：做好患肢血液循环、感觉运动的评估，复位前后要进行对比，做好记录。观察患肢有无出现垂腕、掌指关节及拇指不能背伸、前臂旋后障碍及手背桡侧皮肤感觉减退等神经损伤的表现。

（2）药物治疗：当出现桡神经损伤时，应遵医嘱给予营养神经药物治疗，并密切观察用药效果。

（3）健康宣教：给患者及家属讲解桡神经损伤的表现及观察要点。

（4）感觉方面的评估：评估手背的桡侧、桡侧两个半手指、上臂下半桡侧的后部及前臂后部感觉是否减退或消失。

（5）运动方面的评估：评估是否出现伸肘、伸腕、伸指功能障碍，手腕及各手指下垂，无法伸展指关节，拇指失去外展功能。

4）护理评价

患者住院期间未出现桡神经损伤的现象，患者掌握桡神经损伤的观察方法。

（三）患者转归

患者完成相关会诊，行手术治疗，伤口愈合良好，术后第 4 天康复出院。

四、护理体会及反思

（一）护理体会

该患者高龄且合并多种内科疾病，围手术期密切关注患者的生命体征，注重疼痛管理，按时评估患者肢体感觉运动及支具佩戴情况，指导患者功能训练。通过对患者实施系统化的护理及康复训练，加强了因骨折引起各种并发症的管理，既预防了并发症，又提高了患者的康复疗效。

（二）反思

桡神经位于肱骨干的近端，骨折发生时常合并桡神经损伤，若及时发现给予对症处理，多数患者在数月后都能够自行恢复。部分护理人员对早期合并桡神经损伤的判断及处理方法掌握不全，应该加强相关知识的培训，提高护士的专科水平，更好地促进患者康复。

五、相关知识链接

（一）肱骨干骨折概述

1. 解剖结构

肱骨是身体活动范围最大的长骨，中段以上呈圆形、较粗，中段以下逐渐变细，至下 1/3 逐渐变成扁三角状，并稍向前倾。肱骨干的血供是在肱骨中段穿入，向远、近两端分布。而桡神经沟位于肱骨中部后面、自内上斜向外下走形，内有桡神经、肱深血管走行，故当肱骨中下 1/3 交界处骨折时，易合并桡神经损伤。

2. 损伤机制

（1）直接暴力：多为高能量损伤，如直接打击、机械挤压、火器伤等。骨折粉碎程度高，骨折块间常有软组织卡压，影响骨折复位和愈合。

（2）间接暴力：运动损伤、摔倒时，手或肘着地伴有身体的旋转；投掷导致的肌肉过度牵拉等损伤，此种暴力多导致螺旋形或斜行骨折。螺旋形骨折块间常有软组织卡压，影响骨折复位和愈合。

3. 临床表现

肱骨干骨折有明显的外伤史，局部疼痛、肿胀、畸形、皮下淤血和上肢活动障碍。

如果骨折合并桡神经损伤，可出现典型垂腕和伸拇及伸掌指关节功能丧失；第 1 ~ 2 掌骨间背侧皮肤感觉丧失，其治疗方案和预后均有不同。

4. 临床分型

目前，对于长骨干的骨折分类，多采用 AO 长骨干性骨折分型方法。根据骨折的形态分为 A、B、C 3 个基本类型（图 1-4-4）：

A 型为简单骨折：仅有 1 条骨折线，其中 A1 型为螺旋形骨折、A2 型为斜行骨折、A3 为横行骨折。

B 型为楔形骨折：有 3 个以上的骨折块，复位后主要骨块之间有接触，其中 B1 型为螺旋楔形骨折、B2 型为折弯楔形骨折、B3 型为碎裂楔形骨折。

C 型为复杂骨折：有 3 个以上的骨折块，复位后主要骨块之间没有接触；其中 C1 型为螺旋形复杂骨折、C2 型为多节段复杂骨折、C3 型为不规则复杂骨折。

AO 分型自 A 型至 C 型手术难度逐渐增大。

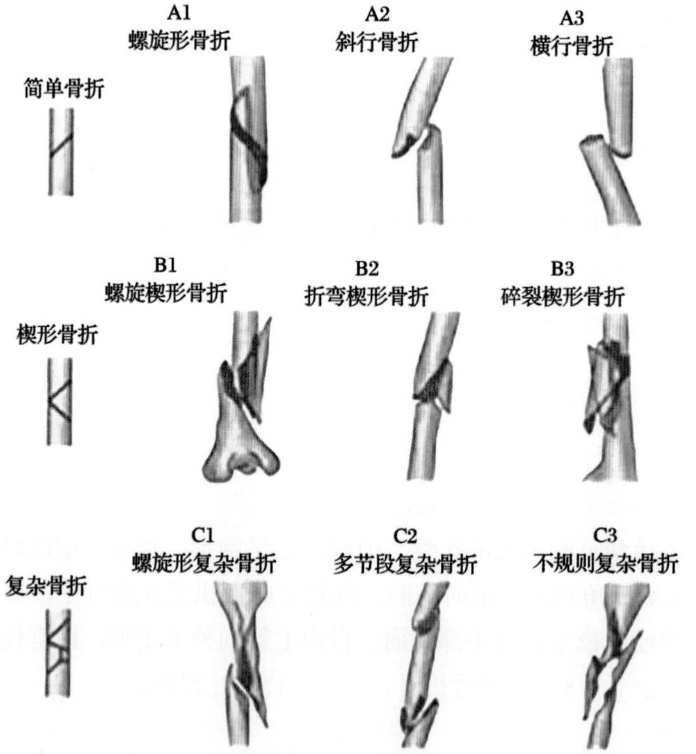

图 1-4-4　肱骨干骨折分型

5. 治疗方法

肱骨干骨折的治疗目的是取得骨性愈合，获得良好的对线复位及恢复患者伤前的肢体功能。

1）非手术治疗

手法复位后悬垂石膏固定、U 形石膏固定、小夹板固定、外展位肩“人”字石膏固定、功能支具制动等。

2）手术治疗

（1）手术适应证：开放性骨折、合并血管损伤、漂浮肘，多段骨折、病理骨折、双侧肱骨干骨折、多发骨折等。

（2）手术方法：切开复位接骨板螺钉内固定、髓内固定、外固定架固定。

（二）功能训练方法

（1）第 0 ~ 3 周：早、中期骨折经处理后，在无其他不适的前提下，即可开始功能训练。除必须以卧位保持复位和固定外，患者均可下床活动。

① 第 1 周：以主动屈伸腕、掌指关节训练为主。

a. 握拳训练：缓慢用力握拳，充分屈伸手指，对指、对掌。

b. 腕关节屈曲训练（图 1-4-5）：手臂平举，腕关节掌曲至最大角度。

c. 腕关节背伸训练（图 1-4-6）：向前平举手臂，腕关节向后背伸，至最大角度。

d. 腕关节主动训练：仰卧位，手掌伸直、并拢，缓慢地屈伸腕关节，然后再进行腕关节尺偏、桡偏、环转训练。

e. 肘关节训练：肘关节被动全范围屈伸训练和主动旋前、旋后训练。

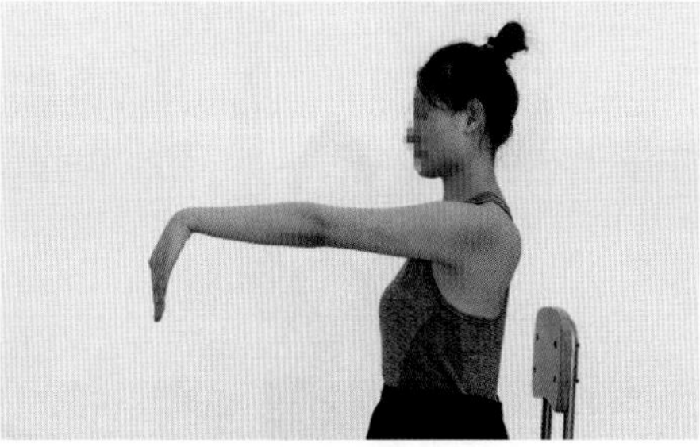

图 1-4-5　腕关节屈曲训练

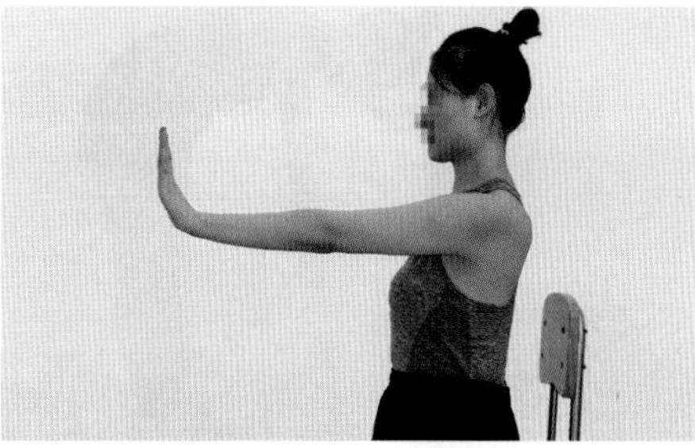

图 1-4-6　腕关节背伸训练

② 第 2 ~ 3 周：增加肩肘关节助力训练（健侧手辅助患肢）。

a. 肘关节、肩关节训练：肘关节全范围屈伸训练，肩关节上举等训练，体位可由仰卧位逐渐过渡到坐位或者站立位。

b. 肩关节钟摆训练（弯腰屈肘位）：患者站立位，上身弯曲；健侧手托住肘关节屈曲的患肢；双肩保持水平，由小到大画圈，每日 2 次，每次画圈 15 ~ 20 个。

此阶段一般情况下，禁止做上臂旋转运动，防止再移位，避免进行强力肩关节外展运动。伴有桡神经损伤者，安装伸指及伸腕弹性牵引装置，使屈肌群能经常被动伸展。

（2）第 4 ~ 8 周：本阶段的训练主要以上肢活动度训练为主。

① 肩、肘关节主动训练：悬吊患肢，患者站立位，上肢向健侧侧屈，前倾 30°，患肢在吊带胸前悬吊支持下，自然下垂持续 10 ~ 20s，每日 5 ~ 10 次。

② 屈肩、屈肘训练

a. 屈肩训练（图 1-4-7）：患者平卧位，患肢手心朝上，健肢抓住患侧腕关节，患肢放松，健肢用力，前屈抬高，缓慢复位。

b. 屈肘训练（图 1-4-8）：患者坐在椅子上，健侧手握住患侧的腕关节，肘关节放在腿上作为支点，慢慢地屈曲肘关节，在进行训练时，前臂要尽量放松。

③ 肩关节环转训练（图 1-4-9）：患者健侧手扶住椅子，患肢自然下垂并放松，双肩保持水平，前后摆动，然后进行画圈运动，圈由小逐渐变大。

④ 双臂上举训练（图 1-4-10）：患者站立位，双手紧握住棍棒，双手间距与肩同宽，肩关节前屈至所能承受的最大幅度。

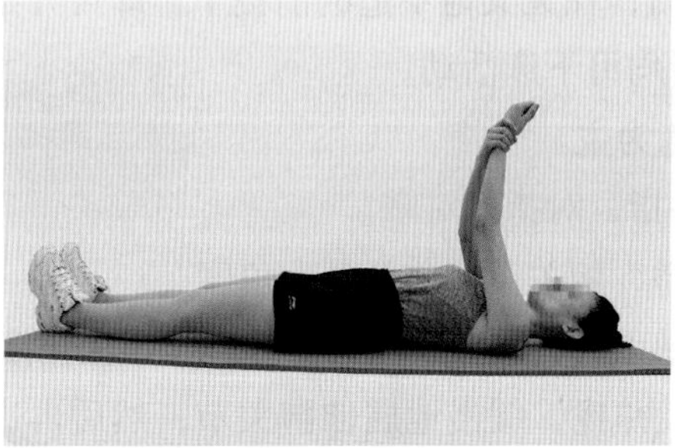

图 1-4-7　屈肩训练

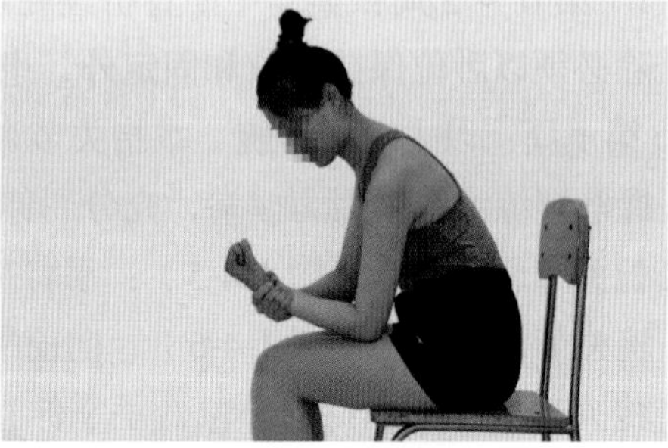

图 1-4-8　屈肘训练

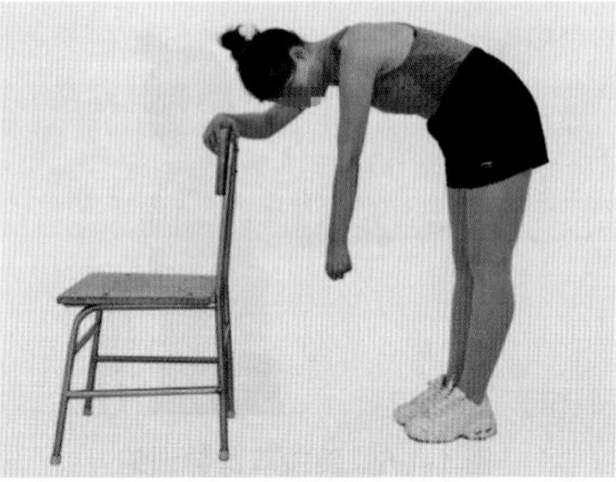

图 1-4-9　肩关节环转训练

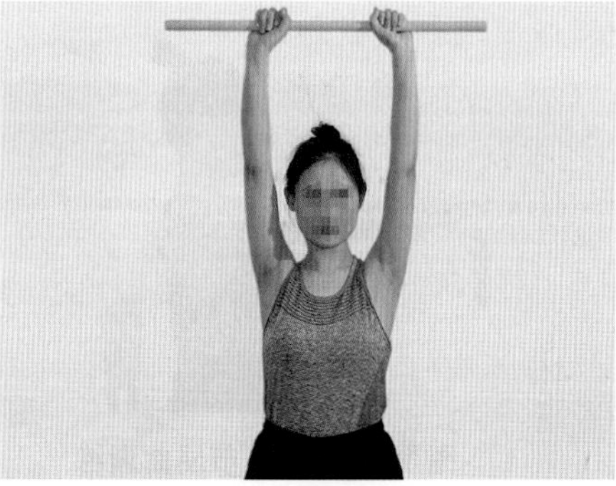

图 1-4-10　双臂上举训练

（3）在第（2）阶段后期：开始全面练习肩关节活动。

① 肩关节外展、外旋训练（图 1-4-11）：患者站立位，肩关节外展，肘关节进行外旋运动，然后缓慢复位，避免强力外展、外旋。

② 反臂抹腰训练：患侧手置于背后，用健侧手把患侧手往肩胛骨的方向拉。

③ 旋转肩关节训练：患者双足分开与肩同宽站立，两臂自然下垂，患肢以肩关节为圆心，按顺时针和逆时针方向交替画圈。

④ 爬墙训练：患者正对墙站立，患侧手臂放于墙面，通过手指活动向上移动手掌。

（4）第 9 ~ 16 周：本阶段训练的主要目的为尽量恢复肩关节及肘关节的活动度，加强各关

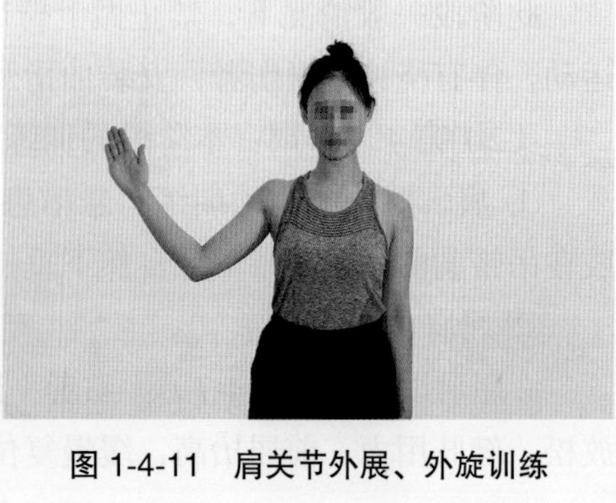

图 1-4-11　肩关节外展、外旋训练

节的灵活性，逐步恢复上肢肌肉肌力。继续进行前期肩肘关节训练及肌力训练的同时，逐渐开始抗阻力训练。

①肩关节活动度训练：缓慢进行肩关节各个方向的主动训练。

②肘关节活动度训练：继续进行肘关节屈伸训练。

③腕关节抗阻训练：患者前臂平放于桌面上固定，腕关节放于桌沿位置，手心朝下，手持重物，缓慢背伸至终末端，维持 3 ～ 5s 后缓慢放下。

④肩关节前屈抗阻训练：患者站立位，目视前方，身体不动，手臂自然下垂，将弹力带的一端踩在脚下，手握弹力带另一端，伸直手臂，由身体正前方举过头顶，当感到手臂无法再上举时，慢慢放下手臂。

⑤双肩关节后伸抗阻训练：患者站立位，目视前方，手臂自然下垂，将弹力带固定在地上，双手握住弹力带一端，手臂伸直，向身后拉伸弹力带，尽量抬高手臂，上身保持不动，缓慢复原。

⑥肩关节内收抗阻训练：患者站立位，弹力带固定一端，另一端握在手里，肩关节内收，缓慢复原。

（三）肱骨干骨折的并发症

1. 神经损伤

以桡神经损伤最为多见，肱骨中、下 1/3 骨折，由骨折端的挤压或挫伤引起不完全性桡神经损伤。一般观察 2 ～ 3 个月，如无神经功能恢复表现，再行手术探查。在观察期间，将腕关节置于功能位，使用可牵引手指伸直的活动支架，自行活动伤侧手指各关节，以防畸形或僵硬。

2. 血管损伤

血管损伤在肱骨干骨折并发症中并不少见，一般肱动脉损伤不会引起肢体坏死，但也可造成供血不足，所以，仍应手术修复血管。

3. 骨折不愈合

在肱骨中、下 1/3 骨折情况中常见，导致骨折不愈合的原因有很多，其中与损伤暴力、骨折的解剖位置及治疗方法有较大关系。

①创伤及反复多次的复位使骨折处的骨膜及周围软组织受到严重损害。

②骨折的解剖位置亦影响骨折的愈合，长斜行及螺旋形骨折易致骨折端缩短，横行及短斜行骨折则容易使骨折端分离，这是导致需要多次复位的重要原因，也是骨折不愈合的原因之一。

③过早拆除外固定、手术时损害了血供、适应证选择不当、骨折端间嵌入软组织、肱骨三段或多段骨折未能妥善处理，一般采用植骨加内固定治疗。

④术后感染造成骨不连接，特别是内固定不正确、不牢固是切开复位手术失败的主要原因。

4. 畸形愈合

肱骨骨折移位特别严重，达不到骨折功能复位的要求，严重地破坏了上肢生物力学关系，以后会给肩关节或肘关节带来损伤性关节炎。

5. 肩、肘关节功能障碍

多见于老年患者，要使患者尽早加强肌肉、关节功能活动；若已经发生肩或肘关节功能障碍，更要加强其功能活动，并辅以理疗和体疗，使关节尽快恢复功能。

（郝德慧　陈玉娥　高　远）

第五节　1例左尺桡骨骨折患者的护理

一、基本信息

姓名：徐某某；性别：女；年龄：74岁；婚姻情况：已婚

文化程度：本科；籍贯：湖北省荆州市；职业：无

入院日期：2018年12月8日；出院日期：2018年12月14日

出院诊断：左尺桡骨骨折

病史陈述者：患者本人

二、病例介绍

主诉：外伤后左前臂疼痛、肿胀，活动障碍9小时。

现病史：患者于2018年12月8日行走时跌倒，左上肢着地，即感左前臂疼痛、活动障碍。于我院就诊，X线检查显示“左尺桡骨骨折，断端错位”，予行左上肢石膏托固定，以“左尺桡骨骨折”收入我科。

入院诊断：左尺桡骨骨折。

既往史：15年前因外伤致左肘关节骨折，曾行手术治疗（具体名称不详），现左肘关节屈伸功能受限；否认肝炎、结核、疟疾等传染病病史；否认高血压、糖尿病病史，否认心血管、脑血管疾病病史；否认输血史，否认药物、食物过敏史，预防接种史不详。

婚育史：已婚，育有1女。

家族史：无特殊。

专科检查：左上肢石膏托固定，拆除石膏后，见左肘外侧有一纵弧形手术后瘢痕，愈合良好；左前臂活动受限；左前臂中、远段肿胀明显伴散在水疱形成；畸形，压痛明显，可扪及异常活动及骨擦感；左手小指自感麻木，其余各指感觉活动良好，末梢血液循环良好。

辅助检查：

胸部正位：胸片未见明显异常。

X线检查：左侧尺桡骨骨质断裂，局部分离成角（12月8日）（图1-5-1）。

CT 平扫 + 三维重建检查：左侧尺桡骨皮质中断，骨质断裂，断端略移位，尺骨断端略成角。所见关节面光整，关节间隙正常，周围软组织肿胀（12 月 8 日）（图 1-5-2）。

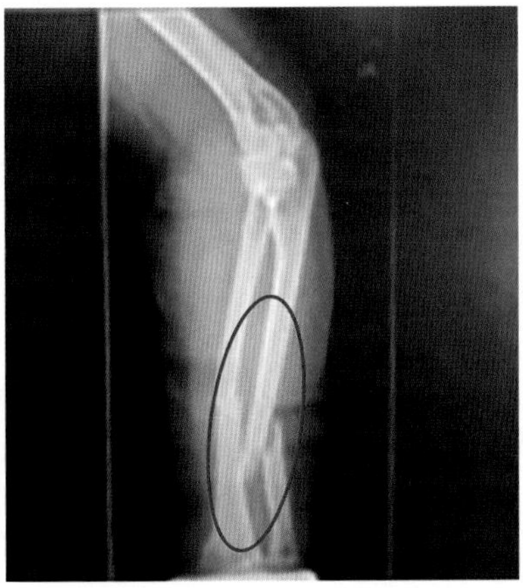

图 1-5-1　术前 X 线片

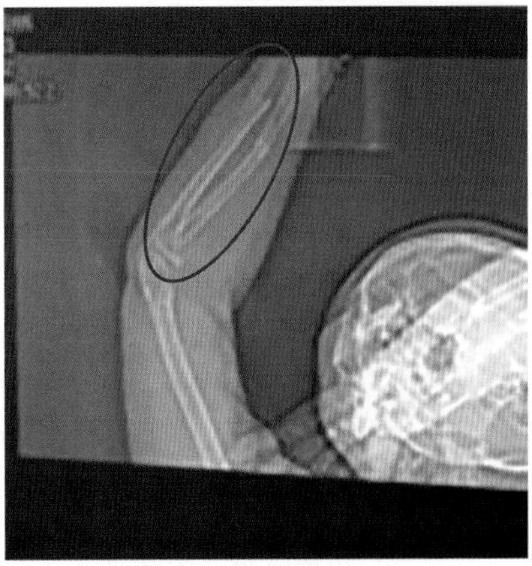

图 1-5-2　术前三维 CT

心电图检查：窦性心律，心电图正常。

术前异常检验结果见表 1-5-1。

表 1-5-1　术前异常检验结果

项目	指标	结果	参考值
血常规	中性粒细胞百分比	0.828 ↑	0.50 ~ 0.70
	白细胞介素 -6/（pg/mL）	6.08 ↑	0 ~ 5.9
生化	谷丙转氨酶 /（U/L）	42.6 ↑	0 ~ 40
	肌酸激酶 /（U/L）	896.8 ↑	2 ~ 200
	无机磷 /（mmol/L）	0.83 ↓	0.89 ~ 1.60

入院时生命体征：T36.8℃，P100 次 / 分，R18 次 / 分，BP154/98mmHg。

入院时护理风险评估：疼痛数字评分法评分为 4 分，跌倒风险评估为中风险。

心理社会方面评估：患者情绪稳定，家属陪伴入院。

三、治疗护理及预后

（一）治疗护理过程（表 1-5-2）

表 1-5-2　治疗护理过程

时间	病程经过	治疗处置
12 月 8 日	患者急诊入院，左前臂石膏托固定，左前臂中、远段肿胀明显伴散在水疱形成；前臂畸形，压痛明显，可扪及异常活动及骨擦感；左手小指自感麻木，其余各指感觉活动良好，末梢血液循环良好。疼痛评分为 4 分。	医生给予调整石膏托松紧度，前臂散在水疱形成，给予无菌抽吸，敷料包扎。遵医嘱给予静脉滴注镇痛及消肿药物治疗。指导患者做握拳、伸指、分指练习；肘关节屈伸、肩部全方位活动。站立位时，患肢悬吊于胸前；卧位时，患肢给予软枕抬高，平放或自然弯曲置于腹部。给予间断冷敷治疗。用药 30min 后疼痛减轻，疼痛评分为 2 分。

续表

时间		病程经过	治疗处置
12月10日		患肢石膏托固定，肿胀减轻，水疱已干瘪；疼痛减轻，疼痛评分为2分。完善术前各项检查。	继续给予镇痛、消肿药物治疗，给予左上肢功能训练指导，患者掌握良好。给予讲解术前注意事项。
12月11日	10:00	生命体征平稳。	完成术前准备。
	11:30	患者进入手术室。	完成手术交接。
	12:10～14:30	患者在全身麻醉+神经阻滞麻醉下行"左尺桡骨骨折切开复位内固定术+引流术"，术中出血50mL。	手术过程顺利，术中未输血。
	14:40	患者安返病房，意识清醒，生命体征：T36.2℃、P95次/分、R16次/分、BP133/77mmHg。患肢伤口敷料包扎好，无渗血；伤口引流管通畅，引流液为血性；左手小指麻木感同术前，其余四指感觉运动正常；留置尿管，尿色淡黄；患者疼痛评分为2分。	平卧位，患肢给予软枕抬高，前臂平放或自然弯曲放于腹部。持续低流量吸氧（2L/min），静脉输入抗炎、镇痛、消肿、营养神经等药物治疗。妥善固定各管路。
12月12日		患者伤口敷料少量渗血，术日引流量为15mL。患肢肿胀明显，左手小指麻木，指导患者行手指伸屈练习，患者主诉疼痛明显，疼痛评分为5分。患者下床活动，跌倒风险评估为中风险。	医生给予伤口换药，拔除伤口引流管；停止低流量吸氧；拔除尿管，自主排尿；继续指导患者功能训练，抬高患肢；给予防跌倒宣教。晨起进行抽血检查（表1-5-3），术后X线检查（图1-5-3）。给予输入镇痛药物30min后，疼痛评分为2分。
12月14日		患者伤口敷料干燥无渗血，伤口愈合良好，左手小指麻木感较前缓解，患肢肿胀明显减轻。	患者出院，给予出院指导，告知注意事项。

术后辅助检查：

术后X线检查：尺桡骨骨折术后改变（12月12日）（图1-5-3）。

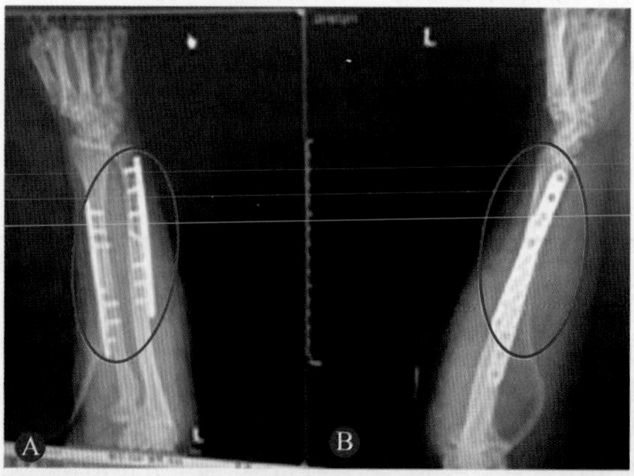

图1-5-3　术后X线片

术后异常检验结果见表 1-5-3。

表 1-5-3　术后异常检验结果

项目	指标	结果	参考值
血常规	白细胞介素 –6/（pg/mL）	82.0 ↑	0 ~ 5.9
	C 反应蛋白 /（mg/dL）	1.45 ↑	0 ~ 0.8
	中性粒细胞百分比	0.778 ↑	0.50 ~ 0.70
生化	谷草转氨酶 /（U/L）	42.3 ↑	0 ~ 40
出凝血常规	血浆 *D*– 二聚体 /（μg/mL）	0.93 ↑	0 ~ 0.50
	凝血酶原时间 /s	14.9 ↓	15 ~ 21

（二）主要护理问题及措施

1. 有皮肤破溃的风险

1）问题依据

骨折后局部软组织严重损伤，血管内膜受损，继而栓塞。淋巴回流障碍，组织毛细血管通透性增加，液体渗出增多，加上液化坏死产生的内生水在表皮、真皮之间薄弱处积聚形成张力性水疱。这既增加了创口感染的概率，又影响了手术的正常进行，延误骨折的治疗，严重者则造成肢体缺血坏死。

2）护理思维

患者患肢肿胀明显，伴散在水疱形成。患肢持续石膏、支具固定，骨突处易受压，也会造成皮肤损伤。因此，当尺桡骨骨折且肿胀明显时，要做好皮肤的观察，防止皮肤破溃，影响手术时机及效果。

3）主要措施

（1）病情观察：观察患肢肿胀及水疱是否进行性加重，观察水疱的性质、大小。小水疱可待自行吸收；大水疱进行无菌抽吸，定时查看受压部位皮肤情况。

（2）体位护理：患肢抬高 15°~ 30°，使其高于心脏水平，这样有利于血液回流，减轻肿胀。

（3）药物治疗：静脉滴注消肿药物，观察用药效果。

（4）物理治疗：患肢间断冷敷，冷敷期间注意观察局部的皮肤颜色、温度、感觉情况，防止出现冻伤，或影响患肢血液循环。

（5）功能训练：指导患者做握拳、伸指、分指练习，肩部做全方位活动，肘关节在可活动范围内做屈肘练习。

（6）水疱的处理

①抽吸原则：对于直径小于 2cm 的水疱，应待其自行吸收；对于直径大于 2cm 的水疱，行抽吸处理并保留疱皮的完整。

②抽吸方法：严格执行无菌操作，水疱局部用碘伏消毒，用无菌注射器针头在水疱最低位刺破表皮，放出液体，并用无菌棉签轻轻挤压，使疱液从低位充分流出，同时保留水疱表皮（刺破后疱皮不要剪掉，更不能用手撕掉，疱皮能够保护创面，防止伤口感染，

促进愈合），保持局部清洁干燥。

4）护理评价

患者住院期间水疱消退，未扩大及破损，骨突处皮肤完好，未出现压疮。

2. 有患骨筋膜室综合征的风险

1）问题依据

前臂由尺、桡骨组成，两骨借骨间膜相连，骨折多为双骨折，损伤严重者常合并肌肉、神经及血管损伤，容易发生各种并发症。前臂筋膜较厚、扩展性差，易出现骨筋膜室综合征。

2）护理思维

肢体受伤后水肿逐渐增加；手术中肌肉剥离广泛，反复整复对位，止血不彻底或止血带使用时间过长；石膏固定过紧使肢体内压增加，均引起组织内血流中断，组织缺血缺氧而发生骨筋膜室综合征。因此，需要及时有效地消肿治疗，并严密观察患肢情况。

3）主要措施

（1）病情观察

①每 1 ~ 2 小时密切观察患肢肿胀情况，根据情况调整石膏绷带松紧度。

②疼痛观察：骨折部位如出现持续性深部疼痛，呈刀割样、针刺样、烧灼样痛，且进行性加剧，要引起重视。

③肌肉麻痹的观察：患肢进行性肿胀，手指屈曲位，主动或被动拉伸时，疼痛加剧，应立即去除石膏托等外固定。

④颜色观察：早期受累区远侧的手指发绀或潮红，温度稍高；后期呈暗红色或暗紫色，或呈大理石花纹样皮肤，表面光亮，肿胀明显，触诊可感到肌张力增高，可有水疱形成。

⑤患肢感觉的观察：患肢局部麻木感或异样感。

⑥脉搏的观察：桡动脉搏动减弱或消失。

⑦预防并发症：骨筋膜室综合征局部切开减压后，血液循环得到改善，大量坏死组织的毒素进入血液循环，故切开减压时应彻底清除坏死组织，以减少机体中毒反应，防止出现失水、酸中毒、高钾血症、肾衰竭、心律不齐、休克等严重并发症。

（2）体位护理：复位固定后要保证稳定性；抬高患肢，主动进行功能训练；当患肢出现骨筋膜室综合征的早期表现时，应立即将肢体放低，以免加重缺血现象。

（3）用药护理：静脉滴注甘露醇等药物；给予碱化尿液、纠正高钾血症、改善血液循环药物治疗。

（4）物理疗法：患肢冰敷或硫酸镁粉湿敷，每日 3 次。

（5）营养支持：给予患者高热量、高蛋白、高维生素、易消化饮食，静脉补充营养，以增强机体抵抗力。

（6）健康宣教：告知患者肢体发生肿胀的原因，消除患者恐惧心理；指导患者正确评估石膏松紧度，掌握自我判断肿胀的方法。警惕以下情况的发生：患肢高度肿胀，触摸时皮肤张力高，无弹性，皮肤变紫，发亮；局部持续剧烈疼痛，使用镇痛药也很难缓解；

受累肌肉呈紧张状态，肌力明显减弱；患肢感觉减退或过敏，甚至感觉消失。

4）护理评价

患者住院期间，患肢未出现骨筋膜室综合征。

（三）患者转归

患者入科后针对患肢肿胀及水疱情况给予积极处理，在皮肤条件允许的情况下行手术治疗，术后伤口愈合良好，于术后第 3 天康复出院。

四、护理体会及反思

（一）护理体会

患者骨折后患肢肿胀明显伴张力性水疱形成，入院后护理人员通过及时评估患肢的肿胀程度，给予调整石膏松紧度，局部冷敷，张力性水疱给予正确处理，避免骨筋膜室综合征的发生。

（二）反思

冷敷在骨科应用范围较广，将冰袋作用于患处，使局部温度短暂性降低，进而使一定范围内的毛细血管收缩，减轻充血和出血，降低末梢神经敏感性，减轻疼痛和肿胀。冷敷时皮肤表面温度控制在 10 ~ 15℃是比较理想的，但因个体差异及对冷的耐受度不同，因此在冷敷的过程中，护理人员要评估患者的全身情况，避免在寒战时冰敷，出现冻伤、冷过敏皮疹时应及时停止。冷敷是冷疗法中最常见的形式，为了保证患者冷敷效果，护理人员应该加强相关知识的培训。

五、相关知识链接

（一）尺桡骨骨折概述

1. 解剖结构

尺桡骨骨折较多见，约占全身骨折的 6%。由于解剖功能的复杂关系，两骨干完全骨折后，骨折端可发生侧方、重叠、成角及旋转移位，复位要求较高，手法复位外固定治疗时，必须纠正骨折端的各种移位。

2. 发生机制

（1）直接暴力：为高能量损伤。两骨骨折多在同一水平，呈横行、粉碎性或多发节段骨折。常伴随软组织损伤及开放性骨折，骨折端整复对位不稳定，骨折愈合较慢，所以对前臂及手的功能影响较大。

（2）间接暴力：由摔伤、坠落、运动伤等间接作用，应力沿纵向传导造成骨折。尺桡骨的骨折端均有向掌侧成角移位，且有远侧骨折端的旋后移位。

（3）扭转暴力：骨折方向不一致，手法整复困难。

3. 临床表现

患者均有明显外伤史，患肢前臂畸形、疼痛、肿胀及手和前臂功能障碍，特别前臂不能旋转活动；肢体骨折部位的压痛明显，且有肢体环形压痛，局部有明显畸形，有时可触及骨擦感。

4. 基本分型

前臂骨折使用较多的是AO分型，但是AO分型没有包括尺桡骨骨折所有的合并损伤。

（1）A型（简单骨折）分型（图1-5-4）：A1尺骨简单骨折、桡骨完整；A2桡骨简单骨折、尺骨完整；A3尺桡骨均简单骨折。

（2）B型（楔形骨折）分型（图1-5-5）：B1尺骨楔形骨折、桡骨完整；B2桡骨楔形骨折、尺骨完整；B3尺桡骨中一骨楔形骨折，另一骨简单骨折或楔形骨折。

（3）C型（粉碎性骨折）分型（图1-5-6）：C1尺骨粉碎性骨折、桡骨完整或简单骨折；C2桡骨粉碎性骨折、尺骨完整或简单骨折；C3尺桡骨均为粉碎性骨折。

5. 治疗方法

（1）保守治疗：手法复位后行石膏托固定、支具固定或夹板固定。不论是用何种外固定，均必须严密观察患肢血液循环情况，注意手部皮肤温度、颜色、感觉及手指活动情况等，如出现伤肢或手部疼痛剧烈，肿胀严重，手部皮肤青紫或苍白，手指麻木、不能活动和无脉搏，则是骨筋膜室综合征的先兆，应立即放松外固定，必要时手术探查或切开减压处理。

（2）手术治疗

①手术适应证：开放性骨折伤后在8小时以内，或软组织损伤严重者；多发骨折，特别是一侧肢体多处骨折者；多段骨折或不稳定性骨折，手法复位效果不满意或不能手法维持整复骨折端对位者；尺桡骨上1/3骨折手法复位失败或难以外固定者；对位不良的陈旧性骨折，手法已不能整复者。

②手术治疗的目的：恢复尺、桡骨的长度和弧度；恢复上、下尺桡关节的正常解剖关系；恢复桡骨的旋转周线；使内固定坚固，早期行功能训练。正常情况下，前臂可旋前75°，旋后85°，骨折后恢复旋前、旋后范围各50°基本不影响日常生活。

6. 并发症

1）桡神经损伤

桡神经损伤表现为不同程度的前臂及以下的伸肌广泛瘫痪，出现腕下垂、伸拇指和掌指关节运动不能、前臂旋前和拇指内收畸形。神经电生理检查可有明确表现。

2）前臂骨筋膜室综合征

（1）发生原因：挤压伤，局部出血多，肿胀严重，使前臂肌间隔压力逐渐增高；复位时手法不当，挤压肌肉损伤严重，造成局部出血肿胀；切开复位内固定手术粗暴，造成肌间隔压力逐渐增高；外固定不当。

（2）临床表现

早期：伤肢突然剧痛，部位在前臂掌侧，进行性灼痛，当手主动或被动活动时疼痛加剧，手指常处于半屈曲状态，屈指无力。肢端肿胀、苍白、发凉、发绀。受累前臂掌侧皮肤红肿，张力大且有严重压痛。桡动脉搏动减弱或消失，全身可有体温升高，脉搏加快等表现。

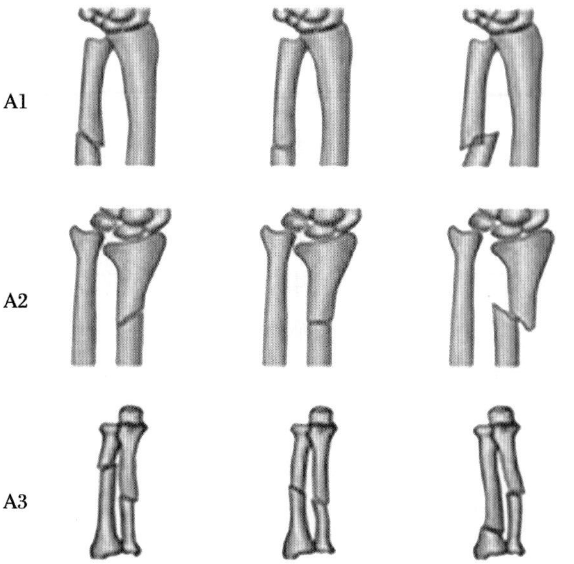

图 1-5-4　A 型（简单骨折）分型

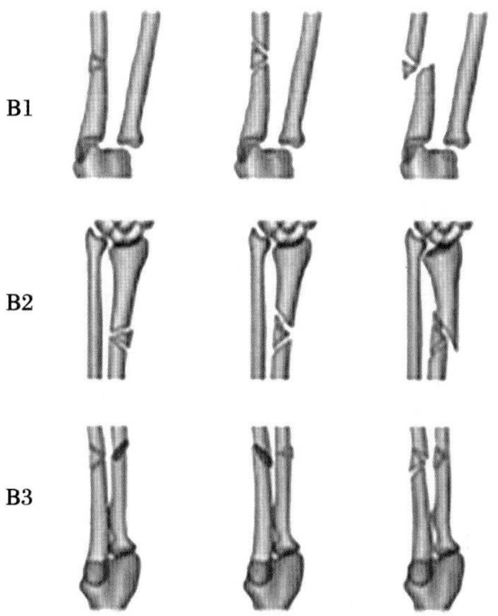

图 1-5-5　B 型（楔形骨折）分型

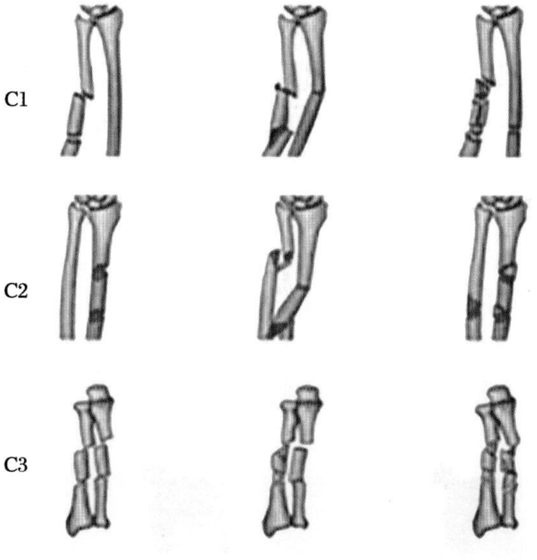

图 1-5-6　C 型（粉碎性骨折）分型

晚期：肢体出现典型的福尔克曼（Volkmann）缺血性肌挛缩畸形，出现爪形手，即前臂肌肉萎缩、旋前，腕及手指屈曲，拇内收，掌指关节过伸。这种畸形被动活动不能纠正，桡动脉搏动消失。

（3）治疗原则

早期：一旦诊断明确，应争取时间改善患肢血液循环，尽早去除外固定物或敷料，适当伸直屈曲的关节。如仍不能改善血液循环，则应即刻行减压及探查手术（应力争在本症发生 6 ~ 8 小时内施行）。术中敞开伤口不缝合，等肢体消肿后，再做伤口二期或延期缝合。

全身应用抗生素预防感染，注意坏死物质吸收可引起的酸中毒、高血钾、中毒性休克和急性肾衰竭，一旦出现应给予相应的治疗。患肢严禁抬高和热敷。

晚期：以手术治疗为主。应根据损害时间、范围和程度而定。6 个月以前挛缩畸形尚未稳定，此时可做功能支架固定，待畸形稳定后（半年至 1 年后），可行矫形及功能重建手术。

3）骨折畸形愈合

评估患肢软组织的条件，以及功能障碍的原因，综合分析再决定手术治疗的方案。

4）尺桡骨骨折交叉愈合

行手术切除尺桡骨之间的骨桥，并以筋膜或脂肪间隔。

（二）功能训练方法

（1）术后第 1 天至第 6 周：本阶段主要的康复计划为恢复手术部位周围关节的活动度及手部的肌肉力量，为下一步康复奠基坚实基础。

①手指关节握拳训练（方法同本章第一节）。

②腕关节的主动训练（方法同本章第一节）。

④关节的屈伸训练（方法同本章第一节）。

⑤关节的全方位训练（方法同本章第一节）。

第 2 周开始进行腕关节等长收缩训练（图 1-5-7）：患者取站立位或坐位，双手做胸前合十动作，双手互相用力推。

每次运动后，冰敷 15 ~ 20min，注意避开伤口。

患肢固定良好，且复位骨折开始愈合后，第 4 周开始前臂行无痛的小范围内缓慢内外旋训练（图 1-5-8）：肘关节屈曲 90°，缓慢做前臂旋前及手心朝下、旋后及手心朝上等动作，每日 3 次，每次 5 ~ 10 组。

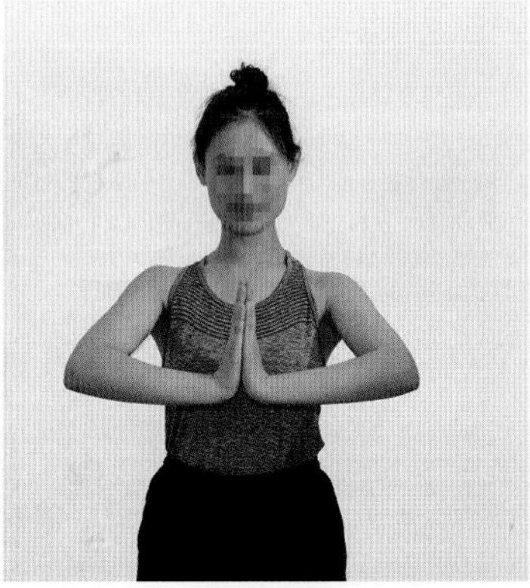

图 1-5-7　腕关节等长收缩训练

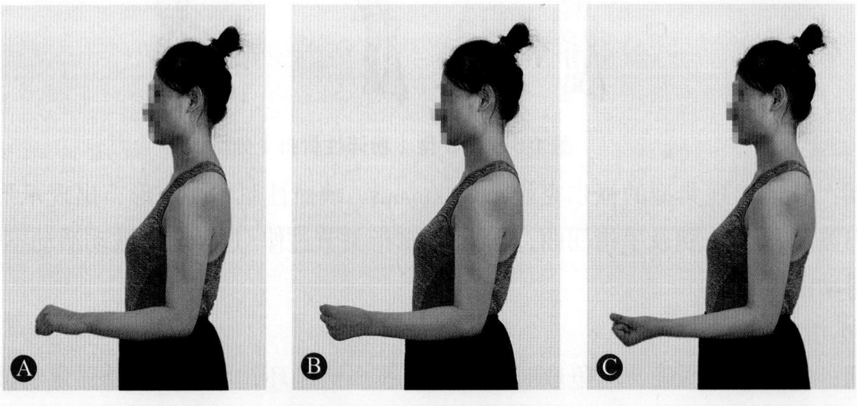

图 1-5-8　前臂内外旋训练

（2）术后第 6 周至完全康复：本阶段的主要目的为彻底恢复骨折周围关节的活动度，

逐渐恢复上肢肌力。根据骨折恢复情况，在医生或康复师的指导下逐步进行上肢灵活性训练，结合病情逐步恢复到日常生活自理，直到完全康复，恢复工作状态。

在以上训练基础上，可进行下列训练：

肩关节外展抗阻训练（方法同本章第一节）；

肩关节前屈抗阻训练（方法同本章第一节）；

肩关节后伸抗阻训练（方法同本章第一节）；

肩关节内收抗阻训练（方法同本章第一节）。

肘关节屈曲抗阻训练（图 1-5-9）：患者取站立位，健侧肩关节前屈至 90°，健侧手握住弹力带一端，患侧手握住弹力带另一端，肘关节进行屈曲训练。

腕关节屈曲抗阻训练（图 1-5-10）：患者取坐位，前臂放于桌面上，手心朝上，手握住弹力带一端，另一端固定，进行腕关节屈曲训练。

腕关节背伸抗阻训练（图 1-5-11）：患者取坐位，前臂放于桌面上，手心朝下，手握住弹力带一端，另一端固定，进行腕关节背伸训练。

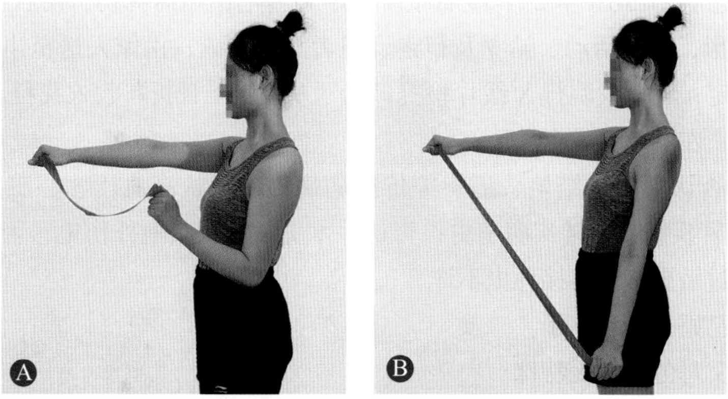

图 1-5-9　肘关节屈曲抗阻训练

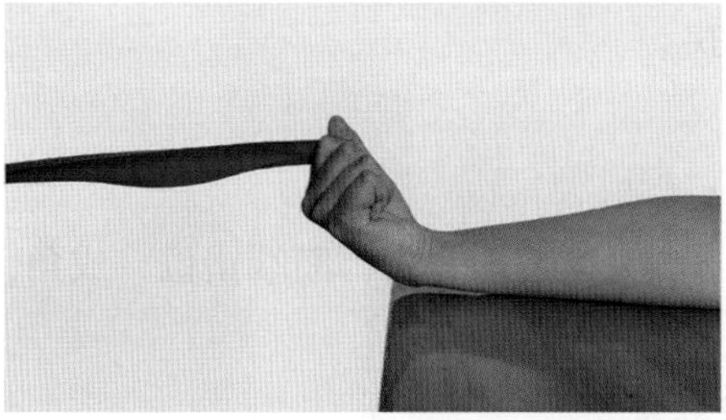

图 1-5-10　腕关节屈曲抗阻训练

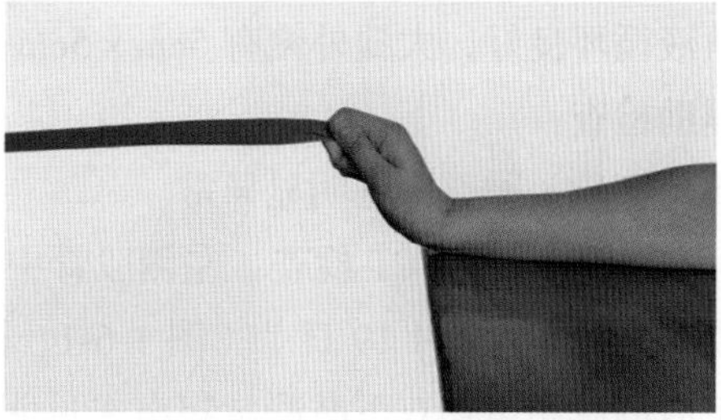

图 1-5-11　腕关节背伸抗阻训练

（李佳惠　郝德慧　陈玉娥　高　远）

第六节 1例左股骨干骨折患者的护理

一、基本信息

姓名：甄某；性别：女；年龄：41 岁；婚姻情况：已婚

文化程度：硕士；籍贯：黑龙江省哈尔滨市；职业：教师

入院日期：2018 年 2 月 19 日；出院日期：2019 年 2 月 26 日

出院诊断：左股骨干骨折

病史陈述者：患者本人

二、病例介绍

主诉：摔伤致左大腿肿胀、畸形、活动受限 7 小时。

现病史：患者于 2018 年 2 月 19 日下午 15：30 左右滑雪时摔伤，伤后感左大腿疼痛，局部肿胀、畸形，不能活动、站立及行走，患者意识清醒，由家人送至当地医院就诊，给予支具外固定，转至我院行 X 线片检查，以“左股骨干骨折”收入我科。

入院诊断：左股骨干骨折。

既往史：否认肝炎、结核、疟疾等传染病病史；否认高血压、心脏病病史，否认糖尿病、脑血管疾病、精神疾病病史；否认手术史，否认其他外伤史，否认输血史；否认药物、食物过敏史，预防接种史不详。

婚育史：已婚，育有 1 子。

家族史：父母健在，无特殊。

专科检查：左下肢长腿支具外固定，去除支具可见左大腿肿胀、外旋畸形；局部压痛、纵向叩击痛明显；左髋、膝关节活动障碍，左足背动脉搏动可触及；左踝、足趾活动好，远端血液循环良好，大腿外侧有 5cm × 5cm 瘀斑。

辅助检查：

胸部正位：胸部未见明显异常。

下肢 X 线 + 三维 CT 检查：左侧股骨中下 1/3 处螺旋形骨折，断端错位、成角，余骨质未见明显异常（2 月 19 日）（图 1-6-1、图 1-6-2）。

下肢静脉超声：双下肢静脉超声未见明显异常。

髂静脉超声：双侧髂静脉血流通畅。

心电图检查：窦性心律，心电图正常。

术前异常检验结果见表 1-6-1。

入院时生命体征：T37.3℃，P54 次 / 分，R20 次 / 分，BP96/59mmHg。

入院时护理风险评估：患者压疮风险评分为 15 分，跌倒风险评估为高风险，疼痛数字评分法评分为 6 分，创伤患者血栓评分为 4 分。

心理社会方面评估：患者情绪紧张，担心术后功能恢复情况，家属陪伴入院。

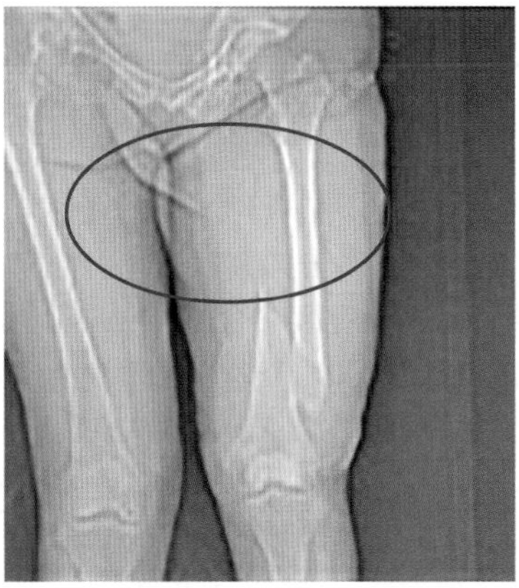

图 1-6-1 术前 X 线片

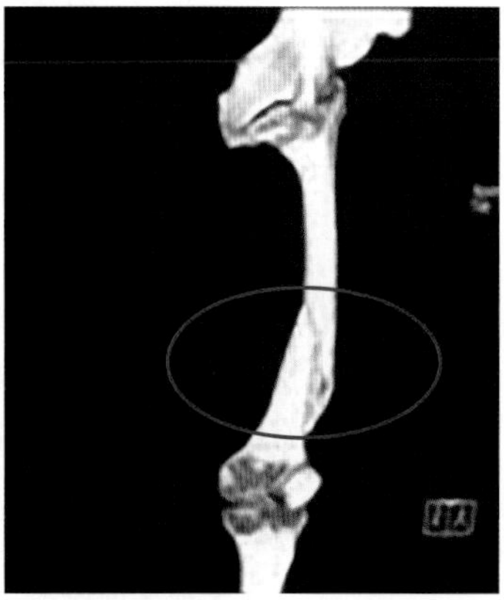

图 1-6-2 术前三维 CT

表 1-6-1 术前异常检验结果

项目	指标	结果	参考值
血常规	血红蛋白 / (g/L)	101 ↓	137 ~ 179（男）116 ~ 155（女）
	红细胞计数 / (10^{12}/L)	3.1 ↓	4.3 ~ 5.9（男）3.9 ~ 5.2（女）
	中性粒细胞百分比	0.813 ↑	0.50 ~ 0.70
生化	血清白蛋白 / (g/L)	31.3 ↓	35 ~ 50
	无机磷 / (mmol/L)	0.86 ↓	0.89 ~ 1.60
出凝血常规	血浆 *D*- 二聚体 / (μg/mL)	20.49 ↑	0 ~ 0.50
红细胞沉降率	红细胞沉降率 / (mm/h)	94 ↑	0 ~ 20

三、治疗护理及预后

（一）治疗护理过程（表 1-6-2）

表 1-6-2 治疗护理过程

时间	病程经过	治疗处置
2 月 19 日	患者左股骨干骨折急诊入院，左下肢长腿支具外固定，左大腿肿胀、外旋畸形；左髋、膝关节活动障碍，左踝、足趾活动好，远端血液循环良好。局部压痛、纵向叩击痛明显，疼痛评分为 6 分。	完成入院评估，医生给予调整支具固定位置，软枕抬高患肢。遵医嘱给予心电监护，低流量吸氧（2L/min）；给予静脉滴注镇痛、消肿等药物治疗。指导患者进行患肢股四头肌等长收缩练习。30min 后，疼痛缓解，疼痛评分为 3 分，继续给予心理疏导。血浆 *D*- 二聚体值高，给予每日注射依诺肝素钠，告知患者及家属有发生下肢静脉血栓的风险，给予着抗血栓压力带；指导压力带的穿脱及保养方法。告知患者在翻身过程中，按要求佩戴支具。

续表

时间		病程经过	治疗处置
2月20日		患肢疼痛剧烈，疼痛评分为6分。患肢肿胀加重，外旋畸形明显，足趾感觉运动正常。复查血，血红蛋白为101g/L，血清白蛋白为31.3g/L。	复查血浆*D*–二聚体，降至5.49μg/mL，复查双下肢血管超声，无异常。医生予行左胫骨结节骨牵引治疗，过程顺利，牵引位置固定正常，无不适，告知其家属牵引治疗的注意事项。患者疼痛评分为3分。给予饮食指导。
2月21日		患肢肿胀减轻，骨牵引位置固定正常，牵引有效，疼痛评分为2分。	骨牵引钉道无渗液，周围皮肤无异常。患者依从性差，自行翻身致骨牵引力线改变，牵引效果差，给予及时纠正并加强宣教。
2月22日		完善术前各项检查。	讲解术前注意事项。
2月23日	10：00	生命体征平稳。	完成术前准备。
	12：00	患者进入手术室。	完成手术交接。
	13：00 ~ 15：30	患者术中在全身麻醉下行“左股骨骨折闭合复位内固定术”，术中出血约200mL。	手术过程顺利，术中输入O型红细胞300mL。
	16：00	患者安返病房，意识清醒，生命体征：T36.3℃、P92次/分、R21次/分、BP102/62mmHg。患肢肿胀明显，末梢血液循环良好，感觉运动正常；伤口敷料包扎好，无渗血、渗液；留置尿管通畅，尿色淡黄。	平卧位，患肢外展中立位、膝下垫软枕，感觉运动正常。妥善固定尿管，并保持通畅。遵医嘱给予一级护理，持续心电监测生命体征，持续低流量吸氧（2L/min）。静脉滴注消炎、消肿、镇痛等药物。指导双下肢功能训练。
2月24日		患肢伤口敷料包扎好，少量渗血；左下肢末梢血液循环良好，足趾感觉运动正常。留置尿管通畅，尿色淡黄。复查血，血红蛋白为96g/L，血清白蛋白为24.4g/L。	医生给予伤口换药，伤口敷料干燥。给予拔除尿管，患者自主排尿。患肢体位正常，指导患肢功能训练。复查血（表1-6-3）、X线（图1-6-3），双下肢复查超声。给予输入人血白蛋白注射液治疗，并进行饮食指导。
2月25日		患肢肿胀减轻，伤口敷料干燥，踝关节活动自如。	停止心电监护及吸氧。医生给予髋关节被动屈曲训练，患者能按要求自行翻身侧卧。
2月26日		患者精神、食欲好，疼痛评分为2分，患肢佩戴支具。	患者出院，出院指导：患肢功能训练、支具佩戴方法及注意事项。

术后辅助检查：

X线及CT检查：骨折端固定复位良好（2月24日）（图1-6-3）。

双下肢超声检查：双下肢静脉超声未见明显异常。

术后异常检验结果见表1-6-3。

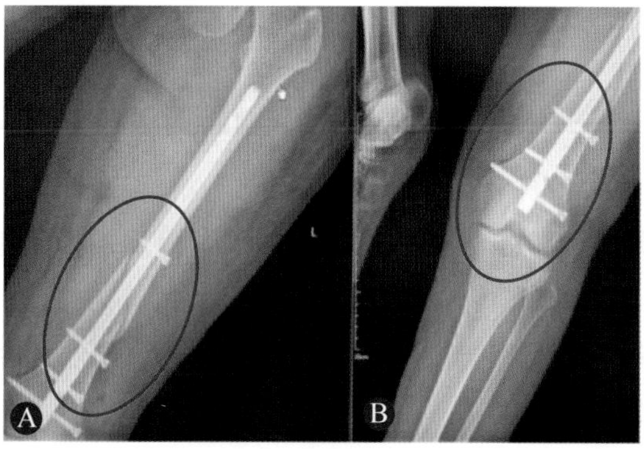

图 1-6-3　术后 X 线片

表 1-6-3　术后异常检验结果

项目	指标	结果	参考值
血常规	血红蛋白 /（g/L）	96 ↓	137 ~ 179（男）116 ~ 155（女）
	红细胞计数 /（10^{12}/L）	2.04 ↓	4.3 ~ 5.9（男）3.9 ~ 5.2（女）
	中性粒细胞百分比	0.851 ↑	0.50 ~ 0.70
	C 反应蛋白 /（mg/dL）	8.271 ↑	0 ~ 0.8
	白细胞介素 -6/（pg/mL）	705.0 ↑	0 ~ 5.9
生化	血清白蛋白 /（g/L）	24.4 ↓	35 ~ 50
	葡萄糖 /（mmol/L）	6.33 ↑	3.4 ~ 6.1
	血钾 /（mmol/L）	3.31 ↓	3.5 ~ 5.5
出凝血常规	血浆 *D*- 二聚体 /（μg/mL）	7.74 ↑	0 ~ 0.50
红细胞沉降率	红细胞沉降率 /（mm/h）	94 ↑	0 ~ 20

（二）主要护理问题及措施

1. 有骨牵引复位失效的可能

1）问题依据

由于大腿肌肉发达，股骨干骨折多伴有错位及重叠，支具固定难以维持复位效果，需行骨牵引治疗。

2）护理思维

骨牵引是通过克氏针穿过骨骼的坚硬部分，直接牵引骨骼，利用持续适当的抗牵引力与牵引力的相互作用，能够有效复位和固定骨折及脱位。骨牵引的有效性直接影响患者的治疗效果，因此，在牵引治疗过程中，应加强巡视，排除影响因素。

3）护理措施

（1）病情观察：观察患肢感觉运动及末梢血液循环情况。

（2）体位护理：患肢软枕抬高，足跟悬空。

（3）骨牵引的护理

①不得随意增减牵引重量，若患肢出现麻木感，应及时调整牵引重量；

②注意观察牵引力线与治疗目的是否一致，保持有效牵引；

③保持牵引装置正常，牵引绳及固定架上勿覆盖杂物；

④维持合适的体位，保持反牵引力；

⑤观察钉道处渗出情况，保持干燥。钉道处用 75% 乙醇消毒处理，每日 2 次；

⑥克氏针出现松动、左右偏移时，不可随手将针推回；

⑦指导患者踝泵训练、股四头肌等长收缩训练，以加速血液循环，预防下肢深静脉血栓。

（4）健康宣教：向患者及家属讲解骨牵引的重要性。教会其自我判断牵引疗效方法，便于及早发现问题，及早纠正。

4）护理评价

患者住院期间，支具固定正常，骨牵引效果良好。

2. 有下肢深静脉血栓形成（deep venous thrombosis，DVT）的风险

1）问题依据

DVT 常发生于骨科大手术后，文献报道股骨干骨折术后 DVT 的发生率为 30.6%。

2）护理思维

股骨干骨折患者多为中青年，其并发下肢 DVT 容易被忽视。股骨干骨折多为交通事故等暴力创伤所致；尤其骨折发生于股骨下 1/3 时，骨折断端容易刺伤后方血管，出血量大，易形成血栓。下肢静脉血栓如未及时干预处理，血栓脱落可造成肺栓塞，威胁生命。因此，临床工作中对于预防下肢深静脉血栓的发生尤为重要。

3）护理措施

（1）病情观察：每 1 ~ 2 小时密切观察患者生命体征及患肢情况。

①生命体征的观察：密切观察患者生命体征，尤其是血氧饱和度情况，观察是否伴有胸闷、胸痛、呼吸困难、咳嗽、咯血等症状；

②患肢周径的观察：按时测量患肢周径，方法可采用以膝关节为中心，膝上 15cm 处和膝下 10cm 处测量，做好记录；若周径增加，说明静脉回流受阻，需进行下一步检测；

③观察患肢皮肤颜色是否加深，皮温及感觉是否有异常；

④按时查看足背动脉搏动是否减弱或者消失；

⑤定期复查凝血指标，尤其是血浆 *D*– 二聚体，复查双下肢血管超声；

⑥疼痛的观察：疼痛为最早出现的症状，多在小腿腓肠肌、大腿或腹股沟等部位；自感疼痛呈痉挛或紧张感，活动后加剧；

⑦如确定下肢静脉血栓已形成，应告知患者患肢禁止热敷、按摩、剧烈活动，防止栓子脱落。

（2）用药护理：预防性应用抗凝药物治疗，使用药物期间，注意观察患者全身有无出血症状，根据血液指标调整抗凝药物的用量。

（3）功能指导：行踝泵训练、股四头肌等长收缩训练、单桥训练；当已确诊血栓形成时，患肢需制动，不可热敷及按摩。

（4）辅助检查：定时行下肢血管超声检查。

（5）基础预防方法：早期功能训练，穿着抗血栓压力带，病情允许的情况下，患者术后尽早下床活动。

（6）饮食护理：每日饮水量在1500mL以上；多食优质蛋白质，如牛奶、鱼类、豆制品等；多食富含维生素食物，如新鲜水果、蔬菜等；饮食以清淡为主，避免过咸；多吃富含纤维素的食物，以增加胃肠蠕动，避免大便干燥；少吃或不吃动物脂肪和动物内脏。

（7）健康宣教：给予患者讲解下肢深静脉血栓的危害，并告知患者注射抗凝药物相关注意事项：需要使用软毛牙刷刷牙；勿用力抠鼻、揉眼睛、挖耳朵；密切观察皮肤、黏膜有无出血点；查看尿液及大便内是否出现血性物质；观察眼底是否存在出血现象，出现异常立即报告。

4）护理评价

患者住院期间未发生下肢深静脉血栓。

（三）患者转归

患者术前采取支具固定及骨牵引治疗，手术进行顺利，术后第3天康复出院。

四、护理体会及反思

（一）护理体会

明确股骨干骨折特点，早期给予支具固定、骨牵引治疗，在治疗过程中，加强观察，确保牵引的有效性，减轻患者疼痛；动态观察血浆*D*–二聚体的变化及肢体肿胀程度，给予用药指导及功能训练，预防下肢深静脉血栓的发生，保证患者安全，患者康复出院。

（二）反思

在临床中，导致骨牵引无效的原因有：①患者认识不足；②护理人员对骨牵引认识及技能不足；③患者疼痛未能得到有效缓解时，无法坚持持续牵引。在牵引过程中容易忽视对患者膝关节、髌骨灵活性的训练。因此，应加强护理人员的培训，提升护理人员专科护理能力。对患者采取多种形式的健康教育，使患者及家属更加直观地了解骨牵引的相关知识，实现牵引治疗目标。

五、相关知识链接

（一）股骨干骨折概述

1. 解剖结构

股骨是人体中最长的管状骨，股骨干被伸肌群、屈肌群、内收肌群所包围。由于大腿的肌肉发达，股骨干直径相对较小，除不完全骨折外，骨折后多有错位及重叠。

股骨干的血供（图1-6-4）主要来自股深动脉，1～2支滋养动脉由股骨干的近端和后侧的股骨粗线进入髓腔，供应骨内膜，骨膜血管沿股骨粗线进入骨干，为外1/3皮质供血，髓腔内的骨内膜血管提供皮质的内2/3血供。股动、静脉在股骨上、中1/3骨折时，由于有肌肉相隔不易被损伤，而在其下1/3骨折时，由于血管位于骨折后方，而且，骨折断端常向后成角，故易刺伤该处的动、静脉。

2. 致病因素

（1）直接暴力：高能量损伤，如车祸撞击、挤压、枪击等，常见于年轻患者。多为横行或粉碎性骨折。

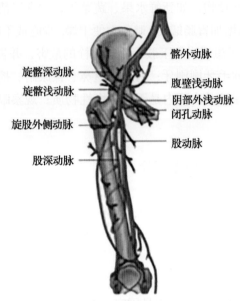

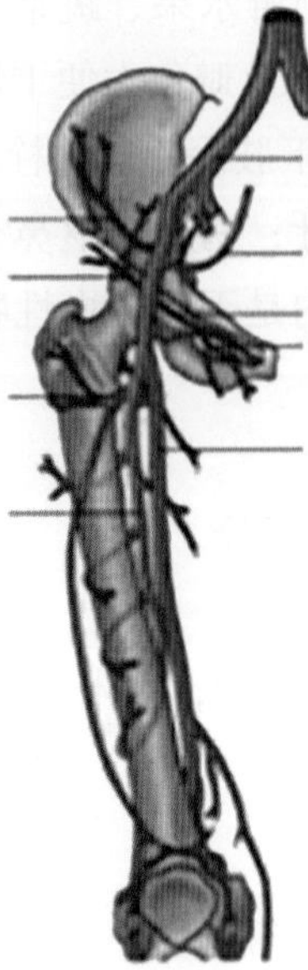

图 1-6-4 股骨干的血供

（2）间接暴力：高能量损伤，如高空坠落等，常见于年轻患者；低能量损伤，病理性骨折，常见于老年患者。多为斜行或螺旋形骨折。

儿童的股骨干骨折可能为不全骨折或青枝骨折；成人股骨干骨折后，内出血可达 500 ~ 1000mL。出血多者，在骨折数小时后可能出现休克现象。由挤压伤所致股骨干骨折，有引起挤压综合征的可能。

3. 临床分型

股骨干骨折常用的分型系统为 AO-OTA 分型系统，将股骨干骨折分为 3 型（图 1-6-5）：

（1）A 型为简单骨折：A1 为螺旋骨折，A2 为短斜行骨折，A3 为横断骨折。

（2）B 型为楔形骨折：B1 为螺旋形蝶形骨折，B2 为斜行蝶形骨折，B3 为粉碎性蝶形骨折。

（3）C 型为复杂骨折：C1 为复杂螺旋形骨折，C2 为节段性骨折，C3 为复杂不规则骨折。

4. 治疗方法

1）非手术治疗

骨牵引疗法：由于卧床、住院时间长，并发症多，目前已逐渐少用，但骨牵引更多的是作为常规手术准备或其他治疗前使用。

适用于各类骨折治疗，对股骨中上 1/3 骨折，可选用胫骨结节牵引；下 1/3 骨折，可选用胫骨结节或股骨髁上牵引。

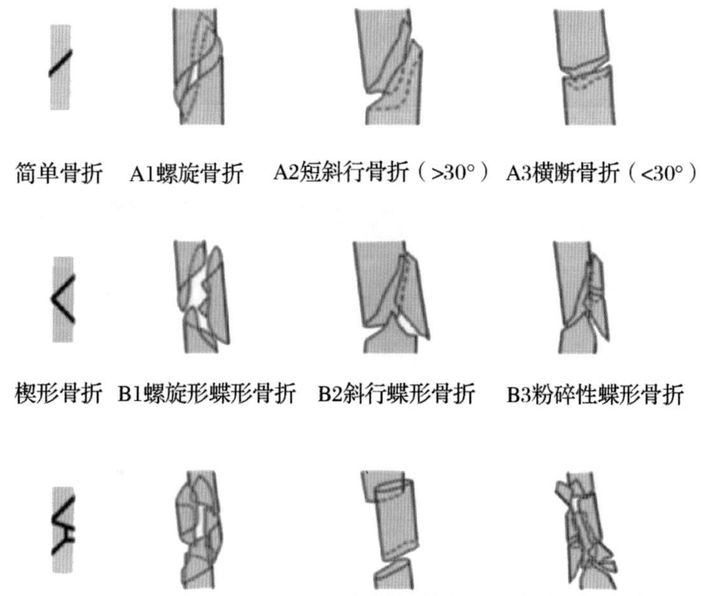

图 1-6-5　股骨干骨折分型

2）手术治疗

（1）手术治疗适应证：任何股骨干骨折，除了无移位的骨裂外，都是不稳定骨折；除了不能耐受手术的患者外，所有的股骨干骨折均需手术治疗。

（2）手术方法：股骨髓内钉固定，股骨钢板螺钉固定，开放性严重污染情况下的外固定支架固定等。

（二）功能训练

1. 术前功能训练

（1）踝关节背屈、跖屈训练（踝泵训练）（图 1-6-6）：患者平卧位，保持足垂直于床面，向下主动屈曲踝关节至感到轻微疼痛为止，维持 10s 后缓慢复位，继续向上主动屈曲踝关节至感到轻微疼痛为止，维持 10s 后缓慢复位。

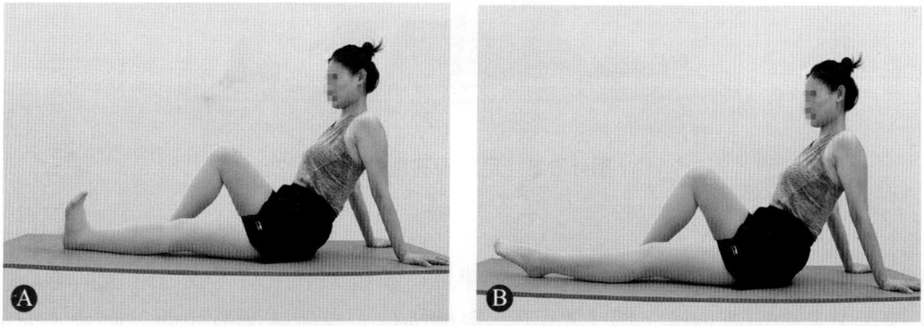

图 1-6-6　踝泵训练

（2）足趾的主动屈曲及背伸训练：患者仰卧位，足趾用力屈曲，在最大程度上保持 3s，然后放松，继续足趾用力上抬，保持 3s，然后放松，训练过程中不要引起剧烈疼痛，每组 20 次，每次 4 ～ 6 组。

（3）髌骨被动活动训练（图 1-6-7）：患者仰卧位，患者自己或由家属对患肢髌骨进行上、下、左、右的推动练习，每日 3 次，训练时间从 5 ～ 10min 开始，逐渐延长。

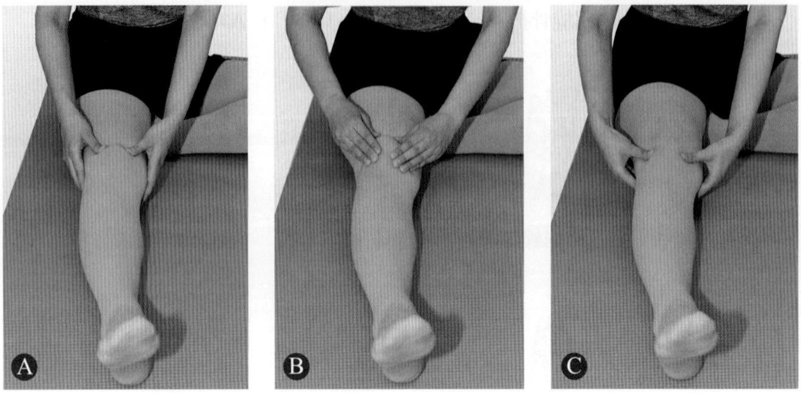

图 1-6-7　髌骨被动活动训练

（4）股四头肌等长收缩训练：患者仰卧位，伸直膝关节，收缩大腿前方肌肉，收缩肌肉的同时，下肢不离开床面，保持 5s，然后放松。每日 3 次，每次 5 ～ 10min，根据患者恢复情况逐渐增加运动量，训练以不引起肌肉过劳为宜。

2. 术后 0 ～ 4 周功能训练

在麻醉清醒后，患者即可进行术后相应功能训练，术后 3 ～ 5 天，可以逐渐进行小范围的主动伸、屈膝练习，应在医生的指导下进行，避免训练不足或训练过度，引起不必要的疼痛或其他严重并发症。

足跟滑移屈膝训练（图 1-6-8）：患者仰卧位，足跟放在床面上，逐渐弯曲膝关节，使膝关节离开床面，然后缓慢复位，足跟要求不离开床面。早期患肢肌肉力量差时，可先采用在膝下垫软枕方式，后期逐渐加高，以增加膝关节的活动范围。

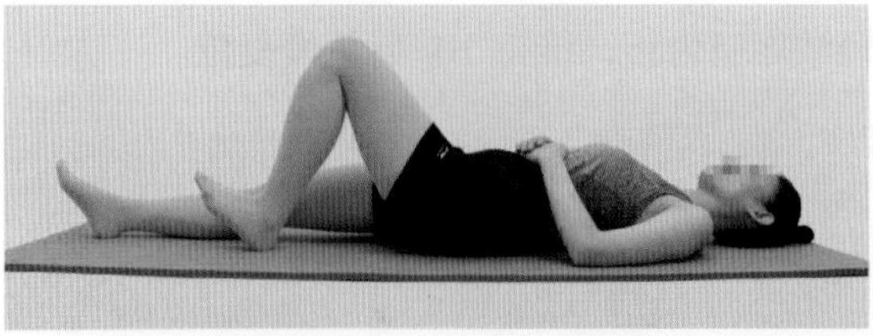

图 1-6-8　足跟滑移屈膝训练

3. 术后中、后期功能训练

（1）术后 1 个月：可增加仰卧位患肢伸直，做髋关节主动内收、外展训练。

①髋关节主动内收训练（图 1-6-9）：患侧卧位，健侧膝关节屈曲，脚放于面前地面上，患侧髋关节内收，然后复位。每天 2 组，每组 20 个。

②髋关节主动外展训练（图 1-6-10）：仰卧位，双腿伸直，健侧肢体不动，患肢向外伸展，再缓慢复位。

③膝关节牵伸训练（图 1-6-11）：半坐位，伸直双下肢；在患肢踝关节下方放毛巾卷，双手放于膝关节上，轻轻下压膝关节。牵伸过程中，可在膝关节下方行热毛巾热敷，效果更好。

④俯卧位屈膝训练（图 1-6-12）：俯卧位，伸直双下肢，尽量弯曲膝关节，使小腿抬离床面。用力将足跟靠向大腿，注意保持大腿不离开床面，维持数秒后再缓慢复位。

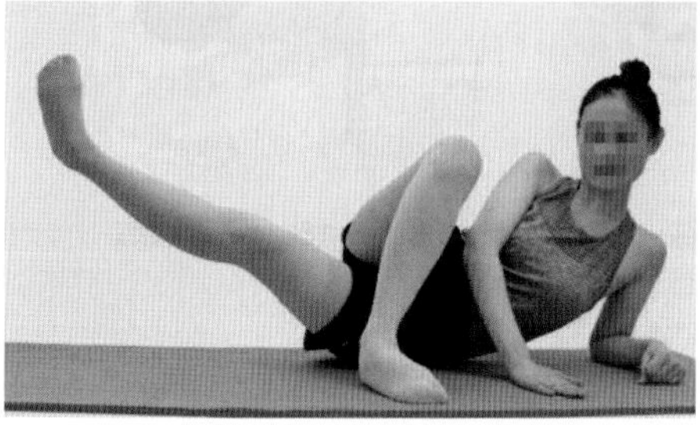

图 1-6-9　髋关节主动内收训练

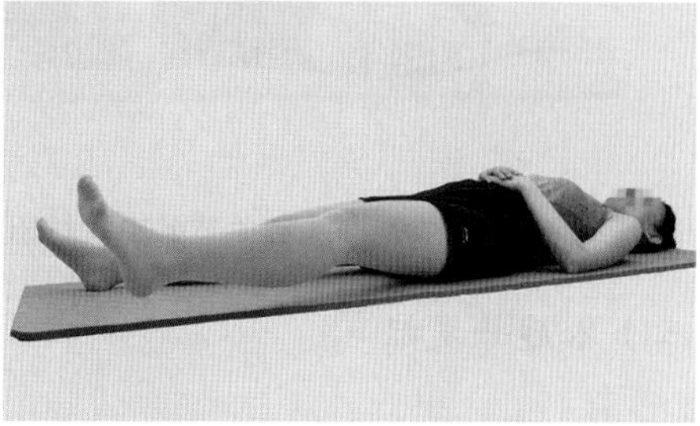

图 1-6-10　髋关节主动外展训练

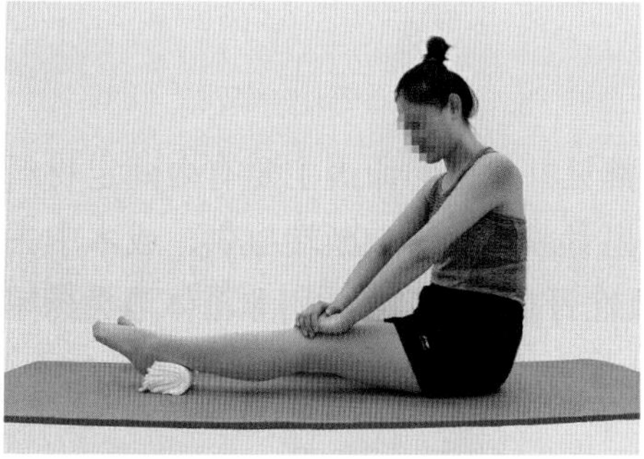

图 1-6-11　膝关节牵伸训练

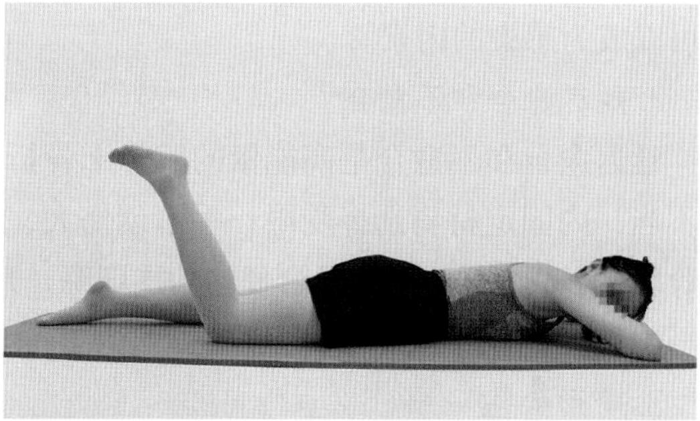

图 1-6-12　俯卧位屈膝训练

（2）术后 2 个月：可以增加髋关节各组肌群的主动与抗阻训练。

①髋关节蚌壳式训练（图 1-6-13）：健侧卧位，患侧肢体在上，双腿之间放置枕垫，患肢呈轻度外展位，双膝关节屈曲，双腿分开，然后并拢，并夹紧枕垫。

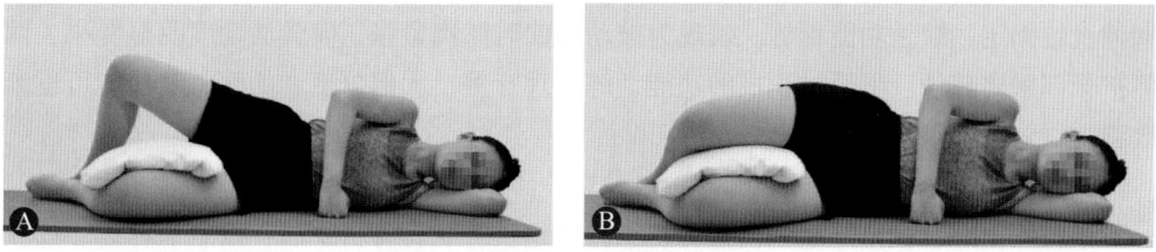

图 1-6-13　髋关节蚌壳式训练

②髋关节蚌壳式抗阻训练（图 1-6-14）：健侧卧位，患侧肢体在上，双膝关节之间套一弹力带，双膝关节屈曲，双腿分开，然后并拢，夹紧。

③深蹲训练（图 1-6-15）：患者双手扶住固定椅背，双腿分开，与肩同宽。下蹲时应注意保持腰背部直立，再缓慢站立。

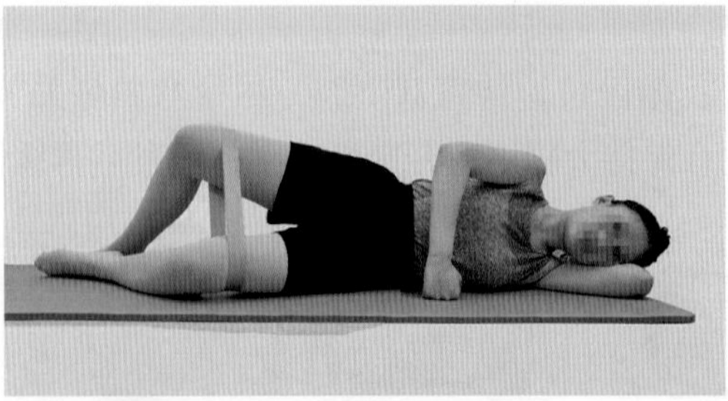

图 1-6-14 髋关节蚌壳式抗阻训练

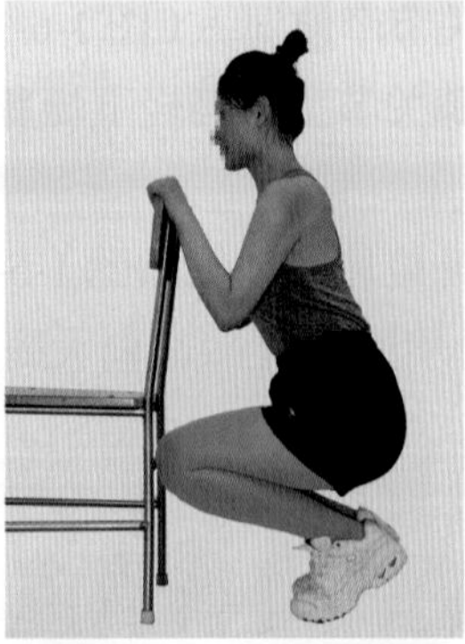

图 1-6-15 深蹲训练

（三）术后并发症

1. 感染

感染的原因较复杂，在开放性损伤时，清创不彻底可发生局部感染；闭合骨折感染的原因多为医源性，如手术过程中使用器械或敷料消毒不严密，手术时间长及创伤重，都可以成为感染的因素。

2. 延迟愈合和不愈合

延迟愈合和不愈合是高能量的股骨干骨折后常见并发症。原因主要有内固定材料使用不当，内固定材料选择受限，手术创伤大，剥离骨膜多，影响断端血供，或术中去除碎骨块，形成骨缺损；缺乏合理的功能训练，开放性骨折、吸烟、使用非甾体消炎药等，也影响骨折愈合。

3. 畸形愈合

髓内钉及钢板治疗股骨干骨折发生畸形愈合的原因是由于对线不佳，导致成角或旋转畸形，以致骨折在非解剖位置愈合。临床表现为关节活动受限、平衡失调与步态失常、肢体各个关节之间运动不协调、肌肉作用削弱等。

4. 膝伸直位僵直

股骨干骨折后膝关节功能障碍是常见的并发症，原因是股四头肌损伤，或膝关节长期伸直位固定，缺乏功能训练。表现为被动屈曲时肌肉紧张，髌骨活动度明显变小，两侧扩张部触之较硬。但经过积极的功能训练、理疗等，大部分患者的膝关节功能可逐渐改善。

5. 脂肪栓塞综合征

脂肪栓塞综合征是严重创伤性骨折（特别是长管状骨骨折）后，以意识障碍、皮肤瘀斑、进行性低氧血症、呼吸窘迫为特征的综合征。脂肪栓塞综合征病死率极高，为10% ~ 25%，是骨科疾病最严重的并发症之一。如不密切观察、精心护理，则易延误诊断，影响治疗，危及生命。

（张　宁　郝德慧　陈玉娥　高　远）

第七节　1 例右髌骨骨折患者的护理

一、基本信息

姓名：李某某；性别：女；年龄：64 岁；婚姻情况：已婚

文化程度：大专；籍贯：北京市；职业：无业

入院日期：2019 年 2 月 7 日；出院日期：2019 年 2 月 15 日

出院诊断：右髌骨骨折

病史陈述者：患者本人

二、病例介绍

主诉：摔伤致右膝关节肿痛，活动受限 3 天。

现病史：患者于 2019 年 2 月 4 日上楼梯时摔倒，右膝着地，伤后感右膝疼痛，活动轻度受限，未予处理。次日感右膝疼痛、肿胀，活动受限，无法站立及行走，来医院就诊，检查结果显示“右髌骨骨折，右膝髌上囊积液”。给予支具固定制动，患者要求回家保守治疗。于 2 月 7 日患肢肿胀未减轻，为进一步治疗收入我科。

入院诊断：右髌骨骨折。

既往史：否认肝炎、结核、疟疾等传染病病史；否认高血压、心脏病病史；糖尿病病史 13 年，口服药物控制；否认脑血管疾病、精神疾病病史；1979 年行剖宫产手术，2005 年行子宫全切术；否认药物、食物过敏史，预防接种史不详。

婚育史：已婚，育有 1 女 1 子。

家族史：父母已故，无特殊。

专科检查：右下肢支具固定，右膝中度肿胀；髌前压痛、叩击痛明显，可扪及反常活动及骨擦感，膝关节活动障碍，周围皮肤大面积瘀斑；踝、趾关节活动好，肢端血液循环及皮肤感觉正常，无被动牵拉痛。膝关节侧翻应力试验、抽屉试验、麦氏试验未能配合。

辅助检查：

胸部正位：胸片未见明显异常。

CT 平扫检查：右髌骨骨折、右膝关节退行性改变（2 月 5 日）（图 1-7-1）。

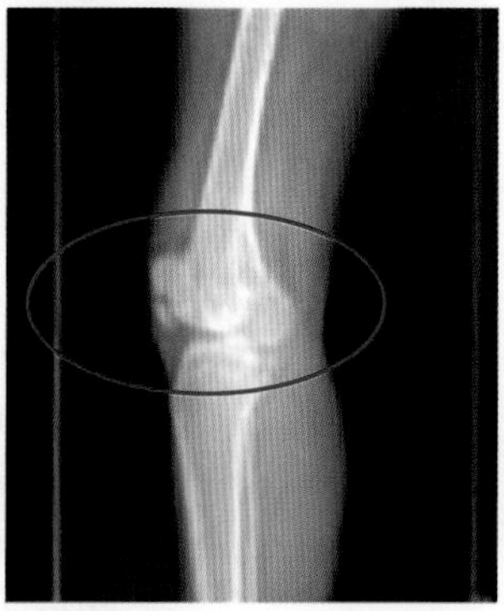

图 1-7-1　术前 CT

下肢静脉超声检查：双下肢静脉超声未见明显异常。

心电图检查：窦性心律，心电图正常。

术前异常检验结果见表 1-7-1。

表 1-7-1　术前异常检验结果

项目	指标	结果	参考值
血常规	血红蛋白 /（g/L）	114 ↓	137 ~ 179（男）116 ~ 155（女）
	中性粒细胞百分比	0.491 ↓	0.50 ~ 0.70
	血细胞比容 /（L/L）	0.318 ↓	0.40 ~ 0.52（男）0.37 ~ 0.47（女）
生化	总蛋白 /（g/L）	54.6 ↓	55 ~ 80
	血清白蛋白 /（g/L）	30.3 ↓	35 ~ 50
出凝血常规	血浆 *D*– 二聚体 /（μg/mL）	0.62 ↑	0 ~ 0.50

入院时生命体征：T36.2℃，P70 次 / 分，R18 次 / 分，BP132/65mmHg。

入院时护理风险评估：疼痛数字评分法评分为 4 分，创伤患者血栓评估评分为 6 分。

心理社会方面评估：患者情绪平稳，家属陪伴入院。

三、治疗护理及预后

（一）治疗护理过程（表 1-7-2）

术后辅助检查：

X 线检查：骨折端复位固定良好，右髌骨骨折术后改变（2 月 14 日）（图 1-7-2）。

术后下肢静脉超声：双下肢静脉超声未见明显异常。

术后异常检验结果见表 1-7-3。

表 1-7-2　治疗护理过程

时间		病程经过	治疗处置
2 月 7 日		患者急诊入院，患肢持续支具固定，膝关节肿胀，活动受限；周围皮肤大面积瘀斑；患肢足趾感觉运动正常，末梢血液循环良好；患者疼痛明显，疼痛评分为 4 分。	医生调整支具，检查患肢局部情况；清洁皮肤，足跟及骨突出处皮肤正常。遵医嘱给予抗凝、消肿、镇痛等药物治疗；用药 30min 后疼痛减轻，疼痛评分为 2 分。给予下肢功能训练指导。
2 月 11 日		复查血，血钾为 3.39mmol/L。	给予静脉及口服补钾治疗，无不良反应；给予饮食指导。
2 月 12 日		完善术前各项检查，患肢肿胀已消退。	复查血，血钾升为 4.52mmol/L。给予患者讲解术前注意事项。
2 月 13 日	10：00	患者生命体征平稳。	完成术前准备。
	13：30	患者进入手术室。	完成术前交接。
	14：00 ~ 15：40	患者术中在全身麻醉下行“右髌骨骨折切开复位内固定术”，术中出血 50mL。	手术顺利，术中未输血。
	15：50	患者安返病房，意识清醒，生命体征：T36.1 ℃、P78 次 / 分、R18 次 / 分、BP 158/81mmHg。患肢伤口敷料包扎好，无渗血；持续支具固定，患肢感觉运动正常，足趾末梢血液循环良好；留置尿管，引出淡黄色尿液；患者疼痛评分为 4 分。	平卧位，患肢支具固定，给予软枕抬高，妥善固定各管路。遵医嘱给予低流量吸氧（2L/min），静脉给予抗炎、消肿、镇痛、抗凝等药物治疗。用药 30min 后患者疼痛缓解，疼痛评分为 2 分。给予患肢功能训练指导。

续表

时间	病程经过	治疗处置
2月14日	伤口敷料渗血多、足趾感觉运动正常、末梢血液循环良好；持续支具固定，软枕抬高。肿胀程度减轻，膝关节周围皮肤瘀斑面积缩小。	医生给予伤口换药，停止吸氧；给予拔除尿管，患者自主排尿。复查血（表1-7-3）、X线检查（图1-7-2）。患者血红蛋白下降，遵医嘱给予静脉滴注蔗糖铁、重组人促红素注射液等药物，给予饮食指导。指导患者行踝泵训练、股四头肌等长收缩训练、侧卧抬腿训练及俯卧位屈膝训练，患者均已掌握。
2月15日	伤口敷料干燥，伤口愈合良好。血红蛋白升至115g/L，予以出院。	给予患者出院指导，指导患者正确使用腋杖并告知注意事项，告知支具佩戴方法，患者均已掌握。

（二）主要护理问题及措施

1. 有术后股四头肌萎缩或伸膝无力的风险

1）问题依据

患肢佩戴支具长时间制动，缺乏有效功能训练，导致股四头肌萎缩。髌骨是膝关节的一个组成部分，若切除髌骨，术后患者在伸膝活动中股四头肌的承受力要增加30%左右才能完成伸膝动作，并且会出现伸膝无力的现象。

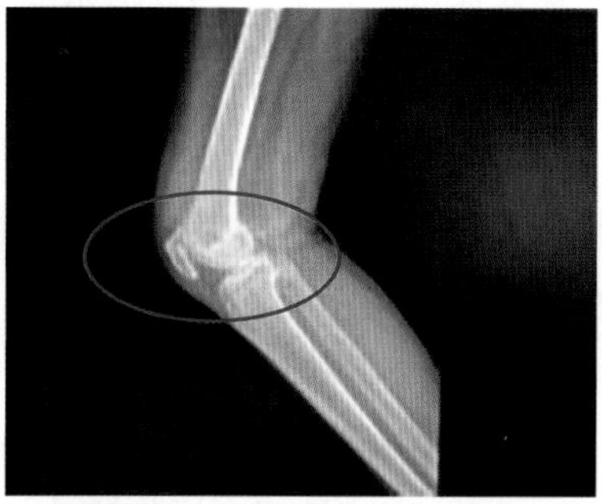

图1-7-2　术后X线片

2）护理思维

骨折后膝关节制动、功能训练依从性差都会引起股四头肌萎缩，导致膝关节不稳，应力分布不均，增加膝关节运动创伤和骨关节炎的发病风险，影响日常生活。因此，采取积极措施防治股四头肌萎缩，增强股四头肌肌力以及改善和提高膝关节稳定性，对提高手术效果、促进术后膝关节功能康复和预防骨关节炎的发生具有重要意义。

3）主要措施

（1）病情观察：检查患者功能训练完成情况，定时测量患者大腿周径，检查大腿肌肉力量；

（2）功能训练：在临床上最为常用的股四头肌训练方法主要是等长训练与等张训练。

表1-7-3　术后异常检验结果

项目	指标	结果	参考值
血常规	血红蛋白/（g/L）	90 ↓	137 ~ 179（男）116 ~ 155（女）
	中性粒细胞百分比	0.759 ↑	0.50 ~ 0.70
	血细胞比容/（L/L）	0.327 ↓	0.40 ~ 0.52（男）0.37 ~ 0.47（女）
生化	谷丙转氨酶/（U/L）	65.6 ↑	0 ~ 40
	谷草转氨酶/（U/L）	44.9 ↑	0 ~ 40
	血清白蛋白/（g/L）	34.1 ↓	35 ~ 50
出凝血常规	血浆*D*–二聚体/（μg/mL）	0.7 ↑	0 ~ 0.50

①等长训练：即在肌肉收缩时肌肉长度基本不变，不发生关节运动，但肌张力增高，又称为静力性收缩，具体训练方法有直腿抬高训练和绷腿训练等。

②等张训练：是指肌肉收缩时肌肉长度缩短，出现关节运动，但肌张力基本不变。等张训练分为离心性收缩和向心性收缩两类，具体方法包括坐位伸膝训练、蹬自行车训练以及借助健身器械的等张训练等。等张训练可以对股四头肌萎缩的康复起到积极作用。

（3）健康宣教：讲解功能训练的重要性，督导患者完成。

4）护理评价

患者住院治疗期间功能训练掌握良好，未出现股四头肌萎缩现象。

2. 有膝关节活动功能障碍的风险

1）问题依据

髌骨骨折致膝关节疼痛，不能主动弯曲，术后若未能及时进行功能训练，容易出现膝关节僵硬、屈伸活动受限等问题。

2）护理思维

患者髌骨骨折内固定术后，因活动牵拉致伤口疼痛，降低了患者主动活动的积极性，膝关节活动减少，造成膝关节功能障碍。因此，应提高患者对关节僵直危害的认识程度，使其尽早进行功能训练。

3）主要措施

（1）病情观察：定时观察患肢伤口的愈合情况，观察有无皮肤粘连现象。

（2）疼痛管理：增加疼痛评估的次数，采用超前镇痛原则，使患者疼痛减轻，增加功能训练的依从性。

（3）功能训练：早期指导患者进行踝泵训练及股四头肌等长收缩训练，以主动训练为主；对于髌骨横行骨折及下极骨折，在术后 3 ～ 5 天，粉碎性骨折在术后 1 ～ 2 周，利用 CPM 仪进行膝关节持续被动活动，活动范围应遵医嘱由小到大，循序渐进。

（4）健康宣教：给患者讲解膝关节功能训练的重要性，检查患者功能训练的效果。

4）护理评价

患者通过主动膝关节功能训练，避免了膝关节功能障碍的发生。

（三）患者转归

患者术后伤口愈合良好，膝关节功能训练掌握良好，复查结果显示复位固定正常，于术后第 2 天出院。

四、护理体会及反思

（一）护理体会

针对髌骨骨折患者，在确保患肢支具固定有效的同时，给予系统化、个性化、连续性的康复训练指导，促进患者早日康复。

（二）反思

骨折术后的康复护理是治疗过程中不可缺少的一个重要环节，康复训练是一个连续性的过程，中、后期的训练对关节功能恢复至关重要。护士应做好连续性的护理，重视院外宣教，避免术后发生废用综合征、患肢肌肉萎缩、关节僵硬等并发症。

五、相关知识链接

（一）髌骨骨折概述

1. 解剖结构

髌骨略呈三角形，尖端向下，被包埋在股四头肌肌腱内，其后方是软骨面，与股骨两髁之间软骨面组成关节。下极为粗糙面，在关节外。

髌骨是人体中最大的籽骨，它是膝关节的一个组成部分。参与伸膝装置包括股四头肌、伸膝支持带、髌骨和髌韧带，髌骨的上极为股四头肌肌腱的附着处，股四头肌肌腱变薄向下延伸经过髌骨的表面，继而与髌韧带相连，止于胫骨结节。髌骨骨折、髌韧带断裂等均会导致伸膝装置破坏，出现伸膝功能障碍。切除髌骨后，在伸膝活动中，使股四头肌力量减弱。除不能复位的粉碎性骨折外，应尽量保留髌骨（图 1-7-3）。

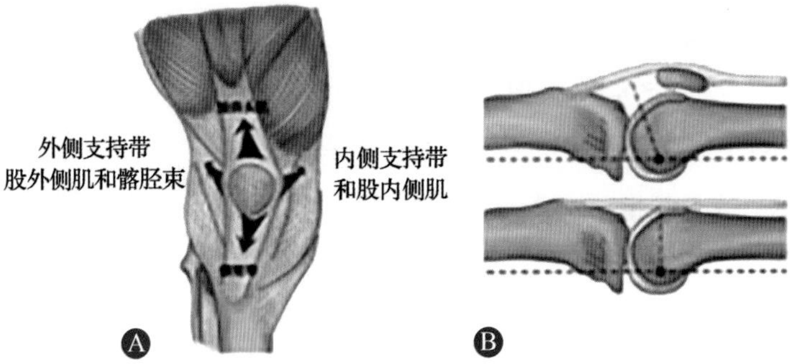

图 1-7-3　伸膝装置

A. 膝关节正面观，可见髌骨被上方的股四头肌肌腱、下方髌韧带、两侧的伸膝支持带固定在膝关节前方；B. 髌骨起到了增加股四头肌力臂长度的作用。有研究表明，在完全切除髌骨后，伸膝肌力可下降 50%。

2. 致病因素

（1）直接暴力：直接外力所致，如撞伤、踢伤等，可致不完全骨折、简单骨折、星形骨折及粉碎性骨折，移位不明显。膝关节主动伸直功能多能保留。

（2）间接暴力：多由股四头肌猛烈收缩，形成的牵拉性损伤，如突然跌倒、高处坠落伤时，膝关节半屈曲位，股四头肌骤然收缩所致，多为横行骨折，伴有不同程度的下极碎裂；主动伸膝功能往往丧失。

3. 骨折分型

髌骨骨折多根据骨折线的走行、位置进行描述性分型，需要描述的内容如下：

①开放性骨折、闭合性骨折；

②合并脱位、不合并脱位的骨折；

③分类：横行骨折、纵行骨折、边缘骨折、粉碎性骨折、骨软骨骨折、上下极骨折（图 1-7-4）。

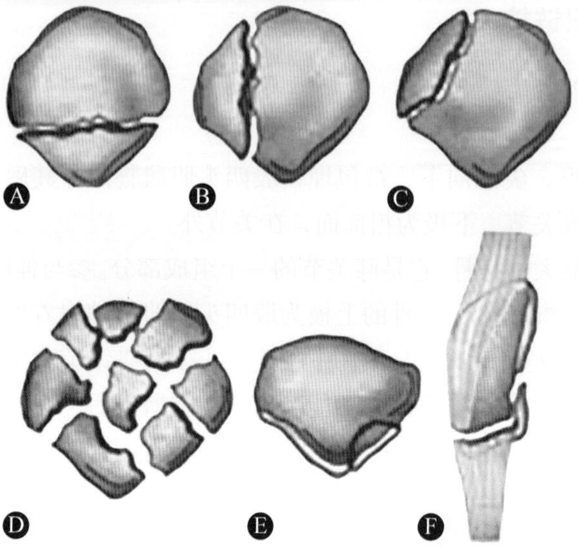

图 1-7-4　髌骨骨折分类

髌骨骨折分类：A. 横行骨折；B. 纵行骨折；C. 边缘骨折；D. 粉碎性骨折；E. 骨软骨骨折；F. 上下极骨折。

4. 治疗方法

对髌骨骨折的治疗，应最大限度地恢复其关节面的形态，力争使骨折解剖复位，关节面平滑，给予较牢固内固定，早期活动膝关节，恢复其功能，防止创伤性关节炎的发生。

1）非手术治疗

支具固定：适用于无移位髌骨骨折，骨折移位较小，关节面不平整（分离＜3 ~ 4mm；关节面台阶＜2mm），伸肌支持带损伤者；不需手法复位，可用长腿石膏托或支具固定患肢于伸直位，持续 4 ~ 6 周。在此期间，练习股四头肌收缩，去除固定后练习膝关节屈伸活动。

2）手术治疗

（1）手术指征：髌骨骨折伴移位，伸膝装置破坏，丧失主动伸膝和膝关节的伸直扣锁功能，此时必须手术修复，否则将严重影响行走功能，不能完成上下台阶等日常活动。其他手术指征包括关节内骨折，关节面台阶＞2mm，或者骨折块移位＞3mm 以及开放性骨折。

（2）手术方式

①切开复位内固定术：横行骨折多采用张力带内固定术，复杂的髌骨骨折应将粉碎性骨折转换为简单的横行骨折，再进行张力带固定。

②部分髌骨切除术：适用于严重上极或下极粉碎性骨折无法行关节面重建，或无法达到内固定稳定且有较大的、可保留的骨块者。

③全髌骨切除术：适用于不可能重建关节面的严重而广泛粉碎性的髌骨骨折，目前

比较少应用。

5. 并发症

（1）感染：闭合损伤中，感染发生率较低；开放性损伤中，感染概率为 10% ~ 18%。术区皮肤擦伤或者受累严重，应推迟手术，待软组织条件改善后再行手术。开放性损伤应及时彻底清创，去除污物和无活力的组织。

（2）畸形愈合：多因术中复位不良造成。

（3）内固定失败：内固定失败通常与骨折过于粉碎、骨质疏松、内固定技术不正确或者过度的功能训练等因素有关。当内固定失败时，如果关节面台阶＜ 2mm，且没有伸肌松弛等并发症，可考虑观察并限制伸膝，直至愈合。当关节面台阶＞ 2mm，或者存在伸肌松弛，应考虑再次手术治疗。

（二）功能训练

髌骨骨折内固定术后患者应以主动功能训练为主，注意动作协调，循序渐进，活动量及活动范围由小到大，切忌采取任何粗暴的被动活动。

1. 术后 1 ~ 2 天

功能训练的目的为促进血液循环，减轻疼痛、肿胀。早期进行肌力训练，避免肌肉过度萎缩。

（1）踝泵训练：仰卧位，伸直膝关节；足背跖屈，坚持 3 ~ 5s 后放松；足背背屈，保持 3 ~ 5s。

（2）股四头肌等长收缩训练：患者仰卧位，伸直双下肢，尽可能伸到最大角度；蹬足跟，翘脚尖，并用力伸直膝关节（膝关节后方腘窝尽量用力贴近床面），维持 3 ~ 5s。

（3）侧卧抬腿训练（图 1-7-5）：患者健侧卧位，患肢伸直，健肢伸直（或弯曲）；抬高患肢，运动末维持 3s，每天 10 ~ 20 个。

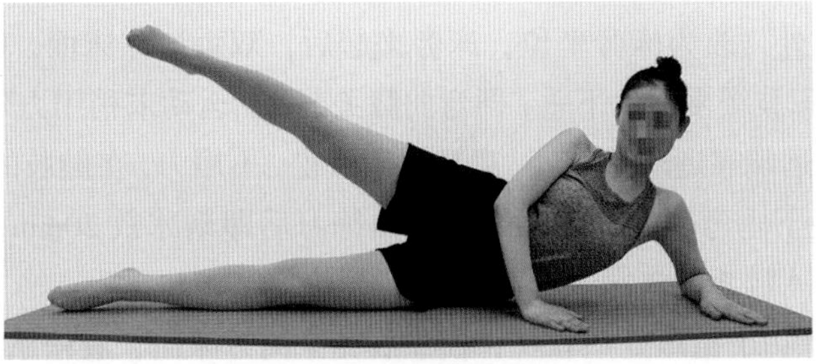

图 1-7-5　侧卧抬腿训练

（4）俯卧屈膝训练：患者俯卧位，伸直双下肢，轮流抬高双下肢，运动末维持 3s，每天 10 ~ 20 个。

（5）扶腋杖行走（图 1-7-6）：仅限于如厕等必要日常活动时进行。

患者双手持腋杖，在患肢不负重的情况下行走，即患肢着地，但不负重。双拐高度距腋窝 3 指，双手柄位置高度在大转子位置，屈肘约 30°，腋杖支点位于体侧 10 ~ 15cm，双手持腋杖站立，移动双拐至合适位置，患肢在前，双手用力支撑，健肢向前跟上。

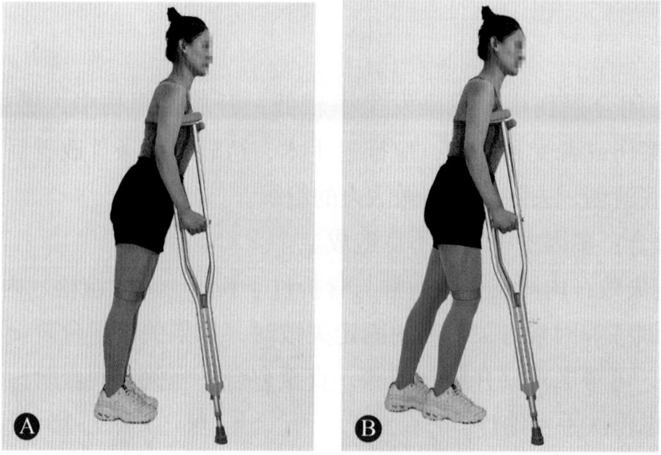

图 1-7-6　扶腋杖行走

2. 术后 3 天至术后 4 周

根据情况，由医生决定开始关节活动的练习，同时继续前期运动训练。

（1）屈曲训练

①髌骨松动度训练：上下、左右方向拖动髌骨至轻微疼痛为止，每个方向 20 次为一组，每日 2 ~ 3 组。

②仰卧垂腿训练（图 1-7-7）：一般情况下，术后 2 周，坐位垂腿，膝关节屈曲应能达到 90°，此时即可开始仰卧垂腿训练。患者仰卧位，伸直膝关节，患肢屈膝屈髋使足跟向臀部滑动，达到最大位置后，继续屈曲髋关节，同时双手抱住大腿，使小腿下垂，即屈曲膝关节。注意大腿一定要完全放松，才有训练效果。

③俯卧屈膝训练：由治疗师帮助或患者主动完成，方法同上。

④坐位垂腿训练（图 1-7-8）：患者先从床上坐起，健肢放于患肢下方，患肢在健肢的协助下，放于床外，改为床旁坐位；床旁坐起后，双手扶住床面，保持身体平衡；健肢自然垂于床旁；患肢缓慢自然下垂，即弯曲膝关节；在运动末稍用力勾腿，维持 3 ~ 5s；健肢放于患肢小腿远端靠近踝关节处，患肢尽量放松，不用力，在健肢的帮助下完全伸直。继续进行患肢缓慢下垂弯曲膝关节训练。屈曲练习后即刻冰敷 20min，如平时有关节内明显发热，可每日冰敷 2 ~ 3 次。

（2）伸展训练：于足跟处垫软枕，使患肢完全离开床面，放松肌肉时膝关节自然伸展。每次 30min，每日 1 ~ 2 次。

3. 术后 4 ~ 6 周

中期训练的目的是强化肌肉活动度及肌力，避免及缓解关节粘连或挛缩，强化肌力练习，以提高关节控制能力及稳定性，逐步改善步态。

（1）活动度训练：随屈曲角度增大，开始坐或卧位抱膝练习屈曲。抱膝至开始感到疼痛时保持 10s，稍稍放松休息 5s，再抱膝，反复练习 20min，每日 1 次。

（2）直腿抬高训练（图 1-7-9）：患者取仰卧位，健侧屈曲，患肢伸直缓慢上抬至最大高度，再缓慢放下。训练过程中以不引起剧烈疼痛为宜。

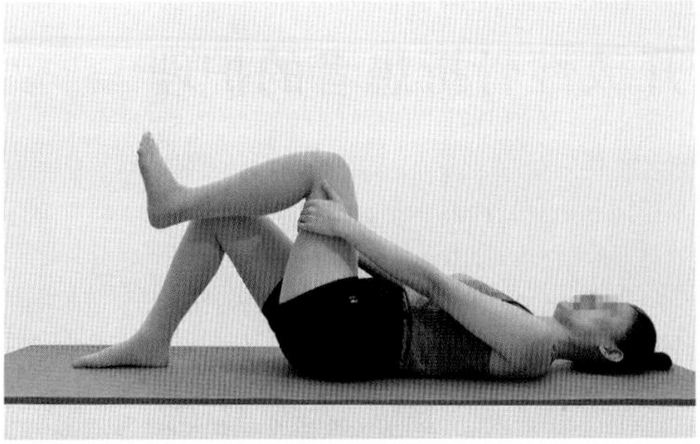

图 1-7-7　仰卧垂腿训练

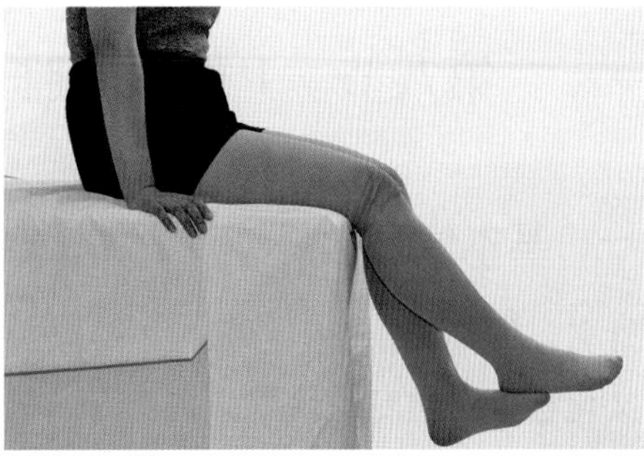

图 1-7-8　坐位垂腿训练

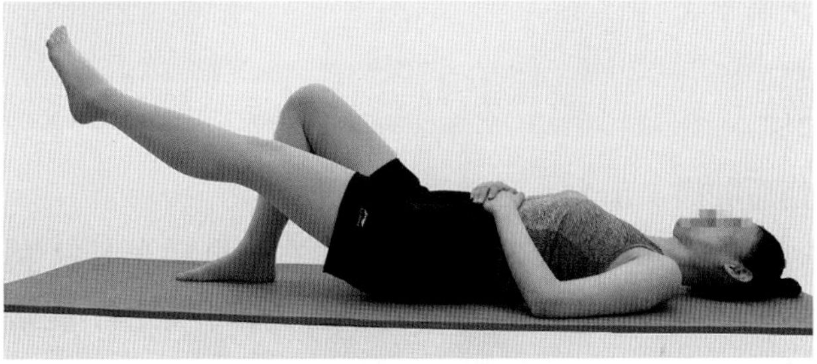

图 1-7-9　直腿抬高训练

4. 术后 6 ~ 8 周

训练目的是强化关节活动度，逐渐与健侧相同，强化肌力，改善关节稳定性，恢复日常生活并逐步恢复运动能力。

开始前后、侧向跨步训练；静蹲或靠墙滑动训练；蹬踏训练；行走力求达到正常步态；固定蹬自行车训练，训练从无负荷至轻负荷逐步进行。

5. 骨折完全愈合后

全面恢复运动或剧烈活动，强化肌力及跑跳中关节稳定性。

逐渐尝试进行保护下全蹲；被动屈曲角度达到与健侧相同；开始膝绕环、跳上跳下、侧向跨跳训练；开始游泳、跳绳及慢跑。

（三）浮髌试验

浮髌试验是用来确定膝关节损伤时是否出现关节积液的方法。

操作方法：患者仰卧位，伸膝，放松股四头肌，检查者的一手放在髌骨近侧，将髌上囊的液体挤向关节腔，同时另一手示指、中指急速下压。若感到髌骨碰击股骨髁部，则为浮髌试验阳性。一般中等量积液（50mL）时，浮髌试验才呈阳性。

注意事项：体位及准备工作要充分，松手要快，观察要仔细。如果积液量太大，会出现髌骨下沉，浮髌试验是阴性。

（陈雪梅　陈玉娥　高　远）

第八节　1 例左胫腓骨开放性骨折患者的护理

一、基本信息

姓名：傅某某；性别：男；年龄：29 岁；婚姻情况：已婚

文化程度：中专；籍贯：北京市；职业：无业

入院日期：2018 年 10 月 21 日；出院日期：2018 年 10 月 29 日

出院诊断：左胫腓骨开放性骨折

病史陈述者：患者本人

二、病例介绍

主诉：左膝部伤后肿痛、出血、活动受限 1 天。

现病史：患者于 2018 年 10 月 20 日 22：00 左右骑电动车时发生车祸，被电动车碾压左小腿中上部，致左下肢受伤。当时即感疼痛，局部肿胀，不能站立及行走活动，左下肢前侧可见一长约 2cm 伤口，立即到医院就诊，行 X 线检查后考虑为左胫腓骨近端开放性骨折，予以肌内注射破伤风抗毒素、支具外固定处理，建议手术治疗，为求进一步诊治转来我院，急诊检查治疗后以“左胫腓骨开放性骨折”收入我科。

入院诊断：左胫腓骨开放性骨折。

既往史：平素体健，否认肝炎、结核、疟疾等传染病病史；否认高血压、心脏病、糖尿病病史；否认手术史、其他外伤史、输血史；否认药物、食物过敏史，预防接种史不详。

婚育史：已婚，育有 1 子。

家族史：无特殊。

专科检查：患者左膝部及左小腿中上段明显肿胀、质硬、皮肤张力大、散在多个水疱；前侧可见一长约 2cm 伤口，少量渗出；局部压痛、叩击痛明显，可触及反常活动及骨擦感；膝关节活动障碍，踝、趾关节活动好，足背动脉搏动好；肢端血液循环及皮肤感觉正常，无被动牵拉痛；膝关节侧翻应力试验、抽屉试验未能配合。

辅助检查：

胸部正位：胸片未见明显异常。

下肢关节 X 线检查：左胫腓骨上段骨皮质断裂，胫骨断端，骨片分离移位，腓骨远端稍向后移位，对线尚可，周围组织肿胀，密度不均匀增高，左膝关节腔见液平面低密度区（10 月 21 日）（图 1-8-1）。

CT 平扫 + 三维重建检查：左胫腓骨上段骨折，左膝关节腔积液（10 月 21 日）（图 1-8-2）。

下肢静脉超声检查：双下肢静脉超声未见明显异常。

髂静脉超声检查：双侧髂静脉超声未见明显异常。

心电图检查：窦性心律，心电图正常。

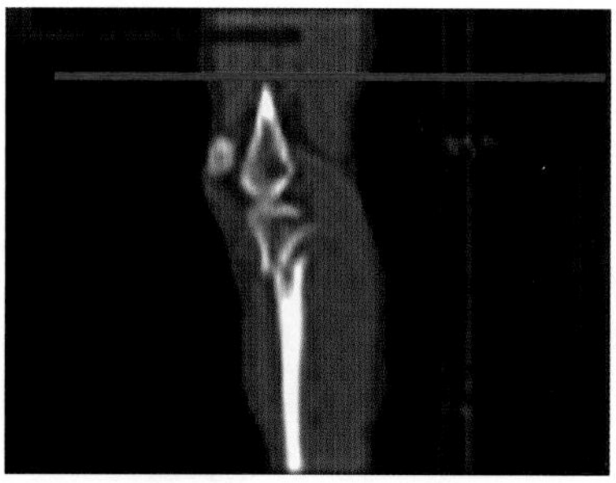

图 1-8-1　术前 X 线片

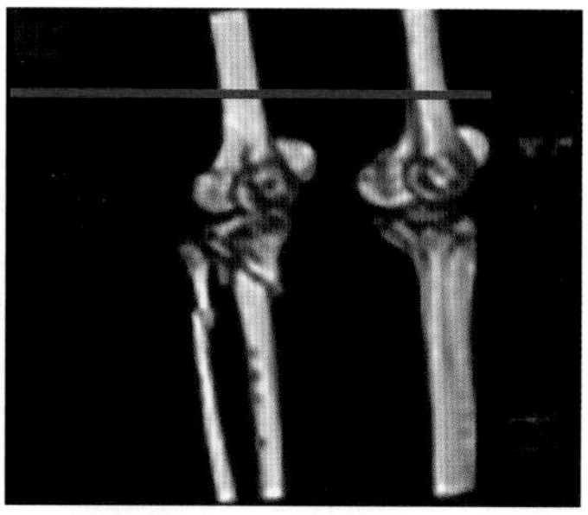

图 1-8-2　术前三维 CT

术前异常检验结果见表 1-8-1。

表 1-8-1　术前异常检验结果

项目	指标	结果	参考值
血常规	白细胞计数 / (10^9/L)	12.1 ↑	3.5 ~ 10.0
	中性粒细胞百分比	0.785 ↑	0.50 ~ 0.70
生化	谷丙转氨酶 / (U/L)	52.6 ↑	0 ~ 40
	谷草转氨酶 / (U/L)	45.9 ↑	0 ~ 40
	肌酸激酶 / (U/L)	896.8 ↑	2 ~ 200
	肌红蛋白定量 / (ng/mL)	687.8 ↑	0 ~ 75
出凝血常规	血浆 *D*– 二聚体 / (μg/mL)	1.47 ↑	0 ~ 0.50

入院时生命体征：T36.2℃，P85 次 / 分，R19 次 / 分，BP124/78mmHg。

入院时护理风险评估：疼痛数字评分法评分为 5 分，创伤患者血栓评估评分为 4 分。

心理社会方面评估：患者情绪紧张，家属陪伴入院。

三、治疗护理及预后

（一）治疗护理过程（表 1-8-2）

表 1-8-2　治疗护理过程

时间	病程经过	治疗处置
10 月 21 日	患者左下肢伤后肿痛、出血、活动受限 1 天急诊入院。左下肢佩戴支具固定，下肢肿胀明显、质硬；皮肤散在多个水疱，前侧可见一长约 2cm 伤口，少量渗出；膝关节活动障碍，踝、趾关节活动好；足背动脉搏动好，肢端血液循环及皮肤感觉正常。患者疼痛明显，疼痛评分为 5 分。	给予抬高患肢，医生给予伤口处换药；给予静脉滴注镇痛、抗炎、消肿等药物治疗；患肢局部冰敷治疗。用药 30min 后患者疼痛缓解，疼痛评分为 3 分。指导患者进行踝泵及股四头肌等长收缩训练，膝关节和髋关节可自由做屈伸活动。健肢着抗血栓压力带，告知患者预防下肢深静脉血栓的方法；禁止患侧卧位，以免损伤腓总神经。

续表

时间		病程经过	治疗处置
10月22日		患者疼痛剧烈，疼痛评分为6分；患肢肿胀明显，水疱加重。	医生床旁给予行左跟骨骨牵引治疗，抬高患肢；静脉滴注抗炎、消肿、镇痛等药物治疗，增加消肿药物剂量。骨牵引位置固定好，维持骨牵引有效性；给患者患肢硫酸镁湿敷及冰敷治疗。给患者讲解骨牵引作用及观察要点。
10月25日		患肢肿胀减轻、水疱已干瘪，下肢张力降低；骨牵引钉道处有少量黄色液体渗出。完善术前各项检查。	继续给予抗炎、消肿药物治疗，钉道给予75%乙醇消毒。给患者讲解术前注意事项。
10月26日	8：00	患者生命体征平稳。	完成术前准备。
	8：30	患者进入手术室。	完成术前交接。
	9：00～12：10	患者在神经阻滞麻醉下行“左胫腓骨开放性骨折切开复位内固定术”。	手术过程顺利，术中出血200mL，未输血。
	12：30	患者安返病房，意识清醒，生命体征：T36.2℃、P95次/分、R19次/分、BP 135/76mmHg。患肢弹力绷带包裹，无渗血、渗液，四肢末梢血液循环良好；引流管通畅，引流液为血性；留置尿管，尿色淡黄；患者疼痛评分为4分。	给予低流量吸氧（2L/min），平卧位、抬高患肢；给予妥善固定各管路；遵医嘱给予抗炎、镇痛、消肿、抗凝等药物治疗。指导患者进行患肢功能训练。告知患者如何自我判断敷料松紧度。
10月27日		生命体征平稳，伤口引流量为15mL，伤口敷料包扎好；患肢肿胀明显，踝关节背伸受限，自感小腿外侧麻木。	给予拔除尿管，患者自主排尿；医生给予伤口换药一次；遵医嘱给予输入消肿及营养神经等药物治疗，患肢保持功能位；指导患者进行功能训练。行下肢静脉血管超声检查、抽血化验（表1-8-3）、X线检查（图1-8-3、图1-8-4）。
10月28日		患肢肿胀减轻、麻木感减弱、踝关节可上抬活动。	指导患者患肢正确体位摆放、功能训练、支具佩戴方法。
10月29日		伤口干燥、愈合良好，患肢佩戴支具，出院。	给予出院指导，告知换药、拆线及复查注意事项。

术后辅助检查：

X线及CT检查：骨折端复位固定良好（10月27日）（图1-8-3、图1-8-4）。

下肢静脉血管超声检查：双下肢静脉血管超声未见明显异常。

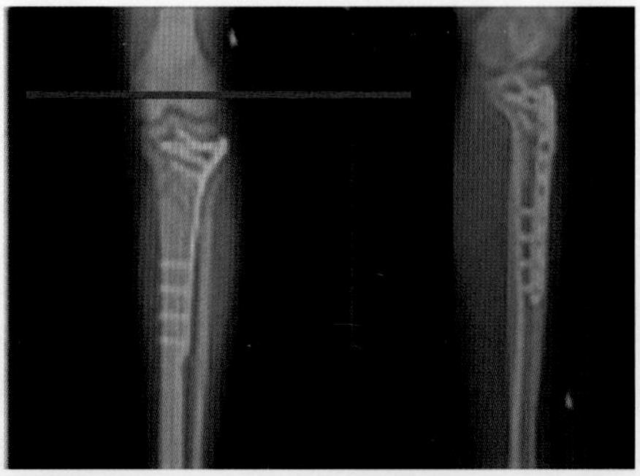

图1-8-3　术后X线片

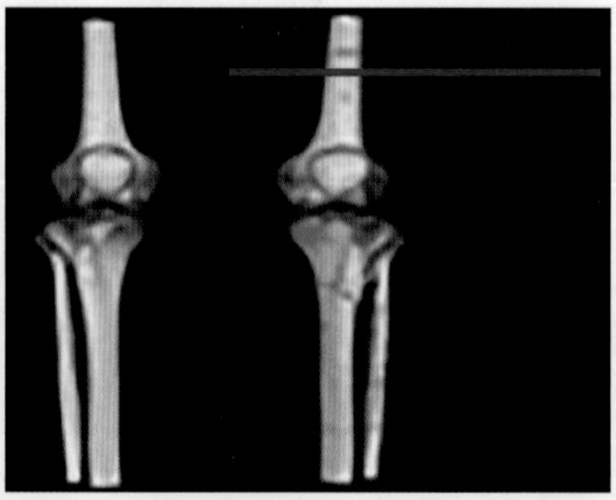

图1-8-4　术后CT

术后异常检验结果见表 1-8-3。

表 1-8-3　术后异常检验结果

项目	指标	结果	参考值
血常规	血红蛋白 /（g/L）	127 ↓	137 ~ 179（男）116 ~ 155（女）
生化	C 反应蛋白 /（mg/dL）	4.781 ↑	0 ~ 0.8
	谷丙转氨酶 /（U/L）	47.9 ↑	0 ~ 40
	谷草转氨酶 /（U/L）	41.6 ↑	0 ~ 40
	肌酸激酶 /（U/L）	1741 ↑	2 ~ 200
出凝血常规	血浆 *D*– 二聚体 /（μg/mL）	2.11 ↑	0 ~ 0.50
红细胞沉降率	红细胞沉降率 /（mm/h）	66 ↑	0 ~ 20

（二）主要护理问题及措施

1. 肿胀护理

1）问题依据

骨折及软组织挫伤后全身和局部都会释放出许多炎症物质，炎症物质导致血管内外液体交换的平衡失调，造成过多的液体渗入组织间隙，是导致肢体肿胀的重要原因。

2）护理思维

胫骨干中下段骨折时，营养血管易受伤，导致血液循环不畅，肿胀加重；肿胀若不能及时消除，就会影响骨折部位的血液循环和营养物质的供给，从而影响骨折修复和愈合。因此，消除肿胀除了给予药物治疗外，还需要配合冰敷、功能训练等方法，并且严密观察和评估肿胀程度。

3）主要措施

（1）病情观察与评估：密切观察患肢足趾感觉运动情况、足背动脉搏动情况，评估患肢肿胀程度、皮肤张力、张力性水疱情况，出现异常及时处理。

（2）体位护理：给予软枕抬高患肢，高于心脏约 30°，以促进血液循环，减轻肿胀。

（3）非药物治疗：患肢骨折端复位支具固定、制动，以免断端摩擦造成二次损伤；冰敷；视病情需要给予骨牵引治疗。

（4）药物治疗：静脉滴注消肿药物，观察药物疗效。

（5）功能指导：指导患者行踝泵训练及股四头肌等长收缩训练。

4）护理评价

患者在住院期间，针对患肢肿胀采取多项措施，肿胀减轻。

2. 有腓总神经损伤的风险

1）问题依据

腓总神经解剖位置位于腘窝上方，自坐骨神经分出，绕过腓骨头至小腿前部，分出腓肠外侧皮神经，分布于小腿外侧面，然后形成腓浅神经和腓深神经。由于位置表浅，在胫腓骨骨折时易受损。患者出现小腿前外侧局部麻木，刺痛，患足背伸受限。

2）护理思维

骨折后石膏固定过紧，术中直接切割、牵拉、体位不当等原因也会造成腓总神经损伤。

因此，需严密观察患肢的感觉运动、支具装置位置及松紧度情况，听取患者主诉；对已出现症状者要积极对症处理。

3）主要措施

（1）病情观察与评估：密切观察患者足趾感觉运动情况，麻木感是否加重，足趾运动是否出现异常。

（2）体位护理：纠正患者体位，避免患侧卧位，减少患肢外旋受压，给予患肢足底行软枕支撑，保持踝关节功能位。

（3）药物治疗：遵医嘱给予口服及静脉滴注营养神经药物，观察用药反应。

（4）功能训练：指导患者进行患肢踝泵训练及股四头肌等长收缩训练。

4）护理评价

患者住院期间神经损伤症状好转。

（三）患者转归

患者入院后患肢给予消肿等对症治疗，术后伤口愈合良好，出院。

四、护理体会及反思

（一）护理体会

针对患肢骨折的特点，给予复位、牵引治疗，严密做好患肢肿胀的观察及处理，警惕骨折后骨筋膜室综合征及骨牵引钉道感染的发生。早期积极进行功能训练指导，加强体位管理，发现患肢感觉运动异常应积极对症处理，促进患者早日康复。

（二）反思

胫腓骨骨折患者，早期患肢的肿胀情况、水疱的处理、骨筋膜室综合征的观察是术前的护理重点，而患肢因支具及骨牵引固定，膝关节长时间处于伸直状态，功能训练易被忽视。因此，骨牵引治疗的过程中，在不影响骨折端复位的情况下，需对膝关节行被动屈曲训练，防止废用综合征的出现。

五、相关知识链接

（一）胫腓骨骨折概述

1. 解剖结构

胫腓骨是长管状骨中最常发生骨折的部位，占全身骨折的 8% ~ 10%，在交通伤中较常见，胫腓骨以开放性骨折较多见。正常胫骨干并非完全平直，而是向前外侧形成 10° 左右的生理弧度。治疗胫腓骨骨折必须注意防止成角和旋转移位，以保持正常的生理弧度，使膝、踝关节轴能够平行一致。

2. 损伤机制

（1）直接暴力：胫腓骨骨折以重物打击、撞击或车轮碾轧等多见，暴力多来自小腿的外前侧。巨大暴力或交通事故伤多为粉碎性骨折，在暴力作用下骨折端多有重叠、成角、旋转移位；较大暴力的绞轧伤可有大面积皮肤剥脱、肌肉撕裂和骨折端裸露等情况发生。

（2）间接暴力：由高处坠落、旋转暴力扭伤或滑倒等所致的骨折。骨折移位取决于外力作用的大小、方向，肌肉收缩和伤肢远端重量等因素。小腿外侧受暴力的机会较多，可造成成角畸形。儿童胫腓骨骨折多为青枝骨折。

3. 临床分型

根据骨折后局部是否稳定，将胫腓骨骨折分为稳定型和不稳定型。

稳定型骨折：包括不伴有胫腓关节脱位的胫骨单骨骨折或腓骨单骨骨折；胫腓骨双骨骨折，其中至少胫骨为横行或微斜行骨折者；胫骨或腓骨横行或单骨骨折伴有胫腓关节脱位者。

不稳定型骨折：指胫腓骨双骨骨折，其骨折呈斜行、螺旋形或粉碎性者，或伴有胫腓关节脱位的胫骨非横行骨折。

4. 治疗方法

胫腓骨骨折的治疗目的是恢复小腿的承重功能。因此，骨折端的成角畸形与旋转移位应该予以完全纠正，以免影响膝踝关节的负重功能或发生关节劳损。

1）手法复位外固定

稳定型骨折：无移位或整复后骨折面接触稳定，无侧向移位趋势的横行骨折、短斜行骨折等，在麻醉下行手法复位及外固定，即长腿石膏固定。

不稳定型骨折：斜行、螺旋形或轻度粉碎性的不稳定型骨折，单纯外固定不足以维持良好的对位。可在局部麻醉下行跟骨牵引，牵引复位，小腿石膏行局部外固定，牵引3周左右，待纤维愈合后，去除牵引，用长腿石膏托继续固定直至骨愈合。

2）开放复位内固定：根据不同骨折类型，采用不同方法，如螺丝钉内固定、接骨板固定、髓内钉固定、外固定架固定等。

5. 功能训练

（1）在患者麻醉恢复后，即可进行股四头肌等长收缩训练、踝泵训练及髌骨被动活动训练（方法见本章第六节）；待患肢肌肉力量恢复后，可进行足跟滑移屈膝训练（方法见本章第六节）和直腿抬高训练（方法见本章第七节）。

（2）术后2 ~ 4周逐渐恢复下肢肌力，增加膝关节及踝关节的活动度，胫腓骨骨折的程度差异较大，骨折恢复进程各异，患者应按时门诊复查，在医生及康复师的指导下进行康复训练。

术后2周在完成上述训练的基础上可增加坐位屈膝训练和下肢外展训练。

坐位屈膝训练：患者坐在椅子上，双脚放于前方地面上，逐渐将脚向后移动，使膝关节弯曲，然后身体前移下压，尽可能增加膝关节弯度，达到可承受最大角度后缓慢伸直膝关节。

下肢外展训练：患者取仰卧位，健肢不动，患肢轻轻抬离床面外展，到达可承受最大角度后缓慢收回。

（3）术后4 ~ 6周，遵医嘱可下床不负重行走，初始行走步伐不易过大、过快；之后根据实际情况逐渐增加行走次数，延长行走时间。

根据骨痂生长情况，决定下床负重时间。部分负重时可做单脚提踵训练或半蹲起训练。

单脚提踵训练（图 1-8-5）：患者站在椅子后或有扶手的地方，一侧小腿向后抬起，手撑住身体，另一侧脚踮起。

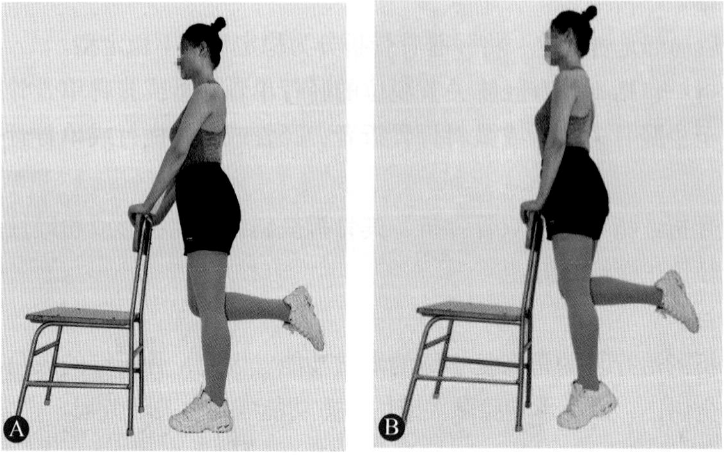

图 1-8-5　单脚提踵训练

6. 并发症

（1）骨筋膜室综合征：小腿部骨折或肌肉等软组织损伤，发生血肿、反应性水肿，使筋膜间隙内压力增高时，可造成血液循环障碍，形成骨筋膜室综合征。其中以胫前骨筋膜室综合征的发生率最高。

（2）感染：胫腓骨开放性骨折，清创后行钢板内固定者，感染率最高。原因是开放性骨折软组织已有损伤，再加上手术剥离骨膜软组织较多，破坏了胫骨骨折处的血供。

（3）延迟愈合、不愈合或畸形愈合：胫骨中下 1/3 处的骨折，延迟愈合或不愈合者较多。原因有：

①患者本身因素，如糖尿病、营养不良、吸烟等；

②损伤因素：如开放性损伤、骨块丢失、软组织损伤；

③手术相关因素：如复位不良、手术对周围软组织的破坏、术后感染等。

（二）骨牵引

1. 目的

①牵拉关节或骨骼，使脱位的关节或错位的骨折复位，并维持复位后位置；

②牵拉及固定关节，以减轻关节面所承受的压力，缓解疼痛，局部休息；

③需要矫正和预防因肌肉挛缩所致的关节畸形。

2. 注意事项

①告知患者牵引后要维持牵引体位，不随意增减牵引重量；

②牵引肢体若出现局部疼痛、麻木及时向医务人员反应；

③牵引过程中应进行功能训练，防止肌肉萎缩、关节僵直、下肢深静脉血栓、压疮、坠积性肺炎等并发症；

④注射利多卡因前询问过敏史；

⑤经常观察牵引装置是否正确，并维持其效能。如观察牵引架有无倾斜，牵引弓是否松脱，牵引针有无滑动，牵引锤是否悬空，牵引绳与滑轮是否合槽等；

⑥牵引的钉道处在牵引术后用纱布条缠绕，术后 1 日去掉沾有血迹的纱布条，每日用 75% 乙醇消毒 2 次。不能去掉钉道周围的保护痂，以免造成感染；

⑦观察牵引肢体末梢血液循环及感觉运动情况；

⑧牵引重量切勿过重，一般牵引重量为体重的 1/7，年老体弱者为体重的 1/10。

（陈玉娥　孔　丹　高　远）

第九节　1 例左踝关节骨折患者的护理

一、基本信息

姓名：王某某；性别：男；年龄：19 岁；婚姻情况：未婚

文化程度：中专；籍贯：甘肃省；职业：其他

入院日期：2019 年 2 月 26 日；出院日期：2019 年 3 月 5 日

出院诊断：左踝关节骨折

病史陈述者：患者本人

二、病例介绍

主诉：外伤致左踝部疼痛、肿胀、活动受限 3 天。

现病史：患者于 2019 年 2 月 24 日 15：30 训练时被压伤左踝，即感疼痛、活动受限，伤肢无麻木、发凉，立即送往当地医院就诊，急诊 X 线检查：左踝关节骨折，给予患肢石膏固定、消肿、镇痛等药物对症治疗，为求进一步治疗来我院，急诊完善相关检查后，以“左踝关节骨折”收入我科。

入院诊断：左踝关节骨折。

既往史：平素体健，否认肝炎、结核、疟疾等传染病病史；否认高血压、心脏病、糖尿病病史；2015 年左眼睑外伤行手术治疗，愈后良好，视力无影响。否认输血史，否认药物、食物过敏史，预防接种史不详。

婚育史：未婚。

家族史：无特殊。

专科检查：患者左小腿石膏托固定良好，打开石膏可见左踝关节肿胀明显，大面积水疱形成，局部淤血青紫、触压痛，可触及骨擦感，足背动脉搏动好，足趾活动及末梢血液循环良好。

辅助检查：

胸部正位：胸片未见明显异常。

下肢关节 X 线检查：左踝关节骨折（2 月 26 日）（图 1-9-1）。

下肢关节三维 CT 检查：左踝关节骨折（2 月 26 日）（图 1-9-2）。

下肢静脉超声检查：双下肢静脉超声未见明显异常。

心脏超声检查：心脏结构及功能未见明显异常。

髂静脉超声检查：双侧髂静脉超声未见明显异常。

心电图检查：窦性心律，心电图正常。

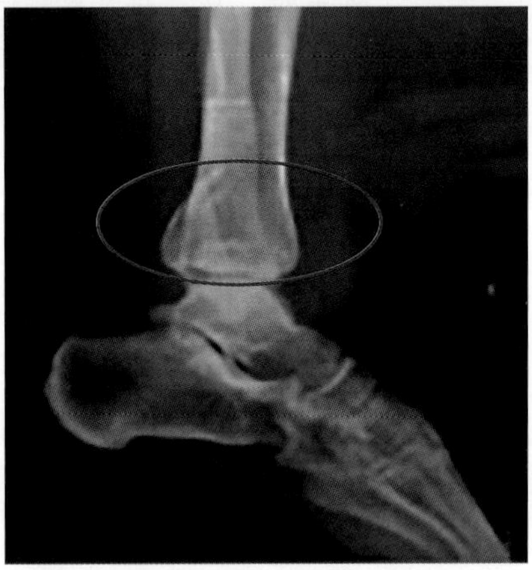

图 1-9-1 术前 X 线片

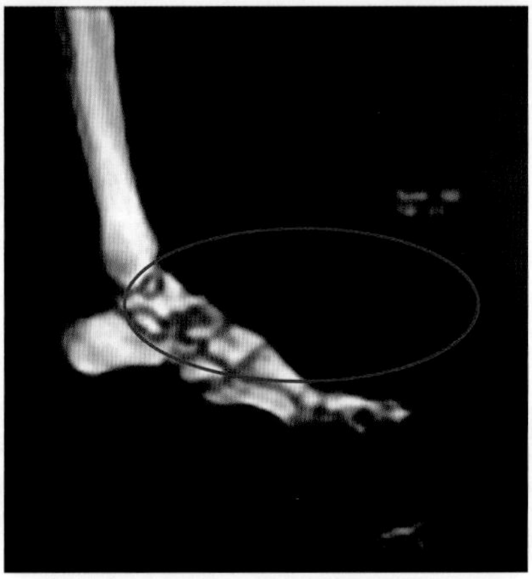

图 1-9-2 术前三维 CT

术前异常检验结果见表 1-9-1。

入院时生命体征：T36℃，P88 次 / 分，R18 次 / 分，BP139/67mmHg。

入院时护理风险评估：疼痛数字评分法评分为 6 分，创伤患者血栓评估评分为 4 分。

心理社会方面评估：患者情绪紧张、疼痛，家属陪同入院。

表 1-9-1 术前异常检验结果

项目	指标	结果	参考值
血常规	中性粒细胞百分比	0.751 ↑	0.50 ~ 0.70
	淋巴细胞百分比	0.184 ↓	0.20 ~ 0.40
出凝血常规	纤维蛋白原 /（g/L）	4.17 ↑	2.0 ~ 4.0

三、治疗护理及预后

（一）治疗护理过程（表 1-9-2）

表 1-9-2　治疗护理过程

时间		病程经过	治疗处置
2 月 26 日		患者左踝部疼痛、肿胀、活动受限 3 天入院，左下肢石膏托固定，左踝关节肿胀明显，散在大面积水疱；局部淤血青紫、压痛明显，可触及骨擦感；足趾活动及末梢血液循环良好。患者疼痛明显，疼痛评分为 6 分。	医生给予更换下肢短腿支具固定，抬高患肢；给予无菌抽吸水疱；指导患者行患肢屈膝、屈髋训练及股四头肌等长收缩训练。遵医嘱给予镇痛、消肿、抗凝等药物治疗；踝关节处给予间断冰敷。用药 30min 后患者疼痛缓解，疼痛评分为 4 分。
2 月 27 日 ~ 3 月 1 日		患肢肿胀减轻，踝部散在水疱部分已干瘪；足趾感觉运动正常。完善术前各项检查。	患肢间断冰敷、输入消肿药物等治疗；水疱处给予无菌抽吸。定时查看支具内骨突处皮肤情况，有无压红及破溃。指导患者行患肢功能训练。完善术前风险评估，给予讲解术前注意事项。
3 月 2 日	8：00	生命体征平稳。	完成术前准备。
	12：00	患者进入手术室。	完成手术交接。
	12：30 ~ 14：45	在硬膜外麻醉下行“左踝关节骨折切开复位内固定术”。	手术过程顺利，术中出血约 20mL。
	15：00	患者安返病房，意识清醒，生命体征：T36℃、P58 次 / 分、R18 次 / 分、BP122/53mmHg。伤口敷料包扎好，无渗血、渗液；足趾感觉运动正常，末梢血液循环良好；留置尿管通畅，尿色淡黄。患肢支具位置固定好。疼痛评分为 4 分。	持续低流量吸氧（2L/min），患者平卧位，患肢抬高；妥善固定各管路，给予抗炎、消肿、镇痛、抗凝等药物治疗；指导股四头肌等长收缩训练及屈膝屈髋训练。用药 30min 后患者疼痛缓解，疼痛评分为 2 分。
	20：00	患者主诉患肢疼痛明显，疼痛评分为 6 分。	检查伤口敷料松紧度，调整支具固定位置；遵医嘱给予患者肌内注射帕瑞昔布钠 40mg，30min 后疼痛缓解，疼痛评分为 3 分，给予心理疏导。
3 月 3 日		患肢伤口少量渗血，患肢肿胀，患者主诉患肢疼痛，疼痛评分为 5 分，足趾感觉运动正常，支具固定好。留置尿管通畅，尿色淡黄。	医生给予换药，伤口敷料干燥；晨起复查静脉血（表 1-9-3）及术后 X 线检查（图 1-9-3）；患肢持续支具固定，抬高患肢。拔除尿管，患者自主排尿。血检验结果显示：血钾 3.2mmol/L，遵医嘱给予口服及静脉补钾治疗，饮食指导。
3 月 4 日		患肢伤口敷料包扎好，无渗血、渗液，患肢肿胀减轻，自述疼痛明显减轻，疼痛评分为 2 分。	复查血钾，升至 3.7mmol/L。告知患者支具正确佩戴方法及注意事项。
3 月 5 日		伤口愈合良好，静息性疼痛评分为 0 分。	患者佩戴支具出院。

术后辅助检查：

X 线检查：骨折端复位固定良好（3 月 3 日）（图 1-9-3）。

术后异常检验结果见表 1-9-3。

（二）主要护理问题及措施

1. 支具 / 石膏护理

1）问题依据

踝关节骨折畸形明显，必须采取有效固定；患者疼痛、患肢肿胀，固定后患肢制动，减少骨折端摩擦及出血，降低肿胀程度；术后短期内仍需要支具固定。

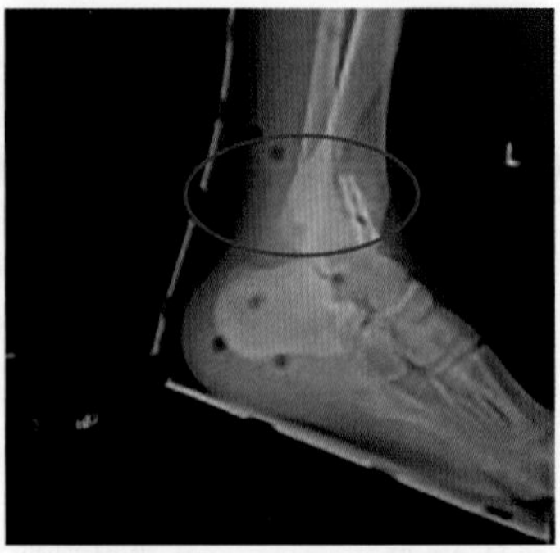

图 1-9-3　术后 X 线片

2）护理思维

骨折时肢体出现畸形、短缩、弯曲或转向等，在复位后一定要给予固定，否则会在活动、搬运物体、治疗过程中对患肢造成二次损伤，加重骨折端血管神经损伤。因此，需要观察支具 / 石膏固定位置是否正确、固定松紧度是否适宜；听取患者主诉，肢体有无不适症状。

表 1-9-3　术后异常检验结果

项目	指标	结果	参考值
血常规	白细胞计数 / （10^9/L）	10.18 ↑	3.5 ～ 10.0
	中性粒细胞百分比	0.748 ↑	0.50 ～ 0.70
	白细胞介素 –6/（pg/mL）	17.2 ↑	0 ～ 5.9
生化	总胆红素 / （μmol/L）	27.8 ↑	0 ～ 21.0
	血钾 / （mmol/L）	3.2 ↓	3.5 ～ 5.5

3）主要措施

（1）病情观察与评估：严密观察患肢末梢血液循环、感觉运动、肢端皮温情况。患肢肿胀早期，查看支具松紧度，避免因患肢肿胀而导致包扎过紧，造成压迫及肢体缺血现象；在肿胀消退期，支具易松动，易发生移位，应及时给予固定。手法复位固定后的踝关节，不宜随意拆卸及更换固定装置，防止复位后的关节再脱位。

（2）体位护理：石膏托未凝固前，患肢禁止活动，以免造成石膏托变形，影响复位固定效果；患肢固定后，持续抬高，促进静脉回流，有利于消肿；患肢固定后，可平卧位或健侧卧位，避免患侧卧位压迫腓神经。

（3）功能训练：指导患者进行患肢股四头肌等长收缩、屈膝屈髋、直腿抬高、足趾屈伸训练。

（4）健康宣教：告知患者及家属支具 / 石膏固定的作用及注意事项，教会患者自我评价固定效果。

4）护理评价

患者住院期间患肢有效固定，未出现异常。

2. 皮肤（水疱）的护理

1）问题依据

患肢肿胀明显，软组织里存在大量渗出液；踝关节脂肪组织薄弱，渗出液不断形成，内部压力增加，皮肤张力增大；左踝关节肿胀明显，大面积水疱已形成，局部淤血青紫。

2）护理思维

踝关节骨折后，软组织里存在大量的淤血、组织渗液和水肿细胞，压力增高，然而皮肤的真皮层和表皮层之间空隙薄弱，当内部压力达到一定程度时，就会产生水疱；水疱若不能及时消除，就会影响骨折部位的修复和愈合。因此，需要注意支具固定患者的皮肤护理，及时有效处理。

3）主要措施

严格无菌抽吸，保留水疱表皮，外敷纱布保护创面，保持局部清洁干燥。外踝及足跟等易受压部位皮肤给予垫纱布保护。

4）护理评价

患者住院期间患肢水疱给予及时处理，未影响手术区域皮肤完整性。

（三）患者转归

患者入科后积极消肿治疗，术后伤口愈合良好，康复出院。

四、护理体会及反思

（一）护理体会

针对踝关节骨折患肢肿胀的患者，入院后及早给予复位、固定、镇痛、消肿等治疗，密切观察患肢肿胀的发展情况，正确处理张力性水疱，指导患者功能训练，讲解正确卧位的方法，防止腓总神经受压。通过有效护理，使患者顺利康复出院。

（二）反思

踝关节骨折分型复杂，对于损伤较重的双踝及三踝骨折，术后支具 / 石膏固定有助于提高内固定的稳定性。有文献报道，支具 / 石膏制动时间过长会引起腓肠肌等肌肉失用性肌萎缩，切口周围组织粘连，造成踝关节僵硬，不利于关节功能恢复。术后康复训练的主要目的就是指针对这些症状进行相应的处理和预防。部分护士康复知识缺乏，仅限于表面，无法对患者进行更深入的康复指导，所以应加强这部分护士的培训。

五、相关知识链接

（一）踝关节骨折概述

1. 解剖结构

踝关节是人体负重最大的屈戌关节。由胫、腓骨下端的内外踝和距骨组成（图 1-9-4）。

（1）胫骨下端：胫骨远端后缘稍向后突出形成后踝；胫骨下端膨大，其内侧向下形成一钝形的锥状突起为内踝。

（2）腓骨下端：称踝关节外踝，呈锥形，比内踝低而显著。

（3）距骨顶部：距骨体的上部称为滑车，鞍形，前宽后窄，与胫骨下端的关节面相关节，内侧半月形关节面与内踝关节面相关节，外侧三角形关节面与外踝关节面相关节。

2. 损伤机制

（1）直接暴力：较少发生，主要见于高能量损伤，如车祸、高空坠落等，常导致踝关节粉碎性骨折。

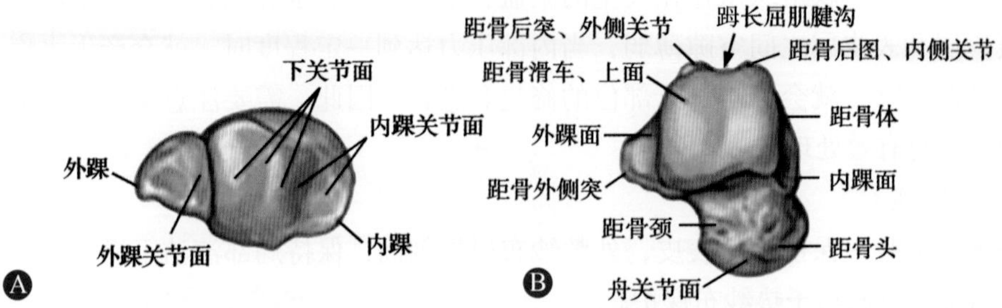

图 1-9-4　踝关节的解剖结构

（2）间接暴力：足部包括旋前、旋后两个基本位置，由于外力作用方向不同，损伤位置也不同。

3. 临床分型

踝关节骨折 AO 分型系统：是临床常用的分型系统，借鉴了韦伯（Weber）分型系统，首先以腓骨骨折线位置与远端胫腓联合之间的位置关系分为 A、B、C 型（表 1-9-4、图 1-9-5 ~图 1-9-7）。

表 1-9-4　踝关节分类

一级分型	二级分型
A 型：下胫腓联合远端的腓骨骨折	A1 型：单独的外侧副韧带或外踝骨折
	A2 型：A1 型病变之一合并内踝骨折
	A3 型：A1 型病变之一合并内踝的后内侧骨折
B 型：经下胫腓联合的腓骨骨折	B1 型：外踝的简单斜行或粉碎性骨折，内侧结构完整
	B2 型：B1 型病变之一合并内踝骨折或三角韧带撕裂
	B3 型：B2 病变之一合并后外侧 Volkmann 骨折块
C 型：经下胫腓联合近端的腓骨骨折	C1 型：经下胫腓联合近端的腓骨横行、斜行骨折，有移位
	C2 型：经下胫腓联合近端的腓骨粉碎性骨折，有移位
	C3 型：经腓骨中上 1/3 或者上胫腓关节的腓骨骨折或脱位

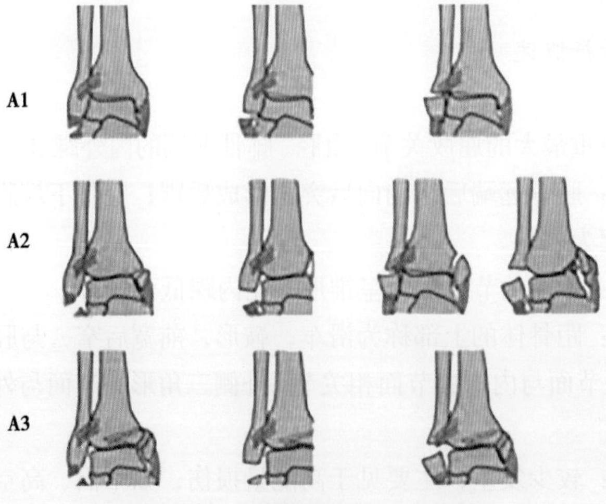

图 1-9-5　踝关节骨折 A 型分类

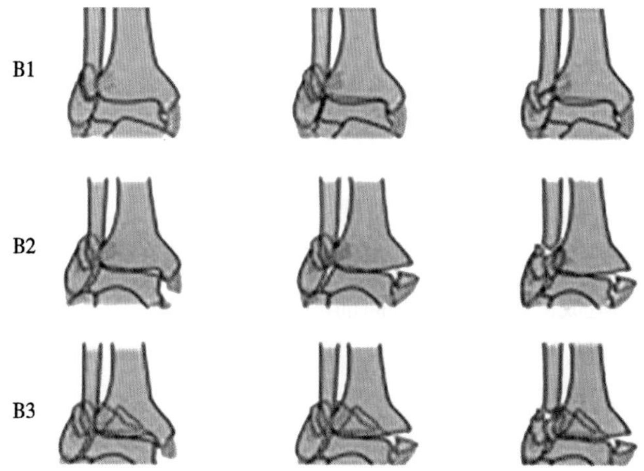

图 1-9-6　踝关节骨折 B 型分类

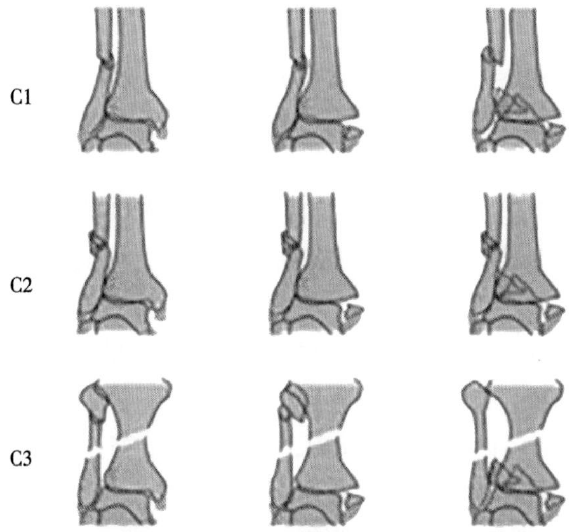

图 1-9-7　踝关节骨折 C 型分类

4. 临床表现

踝关节骨折的典型表现包括：疼痛、肿胀、畸形、活动受限等。

5. 治疗方法

踝关节骨折不仅骨性结构遭受破坏，常包含韧带和软组织复合损伤，踝关节骨折属关节内骨折，治疗需解剖复位，内固定可靠，以达到早期关节功能训练的目的。

（1）无移位骨折：小腿“U”形石膏固定，踝关节于背伸 90° 中立位；肿胀消退石膏松动后及时更换，石膏固定时间一般为 6 ~ 8 周。

（2）闭合复位外固定：一般稳定型骨折可行此法。复位时距骨要求完全复位，石膏前后托或“U”形石膏固定，一般持续固定牵引治疗：对垂直压缩骨折行趾骨牵引，维持 3 ~ 4 周。

（3）手术治疗

①手术指征

a. 闭合复位失败或不能达到功能复位要求；

b. 内翻骨折，内踝骨块较大，波及胫骨下关节面 1/2 以上者；

c. 外翻外旋型内踝撕脱骨折，尤其内踝中部骨折，骨折整复不良，可能有软组织（骨膜、韧带）嵌入骨折线之间，将发生骨折纤维愈合或不愈合者；

d. 足背强度背伸造成的胫骨下关节面前缘大骨折块；

e. 后踝骨折手法复位失败者；

f. 三踝骨折手法不易复位者；

g. 开放性骨折，经过彻底清创术后；

h. 陈旧性骨折在 1 ~ 2 个月以内，骨折对位不良，踝关节有移位者；

i. 陈旧性骨折，继发创伤性关节炎，影响关节功能者。

②手术时机：手术时机取决于软组织的状态，踝关节的理想手术时机是在骨折局部水肿和水疱出现以前。如果有明显的肿胀和水疱，手术应延迟到局部软组织恢复正常，其标志是表面水疱消退，擦伤处的上皮形成，手术部位的皮纹征出现，一般需要 7 ~ 10 天。

6. 功能训练

（1）0 ~ 3 周：本阶段的康复内容及目的主要以伤口护理、避免感染、适度的关节活动、减少瘢痕粘连为主。合并踝关节韧带损伤者，2 周内尽量减少踝关节的主动和被动活动。

①麻醉恢复后即可进行股四头肌等长收缩训练及足趾的屈伸训练，同时膝关节、髋关节可主动进行屈伸训练，以及向上的直腿抬高，内收、外展的侧抬腿，向后的后抬腿训练，以强化大腿前、后、内、外侧的肌肉，避免肌肉萎缩。

②术后 2 周开始进行踝关节的主动背伸、跖屈训练，踝关节的主动内翻、外翻、圆周运动、毛巾牵拉训练、脚趾抓取毛巾训练。

a. 踝关节主动内翻、外翻：患者平卧位或坐位，踝关节向身体内侧及外侧活动，维持 5s，然后放松。

b. 踝关节圆周运动：患者坐在椅子上，抬起患肢，旋转踝关节，逆时针、顺时针交替进行。

c. 毛巾牵伸训练（图 1-9-8）：患者平卧位或坐位，将毛巾绕在脚掌上，尝试向身体一侧或前方被动活动踝关节。

d. 脚趾抓取毛巾训练：患者取坐位，患肢正前方地面放一条毛巾，用脚趾夹起毛巾并提起，健肢不动，再缓慢放下。

（2）4 ~ 8 周：本阶段根据个人的骨折恢复情况，进行踝关节及下肢负重训练。

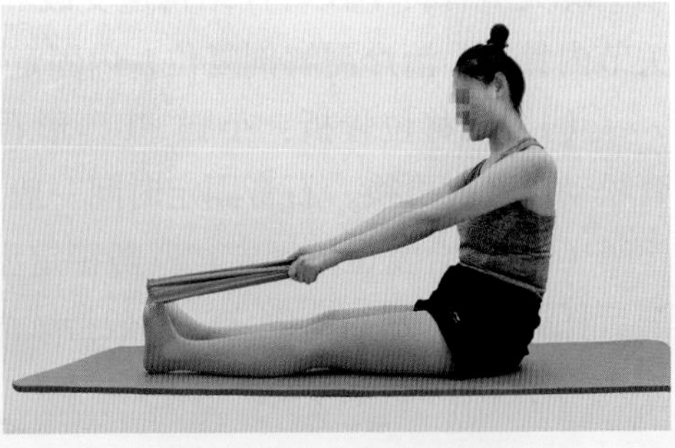

图 1-9-8 毛巾牵伸训练

a. 侧跨步训练（图 1-9-9）：患者站位，将患侧髋关节外展，向外跨出一大步。

b. 前跨步训练（图 1-9-10）：患者站位，将患侧髋关节前屈，向前跨出一大步。

c. 后跨步训练（图 1-9-11）：患者站位，将患侧髋部后伸，向后跨出一大步。

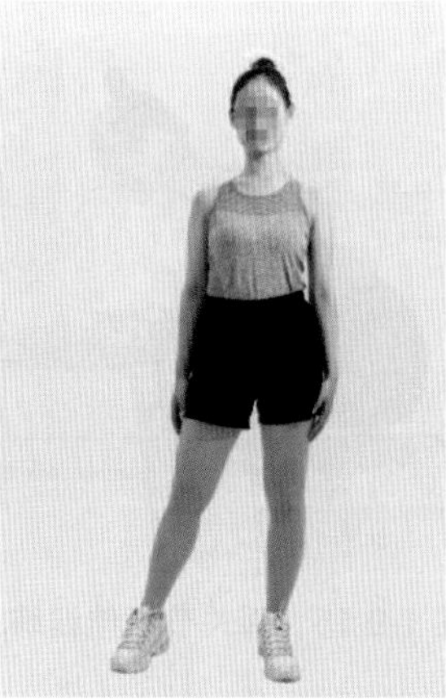

图 1-9-9　侧跨步训练

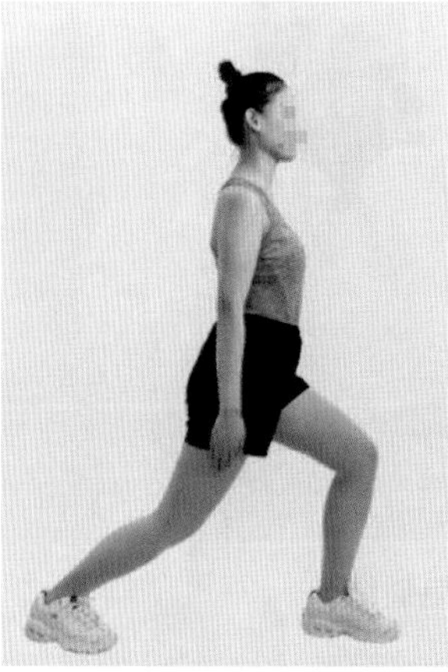

图 1-9-10　前跨步训练

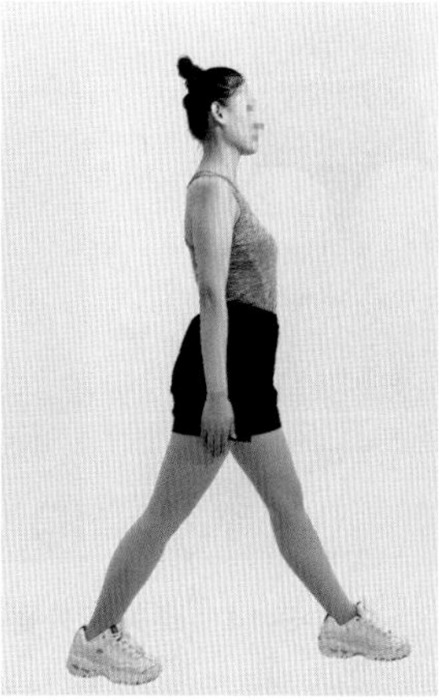

图 1-9-11　后跨步训练

d. 踝关节背伸抗阻训练（图 1-9-12）：患者坐位，双手掌置于后方，身体后仰，弹力带一端绕于脚掌处，另一端固定于脚掌正前方，踝关节进行背伸至最大位置，维持 3 ~ 5s 后还原。

e. 踝关节跖屈抗阻训练（图 1-9-13）：患者坐位，患肢伸直，取弹力带放于患肢足底下方，双手握住弹力带，拉近，患足向下用力踩至最大位置，维持 3 ~ 5s 后还原。

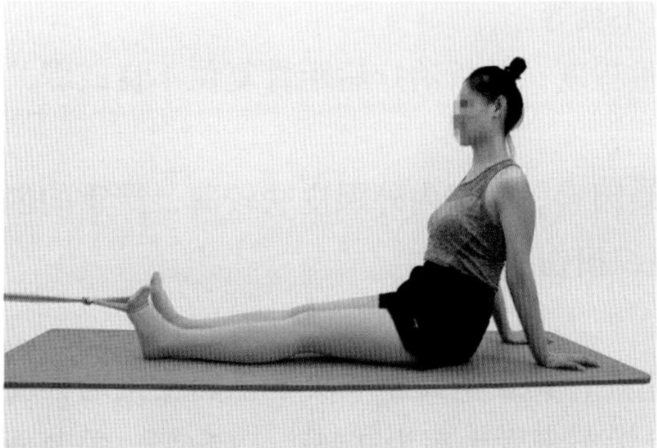

图 1-9-12　踝关节背伸抗阻训练

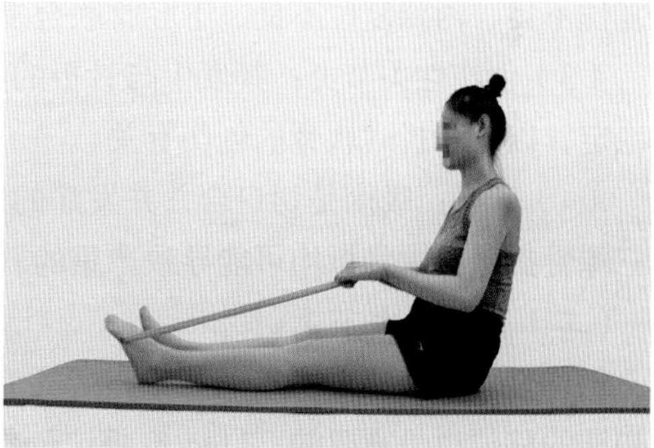

图 1-9-13　踝关节跖屈抗阻训练

f. 踝关节外翻抗阻训练（图 1-9-14）：患者坐位，患肢伸直，双足套弹力带，双足外翻至最大位置，维持 3 ~ 5s 后还原。

（3）9 周至康复：本阶段注重练习踝关节及下肢各项肌肉力量及强化踝关节的灵活度。

a. 踝关节牵伸训练（图 1-9-15）：患者站立位，患肢在前，健肢在后，下蹲，双手扶椅子，保持平衡，身体重心向前，尽量牵伸患侧踝关节，保持 10 ~ 20s，注意患肢足跟不离开地面。

b. 提踵训练：患者站立位，双手扶住桌面，双脚掌下踩，小腿用力，脚跟离开地面，维持 3 ~ 5s 后缓慢放松还原。

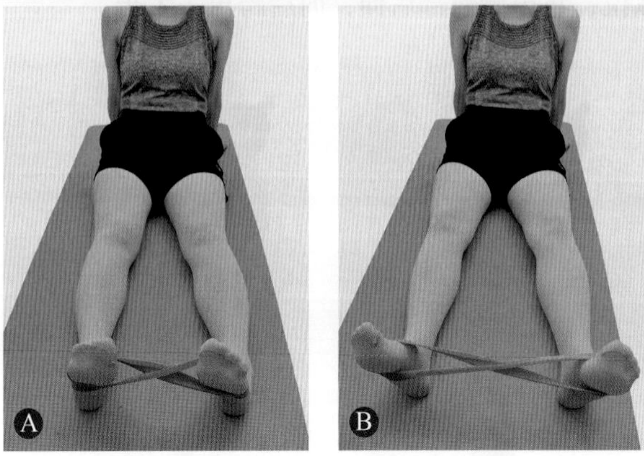

图 1-9-14　踝关节外翻抗阻训练

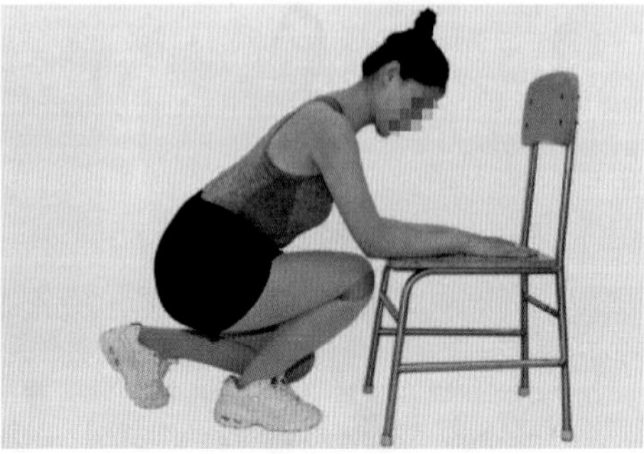

图 1-9-15　踝关节牵伸训练

c. 单腿健身箱踏凳训练：患者面对健身箱站立，双手放于身体两侧，前脚迈出一步踏上箱子并踩在上面、后脚跟随踏上箱子、后脚踏下箱子到原处、前脚再踏下箱子到原处，双脚反复交替进行。

7. 并发症

（1）骨折不愈合：踝关节骨折不愈合最常见于内踝骨折，原因是复位不良、断端分离以及骨折断端之间有软组织嵌入。

（2）骨折畸形愈合：踝关节手术后的畸形愈合多来自于手术中的复位不良，包括腓骨复位不良、内踝复位不良、下胫腓联合复位不良等。

（3）创伤性关节炎：其发生与骨折的严重程度，骨折治疗后距骨复位不良或踝关节不稳定，以及骨折时软骨的创伤有关。

（4）感染：吸烟是切口合并并发症的危险因素。由于内外踝皮肤较薄，严重的创伤如三踝骨折、双踝骨折均可能导致严重的软组织损伤。

（二）创伤性关节炎

创伤性关节炎是踝关节骨折后的严重后遗症，其发生大多取决于正确复位的程度，而初期的移位也是重要的。Lindsjo 报道创伤性关节炎发生率为 7.3% ~ 15.6%。关节面不平整是引起创伤性关节炎的主要原因。足踝创伤性关节炎中晚期患者主要临床表现为活动功能受限、踝关节僵硬以及踝关节疼痛等。踝关节作为负重关节需要承受人体全部重量，因而其功能与稳定性意义重大。

1. 相关因素

原始损伤的程度；距骨复位不良或残存半脱位；外踝畸形愈合；软骨损伤；原先患有某些疾病。

2. 治疗方法

临床上对足踝创伤性关节炎主要采取推拿、关节腔注射以及制动等措施，可使患者疼痛得到缓解并且能够取得软骨修复以及关节功能改善的疗效，但是，保守治疗无法根治，且具有较高的复发率。踝关节融合术治疗难度较小，不会对患者产生较大的损伤且术后能够取得理想的骨融合效果，可加快术后功能恢复，同时能够减轻患者的经济负担和精神负担，可取得理想的临床疗效。

（郝德慧　陈玉娥　高　远）

第十节　1 例骨盆骨折伴尿道损伤患者的护理

一、基本信息

姓名：曹某某；性别：男；年龄：45 岁；婚姻情况：已婚

文化程度：初中；籍贯：北京市；职业：工人

入院日期：2018 年 11 月 10 日；出院日期：2018 年 11 月 17 日

出院诊断：骨盆骨折伴尿道损伤

病史陈述者：患者本人

二、病例介绍

主诉：摔伤致髋部活动受限 1 天。

现病史：患者自述于 2018 年 11 月 10 日 15：30 从 6 米高的梯子上摔下，臀部着地，自感髋部疼痛剧烈，不能站立及行走；双下肢无麻木，无大小便失禁，无意识障碍，立即送往我院急诊科就诊。患者当时尿道口有血性尿流出，急诊给予留置导尿治疗，完善各项检查，以“骨盆骨折伴尿道损伤”收入我科。患者目前留置尿管，可见肉眼血尿。

入院诊断：骨盆骨折伴尿道损伤。

既往史：平素体健，否认肝炎、结核、疟疾等传染病病史；否认高血压、心脏病、糖尿病、精神疾病病史。否认手术史、其他外伤史、输血史；酒精过敏，预防接种史不详。

婚育史：已婚，育有 1 女。

家族史：无特殊。

专科检查：骨盆外观正常，双下肢等长，无明显旋转及翻转；左侧耻骨、坐骨、腹股沟、左侧骶髂关节区略有肿胀，左侧耻骨支、髂骨翼及骶髂关节区压痛，均触及骨擦感；轴线翻身活动受限，骨盆挤压分离试验（+），髋部稍肿胀；左下肢末梢血液循环良好，感觉正常；左髋部及会阴部大面积淤血，阴囊肿胀明显。

辅助检查：

胸部正位：胸片未见明显异常。

骨盆 CT 平扫 + 三维重建检查：左侧髂骨体、髋骨髋臼前后唇、耻骨降支、坐骨不同程度断裂（11 月 10 日）（图 1-10-1）。

下肢静脉超声检查：双下肢静脉超声所示血流通畅。

髂静脉超声检查：双侧髂静脉超声所示血流通畅。

腹部 CT 平扫检查：腹部少量积液，脾脏轻度血肿。

膀胱造影检查：尿道膜部部分断裂损伤。

心电图检查：窦性心律，心电图正常。

术前异常检验结果见表 1-10-1。

入院时生命体征：T37.4 ℃，P125 次 / 分，R21 次 / 分，BP99/56mmHg。

入院时护理风险评估：疼痛数字评分法评分为 6 分，创伤患者血栓评分为 10 分。

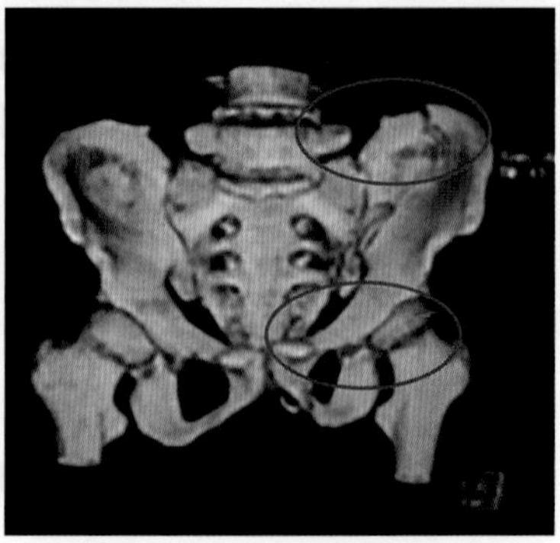

图 1-10-1　骨盆三维 CT

心理社会方面评估：患者情绪紧张，家属陪伴入院。

表 1-10-1　术前异常检验结果

项目	检验结果		参考值
	11 月 10 日	11 月 12 日	
血红蛋白 /（g/L）	90 ↓	91 ↓	137 ～ 179（男） 116 ～ 155（女）
血细胞比容 /（L/L）	0.380 ↓		0.40 ～ 0.52（男） 0.37 ～ 0.47（女）
中性粒细胞百分比	0.863 ↑		0.50 ～ 0.70
血浆 *D*– 二聚体 /（μg/mL）	＞ 20 ↑	3.81 ↑	0 ～ 0.50
血清白蛋白 /（g/L）	23 ↓		35 ～ 50

三、治疗护理及预后

（一）治疗护理过程（表 1-10-2）

表 1-10-2　治疗护理过程

时间	病程经过	治疗处置
11 月 10 日	患者摔伤致髋部活动受限 1 天急诊入院，留置尿管，尿液为血性，阴囊肿胀明显；双下肢活动受限。心率波动在 120 ～ 125 次 / 分、呼吸波动在 18 ～ 25 次 / 分、血压波动在 90 ～ 100/50 ～ 68mmHg、血氧饱和度波动在 90% ～ 95%。患者疼痛明显，疼痛评分为 6 分。化验结果异常（表 1-10-1）。	持续心电血压监测、低流量吸氧，应用气垫床；骨盆给予兜带固定，软枕抬高双下肢。患者心率快，医生考虑为血容量不足，给予静脉滴注蛋白及补液治疗；泌尿外科急会诊指示后尿道断裂，暂不行手术治疗，行膀胱冲洗，防止血凝块堵塞尿管；阴囊处给予水囊托起，并给予 50% 硫酸镁液湿敷。静脉给予镇痛、消肿、抗凝等药物治疗，用药 30min 后复评疼痛评分为 2 分。指导患者双下肢功能训练。

续表

时间		病程经过	治疗处置
11月11日～11月12日		患者心率恢复正常，血压偏低，足趾感觉运动正常；体位变换困难；复查血浆 *D*–二聚体，结果为：3.81μg/mL；患者主诉腹部疼痛，触诊腹部平软。	持续心电血压监测，给予静脉补液，记录出入量；定时协助调整体位，调整骨盆兜固定位置。急行腹部超声检查，结果显示：脾脏血肿较前无扩大，包膜完整，排除脾脏破裂的风险。给予生理盐水膀胱冲洗。完善术前风险评估，给予患者讲解术前注意事项。
11月13日	8：00	生命体征平稳。	完善术前准备。
	10：10	患者进入手术室。	完成手术交接。
	11：00～17：00	患者在全身麻醉下行“骨盆骨折切开复位内固定术”。	手术过程顺利，术中出血约 1000mL，静脉滴注同型悬浮红细胞 1200mL。
	17：30	术毕安返病房，意识清醒，生命体征：T36.9℃、P118次/分、R20次/分、BP103/68mmHg。骨盆处伤口敷料包扎好，未见渗血、渗液；伤口引流管通畅，引流液为血性；留置尿管通畅，尿色淡红；末梢血液循环良好，足趾感觉运动正常。患者疼痛评分为6分。	持续心电血压监测、吸氧；平卧位，双下肢软枕抬高，妥善固定各管路，记录出入量；遵医嘱给予抗炎、镇痛、消肿、营养神经、抗凝等药物治疗。持续膀胱冲洗，尿色淡红。指导患者进行双下肢功能训练。
11月14日	11：00	伤口敷料渗血较多，伤口引流管通畅，引流液为血性，引流量为 60mL。患者出现面色苍白、乏力、心率快，波动在 120～130次/分，血压波动在 80～90/50～60mmHg。	医生给予换药，伤口敷料包扎好，无渗血。晨起复查血（表 1-10-3），结果回报：血红蛋白为 72g/L、血清白蛋白为 28.2g/L。患者出现不适症状，立即遵医嘱给予备血，静脉滴注同型红细胞 300mL，人血白蛋白注射液 20g，静脉补液治疗，未见不良反应。
	14：00	患者心率波动在 90～104次/分，血压波动在 102～110/62～68mmHg，不适症状缓解。	记录出入量，指导患者进行功能训练，给予饮食指导。
11月15日～11月16日		生命体征平稳，足趾感觉运动正常；伤口敷料包扎好，未见渗血；伤口引流管通畅，引流量为 40mL。尿管固定好，已无血性尿液。	11月15日复查血（表 1-10-3），结果显示血红蛋白为 96g/L，血清白蛋白为 29.2g/L，遵医嘱给予患者静脉滴注人血白蛋白注射液 20g，未见不良反应。给予饮食指导。术后复查骨盆 X 线（图 1-10-2）。指导患者进行双下肢缓慢小角度屈膝活动。遵医嘱给予停止心电监护、吸氧；医生给予换药，拔除伤口引流管。
11月17日		生命体征平稳，伤口愈合良好，留置尿管通畅，尿色淡黄，符合出院指征。	患者携带尿管出院，给予出院指导，告知尿管护理方法、定时泌尿外科会诊。

术后辅助检查：

术后骨盆 X 线检查：骨盆骨折术后改变（11月15日）（图 1-10-2）。

术后双下肢静脉超声检查：双下肢静脉超声所示血流通畅。

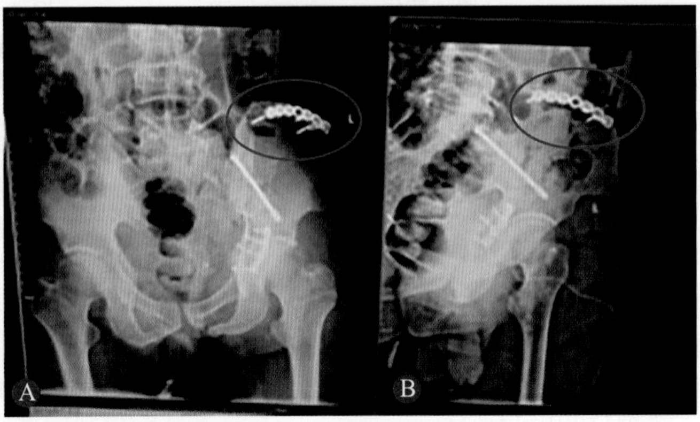

图 1-10-2　术后 X 线片

术后异常检验结果见表 1-10-3。

表 1-10-3　术后异常检验结果

项目	检验结果			参考值
	11 月 14 日	11 月 15 日	11 月 16 日	
血浆 *D*– 二聚体 /（μg/mL）	4.1 ↑	3.6 ↑	1.2 ↑	0 ~ 0.50
血红蛋白 /（g/L）	72 ↓	96 ↓	110 ↓	137 ~ 179（男） 116 ~ 155（女）
白细胞介素 –6/（pg/mL）	35.5 ↑	43.3 ↑	39.3 ↑	0 ~ 5.9
C 反应蛋白 /（mg/dL）	1.599 ↑	4.96 ↑	2.8 ↑	0 ~ 0.8
血清白蛋白 /（g/L）	28.2 ↓	29.2 ↓	37.1	35 ~ 50

（二）主要护理问题及措施

1. 有失血性休克的风险

1）问题依据

骨盆各骨主要为松质骨，骨折后骨折端易出血，骨盆壁邻近许多动脉丛和静脉丛，血液供应丰富，损伤后出血量较多。盆腔与后腹膜间隙有巨大空腔，可容纳大量血液，同时，患者合并其他开放性伤口、血气胸、腹腔内脏器出血等也是失血性休克的原因。

2）护理思维

患者入科时已出现血容量不足症状，同时腹部 CT 显示脾脏轻度血肿、有脾破裂风险；术中出血及术后伤口引流量多、伤口渗出等情况均加重患者缺血症状。因此，需严密观察患者生命体征变化，观察有无活动性出血，做好抢救准备，遵医嘱及时补液、输血、镇痛，并排查有无其他脏器隐性出血。

3）主要措施

（1）病情观察与评估：严密监测生命体征，观察意识表情、面唇色泽、皮肤肢端温度、瞳孔及尿量。

①休克前期：失血量低于 20%（＜ 800mL），患者表现为精神紧张，烦躁不安，

面色苍白，四肢湿冷，脉搏增快、呼吸增快，血压变化不大，尿量正常或减少，若处理及时得当，休克可很快得到纠正，否则病情继续发展，很快进入休克期。

②休克期：失血量达 20% ~ 40%（800 ~ 1600mL），患者表情淡漠、反应迟钝，皮肤黏膜发绀或出现花斑、四肢冰冷；脉搏细速、呼吸浅促、血压进行性下降，尿量减少，浅静脉萎陷、毛细血管充盈时间延长，患者出现代谢性酸中毒等症状。

③休克晚期：失血量超过 40%（> 1600mL），患者意识模糊或昏迷，全身皮肤、黏膜明显发绀，甚至出现瘀点、瘀斑、四肢厥冷；脉搏微弱、血压测不到、呼吸微弱或不规则、体温不升、无尿；若出现进行性呼吸困难、烦躁、发绀，虽给予吸氧仍不能改善时，提示并发急性呼吸窘迫综合征，此期患者常继发多系统器官功能衰竭而死亡。

（2）保持呼吸道通畅：观察呼吸形态，监测动脉血气，了解缺氧程度，严重呼吸困难者，可行气管插管或气管切开，并尽早使用呼吸机辅助呼吸。

（3）补充血容量：立即建立多条静脉通路，进行止血、输血等处理。根据血压和脉率变化估计失血量，补充血容量并非指失血量全部由血液补充，而是指快速扩充血容量，可先经静脉在 45min 内快速滴注等渗盐水或平衡盐溶液 1000 ~ 2000mL，观察血压回升情况，再根据血压、脉率、中心静脉压值、血细胞比容等检测指标情况，决定是否输血浆或红细胞。

（4）止血：在补充血容量的同时，对有活动性出血的患者应迅速控制出血，若出血迅速、量大，应积极做手术准备，及早实施手术止血。

（5）卧位护理：尽量少搬动患者，必须搬动时，需将患者放置于平板担架上移动，以免增加出血。可将患者头和躯干抬高 20°~ 30°，下肢抬高 15°~ 20°，以防止膈肌及腹腔器官上移影响心功能，增加回心血量及改善脑血流。

4）护理评价

患者住院期间通过严密的生命体征观察，积极对症处理，病情平稳。

2. 骨盆兜带的护理要点

1）问题依据

对于骨盆骨折（侧方挤压型损伤除外）患者的治疗，需要使用骨盆兜带将骨折部位加以固定，以纠正移位，防止骨折再移位和促进骨折愈合。无论对术前还是保守治疗的患者，都具有非常重要的作用。

2）护理思维

骨盆兜带的有效固定可以减轻患者疼痛，使骨盆容积缩小，减轻出血，避免因治疗过程中活动和搬运造成腹腔脏器及盆腔血管破裂出血。因此，需要注意观察骨盆兜带固定位置是否正确，定时检查固定受压处皮肤完整性。

3）主要措施

（1）病情观察与评估：应用骨盆兜带，其宽度上至髂骨翼，下达股骨大转子，松紧度应以患者舒适为主，一般以伸进 1 指为宜。骨盆兜带固定过松，无法起到固定作用；固定过紧，骨盆环易改变。

（2）皮肤护理：使用骨盆兜带期间，定时观察骶尾部及双髂部皮肤，防止兜带过紧、固定时间过长引起皮肤损坏。

（3）一般治疗：翻身时要平托患者，减轻对骨盆处的挤压；给予骨牵引治疗，保持骨盆稳定。

（4）健康宣教：给予患者讲解骨盆兜带的作用，自我评价固定有效性。

4）护理评价

患者住院期间骨盆兜带固定有效，未出现皮肤破损及骨盆环移位等情况。

3. 尿道损伤的护理

1）问题依据

骨盆骨折合并尿道损伤的发生率为 6% ~ 10%。骨盆挤压伤易使尿道球部和膜部损伤。

2）护理思维

入院时膀胱造影显示患者尿道膜部部分断裂损伤，留置尿管，引流出血性尿液；同时尿道外口有鲜血流出，与排尿无关。尿道损伤持续出血，尿管管腔较细，血凝块易堵塞尿管，因此，要做好留置尿管的护理，保持通畅，定时留取尿标本。

3）主要措施

（1）病情观察及评估：密切观察患者能否自行排尿，是否存在排尿困难，尿道口是否有血性液体。确诊尿道损伤后，密切观察尿液的性质、颜色和量，保持尿管通畅。

（2）一般治疗：损伤严重伴失血性休克者，尿潴留时不宜导尿，可行耻骨上膀胱造瘘术，引出膀胱内尿液。若症状较轻，尿道连续性存在，排尿无困难者，无须处理；尿道损伤排尿困难或不能排尿者，需留置导尿。

（3）饮食护理：嘱患者多饮水，增加排尿量，以利于血凝块的排出，并嘱患者多食高蛋白、高维生素、粗纤维的食物。

（4）管道护理：保持尿管通畅，留置尿管期间遵医嘱行膀胱冲洗，防止血凝块堵塞尿管，引起排尿不畅；尿管不能随意拔除，一般留置 2 ~ 3 周。

（5）健康宣教：向患者及家属讲解留置尿管的作用及注意事项，教会患者自我护理，避免泌尿系统感染。

4）护理评价

患者住院期间尿道损伤未加重，尿管引流通畅，经治疗尿道无活动性出血。

（三）患者转归

患者入院后给予骨盆兜带固定，补液、补血纠正血容量不足，排除其他严重并发症，手术后康复出院。

四、护理体会及反思

（一）护理体会

骨盆骨折合并损伤发生率非常高，治疗难度大，致残率和病死率可达到 5% ~ 50%。失血性休克、内脏损伤、尿道膀胱损伤、直肠、会阴损伤都可以造成严重的后果。在护理该类患者过程中，护理人员应密切观察生命体征、做好预见性护理，落实各项措施，住院期间未发生并发症。

（二）反思

在该患者的护理过程中，护理的关注点多在合并伤及并发症的观察方面，而患者使用骨盆兜带固定，阴囊肿胀明显，我们容易忽略会阴部皮肤的护理。工作中应严格执行床旁交接班，查看损伤及特殊体位致易受压部位皮肤，做好基础护理，增加患者的舒适度。

五、相关知识链接

1. 骨盆的解剖结构

骨盆由骶骨和髋骨组成，一块骶骨和两块髋骨通过韧带连接，构成骨盆环。双下肢负重由双侧髋臼、骶髂关节向骶骨脊柱传达，而骨盆前部则主要包容腹腔和骨盆脏器。与骨盆关系密切的脏器为后面两坐骨之间的直肠，女性生殖道，坐骨骨折移位可损伤直肠或阴道，前面耻骨联合后为膀胱，其下为尿道，尿道后上壁固定于三角韧带，当骨盆骨折累及耻骨支或耻骨联合时，可发生膀胱损伤和尿道损伤。

骨盆壁与大血管、神经干关系密切。骶神经根从两侧骶孔出来，可因骶骨骨折被损伤，坐骨神经由骶髂前经过坐骨大孔，累及坐骨大孔或髋臼后柱的骨折，有可能损伤坐骨神经干，股神经干由耻骨支前方通过，耻骨骨折移位有可能损伤股神经。骨盆壁的大中血管很多，在后面有腰横动脉、髂内动脉的一些分支，臀上动脉前面有与股神经相近的髂外动脉。前环损伤，耻骨支骨折，可伤及会阴部内动脉、膀胱支或闭孔动脉。骨盆后壁、前列腺等有丰富的静脉丛，骨盆骨折时可损伤静脉丛中血管，造成大量出血。

2. 骨盆的损伤机制

（1）低能量损伤：常为单处骨折或骨质疏松性骨折，如骨盆环的撕脱骨折。

（2）高能量损伤：坠落、交通事故等导致的骨盆环破裂。骨折的类型和粉碎、移位程度与外力的作用方向、大小和性质有关。

（3）外力的不同作用机制造成的骨折特点如下：

①骨盆的开书样骨折（图 1-10-3）：同时挤压双侧髂后上棘；直接挤压髂前上棘；股骨突然外旋。

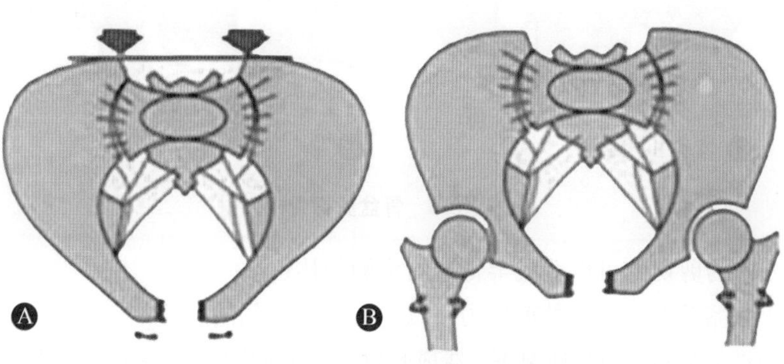

图 1-10-3　骨盆的开书样骨折

②骨盆的侧方挤压骨折（图 1-10-4）：是骨盆骨折最常见的作用机制。暴力作用的位置和方向不同可以导致骶髂关节分离、骶骨压缩骨折等不同的损伤类型：

a. 外力作用于髂骨后部：导致骶髂关节的压缩性骨折，骨折之间嵌插，且周围的韧带结构完整，具有一定的稳定性。

b. 暴力作用于髂骨前部：导致骨盆内翻，耻骨骨折，挤压骶骨前部造成骨折，部分患者可合并后方韧带复合体的断裂。

c. 青壮年由于骨质坚硬，在暴力作用下，首先造成后方韧带复合体的断裂。

d. 暴力作用于大转子或沿下肢传导，股骨头锤击髋臼，造成骨盆的内翻损伤，可合并髋臼横行骨折和股骨头中心性脱位。

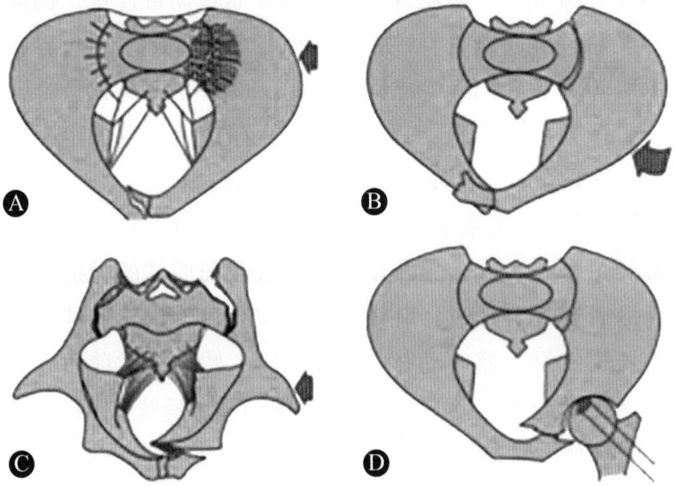

图 1-10-4　骨盆的侧方挤压骨折

③骨盆剪切骨折（图 1-10-5）：在垂直于骶髂关节方向的剪切外力作用下，造成后方复合体移位＞ 1cm，提示后方的韧带结构完全破坏，骨盆的稳定性丧失。

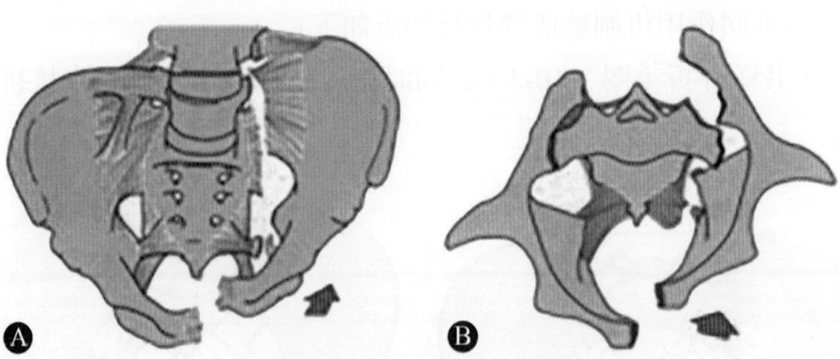

图 1-10-5　骨盆剪切骨折

a. 垂直方向的剪切力可以造成半骨盆向头侧的移位。

b. 垂直于骶髂关节向后方的剪切力可以造成半骨盆的向后移位。

④复杂的骨盆骨折：通常情况下，造成骨盆骨折的原因并不是上述介绍的单一种类，

因此，骨盆的移位较为复杂。

3. 骨盆骨折的临床分型

骨盆骨折蒂勒（Tile）分型：基于骨盆稳定性的概念将骨盆骨折分为 3 个基本类型，A 型为稳定型骨折（表 1-10-4、图 1-10-6），B 型为部分稳定型骨折（表 1-10-4、图 1-10-7），C 型为不稳定型骨折（表 1-10-4、图 1-10-8），其稳定和不稳定是相对而言的，Tile 分型是目前应用较广泛的一种分类方式。

4. 骨盆骨折的临床表现

骨盆骨折的临床表现需要从三方面观察与检查，即骨盆骨折本身、骨盆骨折的并发症与同时发生的腹腔脏器损伤，后者无疑更为重要。

（1）稳定型骨折：单纯的耻骨支骨折，疼痛在腹股沟及会阴部；髂前部撕脱骨折伴皮下淤血及伸屈髋关节时疼痛；骶骨、髂骨的局部骨折表现为局部肿痛。

（2）不稳定型骨折：除疼痛外，翻身困难甚至不能、下肢移动困难；分离型损伤中，由于髂骨翼外翻，使髋臼处于外旋位，即下肢呈外旋畸形。

表 1-10-4　骨盆骨折的分型

一级分型	二级分型
A 型：骨折为稳定型骨折，后弓完整	A1 型：髂骨的撕脱骨折，可发生于髂前上棘、髂前下棘、坐骨结节等骨突部
	A2 型：髂骨翼分离或微小移位的骨盆环骨折
	A3 型：骶骨或尾骨的横行骨折
B 型：骨折为部分稳定型骨折，后弓部分不完全断裂	B1 型：开书样损伤，即骨盆的外旋不稳定型损伤
	B2 型：侧方压缩损伤，即骨盆的内旋不稳定型损伤（或骨折）
	B3 型：双侧部分稳定型骨折
C 型：骨折为不稳定型骨折，包括骶髂后复合体和骶结节、骶棘韧带的断裂	C1 型：单侧不稳定型骨折
	C2 型：一侧为不稳定型骨折，另一侧为部分稳定型骨折
	C3 型：双侧不稳定型骨折；罕见的双侧骶髂关节脱位但前弓完整的损伤

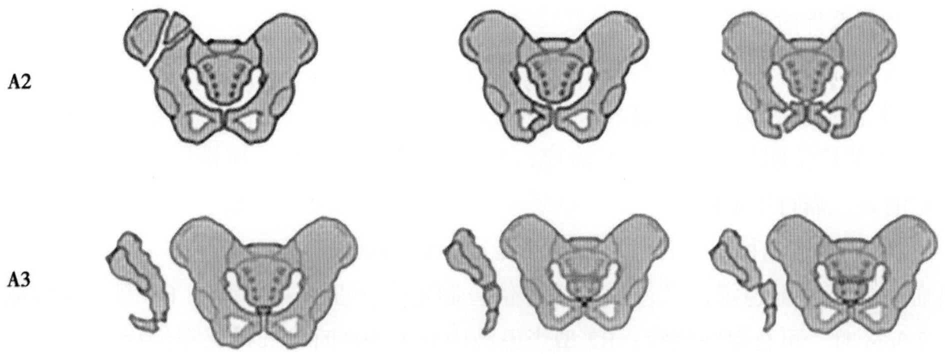

图 1-10-6　A 型骨盆骨折分类

B1

B2

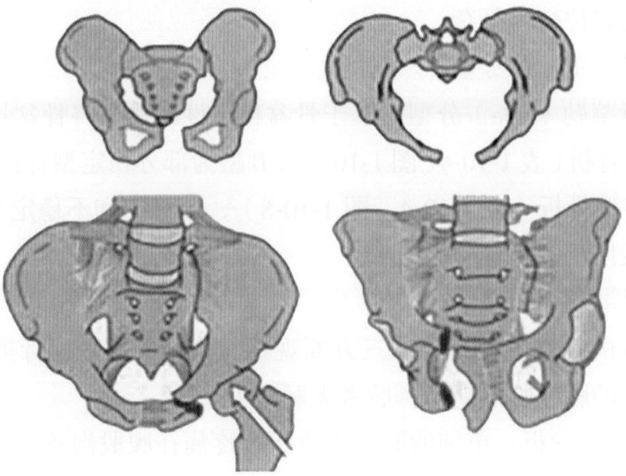

图 1-10-7 B 型骨盆骨折分类

C1

C2

C3

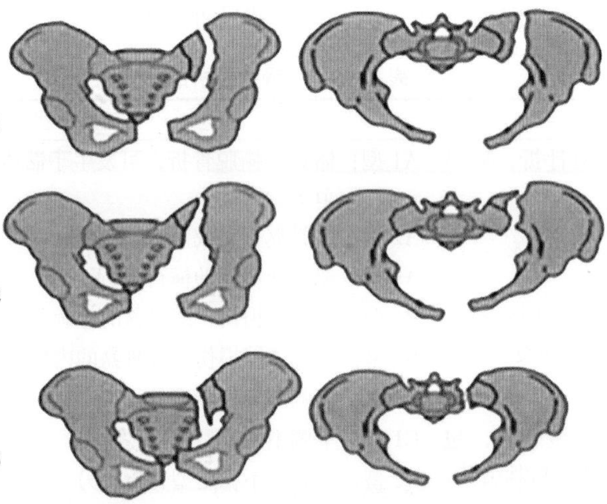

图 1-10-8 C 型骨盆骨折分类

5. 骨盆骨折的治疗方法

骨盆骨折的治疗方法可分为以下四种情况：

（1）一般情况稳定，骨盆环骨折稳定：对 Tile A 型稳定型骨折多数情况下可以保守治疗，A2 型移位明显者应行手术治疗，A3 型合并神经症状，如排尿、排便障碍或者鞍区感觉消失，需行手术治疗。

（2）一般情况稳定，骨盆环骨折不稳定：密切观察 24 ~ 48 小时，避免潜在或延迟的出血，如果情况稳定，经过影像学评估，制定下一步方案。其中 B1 型当耻骨联合分离$<$ 2.5cm 时，可行保守治疗；B2 型当患肢内旋$<$ 30° 时可选择保守治疗。

（3）一般情况不稳定，骨盆环骨折稳定：首先进行复苏，控制出血，先治疗其他部位的重要损伤，待一般情况稳定后再进一步评估骨盆骨折的情况，注意治疗过程中切勿造成骨折的进一步移位。

（4）一般情况不稳定，骨盆环骨折不稳定：现场急救，包括穿戴抗休克裤、骨盆带，主要应用在前后挤压导致的骨盆开书样骨折，通过减少骨盆容积，恢复填塞效应，减少骨折出血。可根据血流动力学状态及其在复苏中的变化，按照流程来制定诊治措施。

6. 骨盆骨折后的功能训练

1）不影响骨盆环完整的骨折

（1）单纯一处骨折，无合并伤，不需复位者：卧床休息，仰卧位与健侧卧位均可，早期进行上肢的伸展训练、腘绳肌等长收缩训练、下肢的肌肉收缩训练及足踝训练。

腘绳肌等长收缩训练：患者自然伸直膝关节，放于枕头上，保持腿伸直姿势，用力下压，寻找大腿后方肌肉收缩的感觉，保持5s。

（2）伤后1周：可进行半卧位及坐位练习，并做髋关节、膝关节的屈伸训练、膝关节牵伸训练等。

（3）伤后2 ~ 3周：如全身情况良好，可下床站立并缓慢行走，逐渐加大运动量。

（4）伤后4周：不限制活动，练习正常行走及下蹲。

2）影响骨盆环完整的骨折

（1）伤后无合并症者：卧硬板床休息，并行上肢活动。

（2）伤后第2周：可半坐位，进行下肢肌肉的收缩训练，如股四头肌等长收缩、踝关节背伸和跖屈、足趾伸屈等训练。

（3）伤后第6 ~ 8周：骨折临床愈合后，拆除牵引固定，拄拐行走。

（4）伤后12周：逐渐进行锻炼，并可弃拐负重行走。

7. 骨盆骨折的并发症

（1）失血性休克：严重的骨盆骨折常有大量出血（1000mL以上），积聚于后腹膜，耻骨联合分离可使骨盆容积增大，分离3cm，骨盆容积可增加4000mL，患者可出现轻度或重度休克。骨盆骨折失血性休克的比例高低不一，一般在30%左右，病情严重者在80%左右。腹膜后血肿、内脏损伤均能引起广泛出血。表现为血压下降、脉搏细速、呼吸急促、皮肤湿冷、苍白，尿量减少，腹痛、腹胀及腹肌紧张等症状。患者一旦出现失血性休克症状，应立即给予积极抢救，对症处理。

（2）尿道、膀胱的损伤：骨盆骨折合并膀胱损伤的比例为5% ~ 30%。典型的症状包括肉眼血尿，腹壁紧张，其他包括无法排尿、耻骨上方淤血同时合并腹部扩张，根据膀胱破裂的部位，外溢尿液有可能造成会阴、阴囊、大腿等不同部位的肿胀。对于腹膜内膀胱破裂，应急诊行“剖腹探查修补术”，腹膜外膀胱破裂大多数可以选择留置尿管保守治疗。

（3）直肠破裂：骨盆骨折合并直肠损伤造成开放性骨折的发生率为17% ~ 64%，伴有直肠肛管损伤的骨盆骨折感染率高达70%，病死率达45%。死亡原因多由于漏诊或引流不畅造成的败血症、多器官衰竭。对于确诊或者高度疑似直肠肛管损伤的患者，应立即行结肠造口术。

主要临床表现为腹痛、腹胀、肛门出血、疼痛、触痛。确诊直肠破裂后告知患者禁食，给予静脉输液，预防性应用抗生素，并做好急诊手术准备。结肠造口术后患者，保持造瘘口周围皮肤清洁干燥，定时清洗，更换造口袋。对于肛管周围感染的患者，密切观察伤口情况，污染后应及时更换敷料。

（4）阴道损伤：骨盆骨折合并阴道损伤主要因为耻骨支、坐骨支骨折端直接插入阴道，为开放性损伤，极易漏诊。一旦确诊，应急诊手术行修补术，骨折块明显移位者，一并行切开复位内固定术。

（5）下肢深静脉血栓：同其他下肢骨折。

（6）神经损伤：多在骶骨骨折时发生，腰骶神经干最易受损伤，可出现臀肌、胭绳肌和小腿腓肠肌群的肌力减弱，小腿后方反足外侧部分感觉消失。骶神经损伤严重时可出现跟腱反射消失，但很少出现括约肌功能障碍，预后与神经损伤程度有关，轻度损伤预后好。对于骨盆骨折并发的神经损伤，一般采用非手术治疗方法，不主张手术探查，但要尽早将骨折充分复位和固定，以解除骨折或脱位对神经的牵拉和压迫。

（王文苏　郝德慧　陈玉娥　高　远）

第十一节　1例多发伤患者的护理

一、基本信息

姓名：刘某某；性别：女；年龄：56岁；婚姻情况：已婚

文化程度：高中；籍贯：河北省唐山市；职业：无

入院日期：2019年2月14日；出院日期：2019年2月26日

出院诊断：多发伤，①左股骨远端粉碎性骨折；②右桡骨干骨折；③骨盆（髋臼、髂骨、骶骨）骨折；④肺挫伤、双侧胸腔积液；⑤左胫后静脉血栓

病史陈述者：患者家属

二、病例介绍

主诉：车祸伤致全身多处疼痛3小时。

现病史：患者于2019年2月14日16:00乘坐大巴车时，大巴车与前方货车发生追尾事故，患者当即出现髋部、右上肢及左下肢剧烈疼痛，无法活动；患者无胸闷、胸痛、腹痛、意识障碍，无大小便失禁，经“120”送来我院就诊。急诊科给予完善相关检验检查，以“多发伤、左股骨远端粉碎性骨折、右桡骨干骨折、骨盆（髋臼、髂骨、骶骨）骨折”收入我科。患者目前精神状态差，留置尿管。

入院诊断：多发伤；肺挫伤；双侧胸腔积液；骨盆骨折；右桡骨干骨折；左股骨远端粉碎性骨折；全身多处软组织损伤；左胫后静脉血栓。

既往史：平素身体健康状况一般，20 余年前于当地医院因阑尾炎行阑尾切除术；否认肝炎、结核、疟疾等传染病病史；否认脑血管疾病、精神疾病病史；否认其他外伤史、输血史；否认药物、食物过敏史，预防接种史不详。

婚育史：已婚，育有 1 女。

家族史：无特殊。

专科检查：患者右前臂支具固定，拆除支具查体见软组织肿胀明显，桡骨中下 1/3 处可见畸形，可触及骨擦感及异常活动，相邻肘、腕关节活动好；尺桡动脉搏动有力，末梢血液循环良好，手指感觉及屈伸正常。骨盆处局部肿胀，双侧髂部、左侧腹股沟、左侧髋部压痛，叩击痛，骨盆挤压征及分离征阳性。左下肢支具固定，拆除支具后可见股骨远端肿胀明显，大面积皮肤青紫、压痛，下肢纵向叩击痛；足背动脉搏动有力，末梢血液循环良好，左膝关节活动障碍，足趾感觉及运动正常。

辅助检查：

胸部 CT：左肺下叶斑片状高密度影，伴随双侧胸腔内带状液性密度影。

桡骨 CT 平扫 + 三维重建检查：右桡骨远端骨质不连续，断端错位，骨折远端向外侧移位，尺骨茎突游离，周围软组织肿胀，余部尺桡骨未见明显骨折线影（2 月 14 日）（图 1-11-1）。

股骨 CT 平扫 + 三维重建检查：左股骨远端骨质不连续，断端错位，骨折线累及股骨远端关节面，周围软组织肿胀，膝关节对应关系尚可（2 月 14 日）（图 1-11-2）。

骨盆 CT 平扫 + 三维重建检查：左侧髋臼、骶骨右翼及双侧髂骨体骨皮质不连续，可见骨折透亮线影，断端未见明显移位，周围软组织肿胀（2 月 14 日）（图 1-11-3）。

骶尾椎 CT 平扫检查：未见明显异常。

双下肢静脉超声检查：左侧胫后静脉血栓形成。

双下肢动脉超声检查：双下肢动脉血流通畅。

腹部超声检查：肝胆胰脾未见异常。

心电图检查检查：窦性心律，心电图正常。

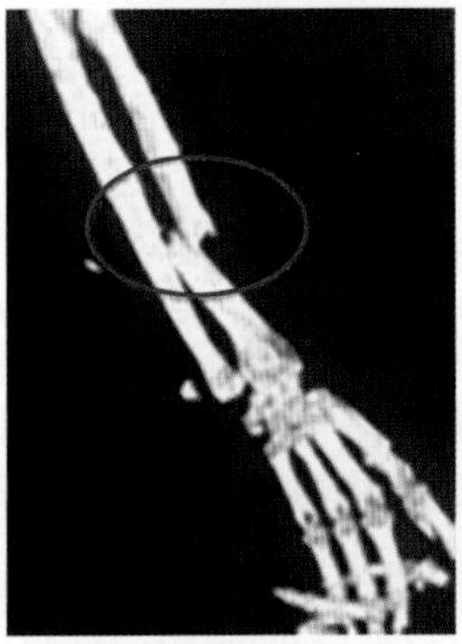

图 1-11-1　术前桡骨三维 CT

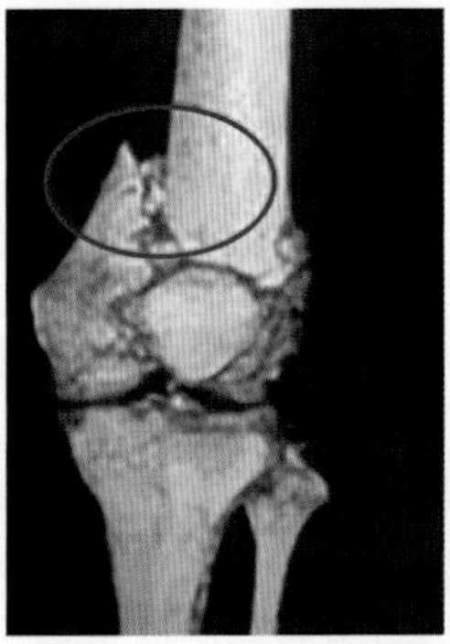

图 1-11-2　术前股骨三维 CT

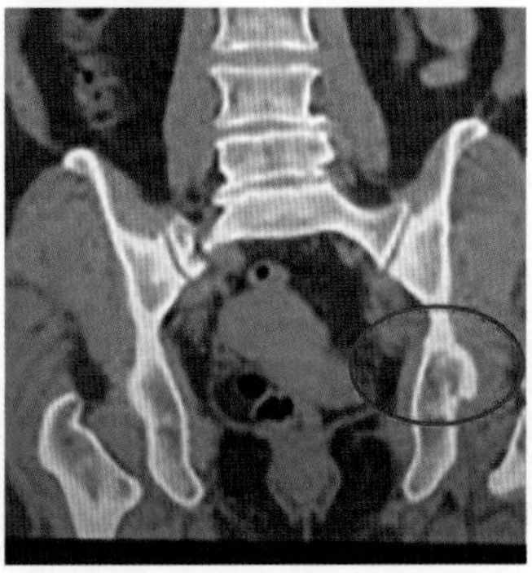

图 1-11-3　术前骨盆三维 CT

术前异常检验结果见表 1-11-1。

表 1-11-1　术前异常检验结果

项目	指标	结果	参考值
血常规	血红蛋白 /（g/L）	66 ↓	137 ~ 179（男）116 ~ 155（女）
	红细胞计数 /（10^{12}/L）	2.88 ↓	4.3 ~ 5.9（男）3.9 ~ 5.2（女）
	中性粒细胞百分比	0.862 ↑	0.50 ~ 0.70
	白细胞介素 -6/（pg/mL）	8.86 ↑	0 ~ 5.9
生化	谷丙转氨酶 /（U/L）	86.6 ↑	0 ~ 40
	血清白蛋白 /（g/L）	25.4 ↓	35 ~ 50
	总胆红素 /（μmol/L）	25.8 ↑	0 ~ 21.0
出凝血常规	血浆 *D*- 二聚体 /（μg/mL）	20.0 ↑	0 ~ 0.50
	血浆抗凝血酶 /%	76.0 ↓	80 ~ 120

入院时生命体征：T36.8℃，P30 次 / 分，R19 次 / 分，BP90/54mmHg。

入院时护理风险评估：患者压疮风险评分为 14 分，疼痛数字评分法评分为 6 分，创伤患者血栓风险评分为 11 分。

心理社会方面评估：患者精神紧张，家属陪伴入院。

三、治疗护理及预后

（一）治疗护理过程（表 1-11-2）

表 1-11-2　治疗护理过程

时间	病程经过	治疗处置
2 月 14 日	患者车祸伤急诊入院，面色苍白，四肢湿冷，情绪稍烦躁，心率 108 ~ 122 次 / 分，血压 88 ~ 102/62 ~ 70mmHg；右前臂支具固定，畸形肿胀明显；左髋部局部肿胀，左下肢支具固定，大面积皮肤青紫、压痛，足背动脉搏动有力，末梢血液循环良好，左膝关节活动障碍，足趾感觉及运动正常。留置尿管通畅，尿色淡黄。患者疼痛明显，疼痛评分为 6 分，卧床不可自主活动，压疮评分为 14 分。	遵医嘱给予持续心电血压监测，低流量吸氧（2L/min），应用气垫床。骨盆处给予骨盆兜带固定、抬高右上肢及左下肢。妥善固定尿管。介入超声科给予患者左锁骨下深静脉置管，管路通畅，遵医嘱给予静脉滴注消肿、镇痛等药物治疗。用药 30min 后疼痛症状减轻，疼痛评分为 4 分。给予功能训练指导。患者左下肢胫后静脉血栓形成，告知患者及家属左下肢制动，禁止按摩、热敷。血液检查结果显示：血红蛋白 66g/L，血清白蛋白 25.4g/L，谷丙转氨酶 86.6U/L，给予静脉滴注同型红细胞 800mL、血浆 420mL，人血白蛋白 10g，静脉及口服保肝药物，无不良反应。给予心理护理。
2 月 15 日	患者面色有所改善，情绪稳定，心率波动在 95 ~ 110 次 / 分，血压波动在 95 ~ 110/60 ~ 70mmHg，患肢肿胀明显、手指及足趾感觉运动正常，桡动脉及足背动脉搏动好。	晨起复查血，结果显示：血红蛋白 85g/L，血清白蛋白 30.6g/L，谷丙转氨酶 62.6U/L。遵医嘱记录出入量，给予饮食指导。指导患者进行患肢功能训练。

续表

时间	病程经过	治疗处置
2月16日～2月18日	患者生命体征平稳，出入量平衡，髋部青紫减轻，患肢肿胀较前好转；复查血及双下肢超声。	血管外科给予会诊，依诺肝素钠60mg，12小时1次。血检验结果显示：血红蛋白100g/L、血清白蛋白32g/L、血浆D-二聚体5μg/mL；2月18日超声结果显示：双下肢血流通畅，结果未见异常。给予患者讲解术前注意事项。下肢戴抗血栓压力带。
2月19日　8:00	生命体征平稳。	完善术前准备。
10:00	患者进入手术室。	完成手术交接。
11:00～19:00	患者在全身麻醉下行“左髋臼骨折切开复位内固定术＋左股骨髁间骨折切开复位植骨内固定＋外固定术＋右桡骨干骨折切开复位内固定术”。	手术过程顺利，术中出血约1500mL。术中输同型红细胞1200mL，血浆690mL，无不良反应。
19:10	术毕返麻醉恢复室。	意识清醒，生命体征平稳，可脱离呼吸机、自主呼吸好。
20:00	患者安返病房，意识清醒，生命体征：T36.2℃、P120次/分、R20次/分、BP 98/52mmHg。四肢末梢血液循环良好，足趾、手指感觉运动正常；左髋部、左下肢及右上肢伤口敷料包扎好，无渗血、渗液；左下肢及右上肢各一处伤口引流管，引流通畅，引流液为血性；左下肢外固定架位置固定好。留置尿管通畅，尿色淡黄。左锁骨下大静脉置管固定好，输液通畅，无外渗。疼痛评分为5分。	持续心电血压监测、低流量吸氧；应用气垫床，记录出入量。平卧位，患肢持续软枕抬高、保持关节功能位；妥善固定各管道，并保持通畅。遵医嘱给予抗炎、消肿、镇痛、保胃、保肝、抗凝等药物治疗。指导患肢功能训练。用药后疼痛缓解，疼痛评分为3分。
2月20日	生命体征平稳：T36.5℃、P92次/分、R19次/分、BP106/64mmHg。右上肢及左下肢伤口敷料包扎好，有少量渗血；右上肢及左下肢稍肿胀，左下肢外固定架固定良好，皮温正常；末梢血液循环良好、手指及足趾感觉运动良好。右上肢引流量50mL，左下肢引流量80mL；尿管通畅，尿色深黄。疼痛明显，疼痛评分为6分。	医生给予换药，伤口敷料包扎好，无渗血。晨起复查血（表1-11-3），结果回报：血红蛋白108g/L，血清白蛋白31.2g/L。遵医嘱给予静脉滴注蔗糖铁、重组人促红素等药物治疗，给予饮食指导。督导患者功能训练，右上肢可行手指伸握训练及肘关节屈曲训练，双下肢行踝泵训练及股四头肌等长收缩训练。记录出入量。
2月22日～2月25日	生命体征平稳，伤口敷料包扎好，未见渗血。2月22日右上肢引流量为20mL、左下肢引流量为30mL。右上肢及左下肢活动好。左锁骨下静脉置管行超声检查。	2月22日医生给予伤口换药，拔除两处伤口引流管；双下肢行超声检查、X线检查（图1-11-4～图1-11-6）。2月25日停止心电血压监测及吸氧；拔除尿管，患者可自主排尿。超声结果显示：左锁骨下静脉置管，管壁管腔无血栓形成，予以拔除。指导患者进行功能训练。
2月26日	患者一般情况好，右前臂及左下肢伤口略感疼痛，无其他不适，予以出院。	给予出院指导，告知其依然存在的护理风险及防范措施，定期门诊复查。

术后辅助检查：

术后 X 线检查：骨折端复位固定良好（2 月 22 日）（图 1-11-4 ~ 图 1-11-6）。

术后双下肢超声检查：血流通畅，结果未见异常。

术后异常检验结果见表 1-11-3。

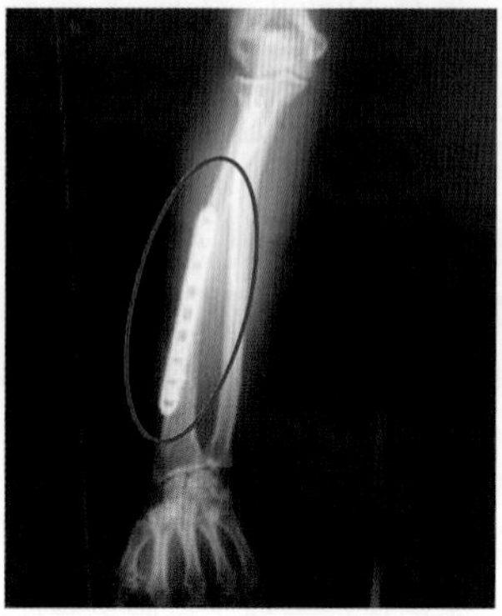

图 1-11-4　术后肘部 X 线片

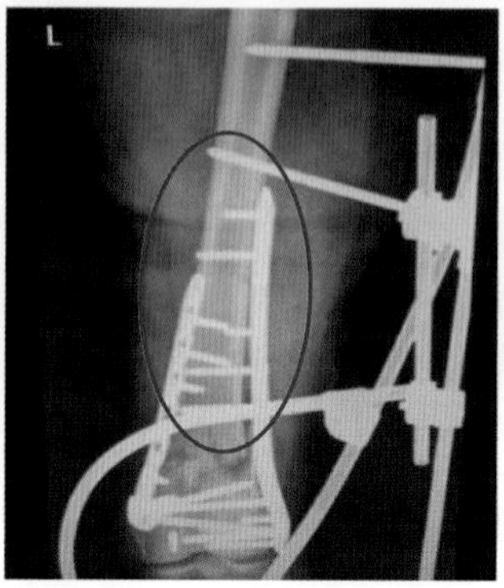

图 1-11-5　术后股骨 X 线片

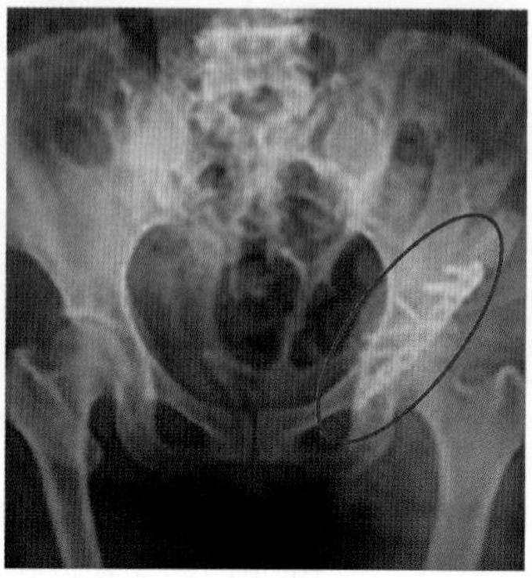

图 1-11-6　术后骨盆 X 线片

表 1-11-3　术后异常检验结果

项目	指标	结果	参考值
血常规	血红蛋白 /（g/L）	108 ↓	137 ~ 179（男）116 ~ 155（女）
	红细胞计数 /（10^{12}/L）	3.67 ↓	4.3 ~ 5.9（男）3.9 ~ 5.2（女）
	C 反应蛋白 /（mg/dL）	2.258 ↑	0 ~ 0.80
	白细胞介素 –6/（pg/mL）	662.61 ↑	0 ~ 5.9
生化	血清白蛋白 /（g/L）	31.2 ↓	35 ~ 50
	葡萄糖 /（mmol/L）	6.98 ↑	3.4 ~ 6.1
	血钾 /（mmol/L）	3.10 ↓	3.5 ~ 5.5
	血钠 /（mmol/L）	129.6 ↓	130 ~ 150
出凝血常规	血浆 *D*– 二聚体 /（μg/mL）	5.49 ↑	0 ~ 0.50
红细胞沉降率	红细胞沉降率 /（mm/h）	25 ↑	0 ~ 20

（二）主要护理问题及措施

1. 有创伤性休克的风险

1）问题依据

创伤性休克是由于机体遭受暴力作用后，发生了重要脏器损伤、严重出血等情况，使患者有效循环血量锐减，微循环灌注不足；以及创伤后的剧烈疼痛、恐惧等多种因素综合形成的机体代偿失调的综合征，并与损伤部位、损伤程度和出血量密切相关。

2）护理思维

当患者有严重的外伤或出血史，同时出现“5P”征时即可诊断为创伤性休克。“5P”征即出现皮肤苍白（pallor）、冷汗（perspiration）、神志淡漠（prostation）、动脉搏动微弱（pulselessness）、呼吸急促（pulmonary deficiency）。该患者因车祸伤（高能量损伤）致多部位骨折，其中包括骨盆骨折、股骨骨折，两处骨折均易损伤血管引起大出血，患者入院时已出现休克前期的临床表现，因此，应严密观察病情变化，积极给予应对措施，监测各项检验指标，做好抢救准备。

3）护理措施

（1）病情观察与评估

①生命体征：主要对体温、脉搏、呼吸、血压进行监测。失血性休克的发生与否及其严重程度取决于机体血容量丢失的量和速度。心率增快是创伤失血性休克最早的临床表现，但是，通过心率评估创伤失血性休克的同时应注意关注其他导致患者心率增快的常见因素，如疼痛、发热等。

②尿量：尿量减少，充分补液后尿量仍少于 0.5mL/（kg·h），提示肾脏功能受损。

③皮肤：皮肤湿冷、发绀、苍白、花斑等，毛细血管充盈时间大于 2s，提示外周组织低灌注。

④神志状态：意识改变，如烦躁、淡漠、谵妄、昏迷等，是反映脑低灌注的重要指标。

（2）急救复苏原则

尽早去除引起休克的原因，尽快恢复有效循环血量，将前负荷调整至最佳水平，纠正微循环障碍，增进心脏功能，恢复人体的正常代谢。对于创伤失血性休克患者，基本治疗措施包括控制出血、保持呼吸道通畅、液体复苏、镇痛以及其他对症治疗，同时应重视救治过程中的损伤控制、复苏策略，预防创伤凝血疾病等。

（3）用药护理：早期、快速、足量扩容是抢救休克成功的关键。

①输液速度原则上在第一个 30min 快速输入平衡盐溶液 1000 ~ 1500mL，右旋糖酐 500mL；或用输液泵加快输液，如休克缓解，可减慢速度，否则可再快速输入 1000mL 平衡盐溶液。如血压仍不上升，则输血治疗。

②输液的晶体渗透压与胶体渗透压比例，在血源困难的条件下，晶体渗透压与胶体渗透压比例为 4 ∶ 1，但应将血红蛋白维持在 50 ~ 60g/L（5 ~ 6g/dL）；有条件时晶体渗透压与胶体渗透压之比为 2 ∶ 1 或 1.5 ∶ 1，严重大出血时可以为 1 ∶ 1 的比例。

（4）心理护理：鼓励患者，消除其紧张情绪，取得其良好配合。

4）护理评价

患者住院期间，医护人员积极控制出血，及时补充血容量，最大限度维持生命体征平稳，排查隐性出血，未发生创伤性休克。

2. 有肺栓塞的风险

1）问题依据

血流淤滞，血液凝固性增高和静脉内皮损伤是血栓形成的促进因素，多发伤患者为血栓发生极高危人群，栓子通常来源于下肢和骨盆的深静脉，通过循环到肺动脉引起肺栓塞。

2）护理思维

肺栓塞常是静脉血栓形成的并发症，患者多发骨折导致下肢静脉血栓形成，因疼痛、肢体剧烈活动、用力排便等因素，均可增加血栓脱落风险。因此，应加强宣教，告知患者血栓发生的原因及预防脱落的注意事项；加强病情观察。

3）护理措施

（1）病情观察与评估：定时复查下肢血管超声、血浆 *D*– 二聚体测定，密切观察患肢有无出现肿胀、疼痛、压痛、浅静脉曲张、皮肤青紫或苍白等临床表现。请血管外科会诊，必要时行滤器置入术。密切监测生命体征，观察患者呼吸情况，一旦出现突发性呼吸困难、胸痛、咯血等症状，立即采取平卧位，持续吸氧，协助医生进行抢救。

（2）异常辅助检查结果

①检验结果：乳酸脱氢酶升高、血清胆红素升高、血细胞增加、血小板减少。

②血气分析：PaO_2 降低。

③肺部 X 线检查：典型者于基底部呈楔状或圆柱状阴影，但多无定形。多有胸腔积液潴留，肺动脉阴影增强。

④心电图检查：急性右心功能不全所见及冠状血管功能不全。

⑤肺动脉血管造影：为最有效的诊断方法。

（3）用药护理：遵医嘱给予皮下注射抗凝药物，用药期间密切观察患者是否出现无诱因的皮下出血、血尿、眼底出血、牙龈出血、鼻出血等现象，如出现上述症状，及时报告医生调整用药剂量。告知患者用药期间勿用硬毛牙刷刷牙，避免磕碰、撞击等，以免引发出血。

（4）基础预防：指导患者双下肢行踝泵训练及股四头肌等长收缩训练，嘱患者多饮水。

（5）物理预防：下肢着抗血栓压力带治疗，告知患者及家属抗血栓压力带的正确穿戴方法。

（6）体位护理：告知患者肢体制动，避免按摩、热敷、剧烈活动。

（7）健康宣教：告知患者及家属发生肺栓塞的临床表现及预防方法，学会自我观察。

4）护理评价

患者住院期间通过积极治疗及预防，下肢血栓消失，同时无新发血栓形成，有效避免了肺栓塞的发生。

（三）患者转归

患者入院后积极纠正低血容量性休克，治疗下肢静脉血栓，术后伤口愈合良好，康复出院。

四、护理体会及反思

（一）护理体会

该患者病情复杂，根据其致伤机制、组织低灌注临床表现，遵循“抢救生命第一，保护功能第二，先重后轻，先急后缓”的原则，积极给予抗休克的应对措施，考虑到创伤会导致凝血功能障碍，术前未给予抗凝治疗。围手术期密切关注患者的病情变化，补充血容量，排除 DVT 风险后积极给予抗凝治疗，避免了肺栓塞等其他并发症的发生。

（二）反思

有效的监测可以对创伤失血性休克患者的病情和治疗做出正确、及时的评估和判断，以利于指导和调整治疗计划，改善患者预后。创伤失血性休克患者伤情常具有隐匿性、变化快、进展快的特点，因此，护理人员在严密动态观察临床表现的同时，尤其要对前述重要指标进行动态监测和评估，根据伤情的变化给予合理的治疗措施，确保患者安全。

五、相关知识链接

（一）多发伤

1. 基本概述

多发伤是指同一致伤因素同时或相继造成一个以上部位的严重创伤。多发组织、脏器损伤，伤情严重，早期常伴有失血性休克、生理功能严重耗竭等生命体征不稳定的临床症状，死亡率高。

2. 损伤机制

平时多发伤由车祸、爆炸、高处坠落、塌方等所致，各部位创伤的发生率以头部、四肢最多见，其次为胸部、腹部。

3. 临床特点

1）伤情变化快、死亡率高

机体处于全面应激状态，数个部位创伤的相互影响很容易导致伤情迅速恶化，出现严重的病理生理紊乱而危及生命。多发伤的主要死亡原因是严重的颅脑外伤和胸部损伤。

2）伤情严重、休克率高

多发伤伤情严重、伤及多处、损伤范围大、出血多，甚至可直接干扰呼吸和循环系统功能而威胁生命，特别是休克发生率甚高。

3）伤情复杂、容易漏诊

多发伤的共同特点是受伤部位多，伤情复杂，明显外伤和隐蔽性外伤同时存在，开放伤和闭合伤同时存在，而且，大多数伤员不能述说伤情，加上各专科医生比较注重本专科的损伤情况、忽略他科诊断而易造成漏诊。

4）伤情复杂、处理矛盾

医务人员要根据各个部位伤情、影响生命程度、累及脏器不同和组织深浅来决定手术部位的先后顺序，以免错过抢救时机。

5）抵抗力低、容易感染

多发伤伤员处于应激状况时一般抵抗力都较低，而且，伤口大多是开放性伤口，有些伤口污染特别严重，因而极容易感染。

6）三个死亡高峰

第一个死亡高峰：出现在伤后数分钟内，为即时死亡。死亡原因主要为脑、脑干、高位脊髓的严重创伤或心脏主动脉等大血管撕裂，往往来不及抢救。

第二个死亡高峰：出现在伤后 6 ~ 8 小时之内，这一时间称为抢救的“黄金时间”，死亡原因主要为脑内、硬膜下及硬膜外的血肿，血气胸，肝脾破裂，骨盆及股骨骨折及多发伤大出血。如抢救迅速及时，措施得当，大部分患者可免于死亡。这类患者是抢救的主要对象。

第三个死亡高峰：出现在伤后数天或数周，死亡原因为严重感染或器官功能衰竭。无论在院前还是院内抢救多发伤患者，都必须注意预防第三个死亡高峰。

4. 循环障碍

（1）低血容量：多发伤出血是十分常见的，无论内出血还是外出血都可导致低血容量。

（2）低血容量性休克：如果救治措施不得力，将进入一种不可逆的状态，死亡在所难免。

（3）心力衰竭和心搏骤停：多发伤的突然打击可以导致心搏骤停，也可以由其他许多综合因素而引起心力衰竭，如果此种情况能及时处理，绝大部分可迅速逆转。

（4）张力性气胸：因胸腔气体对心、肺的明显压迫，严重干扰呼吸和循环功能，可迅速致死。

（5）开放性气胸：开放性气胸使纵隔来回摆动，严重干扰心肺功能而致死。

（6）连枷胸：由于多发性多段肋骨骨折，局部胸壁失去支架作用，与呼吸运动相对形成一种反常运动，严重影响心肺功能而致死。

（7）心包压塞：心包压塞明显影响静脉回流，心排血量也因此而严重不足，最终导致死亡。

（二）多发性骨折

1. 基本概念

凡2个或2个以上部位发生骨折或脱位者，称为多发性骨折。同一骨干的多段骨折，同一损伤机制的双处骨折如孟氏骨折，按一处骨折计算。

2. 致病原因

致病原因主要有交通伤、砸伤、坠落伤、机器伤、火器伤等。

（1）交通伤：休克发生率最高，病死率也最高，常见骨折部位依次为股骨、胫骨及肋骨，常合并胃、胸及颅脑损伤。

（2）砸伤：脊柱损伤及截瘫发生率最高，四肢骨折以胫骨、股骨为多，常伴有胸部伤。

（3）坠落伤：特征是足踝、下肢、脊柱、颅骨骨折传导性连锁损伤，常见骨折部位依次为踝部、脊柱及股骨，常伴颅脑损伤。

（4）机器伤：特点是上肢多发，常伴广泛软组织伤，因而截肢率高，常见骨折为尺桡骨、肱骨及腕、手骨骨折，常伴有神经血管损伤。

3. 分类

多发性骨折依据常见部位分为以下三类：脊柱、骨盆加下肢骨折；同一肢体多发骨折；不同肢体多发骨折。

4. 漏诊原因

多发性骨折损伤较重，特别是伴有颅脑损伤、意识障碍者，脊柱骨折伴截瘫者可掩盖骨折的症状；同一肢体损伤，其疼痛及症状较轻者，也可被掩盖；加之脊柱、骨盆、腹部损伤时，患者翻身检查不便或病情危重，急于抢救，未能详细检查等原因，可发生漏诊。常见以下情况：躯干及其邻近骨骼骨折；同一肢体多发骨折脱位；四肢末端骨折；周围神经伤。

5. 康复治疗

此类病例的功能恢复有 3 个不利条件：全身情况差，特别在伤后 1 ～ 2 周内，常无力进行主动训练；多处损伤疼痛，在伤后早期主动训练时难以克服疼痛；多处骨折合并软组织损伤，组织损伤范围广泛，易发生粘连的范围广，训练更加困难。

（孔　丹　陈玉娥　高　远）

参考文献

布霍尔兹 . 洛克伍德 - 格林成人骨折 [M]. 裴国献，译 . 北京：北京军医出版社，2014.

陈姣 . 前臂缺血性肌挛缩治疗现状 [J]. 重庆医学，2010，39（18）：2526-2528.

陈王丽，刘霞，董丰琴 . 康复训练护理在尺桡骨双骨折患者中临床效果 [J]. 中国药物与临床，2019，19（7）：1212-1213.

陈孝平，汪建平 . 外科学 [M]. 8 版 . 北京：人民卫生出版社，2013.

陈一衡，陈广军，周飞亚，等 . 不同方式固定尺骨鹰嘴骨折的病例对照研究 [J]. 中国骨伤，2014，27（11）：891-895.

戴浩，陆骁臻 . 腹部脏器损伤合并骨盆骨折的损伤控制治疗效果分析 [J]. 浙江创伤外科，2018，23（5）：1020-1021.

董颖 . 优质护理在肱骨干骨折术后康复治疗中的应用分析 [J]. 中国实用医药，2015（4）：228-229.

董玉金，张铁慧，钟声，等 . 创伤骨折患者深静脉血栓形成的危险因素分析 [J]. 中华骨科杂志，2015，35（11）：1077-1083.

窦中娜 . 急性肺栓塞溶栓治疗临床综合护理干预体会 [J]. 慢性病学杂志，2016，17（10）：1178-1180.

杜艳，杜金凤，杨杰艳 . 骨科尺桡骨骨折患者的护理措施分析 [J]. 世界最新医学信息文摘，2014，5（1）：101-102.

杜樱桦，盛明，王樱晓 . 尺桡骨骨折小夹板外固定的临床护理方法 [J]. 中国保健营养，2019，29（3）：287.

范洪源，杨海皓，黄俊程 . 闭合性踝关节骨折术后发生手术部位感染的危险因素分析 [J]. 中华骨与关节外科杂志，2020，13（2）：154-158.

高福强，夏天，田华，等 . 大腿急性骨筋膜室综合征一例并文献复习 [J]. 中国骨与关节损伤杂志，2012，27（1）：91.

高远，陈雪梅，陈玉锇，等 . 新型上肢贴胸固定悬吊装置的设计及其在救治上肢军事训练伤中的应用效果 [J]. 解放军护理杂志，2016，33（17）：68-71.

韩晓飞，孙振中，宋升，等 . 内固定联合封闭负压引流治疗尺桡骨骨折并骨筋膜室综合征的临床疗

效 [J]. 中国骨与关节杂志，2019，8（11）：826-829.

何鹅，王宝奎，张铁强．踝关节严重骨折及脱位的手术治疗及疗效评估 [J]. 山西医药杂志，2015（23）：2806-2807.

洪勇，万胜，蒋州，等．尺骨鹰嘴骨折切开复位术后悬吊致正中神经损伤 [J]. 临床误诊误治，2012，25（1）：91-92.

侯德胜，鲁成，薛天乐，等．锁定钢板治疗肱骨近端骨折的疗效 [J]. 中华全科医学，2018（7）：1094-1096.

侯晓玲，李凤兰，刘莉慧，等．肱骨远端骨折术后早期康复影响因素的临床护理研究 [J]. 华西医学，2014（1）：118-120.

胡世俊，徐海婷，焦薇．臂丛神经损伤的康复护理体会 [J]. 中国实用神经疾病杂志，2016，19（13）：139.

黄强．肩锁关节脱位的分型与治疗方法的选择 [J]. 中国骨伤，2015，28（6）：487-490.

金伟，关海平．综合康复治疗对成人锁骨骨折患者内固定术后的影响 [J]. 中国卫生标准管理，2019，10（11）：51-53.

黎彩虹，蓝静，黎新红．41 例小腿骨筋膜室综合征护理体会 [J]. 医学创新研究，2008，5（30）：98-99.

李春晓，刘日新，刘万新，等．两种内固定方式治疗尺骨鹰嘴骨折的对比研究 [J]. 吉林医学，2016，37（10）：2410-2411.

李菁．23 例骨盆骨折合并多发伤患者失血性休克的急救与护理 [J]. 中国校医，2016（1）：66-67.

李乐之，路潜．外科护理学 [M]. 6 版．北京：人民卫生出版社，2017.

李巧转．尺神经损伤 26 例的康复与护理 [J]. 实用医技杂志，2012，19（3）：326-327.

李银露，郭晏同．骨筋膜室综合征的护理 [J]. 中华护理杂志，2000，35（11）：670，669-672.

林伟民，许胜贵，苏郁，等．损伤控制理念在不稳定骨盆骨折合并四肢骨折治疗中的应用 [J]. 中国骨与关节损伤杂志，2018，33（4）：376-377.

令娜娜，李慧慧，王勇平．锁骨骨折研究于进展 [J]. 甘肃科技，2016，32（18）：131.

齐红梅．胫腓骨骨折并发骨筋膜室综合征的临床观察及护理体会 [J]. 临床合理用药，2013，6（11）：181-182.

秦明和．踝关节融合对足踝创伤性关节炎的治疗效果分析 [J]. 中外医疗，2018，11（7）：80-87.

阮娜，吴明珑，刘洪娟．持续质量改进在降低下肢骨折患者骨牵引无效率中的应用 [J]. 骨科，2016，7（4）：278-281.

石建宏．肘关节尺骨鹰嘴骨折术后早期康复治疗的疗效分析 [J]. 现代医药卫生，2012，28（11）：1626-1627.

宋敏，王菲．踝关节骨折的分型及临床指导意义 [A/C]. 甘肃省中医药学会 2014 年学术年会论文汇编综述，2014：8-9.

苏杰，王琼萍，顾红．综合护理干预在急性肺栓塞患者静脉溶栓治疗中的应用 [J]. 护理实践与研究，2018，15（13）：53-54.

唐佩福．解放军总医院创伤骨科手术学：创（战）伤救治理论与手术技术 [M]. 北京：人民军医出版社，2014.

王博炜，罗吉伟，余斌，等．肩锁关节脱位的治疗进展 [J]. 中华肩肘外科电子杂志，2018，6（1）：1-5.

王春燕．7 例骨盆骨折伴低血容量性休克病人的早明观察与护理 [J]. 中国伤残医学，2016，24（8）：176-178.

王冠．尺骨鹰嘴骨折临床治疗分析 [J]. 心理医生，2016，22（3）：25-26.

王丽君，王雅萍．胫腓骨骨折并发骨筋膜室综合征的早期观察及护理 [J]. 中医正骨，2013，25（5）：76-77.

王淑芬，王伟，高彩霞．脂肪栓塞综合征患者的护理分析 [J]. 中国营养保健，2017（4）：202-203.

王宇．1 例多发长骨骨折并发脂肪栓塞患者的观察和护理 [J]. 临床医药文献杂志，2017，4（13）：2484-2486.

吴惠平，付方雪．现代临床护理常规 [M]. 北京：人民卫生出版社，2018.

邢文钊，刘长城，孙梁，等．中国骨与关节损伤杂志 [J]. 河北医科大学学报，2017，10（32）：1092.

胥少汀，葛宝丰．实用骨科学 [M]. 4 版，北京：人民军医出版社，2012.

胥少汀．骨科手术并发预防与处理 [M]. 3 版．北京：人民军医出版社，2010.

徐毅．观察早期运动康复对肘关节骨折后功能恢复的影响 [J]. 当代医学，2019，25（1）：132-133.

杨洪昌，陈仲，陈戈，等．合并开放性骨盆骨折严重多发伤的急诊处置 [J]. 中华创伤杂志，2016，32（2）：15-17.

杨家顺．微创距下关节融合术治疗跟骨陈旧性骨折导致的距下关节创伤性关节炎的手术疗效 [J]. 中华临床医师杂志，2015，9（18）：3465-3467.

杨杰，郁凯．肩锁关节脱位的诊断与治疗 [J]. 继续医学教育，2018，32（5）：73-75.

杨林，张利召，居永平，等．股骨干骨折并发下肢深静脉血栓的危险因素分析 [J]. 中华创伤骨科杂志，2015，17（9）：751-756.

杨谢，王晶．防治骨筋膜室综合征的早期观察和护理体会 [J]. 临床与护理，2001（2）：681.

杨秀香，王秀宏．骨筋膜室综合征的观察预防护理 [J]. 中国现代医学，2008，46（9）：115-116.

姚太顺，孟宪杰．踝关节外科 [M]. 北京：中国中医药出版社，1998.

张慧青，王亚绒．尺桡骨干双骨折患者的康复护理 [J]. 实用临床医药杂志，2019，23（13）：109-111.

张峻玮，张治国，陈玲玲，等．成人肱骨近端骨折的手术治疗进展 [J]. 中国中医骨伤科杂志，2018（1）：84-88.

张美红．“七化”特色疼痛管理模式对老年全膝关节置换术患者的影响 [J]. 护理实践与研究，2019，16（4）：72-74.

中国医师协会急诊分会，中国人民解放军急救医学专业委员会，中国人民解放军重症医学专业委员会，等．创伤失血性休克诊治中国急诊专家共识 [J]. 解放军医学杂志，2017，42（12）：1029-1038.

左霞，黄燕，陈玉芳，等．疼痛护理管理模式在创伤骨科病房中的应用分析 [J]. 国际护理学杂志，2015，34（30）：393-395.

ALLMAN F L. Fractures and ligamentous injuries of theclavicle and its articulation[J]. J Bone Joint Surg Am, 1967, 49: 774-784.

AMARAL D T, DAMASCENO R S, AMARAL L L F D, et al. Spinal fractures in adults[M]. Philadelphia: Springer International Publishing, 2016.

AMIS A, MILLER J H. The mechanisms of elbowfractures: an investigation using impact tests invitro[J]. Injury, 1995, 26: 163.

ARCHDEACON M T. Prevention and management of common fracture complications[J]. Slack incorporated, 2012（6）: 93.

BUCHOLZ R W. Rockwood and greens fractures in adults[M]. 7th ed. Philadelphia: Lippincott Williams & Wilkins, 2012: 1121.

BUCHOLZ R W. The comprehensive classification of fractures of long bones[J].Manual of Internal Fixation, 1991, 73（4）: 636-637.

COURT-BROWN C M, RIMMER S, PRAKASH U, et al. Theepidemiology of open long bone fractures[J]. Injury, 1998, 29: 529-534.

CRAIG E V. Fractures of the clavicle. //Rockwood CA, Matsen FA. The Shoulder[M]. Philadelphia:

WBSaunders, 1990.

GABEL G T, HANSON G, BENNETT J B, et al. Intra-articular fracture of the distal humerus in the adult[J]. Clin Orthop, 1987, 216: 99-108.

GOLDBERG J A, BRUCE W J, SONNABEND D H, et al. Type2 fractures of the distal clavicle: a new surgical/technique[J]. J Shoulder Elbow Surg, 1997, 6: 380-382.

IASELLI F, MAZZEI M A, FIRETTO C, et al. Bowel and mesenteric in juries from blunt abdominal trauma: are view[J]. La Radiol Med, 2015, 120（1）: 21-32.

JOHN H, ROSSO R, NEFF U, et al. Operative treatmentof distal humeral fracture in the elderly[J]. J Bone JointSurg Br, 1994, 76: 793-796.

KOVAL K J, ZUCKERMAN J D. Handbook of Fractures[M]. 3rd. Philadelphia: Lippincott Williakins & Wilkins, 2006.

MODABBER M R, JUPIDER J B. Reconstruction for posttraumatic condition of the elbow joint[J]. J Bone Joint Surg I Am, 1995,77（9）: 1431-1446.

MOHAN K. Myositis ossificans traumatica of the elbow[J]. Int Surg, 1972, 57（6）: 475-478.

MORREY B. Master techniques in orthopaedic surgery: fractures[M]. 3rd. Philadelphia: Lippincott Williams & Wilkins, 2013.

NOWAK J, MALLMIN H, LARSSON S. The aetiology and epidemiol ogy of clavicularfractures.A prospective study during atwoyear periodin Uppsala, Sweden[J]. Injury, 2000（31）: 353-338.

NOWINSKI R J, NORK S E, SEGINA D N, et al. Comminuted fracture-dislocations of the elbowtreated with an AO wrist fusion plate[J]. Clin OrthopRelat Re, 2000, 378: 238-244.

PEREZ E A. Fracture of the arm andforearm//Canale ST, Beaty JH: Campbell's Operativeorthopaedics[M]. 12th. Philadelphia: Elsevier Saunders, 2013.

REREIDER B.The anterior aspect of the knee joint[J]. J Bone Joint Surg Am, 1981, 63: 351-356.

ROBINSON C M, CAIRNS D A. Primary nonoperativetreatment of displaced lateral fractures of theclavicle[J]. J Bone Joint Surge Am, 2004, 86A: 778-782.

ROCKWOOD C A. The Shoulder[M]. 4th. Philadelphia: Saunders Elsevier, 2008.

ROMMENS P M, SCHNEIDER R U, REUTER M. Functionalresults after operative treatment of olecranonfractures[J]. Acta Chir Belg, 2004, 104: 191-197.

SALMINEN S T, PIHLAJAMAKI H K, AVIKAINEN V J, et al. Population based epidemiologic and morphologicstudy of femoral shaft fractures[J]. Clin Orthop Relat Res, 2000, 372: 241-249.

SEO G S, AOKI J, KARAKIDA O. et al. Case reportnonunion of a medical clavicular fracture followingradical neck dissection: MRI diagnosis[J]. Orthopedics, 1999, 22: 985-986.

SOJBERG J O. The stiff elbow[J]. ActaOrthop Secand, 1996, 67（6）: 626.

STAHEL PHILIP F. Prevention and management of common fracture complications[J]. Journal of Trauma and Acute Care Surgery, 2012, 72（6）: 1726.

STANLEY D, TROWBRIDGE E A, NORRIS S H. Themechanism of clavicular fracture. A clinical andbiochemical analysis[J]. J Bone Joint Surg Br, 1988, 70: 461-464.

THROCKMORTON T, KUHN J E. Fractures of the medialend of the clavicle[J]. J Shoulder Elbow Surg, 2007, 16: 49-54.

TORCHIA M E, LEWALLEN D G. Open fracture of thepatella[J]. J Orthop Trauma, 1996, 10（6）: 403-409.

WEBBER M C, HAINES J F. The treatment of lateralclavicle fractures[J]. Injury, 2000, 31: 175-179.

第二章　脊柱外科

第一节　1 例早发性脊柱侧后凸畸形患者围手术期的护理

一、基本信息

姓名：曹某；性别：女；年龄：16 岁；婚姻情况：未婚

文化程度：初中；籍贯：河北省丰宁满族自治县；职业：学生

入院日期：2018 年 3 月 10 日；出院日期：2018 年 5 月 5 日

出院诊断：先天性脊柱侧后凸畸形

病史陈述者：患者本人及家属

二、病例介绍

主诉：脊柱畸形 12 年。

现病史：患者于 12 年前发现背部肿物，四肢活动正常，一直未行系统治疗，逐渐出现活动受限，行走较常人缓慢；现感剧烈活动或爬 2 层楼梯即出现气短、无力感，不能正常参加体育活动。为进一步治疗来我院就诊，行查体及相关辅助检查，结果显示：早发性脊柱侧后凸畸形，建议行矫形手术治疗，门诊收入我科。

入院诊断：早发性脊柱侧后凸畸形。

既往史：否认肝炎、结核、疟疾等传染病病史；否认高血压、心脏病、脑血管疾病、精神疾病病史；否认手术史，否认外伤史，否认输血史；否认药物、食物过敏史，预防接种史不详。

婚育史：未婚。

家族史：父母健在；家族中无传染病及遗传病病史。

专科检查：行走正常，自主体位，右肩较左肩高约 2cm，脊柱胸段凸向左侧，腰段凸向右侧，剃刀背样畸形明显；右侧髂嵴较左侧高约 1.5cm；腰骶背部可见一裂口瘢痕愈合，周围有毛发分布；站高 145cm，坐高 65cm，站立位枕骨隆突垂线落在臀沟左侧。双侧上肢等长：49cm；双侧上臂周径：左 19cm，右 16.8cm；前臂周径：左 19cm，右 17cm；双侧下肢长度：左 74.5cm，右 73cm；双侧大腿周径：左 30cm，右 27cm；小腿周径：左 27cm，右 23cm；上下肢主要肌肉肌力均为 5 级；腹壁反射减弱。

辅助检查：

X 线检查：冠状位，脊柱侧凸角度，右弯 C_4 ~ T_5：67°、左弯 T_6 ~ L_1：153°、右弯 L_1 ~ L_5：86°；矢状位，脊柱后凸 T_3 ~ L_3：117°、SVA：76.08mm、里塞（Risser）征 4 级（3 月 10 日）（图 2-1-1）。

MRI 检查：颅颈交界解剖结构正常，颈椎侧弯改变；胸椎明显侧弯改变；腰椎侧弯改变；颈、胸段脊髓异常信号，考虑脊髓空洞可能性大。脊髓内见长条状长 T_1、长 T_2 信号，粗细不均。

CT 检查：脊柱呈"S"形侧弯畸形，椎体未见破坏（3 月 10 日）（图 2-1-2）。

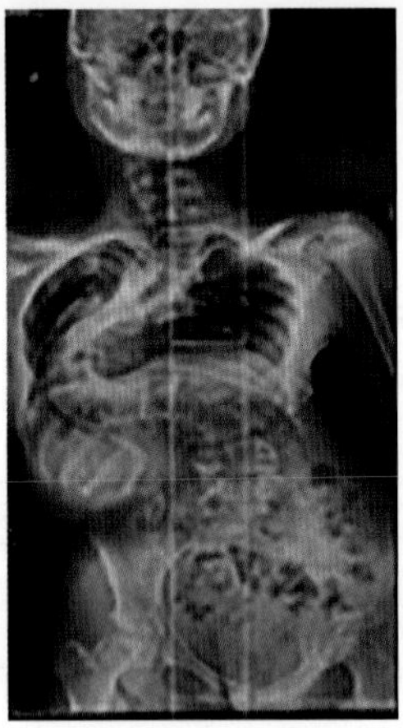

图 2-1-1　术前 X 线片

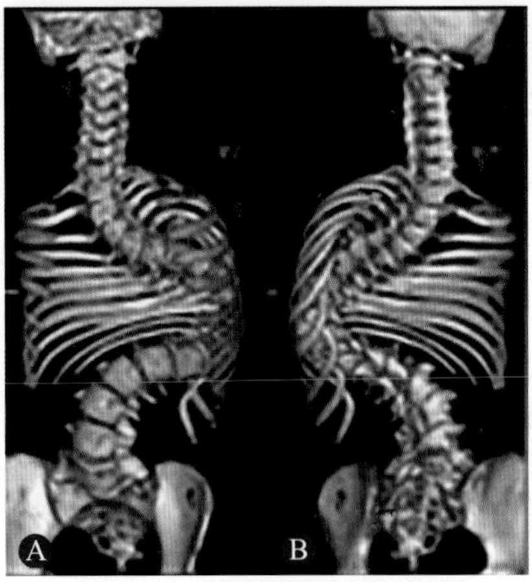

图 2-1-2　术前三维重建 CT

肺功能检查：重度限制型通气功能障碍，换气功能障碍。

心脏 B 超检查：三尖瓣少量反流。

心电图检查：窦性心律，心电图不正常 ST-T。

术前异常检验结果见表 2-1-1。

表 2-1-1　术前异常检验结果

项目	异常指标	结果	参考值
血常规	血红蛋白 /（g/L）	106 ↓	137 ~ 179（男）116 ~ 155（女）
	血清白蛋白 /（g/L）	30 ↓	35 ~ 50
动脉血气	动脉血氧分压 /（mmHg）	167 ↑	80 ~ 100
	二氧化碳分压 /（mmHg）	29.8 ↓	35 ~ 45
	实际碳酸氢根 /（mmol/L）	18.1 ↓	20 ~ 26
	碱剩余 /（mmol/L）	−5.5 ↓	−3 ~ 3
	氧饱和度 /%	99.3 ↑	95 ~ 99
	去氧血红蛋白 /%	0.7 ↓	1.0 ~ 5.0

入院时生命体征：T36.3℃，P78 次 / 分，R18 次 / 分，BP134/92mmHg。

入院时护理风险评估：疼痛数字评分法评分为 4 分，跌倒风险评估为低风险。

心理社会方面评估：患者情绪稳定，父亲陪伴入院。

三、治疗护理及预后

（一）治疗护理过程（表 2-1-2）

表 2-1-2　治疗护理过程

时间		病程经过	治疗处置
3 月 10 日		脊柱畸形 12 年收入我科。	完善入院检查及各项风险评估。
3 月 12 日		肺功能检查示“重度限制型通气功能障碍，换气功能障碍”。	指导患者行吹气球训练，医生术前讨论结果：需先行牵引治疗，再行矫形手术，以利于畸形矫正，降低手术风险。
3 月 13 日		完善术前各项检查。	给予讲解术前注意事项，剃头。
3 月 14 日	8：00	患者生命体征平稳，入手术室。	完成手术交接。
		患者在全身麻醉下行“颅骨牵引头环安置术”，术中出血 10mL。	手术过程顺利。
	9：00	手术历时 50min，术毕安返病房，患者意识清醒，生命体征：T36.3 ℃、P100 次 / 分、R18 次 / 分、BP104/69mmHg、SpO_2 99%。头架位置固定好，钉道无渗血、渗液，无肿胀；四肢肌力、感觉、运动较术前无明显变化，疼痛评分为 2 分。	给予患者平卧位、头颈部垫软枕，头部固定架处于稳定状态。遵医嘱给予持续心电血压监测、低流量吸氧（2L/min）。给予钉道局部酒精消毒。指导患者进行四肢功能训练。
3 月 15 日～3 月 22 日		患者生命体征平稳，偶有头晕不适，头部固定架无松动，钉道无渗血；四肢肌力、感觉同术前。偶有固定架处疼痛，疼痛评分为 2 分。	遵医嘱给予停持续心电监测及吸氧；行头颅 CT 检查，结果正常，遵医嘱使用可移动牵引架行颅骨牵引环重力牵引，牵引重量 10kg，日间牵引 8 小时；钉道护理，每日 3 次。协助患者病区内活动，进行预防跌倒知识宣教。继续指导患者进行吹气球训练。
3 月 23 日		患者生命体征平稳，精神状态好，牵引 8 天，牵引后身高增长约 5cm。头部固定架无松动、无流血、无肿胀。	遵医嘱牵引重量调整为 11kg，日间牵引 8 小时，落实钉道护理。督促吹气球训练，夜间睡眠卧位以平卧位为主，指导床上调整卧位方法。行牵引状态下脊柱全长 X 线检查，测量结果显示胸腰椎的畸形较前改善，效果不明显，建议分期手术，先行脊柱松解术。
3 月 24 日～4 月 1 日		完善术前各项检查。	完善术前风险评估，讲解术前注意事项。
4 月 2 日	8：00	患者生命体征平稳。	完成术前准备。
	8：10	患者进入手术室。	完成手术交接。
	20：00	患者在全身麻醉下行“脊柱后路畸形松解、椎弓根置钉术”，术中出血约 700mL。	手术过程顺利，术中输同型悬浮红细胞 400mL、血浆 210mL，无不良反应。
	20：30	手术时长 12.5 小时，术后麻醉科医生评估患者无法脱离呼吸机进行自主呼吸，需持续呼吸机辅助呼吸，术后转外科重症监护室治疗。	

续表

时间		病程经过	治疗处置
4月3日		患者意识清醒，停止呼吸机辅助呼吸，拔除气管插管，由外科重症监护室转回我科。患者清醒，生命体征：T36.5℃、P76次/分、R18次/分、BP126/88mmHg。伤口敷料包扎好，未见渗血；伤口引流管通畅，遵医嘱给予间断开放，引流液为血性，量约260mL；留置尿管通畅，尿色淡黄；四肢肌力正常、感觉运动正常。主诉伤口疼痛，疼痛评分为4分。	持续心电血压监测及吸氧，遵医嘱静脉滴注抗炎、镇痛、消肿、营养神经等药物治疗；持续卧位头颅环牵引治疗，定时协助患者翻身；指导行腹式呼吸、咳嗽训练及双下肢功能训练。用药30min后疼痛减轻，疼痛评分为2分。
4月7日		生命体征平稳，伤口引流管通畅，引流液为血性，引流量为80mL；留置尿管通畅，尿色正常；四肢感觉运动正常，下肢肌力正常。主诉伤口及头部钉道口疼痛减轻，疼痛评分为2分。	停止心电血压监测及吸氧，医生给予拔除伤口引流管，更换伤口敷料；给予拔除尿管，自主排尿。使用可移动牵引架行颅骨牵引环重力牵引，牵引重量为10kg，日间牵引8小时；钉道护理，每日3次；协助患者病区内活动，对患者进行预防跌倒知识宣教。
4月17日		病情平稳，头部固定架无松动，钉道无流血、肿胀。主诉头部钉道口疼痛，疼痛评分为2分。	牵引重量调整为12kg，日间牵引8小时，落实钉道护理；指导牵引治疗期间行吹气球训练；行脊柱全长X线检查、肺功能检查。
4月22日		伤口愈合良好，无红肿、渗出，四肢感觉运动正常。	牵引状态下脊柱全长X线检查，测量显示：胸腰椎畸形较前改善（图2-1-3），肺功能检查换气功能较前好转。完善术前准备，告知注意事项。
4月23日	8:10	患者进入手术室。	完成手术交接。
	12:00	患者在全身麻醉下行“胸腰椎后路截骨矫形内固定术”，术中出血1000mL。	手术过程顺利，术中输同型红细胞1200mL，血浆200mL，无不良反应。
	16:30	生命体征：T36.5℃、P76次/分、R18次/分、BP116/69mmHg、SpO_2 99%。伤口敷料包扎好，未见渗血；伤口引流管通畅，引流液为血性，引流量为400mL；留置尿管通畅，尿色淡黄；四肢感觉运动正常，下肢肌力正常。	遵医嘱持续心电血压监测及低流量吸氧（2L/min），平卧位、头颈部垫软枕，头部固定架处于稳定状态。遵医嘱给予抗炎、消肿、保护胃黏膜、镇痛等药物治疗。
4月24日		生命体征平稳，伤口敷料包扎好，伤口引流管通畅，引流液为血性，引流量为280mL；留置尿管通畅，尿色淡黄；四肢感觉运动正常，下肢肌力正常。	遵医嘱停止心电血压监测；给予拔除尿管，患者可自主排尿。继续给予抗炎、消肿、保护胃黏膜等药物治疗。复查血（表2-1-3）：血红蛋白103g/L、血清白蛋白29.8g/L，遵医嘱静脉滴注人血白蛋白20g。给予饮食指导。

续表

时间	病程经过	治疗处置
4月29日	伤口引流管通畅，引流量为100mL，四肢感觉运动正常，下肢肌力正常。	医生给予拔除伤口引流管，进行伤口换药。协助患者佩戴支具下床活动，指导腹式呼吸及双下肢功能训练。复查血（表2-1-3）：血红蛋白、血清白蛋白均升至正常。
5月5日	伤口敷料包扎好，伤口愈合良好，四肢感觉运动正常，肌力正常。	给予出院指导，教会患者支具的佩戴方法及注意事项，给予饮食、口服药物、伤口换药等指导，患者出院。

术后辅助检查：

术后脊柱全长X线检查：测量显示胸腰椎畸形较前有所改善（图2-1-3）。

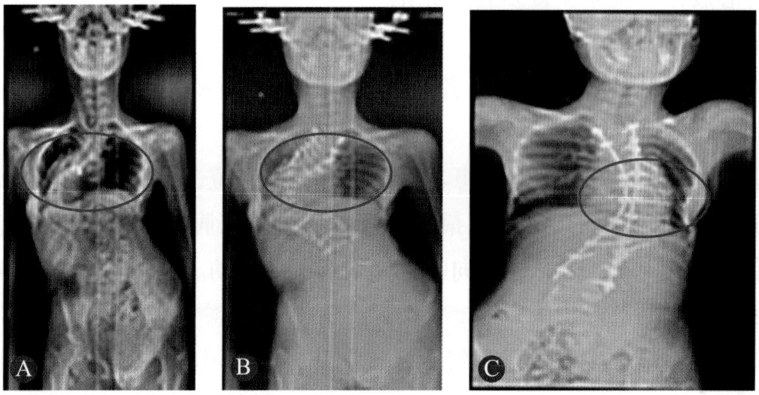

图2-1-3　牵引治疗后三组悬吊位比较

术后异常检验结果见表2-1-3。

表2-1-3　术后异常检验结果

项目	检验结果		参考值
	4月24日	4月29日	
红细胞计数 /（10^{12}/L）	3.76 ↓		4.3 ～ 5.9（男）3.9 ～ 5.2（女）
C反应蛋白 /（mg/dL）	0.962 ↑	0.7	0 ～ 0.8
血红蛋白 /（g/L）	103 ↓	131	137 ～ 179（男）116 ～ 155（女）
红细胞沉降率 /（mm/h）	39 ↑	18	0 ～ 20
总蛋白 /（g/L）	51 ↓		55 ～ 80
血清白蛋白 /（g/L）	29.8 ↓	36	35 ～ 50
血钾 /（mmol/L）	3.37 ↓	3.72	3.5 ～ 5.5

（二）主要护理问题及措施

1. 肺功能管理

1）问题依据

患者术前行剧烈活动或爬2层楼即出现气短、无力感，不能参加正常体育活动。术前肺功能检查结果提示：重度限制性通气功能障碍，换气功能障碍。

2）护理思维

患者肺功能差，不能耐受全麻手术，且术后易并发肺部感染、存在不能拔除气管插管等风险，因此，对患者围手术期肺功能管理尤为重要，护理人员应通过有效、规范的呼吸功能训练和呼吸道管理来改善患者的肺功能，以帮助患者顺利完成手术，康复出院。

3）主要措施

（1）病情观察与评估：观察患者呼吸频率、节律、深浅度等，评估患者呼吸功能。

（2）体位护理：采取仰卧位或舒适的坐位，指导患者掌握腹式呼吸方法，以增加肺活量，改善肺功能。

（3）饮食护理：均衡饮食，摄入足够热能和微量元素的同时，进食富含维生素的食物，如新鲜的瓜果蔬菜、乳制品、肉类等；保证患者进食时间充足，不宜过快、过量，进食时保持身心放松，遵循少食多餐的原则。

（4）肺功能训练

①训练咳嗽、咳痰能力：鼓励患者做有效的扩胸运动和上下楼梯活动，指导深呼吸后用腹部力量进行咳嗽、咳痰。

②通气训练：腹式深呼吸运动，患者采取仰卧位或坐位，将一只手放在腹部肚脐处，放松全身，先自然呼吸，然后吸气，最大限度地向外扩张腹部，使腹部鼓起，胸部保持不动。腹部自然凹进，向内朝脊柱方向收缩，胸部保持不动。最大限度地向内收缩腹部，把尽可能多的废气从肺部呼出去。

③吹气球训练：指导患者进行吸气、呼气训练，如练习吹气球或使用呼吸训练器。

④缩唇呼吸：患者先闭口放松，用鼻自然吸气，再缩唇将气体慢慢呼出，注意收腹，同时将吸气和呼气时间比控制在 1 ： 2。

（5）健康教育：向患者及家属讲解改善肺功能的方法，指导患者正确掌握呼吸训练的方法，预防肺部并发症的发生。

4）护理评价

患者通气、换气功能明显改善，住院期间无肺部并发症发生。

2. 低蛋白血症

1）问题依据

患者术前血常规化验结果显示血红蛋白 106g/L，血清白蛋白 30g/L；术中出血 1000mL，术后血红蛋白 103g/L，血清白蛋白 29.8g/L；BMI 指数 < 18.5，患者营养状况不佳，伴有贫血和低蛋白血症。

2）护理思维

脊柱畸形使消化器官长期受压，引起食欲减退、消化不良，进而导致营养不良引发低蛋白血症，不利于疾病的康复；围手术期应重视低蛋白血症的问题，术前注意饮食调配，加强营养，术后及时补充血容量、白蛋白，做好饮食护理。

3）主要措施

（1）病情观察与评估：观察并记录患者每日进食量，评估其营养状态；严密监测相关的化验指标。

（2）饮食护理：请营养科会诊，制定详细合理膳食方案；高蛋白、粗纤维、易吸收膳食为主；少食多餐。

（3）用药护理：及时给予输血及静脉滴注人血白蛋白等治疗，注意不良反应。

（4）健康教育：告知患者及家属预防低蛋白血症的相关知识；指导患者加强营养，鼓励进食高蛋白、高热量食物，合理饮食。

（5）心理护理：术后治疗时间长，恢复慢，存在焦虑、抑郁等不良情绪，给予其心理疏导，使其了解疾病的相关知识及康复治疗的重要性，提高配合度。

4）护理评价

患者出院前复查，血红蛋白、血清白蛋白、总蛋白等指标均较前改善。

（三）患者转归

患者手术治疗成功，复查各项指标正常，康复出院。

四、护理体会及反思

（一）护理体会

先天性脊柱侧弯手术难度较大，手术风险高，采取头颅环重力牵引进行矫正后再行手术治疗，有效降低了手术难度，为下一步手术截骨矫正重度脊柱后凸、侧后凸打下基础，增加了手术的安全性。护理人员在围手术期间准确评估患者的呼吸功能，术前通过有效的呼吸功能训练大大改善了患者的肺功能，术后未发生严重的呼吸道并发症，预后良好，获得了较高的护理满意度。

（二）反思

由于患者行头颅环重力牵引，每日至少牵引 8 小时，在此期间应注意观察牵引位置是否正常，重量是否适宜，牵引是否有效；其次，牵引治疗前需剃头，女性患者常存在紧张、焦虑、恐惧等心理，此时要针对患者的心理问题，加强心理疏导，向患者讲解病情，以便更好地配合治疗和护理工作。

五、相关知识链接

（一）脊柱侧弯对心肺功能的影响

脊柱侧弯是脊柱在三维空间中最常见的畸形异常，是对胸廓及肺功能有直接影响的一种疾病，多数患者常伴有椎体的旋转。其中以先天性脊柱侧弯（congenital scoliosis，CS）及特发性脊柱侧弯（idiopathicscoliosis，IS）较为常见，其不仅影响人的身体外形，还可能引起肺动脉高压和呼吸衰竭。最新研究通过分析 CS 和 IS 患者多项肺功能指标，将其分为 3 个类型：限制性通气功能障碍、阻塞性通气功能障碍与混合性通气功能障碍。

目前，脊柱侧弯对肺功能的影响主要包括以下几个方面：

脊柱侧弯的角度及所累及的椎体数是影响肺功能的主要因素。当疾病处于早期阶段或脊柱侧弯程度较轻时可以是无症状或无痛性的，用力肺活量（forced vital capacity，

FVC）和肺总量（total lung capacity，TLC）多为正常。

当科布（Cobb）角为 50° ~ 60° 时，患者的肺功能异常将可以被检测到，并且肺功能的异常将表现为典型的限制性通气功能障碍，而当 Cobb 角大于 90° 时患者大多时候会出现心肺功能的衰竭。

脊柱侧弯的早发型和晚发型对呼吸功能的影响存在差异。晚发型脊柱侧弯对肺功能及身体伤残的影响较小，而主要表现在患者的背部疼痛不适以及对外形的影响，且死亡率与正常人无明显差别，如 IS 的青少年型就属于此种类型；早发型脊柱侧弯的情况更趋于严重。

（二）头颅环重力牵引

1. 头颅环重力牵引的具体操作方法

自行设计颅骨重力牵引轮椅，将传统代步工具——轮椅进行改良，设计成为对严重脊柱侧凸患者进行牵引的治疗器具。在轮椅扶手两侧安装牵引架，上方安装可以任意伸缩的滑轮杆， 便于不同身高的患者使用。患者行常规颅骨牵引术后，白天坐在轮椅上利用身体重量与颅骨牵引的反作用力进行牵引，夜间则抬高床头呈头高脚低位行颅骨 – 骨盆牵引。

2. 头颅环重力牵引的护理方法

（1）牵引前嘱患者剃光头发并清洗碎发，保持牵引部位皮肤清洁。

（2）牵引期间用 75% 乙醇消毒钉道，每日 2 次。嘱患者不用手抓头皮，不擅自去除钉道处的痂皮。

（3）不得随意增减牵引重量，牵引过轻会导致牵引无效，牵引过度会导致血管、神经损伤。

（4）定时做 X 线检查，及时了解牵引的有效性。

3. 头颅环重力牵引并发症的预防

由于解剖关系特殊，严重脊柱侧弯患者在大重量颅骨 – 骨盆牵引时，腹壁肌肉收缩力下降，内脏下垂导致肠系膜上动脉综合征，患者表现为频繁剧烈的恶心、呕吐，呕吐物混有胆汁等。另外，牵引过程颅神经和脊髓受到大重量牵拉，易出现颅神经和臂丛神经损伤。每次增加牵引重量后需严密观察肢体感觉、运动及伸舌情况，逐渐增加牵引重量，有效预防神经系统并发症的发生，增加患者对牵引重量的耐受性。一旦出现上述症状应立即去除牵引重量，对症治疗。

（三）Risser 征

Risser 征（美国）将在 X 线片上未出现髂骨的次发骨骺定义为 0 级；在次发骨骼出现后，将髂骨翼四等分，根据次发骨骼自前外侧向后内侧延伸覆盖的范围分为 1 ~ 4 级，当次发骨骼开始与髂骨融合时则定为 5 级。

（四）低蛋白血症

1. 定义

低蛋白血症，也称为蛋白质缺乏症，以血浆蛋白减少，肢体渗透压降低，全身性水肿为特征。血浆白蛋白低于 35g/L 即诊断为低蛋白血症。低蛋白血症一般经及时、合理的治疗，均可取得一定疗效。

2. 病因

血浆白蛋白减少时，有效渗透压降低，使组织间潴留过多的水分，而出现水肿，水肿严重时可出现胸水及腹水，此外，还可有性功能减退、闭经、骨质疏松、机体抵抗力差等。血浆纤维蛋白原减少者可有出血倾向。

3. 临床表现

除原发疾病的表现外，其主要临床表现是营养不良，消瘦、食欲差、疲乏、无力也是常见症状。患者不爱活动，体力下降，反应渐趋迟钝，记忆力衰退。多有轻、中度贫血，经常头晕，可有体位性低血压和心动过缓。水肿的发生与血浆有效渗透压降低有关。

（刘锦锦　孔　丹　苏晓静　高　远）

第二节　1 例强直性脊柱炎伴脊柱后凸畸形患者的护理

一、基本信息

姓名：肖某；性别：男；年龄：39 岁；婚姻情况：已婚

文化程度：小学；籍贯：湖北省；职业：无

入院日期：2019 年 3 月 10 日；出院日期：2019 年 3 月 21 日

出院诊断：强直性脊柱炎伴脊柱后凸畸形

病史陈述者：患者本人及家属

二、病例介绍

主诉：胸背部疼痛 8 年余。

现病史：患者 8 年前无诱因出现胸背部疼痛不适，曾在外院就诊，诊断为“强直性脊柱炎”，给予镇痛等对症治疗。3 年前感胸背部疼痛明显，胸背部轻度后凸畸形，外院就诊行骶管封闭治疗，辅助牵引治疗，症状无明显缓解。现胸背部疼痛、后凸畸形明显，为求进一步治疗到我院就诊，以“强直性脊柱炎伴脊柱后凸畸形”收入我科。

入院诊断：强直性脊柱炎伴脊柱后凸畸形。

既往史：否认肝炎、结核、疟疾等传染病病史；否认高血压、糖尿病、心脏病病史；否认外伤史、输血史；否认食物、药物过敏史，预防接种史不详；20 岁时行疝修补术。

婚育史：已婚已育，育有 1 子 1 女。

家族史：父母健在，兄妹 5 人，否认家族中有强直性脊柱炎病史。

专科检查：行走缓慢，强迫体位，双侧肩高基本一致；胸段脊柱后凸畸形，两侧髂嵴等高，双眼不能平视前方，胸、腹、背部未见皮肤色素斑块，腹部皮肤皱褶，未见皮下脂肪瘤。全脊柱棘突无压痛、叩击痛，无传导痛、放射痛，躯干及四肢浅感觉未见明显减退。胸腰段脊柱主动、被动活动受限，颈部活动度降低，双侧膝踝关节正常，双侧髋关节活动度降低。身体站高 165cm，坐高 64cm，颌眉角 65°，站立位枕骨粗隆垂线落在臀沟基本正中，双下肢等长。上下肢主要肌肉肌力均为 5 级，病理反射阴性。

辅助检查：

CT 检查：脊柱侧弯畸形，骶 1 椎体腰化；椎体表现符合强直性脊柱炎（3 月 10 日）（图 2-2-1）。

X 线检查：颈椎改变考虑强直性脊柱炎，胸椎改变考虑强直性脊柱炎（3 月 10 日）（图 2-2-2）。

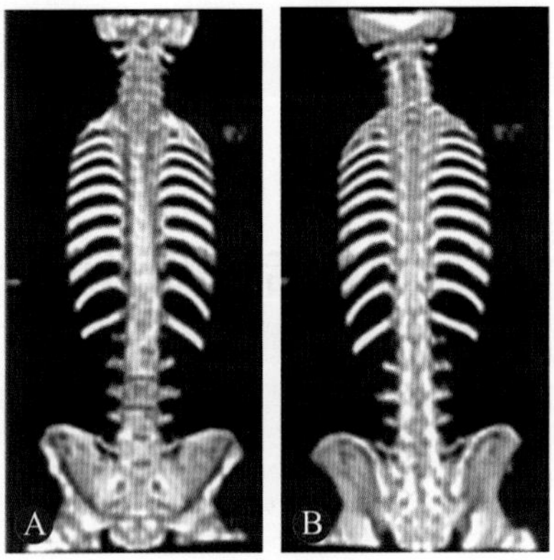

图 2-2-1　术前三维重建 CT

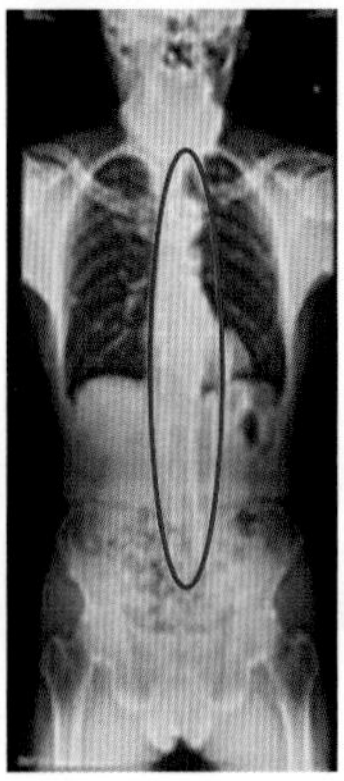

图 2-2-2　术前 X 线片

心脏 B 超检查：心脏结构功能未见明显异常。

心电图检查：窦性心律，左心室高电压。

肺功能检查：轻度限制型通气功能障碍，换气功能障碍。

术前异常检验结果见表 2-2-1。

入院时生命体征：T36.3℃，P78 次 / 分，R18 次 / 分， BP148/86mmHg。

入院时护理风险评估：疼痛数字评分法评分为 4 分，跌倒风险评估为低风险，血栓风险因素评估评分为 2 分。

心理社会方面评估：患者情绪稳定。

表 2-2-1　术前异常检验结果

项目	指标	结果	参考值
血常规	血小板计数 /（10^9/L）	483 ↑	100 ~ 300
	白细胞介素 -6/（pg/mL）	6.39 ↑	0 ~ 5.9
生化	总蛋白 /（g/L）	80.5 ↑	55 ~ 80
	谷丙转氨酶 /（U/L）	84.1 ↑	0 ~ 40
尿常规	尿白细胞 /（μL）	83.9 ↑	0 ~ 21
HLA-B27	HLA-B27	153（阳性）	阴性

三、治疗护理及预后

（一）治疗护理过程（表 2-2-2）

表 2-2-2　治疗护理过程

时间		病程经过	治疗处置
3月10日		患者胸背部疼痛8年余，以“强直性脊柱炎伴脊柱后凸畸形”收入我科。	完善入院检查及各项风险评估。指导患者行腹部皮肤牵拉锻炼。腹部皮肤皱褶深，皮肤清洁后，均匀涂抹凡士林乳膏。
3月12日		完善术前各项化验、检查。	给予讲解术前注意事项。
3月13日	8:00	生命体征平稳。	完成术前准备。
	8:10	患者进入手术室。	完成手术交接。
		患者在全身麻醉下行“脊柱后路畸形截骨矫形、钉棒系统内固定植骨融合术”，术中出血800mL。	手术过程顺利，术中输同型红细胞1000mL，普通冰冻血浆220mL，患者无不良反应。
	14:00	手术时长6小时，术毕安返病房，患者意识清醒，生命体征：T36.5℃、P76次/分、R18次/分、BP126/88mmHg、SpO_2 97%。伤口敷料包扎好，未见渗血，2条伤口引流管引流通畅，引流液为血性。留置尿管通畅，尿色正常。双下肢感觉运动同术前，皮肤完好。自诉伤口疼痛，疼痛评分为4分。	遵医嘱给予持续心电监测及低流量吸氧（2L/min），平卧6小时，双腿屈曲，头颈部垫软枕；6小时后轴线翻身，翻身后在腰背部及双膝间置软枕，保持舒适体位。妥善固定各导管保持通畅；指导患者双下肢功能训练，遵医嘱静脉输注抗炎、镇痛、消肿、营养神经等药物治疗，给予氧气雾化吸入。
3月14日		病情平稳，生命体征：T36.3℃、P72次/分、R18次/分、BP126/70mmHg；伤口敷料干燥，无渗血；2条伤口引流管通畅，引流液为血性，左侧伤口引流量为400mL，右侧300mL。留置尿管通畅，尿色正常。双下肢感觉运动同术前。腹部见4cm×2cm张力性水疱。患者自诉伤口疼痛，疼痛评分为4分。	遵医嘱停持续心电血压监测及低流量吸氧，医生给予伤口换药。继续给予静脉输万古霉素等药物治疗，指导患者有效咳嗽。复查血（表2-2-3）：血红蛋白为89g/L，输同型红细胞600mL，无不适。腹部水疱给予无菌抽吸。患者主诉腹胀，给予口服四磨汤后好转。
3月16日		生命体征平稳，伤口敷料包扎好，未见渗血，伤口愈合良好；2条伤口引流管通畅，引流液为血性，伤口引流量为200mL。双下肢感觉运动正常，腹部张力性水疱已消退，结痂。患者主诉腰背部伤口疼痛较前缓解，疼痛评分为2分。	医生给予伤口换药，切口愈合良好，拔除1条引流管；拔除尿管后患者可自主排尿，尿色淡黄。协助患者佩戴支具下床活动，给予防跌倒知识宣教。指导患者进行双下肢功能训练。
3月20日		伤口敷料包扎好，伤口引流量为80mL。双下肢感觉运动正常，皮肤好。患者主诉腰背部伤口疼痛较前缓解，疼痛评分为1分。	医生给予拔除伤口引流管，更换伤口敷料。指导患者双下肢交替踢腿锻炼。复查血（表2-2-3）：血红蛋白升至94g/L。
3月21日		术后病情平稳，伤口愈合良好，四肢感觉运动正常，复查X线片，畸形明显改善，办理出院。	给予出院指导，告知术后1个月以卧床休息为主，主动功能训练。指导患者佩戴支具并告知复查时间。

术后异常检验结果见表 2-2-3。

表 2-2-3 术后异常检验结果

项目	检验结果		参考值
	3 月 14 日	3 月 20 日	
红细胞计数 / (10^{12}/L)	3.76 ↓	3.21 ↓	4.3 ~ 5.9（男）3.9 ~ 5.2（女）
C 反应蛋白 / (mg/dL)	1.807 ↑	1.162 ↑	0 ~ 0.8
血红蛋白 / (g/L)	89 ↓	94 ↓	137 ~ 179（男）116 ~ 155（女）
白细胞计数 / (10^9/L)	13.05 ↑		3.5 ~ 10.0
中性粒细胞百分比	0.797 ↑		0.50 ~ 0.70
红细胞沉降率 / (mm/h)	21 ↑		0 ~ 20
总蛋白 / (g/L)	52.6 ↓		55 ~ 80
血清白蛋白 / (g/L)	28.7 ↓		35 ~ 50
肌酸激酶 / (U/L)	558.1 ↑		2 ~ 200

（二）主要护理问题及措施

1. 引流管护理

1）问题依据

患者术后留置 2 条伤口引流管，充分引流可以有效清除积液，促进伤口愈合。

2）护理思维

患者手术创伤大，术后常规留置伤口引流管，护理人员应重视引流管的护理，注意保持引流管通畅，观察并记录引流液的颜色、性质、量及引流速度，及时发现病情变化。引流液颜色变浅且突然增多时应警惕脑脊液漏的发生；引流不畅时易导致切口积血和血肿的形成，影响术后神经功能的恢复。

3）主要措施

（1）病情观察与评估：密切观察生命体征，观察患者四肢感觉运动情况；观察伤口敷料有无渗血、渗液，观察引流液的颜色、性质、量及引流速度。

（2）伤口护理：观察手术切口有无红肿、渗血、渗液等症状，保持伤口敷料干燥，及时更换。

（3）引流管护理：妥善固定引流管，保持引流通畅，根据引流情况遵医嘱间断夹闭引流管以控制每日引流量。

（4）体位护理：平卧位时头颈部垫软枕；侧卧时腰后及双膝间垫软枕，避免引流管扭曲、打折、脱落。

（5）饮食护理：多进食高蛋白、高维生素、富含纤维素的食物，以增加营养，增强机体抵抗力，促进伤口愈合。

（6）健康教育：告知患者及家属引流管护理的重要性及注意事项，指导如何正确翻身，取得患者及家属的理解及配合。

4）护理评价

患者住院期间未发生引流管相关并发症。

2. 皮肤护理

1）问题依据

入院查体可见腹部皮肤皱褶；患者在术后腹部出现 4cm × 2cm 张力性水疱。

2）护理思维

强直性脊柱炎患者由于长期的躯干屈曲畸形，行矫形手术后，对其腹部皮肤牵拉严重，常造成腹部皮肤的疼痛和张力性水疱，增加了患者的痛苦，因此，采取有效的护理措施预防皮肤受损尤为重要。

3）主要措施

（1）病情观察与评估：术前评估腹部皮肤的完整性，术后严密观察患者腹部皮肤牵拉情况，观察有无张力性水疱，做到班班交接。

（2）腹部皮肤牵拉锻炼：术前每日指导患者面对墙壁双手触墙，尽量沿墙壁向上触摸，每日 3 次，每次 15 ~ 20min，屈伸髋关节于最大活动范围，每 10 次为 1 组，每日 10 组。

（3）用药护理：保持腹部皮肤干燥，每日清洁腹部皮肤后涂抹凡士林乳膏。

（4）体位护理：术后 6 小时内采取平卧位，头颈部垫软枕，适当抬高床头，双腿屈曲，减小腹部皮肤张力；6 小时后采取侧卧位时腰后、肩部、髋部及双膝间垫软枕，保持舒适体位；根据患者的具体情况给予适当调整，降低切口张力，并于骶尾部和双侧髋部给予敷料保护。

（5）张力性水疱的护理：出现张力性水疱，用碘伏消毒水疱后，取无菌注射器在水疱较低处穿刺，抽吸疱内液体，无菌棉签轻轻挤压，使疱壁紧贴皮肤，避免皮肤进一步破坏。

4）护理评价

患者出院前腹部张力性水疱已吸收结痂，腹部皮肤愈合良好。

（三）患者转归

患者手术治疗成功，复查各项指标正常，康复出院。

四、护理体会及反思

（一）护理体会

患者因脊柱后凸致长期躯干屈曲畸形，通过对患者术前全面评估，提前对患者进行腹部皮肤牵拉锻炼及皮肤护理，尽管手术造成皮肤过度牵拉产生水疱，但经过对症处理后恢复良好，患者对此表示理解，并能积极配合康复训练。

（二）反思

护理人员术后观察要点主要集中在生命体征监测、神经功能观察以及皮肤观察等方面，还应加强对患者胃肠道功能的观察。术后胃肠功能紊乱，易出现恶心、呕吐、腹胀等肠系膜上动脉压迫综合征表现，可采用流质—半流质—软食—普食顺序逐渐改变饮食模式，同时饮食量应由少量多餐逐渐过渡至正常，可联合营养科共同制订饮食计划，保证患者胃肠道功能的恢复。

五、相关知识链接

（一）强直性脊柱炎（ankylosing spondylitis，AS）

1. 概念

强直性脊柱炎是一种病因未知的慢性炎性病变，是血清学检验类风湿因子多为阴性的脊柱关节病，主要累及脊柱、骶髂关节及骨盆。有时可累及周围关节、眼（虹膜炎或葡萄膜炎）、心脏及肺。长期患病者因为脊柱关节及脊柱上肌腱附着点的炎症导致慢性疼痛和僵硬，从而引起脊柱进展性的强直。强直性脊柱炎通常在 20 ~ 40 岁起病，男性患者的发病率是女性的 3 倍，症状出现的平均年龄为 23 岁，从出现症状到确诊需要 8.5 ~ 11.4 年。

2. 病因

强直性脊柱炎病因不明，主要与以下几项因素有关：

（1）遗传因素：强直性脊柱炎患者的 HLA-B27 抗原为阳性的概率为 88% ~ 96%，但是，所有 HLA-B27 阳性者只有 5% 是强直性脊柱炎患者，二者并非直接相关，HLA-B27 阳性对本病的预测性最强。

（2）感染因素：慢性牙周炎在强直性脊柱炎患者中的发病率大约是正常人的 2 倍。耶尔森菌和沙门菌的表面蛋白与 HLA-B27 有同源性，肠道感染是发病的诱因之一。引起炎性肠病的一些特定细菌可以诱发本病。

（3）免疫因素：强直性脊柱炎患者肿瘤坏死因子（tumor necrosis factor α，TNF-α）表达量高于正常人，白细胞介素 -27（interleukin-27，IL-27）和 T 细胞刺激因子 CD154 在强直性脊柱炎患者血清中的表达要明显高于非本病患者。

（4）内分泌因素：研究发现强直性脊柱炎患者下丘脑 – 垂体 – 肾上腺轴可能受损，激素反应失调。此外，性激素可能也参与了该疾病的发生发展。

3. 临床表现

强直性脊柱炎发病比较隐匿，症状与其他许多疾病相似而容易漏诊、误诊，主要临床表现为：

（1）炎性腰背痛：患者多在腰骶部出现钝痛，同时下腰伴有晨僵、疲劳乏力等现象，疼痛以静息痛为特征，夜间明显，活动后疼痛及晨僵现象改善。

（2）外周关节炎：部分患者以外周关节炎为首发症状，主要表现为以髋、膝、踝、肩关节肿胀为主的单关节炎。青少年起病的患者常见以髋关节炎为首发症状，髋部疼痛，青少年患者易导致髋关节畸形。

（3）关节外表现：部分患者出现急性前葡萄膜炎，表现为畏光流泪、视物模糊，多为急性单侧发作，2 个月内可自行缓解，容易反复发作导致白内障、青光眼、黄斑变性。

4. 治疗

（1）非药物治疗：告知患者要合理和坚持进行体育锻炼，首选常规普通有氧锻炼方式，因寒冷刺激会导致症状加重，所以不提倡游泳锻炼。日常活动保持正确的站姿和坐姿。站立时尽量保持挺胸、收腹和双眼平视前方，坐位时保持胸部挺直，睡硬板床取仰卧位。对疼痛和炎性关节或软组织给予必要的物理治疗。建议吸烟患者戒烟。

（2）药物治疗：非甾体抗炎药（nonsteroidal anti-inflammatory drug，NSAID）是目前治疗的首选药物，可迅速改善腰背疼痛、晨僵、关节肿痛等症状。常用NSAID：塞来昔布、双氯芬酸等。

（3）外科治疗：晚期强直性脊柱炎出现的最严重的并发症是髋关节融合及脊柱强直畸形。可施行全髋关节置换术治疗髋关节融合，施行脊柱矫形术以矫正脊柱畸形。

5. 功能训练方法

（1）维持脊柱生理曲度，防止脊柱畸形的训练

①床上伸展运动：仰卧位，双臂上伸过头，向手指、脚趾两个方向伸展后放松，再伸展再放松，反复做几次。伸展双腿，足跟下伸，足背向膝方向屈，直至感到舒适后放松。

②弓背运动：趴跪如猫状，低头，弓背直至完全拉伸再放松后塌背仰头抬臀，尽量拉伸，如此反复5～6次；转体运动：坐位双臂平举，双手交叉，转体向右，目视右肘，坚持5s后复原，向左转体，目视左肘，每侧反复5～6次。

（2）维持胸廓正常活动的训练：每日晨起坚持做10min的深呼吸；双肩向前并伸展头及上背，坚持5s，如此反复5～6次。

（二）强直性脊柱炎合并脊柱骨折

强直性脊柱炎患者的脊柱骨量减少并有融合节段，使得患者尤其是在受到微小创伤时易发生骨折。强直性脊柱炎合并脊柱骨折多见于颈、胸、腰椎，且下颈椎及胸腰椎段为好发部位。

1. 按影像学分类法分类

剪力骨折（新鲜骨折），发生在颈椎；应力骨折（假关节形成），以胸腰椎多见；椎体压缩性骨折。

2. 强直性脊柱炎合并脊柱骨折很容易被漏诊的原因

（1）强直性脊柱炎患者长期疼痛掩盖脊柱骨折引起的疼痛；

（2）椎间盘骨化、异位骨、硬化症导致的解剖变形使得脊柱骨折在X线片上难以发现。误诊原因是慢性应力性损伤导致骨折在X线片上有特征性改变，即骨折平面的椎间盘处存在椎间盘－椎体破坏性病损，表现为两相邻椎体的终板面有广泛的软骨下骨质破坏，边缘不整，周围伴有骨质硬化，从而出现团块状骨化和骨赘，形成假关节，此征象易误诊为脊柱结核，也有误诊椎体肿瘤的报道，本病延误诊断率高达36%。

3. 手术方式

因为骨质量较差，对于颈椎骨折常推荐前后路或长后路内固定；胸腰段的骨折可以根据骨折节段行长后路内固定。最近，经皮长节段的内固定手术方法已被应用。因为很多强直性脊柱炎患者并存其他疾病，这些手术相关的并发症发病率和致死率都很高。

（刘锦锦　孔　丹　苏晓静　高　远）

第三节　1例胸椎椎体压缩性骨折患者的护理

一、基本信息

姓名：杨某；性别：女；年龄：74岁；婚姻情况：已婚

文化程度：小学；籍贯：河南省安阳市；职业：无

入院日期：2017年6月21日；出院日期：2017年6月24日

出院诊断：T_{11}骨质疏松性压缩性骨折

病史陈述者：患者本人及家属

二、病例介绍

主诉：摔伤致腰背部疼痛16天。

现病史：患者于2017年6月5日不小心滑倒，当时未感不适，第2天出现剧烈腰痛，持续加重，行走耐受距离仅100米，有过电样疼痛，平躺休息可缓解。为进一步治疗来我院检查，MRI检查显示：T_{11}椎体压缩性骨折，腰椎退行性变，$L_{3\sim4}$、$L_{4\sim5}$椎间盘突出；L_4椎体Ⅰ°滑脱；S_2椎体水平椎管内囊肿。门诊以"胸椎骨折"收入我科。

入院诊断：胸椎骨折。

既往史：否认肝炎、结核、疟疾等传染病病史；否认脑血管疾病、精神疾病病史；高血压半年、血压波动较大；口服阿司匹林20年现已停服7天，有心律不齐病史10余年。有双下肢静脉曲张病史10余年，1981年曾行阑尾炎切除术，2011年行胃部分切除术，2015年行乳腺癌切除术，自述对青霉素、头孢类、磺胺类、替硝唑、化纤类衣物过敏；预防接种史不详。

婚育史：已婚，育有1子。

家族史：父母已故，家族中无传染病及遗传病病史。

专科检查：视诊，自动体位，脊柱未见明显畸形，双下肢肌肉无萎缩，双下肢水肿不明显。触诊，T_{11}椎体段棘突旁压痛及叩击痛，鞍区感觉未见明显减退。四肢感觉良好；双侧足背动脉搏动良好，末梢血液循环一般。活动：胸、腰椎主、被动活动明显受限，四肢关节活动未见明显受限，肌张力正常。四肢各肌群肌力正常，腱反射正常存在，病理征未引出。

辅助检查：

CT检查：T_{11}椎体压缩性骨折（6月21日）（图2-3-1）。

胸腰椎MRI检查：T_{11}椎体压缩性骨折，腰椎退行性变、$L_{3\sim4}$、$L_{4\sim5}$椎间盘突出。L_4椎体Ⅰ°滑脱。S_2椎体水平椎管内囊肿（6月21日）（图2-3-2）。

辅助检验结果：无异常。

入院时生命体征：T36℃，P80 次 / 分，R18 次 / 分，BP142/80mmHg。

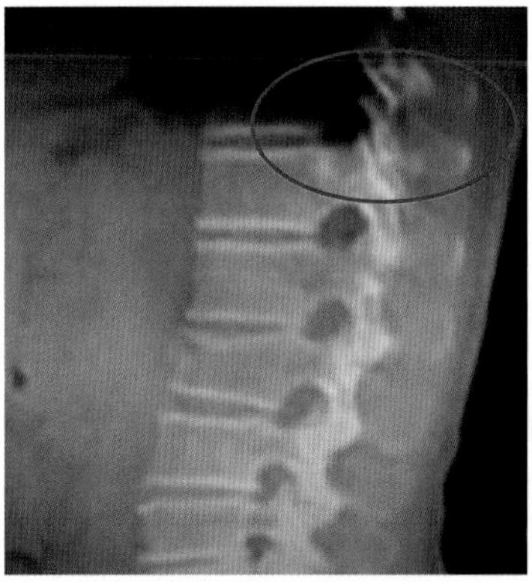

图 2-3-1　术前 CT

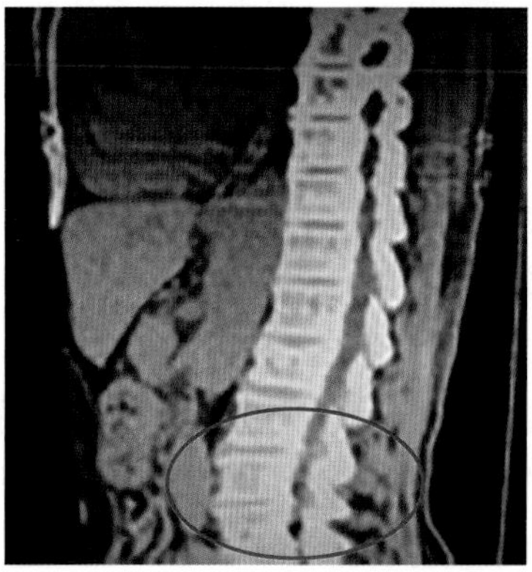

图 2-3-2　术前 MRI

入院时护理风险评估：疼痛数字评分法评分为 2 分，跌倒风险评估为低风险，血栓风险因素评估评分为 2 分。

心理社会方面评估：患者情绪稳定，家庭关系和睦。

三、治疗护理及预后

（一）治疗护理过程（表 2-3-1）

术后辅助检查：无异常。

辅助检验结果：无异常。

表 2-3-1　治疗护理过程

时间		病程经过	治疗处置
6 月 21 日		患者摔伤腰背部疼痛 16 天，以“胸椎骨折”收入我科。	完善各项检查与术前风险评估。给予讲解术前注意事项。
6 月 23 日	8：00	生命体征平稳。	完成术前准备。
	8：10	患者进入手术室。	完成术前交接。
	9：00	在局部麻醉下行“T_{11} 椎体成形术”。	手术过程顺利。
	10：00	手术时长 1 小时，生命体征：T36.2℃、P87 次 / 分、R18 次 / 分、BP150/94mmHg。伤口敷料包扎好，无渗血；双下肢感觉运动正常，肌力正常。主诉伤口疼痛，疼痛评分为 2 分。	遵医嘱给予静脉滴注抗炎等药物治疗，协助患者佩戴腰围下床活动，患者自主排尿，未诉不适。
6 月 24 日		患者病情平稳，双下肢感觉运动正常，肌力正常，疼痛评分为 1 分。出院。	给予出院指导：教会患者腰围的佩戴方法、下床活动方法；用药注意事项、复查时间。

（二）主要护理问题及措施

1. 骨水泥渗漏观察护理

1）问题依据

据文献报道，术后发生骨水泥渗漏是椎体成形术最常见的并发症，发生率达 41.8%。

2）护理思维

骨水泥渗漏是椎体成形术最严重的并发症之一，能引起神经组织的受压或形成栓子，引起肺栓塞及严重神经症状。所以护士应加强术后早期对患者的病情观察，及早发现病情变化，预防骨水泥渗漏引起的神经损伤、肺栓塞等严重并发症的发生。

3）主要措施

（1）密切观察生命体征：术后观察患者有无体温、血压异常，有无呼吸困难、咳嗽、憋闷的症状，以及四肢感觉运动情况。

（2）观察指标：出现疑似骨水泥渗漏的症状应立即报告医生，遵医嘱行 CT 检查，给予动脉血气分析、凝血功能检查，避免出现肺栓塞。

（3）健康教育：术日多饮水，以加速骨水泥代谢；告知患者发生骨水泥渗漏的自我观察方法。

4）护理评价

患者术后未发生骨水泥渗漏。

2. 有发生二次骨折的风险

1）问题依据

据文献报道：对于发生过骨质疏松性骨折的患者，其再次发生骨折的概率显著高于正常人，有数据显示，再次发生骨折的概率是正常人的 2 ～ 9 倍。

2）护理思维

术后老年人活动幅度大，在起床用力、下床活动过程中，易发生新的骨折，增加患者的痛苦，临床护士应重点做好健康宣教，如支具佩戴、日常活动注意事项等，防止再发生骨折。

3）主要措施

（1）病情评估与观察：起床活动不宜过猛，防止体位性低血压；活动前进行自我评估，如自感不适，择期下床活动。

（2）跌倒预防：第一次下床活动时，佩戴腰围，在护士和家属的指导和陪伴下进行；协助患者起床，做到起床慢，先在床边静坐 3 ～ 5min；然后缓慢站立；下地活动时，注意床旁有无杂物。

（3）健康教育：告知患者及家属居家活动的注意事项，如在夜间保证卫生间光线明亮，地面干燥；穿舒适合身的衣裤及防滑鞋；口服降压药、降糖药、镇静药等注意掌握药量，每日自我测量，避免低血压、低血糖等造成跌倒的风险。如果条件允许，可进行居家式老化改造，同时要进行抗骨质疏松的治疗。

4）护理评价

患者防跌倒意识增强，已经掌握健康指导内容。

（三）患者转归

患者手术顺利，按要求佩戴支具下床活动，康复出院。

四、护理体会及反思

（一）护理体会

在围手术期护士严密观察患者病情变化，加强围手术期的健康指导，进行针对性强的健康安全教育，避免跌倒的发生。

（二）反思

针对老年患者除了强化对患者本人的健康教育之外，对照护者的指导也是非常必要的，护理人员在工作中要注意对患者的照护者进行相关知识的培训，提高其照护能力，保障患者安全。

五、相关知识链接

（一）骨质疏松性压缩性骨折

骨质疏松性骨折是骨质疏松症的严重后果，由于骨量减低、骨强度下降、骨脆性增加，日常活动中轻微损伤即可造成脆性骨折，此类骨折多属于完全骨折。本病多发于老年、绝经后妇女。脊柱骨质疏松椎体压缩性骨折是其最常见的骨折，并且骨折后骨愈合过程缓慢，外科治疗的难度大，临床疗效降低，而且再次发生骨折的风险大。患者的生活质量明显受到影响，并有较高的致残率及致死率。

（二）椎体成形手术方式

经皮椎体成形术（percutaneous vertebroplasty，PVP）是指经皮通过椎弓根或椎弓根外向椎体内注入骨水泥以达到增加椎体强度和稳定性、防止塌陷、缓解疼痛，甚至部分恢复椎体高度为目的一种微创脊椎外科技术。

经皮椎体后凸成形术（percutaneous kyphoplasty，PKP）是经皮椎体成形术的改良与发展，采用经皮穿刺椎体内气囊扩张的方法使椎体复位，在椎体内部形成空间，这样可减小注入骨水泥时所需的推力，而且骨水泥置于其内不易流动。

（三）骨水泥渗漏

骨水泥渗漏位置按椎体上骨水泥渗出部位分为椎体皮质渗漏、终板渗漏、椎旁血管渗漏及椎管内渗漏。

测量 X 线片及术后 CT 片上骨水泥渗出最远端与椎体渗出处连线的长度，依其渗出长度及并发症发生情况分为 4 级：Ⅰ级为未观察到渗漏；Ⅱ级为可观察到 1 ~ 2mm 的骨水泥的外渗，无须进一步的医学干预治疗；Ⅲ级为可观察到大于 3mm 的骨水泥外渗，且骨水泥渗出对患者无风险或风险较小，不需要临床干预治疗；Ⅳ级为严重渗出，可以观察到明显的骨水泥外渗，可能需要临床干预治疗。

（四）骨质疏松的药物治疗

针对骨质疏松症，增加维生素 D 与钙的摄入是最基本的处理方法，并且为了进一步改善患者的临床症状，还需给予患者使用抗骨吸收药物及促进骨合成的药物。骨质疏松的预防：首先是高危人群的预防，主要是绝经后妇女，其次是普通人群；骨质疏松的危险因素包括：白种人和东方人种，消瘦，长期的钙及其他营养素摄入不足，运动少，嗜烟酒及咖啡，卵巢切除术后等。对有这些危险因素的绝经后妇女，如无其他禁忌证，应提倡早期使用雌激素进行预防。

1. 抗骨吸收药物

（1）双磷酸盐：可抑制骨吸收及提高骨密度，降低骨折的风险，该药物应用非常广泛。每年只需要给予患者 1 次静脉滴注，该方法可降低药物所致的胃肠道不良反应。

（2）组织蛋白酶 K 抑制剂：奥达卡替是一种具有代表性的药物，该药物可以有效抑制组织蛋白酶 K，可以降低骨吸收情况。该药物的疗效不会受饮食影响，无须在患者空腹时使用，因此相比双磷酸盐药物，奥达卡替用药更加方便，且还可以维持腰椎与髋部骨强度。

2. 促骨形成物

（1）钙敏感受体拮抗剂：是一种新的促骨形成药物，该药物可以唤醒 PTH 短脉冲释放，在用药方法上，主要给患者口服用药，尽量避免注射用药。

（2）Wnt 信号拮抗剂抑制剂与抗体疗法：Wnt 信号通路能够促进骨细胞的分化，促进骨的合成。Wnt 信号通过细胞核中 β- 连环蛋白积聚，为骨细胞的分化以及骨的形成提供触发的条件。此外，内源性的 Wnt 信号抑制剂、硬化蛋白与 DKK-1 也是常用的治疗药物，在一些研究中显示这些药物可以增加成骨细胞水平，并促进骨形成。

（3）硬化蛋白抗体：骨硬化蛋白属于一种促骨形成的调控因子，可以促进骨结构的重建，需注意的是药物使用中存在严重不良反应。

（4）其他：阿伦磷酸钠骨化三醇片主要为阿伦磷酸钠联合骨化三醇，药物协同可以显著提高骨细胞的活性水平，增加肠道中钙的吸收并提高肌肉的质量，同时药物不良反应上也可以相互补偿，具有缓冲的作用，极少数患者会出现腹痛、腹胀、恶心、呕吐等不良反应，但是这些不良反应大多比较轻，且常可自行缓解。

（白玉静　孔　丹　苏晓静　高　远）

第四节　1 例颈椎肿瘤患者围手术期的护理

一、基本信息

姓名：王某；性别：女；年龄：53 岁；婚姻情况：已婚

文化程度：中学；籍贯：山东省日照市；职业：无

入院日期：2015 年 11 月 19 日；出院日期：2015 年 12 月 20 日

出院诊断：$C_{2\sim4}$ 椎体占位、腰椎间盘突出症、乳腺增生症、甲状腺占位

病史陈述者：患者本人及家属

二、病例介绍

主诉：颈部疼痛、腰部不适伴右下肢放射痛 2 年，加重半个月。

现病史：患者 2 年前无明显诱因出现颈部疼痛，腰痛且伴右下肢放射痛，疼痛可耐受。半月前右下肢放射痛加重，当地医院行颈椎及腰椎核磁检查提示 $C_{2\sim4}$ 椎体占位、腰椎间盘突出症，建议手术治疗未采纳，患者为求进一步诊治来我院就诊，门诊以“$C_{2\sim4}$ 椎体占位，腰椎间盘突出症”收入我科。

入院诊断：$C_{2\sim4}$ 椎体占位、腰椎间盘突出症。

既往史：高血压病史 4 年，规律服用复方利血平片及尼莫地平片控制血压，血压控制情况良好，现已停服复方利血平片；否认糖尿病病史，否认肝炎、结核、疟疾等传染病病史；无输血史、手术史；曾有清开灵及双黄连过敏史，预防接种史不详。

婚育史：已婚，育有 3 子。

家族史：父母体健，兄弟姐妹 4 人均体健，家族中无传染病及遗传病病史。

专科检查：视诊，跛行步态，半自动体位，脊柱未见明显畸形，双下肢肌肉无萎缩，双下肢无水肿。触诊，颈部皮肤感觉右侧较左侧轻度减退，腰椎棘突明显压痛及叩击痛，鞍区感觉未见明显减退，四肢感觉良好。双侧足背动脉搏动良好，末梢血液循环良好，右侧乳房有结节，甲状腺有结节。活动，腰椎主动及被动活动轻度受限，右下肢主动及被动活动轻度受限。右上肢肌张力轻度增高，其余各肌肉张力未见明显异常。右侧腹壁反射未引出、双侧肱二头肌反射活跃、双侧膝腱反射活跃、双侧霍夫曼征阳性。右侧直腿抬高试验阳性 50°，各病理征未见明显异常（表 2-4-1）。

表 2-4-1　病理反射查体结果

反射	左侧	右侧
霍夫曼征	阳性	阳性
巴宾斯基征	阴性	阴性
双侧直腿抬高试验	阴性	阳性 50°
颈神经牵拉试验	阴性	阴性
颈神经挤压试验	阴性	阴性

术前辅助检查：

正电子发射计算机体层显像仪（positron emission tomography and computed tomography，PET/CT）检查：C_2、C_3 椎体骨质破坏伴高代谢软组织影，右侧咽旁淋巴组织及多处骨质可疑浓聚，考虑转移性病灶可能性大。左下肺高代谢病灶，胃窦部高代谢病灶，均建议进一步检查以排外原发性病灶。右侧乳腺可疑小片状浓聚灶，建议结合超声检查。目前，躯干及脑部 PET/CT 检查未见明显异常代谢征象。

颈椎 MRI 检查：颈椎曲度变直，寰枢椎脊髓信号不均，寰枢椎椎间盘可见向周围膨出，相应硬膜囊前缘受压（11 月 19 日）（图 2-4-1）。

CT 检查：寰枢椎及 C_3 椎体上缘水平段类圆形等密度影，考虑转移瘤或脊索瘤。

$L_{4\sim5}$椎间盘突出，腰椎骨质增生。右侧乳腺占位，甲状腺密度不均匀（11月19日）（图2-4-2）。

胸部CT平扫检查：两肺多发小结节，考虑转移性瘤可能性大。

甲状腺超声检查：甲状腺多发钙化结节，考虑恶性可能性大。

乳腺超声检查：乳腺低回声结节，考虑BI-RADS3级，右颈部Ⅱ区多发低回声结节，异常淋巴结，建议进行超声引导下穿刺活检。

甲状腺结节穿刺活检病理：左叶及右叶均为甲状腺乳头状癌。

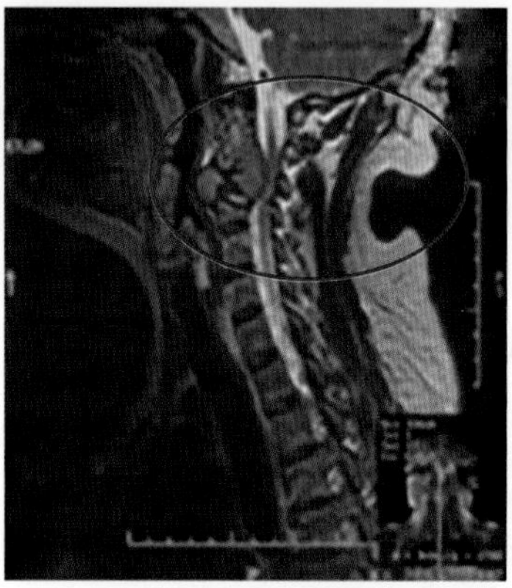

图2-4-1　MRI显示寰枢椎及C_3神经根

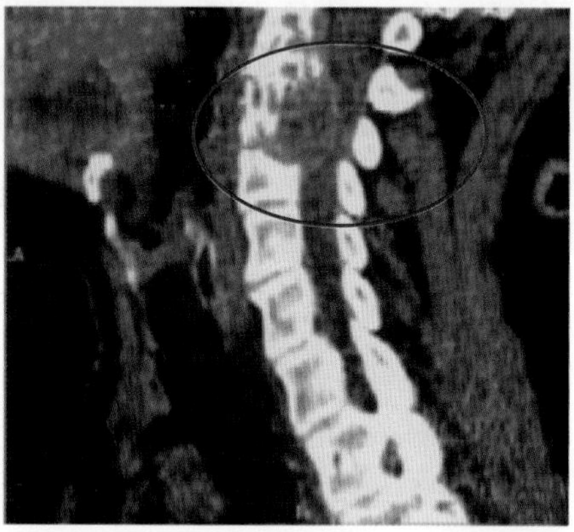

图2-4-2　CT显示寰枢椎及C_3神经根

入院时生命体征：T37.4℃，P68次/分，R18次/分，BP140/90mmHg。

入院时护理风险评估：疼痛数字评分法评分为2分，跌倒风险评估为低风险，血栓风险因素评估评分为2分。

心理社会方面评估：患者情绪稳定，儿子陪伴入院。

三、治疗护理及预后

（一）治疗护理过程（表2-4-2）

表2-4-2　治疗护理过程

时间	病程经过	治疗处置
11月19日	患者颈部疼痛、腰部不适伴右下肢放射痛2年，加重半个月，以“$C_{2\sim4}$椎体占位、腰椎间盘突出症”收入我科。	完善各项检查与术前风险评估。
11月23日	甲状腺超声检查显示：甲状腺多发钙化结节，考虑恶性可能性大。	请普外科会诊，行甲状腺结节穿刺活检。穿刺结果显示：左叶及右叶均为甲状腺乳头状癌。行PET/CT检查。
11月28日	完善术前检查，诊断明确，联合会诊，拟定手术方案。	护理团队参加联合术前讨论（脊柱外科、普通外科、麻醉科），了解手术方案，制订术后护理计划。
12月1日	术前检查、评估已完善。	给予讲解术前注意事项。

续表

时间		病程经过	治疗处置
12月2日	8：00	患者生命体征平稳。	完成术前准备。
	8：10	患者进入手术室。	完成术前交接。
		患者在全身麻醉下行"甲状腺根治术（甲状腺全切＋双侧颈部淋巴结清扫）；颈椎前路椎体占位切除、椎体重建，后路钉棒系统内固定植骨融合术"。术中失血约2000mL。	手术过程顺利。输同型红细胞1200mL，血浆640mL。
	21：00	手术时长12.5小时，生命体征：BP170/90mmHg、R15次/分、P96次/分、SpO_2 96%，颈部3条伤口引流管均通畅，引流液为血性；留置尿管通畅，尿色淡黄；右侧股静脉留置大静脉导管。左上肢肌力3级，左下肢肌力2级，右上肢肌力3级，右下肢肌力4级；左足部感觉缺失。四肢末梢血液循环良好。	遵医嘱给予持续心电血压监测及低流量吸氧（2L/min），平卧位，头下垫软枕，妥善固定各导管并保持通畅，观察并记录引流液的颜色、性质及量；遵医嘱给予静脉滴注抗炎、消肿、镇痛等药物治疗。用药30min后疼痛缓解，疼痛评分为2分。指导患者双下肢功能训练。
12月3日	9：00	生命体征平稳，精神欠佳；自述已肛门排气，但仍感胃胀、恶心、呃逆，少量饮水呛咳并感咽部异物感，平躺呼吸稍感不畅。引流管通畅，引流量为420mL；尿管通畅，尿色淡黄。观察化验指标回报：血清白蛋白较前降低、血浆*D*–二聚体升高。	医生给予换药，拔除颈前部1处引流管；请耳鼻喉科会诊，遵医嘱给予氧气雾化吸入及静脉滴注化痰药物治疗；给予留置胃管，持续胃肠减压，引出墨绿色胃内容物310mL，禁食水。复查血（表2-4-3）：血清白蛋白29.1g/L，血清钾3.28mmol/L，遵医嘱给予静脉滴注人血白蛋白10g及补钾治疗；注射抗凝药物治疗，指导患者下肢功能训练。
	12：00	胃胀、恶心、呃逆较前缓解。	留置胃管通畅。
12月5日	15：30	生命体征平稳，咽部异物感较前缓解，胃管通畅；伤口引流管通畅，引流量165mL；左上肢肌力3级，左下肢肌力2级，右上肢肌力3级，右下肢肌力4级；左足部感觉缺失较前好转。	医生给予拔除颈部第2条引流管；给予匀浆膳胃管注入；指导患者佩戴颈托，指导患者双下肢功能训练；复查甲状腺素水平（表2-4-4），给予鼻饲左甲状腺素片治疗。
12月8日		患者生命体征平稳，胃管通畅、固定好；伤口敷料包扎好，伤口引流管通畅，引流量为40mL；饮水后呛咳症状缓解。	遵医嘱停止心电监护；医生给予拔除颈后伤口引流管，换药；继续给予肠内营养支持；协助患者进行坐卧位训练；指导患者经口进水，无呛咳。指导双下肢功能训练。
12月13日		患者病情平稳，胃管固定好，四肢肌力同前；左足部感觉缺失较前好转。	给予患者佩戴颈托，协助患者使用助行器下床站立、床旁活动；继续指导经口少量饮水，无呛咳。
12月15日		患者病情平稳，近日饮水无呛咳等不适症状。	遵医嘱给予拔除留置胃管；进半流食，给予饮食指导；指导行走活动。
12月20日		患者伤口愈合良好，左上肢肌力3级，左下肢肌力3级，右上肢肌力3级，右下肢肌力4级；左足感觉已恢复，出院。	给予出院指导，饮食指导，指导颈托佩戴方法、注意事项及复查等。

术后辅助检查：无异常。

术后异常检验结果见表 2-4-3、表 2-4-4。

表 2-4-3 术后异常检验结果

项目	指标	结果	参考值
血常规	红细胞计数 /（10^{12}/L）	3.89 ↓	4.3 ~ 5.9（男）3.9 ~ 5.2（女）
	白细胞介素 -6/（pg/mL）	151.0 ↑	0 ~ 5.9
生化	总蛋白 /（g/L）	48 ↓	55 ~ 80
	血清白蛋白 /（g/L）	29.1 ↓	35 ~ 50
	血钾 /（mmol/L）	3.28 ↓	3.5 ~ 5.5
出凝血常规	血浆 *D*- 二聚体 /（μg/mL）	16.31 ↑	0 ~ 0.50

表 2-4-4 术后甲功七项监测

项目	检验结果				参考值
	12 月 3 日	12 月 4 日	12 月 11 日	12 月 19 日	
血清甲状腺素测定 /（nmol/L）	83.2	66.6	69.7	140.6	成人 55.34 ~ 160.88（centaur）；68 ~ 181（roche）
血清三碘甲腺原氨酸测定 /（nmol/L）	0.48 ↓	0.70 ↓	0.57 ↓	1.14	成人 1.01 ~ 2.95（centaur）；1.3 ~ 3.1（roche）
血清游离 T3 测定 /（nmol/L）	2.35 ↓	2.37 ↓	1.47 ↓	3.54	成人 2.76 ~ 6.3（centaur）；3.1 ~ 6.8（roche）
血清游离 T4 测定 /（nmol/L）	18.81	12.11	16.25	25.10 ↑	成人 10.42 ~ 24.32（centaur）；12 ~ 22（roche）
血清促甲状腺激素测定 /（nmol/L）	0.25 ↓	3.84	2.70	1.48	成人 0.35 ~ 5.5（centaur）；0.27 ~ 4.20（roche）nmol/L
抗甲状腺球蛋白抗体测定 /（IU/mL）		18.3	32.9		＜ 60（centaur）；＜ 115（roche)
抗甲状腺过氧化物酶抗体测定 /（IU/mL）		＜ 28	37.3		＜ 60（centaur）；＜ 34（roche）

（二）主要护理问题及措施

1. 甲状腺危象的观察与预防

1）问题依据

术后第 1 天血清三碘甲腺原氨酸测定指标下降为 0.48nmol/L，血清促甲状腺激素测定指标下降为 0.25nmol/L，提示甲状腺功能下降；有文献指出颈部手术中过度挤压甲状腺组织，使单位时间内大量的甲状腺素突然释放入血，易导致甲状腺危象的发生。

2）护理思维

甲状腺危象一旦发生，病势凶险，死亡率为 20% ~ 50%，死亡原因也相对较多，如心力衰竭、心律失常、电解质紊乱等；护理人员应严密观察患者生命体征及局部伤口情况。

3）主要措施

（1）病情的观察与评估：严密监测生命体征，体温＞ 39℃，脉搏＞ 120 次 / 分，脉压增大且不稳定；严格床头交接，患者持续失眠、高度兴奋、烦躁不安、多汗、呕吐、腹泻、体重减轻，是甲状腺危象的先兆表现。

（2）生命体征监测：术后 12 ~ 36 小时为甲状腺危象的高发时期，持续心电血压监测，及时记录。

（3）饮食护理：指导患者少量饮水，若无呛咳，逐次增加饮水量；拔除胃管后，饮食要由流食逐渐过渡到普食；多进食高热量、高蛋白食物。

（4）检验指标监测：遵医嘱定期复查，如出现血清 3,5,3'- 三碘甲腺原氨酸（3,5,3' triiodothyronine，T3）、甲状腺素（thyroxine, Thx，T4）升高，游离三碘甲腺原氨酸（free triiodothyronine，FT3）和游离甲状腺素（free thyroxine，FT4）增高明显；电解质紊乱如低钾、低钠血症，应引起重视并及时报告医生。

（5）心理护理：护士与患者进行有效沟通，及时发现患者的情绪变化，给予心理疏导，保证患者有充足的睡眠。

4）护理评价

患者术后未出现甲状腺危象的症状。

2. 颈部血肿的观察及预防护理

1）问题依据

颈椎前后路手术，手术时长 12.5 小时，术中失血约 2000mL；有文献指出，颈部血管丰富，易出现小血管结扎、止血不彻底，导致颈部血肿。

2）护理思维

颈部血肿会压迫神经、气管引起严重脊髓损伤、窒息等并发症。在术后 6 ~ 8 小时内，重点观察患者伤口有无肿胀、呼吸困难、四肢肌力的改变情况。做到早发现、早治疗，避免危及患者生命。

3）主要措施

（1）病情观察与评估：观察颈部周径变化，倾听患者的主诉，注意有无胸闷、呼吸困难，同时观察患者四肢的感觉及运动情况。

（2）生命体征监测：术后密切观察患者生命体征，每半小时测量 1 次，血氧饱和度保持在 95% 左右。

（3）体位管理：颈托制动、平卧位，头下垫软枕，6 小时后行轴线翻身，翻身时注意管路是否通畅，每 2 小时翻身 1 次，注意皮肤有无压红。

（4）伤口护理：伤口敷料若有渗血，要及时给予更换，保持引流通畅，避免受压、打折等；避免用力咳嗽，以免增加血管压力。

（5）健康宣教：告知家属病情观察的重点，如出现憋气、呼吸困难、颈部肿胀，如出现引流液突然增多、伤口渗血等应及时向医护人员报告。

（6）预防护理：科室制定完善的颈部血肿处置应急预案，定点放置专门的急救箱，定时检查，时刻处于备用状态。定期进行血肿处置应急演练，护理人员掌握血肿的救治流程。

4）护理评价

患者术后未发生颈部血肿。

3. 潜在并发症：喉上、喉返神经损伤

1）问题依据

患者在术后出现饮水呛咳、咽部不适，并伴有呼吸不畅。喉镜检查回报：一侧声门闭合不全，喉部水肿。在颈椎前路和甲状腺手术后，易合并喉上、喉返神经损伤。

2）护理思维

喉上神经损伤：外支损伤环甲肌瘫痪，引起声带松弛、音调降低。内支损伤，则使喉部黏膜感觉丧失，容易发生误咽和饮水呛咳。喉返神经损伤：一侧的喉返神经损伤会引起声音嘶哑、饮水呛咳；两侧的喉返神经损伤会导致声带麻痹，引起失音或严重的呼吸困难。因此，应对患者的发声及吞咽情况进行评估和监测。

3）主要措施

（1）病情观察与评估：评估患者出现呛咳、呼吸不畅的严重程度，及时请耳鼻喉科会诊，行喉镜检查。

（2）出现呛咳后停止经口进食，给予留置胃管，给予肠内补给营养。

（3）饮食护理：甲状腺切除术后6小时内禁食，目的是让患者颈部的血管收缩，使出血量减少，若无呛咳症状，24小时内可进食冷的流质食物并饮凉开水。温热的流质食物可在手术后1～2天后食用，但温度不宜过高以防止颈部血管扩张。患者拔除留置胃管后，由流食逐步过渡到普食，多进食高热量、高蛋白食物。

（4）健康宣教：告知患者及家属出现神经损伤的表现及处理方法，指导患者正确的进食。

4）护理评价

患者饮水呛咳、喉头异物感症状消失。

（三）患者转归

患者生命体征平稳，伤口愈合良好，出院。

四、护理体会及反思

（一）护理体会

该患者 $C_{2\sim4}$ 椎体占位、甲状腺占位，病情复杂，手术难度大，经多学科联合会诊后为患者制定了手术方案。考虑到患者颈椎与甲状腺的手术同时进行，术后除了执行颈椎术后的护理常规外，还重点加强了对甲状腺手术后并发症的观察，确保患者安全，使患者顺利康复。

（二）反思

呼吸困难和窒息常在甲状腺手术后48小时内发生，是较为严重和紧急的一种术后并发症。而颈椎术后突发颈部血肿同样会引起呼吸困难。因此，术后要对患者的呼吸情况进行严密监测，若患者出现烦躁、发绀或呼吸困难的症状，要及时向医生报告，并采取相应的措施进行处理，床旁备好急救物品和气管切开包。

五、相关知识链接

（一）颈椎肿瘤

颈椎肿瘤是指发生于颈椎及其附属组织血管、神经、脊髓等的原发性与继发性肿瘤及一些瘤样病变，椎管内肿瘤是指生长于脊髓本身及椎管内与脊髓相邻组织结构（如神经根、硬脊膜、椎管内脂肪组织及血管等）的肿瘤的总称，可将两者统称为颈椎肿瘤。

颈椎原发肿瘤非常少见，常见的有骨髓瘤、淋巴瘤、脊索瘤、软骨肉瘤及骨巨细胞瘤和椎管内的神经纤维瘤、神经鞘瘤、脊膜瘤等。有数据显示，骨转移性肿瘤发生率占全身转移性肿瘤的 15% ~ 20%，仅次于肺与肝脏，居第三位。在骨骼系统中，脊柱是最常见的转移部位，颈椎转移瘤占脊柱转移瘤的 8% ~ 20%，其原发肿瘤多为乳腺癌、肺癌、前列腺癌、肾癌等。颈椎肿瘤以局部症状为主要临床表现，如疼痛、运动功能受限；如果肿瘤已侵犯骨性结构，进入椎管并压迫脊髓、神经根，则出现神经系统异常表现。若椎管内延髓处的呼吸循环中枢受压，可导致呼吸障碍；而肿瘤组织一旦压迫颈髓，则易造成高位截瘫，甚至危及患者生命。

随着对颈椎肿瘤的不断研究，现颈椎肿瘤的治疗以手术为主，应尽量彻底切除肿瘤，减少复发，根据肿瘤部位和侵袭特点选择前路、后路或前后联合入路手术。

（二）术后甲状腺危象

甲状腺危象是由于大量的甲状腺激素释放入血而引起的，多发生在术后 12 ~ 36 小时，起病急、发展快、病死率高，常表现为发热、心律失常、神经系统症状等。甲状腺危象作为内分泌系统急症之一很少见，病死率为 20% 以上，是甲状腺手术后或颈部手术后严重的并发症和死因之一。

术后甲状腺危象产生的原因包括：①术前准备不足，甲状腺功能亢进症状未能很好地控制便进行手术；②手术的应激反应使儿茶酚胺大量释放，交感神经系统兴奋性增强；③手术时间过长、术中操作动作粗暴、过度挤压，使大量的甲状腺素进入血液；④原有基础疾病。

患有心脑血管疾病，肝功能不全等基础病的患者，血流动力学发生改变，术后甲状腺危象的发生率增加，均会影响下丘脑对甲状腺的正常调节而产生甲状腺素分泌异常，造成体内甲状腺素的浓度不平稳。

甲状腺危象应该以预防为主，充分而完善的术前准备，规范而细致的术中操作，严密观察术后病情，合理的术后处理是预防术后甲状腺危象的关键。

若甲状腺危象发生，目前公认治疗甲状腺危象的要点包括 4 个方面：①大剂量应用特异性的抗甲状腺药物如甲巯咪唑、丙硫氧嘧啶和碘化物；②应用 β 受体阻滞剂及糖皮质激素类药物以阻止过多的甲状腺激素所致的靶器官效应；③积极治疗原发疾病，如控制感染、治疗外伤，纠正基础病变如心律失常等；④积极保护重要脏器，预防功能失代偿，如控制体温、纠正心力衰竭及休克，保护肝、肾功能等。

（刘　洋　孔　丹　苏晓静　高　远）

第五节 1例腰椎间隙感染患者的护理

一、基本信息

姓名：倪某；性别：女；年龄：53岁；婚姻情况：已婚

文化程度：大学；籍贯：山东省；职业：公务员

入院日期：2018年8月28日；出院日期：2018年11月20日

出院诊断：腰椎间隙感染

病史陈述者：患者本人及家属

二、病例介绍

主诉：腰及右下肢疼痛2个月。

现病史：患者诉2个月前感腰部及右下肢疼痛不适，站立及行走时疼痛加重，休息减轻；无发热、盗汗、肢体麻木、步态不稳、大小便障碍。于当地医院住院治疗，MRI显示：腰椎间盘突出症。给予针灸、输液对症治疗，症状缓解不明显。转至其他医院检查，复查腰椎MRI显示：L_4、L_5椎体异常信号，为进一步治疗来我院就诊，以“腰椎占位”收入我科。

入院诊断：腰椎占位。

既往史：否认糖尿病、高血压病病史；否认肝炎、结核、疟疾等传染病病史；2011年因双膝半月板损伤行“关节镜探查术”；否认食物、药物过敏史，对花粉过敏。预防接种史不详。

婚育史：已婚，育有1女。

家族史：无特殊。

专科检查：视诊，强迫卧位，脊柱未见明显畸形，双下肢无水肿，肌肉无萎缩。触诊，腰椎双侧棘突旁无明显压痛，L_4、L_5椎旁轻度叩击痛，右足背感觉轻度减退，余肢体感觉正常，双侧足背动脉搏动良好，末梢血液循环良好。双下肢主动及被动活动正常，四肢肌张力正常。左侧直腿抬高试验阳性，左侧直腿抬高加强试验阳性，各病理征未见明显异常。

辅助检查：

CT检查：$L_{4\sim5}$椎体椎间盘信号异常（8月28日）（图2-5-1）。

腰椎增强MRI检查：①腰椎退行性改变，L_4、L_5右半椎体及相应椎间盘信号异常，相应椎体及椎间盘水平右侧腰大肌及其后方信号异常（局部见有脓腔形成），感染性病变所致的可能性较大，建议结合临床实验室检查；病变局部与L_4椎体水平右侧神经根关系密切，L_2椎体终板骨软骨炎；②$L_{4\sim5}$、$L_5\sim S_1$椎间盘轻度突出；③腰背部皮下筋膜炎（8 月 28 日）（图 2-5-2）。

心电图检查：窦性心律，心电图正常。

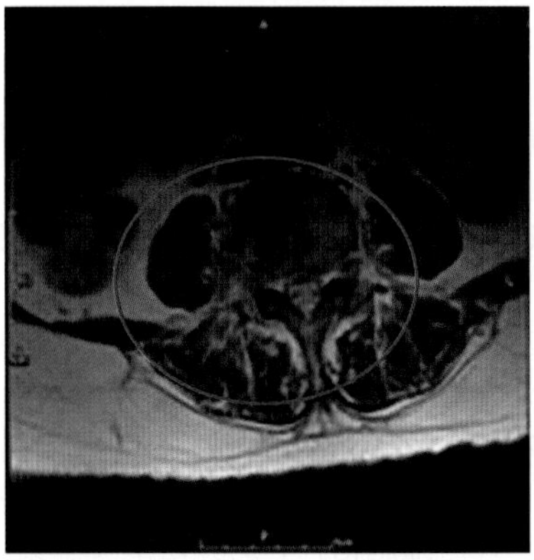

图 2-5-1　术前 CT

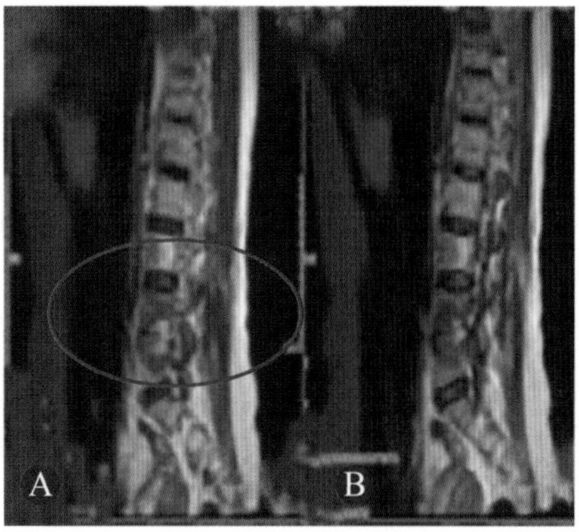

图 2-5-2　术前 MRI

入院时生命体征：T36℃，P66 次 / 分，R18 次 / 分，BP142/73mmHg。

入院时护理风险评估：疼痛数字评分法评分为 4 分，跌倒风险评估为低风险，血栓风险因素评估评分为 2 分。

心理社会方面评估：患者情绪稳定，家庭关系和睦。

三、治疗护理及预后

（一）治疗护理过程（表 2-5-1）

表 2-5-1　治疗护理过程

时间		病程经过	治疗处置
8 月 28 日		患者腰、右下肢疼痛 2 个月，以“腰椎占位”收入我科。腰痛明显，首次疼痛评分为 4 分。	完善各项检查与风险评估。遵医嘱给予口服镇痛药物，用药后 30min 疼痛缓解，疼痛评分为 2 分。指导患者轴线翻身。
8 月 29 日		全腹部彩超未见明显腹腔占位性病变，结核杆菌特异性细菌免疫反应检测阴性。完善术前检查。	主诊医师拟行腰椎穿刺取标本行 PCR 检测，待诊断明确后决定下一步治疗方案。讲解术前注意事项。
8 月 31 日	8：00	生命体征平稳。 局部麻醉下行“CT 引导下行腰椎穿刺活检术”。	完成术前准备。 手术过程顺利。
	9：10	手术时长 1 小时，术中出血 5mL。术毕安返病房，清醒，腰部伤口敷料包扎好，未见渗血，双下肢感觉运动正常，皮肤好。患者主诉伤口疼痛，疼痛评分为 4 分。	术后给予平卧位，指导患者双下肢踝泵训练；遵医嘱给予镇痛药物，用药后疼痛症状较前缓解，疼痛评分为 2 分。
9 月 6 日		主诉腰部疼痛较前减轻，疼痛评分为 3 分。穿刺活检病理结果提示：急慢性炎性细胞浸润及纤维组织增生。体液培养：无菌生长。结核菌群鉴定和耐药基因检测阴性。	医生初步排除脊柱结核，遵医嘱继续利奈唑胺静脉滴注。

续表

时间	病程经过	治疗处置
9月13日	患者腰部疼痛评分为3分，腰椎MRI显示：L_4、L_5椎体长T_1、短T_2信号改变，病变范围较前稍有扩大。	继续利奈唑胺静脉滴注抗感染治疗。
9月15日	根据各项检查结果请全院（感染科、血液科、疼痛科、中医科）联合会诊，加用注射用头孢哌酮钠舒巴坦钠治疗。患者睡眠差，自诉乏力。	遵医嘱使用利奈唑胺静脉滴注，加用头孢哌酮钠舒巴坦钠抗感染治疗，加用中药调理；睡前遵医嘱给予患者口服地西泮2.5mg。
9月27日	红细胞沉降率结果回报较之前明显降低，腰痛减轻，疼痛评分为2分。	遵医嘱停用利奈唑胺，继续给予头孢哌酮钠舒巴坦钠静脉滴注治疗。
10月6日	腰痛未减轻，血检验结果显示白细胞降低，及时请血液科会诊。	遵医嘱停止目前静脉用药及口服中药，血液科会诊意见，应用粒细胞集落刺激因子升白细胞治疗，为预防继发感染或原感染加重，抗生素暂不调整，给予调至单间，暂行保护性隔离。
10月14日	腰痛未缓解，疼痛评分为2分，红细胞沉降率结果较前降低，白细胞回升至正常水平。	遵医嘱抗生素调整为注射用亚胺培南西司他丁钠静脉滴注治疗，口服利可君治疗。
10月24日	经多学科讨论后行"经皮脊柱内窥镜下腰椎病灶清除活检术，取活检送微生物科检验及病理检查"，术后放置引流管1根。	妥善固定导管，指导患者轴线翻身，指导患者功能训练。医生给予引流管内注入庆大霉素后拔除引流管，更换伤口敷料，留取引流液送细菌培养。
10月28日	引流液结果回报，普通细菌培养+鉴定+药敏结果显示：革兰阳性杆菌，术中活检组织培养提示革兰阳性杆菌。	遵医嘱给予注射用头孢他啶2g静脉滴注治疗。
11月6日	患者腰部叩击痛减轻，四肢活动自如，双侧巴氏征阴性，复查腰椎MRI提示：L_4、L_5椎体感染局限化。疼痛评分为2分。	遵医嘱调整头孢他啶剂量，给予口服米诺环素胶囊、头孢特仑新戊酯治疗。
11月16日	红细胞沉降率测定连续降至正常水平，白细胞结果正常，腰部疼痛减轻，疼痛评分为1分。四肢活动自如，双膝腱反射及跟腱反射正常，双侧巴氏征阴性。复查腰椎MRI提示：L_4、L_5椎体未见明显异常。	静脉用药减量已满10天，遵医嘱改为全口服抗生素治疗，加用利福喷丁治疗。协助患者床旁活动，评估患者行走200m左右疼痛可耐受，指导患者活动时循序渐进。
11月20日	患者病情稳定，血检验结果未见异常，评估患者腰部疼痛已好转，四肢感觉运动正常，今日出院。	给予出院指导，嘱继续口服抗生素治疗，每周复查血常规、红细胞沉降率、肝肾功能；定期门诊复查腰椎核磁，评估治疗效果，如有不适，及时来院复诊。

异常检验结果见表2-5-2。

（二）主要护理问题及措施

1. 腰椎间隙感染

1）问题依据

患者红细胞沉降率持续高于正常水平，穿刺活检病理结果提示急慢性炎性细胞浸润

表 2-5-2　异常检验结果

日期	项目	指标	结果	参考值
8 月 29 日	红细胞沉降率	红细胞沉降率 /（mm/h）	42 ↑	0 ~ 20
9 月 3 日	红细胞沉降率	红细胞沉降率 /（mm/h）	40 ↑	0 ~ 20
9 月 6 日	红细胞沉降率	红细胞沉降率 /（mm/h）	34 ↑	0 ~ 20
9 月 9 日	红细胞沉降率	红细胞沉降率 /（mm/h）	30 ↑	0 ~ 20
9 月 21 日	红细胞沉降率	红细胞沉降率 /（mm/h）	38 ↑	0 ~ 20
10 月 6 日	血常规	白细胞计数 /（10^9/L）	1.13 ↓	3.5 ~ 10.0
	红细胞沉降率	红细胞沉降率 /（mm/h）	23 ↑	0 ~ 20

及纤维组织增生；腰椎增强 MRI 显示：L_4、L_5 右半椎体及相应椎间盘信号异常，相应椎体及椎间盘水平右侧腰大肌及其后方信号异常，局部见有脓腔形成，感染性病变所致的可能性较大，且病变局部与 L_4 椎体水平右侧神经根关系密切；患者腰部不适时曾行针灸保守治疗，针灸极易引起椎间隙的感染。

2）护理思维

椎间隙感染主要为细菌感染，起病或急骤或缓慢，腰背痛症状加剧，并有明显的神经根症状，严重影响患者的正常工作及生活，给患者带来巨大的痛苦，最严重的并发症为截瘫。因此，临床应做好疼痛评估及时给予对症治疗，注意观察药物不良反应。

3）主要措施

（1）检验结果观察：定期复查血检验，观察治疗效果。

（2）影像学检查：注意影像学复查结果，确定感染的范围及感染有无减轻。

（3）用药治疗：通过穿刺活检确定致病菌，给予敏感抗生素联合治疗；使用足量抗生素控制椎间隙感染的发展，使感染局限化，在停用抗生素时，注意逐步递减，以免引起感染复发。注意观察患者用药后的不良反应。

（4）并发症的处理：使用大量抗生素进行治疗时易破坏正常菌群，导致有害菌的异常繁殖，及时复查尿培养，确定是否有泌尿系统感染。

4）护理评价

通过确定致病菌，联合使用抗生素治疗，患者病变范围局限，椎间隙感染得以控制。

2. 药物不良反应：白细胞降低

1）问题依据

长时间使用抗生素及中药后，10 月 6 日检查白细胞计数 1.13×10^9/L；据文献报道：白细胞降低时容易出现感染，常见的感染有呼吸道感染、消化道感染、泌尿生殖道感染。

2）护理思维

白细胞降低会使人体的免疫功能下降，导致各种感染性疾病的发生；白细胞低一般会出现头晕、乏力、四肢酸软、食欲减退、低热、失眠等非特异性症状，少数无症状，部分患者则反复发生口腔溃疡、肺部感染或泌尿系统感染，可以出现高热甚至败血症或者脓毒血症，这些疾病都有可能带来器官病变，甚至引起器官衰竭。因此，对于白细胞减少症的防治非常关键，护士要严密观察患者的临床表现、监测各项化验指标变化。

3）主要措施

（1）病情观察与评估：重视患者主诉，及时请血液科会诊，排除血液疾病引起的白细胞降低。

（2）用药治疗：及早确定致病菌，对症治疗，避免长期应用各类抗生素。病毒感染、原虫感染及部分细菌感染，都可造成白细胞减少；遵医嘱给予口服利可君及皮下注射粒细胞集落刺激因子升白细胞治疗，及时复查，确定治疗效果，避免出现败血症等严重并发症。

（3）保护性隔离：当白细胞计数 $\leqslant 0.5 \times 10^9/L$ 时，给予保护性隔离，设置单间，医护人员进入病室穿隔离衣，戴帽子、口罩及鞋套；注意接触患者前后进行手消毒，严格执行无菌操作，避免医源性感染；未经消毒的物品不可带入隔离室，病室物表、地面、床单位每日使用 0.05% 有效氯溶液清洁消毒；注意预防感冒，防止皮肤及黏膜受损。

4）护理评价

通过治疗，患者白细胞计数恢复至正常水平。

（三）患者转归

经过 85 天的治疗，患者腰部疼痛症状已好转，炎性指标正常，四肢活动自如，双膝腱反射及跟腱反射正常，双侧巴氏征阴性，康复出院。

四、护理体会及反思

（一）护理体会

对于椎间隙感染，医护人员要仔细筛查评估，积极给予患者联合抗生素治疗，使感染范围局限化。本例抗感染治疗效果明显，患者腰部感染好转、疼痛感消失，纠正并发症，患者顺利康复，护理效果满意。

（二）反思

椎间隙感染治疗病程长，治疗期间多次穿刺培养易增加患者的痛苦，因此，护理人员应加强患者的心理护理，及时给予人文关怀，增加患者康复的信心。

五、相关知识链接

椎间隙感染

椎间隙感染起病或急骤或缓慢，腰背痛剧烈，并有明显的神经根刺激症状，患者因剧烈疼痛而不敢翻身，轻微的震动都可以触发痉挛性疼痛，表现为腰部肌肉痉挛与活动障碍，严重者可出现截瘫等并发症。非手术治疗是主要的治疗方法，应选用足量抗生素并给予全身支持疗法，但症状消退缓慢，患者痛苦大；椎间孔镜技术不仅手术切口比传统开放手术小，手术过程出血量少，且手术时间短，视野较普通手术清晰，能够有效避免操作失误，降低神经损伤。

1. 诊断标准

（1）体征：髓核摘除术后患者疼痛得到缓解，于术后 5 ～ 7 天患者腰骶部产生痉挛性疼痛，伴有椎间隙叩击痛或压痛，术后探查切口无红肿症状。

（2）血生化检查：患者持续 24 小时以上伴有低热或发热，血白细胞计数＞ 11×10^9/L，红细胞沉降率增高，达到 50mm/h 以上，C 反应蛋白升高。

（3）影像学检查：X 线特征可见椎体间隙感染点位征象模糊，椎体间隙发生异常性变化；CT 检查可见椎体间隙密度发生异常性削减，软骨终板与椎体受侵，可见腰椎邻近组织肿胀，病理进展后期可发生终板硬化或破坏性损伤；MRI 检查 T_1 加权可见病灶椎体、硬膜等信号呈低信号表现，T_2 加权可见病灶椎体信号异常提高。诊断：当患者椎间隙感染手术治疗前即表现（1）（2）或（3）伴有（2）指征，则可诊断为椎间隙感染。

2. 手术治疗

由于经皮椎间孔镜技术在脊柱外科的推广应用，采用该技术治疗椎间隙感染已成为可能。该技术仅需小切口，在孔镜下将病灶组织清除干净，创伤小，同时避免了对神经根和硬脊膜的损伤；同时，术中可采用大量的生理盐水对病灶部位反复冲洗，术后依据病理组织检查结果，选择敏感抗生素进行治疗，保证了可靠的疗效。

3. 椎间隙感染的预防

椎间隙感染的预防主要是规范围手术期的操作，注意以下几个方面：

（1）对有糖尿病病史、泌尿系统感染或呼吸道感染等疾病的患者予以积极治疗，尤其对于高龄患者降低血源性感染风险显得尤为重要；术前常规使用青霉素类或头孢类抗生素进行预防性用药，用药时间为术前 30min，可在手术时维持局部有效的抑菌浓度。

（2）皮肤常驻菌往往位于皮肤皱褶及皮肤毛孔深部，一般的消毒方法不易去除，手术过程中，由于出汗或其他原因可能使细菌溢出，消毒铺单后在切皮前应使用 75% 乙醇反复擦拭。

（3）手术各个环节的消毒和无菌技术操作，包括严格的器械消毒、控制手术参观人数、术中严格无菌操作以及手术前后应用抗生素等。对于一旦发生的椎间隙感染，应采取积极有效的治疗措施，及时足量地使用敏感抗生素控制病情，如有必要可考虑再次手术以清除引流病灶。

（白玉静　孔　丹　苏晓静　高　远）

第六节　1 例腰椎间盘突出症患者围手术期的护理

一、基本信息

姓名：王某；性别：女；年龄：69 岁；婚姻情况：已婚

文化程度：小学；籍贯：河北省石家庄市；职业：无

入院日期：2019 年 2 月 28 日；出院日期：2019 年 3 月 12 日

出院诊断：腰椎间盘突出症、腰椎管狭窄症；高血压；糖尿病

病史陈述者：患者本人及家属

二、病例介绍

主诉：腰痛 2 年伴间歇性跛行 1 年，加重 2 个月。

现病史：患者 2 年前无明显诱因出现腰痛，休息后自行缓解，无双下肢放射痛及麻木不适。症状反复发作，近 1 年来出现间歇性跛行，可行走约 500 米。当地医院检查，腰椎 MRI 检查显示：腰椎间盘突出，腰椎管狭窄。为进一步治疗来我院就诊，以“腰椎间盘突出症、腰椎管狭窄症”收入我科。

入院诊断：①腰椎间盘突出症、腰椎管狭窄症；②高血压；③糖尿病。

既往史：高血压病史，口服非洛地平、阿司匹林；糖尿病病史，口服盐酸吡格列酮及阿卡波糖、格列美脲片。否认脑血管病病史；否认肝炎、结核、疟疾等传染病病史；无输血史，否认食物、药物过敏史，预防接种史不详。

婚育史：已婚，育有 1 子 2 女。

家族史：无特殊。

专科检查：缓慢步态，自动体位，脊柱未见明显畸形，双下肢肌肉无萎缩；腰椎双侧棘突旁无明显压痛及叩击痛，腰部无感觉减退，皮肤感觉正常，足背动脉搏动良好，末梢血液循环良好。腰椎主、被动活动无受限，双下肢主动及被动活动正常。四肢肌张力正常，膝关节活动正常。上、下肢主要肌肉肌力均为 5 级。

专科查体结果见表 2-6-1。

表 2-6-1　专科查体结果

反射	左侧	右侧
膝腱反射	未引出	未引出
跟腱反射	未引出	未引出
腹壁反射	未引出	未引出

辅助检查：

X 线检查：双侧胸膜肥厚，主动脉迂曲扩张钙化，左心缘增大，气管支气管通畅，双侧肺野不甚清晰，纹理增强（2 月 28 日）（图 2-6-1）。

MRI 检查：腰椎体骨质信号不均匀，椎体缘骨质增生变尖；部分椎体小关节增生明显。腰椎间盘不同程度脱水变性呈短 T_2 信号，$L_{2\sim3}$、$L_{3\sim4}$、$L_{4\sim5}$、$L_5\sim S_1$ 椎间盘压迫硬膜囊，并致左、右侧椎间孔变窄，黄韧带增厚。

CT 检查：$L_{2\sim3}$、$L_{3\sim4}$、$L_{4\sim5}$、$L_5\sim S_1$ 椎间盘突出；椎管狭窄。腰椎退行性变（2 月 28 日）（图 2-6-2）。

心电图检查：窦性心律，心电图正常。

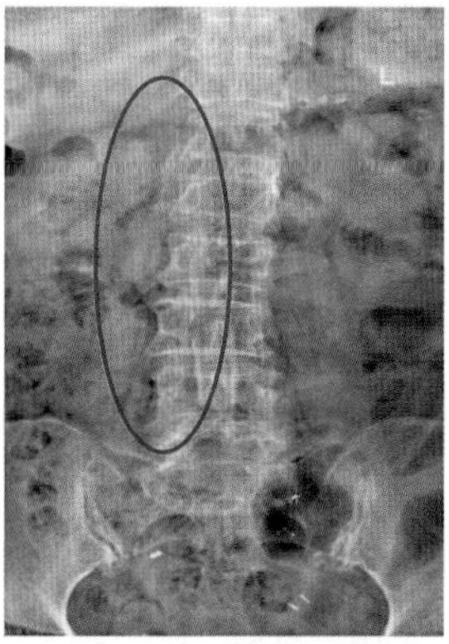

图 2-6-1　术前 X 线片

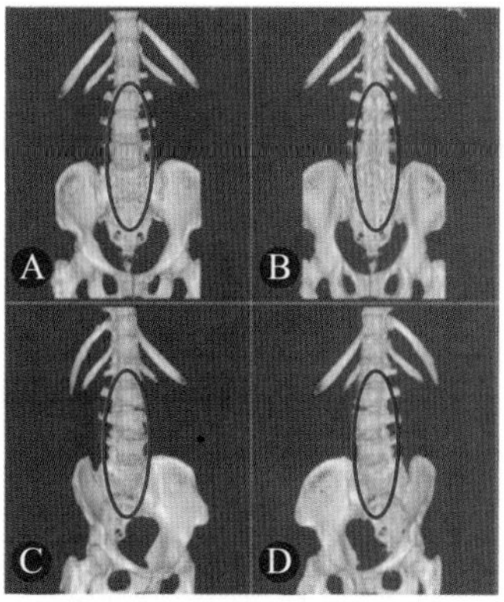

图 2-6-2　术前三维 CT

术前异常检验结果见表 2-6-2。

表 2-6-2　术前异常检验结果

项目	指标	结果	参考值
血常规	血红蛋白 /（g/L）	107 ↓	137 ~ 179（男）116 ~ 155（女）
	红细胞计数 /（10^{12}/L）	3.75 ↓	4.3 ~ 5.9（男）3.9 ~ 5.2（女）
	血细胞比容 /（L/L）	0.314 ↓	0.40 ~ 0.52（男）0.37 ~ 0.47（女）
	白细胞介素 -6/（pg/mL）	6.64 ↑	0 ~ 5.9
生化	葡萄糖 /（mmol/L）	6.8 ↑	3.4 ~ 6.1
	脑利钠肽前体 /（pg/mL）	158.8 ↑	0 ~ 150
出凝血常规	血浆 *D*- 二聚体 /（μg/mL）	0.73 ↑	0 ~ 0.50

入院时生命体征：T36.4℃，P79 次 / 分，R18 次 / 分，BP150/71mmHg。

入院时护理风险评估：疼痛数字评分法评分为 2 分，跌倒风险评估为低风险。

心理社会方面评估：患者情绪稳定，儿子陪伴入院。

三、治疗护理及预后

（一）治疗护理过程（表 2-6-3）

表 2-6-3　治疗护理过程

时间		病程经过	治疗处置
2 月 28 日		患者腰痛 2 年，加重 2 个月，以“腰椎间盘突出症、腰椎管狭窄症”收入我科。	完善各项检查与风险评估，给予防跌倒宣教；遵医嘱每日监测血压、血糖变化，请相关科室会诊。
3 月 6 日		生命体征平稳，血糖稳定，术前检查已完善。	给予讲解术前注意事项。
3 月 7 日	8：00	生命体征平稳。	完成术前准备。
	11：00	患者进入手术室。	完成手术交接。
		患者在全身麻醉下行“腰椎后路椎板切除、椎管减压、神经根探查、髓核摘除、Cage 植入、椎弓根螺钉内固定、植骨融合术”，术中出血 100mL。	手术过程顺利。

续表

时间	病程经过	治疗处置
16:40	手术时长 5.5 小时，术毕安返病房，患者意识清醒，生命体征：T36.6℃、P82 次 / 分、R18 次 / 分、BP142/80mmHg、SpO_2 98%。腰部伤口敷料包扎好，未见渗血；伤口引流管通畅，引流液为血性；留置尿管通畅，尿色淡黄。双下肢感觉运动正常，皮肤良好。患者主诉伤口疼痛，疼痛评分为 4 分。	持续心电血压监测及低流量吸氧（2L/min），平卧位，头下垫软枕；6 小时后行轴线翻身，指导双下肢踝泵训练；妥善固定各导管并保持通畅，观察并记录引流液的颜色、性质及量；遵医嘱静脉滴注抗炎、消肿、保护胃黏膜、镇痛等药物治疗。双下肢着抗血栓压力带治疗。用药 30min 后疼痛症状较前缓解，疼痛评分为 2 分。
3 月 8 日	患者生命体征平稳，伤口敷料包扎好，未见渗血，伤口引流管通畅，引流液为血性，引流量为 130mL；留置尿管通畅，尿色正常；双下肢感觉运动正常，皮肤良好。主诉伤口疼痛，疼痛评分为 4 分。	遵医嘱停持续心电血压监测，定时监测血压、血糖。医生给予换药，伤口周围无红肿、渗液。训练自主排尿功能。给予复查血（表 2-6-4）。
3 月 11 日	病情平稳，伤口引流量为 20mL，伤口敷料包扎好，未见渗血，双下肢感觉运动正常，皮肤良好。疼痛评分为 3 分。	医生给予换药，拔除伤口引流管；给予拔除尿管，患者自主排尿。协助患者佩戴腰围进行床旁活动，未诉不适。给予复查血（表 2-6-4）。给予饮食指导。
3 月 12 日	患者生命体征平稳，伤口愈合良好，双下肢感觉运动正常。术后复查 X 线：脊柱排列较术前明显改善，内固定物位置正常，出院。	给予出院指导，告知患者佩戴腰围的注意事项及复诊时间。

术后异常检验结果见表 2-6-4。

表 2-6-4　术后异常检验结果

项目	检验结果		参考值
	3 月 8 日	3 月 11 日	
中性粒细胞百分比	0.85 ↑		0.50 ~ 0.70
血红蛋白 /（g/L）	104 ↓	103 ↓	137 ~ 179（男）116 ~ 155（女）
白细胞计数 /（10^9/L）	13 ↑		3.5 ~ 10.0
血细胞比容 /（L/L）	0.311 ↓		0.40 ~ 0.52（男）0.37 ~ 0.47（女）
白细胞介素 –6/（pg/mL）	15.4 ↑	20 ↑	0 ~ 5.9
C 反应蛋白 /（mg/dL）		2.852 ↑	0 ~ 0.8
红细胞沉降率 /（mm/h）		40 ↑	0 ~ 20
葡萄糖 /（mmol/L）	11.5 ↑	7.1 ↑	3.4 ~ 6.1

（二）主要护理问题及措施

1. 预防伤口感染

1）问题依据

国内外的相关研究提示，血糖的升高会导致中性粒细胞的活性降低，吞噬作用减弱，机体清除伤口处细菌和异物的能力受损，伤口容易发生感染；肥胖患者伤口出现感染或脂肪液化等并发症的可能性较正常人高；化验结果显示炎性指标偏高。

2）护理思维

腰椎术后一旦发生伤口感染，可能导致内固定手术失败；伤口愈合缓慢，严重影响患者的康复进程，因此，护理人员应严密观察伤口愈合情况，及时监测化验结果，预防伤口感染的发生。

3）主要措施

（1）病情观察与评估：密切监测体温情况；观察并记录引流液的颜色、性质及量；严密监测化验结果，特别是血糖，有异常及时报告医生对症处理。

（2）饮食护理：指导患者进食蛋白质丰富、热量高、维生素高的食物，及时补充营养，增强机体抵抗力。

（3）伤口护理：观察伤口有无红、肿，有无渗血、渗液；保持伤口敷料干燥。

（4）引流管护理：保持引流管的通畅，严格执行无菌操作，严格掌握拔管指征。

（5）用药护理：遵医嘱使用抗感染药物治疗，并观察药物不良反应。

（6）健康教育：告知患者术后伤口感染的因素、预防伤口感染的重要性，指导家属学会自我评价。

4）护理评价

患者住院期间未发生伤口感染，伤口愈合良好。

2. 预防双下肢深静脉血栓

1）问题依据

患者年龄＞60岁，术后卧床时间＞3天，根据骨科下肢深静脉血栓形成及肺栓塞风险评估表评估患者存在血栓形成的高危风险；患者因伤口疼痛不适，术后功能训练依从性差。

2）护理思维

深静脉血栓极易引发肺栓塞、静脉瓣膜功能不全等并发症，对患者生命安全构成极大的威胁，因此，护士应综合评估其风险，积极采取物理预防措施及药物治疗，注意观察临床表现，避免肺栓塞等严重并发症的发生。

3）主要措施

（1）病情观察与评估：严密观察双下肢血液循环及皮肤温度，测量并记录双下肢周径。

（2）机械预防：给予患者穿戴双下肢抗血栓弹力袜，并指导家属掌握正确穿脱及日常维护方法。

（3）功能训练：术后1～3天行踝泵训练；术后3～7天行直腿抬高训练；术后7～10天行交替踢腿训练，改善下肢血液循环。

（4）饮食护理：每日饮水量2000mL以上；饮食指导，告知多吃粗粮、新鲜的水果蔬菜，降低血液的黏稠度，协助患者每日定时排便。

（5）健康教育：告知患者血栓发生的原因、危害及临床表现，学会自我观察。

4）护理评价

患者住院期间未发生下肢深静脉血栓。

（三）患者转归

患者病情平稳，切口愈合良好，双下肢感觉运动正常，康复出院。

四、护理体会及反思

（一）护理体会

通过对患者围手术期血糖的合理监测、有效控制，患者住院期间血糖平稳，未出现脂肪液化、伤口愈合不良等情况，患者顺利康复，护理效果满意。

（二）反思

腰椎间盘突出症手术治疗患者，根据加速康复外科（enhanced recovery ofter surgery，ERAS）理念，术后应尽早与主诊医师沟通，进行下床活动。护士应充分评估患者各项指标，及早给予康复训练指导，加速患者的康复进程。

五、相关知识链接

（一）腰椎管狭窄症

腰椎管狭窄症（lumbar spinal stenosis，LSS）是指各种原因引起的腰椎骨与软组织（椎体、小关节、椎板、黄韧带、椎间盘等）发生形态与组织结构的变化，导致中央椎管、侧隐窝、神经孔狭窄，使神经根和（或）马尾神经受到刺激或压迫，引起一系列临床症状的疾病。

常见原因包括退行性、先天性、医源性、外伤性、峡部裂滑脱、代谢及内分泌疾病、感染性疾病、肿瘤、软骨疾病等；临床上以退行性腰椎管狭窄为主，50 岁以上人群常见。退变多始于椎间盘，椎间盘退变、突出，压迫神经根、硬膜囊、马尾等；椎间盘退变又会导致椎间隙变窄，使侧隐窝、椎间孔狭窄；椎间隙变窄导致椎间不稳、小关节负荷增大，使小关节增生肥大；加之黄韧带褶皱、肥厚，多因素作用导致椎管狭窄，引起一系列临床症状。

保守治疗主要包括药物、针灸推拿和综合疗法。手术治疗的方式大致包括腰椎减压术、腰椎减压融合术以及腰椎内固定术。

（二）围手术期血糖管理

1. 术前评估

（1）糖化血红蛋白（glycosylated hemoglobin，HbA1c）反映采血前 3 个月的平均血糖水平，可用于术前筛查糖尿病和评价血糖控制效果。对既往无糖尿病病史者，如果年龄≥ 45 岁或体重指数（body mass index，BMI）≥ 25kg/m^2，同时合并高血压、高血脂、心血管疾病、糖尿病家族史等高危因素，行骨科、创伤外科等高危手术者，建议术前筛查 HbA1c。

① HbA1c ≥ 6.5% 即可诊断糖尿病。

②既往已有明确糖尿病病史的患者，HbA1c ≤ 7% 提示血糖控制满意，围手术期风险较低。

③ HbA1c ＞ 8.5% 者建议考虑推迟择期手术。

④单纯应激性高血糖者 HbA1c 正常。注意贫血、近期输血等因素可能干扰 HbA1c 测量的准确性。

⑤对合并糖尿病的患者，术前还应了解糖尿病类型、病程、目前的治疗方案、低血糖发作情况，特别是有无糖尿病并发症。合并糖尿病酮症酸中毒、高渗综合征是非急诊手术的禁忌。病程长的糖尿病患者可能合并冠心病等心脑血管疾病，且心肌缺血症状往往不典型、容易漏诊，应引起警惕。

（2）手术类型与围手术期高血糖风险相关。手术越大、应激越强，血糖增高越明显，且吸入性麻醉药升高血糖作用显著。

2. 术前准备

①糖尿病患者手术当日停用口服降糖药和非胰岛素注射剂。

②磺脲类和格列奈类口服降糖药可能造成低血糖，术前应停用至少 24 小时。

③二甲双胍有引起乳酸酸中毒的风险，肾功能不全者术前停用 24 ～ 48 小时。

④停药期间监测血糖，使用常规胰岛素控制血糖水平。术前住院时间超过 3 天的患者可在入院后即换用短效胰岛素皮下注射控制血糖，术前调整到适合的剂量。无须禁食水的短小局麻手术可保留口服降糖药。

⑤入院前长期胰岛素治疗者，方案多为控制基础血糖的中长效胰岛素联合控制餐后血糖的短效胰岛素皮下注射。

⑥长时间大手术、术后无法恢复进食的糖尿病患者，手术日换用短效胰岛素持续静脉泵注控制血糖。

⑦当日手术者，手术当日可保留中长效胰岛素，剂量不变或减少 1/3 ～ 1/2，停用餐前短效胰岛素。

⑧术前控制餐前血糖≤ 7.8mmol/L，餐后血糖≤ 10.0mmol/L。

⑨术前血糖长期显著增高者，围手术期血糖不宜下降过快。可适当放宽术前血糖目标上限至空腹≤ 10.0mmol/L，随机或餐后 2 小时血糖≤ 12.0mmol/L。

⑩避免术前不必要的长时间禁食，糖尿病患者择期手术应安排在当日第一台手术进行。禁食期间注意血糖监测，必要时输注含糖液体。

3. 围手术期血糖监测频率

①正常饮食的患者监测空腹血糖、三餐后血糖和睡前血糖。

②禁食患者每 4 ～ 6 小时监测一次血糖。

③术中血糖波动风险高，低血糖表现难以发现，应 1 ～ 2 小时监测 1 次血糖。

④危重患者、大手术或持续静脉滴注胰岛素的患者，每半小时至 1 小时监测 1 次。

⑤体外循环手术中，降温复温期间血糖波动大，每 15min 监测 1 次。

⑥血糖≤ 3.9mmol/L 时每 5 ～ 15min 监测 1 次直至低血糖得到纠正。

⑦病情稳定的门诊手术患者，如手术时间≤ 2 小时，在入院后和离院前分别监测 1 次血糖。

4. 围手术期血糖控制目标

推荐围手术期血糖控制在 7.8 ~ 10.0mmol/L，不建议控制过严。骨科手术对伤口愈合要求高，目标血糖降低至 6.0 ~ 8.0mmol/L，有利于减少术后伤口感染。高龄、有严重并发症、频繁发作低血糖的患者，血糖目标值也可适当放宽，原则上血糖最高不宜超过 13.9mmol/L。

5. 出院前准备

①长期胰岛素治疗的患者在出院前 1 ~ 2 天恢复原有方案。

②饮食正常规律、器官功能稳定后，如无禁忌证，可恢复口服降糖药。二甲双胍在肾功能稳定后加用，并且不早于术后 48 小时。

③内分泌科随诊。

（刘　洋　孔　丹　苏晓静　高　远）

第七节　1 例颈脊髓损伤伴截瘫患者的护理

一、基本信息

姓名：王某某；性别：男；年龄：51 岁；婚姻情况：已婚

文化程度：小学；籍贯：陕西省；职业：工人

入院日期：2019 年 2 月 23 日；出院日期：2019 年 3 月 11 日

出院诊断：颈脊髓损伤伴截瘫

病史陈述者：患者本人

二、病例介绍

主诉：摔伤后四肢感觉、活动障碍 10 小时。

现病史：患者于 2019 年 2 月 23 日 9：00 在家下楼梯时踩空，由约 1 米高处坠落，伤及头颈部，即感头面部疼痛、四肢无力、感觉异常；不能站立、大小便不能自控，即来我院就诊，急诊行颈椎、胸部 X 线检查及颈椎磁共振检查，给予留置导尿、甘露醇脱水等治疗，以“颈脊髓损伤、截瘫”收入我科。

既往史：平素体健，否认肝炎、结核、疟疾等传染病病史；否认高血压、心脏病、糖尿病、脑血管疾病、精神疾病病史；否认手术史，否认外伤史，否认输血史；否认药物、食物过敏史，预防接种史不详。吸烟 40 余年，平均每日 1 包，未戒烟，无饮酒史。

婚育史：已婚，育有 1 女 1 子。

家族史：无特殊。

专科检查：腹式呼吸，脊柱生理弯曲存在，$C_{3\sim7}$ 棘突、棘旁压痛，平双侧乳头以下深浅感觉及位置觉丧失；双上肢肌张力减低，双侧肱二头肌、肱三头肌肌力 2 ~ 3 级，握力及伸指肌力 0 级；双下肢肌张力降低，双侧股四头肌肌力 2 ~ 3 级，胫前肌、腓长伸肌、小腿三头肌肌力 1 ~ 2 级，双侧肱二头肌、肱三头肌反射消失，双侧膝反射消失，跟腱反射消失；提睾反射未引出，提肛反射未引出，尿道球海绵体反射未引出。骶尾部有 3cm × 4cm Ⅱ期压疮。

辅助检查：

胸部正位：胸片未见明显异常。

颈椎核磁检查：颈椎生理弯曲变直；颈椎椎体排列序列正常，未见侧弯及滑脱。颈椎项韧带无钙化。颈椎椎体边缘骨质硬化、变尖。颈椎各椎间隙未见异常。颈椎各椎体附件未见异常（2 月 23 日）（图 2-7-1）。

颈椎 CT 平扫 + 三维重建检查：颈椎生理曲度存在，椎体序列良好。椎体骨质增生、硬化，前后缘变尖，各椎间隙等宽，椎小关节略增生。韧带未见明显钙化，$C_{3\sim4}$、$C_{4\sim5}$、$C_{5\sim6}$、$C_{6\sim7}$ 椎间盘向后突出，硬膜囊受压，椎管变窄（2 月 23 日）（图 2-7-2）。

下肢静脉超声检查：双下肢静脉超声未见明显异常。

髂静脉超声检查：双侧髂静脉超声未见明显异常。

心电图检查：窦性心律，心电图正常。

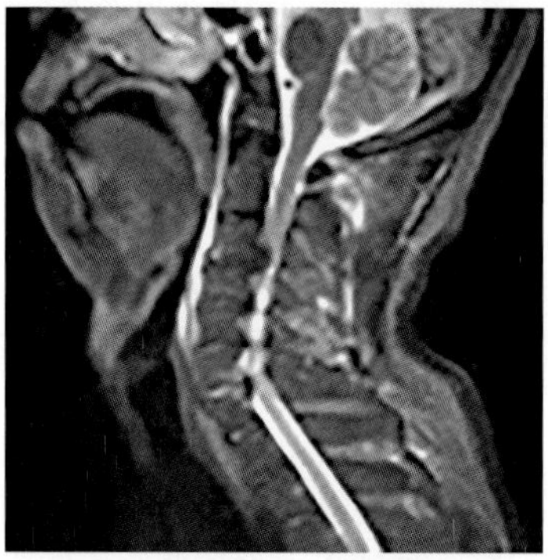

图 2-7-1　术前核磁检查

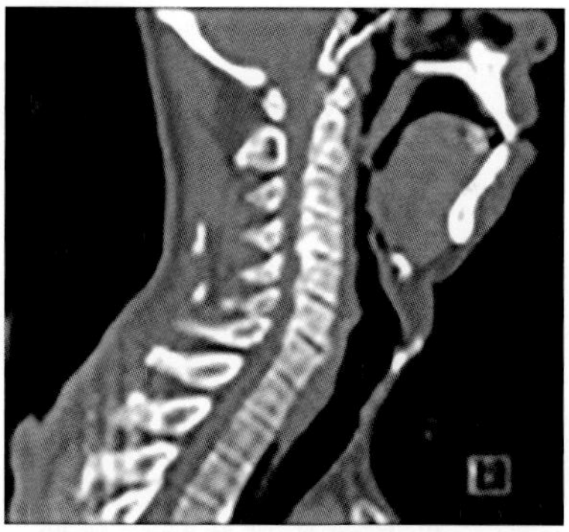

图 2-7-2　术前三维 CT

术前异常检验结果见表 2-7-1。

表 2-7-1　术前异常检验结果

项目	指标	结果	参考值
血常规	白细胞计数 /（10^9/L）	13.28 ↑	3.5 ~ 10.0
	中性粒细胞百分比	0.845 ↑	0.50 ~ 0.70
生化	葡萄糖 /（mmol/L）	8.41 ↑	3.4 ~ 6.1
	谷草转氨酶 /（U/L）	45.9 ↑	0 ~ 40
	肌酸激酶 /（U/L）	1056.6 ↑	2 ~ 200
	乳酸脱氢酶 /（U/L）	1873.1 ↑	40 ~ 250
	肌红蛋白定量 /（ng/mL）	393.2 ↑	0 ~ 75
出凝血常规	血浆 *D*- 二聚体 /（μg/mL）	1.47 ↑	0 ~ 0.50

入院时生命体征：T39.1℃，P59 次 / 分，R28 次 / 分，BP88/53mmHg。

入院时护理风险评估：疼痛数字评分法评分为 5 分；压疮风险评估评分为 14 分，血栓风险因素评估评分为 5 分。

心理社会方面评估：患者情绪紧张，焦虑明显，家属陪伴入院。

三、治疗护理及预后

（一）治疗护理过程（表 2-7-2）

表 2-7-2　治疗护理过程

时间		病程经过	治疗处置
2 月 23 日		患者颈脊髓损伤、四肢感觉活动障碍入院。意识清醒，体温 39.1℃；平双侧乳头以下感觉丧失，双上肢肌张力减低，可轻微上抬，双手握力差；双下肢肌张力减低，双下肢轻微活动；腹式呼吸，呼吸频率为 24 ~ 33 次 / 分，心率为 53 ~ 68 次 / 分，血氧饱和度为 88% ~ 94%。骶尾部皮肤有 3cm × 4cm 的Ⅱ期压疮。疼痛评分为 5 分。	遵医嘱给予持续心电血压监测，中流量吸氧（5L/min），应用气垫床；颈部颈托固定，颈部制动，给予冰袋降温，四肢给予软枕抬高，双下肢着抗血栓压力带，双足底垫软枕，保持踝关节功能位，预防足下垂。静脉给予脱水、消肿、营养神经、镇痛等药物治疗。骶尾部减压，压疮处给予清创胶外用。输入镇痛药物后，疼痛缓解，疼痛评分为 3 分。告知患者禁食水，指导患者深呼吸及有效咳嗽，告知家属为患者进行被动四肢锻炼的方法。
2 月 24 日	7：00	患者病情危重，T 39.4℃、HR 55 次 / 分、R 29 次 / 分、BP 87/57mmHg、SpO_2 87%。急诊行手术治疗。	给予理发，完成术前准备，告知注意事项。
	8：30	患者进入手术室。	完成术前交接。
	9：00 ~ 14：30	患者在全身麻醉下行“颈椎后路切开减压内固定术”。	手术过程顺利，术中出血 200mL。
	14：40	手术结束	患者因病情需要携气管插管转入外科监护室继续治疗。
3 月 2 日	10：00	患者在外科监护室拔除气管插管，转回我科继续治疗。生命体征为：T37.7 ℃、P60 次 / 分、R21 次 / 分、BP 99/66mmHg、SpO_2 95%。颈部伤口敷料包扎好，无渗血、渗液，持续颈托固定；四肢末梢血液循环良好，四肢无力，感觉异常；留置尿管固定好，尿液淡黄；左上肢静脉留置针固定好，输液通畅，无外渗。	持续心电血压监测、低流量吸氧（2L/min），应用气垫床；颈托固定好，四肢均给予软枕抬高，踝关节保持功能位，预防足下垂，双下肢着抗血栓压力带。妥善固定各管路，床旁备吸痰装置，静脉给予抗炎、镇痛、消肿、营养神经等药物治疗。指导患者深呼吸及有效咳嗽，调整腹式呼吸频率。告知患者进食流食。
	22：00	患者体温波动在 37.9 ~ 38.9℃，咳痰无力，SpO_2 85% ~ 92%。	遵医嘱给予调节氧流量（4L/min）、雾化吸入治疗，给予患者轴线翻身、叩背，促进排痰，指导患者有效咳嗽；痰液无法咳出时，给予经鼻腔、口腔吸痰；给予物理降温及静脉补液治疗。积极处理后，患者血氧饱和度有所回升，为 92% ~ 97%。

续表

时间	病程经过	治疗处置
3 月 3 日	患者生命体征：T37.7 ～ 38.7℃、P52 ～ 63 次 / 分、SpO_2 82% ～ 90%。伤口敷料包扎好，无渗血、渗液，持续颈托固定；四肢末梢血液循环良好，四肢无力，感觉异常；留置尿管通畅，尿色淡黄。骶尾部压疮无扩大。	持续物理降温，医生给予换药，伤口敷料干燥；继续给予营养药物及增强胃动力药物治疗，晨起给予抽血化验（表 2-7-3）、X 线检查（图 2-7-3）。按时给予变换体位，减轻骶尾部压力，压疮处换药；记录出入量。指导患者进行吹气球练习，指导家属为患者进行推腹排痰。
3 月 4 日～ 3 月 7 日	生命体征平稳，SpO_2 90% ～ 94%，咳痰无力、痰液黏稠；尿色深黄，絮状物较多。	定时给予雾化吸入治疗，翻身、叩背，加强肺部物理治疗。饮食指导，避免呛咳和误吸。嘱患者多饮水，准确记录出入量，遵医嘱给予生理盐水 500mL 膀胱冲洗，每日 2 次。被动肢体功能训练。
3 月 8 日～ 3 月 10 日	患者腹式呼吸，痰液稀薄易咳出，尿色清亮。出入量平衡。	指导家属给予患者被动功能训练，防止肌肉萎缩、关节僵硬。每日给予患者骶尾部压疮换药治疗，创面已明显缩小，较前好转。患者颈部伤口愈合良好，3 月 10 日医生给予拆线。
3 月 11 日	生命体征平稳，伤口愈合良好，双下肢无感觉运动，双上肢无力，携带尿管出院。	给予出院指导，告知患者颈托固定至少 3 个月；积极预防下肢静脉血栓、肺部感染、泌尿系统感染、压疮等并发症。

术后辅助检查：

术后 CT 检验：颈椎骨折术后改变（图 2-7-3）。

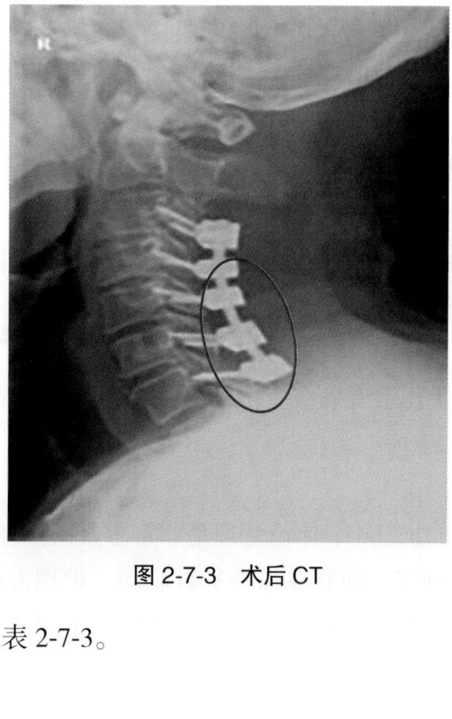

图 2-7-3　术后 CT

术后异常检验结果见表 2-7-3。

表 2-7-3 术后异常检验结果

项目	指标	结果	参考值
血常规	血红蛋白 /（g/L）	127 ↓	137 ~ 179（男）116 ~ 155（女）
生化	C 反应蛋白 /（mg/dL）	4.781 ↑	0 ~ 0.8
	谷丙转氨酶 /（U/L）	56.8 ↑	0 ~ 40
	谷草转氨酶 /（U/L）	41.6 ↑	0 ~ 40
	肌酸激酶 /（U/L）	1741.2 ↑	2 ~ 200
出凝血常规	血浆 *D*– 二聚体 /（μg/mL）	1.27 ↑	0 ~ 0.50
红细胞沉降率	红细胞沉降率 /（mm/h）	66 ↑	0 ~ 20

（二）主要护理问题及措施

1. 生命体征观察

1）问题依据

颈脊髓损伤后，生命体征改变最为直观。体温调节的中枢为下丘脑，颈脊髓损伤致使下丘脑与内脏、皮肤等敏感神经末梢之间的联络通道发生障碍，下丘脑不能对肢体的温度做出反应，失去对躯体产热和散热过程的控制与协调。损伤平面以下肋间肌瘫痪，呼吸功能减弱或完全麻痹，患者咳嗽无力，肺活量降低，呼吸浅快。由于交感神经受损，阻断了高级中枢对心脏交感神经的支配，造成心肌缺血，出现心动过缓、心电图异常、血压下降。

2）护理思维

低血压会影响神经组织的血液供应，加重神经损害，不利于神经功能恢复。患者咳痰无力，随着痰液增加，会出现呼吸道梗阻表现，出现呼吸困难、呼吸窘迫，严重者继发脑缺氧、脑水肿甚至死亡。患者入院时已出现持续高热，心率慢、呼吸形态改变，血氧饱和度偏低等症状，所以应密切观察生命体征变化，保证患者安全。

3）主要措施

（1）病情观察与评估：持续心电血压监测，每 1 小时测量 1 次，按时记录；持续中流量吸氧，保证吸氧有效，密切监测血氧饱和度。

（2）物理疗法：冰袋物理降温或冰毯机降温，减少衣物，降低室温。

（3）功能指导：给予患者呼吸训练指导，如进行有效咳嗽、吹气球、深呼吸训练等。

4）护理评价

患者住院期间，密切关注患者病情变化，积极对症处理，保持生命体征平稳。

2. 体位护理

1）问题依据

在急性颈椎损伤患者的护理中，体位管理是非常重要的护理措施。无论术前、术后，患者颈部都应给予颈托外固定，使脊柱保持平直制动。护理人员在搬运患者或协助患者更换体位时，应使患者的身体保持纵轴直线位，严禁颈部扭曲或者旋转，以免加重脊髓损伤。

2）护理思维

颈椎骨折患者，应去枕平卧位，若患者颈部过伸，容易导致脊髓过伸性损伤。急性损伤患者，颈部应立即给予颈托固定，避免造成患者二次伤害，加重神经损伤，甚至窒息死亡。对于颈脊髓损伤患者，每上升一个颈髓节段即代表康复目标明显降低和残疾程度明显加重，其后果是外科手术或康复训练难以弥补的。因此，需要保持患者正确体位，保持颈部制动，同时严密观察有无呼吸抑制。

3）主要措施

（1）病情观察与评估：患者去枕平卧位，给予持续颈部颈托固定；密切观察颈托佩戴有效性，松紧度是否适宜，耳郭、枕后、下颌、锁骨处皮肤是否受压，颈部保持制动。

（2）翻身原则：对患者实施操作过程中，保持轴线翻身，搬动时至少 3 人，以保证患者头颈肩一致，须有专人保护头颈部；在人员配备不足或颈部固定不稳定的情况下禁止给予患者翻身。

（3）肢体功能位：在脊髓损伤后，四肢瘫痪，患肢活动能力差，四肢给予软枕抬高，保持功能位，尤其要预防足下垂，同时定时给予患者四肢被动活动训练，防止各关节僵直。

（4）健康宣教：告知患者及家属颈椎骨折后相关并发症，告知颈托固定及正确体位的重要性，避免因护理不当造成患者并发症的发生。

4）护理评价

住院期间严格做好患者体位护理，未出现不良反应。

3. 有肺部感染的风险

1）问题依据

颈椎骨折伴颈脊髓损伤导致患者感觉和运动传导通路损伤，直接结果是呼吸肌无力或麻痹，呼吸无力，咳嗽反射减弱，痰液积聚，极易发生肺部感染。而肺部感染是导致脊髓损伤患者死残率增加的重要因素。

2）护理思维

患者乳头以下无感觉，痰液无法自行咳出，为避免肺部感染，应做好患者呼吸道管理，进行呼吸功能训练，减少呼吸道并发症的发生。

3）主要措施

（1）病情观察与评估：严密观察患者有无呼吸困难、咳痰无力、痰液黏稠等现象，听诊、触诊肺部，查看肺部痰液情况。告知患者及家属重视安全进食，并掌握正确的进食和喂食方法，避免呛咳或误吸。

（2）清洁护理：口咽部分泌物误吸是肺部感染的重要原因，定时行口腔护理，有效减少口腔内病原菌的生长繁殖，减少细菌向下呼吸道的迁移；气管切开患者，定时给予清洗消毒内套管，每日消毒气管切开伤口处，并给予更换剪口纱，纱布被痰液浸湿时，及时更换。

（3）充分湿化气道：通过雾化吸入，充分湿化气道，解除支气管痉挛，稀释痰液，利于痰液的排出；应用湿化器，保持室内空气湿度；气管插管或气管切开患者可以应用人工鼻。

（4）肺部功能训练：指导患者行腹式呼吸、吹气球、咳嗽训练，增加肺活量，促进痰液排出；每2小时翻身1次，并进行辅助叩背排痰。

①腹式呼吸训练：患者平卧位，放松全身肌肉，将双手置于腹部，尽最大努力吸气使腹部鼓起，停留3 ~ 5s后将气体缓慢呼出，同时腹部下陷，呼吸时间比为2 ：1，每20次为1组，每日3组；

②吹气球训练：选择大小、规格均一致的气球，气球容量不小于500mL，然后将吸管的一端套于气球的进气口内，扎紧使其不漏气，指导患者深吸一口气后含住吸管的一端，用力将肺内的气体吹入气球，直至气体吹尽为止，气球直径达到5 ~ 20cm为有效的吹气，每次5 ~ 10min，每日3次，以1min内完成3 ~ 5次为达到标准；

③咳嗽训练：主动训练，患者深呼吸后短暂屏气、收缩腹肌，增加胸膜腔内压，然后用爆发力把痰液咳出。按压腹部助咳嗽，患者深呼吸后短暂屏气，在爆发力的同时由护士或家属协助按压腹部，以增加胸膜腔内压使痰液咳出。每次3 ~ 5min，每日3次。

（5）健康宣教：向患者及家属讲解肺部感染的危害，控制探视家属人员数量，避免交叉感染。

4）护理评价

患者住院期间通过有效的护理措施，未发生肺部感染。

4. 压疮的治疗及预防

1）问题依据

难免性压疮是指患者因自身条件或限制翻身而较难预防的压疮。颈椎骨折合并四肢瘫痪患者符合难免性压疮的条件，在治疗过程中容易发生压疮，对患者的疾病预后较为不利，还可能导致其他并发症的发生。

2）护理思维

该患者入院时骶尾部已存在压疮，并且患者进食量减少，易导致营养失衡，创面不易愈合，同时又增加了其他受压部位压疮发生的风险。因此，如何治疗现有压疮、采取有效护理措施预防其他部位压疮的发生，是当前护理需要解决的问题。

3）主要措施

（1）病情观察与评估：采用压疮风险评估表对患者进行压疮风险评估，存在压疮风险时给予应用气垫床，建立翻身卡，提前做好受压部分的防护，并根据患者病情变化，随时给予压疮评估，采取正确措施；翻身过程中密切观察易受压部位的皮肤情况，检查颈托的松紧度是否适宜，及时给予调整。

（2）压疮处理：患者骶尾部存在Ⅱ度压疮，创面给予生理盐水擦拭，清创胶外用，无菌敷料覆盖。每班定时查看，根据创面渗出情况按需更换；给予留取影像资料，班班交接，做好记录。

（3）体位护理：双侧肩胛骨、双侧外踝、双足跟等易受压部位给予减压敷料保护，严格执行交接班，每隔2小时给予患者翻身1次。术后，在病情允许的情况下给予患者侧卧位。

（4）大小便护理：患者大小便失禁，排便后使用柔软的毛巾擦拭肛周，保持肛周皮肤清洁干爽。患者留置尿管，每日给予清洁尿道口。

（5）清洁护理：每天早晚清洁皮肤，水温适中，涂抹润肤油；病号服、床单被褥保持干净整洁；保持双侧腹股沟处的皮肤清洁干爽，避免褶皱处皮肤淹红。

（6）饮食指导：患者的饮食尽量以高蛋白、维生素丰富、易消化的食物为主。

4）护理评价

患者住院期间通过一系列的护理措施，原有压疮已明显好转。

（三）患者转归

患者入院后行急诊手术治疗，术后密切观察生命体征，骶尾部压疮经治疗后好转，各项指标平稳后出院。

四、护理体会及反思

（一）护理体会

颈脊髓损伤患者病情危重，易合并多种并发症，护理难度大。住院期间护理人员及时掌握患者病情变化，针对各种并发症的高危因素进行综合防治，如加强肺部呼吸训练、体位管理、防治压疮等措施，从而尽量减少脊髓损伤患者早期并发症的发生，最大限度地促进神经功能恢复，改善患者的生存质量。

（二）反思

在治疗过程中，患者容易出现焦虑、紧张、悲观，甚至绝望等情绪，而不健康的心理状态很容易导致患者病情加重和反复，且不配合治疗。因此，应加强患者的心理护理，随时给予鼓励和支持，让患者树立康复的信心。

五、相关知识链接

脊柱脊髓损伤概述

1. 脊髓形态及解剖结构

脊髓位于椎管内，上端在枕骨大孔处与延髓相连；下端在成人一般平 L_1 椎体下缘水平，新生儿平 L_3 椎体。脊髓下端变细，称为圆锥。

脊髓呈前后稍扁的圆柱形，全长粗细不等，有两个膨大：颈膨大，腰骶膨大。

2. 损伤机制

（1）交通事故：是现代脊髓外伤的首要原因。

（2）工伤事故

①高处坠落：建筑工地施工中，从高处坠落，头向下落地时可发生颈脊髓损伤。脚先着地时，可发生脊柱脊髓损伤，臀部着地时多发生胸腰椎脊髓损伤。

②头颈和躯干被砸伤：患者站立位或前屈位工作时，被砸伤肩部或背部，发生胸腰椎脊髓损伤，夜间发生地震或建筑物倒塌，被砸伤时可发生脊柱脊髓损伤。

（3）运动失误：如骑马摔伤，从马头部掉下常发生颈脊髓损伤，从马背侧掉下常发生胸腰脊髓损伤，跳水不当，易致颈脊髓损伤。

（4）其他原因：生活中意外脊柱受伤；体操、舞蹈演员训练伤；火器伤；锐器伤等。

3. 脊髓损伤分类

（1）按照损伤的程度分类：可分为完全性脊髓损伤；不完全性脊髓损伤；脊髓震荡，为轻度脊髓损伤，开始呈不完全瘫痪，并且在24小时内开始恢复，至6周时，恢复完全。

（2）按照脊髓损伤的部位分类

①中央型脊髓损伤：该类患者多伴有颈椎管狭窄。属于不完全性脊髓损伤，其特征为上肢瘫痪严重；

②半脊髓损伤：脊髓半侧遭受损伤，属于不完全性损伤，伤侧以下运动障碍，对侧感觉障碍，括约肌功能多存在；

③前脊髓损伤：脊髓前部遭受损伤，见于颈椎爆裂骨折，主要表现为损伤平面以下瘫痪，括约肌功能障碍而深部感觉位置觉保存；

④后脊髓损伤：少见，可见于椎板骨折下陷压迫脊髓后部，感觉障碍主要表现为深感觉消失，比运动障碍严重。

（3）按照脊髓损伤的节段分类：可分为颈脊髓损伤、胸脊髓损伤、胸腰段脊髓损伤和圆锥损伤。

（4）按照脊髓损伤原因分类

①脊髓锐器伤：较少见，多发生于青壮年。致脊髓完全横断或不完全横断损伤。伤器的种类、大小、力量、方向、深度均影响受伤的截瘫程度和预后。

②脊髓火器伤：弹丸等投射物进入椎管或贯通，多致脊髓横断。

（5）特殊类型脊髓损伤：可分为创伤性上升性脊髓缺血损伤；无骨折脱位脊髓损伤。

4. 脊髓神经支配范围

脊髓神经节段分布如下：

① $C_{1\sim3}$：头面部、枕、颈部（C_2：头顶部；C_3：颈项圈）。

② C_4：膈肌、口腔、喉头（双肩部至三角肌）。

③ $C_{5\sim6}$：手、前臂、上肢桡侧（C_5：三角肌；C_6：上肢桡侧至拇、示二指）。

④ $T_{1\sim2}$：头颈部血管、汗腺（T_1：上臂内侧至肘下；T_2：上臂内侧至肘上）。

⑤ $T_{1\sim6}$：心脏、肺、气管、支气管（环肋间）。

⑥ $T_{6\sim10}$：肝、胆、脾、胃（环肋间）。

⑦ $T_{10}\sim L_2$：肾脏、肠、膀胱（$T_{11\sim12}$：环腰，前面至小腹；L_1：前至腹股沟和大腿内侧，后至髂骨上；L_2：大腿前面的缝匠肌及臀后外侧）。

⑧ L_3：膝上（膝前、内、外）。

⑨ $L_{4\sim5}$：小腿内侧、外侧（L_4：小腿膝下前、内侧至内踝；L_5：小腿外、前至足踇、次趾）。

⑩ $S_{1\sim2}$：大腿、小腿后面、臀后面（S_1：小腿外侧至外三趾；S_2：跟腱、足底、大

小腿的后面）。

⑪ $S_{3\sim5}$：会阴、肛门、生殖器。

5. 脊髓损伤的治疗方法

治疗方法分为手术和非手术治疗。手术治疗的目的是解除脊髓压迫和（或）通过内固定维持脊柱稳定性。

（1）治疗原则

①尽早治疗：根据脊髓损伤的改变程度，越早治疗越好，伤后 6 小时内是治疗的黄金时期，24 小时内为急性期。

②整复骨折脱位：使脊髓减压并稳定脊柱。

③治疗脊髓损伤：完全损伤与Ⅰ、Ⅱ级不全瘫，由于脊髓伤后出血、水肿及许多继发损伤改变，需积极进行治疗，争取恢复时间。

④预防及治疗并发症：包括呼吸系统疾病、泌尿系统疾病及压疮等并发症。

⑤功能重建及康复：主要为手及上肢的功能重建和排尿功能的重建。

（2）生命支持：脊髓损伤后，大多数迅速死亡的患者，是由呼吸和血流动力学系统衰竭引起。上颈椎损伤，多由呼吸肌瘫痪引起猝死，常要现场行气管插管。保持呼吸道通畅和早期固定是常用的方法。损伤在 T_6 以上的急性脊髓损伤可产生类似功能性交感神经切断综合征，导致神经的阻断，正常情况下的低血压－心动过速反应被阻断。

（3）早期复位，有效稳定脊柱：损伤的脊柱可以通过轴向牵引或手法复位而恢复脊柱序列，患者病情稳定后，行手术切开内固定。

（4）药物治疗：早期应用甲泼尼龙大剂量冲击、营养神经、利尿、脱水治疗。

6. 并发症

①深静脉血栓：见第一篇第六章。

②呼吸系统并发症：C_4 以上的颈髓损伤患者会影响到呼吸功能，严重者可造成死亡。由于损伤平面以下运动功能丧失，导致肋间肌的收缩失去正常功能，患者很难达到深呼吸。咳嗽无力，肺部分泌物不易排出，易发生肺部感染。处理方法：

a. 急性损伤患者出现气促、胸闷、多痰、呼吸频率快而浅，双肺布满痰鸣音或湿啰音时，应保持呼吸道通畅；若呼吸道梗阻，应立即行气管切开；

b. 经常变换体位，采取重力引流，引出痰液；

c. 摄取充足的水分，以免脱水；

d. 练习深呼吸，以腹式呼吸为主；

e. 预防肺部感染和上呼吸道感染；

f. 呼吸肌麻痹或肺活量严重减少时，适时吸痰器或间歇性正压吸引器吸痰。

③泌尿系统并发症：对脊髓损伤患者排尿障碍的治疗是恢复排尿反射及预防泌尿系统感染与肾衰竭。可以采取给予患者间断导尿或留置导尿，留置导尿者应定时开放，并鼓励患者增加腹压排尿，用拳头从上而下挤压小腹的方法。尽量将尿液排空，残留尿液太多是尿路感染的重要原因。

④压疮

Ⅰ期压疮皮肤完整，出现压之不褪色的局限性红斑（通常在骨隆突处等易受压部位）。与周围组织相比，该部位可能有疼痛、硬肿或松软，皮温升高或降低。肤色较深的患者可没有明显压红，颜色可能与周围皮肤不同、难以鉴别，可归为高危人群。

Ⅱ期压疮表皮和部分真皮缺损，表现为完整部皮炎、失禁性皮炎、皮肤浸渍及表皮脱落应相互鉴别。如出现局部组织淤血、肿胀，应考虑深部组织损伤。

Ⅲ期压疮全层皮肤组织缺损，可见皮下脂肪，但骨骼、肌腱或肌肉尚未暴露。有腐肉但不影响判断组织缺损的深度，可能存在潜行和窦道。此期压疮的深度因解剖位置的差异而各有不同，鼻梁、耳郭、枕部和踝部缺乏皮下组织，可能较表浅。脂肪多的部位（如臀部），溃疡可能已经侵犯到深部组织。

Ⅳ期压疮全层皮肤组织缺损，伴有骨骼肌腱或肌肉外露，可以探及外露的骨骼或肌腱。伤口常可部分覆盖腐肉或焦痂，常伴有潜行和窦道。此期压疮深度取决于其解剖位置，鼻梁、耳郭、枕部和足踝因缺乏皮下组织，溃疡会比较表浅。此期压疮可深及肌肉或筋膜、肌腱、关节囊，严重时可导致骨髓炎。

可疑深部组织损伤期压疮由于压力或剪切力造成皮下软组织损伤，完整但褪色的皮肤上出现局部紫色或黑紫色，或形成充血性水疱，与周围组织相比，该区域的组织可先出现疼痛、硬结、糜烂、松软、潮湿、皮温升高或降低。此期压疮发生于肤色较深的个体时难以鉴别，可进一步发展成薄的焦痂，即使接受最佳治疗，也可能会迅速发展成深层组织的溃疡。

不可分期压疮缺损涉及组织全层，但溃疡完全被创面的坏死组织（黄色、棕褐色、灰色、绿色或棕色）或焦痂（棕褐色、棕色或黑色）所覆盖，无法确定其实际深度，要彻底清除坏死组织或焦痂，暴露出创面基底后确定其实际深度和分期。这种情况可能属于Ⅲ期或Ⅳ期，足跟部固定的焦痂（干燥、附着紧密、完整且无红肿或波动性）相当于机体的天然屏障，不应去除。开放/破溃的血清性水疱，也可表现为浅表开放的粉红色创面，周围无坏死组织的溃疡，甚至较干燥。此期压疮应与皮肤撕脱伤、胶带撕脱损伤相鉴别。

⑤关节挛缩：脊髓损伤后四肢截瘫造成肢体长期处于一个非功能位，早期不注意适当的功能护理，将逐渐发生肩、肘、腕、指、髋、膝、踝、趾的屈曲痉挛或肌肉痉挛，造成肢体挛缩畸形。

⑥体温异常：四肢截瘫患者伤后高热可持续 1 ~ 2 个月，而后体温逐渐恢复正常，也可以出现低温，体温可低至 35℃以下。

颈脊髓损伤发生高热的原因有：

a. 体温调节的中枢为下丘脑，颈脊髓损伤致使调节中枢受损。

b. 神经末梢之间的联络通道发生障碍，下丘脑不能对肢体的温度做出反应，失去对躯体产热和散热过程的控制与协调，同时颈脊髓的神经反射亦受到影响，对血管的舒缩调节功能降低或消失。

c. 颈脊髓损伤后，损伤平面以下神经反射出现暂时性全部消失或血肿刺激交感神经出现麻痹，使交感神经支配汗腺泌汗的功能消失。

d. 创伤后出现高代谢，产热增加。

e. 颈脊髓损伤后呼吸功能减弱或完全麻痹，患者表现为无力咳嗽，肺活量降低，致肺部易积存痰液而不易排除，细菌易于生长繁殖，可导致呼吸道感染，出现感染性发热。

f. 痉挛性瘫痪和肌张力增高者通过肌肉运动会产生较多热量。颈脊髓损伤患者神经系统功能紊乱，对体温变化丧失调节能力，易产生中枢性高热，而高热很容易导致身体内环境的紊乱，加重患者的病情，故积极有效的降温措施对缓解患者病情，提高患者生活质量有很大帮助。

⑦水电解质紊乱：水、电解质紊乱是颈脊髓损伤患者早期常见并发症。

a. 低钠血症：急性颈脊髓损伤患者常出现低钠血症，症状严重，持续时间长。由于机制尚不十分清楚，治疗困难，如治疗不当，低钠血症进一步加重神经系统损伤及继发其他并发症，影响患者治疗效果。

两种纠正低钠血症的方法：一种是严格限制口服及静脉补液量，同时给予利尿剂治疗。另一种方法是原则上积极补液，扩充血容量，在此基础上补充丢失的钠盐。

b. 低血压：颈脊髓损伤导致损伤平面以下脊髓神经功能障碍，其中心脏交感神经受损阻断了高级中枢对心脏交感神经的支配，导致副交感神经相对兴奋，冠状动脉痉挛，灌注不足，造成心肌缺血，出现心动过缓、心电图异常。交感神经与副交感神经之间的功能失调，导致外周血管紧张度降低，外周血管阻力下降，最初舒张压下降，之后大、中动脉紧张度下降，又因四肢肌肉瘫痪、失去收缩功能，肋间肌瘫痪，胸腔负压下降，致使回心血量减少，收缩压也随之下降。心脏只能延长舒张期，增加每次搏出量，导致心动过缓，脉压增大。所以，颈脊髓损伤患者血压在一定范围内下降时，不会对组织的血液灌注产生明显影响。

⑧硬脊膜撕裂脑脊液漏：主要是由于硬脊膜和其前方的组织有粘连，而手术操作不谨慎所致。如果术后持续脑脊液漏，可以用腰部蛛网膜下腔脑脊液分流以降低脑脊液压，有助于控制脑脊液漏。一般采用 3 ~ 4 天，最多不超过 7 天。在此期间，患者需卧床，同时给予抗生素预防感染。对于已形成脑脊液漏者，可先用脑脊液分流术，如果无效则需手术治疗。

⑨胸导管损伤：下颈部手术时在颈根部解剖可致胸导管损伤，发生率为 1% ~ 2%。胸导管损伤后主要表现为乳糜漏。术后如出现切口皮缘发红、水肿、切口内迅速积液则可能是乳糜漏的征象，应与术后血肿相鉴别。确诊后应加压包扎，切口引流，患者禁食，注意维持水电解质平衡，如引流超过 3 ~ 4 周，或有代谢紊乱出现，应手术探查关闭漏管。

⑩脊髓及神经根损伤：脊髓及神经根损伤是颈椎手术中最严重的并发症，而且有时是不可逆的损伤。当前路手术时，为便于暴露椎体或全麻气管插管时，患者头颈部仰伸，过伸体位容易导致脊髓过伸性损伤。同时在手术过程中，器械的介入或震荡会刺激脊髓，可能造成脊髓损伤，表现为从手无力到四肢瘫痪的不同程度的神经功能障碍。

⑪肺栓塞：脊髓损伤时肺栓塞的主要原因来自下肢深静脉血栓。临床常见胸痛、呼

吸困难、口唇发绀、心动过速、痰中带血，胸部X线检查可见三角形或硬币状阻塞部位，肺门血管怒张，阻塞部位以下血管影像消失，少量胸腔积液。

⑫上呼吸道阻塞：颈前路手术后发生气道通气障碍的原因，前路手术时，对气管的牵拉刺激，术后痰量增加，特别是长期吸烟患者更明显；术中止血不彻底或伤口引流不畅，血肿压迫气道加重通气障碍；因气管插管等原因造成血管神经性水肿，导致气道阻塞；术前已存在呼吸系统疾病，呼吸功能欠佳；喉头痉挛、声带麻痹或反常运动；过敏反应；巨大舌肿胀等。初期患者可有痰多、不易咳出、胸闷、憋气、呼吸费力、伤口压迫感甚至窒息等呼吸困难、呼吸窘迫的表现，严重的继发脑缺氧、脑水肿甚至死亡。一旦出现呼吸困难，应行无创性气管插管，同时寻找病因，进行针对性处理。如有血肿压迫者，应立即清除血肿，有气管切开适应证者，需及时行气管切开。

7. 脊髓损伤预防分级

脊髓损伤的预防可分为三级：

一级预防：伤前预防，针对高危人群做好宣传教育工作和安全措施，防止意外发生。

二级预防：一旦发生脊柱脊髓损伤，在急救与运送过程中，可能因搬动或运送方法或工具使用不正确，而使不完全脊髓损伤加重成为完全脊髓损伤。

三级预防：并发症是脊髓损伤死亡的主要原因，常见并发症如呼吸道感染、肺栓塞、泌尿系统感染、压疮与感染、下肢内收畸形、足下垂、下肢疼痛等。

（陈玉娥　陈雪梅　高　远）

第八节　1例颈椎骨折患者的护理

一、基本信息

姓名：孙某某；性别：男；年龄：60岁；婚姻情况：已婚

文化程度：初中；籍贯：吉林省柳河县；职业：无

入院日期：2018年4月3日；出院日期：2018年4月19日

出院诊断：颈椎外伤；颈椎骨折伴脱位

病史陈述者：患者本人

二、病例介绍

主诉：颈部疼痛，活动受限，伴右上臂疼痛、麻木1天。

现病史：患者于2018年4月2日15:30左右发生车祸，即感右侧颈肩部疼痛不适，颈椎活动受限，伴右上臂麻木；无意识丧失，无头痛、头晕，无四肢无力等症状，无二便失禁，于当地医院就诊，给予颈部制动、输液等对症治疗。现为求进一步治疗，来我院就诊，以“颈椎外伤、颈椎骨折伴脱位”收入我科。

既往史：平素体健，否认高血压、心脏病、糖尿病、脑血管疾病、精神疾病病史；否认手术史、外伤史、输血史；否认药物、食物过敏史，预防接种史不详。

婚育史：已婚，育有 1 子 2 女。

家族史：无特殊。

专科检查：脊柱生理弯曲存在，颈椎颈托固定，$C_{2\sim5}$ 棘突压痛，无放射痛，颈椎活动受限；右上臂外侧皮肤感觉减退，未及明确感觉平面，双侧肱二头肌、肱三头肌肌力 5 级，右侧三角肌肌力 4 级，左侧 5 级，双侧握力及伸指肌力 5 级；双下肢肌力、肌张力正常；双侧肱二头肌、肱三头肌腱反射正常，双侧膝反射、跟腱反射正常；提肛反射正常、尿道球海绵体反射正常、巴宾斯基征未引出。

辅助检查：

胸部正位 X 线检查：①右侧胸膜增厚粘连；②老年性肺改变。

颈椎正侧位 X 线检查：C_3 椎体向前 I 度滑脱（4 月 3 日）（图 2-8-1）。

颈椎 CT 平扫 + 三维重建检查：① C_3 椎体前移，C_3 椎体、右侧椎弓板及小关节突多发骨折；②颈椎退行性改变（4 月 3 日）（图 2-8-2）。

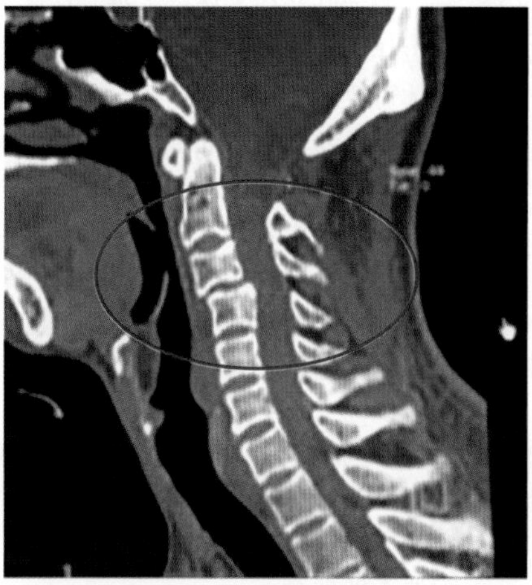

图 2-8-1　术前 X 线片

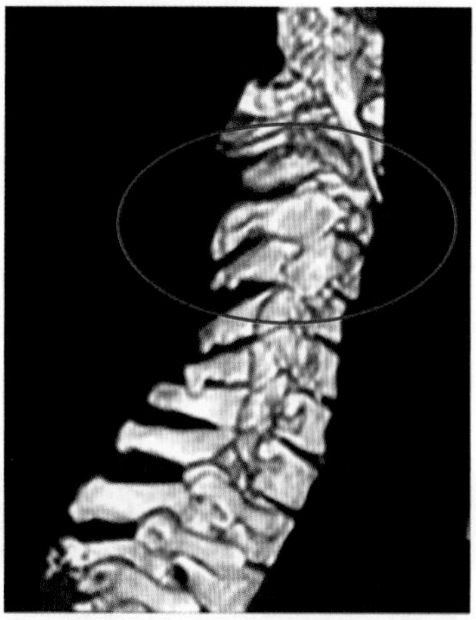

图 2-8-2　术前三维 CT

下肢静脉超声检查：双下肢静脉超声未见明显异常。

髂静脉超声检查：双侧髂静脉超声未见明显异常。

心电图检查：窦性心律，心电图正常。

术前异常检验结果见表 2-8-1。

入院生命体征：T36.7℃，P64 次 / 分，R18 次 / 分，BP124/69mmHg。

入院时护理风险评估：疼痛数字评分法评分为 4 分，跌倒风险评估为中风险，血栓风险因素评估为 4 分。

心理社会方面评估：患者情绪紧张，家属陪伴入院。

表 2-8-1　术前异常检验结果

项目	指标	结果	参考值
血常规	白细胞计数 /（10^9/L）	10.13 ↑	3.5 ~ 10.0
	红细胞计数 /（10^{12}/L）	3.7 ↓	4.3 ~ 5.9（男）3.9 ~ 5.2（女）
	中性粒细胞百分比	0.826 ↑	0.50 ~ 0.70
血生化	总胆红素 /（μmol/L）	27.6 ↑	0 ~ 21.0
	尿素 /（mmol/L）	1.69 ↓	1.8 ~ 7.5
	血钙 /（mmol/L）	2.06 ↓	2.09 ~ 2.54
出凝血常规	凝血酶原时间 /s	14.6 ↓	15 ~ 21
	血浆 *D*– 二聚体 /（μg/mL）	1.49 ↑	0 ~ 0.50

三、治疗护理及预后

（一）治疗护理过程（表 2-8-2）

表 2-8-2　治疗护理过程

时间		病程经过	治疗处置
4 月 3 日		患者颈部外伤、颈部疼痛、活动受限 1 天入院。颈部颈托固定，右上肢麻木，其余肢体感觉运动正常；疼痛明显，疼痛评分为 4 分。	持续心电血压监测，给予调整颈托固定位置，遵医嘱给予静脉滴注镇痛、营养神经等药物治疗。双下肢着抗血栓压力带；给予指导颈托佩戴方法，告知佩戴颈托相关注意事项；告知患者体位要求，颈部制动。
4 月 4 日		主诉颈肩部疼痛不适，右上臂麻木增强。	医生给予在局部浸润麻醉下行颅骨牵引治疗，过程顺利。告知家属牵引治疗的重要性及注意事项。告知患者如有颈部疼痛加重，上肢麻木感加重，立即告知医护人员。继续给予镇痛、消肿、营养神经等药物治疗。
4 月 5 日 ~ 4 月 11 日		患者生命体征平稳，颈部持续颈托固定、持续颅骨牵引；双下肢感觉运动正常，右上肢麻木较前减轻。完善术前各项检查。	定时给予患者翻身、叩背、指导患者深呼吸、有效咳嗽、吹气球练习等，协助排痰；指导四肢功能训练。给予讲解术前注意事项。
4 月 12 日	8：00	患者生命体征平稳。	完成术前准备。
	10：00	患者进入手术室。	完成手术交接。
	10：30 ~ 13：45	在全身麻醉下行“颈椎前路椎间融合器（intervertebral cage）植入、钢板螺钉内固定术”。	手术过程顺利，术中出血约 50mL，未输血。
	14：00	患者安返病房，意识清醒，生命体征为：T36.0℃、P85 次 / 分、R19 次 / 分、BP129/81mmHg。颈部持续颈托固定，伤口敷料包扎好，无渗血、渗液；伤口引流管通畅，引流液为血性；留置尿管，尿色淡黄；左上肢留置针固定好，输液通畅，无外渗。患者疼痛评分为 2 分。	持续心电血压监测，低流量吸氧；去枕平卧，颈部颈托固定，右上肢麻木，给予软枕抬高，其余肢体感觉运动正常；妥善固定各管路，引流管自然引流，无负压。遵医嘱给予抗炎、镇痛、消肿等药物治疗。

续表

时间	病程经过	治疗处置
4 月 13 日	患者生命体征平稳，颈部伤口敷料包扎完好、无渗血，伤口引流管通畅，术日引流量约 20mL。右肩部、右上肢疼痛及麻木明显减轻，活动良好；双下肢感觉运动正常。自述饮水易呛咳。	遵医嘱给予停止心电血压监测，颈部颈托固定。给予拔除尿管，患者自主排尿。医生给予伤口换药，伤口敷料干燥、无渗出。继续抗炎等药物治疗，指导四肢功能训练。复查血化验（表 2-8-3）、X 线检查（图 2-8-3）。患者术后出现饮水呛咳，请耳鼻喉科会诊，与喉返神经水肿有关，医生嘱暂禁饮食，静脉营养支持治疗。
4 月 14 日 ~ 4 月 18 日	患者生命体征平稳，右肩部、右上肢疼痛、麻木好转，活动良好；双下肢感觉运动正常。饮水无呛咳。	4 月 14 日医生给予伤口换药，拔除伤口引流管。遵医嘱指导患者佩戴颈托下床行走，无不适。4 月 15 日嘱患者进食半流食；加强四肢功能训练。
4 月 19 日	病情平稳，佩戴颈托，予以出院。	给予出院指导，告知注意事项。

术后辅助检查：

术后 X 线检查：骨折端固定复位良好（4 月 13 日）（图 2-8-3）。

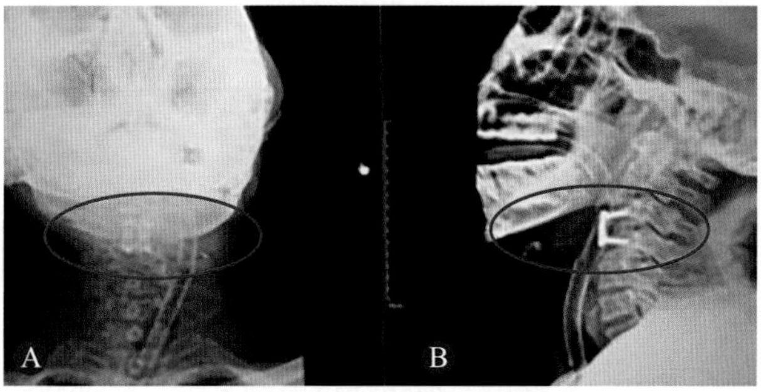

图 2-8-3　术后 X 线片

术后异常检验结果见表 2-8-3。

表 2-8-3　术后异常检验结果

项目	指标	结果	参考值
血常规	中性粒细胞百分比	0.888 ↑	0.50 ~ 0.70
生化	脑利钠肽前体（hg/L）	289.7 ↑	0 ~ 150
出凝血常规	凝血酶原时间 /s	14.9 ↓	15 ~ 21
	血浆 *D*– 二聚体 /（μg/mL）	1.42 ↑	0 ~ 0.50

（二）主要护理问题及措施

1. 有脊髓二次损伤的风险

1）问题依据

颈椎骨折后因固定无效等因素，可导致脊髓二次损伤，出现神经症状加重的现象；而手术止血不彻底、血肿压迫或减压时操作的震动对脊髓的冲击，也可导致神经肌力改变。

2）护理思维

增强伤后防范意识是降低脊髓二次损伤的后续保障。患者在入院治疗、康复和护理期间由于措施不当或者患者及家属缺乏相关知识，仍有可能发生脊髓二次损伤。因此，要让患者保持正确的体位，颈部有效固定，严密观察肢体感觉运动情况，对患者和家属加强相关知识宣教。

3）护理措施

（1）病情观察与评估：动态评估患者四肢感觉运动情况，倾听患者主诉，评估四肢肌力，如有异常及时报告医生。

（2）功能训练：指导四肢功能训练，如踝泵训练、股四头肌等长收缩训练、直腿抬高训练、上肢握力训练等，保持各关节处于功能位，锻炼肌肉力量，防止肌肉萎缩。

（3）支具护理：按要求正确佩戴颈托，松紧度适宜，保证固定有效。

（4）颅骨牵引的护理：颅骨牵引重量合适，为体重的1/12，可根据病情变化进行重量和牵引角度的调节。牵引位置正确，牵引过程中，密切观察患者颈部及四肢感觉运动、呼吸有无异常。

（5）体位护理：术前严格卧床，保持平卧位；术后复查X线后，根据固定情况，可嘱患者半卧位、侧卧位或下床行走，颈托持续佩戴。

（6）用药护理：遵医嘱继续应用营养神经药物，做好用药后观察。

（7）健康宣教：告知患者及家属颈部骨折出现神经损伤的原因，教其学会自我评估。

4）护理评价

患者住院期间，右肩部及右上肢疼痛、麻木症状好转，未发生脊髓二次损伤。

2. 术后颈部血肿的观察

1）问题依据

颈椎骨折颈前入路手术，术野小，损伤部位解剖复杂、毗邻较多重要组织、器官，如喉上（返）神经、食管、气管、颈动脉等，因而手术操作难度大、风险高，术中、术后易出现并发症，其中颈部血肿是最凶险的并发症。

2）护理思维

颈椎前路手术，存在颈部血肿的高风险，要严密观察伤口敷料渗血及伤口局部情况；听取患者主诉，观察有无呼吸困难。

3）主要措施

（1）病情观察与评估：术后密切观察伤口敷料有无渗血、颈部有无肿胀、伤口引流量过少或短时间内引流量过多等情况。密切监测生命体征，观察患者有无呼吸困难、憋气，如出现上述症状，立即给予吸氧并通知医生紧急处理。

（2）物品准备：床旁备气管切开包、无菌手套、口咽通气道。

（3）健康宣教：告知患者及家属术后可能出现的严重并发症及后果，提高自我防范意识。

4）护理评价

患者术后生命体征平稳，伤口引流通畅，切口愈合良好，未发生颈部血肿。

（三）患者转归

患者入院后给予行颅骨牵引治疗，术后伤口愈合良好出院。

四、护理体会及反思

（一）护理体会

对于颈椎骨折伴脱位的患者应加强颈托固定及体位要求，避免因体位不当造成脊髓二次损伤。做好患者肢体感觉、运动、肌力的观察，同时加强皮肤及肺部护理，预防并发症的发生。

（二）反思

正确搬运和固定脊柱可有效保护脊柱损伤患者的神经功能，避免神经损伤进一步恶化。护士在为患者实施翻身、移动或健康教育时，一定要向患者和家属传授正确的方法，以确保他们能够获得并掌握正确规范的康复护理知识和技能，有效防止脊髓二次损伤。

五、相关知识链接

（一）颈椎骨折概述

1. 解剖结构

颈椎损伤指寰枕关节至 C_7 椎体的骨折脱位；分为上颈椎（$C_{1\sim2}$）损伤与下颈椎（$C_{3\sim7}$）损伤。

寰椎结构特殊，没有椎体；其他椎体演化成为齿状突。枢椎齿突是寰椎椎体的残迹，其椎弓根上、下缘分别为上、下关节突。内侧缘为椎管，外侧缘紧邻椎动脉。枕骨、寰椎、枢椎之间的相互关联缺乏内在的稳定性，因此，寰枢椎韧带结构的作用更加重要。

$C_{3\sim7}$ 椎体结构相近，横突孔是颈椎所特有的结构，由腹侧和背侧两部分组成，腹侧部与肋骨同源，成为肋突，其末端圆钝为横突前结节。背侧部为真正的横突，其末端较扁平，为横突后结节。

2. 损伤机制

颈椎损伤通常为高能量损伤，多见于交通伤及高空坠落伤。

（1）直接暴力：较少见，常为直接外力所致。

（2）间接暴力：较常见，主要是作用于头部或臀部的暴力纵向传导至颈椎的特定节段，引起椎体骨折和脱位。根据暴力作用的方向不同分为 5 种：

①垂直压缩暴力：椎体节段受到与脊柱平行的轴向暴力。

②屈曲压缩暴力：脊柱屈曲位状态，以致椎体压缩性改变，严重者合并脱位或小关节绞锁。

③后伸压缩暴力：脊柱后伸位状态，导致前纵韧带及后方骨韧带复合体的损伤。

④侧向压缩暴力：暴力来自椎体一侧，表现为一侧椎体和小关节损伤。

⑤旋转压缩暴力：脊柱呈旋转状态，多与前述数种损伤伴发。

3. 临床分型

1）上颈椎损伤分型

寰骨骨折莱文（Levine）分型（图 2-8-4）：Ⅰ型：仅横突处骨折；Ⅱ型：后弓单处骨折，稳定骨折，通常过伸位挤压损伤；Ⅲ型：前弓单处骨折，稳定骨折，通常过屈位挤压损伤；Ⅳ型：寰椎侧块骨折，骨折线一般由前至后贯穿侧块关节；Ⅴ型：寰椎爆裂骨折，典型病例表现为前弓 2 处、后弓 2 处也可合并侧块骨折。

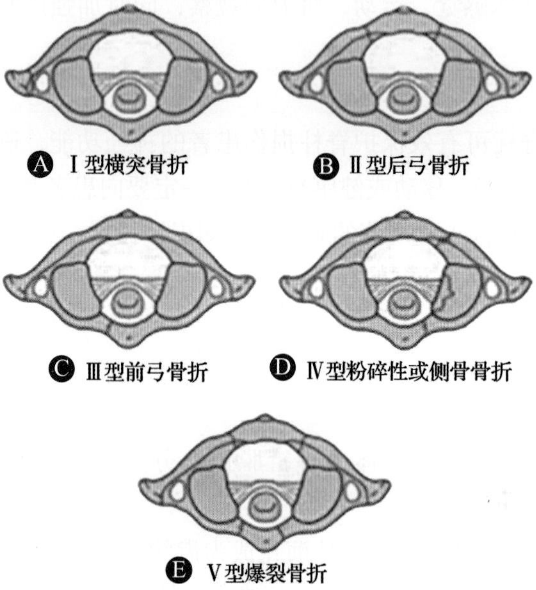

图 2-8-4　寰骨骨折 Levine 分型

枢椎骨折分型（图 2-8-5）：安德松（Anderson）分型是齿突骨折最常见的分型。

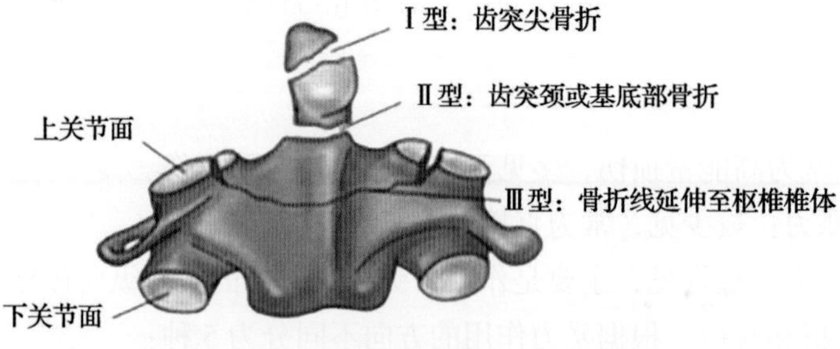

图 2-8-5　枢椎骨折 Anderson 分型

Ⅰ型：齿突尖骨折；Ⅱ型：齿突颈或基底部骨折；Ⅲ型：骨折线延伸至枢椎椎体，斜行骨折愈合率较高。

创伤性枢椎滑脱（图 2-8-6）：枢椎上下关节突之间连接区的骨折。

Ⅰ型：骨折不伴成角，前滑脱＜3mm；Ⅱ型：枢椎前移位超过 3mm 或成角；Ⅱ a 亚型：屈曲牵张损伤，前纵韧带完整，以此为铰链，枢椎体严重成角，但移位较强；对此型骨折禁忌牵引，否则会导致更严重的移位；Ⅲ型：双侧椎弓根骨折合并关节突移位或绞锁，此型骨折严重不稳定，常伴脊髓损害。

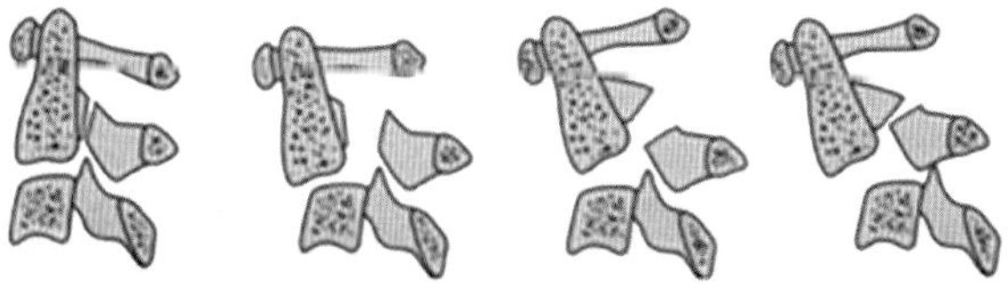

图 2-8-6　创伤性枢椎滑脱分型

2）下颈椎损伤分型

采用 SLIC 系统对下颈椎损伤严重程度进行评分（表 2-8-4）。

总分小于 4 分，推荐非手术治疗；等于 4 分，可以行手术治疗，也可以行非手术治疗；大于等于 5 分时，推荐手术治疗。

表 2-8-4　下颈椎损伤分型及严重程度评分

项目	损伤程度	赋值
损伤形态表现	正常	0
	压缩骨折	1
	暴力骨折	2
	牵伸骨折（如小关节错位、过伸损伤）	3
	旋转 / 移位骨折（如小关节脱位，或者严重屈曲压缩损伤）	4
间盘韧带复合体	完整	0
	不能确定（如棘突间增宽，MRI 信号改变）	1
	撕裂（如椎间隙前方增宽，小关节错位或脱位，脊椎后凸畸形）	2
神经损伤情况	完整	0
	根性损伤	1
	完全脊髓损伤	2
	不完全脊髓损伤	3

4. 临床表现

主要临床表现：颈部症状，如颈部疼痛，活动障碍，颈肌痉挛，颈部广泛压痛，神经根受压会出现肩臂和手部麻木、疼痛或感觉过敏。

5. 治疗方法

1）非手术治疗

颈部支具：支具主要通过支撑或贴附在枕部、棘突、肩胛冈、肩峰、锁骨、胸骨及下颌骨等一些体表骨性隆起部位起到制动作用。

颈胸支具：是将固定范围延伸到上胸廓，与颈部支具相比能够提供更有效的制动。

颅骨牵引和闭合复位：牵引最主要的用途是恢复颈椎解剖序列以及进行颈椎骨折脱位的复位治疗。但对存在或疑似颈枕失稳、脱位的患者不能使用牵引。

哈洛（Halo）背心：许多上颈椎骨折都可以选用 Halo 背心固定作为最终治疗方法。而随着颈椎内固定技术的不断发展，Halo 背心在下颈椎损伤中的应用正逐渐减少。

2）手术治疗

（1）手术治疗目的

①当神经受到压迫时，行脊髓减压术，为神经恢复提供条件；

②恢复椎体位置，并维持对位；

③固定脊柱，尽快恢复患者直立或坐起，避免长期卧床；

④减轻晚期的畸形程度；

⑤尽可能减少融合节段；

⑥避免不良事件的发生。

（2）手术时机：目前普遍认为早期手术与晚期手术相比有两个优势，利于神经功能恢复；颈椎稳定手术利于护理、康复治疗过程中搬动患者，无须担心出现继发颈椎移位。

（3）手术方式：包括前路手术、后路手术两种方法。

6. 功能训练

（1）无脊髓损伤以防止关节僵硬、肌肉萎缩、促进血液循环、防止静脉血栓为主。术后患者清醒即可进行上肢伸展、扩胸运动、手的握力训练及下肢的屈伸训练，任何运动应保证患者脊椎无扭曲现象。待患者病情允许时可佩戴颈托床上坐起，逐渐下床行走。

（2）有脊髓损伤，损伤平面以下的肢体感觉、运动和反射完全或部分丧失，康复训练应自损伤之日开始，通过保持和改善损伤后尚存的肢体残余功能，促进与协调活动能力，协助患者获得功能的更大恢复。

7. 并发症

1）颈部血肿

颈部血肿是颈椎前路手术较危急的并发症，处理不当可致患者死亡。临床表现包括颈部肿胀、呼吸困难、引流管引出血量较少、患者主诉“胸闷、憋气”。处理方法为立即床旁紧急行“切口开放减压血肿清除术”。

2）喉上、喉返神经损伤

喉上、喉返神经损伤是颈前路手术最常见的并发症，上颈椎手术易并发喉上神经损伤，下颈椎手术易发生喉返神经损伤，喉上神经损伤是因为在手术暴露过程中误夹、误切、牵拉过久所致，表现为术后一过性呛咳，不能进流质饮食。

喉返神经位于下颈段气管、食管沟内。在手术暴露过程中，颈部粗短，暴露颈椎间盘较困难或有的患者本身解剖变异、特殊体质等，容易引起过度牵拉、误夹、误切而致喉返神经损伤，表现为声音嘶哑、憋气。

3）食管瘘

颈前路食管瘘的发生率极低，其原因主要有以下几个方面：

①内植物滑脱或植骨块脱出压迫食管；

②拉钩牵拉时间过长造成局部缺血，拉钩边缘锐利误伤或电刀误伤；

③内植物对食管的持续摩擦；

④手术切口感染；

⑤高龄、全身情况差、颈部软组织瘢痕、$C_{3\sim4}$及$C_7\sim T_1$减压内固定也是造成食管瘘的高危因素。

4）脊髓损伤加重和神经根损伤

术后脊髓损害症状加重及神经根损害是常见的并发症。脊髓损害加重多见于手术止血不彻底、血肿压迫或减压时操作的震动对脊髓的冲击、基础疾病影响；神经根的损害多由器械的刺激、直接挫伤或对神经的牵拉过度引起。

5）脑脊液漏

脑脊液漏大多为后纵韧带与硬膜囊粘连严重、手术分离或切除后纵韧带时损伤硬膜囊所致。表现为术后24小时内引流液为淡红色液体、引流量多；第2天引流液颜色更淡，引流量无明显减少。发现上述情况后，立即将切口负压引流改为普通引流，去枕平卧，采取严格的颈部制动，切口局部用1kg沙袋加压。对头晕、呕吐患者，抬高床尾30°～45°，给予头低脚高位，并静脉滴注平衡液，给予补液治疗。

6）肺部感染

肺部感染是颈椎前路手术患者死亡的主要原因，特别是截瘫患者，该并发症的发生率更高。及时清除呼吸道分泌物，吸氧、雾化吸入、盐酸氨溴索口服或静脉滴注化痰药物治疗；指导、鼓励患者做深呼吸、有效咳嗽，有助于预防肺部感染。对于呼吸肌麻痹患者，在患者吸气末用双手从胸廓两侧向内挤压向上推，指导患者此时做咳嗽动作，以协助排痰。另外，鼓励患者进行吹气球训练，可增强肺功能，同时使用抗生素控制感染。

（二）颅骨牵引

1.适应证

（1）颈椎骨折或骨折脱位伴有脊髓损伤者；

（2）颈椎脱位、关节交锁伴有脊髓损伤者；

（3）颈椎损伤后复位，但仍存在不稳定，伴有脊髓损伤者。

2.操作步骤

1）钻孔

两侧外耳孔之间，沿脊柱的纵轴，经头顶连一直线，在距矢状中线两侧各3～4cm处，以尖刀将头皮切一小口，以特制的有保护缘的钻头在两侧各做一颅骨钻孔，深达颅骨板障内。钻孔的位置也可根据牵引轴线过伸或过屈的需要向前或向后移动。

2）安置牵引钳

将颅骨牵引钳（crutchfield tongs）的两个齿钉各置于一个钻孔内，然后拧紧螺旋固定齿钉。

3）牵引

将牵引架挂于床头，牵引绳绕过牵引架上的滑车，悬挂重量锤，做好反向牵引。

4）颈椎复位

牵引重量开始用4kg，并拍摄颈椎侧位片，观察牵引后复位情况；如不能复位，可每隔 15min 增加 2kg，直到复位（一般需 10kg 左右），总重量不超过 15 ~ 20kg。证实复位后，可改用维持重量 3 ~ 5kg。

3. 注意事项

（1）告知患者牵引后要维持牵引体位，不随意增减牵引重量。

（2）牵引过程中应进行功能训练，防止肌肉萎缩、关节僵直、下肢深静脉血栓、压疮、坠积性肺炎等并发症。

（3）注射利多卡因前询问过敏史。

（4）经常观察牵引装置位置是否正确，并维持其效能。如牵引架有无倾斜，牵引弓是否松脱，牵引针有无滑动，牵引锤是否悬空（应悬空），牵引绳与滑轮是否合槽等。

（5）牵引钉道处在牵引术后用纱布条缠绕，术后 1 天去掉沾有血迹的纱布条，每日用 0.5% 碘伏消毒 2 次。但不能去掉钉道周围形成的保护痂，以免感染。

（张　宁　陈雪梅　陈玉娥　高　远）

第九节　1 例腰椎爆裂骨折伴脊髓损伤患者的护理

一、基本信息

姓名：栾某某；性别：男；年龄：29 岁；婚姻情况：未婚

文化程度：大专；籍贯：山东省泰安市；职业：工程师

入院日期：2020 年 4 月 30 日；出院日期：2020 年 5 月 9 日

出院诊断：腰椎爆裂骨折伴脊髓损伤

病史陈述者：患者本人

二、病例介绍

主诉：摔伤致腰背部、左下肢疼痛麻木，活动受限 1 天。

现病史：患者于 2020 年 4 月 29 日晚从高处坠落，当即感腰背部及左下肢疼痛、麻木、活动受限，无昏迷史，无恶心呕吐，无抽搐。当即送我院急诊就诊，急诊检查后以“腰椎爆裂骨折伴脊髓损伤”收入我科。患者目前精神状态可，睡眠可，未排大便，未导尿。

入院诊断：腰椎爆裂骨折伴脊髓损伤。

既往史：平素体健，否认肝炎、结核、疟疾等传染病病史；否认高血压、心脏病病史，否认糖尿病、脑血管疾病、精神疾病病史；2019 年在外院行包皮环切术。否认其他手术史，否认其他外伤史，否认输血史；否认药物及食物过敏史，预防接种史不详。

婚育史：未婚未育。

家族史：家族中无传染病及遗传病史。

专科检查：视诊，平车推入病房，被动体位，脊柱未见明显畸形，四肢无水肿。触诊，颈椎各棘突无压痛，L_3 椎体棘突处压痛（+）、叩击痛（+），L_3 ~ S_2 支配区感觉减退，病理反射未引出。双侧提睾反射正常，肛周反射正常，双侧上肢桡动脉搏动存在，双侧下肢足背动脉搏动存在，双侧下肢胫后动脉搏动存在。活动：颈椎主动活动存在，腰段不能主动活动，双上肢主动、被动活动均可，右下肢主动、被动活动均可，左下肢主动活动部分受限，伸膝、屈膝肌力 2 级，踝关节背伸及跖屈肌力 0 级，被动活动可，四肢肌张力正常。

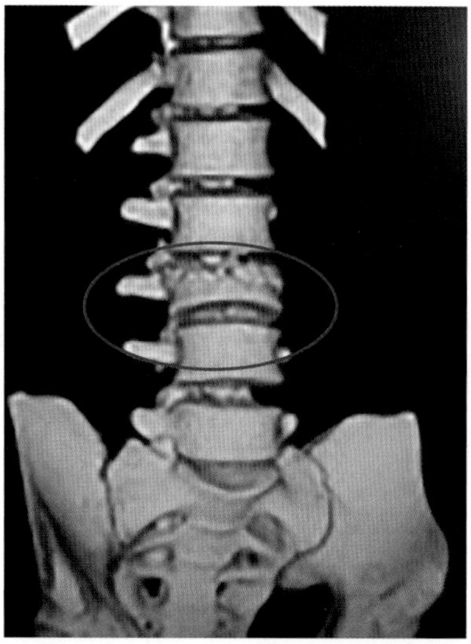
图 2-9-1　CT 平扫 + 三维重建

辅助检查：

胸部正位 X 线检查：胸片未见明显异常。

CT 平扫 + 三维重建检查：L_3 椎体及附骨多处骨折（4 月 30 日）（图 2-9-1）。

心电图检查：窦性心律，心电图正常。

术前异常检验结果见表 2-9-1。

表 2-9-1　术前异常检验结果

项目	指标	结果	参考值
血常规	白细胞计数 /（10^9/L）	17.74 ↑	3.5 ~ 10.0
	白细胞介素 –6/（pg/mL）	46.36 ↑	0 ~ 5.9
生化	血钾 /（mmol/L）	3.25 ↓	3.5 ~ 5.5
	葡萄糖 /（mmol/L）	7.31 ↑	3.4 ~ 6.1

入院时生命体征：T37.1℃，P84 次 / 分，R19 次 / 分，BP 139/80mmHg。

入院时护理风险评估：疼痛数字评分法评分为 6 分。

心理社会方面评估：患者情绪紧张，母亲陪伴入院。

三、治疗护理及预后

（一）治疗护理过程（表 2-9-2）

表 2-9-2　治疗护理过程

时间	病程经过	治疗处置
4 月 30 日	患者急诊入院，腰背部活动受限，右下肢感觉运动正常，左小腿感觉、运动减退，左踝关节及左足趾活动受限，麻木疼痛感强，疼痛评分为 6 分；患者血钾 3.25mmol/L；入科后遵医嘱给予禁食水，拟急诊行腰椎爆裂骨折手术治疗。	遵医嘱静脉输入镇痛、补钾、营养神经药物治疗；给予患者心理疏导；给予左下肢被动功能训练；协助并指导患者轴线翻身。给予讲解术前、术后注意事项。用药 30min 后复评疼痛评分为 3 分。

续表

时间		病程经过	治疗处置
4月30日～5月1日	19:00	完善术前各项检查	再次复查血钾升至3.51mmol/L。
	19:10	患者进入手术室。	完成手术交接。
	19:40～0:58	患者急诊在全身麻醉下行“腰椎爆裂骨折伴脊髓损伤后路切开复位减压内固定术”，术中出血约500mL。	手术过程顺利，术中输入红细胞600mL、血浆420mL。
	1:10	患者安返病房，意识清醒，生命体征：T36.5℃、P75次/分、R18次/分、BP 132/68mmHg。患者腰背部伤口敷料包扎好，无渗血、渗液；伤口引流管通畅，引流液为血性；右下肢感觉运动正常，左小腿感觉运动减退，左踝关节及左足趾活动受限，麻木疼痛感较前减轻；留置尿管通畅，尿色淡黄；右上肢静脉留置针固定好，连接PCA镇痛泵缓慢泵入，静脉输液通畅；疼痛评分为2分。	给予患者平卧位，左下肢给予软枕抬高，左足给予软枕垫起保持踝关节背伸，避免足下垂。妥善固定各管路。术后遵医嘱给予一级护理，普食，持续心电血压监测生命体征，持续低流量吸氧，并给予抗炎、减轻神经根水肿、镇痛药物等治疗。指导患者及陪护人员床上轴线翻身及左下肢被动功能训练。
	18:30	患者主诉伤口疼痛，NRS评分：静息性疼痛为4分，活动性疼痛为6分。	遵医嘱予氨酚羟考酮1片口服。用药30min后疼痛缓解，疼痛评估为3分。
5月2日～5月3日		患者伤口有少量渗血，右下肢感觉运动正常，左小腿感觉运动减退，左踝关节及左足趾活动受限，麻木疼痛感较前减轻；伤口引流管通畅，引流液为血性；留置尿管通畅，尿色淡黄；主诉腹胀伴轻微疼痛。	遵医嘱给予患者X线检查（图2-9-2）、静脉采血（表2-9-3）；遵医嘱停止心电监测；医生给予伤口大换药一次。患者左下肢不能自主运动，遵医嘱予穿防旋鞋，告知家属如何进行被动功能训练。5月3日医生给予患者拔除伤口引流管；给予拔除尿管，患者自主排尿。定时观察防旋鞋的松紧度是否适宜，防止压疮发生。给予患者顺时针按摩腹部，排气后腹胀好转。
5月4日		患者主诉腹胀，未排便。	撤除PCA镇痛泵。给予开塞露60mL灌肠，排出少量黄色硬便；给予四磨汤20mL口服，3次/日；指导患者少食多餐，以清淡饮食为主。
5月9日		患者伤口敷料干燥，无渗血、渗液；右下肢感觉运动正常，左小腿感觉运动减退，左踝关节及左足趾活动受限，麻木疼痛感较前减轻，持续防旋鞋固定；腹胀症状好转，已习惯卧位排便；疼痛评分：静息性疼痛为0分，活动性疼痛为1分。	医生给予伤口大换药一次，完善出院指导，患者已掌握，在家属陪同下出院。

术后辅助检查：

术后X线检查：骨折端复位固定良好（5月2日）（图2-9-2）。

术后异常检验结果见表2-9-3。

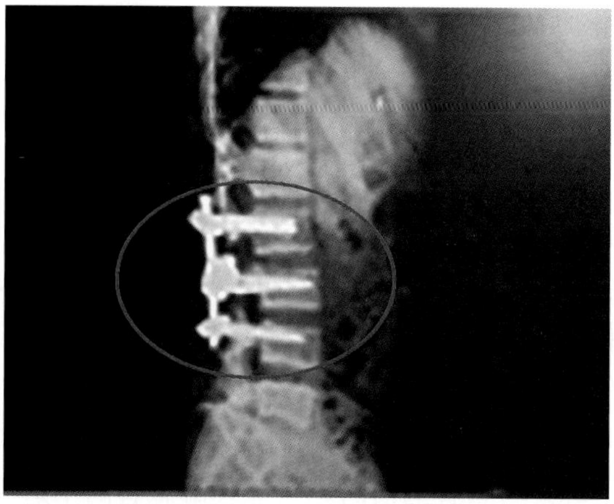

图 2-9-2　术后 X 线片

表 2-9-3　术后异常检验结果

项目	指标	结果	参考值
血常规	中性粒细胞百分比	0.951 ↑	0.50 ~ 0.70
	C 反应蛋白 /（mg/dL）	1.195 ↑	0 ~ 0.8
	白细胞介素 -6/（pg/mL）	21.65 ↑	0 ~ 5.9
生化	葡萄糖 /（mmol/L）	8.56 ↑	3.4 ~ 6.1

（二）主要护理问题及措施

腹胀

1）问题依据

（1）病生理因素：大量的交感神经分布于椎管内外，腰椎爆裂骨折患者，早期因骨折而形成不同程度的腹膜后血肿，刺激交感神经或由于交感神经休克而引起肠蠕动功能紊乱，发生腹胀。

（2）体位因素：因疼痛及治疗要求，患者需绝对卧床，活动量明显减少，胃肠蠕动相对减弱，排便反射受抑制而导致腹胀。

（3）麻醉因素：术中、术后因麻醉药物的作用，肠蠕动减弱，易造成腹胀；术后镇痛泵的应用，虽减轻了患者的伤口疼痛，但增加了患者静卧及睡眠时间，患者肠蠕动减弱，从而引起腹胀的发生。

2）护理思维

腹胀虽不是腰椎爆裂骨折的严重并发症，却可直接影响患者的舒适感，严重腹胀时可使横膈膜上升，造成呼吸困难进而影响心肺功能，有时给患者带来的痛苦甚至超过原发疾病。故对腰椎爆裂骨折患者在腹胀未发生之前进行有效的护理干预，可有效避免或减少腹胀的发生，减轻患者的痛苦，增加舒适感，帮助患者早日康复。

3）主要措施

（1）病情观察与评估：观察患者有无腹胀、腹痛症状，每日给予腹部触诊，测量腹围，听诊肠鸣音。

（2）体位护理：定时翻身可促进胃肠蠕动，翻身时保持患者肩、腰、髋位于同一水平线，以免造成患者病情进一步加重。患者侧卧时背部给予软枕支撑，保持正确姿势，防止脊椎扭曲，有利于复位，又可减轻腹膜后血肿的压迫。

（3）饮食护理：嘱患者进食清淡、易消化、粗纤维食物，增加饮水量，多食新鲜蔬菜水果，忌辛辣、油腻及刺激性食物。

（4）排便护理：告知患者尽快适应卧位排便，并及时与患者交流，告知有便意时及时排便，不可刻意抑制，以免发生便秘。对排便困难者，可口服缓泻剂或采用开塞露辅助排便。

（5）心理护理：多数患者因突发疾病，出现腹胀导致焦虑、抑郁，护士应主动关心患者，耐心倾听患者主诉，与患者沟通时尽可能理解患者的不适感，与患者积极交流，并且做好相应的疑问解答，使患者心理障碍得到缓解，提高患者治疗的信心及依从性。

（6）预防性护理：入院后协助并指导患者行腹部按摩，每日早晚各1次，应在进餐2小时后进行，按摩时以肚脐为中心，四指并拢，掌心紧贴腹部，以顺时针方向按摩，且给予腹部适当压力，按摩力度由轻渐重，速度适中，以患者能耐受为限。术后患者疼痛能耐受的情况下，可以减少镇痛泵的应用，以免引起腹胀。

4）护理评价

患者术后腹胀，给予对症处理后腹胀症状好转。

四、护理体会及反思

（一）护理体会

对腰椎爆裂骨折伴脊髓损伤患者应采取早期预防、早期发现、早期处理的方法，腹胀症状有所缓解，最大限度减轻患者的痛苦，提高舒适度，有利于患者康复。

（二）反思

术后腹胀是腰椎爆裂骨折伴脊髓损伤的常见并发症，造成腹胀的原因有很多，主要与排便习惯、心理精神因素、饮食结构不合理有关，如若不及时处理可影响预后效果。骨折患者多因突发事件引起，情况变化较大，突如其来的创伤使其劳动及生活自理能力突然下降，缺乏心理准备，加之疼痛剧烈，易出现焦虑、紧张甚至忧郁、悲观的情绪，导致患者不同程度的角色缺失、角色冲突、角色减退或角色异常，机体高级活动中枢受刺激，导致机体神经和内分泌紊乱而加重腹胀。因此，护理人员应高度重视，并针对腰椎爆裂骨折术后腹胀的相关因素进行护理规划，减少术后腹胀所带来的不良后果，解除患者痛苦，提高生活质量。

五、相关知识链接

胸腰椎爆裂骨折概述

1.概念

如重物砸于头顶或肩部，或从高处坠落时足或臀部着地，脊柱受垂直方向的压力，致椎间盘髓核突入椎体中致椎体发生骨折如爆炸状，故称爆裂骨折。髓核突入椎体致爆裂骨折，其骨折块可向左右前后移位，但主要是向椎管内移位，并常伴有脊髓损伤，骨折向两侧移位，致两侧椎弓根距离加宽。

2. 损伤机制

胸腰椎骨折多数由高能量损伤导致，受力模式可以是压缩、分离、屈伸、扭曲和剪切等单独或共同作用。轴向压缩易导致胸腰段的爆裂骨折。

3. 胸腰椎爆裂骨折的分型

胸腰椎爆裂骨折通常按丹尼斯（Dennis）分类进行描述，是一种基于患者 X 线表现的分类方式，将其分为 5 型：

A 型：两个终板骨折；

B 型：上终板骨折；

C 型：下终板骨折；

D 型：A 型骨折伴旋转；

E 型：侧方暴力导致，在 X 线正位片上表现为两侧不对称。

4. 临床表现

患者有明显的外伤史，不能正常站立行走，胸腰段有明显的叩击痛，躯干活动受限，神经症状异常等。

5. 治疗方法

1）非手术治疗

稳定型爆裂骨折可采取佩戴过伸位支具的方式治疗，卧床佩戴支具 4 ~ 6 周。

2）手术治疗

手术目的是避免进一步的神经损伤，为神经损伤的恢复创造条件；使患者能早期活动，避免制动带来的并发症；减少急性和慢性疼痛。

手术方法包括：

①合并神经损伤的不稳定型爆裂骨折，当后突畸形＞25°，椎体高度丢失＞50%，椎管内占位＞40% 时考虑手术，手术方式大多通过后入路行间接减压内固定术。

②前方塌陷严重，需行前入路手术，椎体次全切除，植骨或使用钛笼等支持材料。

③合并神经损伤的不稳定型爆裂骨折，通过前入路可以彻底清除后突的骨块和椎间盘。

（王文苏　孔　丹　高　远）

参考文献

白浩，孙朴，陈开杰. 利奈唑胺致血小板减少危险因素的 Meta 分析 [J]. 中国药房，2019，30（7）：980-984.

曹刚，杨廷，曹嘉强．骨质疏松治疗药物研究新进展 [J]. 临床医药文献电子杂志，2019，6（6）：195-196.

陈静，李方．呼吸功能训练联合饮食护理对慢性阻塞性肺疾病患者生活质量的干预效果 [J]. 医学理论与实践，2020，33（1）：156-157.

陈俊刚．椎体骨水泥注入、抗骨质疏松药物联合治疗急性椎体压缩性骨折（骨质疏松性）的治疗效果观察 [J]. 临床医药文献电子杂志，2018，5（63）：28.

陈明园，龚近秋．VSD 负压引流治疗腰椎术后椎间隙感染的护理 [J]. 世界最新医学信息文摘，2018，18（79）：236-237.

陈雪峰，林立国，郑桑，等．整体化护理干预对胸腰椎骨折术后患者的应用效果 [J]. 中华全科医学，2019，17（4）：696-698.

程芳芳，冯晓东，李莉．后路减压椎间融合内固定治疗腰椎滑脱症围手术期应用医护一体化护理体会 [J]. 实用临床护理学电子杂志，2018，3（30）：61-62.

代文杰，王松．甲状腺手术后甲状腺危象预防与处理 [J]. 中国实用外科杂志，2012，32（5）：406-408.

丁俊梅．预防性护理对甲状腺癌根治术术后并发症的预防作用 [J]. 中国医药指南，2020，18（7）：199-200.

高卉．围术期血糖管理专家共识（快捷版）[J]. 临床麻醉学杂志，2016，32（1）：93-95.

高松，戴闽，刘远．肥胖对腰椎后路手术疗效的影响 [J]. 实用临床医学，2014，15（12）：37-39，63.

侯振华．椎体后凸成形术治疗急性老年胸腰椎压缩性骨折临床效果观察 [J]. 临床研究，2019，27（6）：80-81.

胡海峰，李野，周彬彬，等．腰椎术后感染的诊断及病因 [J]. 中国老年学杂志，2016，36（1）：148-150.

胡旭琴．ERAS 理念对老年髋部骨折患者围术期护理效果的影响观察 [J]. 实用临床护理学电子杂志，2019，4（31）：63-80.

胡振国，俞兴，杨济洲，等．腰椎术后 2 周突发硬膜外血肿 1 例并复习相关文献 [J]. 中国矫形外科杂志，2018，26（9）：861-863.

黄小敏，苏冰梅，罗爱琼．头盆环牵引治疗重度脊柱侧弯畸形的护理 [J]. 国际护理学杂志，2015，34（14）：2011-2013.

霍亚冲，王辉，田浩，等．强直性脊柱炎合并骨折的特点及手术治疗研究进展 [J]. 脊柱外科杂志，2019，17（1）：68-72.

蒋静．强直性脊柱炎的手术护理 [J]. 中国社区医师，2018，34（29）：154-155.

寇福新，孙常太．退行性腰椎管狭窄症的治疗进展 [J]. 中国脊柱脊髓杂志，2013，23（8）：756-759.

李宝丽，李昊儒，王秋苓，等．前馈控制在腰椎术后硬膜外血肿安全管理中的应用 [J]. 护理实践与研究，2017，14（18）：47-49.

李海涛，刘新宇．经皮椎间孔镜技术在腰椎术后并发椎间隙感染的临床应用 [J]. 颈腰痛杂志，2018，39（3）：280-282.

李建民，杨强．颈椎肿瘤的诊断与手术治疗 [J]. 山东医药，2009，49（14）：111-112.

廖静．舒适护理干预模式对老年腰椎压缩性骨折术后疼痛的影响效果分析 [J]. 临床医学研究与实践，2016，1（17）：159-160.

林卫，曾林文，孔祥东，等．1850 例甲状腺术后管理及风险分析 [J]. 中国肿瘤临床与康复，2018，25（10）：1278-1280.

刘晔．腰椎压缩性骨折患者舒适护理干预对患者术后疼痛的改善分析 [J]. 当代医学，2019，25(9)：

171-172.

吕娟，陈佳丽，李佩芳，等. 创伤后血糖水平对急性伤口感染的影响分析 [J]. 华西医学，2015，30（10）：1826-1828.

马志伟，王德序. 抗骨质疏松治疗对老年骨折患者远期临床干预效果研究 [J]. 社区医学杂志，2015，13（10）：56-57.

穆小平，韦建勋. 退行性腰椎管狭窄症的治疗进展 [J]. 中国临床新医学，2015，8（11）：1104-1107.

钱维明，成雯雯，徐立胤，等. 强直性脊柱炎重度脊柱后凸畸形患者行截骨矫形术的体位护理 [J]. 中华护理杂志，2018，53（9）：1047-1049.

邱慕丹，李小金，曾丽雯，等. 重度脊柱侧弯患者行 Halo- 重力牵引的护理体会 [J]. 当代护士（下旬刊），2015（4）：48-49.

舒玲. 对胸腰椎骨折患者进行围手术期综合护理的临床效果分析 [J]. 中国社区医师，2019，35（5）：168-170.

宋红飞，于英楠. 腰椎管狭窄症术后护理体会 [J]. 世界最新医学信息文摘，2018，18（28）：230.

苏豫囡，张新艳，高延征. 1 例青少年特发性脊柱侧弯患者头盆环牵引治疗的护理体会 [J]. 中西医结合护理（中英文），2018，12（54）：194-195.

唐金祥，齐丽贞，王芳，等. MRI 检查在腰椎间盘突出髓核摘除术患者术后椎间隙感染的诊断价值 [J]. 中华医院感染学杂志，2018，28（17）：2642-2644，2662.

王爱举. 对胸腰椎骨折患者进行早期康复护理的效果评析 [J]. 当代医药论丛，2018，16（22）：215-216.

王玲，周岩，崔玲. 喉返神经监测仪在复杂甲状腺手术中的应用效果 [J]. 中国当代医药，2019，26（7）：42-44，48.

魏玲. 强直性脊柱炎脊柱矫形术后的影响因素及其护理对策探讨 [J]. 中国医药指南，2016，14（31）：221-222.

吴楚添，汤绍辉. 肠系膜上动脉压迫综合征的诊疗进展 [J]. 海南医学，2019，30（3）：388-391.

吴方前. 椎体骨水泥注入联合抗骨质疏松药物治疗急性骨质疏松性椎体压缩性骨折 [J]. 基层医学论坛，2018，22（13）：1866-1867.

肖细俭. 喉上神经选择性探查法在甲状腺切除手术中的应用 [J]. 湖北科技学院学报（医学版），2018，32（3）：220-222.

肖瑶，奉川程，蒲俊勇. 血白蛋白用于外科手术后低蛋白血症的临床效益研究 [J]. 系统医学，2018，3（14）：74-76.

徐婧. 综合护理干预对强直性脊柱炎患者康复的影响 [J]. 实用临床护理学电子杂志，2017，2（20）：84-85.

薛传娟，苏晓静，张春争，等. 脊柱矫形手术治疗强直性脊柱炎患者腹部皮肤的护理 [J]. 中国妇幼健康研究，2017，28（S1）：202-203.

薛红军. 腰椎术后椎间隙感染的临床诊治分析 [J]. 吉林医学，2012，33（16）：3410-3412.

杨娟. 腰椎术后翻身致椎间隙感染 1 例护理体会 [J]. 基层医学论坛，2015，19（20）：2880.

杨晓松. 强直性脊柱炎诊疗进展 [J]. 中国全科医学，2017，20（S3）：218-221.

姚孟宇，张余. 上颈椎肿瘤外科治疗进展 [J]. 中国骨科临床与基础研究杂志，2014，6（5）：307-313.

张楠，杨杰，翁润民. 老年性骨质疏松性脊柱压缩性骨折行经皮椎体后凸成形术治疗的方法与临床预后分析 [J]. 山西医药杂志，2019，48（10）：1227-1229.

张钰. 综合护理干预对强直性脊柱炎患者运动功能的影响 [J]. 中国医药指南，2018，16（24）：193-194.

张子泰，王林辉．甲状腺危象的诊断与治疗进展 [J]. 人民军医，2010，53（9）：703-705.

赵必增，贾连顺．颈椎骨肿瘤的外科治疗及其进展 [J]. 中国矫形外科杂志，1999（8）：58-59.

中华医学会内分泌学分会．中国成人住院患者高血糖管理目标专家共识 [J]. 中华内分泌代谢杂志，2013，29（3）：189-195.

朱达惠．20 例双侧闭式冲洗引流治疗腰椎内固定术后感染的护理 [J]. 全科护理，2015，13（22）：2169-2171.

BINDER D K, SCHMIDT M H, WEINSTEIN P R. Lumbar spinal stenosis[J]. Semin Neurol, 2002, 22(2): 157-165.

HAROLD L. Thoracic surgeons practice guideline series：blood glucose management during adult cardiac surgery[J]. Ann Thorac Surg，2009，87（2）：663-669.

JACOBI J，BIRCHER N，KRINSLEY J，et al. Guidelines for the use of an insulin infusion for the management of hyperglycemia incritically ill patients[J]. Crit Care Med，2012，40（12）：3251-3276.

JOSEPH J，WILLIAM S，DANIEL D，et al. Beyond the basics: endocrine emergencies[J]. EMS World，2007，36（10）: 123-129.

JOSHI G P，CHUNG F，VANN M A，et al. Society for Ambulatory Anesthesia consensus statement on perioperative bloodglucose management in diabetic patients undergoing ambula-tory surgery[J]. Anesth Analg，2010，111（6）：1378-1387.

LAZAR H L，MCDONNELL M，CHIPKIN S R，et al. Percutaneous ablative treatment of metastatic bone tumours: visual analogue scale scores in a short-term series[J]. Singapore Med J，2011，52（3）: 182-189.

MASALA S，GUGLIELMI G，PETRELLA M C，et al. Glycaemic control in the perioperative period[J]. Br J Anaesth，2013，111（1）：18-34.

PHILLIPS E，LEVINE A M. Metastatic lesions of the upper cervical spine[J]. Spine，1989，14（10）：1071-1077.

SALMON J M，KILPATRICK SE. Pathology of skeletal metastases[J]. Orthop Clin North Am，2000，31（4）: 537-544.

SATHYA B，DAVIS R，TAVEIRA T，et al. Intensity of perir operative glyce mic control and postoperative outcomes in patients with diabetes：ameta analysis[J]. Diabetes Res Clin Pract，2013，102（1）：8-15.

SIEBERT E, PRÜSS H, KLINGEBIEL R, et al. Lumbar spinal stenosis: syndrome, diagnostics and treatment[J]. Nat Rev Neurol, 2009, 5（7）: 392-403.

SILVA J E，BIANCO S D. Thyroid-adrenergic interactions: physiological and clinical implications[J]. Thyroid，2008，18（2）: 157-165.

SOKOLOWSKI M J，GARRVEY T A. Prospective study of postoperative lum-bar epidural hematoma: incidence and risk factors[J]. Spine（Philapa 1976），2008，33（1）: 108-113.

UMPIERREZ G E，HELLMAN R，KORYTKOWSKI M T，et al. Man agement of hyperglycemia in hospitalized patients in non-criti-cal care setting：an endocrine society clinical practice guide-line[J]. J Clin Endocrinol Metab，2012，97（1）：16-38.

VANN M A. Management of diabetes medications for patients undergoing ambulatory surgery[J]. Anesthesiol Clin，2014，32（2）：329-339.

第三章　矫形外科

第一节　1 例人工肩关节置换术患者的护理

一、基本信息

姓名：陈某；性别：男；年龄：50 岁；婚姻情况：已婚

文化程度：中学；籍贯：广东省肇庆市；职业：无

入院日期：2018 年 12 月 27 日；出院日期：2019 年 1 月 10 日

出院诊断：①左肱骨粉碎性骨折术后；②特重型颅脑损伤康复期

病史陈述者：患者本人及家属

二、病例介绍

主诉：车祸伤致左侧肱骨骨折 1 年余。

现病史：患者于 2017 年 12 月 20 日因车祸伤致特重型颅脑损伤、左肱骨粉碎性骨折，于某医院神经外科对症支持治疗至病情稳定，2018 年 1 ~ 2 月转至外院骨科行左上肢清创 + 负压封闭引流术（vacuum sealing drainage，VSD），手术顺利，左上臂伤口感染治愈。现患者为进一步诊治收入我科。

入院诊断：①左肱骨粉碎性骨折术后；②特重型颅脑损伤康复期。

既往史：平素身体健康状况一般，患有糖尿病 10 余年，平素服用二甲双胍治疗，效果可。曾于外院行左上肢清创 + 负压封闭引流术。否认高血压、冠心病病史；否认肝炎、结核等传染病病史；否认输血史；无食物、药物过敏史。无吸烟、饮酒等不良嗜好。

婚育史：已婚，育有 2 子。

家族史：无特殊。

专科检查：肩关节活动可，左侧冈上、冈下肌未见萎缩，左肩主动屈曲上举 20°，外展上举 15°，肢端血液循环良好。

辅助检查：

肱骨、肩关节 X 线检查：左肱骨上段骨折不愈合并骨折近端畸形，骨折远端骨质疏松，肱骨髁上骨折陈旧性愈合（12 月 27 日）（图 3-1-1）。

尺桡骨 X 线检查：左尺桡骨异常密度，考虑失用性骨质疏松（12 月 27 日）（图 3-1-2）。

胸部 X 线检查：主动脉硬化，双肺未见异常。

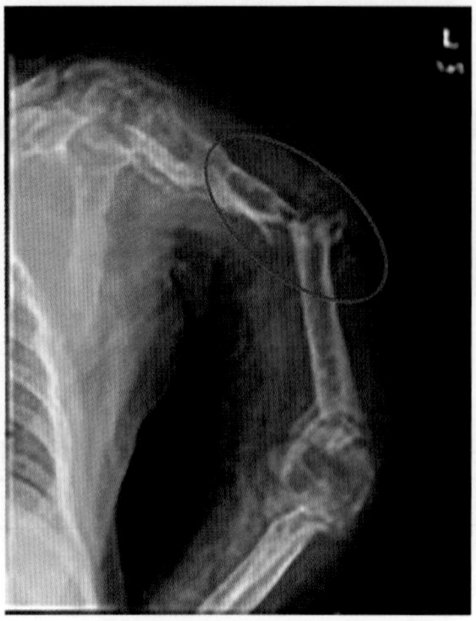

图 3-1-1　肱骨、肩关节 X 线片

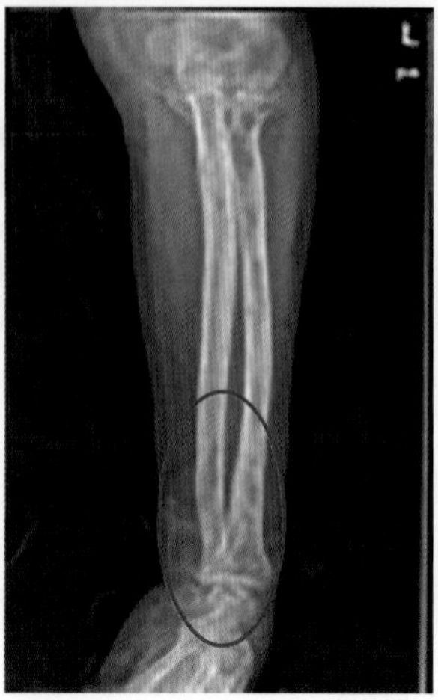

图 3-1-2　尺桡骨 X 线片

术前异常检验结果见表 3-1-1。

表 3-1-1　术前异常检验结果

项目	指标	结果	参考值
生化	血清降钙素原 /（ng/mL）	0.07 ↑	0 ~ 0.05
	白细胞介素 –6/（pg/mL）	63.59 ↑	0 ~ 5.9
	碱性磷酸酶 /（U/L）	129 ↑	0 ~ 110
	葡萄糖 /（mmol/L）	14.2 ↑	3.4 ~ 6.1

入院时生命体征：T36.6℃，P82 次 / 分，R20 次 / 分，BP147/94mmHg。

入院时护理风险评估：疼痛数字评分法评分为 4 分，跌倒风险评估为低风险。

心理社会方面评估：患者情绪稳定，儿子陪伴入院。

三、治疗护理及预后

（一）治疗护理过程（表 3-1-2）

术后辅助检查：

术后肩关节 X 线检查：左肱骨上段内固定位置正常，未见松脱及断裂；左肱骨近端形态不规则，考虑术后改变（1 月 4 日）（图 3-1-3）。

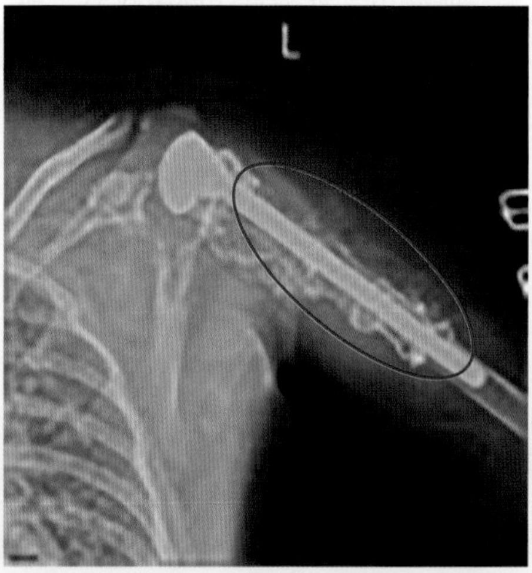

图 3-1-3　肩关节 X 线片

术后异常检验结果见表 3-1-3。

（二）主要护理问题及措施

1. 预防假体脱位

1）问题依据

术后假体脱位是人工肩关节置换术的主要并发症之一。一项回顾性研究发现，肩关节置换术后脱位的发生率为 4.7%，其他报道中术后假体脱位的发生率为 2.4% ~ 31.0%。

表 3-1-2　治疗护理过程

时间		病程经过	治疗处置
12 月 27 日		患者车祸伤致左肱骨骨折 1 年余入院。	完善各项监测、检查与术前风险评估。
12 月 30 日		完善术前各项检查。	给予患者讲解术前注意事项。
1 月 2 日	12:00	生命体征平稳。	完成术前准备。
	13:00	患者进入手术室。	完成手术交接。
		患者在全身麻醉下行“左侧人工肱骨头（肩关节）置换术”，术中失血 600mL。	手术过程顺利。
	19:30	患者安返病房。生命体征：T36.1℃、P70 次 / 分、R20 次 / 分、BP120/80 mmHg。留置尿管，引出淡黄色尿液。左上肢伤口引流管，引出血性液体。患者眼睑、口唇、甲床颜色正常。伤口敷料干燥，左上肢血液循环良好，感觉正常，活动重度受限。疼痛数字评分法评分：静息性疼痛为 0 分，活动性疼痛为 2 分。	给予患者平卧位；在患肢的后方垫软枕，保持肩关节外展 30° ~ 45° 固定，肘关节屈 90°，腕关节及掌指关节保持功能位。妥善固定各管路，并保持通畅。遵医嘱给予一级护理，持续心电血压监测生命体征，低流量吸氧（2L/min），并给予抗炎、保护胃黏膜、镇痛、降糖、补血等药物治疗。
	23:30	患者主诉伤口疼痛，疼痛评分：静息性疼痛为 4 分，活动性疼痛为 6 分。	遵医嘱给予盐酸曲马多 0.1g 肌内注射。用药 30min 后疼痛缓解，疼痛评分为 3 分。
1 月 3 日		患者伤口敷料干燥、无渗血。左上肢血液循环良好，感觉正常，活动中度受限。患者主诉伤口疼痛，疼痛评分：静息性疼痛为 1 分，活动性疼痛为 3 分。患者左上肢肌力为 3 级，跌倒风险评分为 2 分。	遵医嘱给予镇痛药口服每日 3 次。予拔除尿管，患者可自主排尿，诉无尿急、尿痛等不适。术后 24 小时引流量 400mL，医生给予拔除引流管。指导患者佩戴支具离床活动，保持肩关节外展 30° ~ 45° 固定，肘关节屈 90°，无头晕不适。给予防跌倒宣教，患者表示理解配合。给予左上肢功能训练指导。
1 月 4 日 ~ 1 月 10 日		患者伤口敷料干燥、无渗血。左上肢血液循环良好，感觉正常，活动中度受限。疼痛评分：静息性疼痛为 0 分，活动性疼痛为 1 分。	1 月 10 日，患者在家属陪同下步行出院。

表 3-1-3　术后异常检验结果

指标	检验结果			参考值
	1 月 3 日	1 月 6 日	1 月 9 日	
C 反应蛋白 /（mg/L）	52.87 ↑	36.19 ↑	21.8 ↑	0 ~ 10.0
红细胞计数 /（10^{12}/L）	3.4 ↓	3.2 ↓	3.78 ↓	4.3 ~ 5.9（男）3.9 ~ 5.2（女）
血红蛋白 /（g/L）	105 ↓	98 ↓	112 ↓	137 ~ 179（男）116 ~ 155（女）
葡萄糖 /（mmol/L）	12.8 ↑	6.6 ↑	5.7	3.4 ~ 6.1
血钙 /（mmol/L）	2.03 ↓	2.09	2.20	2.09 ~ 2.54

2）护理思维

肩关节置换术后假体周围韧带、肌肉等还未能完全修复，假体稳定性相对较差，一旦某个动作不合适或固定位置不当，活动过于剧烈等均可造成肩关节脱位。脱位时以手术侧肢体剧烈疼痛、活动受限、畸形为主要表现，因此，需要保持正确的体位，并严密观察患者的临床表现。

3）主要措施

（1）病情观察：每 1 ~ 2 小时观察患者左上肢有无疼痛、肿胀、畸形及肢体活动异常等情况。

（2）体位护理：患者平卧位时，将一个小枕头或毛巾卷放在肩关节下面，避免前方肩关节囊、肩胛下肌的牵拉和肩关节后伸，直至 6 ~ 8 周；半坐卧位时，在患肢的后方垫软枕，并用肩外展支具加以保护，保持肩关节外展 30° ~ 45° 固定，肘关节屈 90°，腕关节及掌指关节保持功能位。但绝对禁止患侧卧位，防止左上肢肩关节受压。

（3）健康教育：告知患者及家属预防假体脱位的重要性以及方法，指导患者进行病情的自我观察。主要包括：

①介绍预防脱位的重要性及脱位的表现：正常盂肱关节的稳定性依靠肩关节周围软组织复杂而精细的协同作用来维持。人工肩关节置换手术会影响原有关节软组织的稳定性，因此，术后可能会出现不稳定的情况，表现为半脱位或症状明显的脱位，可向前、后、上、下脱位。如果发生假体脱位，患者会表现为肩关节畸形、活动受限及剧烈疼痛，增加患者痛苦，减缓康复速度，延长治疗过程。

②在院教育内容中应强调：从卧位起身时，禁止用患肢支撑身体；术后 1 周可去除肩外展支具，换用手托或三角巾，手托或三角巾佩戴至术后 3 ~ 4 周；术后 6 周内应减少局部活动，包括肩关节的主动活动和背伸活动。

③出院教育内容中应强调：术后 3 个月内避免患侧卧位，避免在站立位重复活动肩关节，不能做猛推猛拉等剧烈动作；术后 4 ~ 6 个月，避免做牵拉前方关节囊的运动和功能活动，在外展超过 80° 水平以上不能同时外旋；术后 1 年内禁止剧烈活动，鼓励患者尽早使用左上肢完成日常活动，但不宜用力提或拖拉重物，避免投掷等挥动手臂的动作。

4）护理评价

患者住院期间未发生假体脱位，并掌握假体脱位的临床表现及预防要点。

2. 左上肢功能训练

1）问题依据

通过康复护理和功能训练使术后人工肩关节达到或接近正常的肩关节活动度，实现最大程度的功能康复。

2）护理思维

术后的康复治疗与手术同等重要，术后早期、合理、有效的康复治疗能防止肩关节僵硬，恢复关节正常活动范围，发挥正常生理功能。其中肩带肌肉力量的恢复对于维持肩关节稳定性是至关重要的，因此，进行肌力训练是康复治疗过程中必须予以高度重视的一个环节。

3）主要措施

（1）病情观察与评估：每 1 ~ 2 小时观察肢体远端的血液循环情况，每日评估患者功能训练依从性及左上肢关节活动情况。

（2）功能训练：术后麻醉清醒后即可指导患者进行相邻关节的训练，由肢体远端到近端进行训练，包括手、腕、前臂的主动活动及肘关节的屈曲和伸直，20 次为 1 组，每日 2 组。

第一阶段被动功能训练。以增加活动范围为主，减少关节囊、韧带等软组织粘连。可取仰卧位，在医师指导下进行前屈、外旋、外展锻炼，同时加以钟摆样运动，持续 4 ~ 6 周。

①术后第 1 ~ 2 天：进行握拳和松拳运动，促进血液循环和手指的功能恢复。

②术后第 3 ~ 4 天：进行上肢关节（手、腕、肘）被动、主动伸屈运动，以及肩部肌肉等长收缩，每次 10min 左右，每日 3 ~ 5 次，以促使上肢远端肌力、腕关节功能的尽早恢复。

③术后第 5 ~ 7 天：健侧肢体协助做伸肘、屈肘运动，仰卧位时外旋和上举运动，外旋运动时屈肘 90° 用健侧手握住腕部上举过肩并用手触前额，逐渐超过头部，每日 4 次，每次 10min 左右。

④术后第 8 ~ 14 天：增加“摆动”练习，弯腰，患臂下垂，手持木棍，在地面上进行内旋或外旋画圈，并逐渐增大圈的半径。练习时躯体前屈，可以减轻患者肌肉由于克服重力而产生的负担，使肩部肌肉进一步松弛。

第二阶段开始主动功能训练。但仍需辅助被动活动，以增加肩关节活动度。

①术后第 3 周：术肢做主动活动锻炼。在进行功能训练期间，利用理疗消除疲劳、缓解疼痛、促进愈合。开始增加等长功能训练，屈肘 90°，用健侧手、墙壁等作为阻力，然后等长收缩内外旋肌群。

②术后第 6 周：三角肌和肩袖的创伤基本愈合，开始逐渐做三角肌和冈下肌的主动练习。以上训练方式，每日重复 5 次，每次 5min 左右，进行主动的前屈、后伸、内旋、外旋活动。逐渐增加肩关节肌力和活动范围。

③第 3 阶段增加活动范围，加强力量训练。

鼓励患者尽早使用术肢完成日常活动的同时，禁止激烈活动，不宜上提或拖拉重物及投掷、挥动手臂，以免引起置换关节脱位、松动甚至假体柄折断。随着时间的推移，逐渐过渡到抗阻训练、恢复日常活动和非对抗性的体育锻炼，一般术后 18 周左右完成康复训练。

（3）健康教育：向患者及家属解释功能训练的重要性，指导患者有效利用家庭环境和现有条件，有计划、有目的地进行康复训练，循序渐进，直到功能完全恢复。

4）护理评价

患者出院前掌握功能训练方法，并可以达到锻炼频次，未发生意外伤害事故。

3. 预防伤口感染

1）问题依据

入院时检验结果显示：血清降钙素原为 0.07ng/mL，白细胞介素 -6 为 63.59pg/mL；患者术后 1 月 3 日检验结果显示：C 反应蛋白为 52.87mg/L，1 月 6 日为 36.19mg/L，1 月 9 日为 21.8 mg/L。

2）护理思维

研究表明，患者术前有肩部手术史将增加感染的风险，肩关节置换患者年龄若小于 65 岁，其感染的风险要高于 65 岁以上患者，而该患者 50 岁，肩部有两次手术史，所以感染风险更高。患者入院时血液结果中各项感染指标高于正常值。手术后感染指标仍高于正常，可能与手术创伤有关。另外，由于手术有假体植入，考虑会增加感染的风险。若有感染发生会造成患者伤口愈合不良，体温升高，精神状态差，无法完成早期功能训练，住院费用增加，住院时间延长，因此，应重点加强预防感染的措施。

3）主要措施

（1）病情观察：每 4 小时监测患者体温，如有发热，按发热护理常规动态监测体温；每 1 ~ 2 小时观察伤口敷料有无渗血、渗液，提醒医生及时换药并查看伤口有无红肿热痛；给予患者吸氧；遵医嘱及时抽取各项血标本并监测血液检查结果。

（2）一般护理：保持病室安静，室内空气清新、流通。室温 18 ~ 22℃，湿度 50% ~ 70%；控制陪护人员数量及探视家属人数，避免交叉感染；保持床单位整洁及衣物干燥清洁；保持口腔清洁，预防口腔继发感染；注意体位正确，勿长时间压迫伤口；做好手卫生，及时更换伤口敷料，各项治疗护理操作遵守无菌操作原则。

（3）饮食护理：合理进食，增强体质，提高抗感染能力。指导患者进食高热量、高蛋白、含丰富维生素、易消化糖尿病饮食，多吃粗粮、少吃糖分含量高的食物，控制血糖平稳，勿进食辛辣刺激、油腻、生冷食物、浓茶、咖啡等。

（4）管道护理：保持引流管道固定通畅，及时观察引流液颜色、性质及量；更换管道及倾倒引流液时严格遵守无菌操作。

（5）用药护理：遵医嘱予抗感染治疗，观察药物的疗效及不良反应。

（6）健康教育：告知患者及家属预防感染的重要性以及预防感染的方法，指导患者进行病情的自我观察。

4）护理评价

患者术后体温正常，伤口愈合情况良好，按时拆线。

（三）患者转归

患者行手术治疗后，于术后第 1 天下床行走，术后第 7 天各项指标趋于正常，术后第 8 天康复出院。

四、护理体会及反思

（一）护理体会

患者术后中度疼痛，通过连续、动态评估，遵医嘱及时用药，使患者疼痛减轻，可配合早期的肢体活动和肌力训练，使得功能训练效果达到预期。通过体位管理，患者掌握了专科体位的要求，保证关节的稳定性。医护人员密切关注患者的临床症状及检验结果，控制和预防患者术后发生感染的风险，保证患者安全，促进患者早日康复。

（二）反思

对于人工肩关节置换术，由于病例比较少，部分护士对功能训练的知识掌握不全。未来在碰到类似罕见病例时，可采取增加床边业务查房、请医生团队为护士授课等方式，加强护理人员相关专业知识的学习，以更好地指导患者，使患者术后康复更加专业化、系统化，提高患者、家属、医生对护理工作的满意度。

五、相关知识链接

（一）人工肩关节置换术适应证及禁忌证

适应证：骨性关节炎，包括原发及继发性关节炎；类风湿关节炎；创伤性关节炎；肩袖损伤性关节病；人工肩关节翻修；骨坏死、肿瘤、肩关节发育不良、陈旧性感染等。

禁忌证：近期感染或处于活动期感染；三角肌及肩袖瘫痪；神经源性关节病；不可修复的肩袖撕裂；肩关节极度不稳；疼痛症状及功能障碍轻微者。

（二）人工肩关节置换术术后常用康复训练方法

（1）摆动训练：身体前倾 90°，手臂自然下垂，先进行前后方向的摆动，若无明显疼痛，再进行左右侧向摆动，最后增加绕环动作。

（2）仰卧肩前屈：仰卧，健侧手握紧患肘，被动前屈患肩，至感到疼痛时停止 2 ~ 3min，待疼痛减轻后逐渐增大角度。

（3）坐位肩外展：坐位，健侧手握紧患肘，被动外展患肩，至感到疼痛时停止 2 ~ 3min，待疼痛减轻后逐渐增大角度。

（4）仰卧肩外旋：仰卧，上臂贴紧躯干，屈肘 90°，健侧手握紧患腕，被动外旋患肩，至感到疼痛时停止 2 ~ 3min，待疼痛减轻后继续增大角度。

（5）仰卧肩内旋：仰卧，上臂贴紧躯干，屈肘 90°，健侧手握紧患腕，被动内旋患肩，至感到疼痛时停止 2 ~ 3min，待疼痛减轻后继续增大角度。

（6）仰卧肩后伸：仰卧，屈肘 90°，健侧手握紧患腕，被动后伸患肩，至感到疼痛时停止 2 ~ 3min，待疼痛减轻后继续增大角度。

（7）仰卧外展位外旋：仰卧，肩关节外展 90°，屈肘 90°，健侧手握紧患腕，被动外旋患肩，至感到疼痛时停止 2 ~ 3min，待疼痛减轻后继续增大角度。

（8）仰卧外展位内旋：仰卧，肩关节外展 90°，屈肘 90°，健侧手握紧患腕，被动内旋患肩，至感到疼痛时停止 2 ~ 3min，待疼痛减轻后继续增大角度。

（9）水平内收：坐位或仰卧，健侧手握紧患肘，被动内收患肩，至感到疼痛时停止 2 ~ 3min，待疼痛减轻后继续增大角度。

（三）人工肩关节置换术术后常见并发症

1. 假体松动

假体松动是肩关节置换术后最常见的并发症，也是翻修的主要原因。松动的诊断包括临床松动和 X 线片上的松动，临床松动的诊断主要根据疼痛和功能下降等症状，而 X 线片上松动的诊断标准为：假体周围透亮区完整且＞ 2mm。X 线片上松动较为普遍，临床松动相对较少。

2. 盂肱关节不稳定

正常盂肱关节的稳定依赖于关节周围肌力的平衡，同时与肩关节囊、关节盂与肱骨头之间的骨性轮廓有关，这个精确平衡的任何破坏将导致肩关节不稳定，表现为半脱位或症状明显的脱位，可向前、后、上、下脱位。尤其是骨性破坏，如骨关节炎中关节盂后部磨损将产生早期半脱位，而且，任何假体的植入都要求合适的规格，避免由于假体不匹配而产生继发不稳定。各项研究表明，不稳定发生率为 0 ~ 38%。在翻修术中发现，关节不稳定是最常见的并发症，后方不稳定出现的时间比前方早。

3. 肩袖撕裂

肩袖撕裂普遍存在，处理不当将导致持续疼痛、功能下降乃至疗效欠佳，因此，对术前、术后肩袖撕裂的存在与否必须准确把握。治疗肩袖撕裂，手术和非手术均可，手术对于防止肩袖再次撕裂和肩关节功能的提高效果还不确切。这个并发症是否发生很难判定，因为症状不明显，仅可通过随后 X 线片显示的肱骨近端移动来推断。

4. 假体周围骨折

术后假体周围骨折多由外伤引起，发生率约为 2%。按骨折形态和假体的稳定性将骨折分为，A 型：肱骨结节处骨折；B 型：柄周骨折。按骨折形态及假体稳定性再分为，B1 型：螺旋骨折，假体稳定；B2 型：横断骨折或柄尖附近短斜骨折，假体稳定；B3 型：柄周骨折，假体不稳定；C 型：柄尖远端骨折。骨折处理的基本原则是使骨折愈合、维持盂肱关节运动、恢复肩关节功能。

5. 神经损伤

神经损伤发生率为 1% ~ 4%。受损神经包括臂丛、腋神经、肌皮神经、尺神经和正中神经，这些损伤多为机械性麻痹，非手术治疗即可达到很好的效果。要避免神经损伤，术前应摆好体位，支撑好头颈部，允许肱骨有足够的伸展，手术过程中上臂轻度外展，以缓解三角肌紧张。此外，有报道还提出肌间沟臂丛麻醉可降低神经损伤的发生率。

（李　娜　张伟玲　黄天雯　高　远）

第二节　1 例人工肘关节置换术患者的护理

一、基本信息

姓名：刘某；性别：男；年龄：26 岁；婚姻情况：未婚

文化程度：大学；籍贯：广东省广州市；职业：公司职员

入院日期：2018 年 8 月 15 日；出院日期：2018 年 8 月 24 日

出院诊断：肘关节僵硬

病史陈述者：患者本人

一、病例介绍

主诉：1 年前因不慎摔伤致左肘部肿胀畸形，活动受限。

现病史：患者 1 年前因不慎摔伤致左肘部肿胀畸形，活动受限。在当地医院诊断为“左肱骨髁、左尺骨鹰嘴严重粉碎性骨折”，行切开复位内固定术治疗。6 个月后出现伸肘位完全强直，不能屈曲，严重影响日常生活。现患者为进一步治疗收入我科。

入院诊断：肘关节僵硬。

既往史：平素身体健康状况良好，1 年前于外院行“左肱骨髁、左尺骨鹰嘴严重粉碎性骨折切开复位内固定术”。否认高血压、糖尿病、冠心病病史；否认肝炎、结核等传染病病史；否认输血史；无食物、药物过敏史；无吸烟、饮酒等不良嗜好。

婚育史：未婚未育。

家族史：无特殊。

专科检查：左肘关节掌侧见 7cm × 1cm 手术瘢痕，背侧见 10cm × 1cm 手术瘢痕。左上臂、前臂肌肉轻度萎缩，左肘关节伸直位完全强直，前臂旋转 5°。左尺骨鹰嘴处轻压痛，可触及克氏针头。左手指感觉、运动正常。

辅助检查：

肘关节正侧位 X 线检查：左肘关节骨性融合。

术前异常检验结果见表 3-2-1。

表 3-2-1　术前异常检验结果

项目	指标	结果	参考值
血常规	红细胞计数 /(10^{12}/L)	3.95 ↓	4.3 ~ 5.9（男）3.9 ~ 5.2（女）
	血红蛋白 /（g/L）	128 ↓	137 ~ 179（男）116 ~ 155（女）
生化	血清白蛋白 /（g/L）	34.1 ↓	35 ~ 50

入院时生命体征：T36.5℃，P88 次 / 分，R22 次 / 分，BP123/88mmHg。

入院时护理风险评估：患者无各类风险。

心理社会方面评估：患者情绪稳定，父亲陪伴入院。

三、治疗护理及预后

（一）治疗护理过程（表 3-2-2）

术后辅助检查：

术后肘关节正侧位 X 线检查：左肘人工置换关节在位，未见明确松脱及折断，周围软组织肿胀。

术后异常检验结果见表 3-2-3。

表 3-2-2　治疗护理过程

时间		病程经过	治疗处置
8 月 15 日		患者左肘部肿胀畸形，活动受限入院。	完善各项检查与术前风险评估。
8 月 16 日		完善术前各项检查。	给予患者讲解术前注意事项。
8 月 17 日	15：00	患者生命体征平稳。	完成术前准备。
	15：30	患者进入手术室。	完成手术交接。
	17：00	患者在全身麻醉下行“左侧人工肘关节置换术”。	手术过程顺利。
	20：00	患者手术历时 1.5 小时，安返病房。生命体征：T37℃，P88 次 / 分，R20 次 / 分，BP121/69mmHg。留置尿管，引出淡黄色尿液。左上肢屈肘位石膏托固定，石膏未干；左上肢血液循环良好，感觉正常，活动中度受限。疼痛数字评分法评分：静息性疼痛为 0 分，活动性疼痛为 1 分。	遵医嘱给予一级护理、禁食水、持续心电血压监测，低流量吸氧（2L/min）。妥善固定各管路，并保持通畅。患肢抬高，保持肘关节高于肩关节。术后遵医嘱给予抗炎、保护胃黏膜、镇痛药物治疗。
	22：30	患者主诉伤口疼痛，疼痛评分：静息性疼痛为 4 分，活动性疼痛为 6 分。左上肢石膏托干燥，位置固定好。	遵医嘱给予镇痛药物肌内注射，用药 30min 后疼痛缓解，疼痛评分为 2 分。
8 月 18 日		患肢伤口敷料干燥、无渗血，患肢血液循环良好，感觉正常，活动中度受限，石膏托固定好。患者主诉伤口疼痛，疼痛评分：静息性疼痛为 1 分，活动性疼痛为 3 分。患肢肌力为 3 级，跌倒风险评分为 1 分。	遵医嘱给予镇痛药物静脉滴注。予拔除尿管，患者可自主排尿，诉无尿急、尿痛等不适。指导患者离床活动，无头晕不适。坐位时给予三角巾将患肢固定于胸前。给予左上肢功能训练指导。
8 月 24 日		患肢伤口敷料干燥、无渗血，患肢血液循环良好，感觉正常，活动中度受限，石膏托位置固定好。疼痛评分：静息性疼痛为 0 分，活动性疼痛为 1 分。	患者在家属陪同下步行出院。

表 3-2-3　术后异常检验结果

项目	检验结果		参考值
	8 月 18 日	8 月 20 日	
C 反应蛋白 /（mg/L）	62.53 ↑	21.12 ↑	0 ～ 10.0
红细胞计数 /（10^{12}/L）	3.23 ↓	3.98 ↓	4.3 ～ 5.9（男）3.9 ～ 5.2（女）
血红蛋白 /（g/L）	118 ↓	132 ↓	137 ～ 179（男）116 ～ 155（女）
血清白蛋白 /（g/L）	32.2 ↓	35.6	35 ～ 50

（二）主要护理问题及措施

1. 预防感染

1）问题依据

患者术后血清白蛋白为 32.2g/L；C 反应蛋白为 62.53mg/L。

2）护理思维

肘关节置换术和其他关节置换术一样，术后感染是最严重的、灾难性的并发症，表现为疼痛、动能丧失、治疗花费增加等，面临将假体取出的危险。患者术后感染指标异常，因此，要重点加强预防感染的措施。

3）主要措施

同本章第一节人工肩关节置换术。

4）护理评价

患者术后体温正常，伤口愈合情况良好，按时拆线。

2. 肘关节功能康复

1）问题依据

通过康复护理和功能训练使术后人工肘关节达到或接近正常的肘关节活动度，实现最大程度的功能康复，满足日常生活需要。

2）护理思维

肘关节的主要活动是前臂的伸屈运动及旋前、旋后运动，其伸屈活动不能被其他关节的运动所替代，是人体功能必不可缺的部分。人工肘关节置换是肘关节功能损伤最有效的治疗方式，可重建肘关节的功能。但如果只注重手术而忽略术后康复功能训练，则不能取得理想的效果，会直接影响患者术后肢体功能恢复。因此，要加强术后康复及功能训练指导，使患者的肢体功能更快地恢复，从而减少并发症，提高临床疗效。

3）主要措施

（1）病情观察：严密观察左上肢肌力、肢体远端的血液循环情况及左上肢关节活动情况。

（2）体位护理：术后保持患肢于功能位，患肢肘关节屈曲石膏托固定。患肢用软枕垫高，平卧位时高于心脏 15cm 或用前臂吊带吊起抬高，减轻患肢肿胀。

（3）疼痛护理：遵医嘱给予多模式个体化镇痛，并及时观察药物疗效及不良反应。康复训练要适宜，活动后半小时疼痛恢复至活动前水平为宜。

（4）功能训练

①术后 1 周内：术后麻醉消失后，开始行患肢肱二头肌、肱三头肌等长收缩训练，10 ~ 15 次 / 组，3 ~ 5 组 / 天。术后第 1 天，行肩关节、腕关节及手指诸关节主动训练。肩关节功能训练包括前屈、后伸、内收、外展、内旋、外旋。腕关节活动包括主动屈、伸腕训练，手部训练包括最大限度地握拳及伸指运动。腕、手关节的活动。训练中嘱患者注意控制活动的频率及力度，循序渐进，逐渐加大活动量。

②术后 1 ~ 6 周：在原活动的基础上增加肘关节运动，以肘关节持续被动运动（CPM 仪）为主。CPM 仪活动幅度从无痛可动范围开始，初起 0° ~ 45°，以后酌情增加，每日增加 5° ~ 8°，术后第 2 周达 0° ~ 90°，第 3 周达 0° ~ 130°。运动速度选择每分钟 1 个周期，每次 30min，每日 2 ~ 3 次。CPM 仪锻炼时将石膏托拆除，锻炼后再固定。CPM 仪锻炼后患处给予冷敷 15 ~ 20min，可以缓解疼痛和肿胀。除 CPM 仪锻炼外，术后第 2 周起增加肘关节主动屈曲、被动伸直的训练，以健侧手扶托患侧前臂，逐渐屈、伸肘关节。术后第 4 周起开始练习肘关节主动屈伸及肘部的屈肘旋臂训练，主要是恢复前臂的旋转

功能。此时的活动训练较重要，患肘关节的活动范围主要在此阶段完成。

③术后 6 周后：此期石膏固定已解除，患肢开始在负重下进行功能训练，从 0.5kg 开始练习，以适度为宜。锻炼的目的是让患肢功能生活化，肘关节的旋前功能有利于完成写字、使用刀和钥匙等动作；旋后功能有利于完成梳头、挠背、使用叉子等动作。在此阶段患肘的功能已有很大的改善，但仍要避免大幅度或较大力量地使用患肢，全肘关节置换术后终身禁止持大于 5kg 的重物，禁忌做过度旋转前臂的动作，如打羽毛球等。

（5）健康教育：向患者及家属讲解功能训练的重要性，指导患者进行功能康复训练。

4）护理评价

患者出院前掌握功能训练方法，并达到训练频次，未发生意外伤害事故。

3. 预防尺神经损伤

1）问题依据

患者入院时伸肘位完全强直，不能屈曲，左上臂、前臂肌肉轻度萎缩，行肘关节置换手术。

2）护理思维

研究表明，全肘关节置换术后尺神经损伤的发生率接近 40%，是肘关节置换术最常见的并发症。发生原因为术中显露不清及过分牵拉尺神经、骨水泥凝固产生的热效应、术后血肿及绷带压迫、瘢痕挛缩刺激等。尺神经损伤大多是暂时性的，通常在手术后几天到一年内恢复。因此，要密切关注患肢手指感觉运动情况，当术后尺神经运动功能受损，无法确定神经状态时，应立即进行神经探查。

3）主要措施

（1）病情观察与评估：严密观察肢体远端的血液循环及左上肢关节活动情况，保持石膏松紧适宜。每班评估患者手掌尺侧、小指全部、环指尺侧感觉情况，判断是否出现手内肌瘫痪、骨间肌萎缩、爪形手等尺神经损伤症状。

（2）药物护理：必要时遵医嘱使用营养神经药物。

（3）健康教育：讲解预防尺神经损伤的重要性，指导患者正确观察患肢有无感觉麻木、肌力下降等尺神经损伤表现。

4）护理评价

患者术后未发生尺神经损伤症状，并掌握相关病情观察要点。

（三）患者转归

患者行手术治疗后，于术后第 1 天下床行走，术后伤口愈合良好，功能训练角度尚可，于术后第 7 天出院。

四、护理体会及反思

（一）护理体会

患者为年轻男性，行人工肘关节置换术，对手术疗效的期望值高。从患者入院到出院，实施分阶段、全面的健康教育，让患者充分了解手术的原理、方法及术后注意事项，掌握术后功能训练的方法，促进患者早期康复。护理的重点是预防感染和进行患肢的功能康复。通过实施系统化的护理及康复训练，既预防了并发症，又提高了患者的康复疗效。

（二）反思

全肘关节置换术后最常见的并发症是尺神经损伤，最严重的并发症是伤口及深部组织感染。若护士对预防并发症的观察及措施不到位，则很容易延误患者的病情。因此，要定期培训护士对异常指标的解读能力、对肢体神经功能的评估能力，提高护士专科水平，更好地促进患者康复，避免术后相关并发症的发生。

五、相关知识链接

（一）人工肘关节置换术的适应证和禁忌证

适应证：类风湿关节炎，内科治疗、滑膜切除、桡骨小头切除术等治疗方法均不可能改善肘部疼痛及功能时；双肘关节强直；创伤性关节炎；肘关节成形术失败。

禁忌证：感染；同侧肩关节强直；神经源性骨关节病；屈、伸肘肌肉瘫痪；不伴疼痛的肘关节畸形。

（二）肘关节活动范围

肘关节的主要活动是伸屈运动及前臂的旋前、旋后运动。正常肘关节功能为屈曲 150° ~ 160°，伸直 0° ~ 5°，超伸 15°，旋前、旋后各 80° ~ 90°。生物力学研究表明，最常用的日常活动仅需要 30° ~ 130° 的伸屈活动范围和 50° 的旋前、旋后活动范围。

（三）人工肘关节置换术的并发症

（1）切口问题：软组织覆盖不佳或血肿形成。

（2）神经损伤：尺神经损伤。

（3）肱三头肌力量减弱。

（4）医源性骨折：尺骨近端骨折、鹰嘴骨折。

（5）假体无菌性松动。

（6）关节僵直与骨化性肌炎。

（7）假体衬垫磨损。

（8）假体周围骨折。

（四）人工肘关节置换术后发生僵硬的原因

（1）关节周围肌肉、韧带挛缩。

（2）关节周围组织发生异位骨化。

（3）患者康复训练不规范、不系统。

（李　娜　张伟玲　孔　丹　黄天雯）

第三节　1例人工髋关节置换术患者的护理

一、基本信息

姓名：周某；性别：男；年龄：69岁；婚姻情况：已婚

文化程度：大学；籍贯：广东省广州市；职业：自由职业

入院日期：2019年2月2日；出院日期：2019年2月10日

出院诊断：右股骨颈骨折

病史陈述者：患者本人及家属

二、病例介绍

主诉：外伤致右髋部疼痛、活动受限6小时。

现病史：患者6小时前在家中不慎摔伤致右髋部肿痛、畸形、活动受限，不能行走，在家休息，局部肿痛无缓解。X线检查提示：右股骨颈骨折，为进一步治疗收入我科。

入院诊断：右股骨颈骨折。

既往史：平素身体健康，否认高血压、糖尿病、冠心病病史；否认肝炎、结核等传染病病史；否认外伤、手术、输血史；无食物、药物过敏史。无吸烟、饮酒等不良嗜好。

婚育史：已婚，育有1子。

家族史：无特殊。

专科检查：右髋关节略屈曲、内收及外旋畸形，右下肢较左下肢短缩2cm，右侧髋部稍肿胀，无红肿、发热，局部压痛及叩击痛明显，右髋关节活动功能障碍，右下肢皮肤感觉无明显异常，末端血液循环好。患者右下肢肌力4级，右侧足背动脉搏动较左侧明显减弱。

辅助检查：

骨盆X线检查：右股骨颈骨折（2月2日）（图3-3-1）。

胸部X线检查：主动脉型心，主动脉硬化，双肺未见异常（2月2日）（图3-3-2）。

下肢动静脉彩超检查：右下肢动脉内中膜增厚伴股总动脉斑块，狭窄＜30%。右下肢深静脉主干血流通畅，未见血栓形成。右大隐静脉通畅，根部未见扩张。右小腿未见明显扩张交通静脉。

术前异常检验结果见表3-3-1。

入院时生命体征：T36.5℃，P66次/分，R21次/分，BP96/54mmHg。

入院时护理风险评估：患者疼痛数字评分法评分为4分，血栓风险因素评估为3分，压疮风险评估为15分，生活自理能力评估为45分。

心理社会方面评估：患者情绪稳定，妻子陪伴入院。

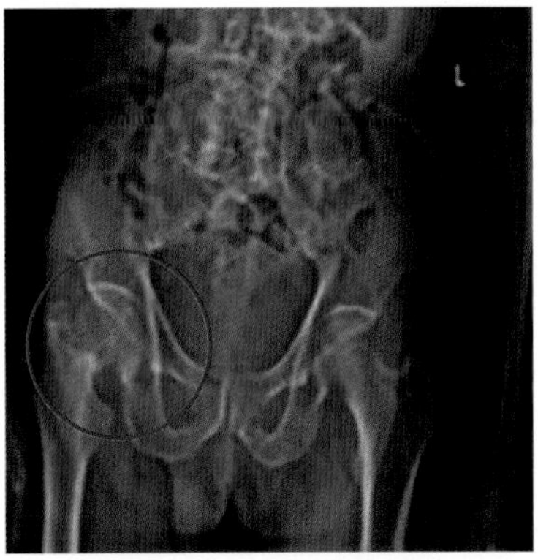

图 3-3-1　骨盆 X 线片

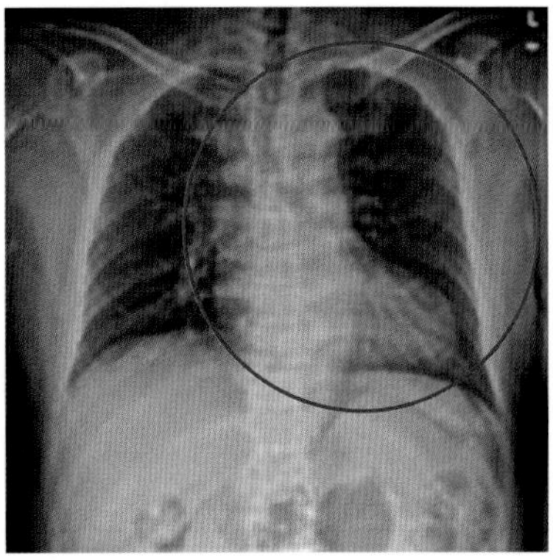

图 3-3-2　胸部 X 线片

表 3-3-1　术前异常检验结果

项目	指标	结果	参考值
出凝血常规	纤维蛋白原 /（g/L）	4.72 ↑	2.0 ～ 4.0
生化	C 反应蛋白 /（mg/L）	31.4 ↑	0 ～ 10.0

三、治疗护理及预后

（一）治疗护理过程（表 3-3-2）

表 3-3-2　治疗护理过程

时间		病程经过	治疗处置
2 月 2 日	9：00	外伤致右髋部疼痛、活动受限 6 小时入院。	完善各项监测、检查与术前风险评估。
	17：00	完善术前各项检查。	给予患者讲解术前注意事项。
2 月 3 日	14：00	生命体征平稳。	完成术前准备。
	14：30	患者进入手术室。	完成手术交接。
		患者在全身麻醉下行“右侧人工髋关节置换术”，术中失血 200mL。	手术过程顺利。
	18：30	患者手术历时 2 小时，安返病房。生命体征：T36.2℃、P70 次 / 分，R16 次 / 分，BP128/85mmHg。留置尿管，引出淡黄色尿液。患肢伤口敷料干燥，血液循环好，感觉正常，活动中度受限。疼痛数字评分法评分：静息性疼痛为 0 分，活动性疼痛为 1 分，血栓风险因素评估为 4 分。	遵医嘱给予一级护理、禁食水、持续心电血压监测生命体征，低流量吸氧（2L/min）。患肢给予外展中立位。妥善固定各管路，并保持通畅。术后遵医嘱给予抗炎、保护胃黏膜、镇痛、预防血栓、纠正贫血等药物治疗。
	23：30	患者主诉伤口疼痛，疼痛评分：静息性疼痛为 4 分，活动性疼痛为 6 分。	遵医嘱给予盐酸曲马多 0.1g 肌内注射。用药半小时后疼痛缓解，疼痛评分为 3 分。
2 月 4 日		患肢伤口敷料干燥、无渗血，局部无红肿，血液循环好，感觉正常，活动中度受限。患者主诉伤口疼痛，疼痛评分：静息性疼痛为 1 分，活动性疼痛为 3 分。	遵医嘱给予洛索洛芬钠片 60mg，口服，每日 3 次。予拔除尿管，患者可自主排尿，无不适。

续表

时间	病程经过	治疗处置
2月6日	患肢血液循环好，感觉正常，活动轻度受限。患者主诉伤口疼痛，活动性疼痛为2分。患者右下肢肌力4级，跌倒风险评估为中风险，血栓风险因素评估为2分。	医生指导患者扶助行器离床活动，无不适。予家属及患者防跌倒宣教，已掌握。
2月10日	患肢伤口敷料干燥，无渗血，血液循环好，感觉正常，活动轻度受限。活动性疼痛为1分。	患者在家属陪同下扶助行器步行出院。

术后辅助检查：

术后骨盆X线检查：右侧人工髋关节置换术后，未见松脱、断裂或移位征象（2月8日）（图3-3-3）。

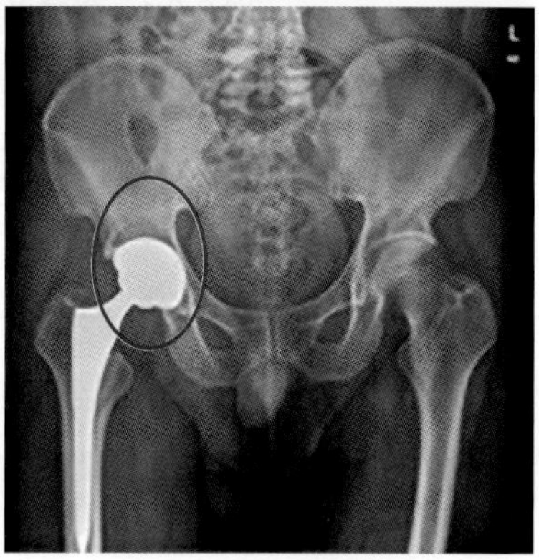

图3-3-3 术后骨盆X线片

术后异常检验结果见表3-3-3。

（二）主要护理问题及措施

1. 预防假体脱位

1）问题依据

人工髋关节置换术后假体脱位是其常见并发症，发生率为0.2%～6.2%，也是导致翻修的最主要原因之一。

2）护理思维

人工髋关节置换术后发生脱位的常见原因有：软组织张力不平衡；假体安装位置不当；髋臼缘与股骨假体颈的撞击；术后不恰当的功能训练。护士指导患者功能训练及活动过程中，对患者评估不准确或指导不到位可能导致患者在住院期间甚至出院后发生髋关节假体脱位。脱位时以手术侧肢体剧烈疼痛、缩短、屈曲、内旋畸形等为主要表现，因此，要加强体位管理，并严密观察患者的临床表现。

3）主要措施

（1）病情观察：观察患者下肢有无疼痛、肿胀、畸形及肢体活动情况，每班测量患者双下肢长度并记录。

（2）体位护理

①平卧位时抬高患肢20°～30°，保持外展中立位15°～30°，双下肢分开20°～30°，腿间垫软枕；搬运时保持髋关节伸直、外展，采用三人平托法轻轻将患者放

表3-3-3 术后异常检验结果

项目	检验结果		参考值
	2月4日	2月6日	
纤维蛋白原/(g/L)	4.83 ↑	4.23 ↑	2.0～4.0
血浆 *D*–二聚体/(mg/L)	1.04 ↑	0.86 ↑	0～0.50
C反应蛋白/(mg/L)	122.47 ↑	43.6 ↑	0～10.0
白细胞计数/(10^9/L)	13.53 ↑	10.8 ↑	3.5～10.0

于床上，并将软枕放于两腿之间；健侧卧位时两腿间放置软枕，两腿不要交叉放置，翻身时严格保持患肢外展中立位；勿压迫伤口，协助患者变换体位，每2小时进行1次。

②从卧床到站立位：患侧床边坐起，身体后倾，屈髋角度小于90°，两腿分开，患侧腿外展位；臀部移动到床边，患侧腿在前，健侧腿在后，双上肢支撑助行器扶手，健侧腿支撑，将身体脱离床边，缓慢站起，完成从坐位到站立位的训练。无头晕、乏力症状才可进行行走训练。早期训练应使用助行器协助。

③行走过程中的体位要求：患者初期行走时必须有家属陪同，先移动助行器，再向前移动患肢或健肢，患肢可负重，患肢保持外展中立位，勿内收、内旋，转弯时，分多次缓慢转弯，勿在患侧旋转过快。

④从站立位到坐位：患者行走结束站立位时，双腿分开，患侧腿外展位；患侧腿前移，健侧腿支撑，双上肢于身后支撑于床沿；重心后移，躯干稍向后倾，缓慢坐下，同时患侧腿继续前移，保证患侧髋关节屈曲角度小于90°，完成站立位到坐位训练。

（3）日常生活中的注意事项

①睡觉时两膝间放一厚枕，双髋外展15°～30°，足尖向前，侧卧角度≤60°，侧卧时肩、腰、髋在同一水平。

②患者坐于椅子前1/2～2/3处，患肢稍向前伸，背靠椅背。

③患肢6个月内保持外展中立位，外展15°～30°，足尖向前。

④座椅应选择高于膝盖水平、带靠背、软硬适中、无滑轮座椅。

⑤坐车时，患者坐于副驾位，靠背后倾45°～60°，防止患肢屈髋角度＞90°。

⑥使用高度合适的或可调节高度的坐便器。禁用蹲厕或矮坐便器。

⑦穿软底、易穿脱、防滑鞋。勿穿无防滑纹、系带鞋、高跟鞋。

⑧浴室与厕所要有防滑垫、防滑拖鞋、扶手，且灯光充足。

⑨术后2～8周禁忌盘腿、下蹲、跪坐、坐矮凳、跷二郎腿、180°转身、坐床上屈膝、久坐超过1小时、弯腰拾物、弯腰穿鞋袜、屈髋＞90°、内旋、内收等动作。

（4）健康教育：告知患者及家属预防假体脱位的重要性以及方法，指导患者进行病情的自我观察。

4）护理评价

患者住院期间未发生假体脱位，并掌握预防假体脱位及病情观察的方法。

2. 髋关节功能康复

1）问题依据

术中植入的髋关节假体为患者建立了新的力学环境，为适应新关节、恢复正常的活动能力，患者需要进行康复治疗。

2）护理思维

有研究报道，围手术期及出院后因疼痛及缺乏对疾病的认识，大部分患者功能训练依从性不理想，不仅增加并发症的发生率，也影响髋关节的功能恢复，有效的康复训练和护理，对肌肉肌力和髋关节功能的恢复至关重要。

3）主要措施

（1）病情观察与评估：每班评估患者功能训练依从性、髋关节活动度及有无疼痛不适，评估活动性疼痛的程度。

（2）体位护理：内容同前。

（3）功能训练

①术前指导患者进行踝泵训练及股四头肌等长收缩训练，适应性训练能提高患肢肌力水平。

②术日至术后 3 ～ 5 天：康复目标是尽量减轻水肿，尽可能屈伸髋关节，恢复功能独立。术日行踝泵训练；术后第 2 天开始循序渐进地进行股四头肌、腘绳肌的等长收缩训练、屈膝、屈髋训练；术后第 3 天，如果身体条件允许，可患肢下垂床边或扶助行器下地站立，并进行行走练习，下床活动时间不宜过长，以免加重下肢水肿。

③术后 2 ～ 8 周：康复目标是最大限度地降低疼痛，控制水肿、脱离助行器正常行走、生活自理。方法：继续踝泵训练、压腿伸膝训练；蚌壳式抗阻力训练，进行该项训练时两腿间夹厚枕；单侧静态站立训练、站立髋外展训练、伸髋训练，伸髋角度 0° ～ 15°；坐位伸膝及站位屈膝训练；提踵训练。如活动后出现肿胀加重，可通过离床时穿医用弹力袜及活动后冰敷改善。当达到以下标准，就可以开始进行下一阶段的康复训练：水肿及疼痛均已得到控制、髋关节后伸 0° ～ 15°、无辅助装置下正常行走、可登上 10cm 高的台阶、独立进行日常生活活动。

④术后 9 ～ 14 周：康复目标是独立上下楼梯、完成下身衣服穿脱。方法：在康复师的指导下，进行静态脚踏车训练、登台阶训练。继续单侧静态站立训练、髋外展训练、蚌壳式抗阻力训练（阻力从 2kg 开始）、负重直腿抬高训练、负重坐位伸膝训练（重量从 1kg 开始）。穿脱裤、袜练习，穿：先患侧，后健侧；脱：先健侧，后患侧。

⑤健康教育：告知患者及家属髋关节功能康复的方法以及重要性，指导患者循序渐进地进行功能训练。

4）护理评价

患者住院期间掌握髋关节功能康复方法，进行有效锻炼，肌力良好。

（三）患者转归

患者行手术治疗后，于术后第 3 天扶助行器下床行走，术后第 7 天康复出院。

四、护理体会及反思

（一）护理体会

老年患者随着年龄增长，肌肉弹性和肌肉纤维功能降低，对创伤和手术的耐受能力减弱，术后疼痛、髋部肌力弱、活动范围受限及稳定性差等问题更加突出。通过强化体位管理，患者掌握了专科体位要求，保证了人工关节的稳定性。围手术期为患者实施康复护理，提高了患者进行功能训练的依从性，改善了髋关节的功能，促进了患者早日康复。

（二）反思

人工髋关节置换术后康复是个长期的过程，患者住院时间短，应加强出院前评估，做好详细的出院计划与指导，并实施延续护理，以确保患者出院后不发生意外事件，如假体脱位、感染、假体松动等并发症。

五、相关知识链接

（一）人工髋关节置换术

人工髋关节置换术又称髋关节置换，是将人工假体（包含股骨部分和髋臼部分），利用骨水泥和螺丝钉固定在人体正常的骨质上，以取代病变的关节，重建患者髋关节的正常功能，是一种较成熟、可靠的治疗手段。骨性关节炎是人工髋关节置换术的首选适应证，其他依次为骨无菌性坏死（如股骨头坏死等）、某些髋部骨折（如股骨颈骨折）、类风湿关节炎、创伤性关节炎、良性和恶性骨肿瘤、强直性脊柱炎等。年轻患者的人工髋关节置换术应慎重。肥胖被认为是相对的禁忌证，局部或全身活动性感染和其他有可能增加围手术期严重并发症的情况，是人工髋关节置换术的禁忌证。

（二）人工髋关节置换术后并发症

（1）早期并发症：神经损伤、出血、血肿、疼痛、伤口愈合不良、深静脉血栓形成与肺栓塞、脱位等。

（2）晚期并发症：骨折、感染、关节不稳、假体松动等。

（三）髋关节脱位

髋关节脱位发生的机制：多为高暴力损伤，暴力间接作用于髋关节导致关节脱位，且髋关节脱位的方向同受伤时的体位有很大相关性。

髋关节后脱位：最常见的致伤场景是机动车乘客，屈膝、屈髋，同时可伴有内收（跷二郎腿），机动车突然制动时乘客膝部受到撞击。

髋关节前脱位：最常见的致伤场景是摩托车驾驶员，屈髋、外旋、外展，摩托车突然制动，驾驶员大腿高度外展。

（四）髋关节假体脱位

人工髋关节置换术后脱位发生率平均约为 3%，常发生于髋关节极度屈曲内收位。术后 5 周内发生的脱位称为早期脱位，经复位治疗后再脱位的发生率为 19%；6 周以后的脱位，称为晚期脱位，术后 2 ～ 3 年后发生的脱位多为外伤所致，晚期脱位的再脱位发生率为 27%，多需手术治疗。脱位需手术复位者占脱位者的 32% ～ 44%。

发生假体脱位的原因：①假体大小及位置不当，增加了脱位与半脱位的风险；②股骨与髋臼缘的撞击，置入髋臼假体后，髋臼周围骨赘或溢出的骨水泥，会起到杠杆的支点作用，造成关节脱位；③有效股骨颈缩短，如果髋臼置入太高或太偏内，或者股骨颈长度过短，股骨柄假体置入呈内翻位，股骨近端骨质去除过多，都可造成髋关节周围的软组织张力减低，容易发生脱位；④髋关节周围肌力差，关节囊松弛，以往多次手术造成髋关节周围大量瘢痕组织，或手术引起髋关节广泛软组织松弛；⑤术后肢体长度恢复不当；⑥术后麻醉作用尚未消退，肌力未恢复时搬动患者姿势不当、屈曲内收牵引患肢；⑦术后6周内过度的屈曲、内收和内旋髋关节或伸直位过度内收和外旋患髋，可分别引起假体后脱位和前脱位。

（李　娜　张伟玲　孔　丹　黄天雯）

第四节　1例人工膝关节置换术患者的护理

一、基本信息

姓名：钟某；性别：男；年龄：72岁；婚姻情况：已婚

文化程度：中学；籍贯：广东省云浮市；职业：无

入院日期：2019年1月15日；出院日期：2019年1月24日

出院诊断：①双膝骨性关节炎；②高血压

病史陈述者：患者本人及家属

二、病例介绍

主诉：反复双侧膝关节疼痛2年余，无法行走5天。

现病史：患者2年前无明显诱因出现双侧膝关节疼痛，于活动后加重，左侧重；无麻木，无放射痛，无腰部疼痛，休息可缓解。未行治疗，症状反复发作。6个月前症状明显加重，于当地医院住院对症治疗，具体不详。5天前患者因疼痛无法行走，门诊就诊，门诊以“双膝关节疼痛原因待查”收住我科。患者自发病以来，精神、食欲欠佳；大、小便正常，体重无明显变化。

入院诊断：①双膝关节疼痛原因待查；②高血压。

既往史：平素身体健康状况一般，高血压病史8年，规律服用硝苯地平缓释片，血压控制平稳。否认糖尿病、冠心病病史；否认肝炎、结核等传染病病史；否认外伤、手术、输血史；无食物、药物过敏史；无吸烟、饮酒等不良嗜好。

婚育史：已婚，育有2子1女。

家族史：否认家族中有类似疾病史。

专科检查：双膝内翻20°，屈曲5°畸形；双膝关节无红肿，双下肢肌肉无明显萎缩；双膝皮肤温度无升高，双膝关节间隙无明显压痛，无叩击痛、放射痛，双膝关节有骨性摩擦感。双膝关节活动度：0°（伸）~135°（屈）；双膝侧方应力试验（+）、研磨试验（-）、抽屉试验（-），足背动脉搏动良好，未见静脉曲张，双下肢感觉正常。

辅助检查：

术前双下肢全长X线检查：双膝骨性关节炎，骨质增生，关节间隙变窄（1月15日）

（图 3-4-1）。

胸部 X 线检查：右下胸膜增厚、粘连；主动脉型心，主动脉硬化；左侧第 4 ~ 6 肋骨腋段陈旧性骨折（1 月 15 日）（图 3-4-2）。

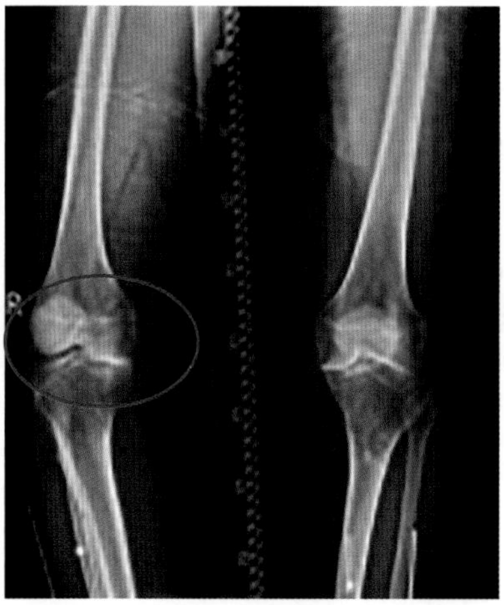

图 3-4-1　术前双下肢全长 X 线片

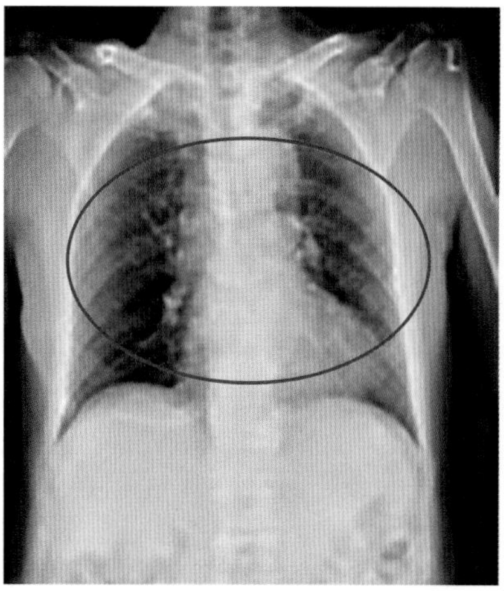

图 3-4-2　胸部 X 线片

术前异常检验结果见表 3-4-1。

表 3-4-1　术前异常检验结果

项目	指标	结果	参考值
血常规	白细胞介素 –6/（pg/mL）	77.47 ↑	0 ~ 5.9
	C 反应蛋白 /（mg/L）	190.46 ↑	0 ~ 10.0
	红细胞计数 /（10^{12}/L）	3.59 ↓	4.3 ~ 5.9（男）3.9 ~ 5.2（女）
	血红蛋白 /（g/L）	100 ↓	137 ~ 179（男）116 ~ 155（女）
	血小板计数 /（10^9/L）	455 ↑	100 ~ 300
生化	血清白蛋白 /（g/L）	32.2 ↓	35 ~ 50
	血清降钙素原 /（ng/mL）	0.66 ↑	0 ~ 0.05
出凝血常规	活化部分凝血活酶时间 /s	35.8 ↑	25.0 ~ 35.0
	纤维蛋白原 /（g/L）	6.56 ↑	2.0 ~ 4.0
红细胞沉降率	红细胞沉降率 /（mm/h）	120 ↑	0 ~ 20

入院时生命体征：T36.5℃，P82 次 / 分，R19 次 / 分，BP112/68mmHg。

入院时护理风险评估：疼痛数字评分法评分为 2 分，跌倒风险评估为中风险，血栓风险因素评估为 1 分。

心理社会方面评估：患者情绪稳定，儿子陪伴入院。

三、治疗护理及预后

（一）治疗护理过程（表 3-4-2）

表 3-4-2　治疗护理过程

时间		病程经过	治疗处置
1 月 15 日		反复双侧膝关节疼痛 2 年余，无法行走 5 天入院。	完善各项检查与术前风险评估。患者食欲不振，白蛋白低于正常值，给予饮食指导。
1 月 16 日		完善术前各项检查。	给予患者讲解术前注意事项。
1 月 17 日	7：00	生命体征平稳。	完成术前准备。
	7：30	患者进入手术室。	完成手术交接。
	9：00	在全身麻醉下行“双侧全膝关节表面置换术”，术中使用止血带，术中失血 50mL。	手术过程顺利。
	11：30	患者手术历时 1.5 小时，安返病房。生命体征：T 36.4 ℃、P71 次 / 分、R20 次 / 分、BP135/73 mmHg。留置尿管，引出淡黄色尿液。双膝各 1 条伤口引流管，引出血性液体。伤口敷料干燥、无渗血，双下肢血液循环好，感觉正常，活动中度受限。疼痛数字评分法评分：静息性疼痛为 0 分，活动性疼痛为 2 分，血栓风险因素评估为 3 分。	遵医嘱给予一级护理、禁食水、持续心电血压监测生命体征，低流量吸氧（2L/min）。妥善固定各管路，并保持通畅。遵医嘱给予抗炎、保护胃黏膜、镇痛、预防血栓、补血等药物治疗。
	22：30	患者主诉伤口疼痛，疼痛评分：静息性疼痛为 4 分，活动性疼痛为 6 分。	遵医嘱给予盐酸曲马多 0.1g 肌内注射。用药半小时后疼痛缓解，疼痛评分为 2 分。
1 月 18 日		患者伤口敷料干燥，双下肢血液循环好，感觉正常，活动中度受限。患者主诉伤口疼痛，疼痛评分：静息性疼痛为 1 分，活动性疼痛为 3 分。术后 24 小时引流量：右侧 200mL，左侧 150mL。	遵医嘱给予洛索洛芬钠片 60mg 口服；丁丙诺啡贴 1 贴外用。拔除尿管，患者自主排尿，无不适。晚间医生给予拔除伤口引流管。给予双下肢功能训练指导。
1 月 20 日		患者双下肢血液循环好，感觉正常，活动轻度受限。患者主诉伤口疼痛，疼痛评分：静息性疼痛为 0 分，活动性疼痛为 2 分。患者双下肢肌力 4 级，跌倒风险评估为中风险，血栓风险因素评估为 2 分。	指导患者扶助行器离床活动，无不适。给予防跌倒宣教，患者及家属均掌握。
1 月 24 日		患者伤口敷料干燥，无渗血，局部无红肿。双下肢血液循环好，感觉正常，活动轻度受限。疼痛评分：静息性疼痛为 0 分，活动性疼痛为 1 分。	患者在家属陪同下扶助行器步行出院。

术后辅助检查：

术后双下肢全长 X 线检查：双膝人工置换关节在位，未见明确松脱及折断，周围软组织肿胀（1 月 23 日）（图 3-4-3）。

术后异常检验结果见表 3-4-3。

（二）主要护理问题及措施

1. 低蛋白血症

1）问题依据

患者围手术期血清白蛋白低于正常水平，术后第 3 天降到 26.6g/L；术后双下肢 1 度肿胀。

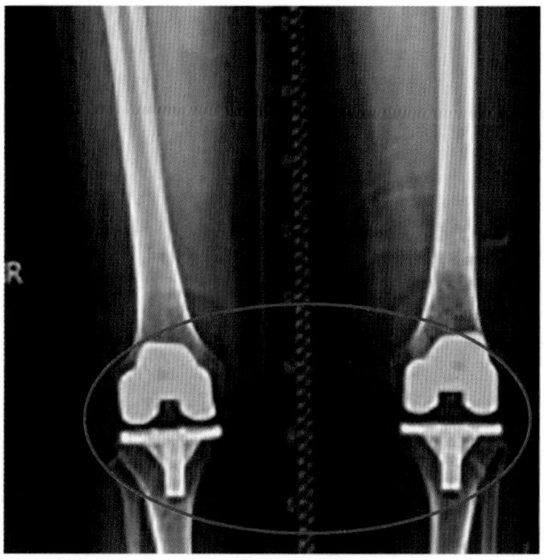

图 3-4-3　术后双下肢全长 X 线片

表 3-4-3　术后异常检验结果

项目	检验结果			参考值
	1 月 18 日	1 月 20 日	1 月 23 日	
纤维蛋白原 /（g/L）	6.09 ↑		5.12 ↑	2.0 ~ 4.0
血浆 *D*– 二聚体 /（mg/L）	3.47 ↑		1.26 ↑	0 ~ 0.50
C 反应蛋白 /（mg/L）	111.82 ↑	73.532 ↑	42.11 ↑	0 ~ 10.0
红细胞计数 /（10^{12}/L）	3.43 ↓	3.34 ↓	3.88 ↓	4.3 ~ 5.9（男）3.9 ~ 5.2（女）
血红蛋白 /（g/L）	94 ↓	92 ↓	112 ↓	137 ~ 179（男）116 ~ 155（女）
血小板计数 /（10^9/L）	454 ↑	546 ↑	398 ↑	100 ~ 300
血清白蛋白 /（g/L）	28.2 ↓	26.6 ↓	31.1 ↓	35 ~ 50

2）护理思维

低蛋白血症是指蛋白质严重缺乏所导致的营养不良综合征，具体指血清总蛋白低于 60g/L 或者血清白蛋白低于 35g/L。血清白蛋白水平既是患者的营养指标，也是评估预后的重要指标。研究报道指出，对于术前就存在营养不良的患者，术后持续低蛋白血症会增加其他术后并发症的发生率，如免疫力低下、易继发伤口感染、组织水肿等。患者 C 反应蛋白指标升高，术前食欲欠佳，白蛋白低于正常水平，而手术创伤引起的失血（术中出血、术后伤口引流量和组织间隙、关节腔内的积血）则近一步加重血浆蛋白丢失，引发低蛋白血症。患者术后 C 反应蛋白逐渐呈下降趋势，意味着体内炎症反应转入修复期，此时结合血清白蛋白水平进行适当的营养治疗对患者的康复极其有利，因此，要重点加强饮食指导及预防感染的措施。

3）主要措施

（1）病情观察：观察患者的进食情况、双下肢肿胀程度、有无发生坠积性水肿，准确记录出入量。观察伤口有无渗出液及渗出液的性质。每 4 小时监测患者体温，如有发热，按发热护理常规动态监测体温；密切监测血清白蛋白及其他感染指标。

（2）饮食护理：在基本饮食的基础上增加富含蛋白质的食物，如肉类、蛋类、鱼类、乳类、豆类等，可按 2 ~ 3g/（kg · d）供给蛋白质。若进食不足，可口服补充营养制剂。

（3）药物护理：遵医嘱予静脉滴注人血白蛋白治疗，观察药物的疗效及不良反应。

（4）健康教育：告知患者低蛋白血症发生的原因，饮食注意事项，指导患者进行自我病情观察，同时给予患者心理疏导和精神安慰，减轻患者的心理压力。

4）护理评价

患者术后第 3 天白蛋白为 26.6g/L，术后第 6 天白蛋白为 31.1g/L，呈上升趋势。患者出院时下肢肿胀消退。

2. 膝关节功能康复

1）问题依据

通过康复护理和系统的功能训练使术后人工膝关节达到或接近正常的膝关节活动度，以恢复关节的最佳功能，满足日常生活需要。

2）护理思维

据文献报道，70% ~ 90% 的膝关节骨性关节炎患者术后 12 个月内疼痛及功能得到较好的改善，生活质量明显提高，但这需要患者术后早期进行有效的功能训练，术后正确的功能训练可以有效促进膝关节的功能恢复，减少并发症的发生。

3）主要措施

（1）病情观察：注意观察患者的营养状态；每班评估患者功能训练依从性、膝关节活动度及有无疼痛不适，评估活动性疼痛的程度。

（2）体位护理：平卧位时抬高患肢 20° ~ 30°，膝关节屈曲 15° ~ 30°，勿压迫伤口，协助患者变换体位，每 2 小时进行 1 次。

（3）疼痛护理：伤口局部冰敷，每日 3 次。严格按计划进行康复训练，以活动后半小时疼痛恢复至活动前水平为宜。遵医嘱给予多模式个体化镇痛，并及时观察药物疗效及不良反应。

（4）功能训练

①术前指导患者进行踝泵训练及股四头肌等长收缩训练等适应性训练。

②术日至术后 3 ~ 5 天：康复目标是尽量减轻水肿，尽可能屈伸膝关节，恢复功能独立。术后麻醉清醒后开始进行踝泵训练；术后第 2 天开始循序渐进地进行股四头肌、腘绳肌等长收缩训练、屈膝、屈髋训练等。可在膝关节 CPM 仪上进行关节活动度的训练，开始伸屈范围在 0° ~ 30°，每日增加 10°，出院时达到 90° 以上。术后第 3 天，如果身体条件允许，可患肢下垂床边或扶助行器下地站立，并进行行走练习，下床活动时间不宜过长，以免加重下肢水肿。

③术后 2 ~ 8 周：康复目标是尽量减轻术后水肿，增强下肢肌力，迈上 10cm 高的台阶。方法：继续踝泵训练、压腿伸膝训练；同时，进行直腿抬高、被动伸膝、俯卧位勾腿训练、屈膝训练（每周增加 10°，直至超过 90°）、双膝半蹲训练；有条件者进行固定自行车训练，从无负荷至轻负荷；当膝关节屈膝角度＞ 83° 后进行上台阶练习，台阶高度 5cm 或 10cm。

④术后 9 ～ 16 周：康复目标是主动 / 辅助屈膝时，关节活动度≥ 115°，起立时双腿负重对称和相等，上行楼梯台阶高 15 ～ 20cm，下行楼梯台阶高 10 ～ 15cm，生活自理，能穿鞋和袜子。得到医生许可方可进行跑、跳和多轴运动。

（5）健康教育：告知患者及家属膝关节功能康复的重要性以及方法，指导患者循序渐进地进行功能康复训练。

4）护理评价

患者住院期间掌握膝关节功能康复方法，进行有效锻炼，关节活动度好。

（三）患者转归

患者行手术治疗后，于术后第 3 天扶助行器下床行走，术后第 6 天各项指标趋于正常，术后第 7 天康复出院。

四、护理体会及反思

（一）护理体会

在围手术期护理中，遵循《中国髋、膝关节置换术加速康复——围术期管理策略专家共识》实施标准化护理，重视患者教育，让患者及家属充分参与，提高康复训练的依从性，提高预防并发症的能力。同时，重视疼痛管理，使患者功能训练不受影响。另一方面，患者跌倒风险高，给予针对性的宣教和指导，采取针对性预防措施，增强风险意识，防止患者在住院期间发生跌倒不良事件。

（二）反思

双膝关节置换术后，膝关节肿胀是常见的表现，术后需密切关注。当患肢出现肿胀时，护士应加强评判性思维，综合评估患肢肿胀的原因，分析患者的全身情况，及时查看患者检验结果，监测体温，对患者现存的问题进行评估后给予针对性的护理，以加速患者康复。

五、相关知识链接

（一）膝关节骨性关节炎的临床表现

（1）关节疼痛、肿胀：早期关节仅有轻微的肿胀和疼痛，以后可逐渐加重。一般在清晨或者膝关节处于一定的位置过久，当改变体位时，关节疼痛会比较明显，活动后反而减轻；如果活动过量，可因关节的摩擦而又加剧疼痛。疼痛有时与气候有关。

（2）关节僵硬：晨起或久坐、久站后变动体位时，关节僵硬感觉明显，经过慢慢恢复活动后症状减轻。

（3）关节活动受限：病情逐渐加重，关节僵硬状态逐渐延长，患者活动受限。

（4）疾病晚期，关节严重受损时会出现膝关节畸形。

（二）膝关节常见疾病的治疗方法

（1）手术治疗：人工膝关节置换术、单髁置换术、胫骨高位截骨术、关节镜手术和药物关节腔注射等。

（2）保守治疗：药物治疗、外敷治疗、中医理疗、中医针灸、艾灸和减重治疗等。

（三）膝关节表面置换术的适应证和禁忌证

适应证：严重的膝关节疼痛、不稳、畸形、日常生活活动严重障碍，经过保守治疗无效或效果不显著的老年患者；各种无菌性膝关节炎，如类风湿关节炎、膝骨性关节炎，少数创伤性关节炎等；胫骨高位截骨术失败后的骨性关节炎；原发性或继发性的骨软骨坏死性疾病。

禁忌证：膝关节周围肌肉瘫痪，神经病变活动性感染；膝关节已长期融合于功能位，无疼痛和畸形等症状。相对禁忌证包括年纪轻、术后活动量大、肥胖、手术耐受力差者及有较严重的糖尿病、心肺功能不全患者与膝关节结核治愈者。

（四）膝单髁置换术（unicompartmental knee arthroplasty，UKA）

UKA 是一种介于膝关节截骨术和全膝关节置换术之间的治疗膝关节内外侧髁、单髁病变的治疗手段。UKA 与截骨术相比具有早期成功率高、并发症少、康复快的优点，长期效果好于截骨术。而与全膝关节置换术比较，具有手术创伤小、保留前后交叉韧带、骨量保留多、出血少、康复快的优点。UKA 保留了膝关节的生物力学特征，因此，膝关节活动度接近正常。

UKA 的手术适应证：①膝关节疼痛集中在一侧髁，疼痛持续；②关节活动度良好；③关节畸形不大；④关节稳定，交叉韧带完整。

UKA 的手术禁忌证：①患者过度肥胖；②关节活动度差；③关节畸形严重；④关节不稳定，交叉韧带有损伤。

（李　娜　张伟玲　孔　丹　黄天雯）

第五节　1 例人工踝关节置换术患者的护理

一、基本信息

姓名：林某；性别：男；年龄：72 岁；婚姻情况：已婚

文化程度：小学；籍贯：广东省清远市；职业：退休

入院日期：2018 年 1 月 15 日；出院日期：2018 年 1 月 24 日

出院诊断：踝关节骨性关节炎

病史陈述者：患者本人及家属

二、病例介绍

主诉：左踝关节疼痛 10 年余，加重伴活动受限 2 年。

现病史：患者 10 年前无明显诱因出现左踝关节疼痛、活动受限，休息可缓解，无夜间痛；行理疗、针灸等治疗，症状逐渐缓解。2 年前疼痛加重，伴活动受限，下蹲、上下楼困难。现为进一步治疗入院。患者自发病以来精神、食欲良好，因疼痛出现失眠、易醒。

入院诊断：踝关节骨性关节炎。

既往史：平素身体健康状况一般，患有高血压病 5 年，遵医嘱规律服用硝苯地平缓释片，血压控制在 135 ~ 145/80 ~ 90mmHg。类风湿关节炎数年，规律服用药物治疗。否认糖尿病、冠心病病史；否认肝炎、结核等传染病病史；否认外伤、手术、输血史；无食物、药物过敏史；否认特殊化学品及放射线接触史。无吸烟、饮酒等不良嗜好。

婚育史：已婚，育有 3 子 1 女。

家族史：无特殊。

专科检查：踝关节肿大，无皮肤破溃，无发红，皮温正常；踝关节线处有压痛，无反常活动；左踝关节背屈 10°、跖屈 25°；双下肢无感觉异常。

辅助检查：

踝关节 X 线检查：左踝关节间隙明显狭窄，关节周缘可见大量骨赘形成，关节面欠平整。

术前异常检验结果见表 3-5-1。

表 3-5-1　术前异常检验结果

项目	指标	结果	参考值
血常规	红细胞计数/(10^{12}/L)	3.69 ↓	4.3 ~ 5.9（男）3.9 ~ 5.2（女）
	血红蛋白 /（g/L）	122 ↓	137 ~ 179（男）116 ~ 155（女）
	血小板计数 /（ 10^{9}/L）	389 ↑	100 ~ 300
生化	血清白蛋白 /（g/L）	32.1 ↓	35 ~ 50

入院生命体征：T36.5℃，P88 次 / 分，R22 次 / 分，BP143/88mmHg。

入院时护理风险评估：疼痛数字评分法评分为 4 分，跌倒风险评估为低风险，血栓风险因素评估为 1 分。

心理社会方面评估：患者情绪稳定，儿子陪伴入院。

三、治疗护理及预后

（一）治疗护理过程（表 3-5-2）

术后辅助检查：

踝关节正侧位 X 线检查：左踝置换关节在位，未见明确松脱及折断，周围软组织肿胀。

术后异常检验结果见表 3-5-3。

表 3-5-2　治疗护理过程

时间	病程经过	治疗处置
1 月 15 日	左踝关节疼痛 10 年余，加重伴活动受限 2 年入院。	完善各项监测、检查与术前风险评估。
1 月 16 日	完善术前各项检查。	给予患者讲解术前注意事项。

续表

时间		病程经过	治疗处置
1月17日	15:00	生命体征平稳。	完成术前准备。
	15:30	患者进入手术室。 患者在全身麻醉下行“左踝关节置换术”。	完成手术交接。 手术过程顺利。
	18:30	患者手术历时2小时，安返病房。生命体征：T36.8℃、P90次/分、R20次/分、BP131/80 mmHg。留置尿管，引出淡黄色尿液。左踝部伤口引流管通畅，引出血性液体。左下肢短腿石膏未干，位置固定好；左下肢血液循环好，感觉正常，活动中度受限。疼痛评分：静息性疼痛为0分，活动性疼痛为1分，血栓风险因素评估为3分。	遵医嘱给予一级护理、禁食水、持续心电血压监测生命体征，低流量吸氧（2L/min）。妥善固定各管路，并保持通畅。术后遵医嘱给予抗炎、保护胃黏膜、镇痛、预防血栓、降压等药物治疗。保持石膏清洁干燥，石膏未干时，勿按压石膏。给予软枕抬高患肢。
	21:30	患者主诉伤口疼痛，疼痛评分：静息性疼痛为4分，活动性疼痛为6分。	遵医嘱给予盐酸曲马多0.1g肌内注射。用药半小时后疼痛缓解，疼痛评分为2分。
1月18日		左下肢短腿石膏干燥，位置固定好；左下肢血液循环好，感觉正常，活动中度受限。患者主诉伤口疼痛，疼痛评分：静息性疼痛为1分，活动性疼痛为3分。T38.9℃。	给予拔除尿管，患者自主排尿。术后24小时伤口引流量10mL，医生给予拔除伤口引流管。遵医嘱给予镇痛药、退热药口服，嘱多饮水，患者出汗较多，给予静脉补液，更换病号服。1小时后复测体温37.3℃。
1月20日		患者左下肢肌力4级，跌倒风险评分为2分，血栓风险因素评估为2分。	指导患者拄拐杖离床活动，无不适。给予防跌倒宣教，指导拐杖的使用，家属及患者掌握好。患者体温正常。
1月24日		左下肢血液循环好，感觉正常，短腿石膏托位置固定好，活动轻度受限。疼痛评分：静息性疼痛为0分，活动性疼痛为1分。	患者在家属陪同下拄拐杖步行出院。

表3-5-3 术后异常检验结果

项目	检验结果		参考值
	1月18日	1月20日	
血浆 *D*–二聚体/（mg/L）	1.26 ↑		0 ~ 0.50
C反应蛋白/（mg/L）	42.11 ↑	16.28 ↑	0 ~ 10.0
红细胞计数/（10^{12}/L）	3.18 ↓	4.02 ↓	4.3 ~ 5.9（男）3.9 ~ 5.2（女）
血红蛋白/（g/L）	108 ↓	132 ↓	137 ~ 179（男）116 ~ 155（女）
血小板计数/（10^9/L）	354 ↑	302 ↑	100 ~ 300
血清白蛋白/（g/L）	30.2 ↓	34.5 ↓	35 ~ 50

（二）主要护理问题及措施

1. 预防感染

1）问题依据

患者术前血清白蛋白32.1g/L；患者术后最高体温38.9℃；C反应蛋白升高；血清白

蛋白仍低于正常水平。

2）护理思维

据文献统计，踝关节置换术后患者的感染率在3%左右，尤其是患有类风湿关节炎的患者发生感染的风险会更高。深部感染、无菌性松动、假体失败是踝关节置换术严重的并发症，会导致手术失败率≥50%。患者术前血清白蛋白低于正常水平，营养状况欠佳；术后出现高热，C反应蛋白指标高于正常范围，可能与手术创伤有关；另外，由于手术有假体植入，考虑会增加感染的风险。综上所述，为了避免引发深部感染，应重点加强预防感染的措施。

3）主要措施

参见第一篇第三章第一节。

4）护理评价

患者出院前体温正常，伤口无红、肿、热、痛，无感染征象发生。

2. 踝关节功能康复

1）问题依据

通过康复护理和功能训练，使术后人工踝关节整体活动度较术前有所提升，改善患者生活质量。

2）护理思维

踝关节置换术后早期（术后7～14天）切骨面破骨细胞开始活跃增生，持续6～8周达到巅峰，这期间是行功能训练的最佳时期；如果错过此期不仅效果欠佳而且很容易给骨假体界面施加剪切力。结合国外的文献资料分析，这也是治疗效果不佳的主要原因之一，所以，要根据患者康复情况尽早指导患者进行功能康复训练。

3）主要措施

（1）病情观察：严密观察肢体远端的血液循环情况及左下肢踝关节活动情况，每日评估患者功能训练的依从性。

（2）体位护理：同第一篇第三章第四节。

（3）功能训练

①术后第1天即可进行股四头肌等长收缩和直腿抬高训练。术后早期督导患者做膝关节、跖趾关节及趾间关节活动，但应限制踝关节跖屈。

②术后第2天拄拐杖离床，患足不负重。术后患肢用石膏固定，需借助助行器或拐杖辅助离床，下床时应有专人陪护，防止跌倒。

③术后4周拄拐杖、患肢部分负重行走。

④术后6周做主动屈伸训练，可去掉石膏，改用踝关节支具和弹力袜，稳定踝关节内、外侧。

⑤术后12～14周弃拐杖，可正常行走。若在活动中出现关节疼痛或疲劳，应嘱患者减少活动量，锻炼时应循序渐进。

（4）健康教育：告知患者及家属踝关节功能训练的重要性及方法，指导患者功能训练要循序渐进。

4）护理评价

患者出院前掌握功能训练方法，效果好，未发生意外伤害事故。

（三）患者转归

患者行手术治疗后，于术后第 2 天扶双拐，患肢不负重下床行走，术后第 6 天各项指标趋于正常，术后第 7 天康复出院。

四、护理体会及反思

（一）护理体会

该患者患病时间长达 10 年之久，关节肿胀、活动受限，已经严重影响了日常生活，希望通过手术缓解症状。人工全踝关节置换术有利于保留踝关节生理功能，改善关节疼痛。在住院期间向患者及家属详细讲解了全踝关节置换术的整体治疗过程及注意事项，为患者实施分阶段、全面的健康教育，提高了患者功能训练的依从性。医护人员密切关注患者的临床症状及检验结果，控制和预防患者术后发生感染的风险，保证患者安全，促进患者早日康复。

（二）反思

患者下床活动时，要警惕跌倒的发生。由于患者高龄，在其下床活动前，要对患者的精神状态、生命体征、下肢肌力、身体平衡力、对拐杖使用的熟练程度以及周边环境进行评估。明确患者存在跌倒风险，给予针对性的防护措施，防止不良事件的发生。

五、相关知识链接

（一）人工踝关节置换术的适应证

人工踝关节置换术的主要适应证：类风湿关节炎，踝关节疼痛、残留功能极差者；踝关节疼痛和踝关节的退变；距骨骨质尚好，踝关节周围韧带稳定性完好者；内 / 外翻畸形小于 10° 者；后足畸形可以矫正者。

类风湿关节炎属常见手术指征，但主要是创伤性关节炎，占病例总数的 42%。对于距骨缺血性骨坏死伴塌陷的患者，在手术当中需行骨移植来支撑假体。既往曾行踝关节融合术，现在可改行全踝关节置换术以代替踝关节融合术。

（二）人工踝关节置换术的禁忌证

（1）有活动性感染的踝关节；

（2）神经病变性踝关节（沙尔科关节）；

（3）距骨大部或全部坏死；

（4）严重的胰岛素依赖性糖尿病；

（5）足踝部感觉运动障碍；

（6）严重的内外翻畸形或关节不稳定；

（7）年轻且对体育活动有较高要求者。

（三）拉美西斯（Ramses）踝关节假体置换术后康复计划

第 1 个月：带固定夹板逐步恢复完全负重。开始扶双拐行走，然后使用单拐；非负重状态下主动 / 被动的踝关节屈伸训练。

第 2 个月：取下固定夹板，使用踝关节支具。不拄拐完全负重；负重状态下主动 / 被动的踝关节屈伸训练；步态训练；本体感受性训练。

第 3 个月：继续使用踝关节支具；强化负重下的主动 / 被动屈伸训练；本体感受性训练和内外翻训练；步态训练和运动协调性训练。

第 3 个月结束时取下踝关节支具，自由活动踝关节。

（四）人工踝关节置换术后患者出院后的注意事项

（1）告知患者行走时避免摔伤，防止足内、外翻扭伤，以免发生并发症。

（2）应穿防滑平底鞋，女性患者避免穿高跟鞋。

（3）告知患者只进行满足日常生活所需的步行，避免长距离行走、登山等。

（李　娜　张伟玲　孔　丹　黄天雯）

第六节　1 例先天性髋关节脱位患者的护理

一、基本信息

姓名：纪某；性别：女；年龄：4 岁；文化程度：学龄前

籍贯：海南省五指山；职业：无

入院日期：2018 年 5 月 11 日；出院日期：2018 年 5 月 25 日

出院诊断：右侧髋关节发育不良；右侧先天性髋关节脱位

病史陈述者：患儿家属

二、病例介绍

主诉：发现步态异常 3 年余。

现病史：家属诉患儿 1 岁多开始学走路时出现步态异常，身体易向后倾，双下肢站立位见右侧臀部膨隆，智力发育与同龄儿相仿。2015 年 4 月在当地某医院就诊，行 X 线检查提示“右侧髋关节半脱位”，未予以任何特殊处理。今为求进一步诊治收入我科。

入院诊断：右侧先天性髋关节脱位。

既往史：平素身体健康状况一般，按计划接种疫苗。无食物、药物过敏史。第 1 胎第 1 产，早产儿，出生时否认窒息、重度黄疸等病史；奶粉喂养，按时添加辅食，智力发育与同龄儿相仿，接近 1 岁 2 个月时开始搀扶行走。

家族史：父母健在，患儿妹妹患有“双侧先天性髋关节脱位”。

专科检查：患儿步入病房，跛行步态。站立时右髋部可见膨隆，右髋部皮肤正常，局部皮温不高；双侧髋关节屈曲、过伸、内收均无受限；右侧阿利斯（Allis）征（+），右侧屈膝外展试验（+）。右髋部活动范围约为：屈髋 0° ~ 110°，屈髋内收 0° ~ 45°，屈髋外展 0° ~ 60°，伸髋内旋 0° ~（35 ~ 45）°，伸髋外旋 0° ~（35 ~ 45）°，外展 0° ~ 30°，内收 0° ~ 60°。双下肢不等长，双下肢长度约为（髂前上棘至内踝尖）：右侧 47.5cm，左侧 49.5cm。双下肢足踝无肿胀，足趾血液循环、感觉及运动正常。双上肢未见异常。

辅助检查：

股骨、骨盆 X 线检查：右侧髋关节先天性髋臼发育不良并髋关节脱位（5 月 11 日）（图 3-6-1）。

髋关节 MRI 检查：右侧髋关节发育不良并髋关节脱位，右股骨骨骺发育细小，右侧髋关节少量积液，右臀部肌肉及软组织萎缩，左侧髋关节正常（5 月 11 日）（图 3-6-2）。

胸部 X 线检查：未见异常。

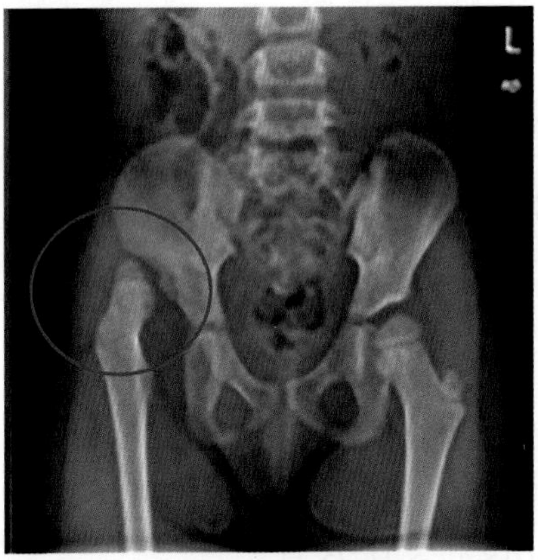

图 3-6-1　股骨、骨盆 X 线片

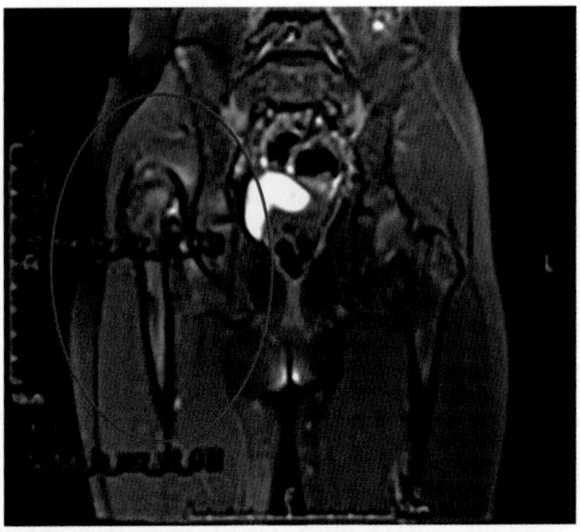

图 3-6-2　髋关节 MRI

术前异常检验结果见表 3-6-1。

表 3-6-1　术前异常检验结果

项目	指标	结果	参考值
出凝血常规	活化部分凝血活酶时间 /s	39 ↑	25.0 ~ 35.0
血常规	血小板计数 /（10^9/L）	367 ↑	100 ~ 300
生化	碱性磷酸酶 /（U/L）	283 ↑	0 ~ 110
	血磷 /（mmol/L）	1.72 ↑	0.97 ~ 1.62
	肌酐 /（μmol/L）	28 ↓	53 ~ 115

入院时生命体征：T36.4℃，P102 次 / 分，R22 次 / 分，BP 免测。

入院时护理风险评估：自理能力评估为 60 分；跌倒风险评估为高风险，血栓风险因素评估为 1 分。

心理社会方面评估：患儿情绪稳定，母亲陪伴入院。

三、治疗护理及预后

（一）治疗护理过程（表 3-6-2）

表 3-6-2　治疗护理过程

时间		病程经过	治疗处置
5 月 11 日		步态异常 3 年余入院。	完善各项监测、检查与术前风险评估。
5 月 18 日		完善术前各项检查。	给予患儿家属讲解术前注意事项。
5 月 20 日	7：00	患儿生命体征平稳。	完成术前准备。
	7：30	患儿进入手术室。	完成手术交接。
		患儿在全身麻醉下行“右侧先天性髋关节脱位切开复位 + 骨盆彭伯顿（Pemberton）截骨髋臼成形术 + 股骨截骨矫形内固定术 + 石膏外固定术”，术中失血 350mL。	手术过程顺利，术中输入同型红细胞 300mL。
	12：00	患儿手术历时 3 小时，安返病房。生命体征：T36.8 ℃、P111 次 / 分、R21 次 / 分、BP 免测。留置尿管，引出淡黄色尿液。蛙式石膏固定在位，无压迫症状，石膏未干。双下肢血液循环好，感觉正常，活动重度受限。患儿眼睑、口唇、甲床颜色正常。疼痛评分：静息性疼痛为 0 分，活动性疼痛为 2 分。	遵医嘱给予一级护理、禁食水、持续心电血压监测生命体征，低流量吸氧（2L/min）。妥善固定管路，并保持通畅。术后遵医嘱给予抗炎、镇痛等药物治疗。保持石膏清洁干燥，石膏未干时，勿按压石膏。
	21：30	患儿主诉伤口疼痛，哭闹，疼痛评分：静息性疼痛为 6 分，活动性疼痛为 8 分。	遵医嘱给予布洛芬混悬滴剂 3mL 口服。用药 1 小时后疼痛缓解，疼痛评分为 3 分。
5 月 21 日		患儿蛙式石膏固定在位，无压迫症状，石膏已干燥。双下肢血液循环好，感觉正常，活动重度受限。患儿主诉伤口疼痛，哭闹，疼痛评分：静息性疼痛为 2 分，活动性疼痛为 4 分。	遵医嘱给予布洛芬混悬滴剂 3mL 口服，每日 3 次；拔除尿管，患儿可自主排尿。保持石膏清洁干燥。指导患儿主动及被动功能训练。
5 月 22 日 ~ 5 月 24 日		患儿蛙式石膏固定在位，无压迫症状。双下肢血液循环好，感觉正常，活动重度受限。疼痛评分：静息性疼痛为 0 分，活动性疼痛为 2 分。	保持石膏清洁，定时检查石膏内皮肤情况，防止石膏边缘粗糙引起皮肤擦伤，告知患儿家属石膏固定的注意事项。指导患儿主动及被动功能训练。
5 月 25 日		患儿蛙式石膏固定在位，无压迫症状，石膏干燥。双下肢血液循环好，感觉正常，活动重度受限。疼痛评分：静息性疼痛为 0 分，活动性疼痛为 2 分。	患儿出院。

术后辅助检查：

术后骨盆正位、右股骨正侧位 X 线检查：右侧髂骨截骨后改变，右股骨上段骨质不连续，断端对线对位好，右股骨上段及右髂骨内固定未见断裂移位，右侧股骨头位于右髋臼内。左侧髋关节骨质未见异常（5 月 22 日）（图 3-6-3）。

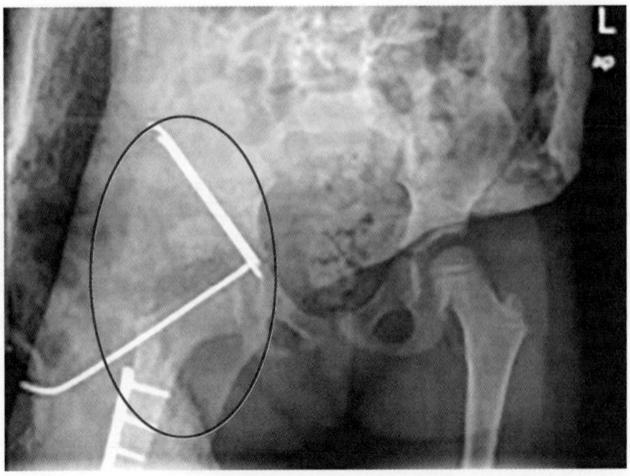

图 3-6-3　骨盆正位、右股骨正侧位 X 线片

术后异常检验结果见表 3-6-3。

表 3-6-3　术后异常检验结果

项目	检验结果		参考值
	5 月 21 日	5 月 24 日	
C 反应蛋白 /（mg/L）	77 ↑	28 ↑	0 ~ 10.0
白细胞计数 /（10^9/L）	12.54 ↑	10.5 ↑	3.5 ~ 10.0
血红蛋白 /（g/L）	108 ↓	118	137 ~ 179（男）116 ~ 155（女）
碱性磷酸酶 /（U/L）	185 ↑	126 ↑	0 ~ 110
血清白蛋白 /（g/L）	33.3 ↓	35.6	35 ~ 50

（二）主要护理问题及措施

1. 术后疼痛

1）问题依据

患儿在术中牵拉神经、截骨，手术创伤大，造成术后疼痛；患儿术后主诉伤口疼痛，哭闹，疼痛评分：静息性疼痛为 6 分，活动性疼痛为 8 分，属于重度疼痛。

2）护理思维

患儿由于年龄较小，在接受手术后对于疼痛的管理能力较弱，患儿会出现依赖家属的情况，并且接受手术治疗对患儿心理造成一定影响，患儿会出现紧张情绪，导致疼痛感加强。患儿与患儿父母之间的情绪是相互影响的，当患儿感受疼痛时，患儿父母会出现紧张情绪。因此，在患儿术后护理中应用疼痛管理，可有效缓解患儿的疼痛感，缓解患儿父母的紧张心理，从而提高患儿与患儿父母对于临床护理的满意度。

3）主要措施

（1）病情观察与评估：观察患儿面部表情及睡眠情况，根据修订版面部表情疼痛量表评估患儿疼痛程度，包括静息状态与活动状态，同时评估疼痛发生的部位、发生时间、持续时间、伴随症状，查找影响疼痛的因素。

（2）一般护理：为患儿创建舒适的房间条件，使患儿房间始终保持舒适的温度与湿度，并且保持良好的采光。同时，美化房间环境。通过改善外界环境来消除外界因素对患儿的影响，有效降低患儿的疼痛感受。

（3）体位护理：确保安全的前提下根据患儿情况适当摇高床头，石膏干燥后，为避免患儿局部皮肤长期受压，日间每1～2小时为患儿翻身1次，夜间每2～3小时翻身1次。

（4）非药物镇痛措施：及时与家属沟通，使家属了解到患儿目前的情况，并讲解一些有效减缓疼痛的方法，如给患儿讲故事、听音乐等，转移患儿的注意力，或者是通过情感引导的方式，使患儿放松精神，从而减轻疼痛感。

（5）药物治疗：遵医嘱给予布洛芬混悬滴剂3mL口服。患儿中、重度疼痛时，遵医嘱给予临时镇痛药，并及时观察药物疗效及不良反应。

（6）健康教育：解释引起疼痛的原因。积极与患儿家属进行沟通，对患儿家属开展疼痛教育，以便更好地引导患儿对疼痛感受进行表达，从而使患儿家属可以科学地处理患儿疼痛感受。

4）护理评价

患儿术后第1天双下肢疼痛评估：静息性疼痛为2分，活动性疼痛为4分；术后第2天双下肢疼痛评估：静息性疼痛为0分，活动性疼痛为2分。患儿属于轻度疼痛，可忍受，可进行早期功能训练。

2. 蛙式石膏护理

1）问题依据

患儿术后蛙式石膏固定6周；石膏固定覆盖范围广，小儿易出现石膏固定不耐受。

2）护理思维

由于石膏透气性差，使皮肤汗液不能正常排出，易出现皮肤溃烂，增加伤口感染的机会。佩戴石膏后的不适感会让患儿的依从性变差，影响石膏固定作用。

3）主要措施

（1）病情观察：观察患儿有无胸闷、气促、胸部及背部压痛等石膏压迫症状，肢体远端的血液循环情况；每班检查石膏有无变形、折裂、松动、脱落及石膏边缘或骨突部位有无红肿、摩擦等早期压疮表现。

（2）一般护理：保持石膏清洁干燥，勿向石膏中塞异物。石膏未干时，将患儿放在床上，减少搬动，需要搬动时，应用手掌平托石膏，切忌用手指按压，以免造成石膏部分凹陷压迫皮肤形成压疮。石膏边缘若过于粗糙摩擦皮肤，应及时修整。石膏如挤压皮肤或松动，应及时松解或重制石膏。做好大小便护理，防止浸湿、污染臀部周围的石膏。

（3）体位护理：内容同前。

翻身方法：操作者站于患儿右侧，嘱患儿双手伸直，上举过头。操作者将左手伸入石膏，用手掌托住石膏内面，大拇指扶住石膏外面，用右手手掌在膝关节处托住患肢石膏，右手向上抬起患肢石膏，同时左手以向患侧的力推动患儿，嘱患儿顺着推力以健侧为轴，缓慢翻转。翻身后调整舒适体位，胸部齐平石膏垫枕，将患肢脚踝处垫高或将患肢足趾垂于床外，以悬空足趾。

（4）饮食护理：由于患儿平卧，胃肠蠕动减弱，易引起腹胀和便秘，饮食以清淡易消化食物为主，循序渐进喂食。术后患儿主诉腹部石膏紧或发生恶心、反复呕吐的症状，应警惕发生石膏综合征，及时行石膏开窗。患儿饮食以少食多餐为宜。

（5）功能训练：指导患儿主动活动肢体远端未固定关节，每日进行踝关节背伸、跖屈、足趾关节训练及股四头肌等长收缩训练，以防止关节僵硬，预防肿胀。

（6）健康教育：告知家属石膏固定的重要性，保持石膏清洁干燥，指导家属患儿在石膏固定期间如何行皮肤护理。

4）护理评价

患儿住院期间未发生石膏相关并发症。

3. 预防再脱位及术后关节活动受限

1）问题依据

患儿右侧先天性髋关节脱位，术后有可能发生再脱位；患儿术后使用蛙式石膏固定6周，容易引起关节活动受限。

2）护理思维

术后更换石膏时患儿躁动及粗暴检查可引起再脱位，前倾角度过大是后期再脱位的原因，在开始走路后发生。对复位不满意的，需切开复位。术后关节活动受限是因为手术破坏关节软骨面、术后石膏固定过久、过早负重或术后牵引不足所导致。所以，术后应预防性做好相关护理措施。

3）主要措施

（1）病情观察：观察患儿下肢有无疼痛、肿胀、畸形及肢体活动情况。

（2）体位护理：内容同前。

（3）功能训练：内容同前。拆除石膏后功能训练如下。

①指导患儿双手撑床慢慢坐起，待患儿坐稳后，可在床尾系拉绳，绳上等距离打结，让患儿握住绳上的结，尽可能握住最远的结，同时根据所握距离的远近，还可以检验屈髋功能训练效果；

②患儿坐起，待患儿可触到双足后，再鼓励患儿用前额触碰膝关节，逐渐加大髋关节的屈曲活动；

③指导患儿正确进行功能训练，注意防止腰部代偿作用给训练带来的假象；

④解除石膏固定后，继续股四头肌等长收缩训练；

⑤髋关节屈曲训练，平卧位时，大腿能碰到腹部，足跟能碰到臀部，此动作应以主动训练为主，被动训练要求动作轻柔，循序渐进，多采用屈膝位进行训练。

（4）健康教育：告知家属预防再脱位及术后关节活动受限的重要性以及方法，指导家属进行病情观察。

（三）患者转归

患儿行手术治疗后，复位效果好，术后无相关并发症，患儿轻度疼痛，于术后第5天出院。

四、护理体会及反思

（一）护理体会

患儿年龄较小，在治疗过程中难免出现胆怯、焦虑、不安等情绪，入院时与患儿建立良好关系，通过积极与患儿进行沟通交流获取其信任，增加患儿治疗的依从性。运用心理护理方法及疼痛心理疗法，减轻患儿的心理压力，给予良好的环境，同情、安慰和鼓励，建立互信互爱的方式，转移患儿的注意力，比如给患儿听音乐、讲故事等。患儿在住院期间依从性较好，能够按照要求的方法进行功能训练，促进术后康复。

（二）反思

与成年人相比，患儿描述疼痛部位及性质不准确，护士要学会应用不同的评估方法，选择最适合患儿的方法做好动态评估，及时使用干预措施，减少患儿痛苦。

五、相关知识链接

（一）先天性髋关节脱位

先天性髋关节脱位（congenital dislocation of the hip，CDH），又称发育性髋关节脱位或发育性髋关节发育不良（displasia dislocation of the hip，DDH）及髋发育不全，是较常见的先天性畸形，股骨头在关节囊内丧失其与髋臼的正常关系，以致在出生前及出生后不能正常发育。

根据股骨头与髋臼的关系，一般可将其分为以下 3 种类型：先天性发育不良，此为先天性髋关节脱位Ⅰ级；先天性半脱位，属于先天性髋关节脱位Ⅱ级；先天性完全脱位，属于先天性髋关节脱位Ⅲ级。

病因包括：①先天因素。a. 遗传因素：遗传性韧带松弛；妊娠及分娩过程中母体产生的松弛激素通过胎盘进入婴儿体内使女婴产生韧带松弛，而对男婴作用较小。有家族史者占 20% ~ 36%，孪生发病者占 5% ~ 6%。b. 胎位：胎儿臀位出生，胎位与发生发育性髋脱位关系密切。②产后环境因素。研究发现，将婴儿双髋固定于伸直位包裹的习俗是导致发育性髋脱位高发的直接原因。据此，给婴儿常规穿戴外展裤和宽尿布后，发病率大为下降。

临床表现：①新生儿期，奥尔托拉尼（Ortolani）或巴洛（Barlow）征。不稳定髋关节经过几个月之后可自发稳定，也可变成发育不良或脱位。②婴儿期，如果髋关节不稳定，将出现相应的特殊体征：外展受限、大腿短缩、大转子上移、大腿皮纹不对称以及活塞髋。③行走期儿童，单侧脱位者，临床征象明显。患侧肢体短缩、跛行，患侧负重时骨盆下降，身体向患侧倾斜，即外展肌跛行或特伦德伦堡（Trendelenburg）步态。双侧脱位者识别较困难，呈双侧跛行步态，有些患者可以代偿得很好，仅仅表现为静止期骨盆下降。腰椎前凸加大很常见，而且多数是就诊的主诉。双膝在同一水平；外展活动度双侧一致但受限，通常脱位的髋关节存在着过度内旋和外旋。

治疗原则：①新生儿期的治疗，首选方法是帕夫利克（Pavlik）挽具。指征是存在髋脱位、通过 Ortolani 试验可以复位者。对于 Barlow 试验阳性者也应进行治疗。对于临床检查正常而超声有异常发现者，应密切观察，6 周后再行超声检查，仍然有异常者应该进行治疗，特别是格拉夫（Graf）Ⅲ或Ⅳ类髋。②婴儿期（1 ~ 6 个月）的治疗，该年龄段，Pavlik 挽具仍是首选的治疗方法。每周复查，进行临床和超声评价。如果 3 ~ 4 周后未达到复位，则停用挽具。如果获得复位并稳定，则应继续使用 6 周，然后改用外展架，总疗程 6 个月左右。③ 6 个月到 2 岁患者的治疗，与原始治疗失败者处理方式相同。治疗目的是获得并维持髋关节复位而不损伤股骨头。经过前期牵引后采用闭合复位或切开复位。④ 2 岁和 2 岁以上患者的治疗，该年龄段股骨头通常处于更高位，肌肉挛缩也更重。过去多采用术前骨牵引，但实践证明，短缩股骨更为重要，可改善结果并减少并发症，同时需要 I 期进行改变髋臼方向的截骨术，如索尔特（Salter）或彭伯顿（Pemberton）手术。

（二）贫血的定义和小儿贫血的分度

贫血是指末梢血中单位容积内红细胞数或血红蛋白量低于正常。根据世界卫生组织的资料，在海平面地区，血红蛋白（hemoglobin，Hb）的下限 6 个月至 6 岁小儿为 110g/L，6 ~ 14 岁儿童为 120g/L，海拔每升高 1000 米，Hb 上升 4%，低于此值诊断为贫血。6 个月内婴儿由于生理性贫血等因素，Hb 值变化较大，目前尚无统一标准，我国小儿血液学会暂定：新生儿 Hb ＜ 145g/L，1 ~ 4 个月婴儿 Hb ＜ 90g/L，4 ~ 6 个月婴儿 Hb ＜ 100g/L 者为贫血。

根据外周血红蛋白或红细胞数可将贫血分为轻、中、重、极重 4 度；血红蛋白值在正常下限至＜ 90g/L 属轻度，60 ~ 90g/L 为中度，30 ~ 60g/L 为重度，＜ 30g/L 为极重度；新生儿血红蛋白 144 ~ 120g/L 为轻度，90 ~ 120g/L 为中度，60 ~ 90g/L 为重度，＜ 60g/L 为极重度。

（李　娜　张伟玲　黄天雯）

参考文献

毕娜 . 踝关节置换术的治疗及护理方法 [J]. 心理医生，2015，9（21）：153-154.

常雪琴 . 老年患者肩关节置换术的护理干预效果及评价 [J]. 国际医药卫生导报，2012，18（1）：94-96.

陈辰，蒋协远 . 全肘关节置换的研究进展 [J]. 国际外科学杂志，2017，44（11）：724-727.

陈利芬，成守珍 . 专科护理常规 [M]. 广州：广东科学出版社，2013.

陈亚曼，曾丽端 . 人工肩胛骨肩关节置换术的手术配合护理分析 [J]. 基层医学论坛，2017，21（9）：1138-1139.

戴海峰，常乾坤，陈永良，等 . 肱骨近端复杂骨折人工肱骨头置换后的肩关节功能：1 年随访分析 [J]. 中国组织工程研究，2018，22（27）：4300-4304.

高彬 . 人工全踝关节置换治疗踝关节骨关节炎的疗效分析 [D]. 长春：吉林大学，2014（11）：133-135.

高丽萍，唐小丽，曾蕊珠，等 . 护理干预在小儿外科术后疼痛效果观察 [J]. 赣南医学院学报，

2016，36（3）：457-459.

高小雁，董秀丽，鲁雪梅，等．骨科临床护理思维与实践 [M]. 北京：人民卫生出版社，2016.

宫岩．早期康复护理在肩关节置换患者中的临床应用价值 [J]. 使用临床护理学杂志，2019，4（11）：67.

郭萍．围术期早期护理干预对先天性髋关节脱位患儿的影响 [J]. 齐鲁护理杂志，2018，24（4）：74-75.

胡白露，张敏，刘慧，等．人工髋关节置换术的护理 [J]. 实用临床医药杂志，2017，21（10）：87-90.

李华，胡晓云，李连永．集束化护理干预对小儿先天性髋关节脱位手术肢体功能的影响 [J]. 中国继续医学教育，2018，10（36）：134-136.

李琳，林坚，刘晓林，等．髋膝踝关节周围肌群肌力训练对老年全膝关节置换术后患者下肢运动功能的影响 [J]. 中国康复医学杂志，2018，33（4）：436-440.

李文彩．人工肩关节置换术 5 例术后并发症预防及护理干预 [J]. 齐鲁护理杂志，2013，19（14）：85-86.

李小洋，周新社，裴立家．全肘关节置换的临床应用 [J]. 中国现代医药杂志，2018，20（11）：106-108.

李晓宇．肩关节置换术中的疼痛管理策略 [J]. 临床医药文献电子杂志，2018，5（55）：2880-2881.

李秀红，姜艳明，闵秀丽．人工踝关节置换手术患者的护理 [J]. 中外健康文摘，2013，10（23）：275-276.

李亚星，张晖．全踝关节置换术的研究进展 [J]. 中国骨伤，2016，29（8）：774-778.

梁寒风．小儿先天性髋关节脱位的护理体会 [J]. 中西医结合心血管病电子杂志，2018，6（33）：1-3.

廖丽芳，尹金萍，何清丽．综合护理干预对小儿外科手术后疼痛及家长焦虑状态的效果评价 [J]. 黑龙江中医药，2018，47（3）：115-116.

刘玉珍．人工肩关节置换术后并发症的预防与护理干预措施研究 [J]. 基层医学论坛，2018，22（20）：2880-2881.

罗苏，黄美秋，肖友云．康复计划前移与疼痛管理对膝关节置换术功能训练依从性分析 [J]. 医学理论与实践，2017，30（1）：142-143.

裴福兴，翁习生，邱贵兴，等．中国髋、膝关节置换术围术期抗纤溶药序贯抗凝药应用方案的专家共识 [J]. 中华骨与关节外科杂志，2015，8（4）：281-285.

苏微．阶段性个体化护理提高人工髋关节置换患者功能训练依从性分析 [J]. 当代医学，2017，23（9）：144-145.

孙冉，宋明智，李刚，等．肩关节置换术后患者的护理 [J]. 辽宁医学杂志，2016，30（6）：46-50.

唐蕾，李丹丹，王菲，等．疼痛护理在小儿外科术后护理中的应用价值 [J]. 河南医学研究，2017，26（22）：4217-4218.

童莺歌，田素明．疼痛护理学 [M]. 杭州：浙江大学出版社，2017.

王宝英，何小俊．人工髋关节置换术后老年患者康复研究进展 [J]. 中国康复，2020，35（3）：157-160.

王永红，孙建萍，张志峰，等．老年病人人工全髋关节置换术后预防假体脱位的综合护理 [J]. 护理研究，2012，26（15）：1676-1677.

文琴玲，肖玲．全肘关节置换术治疗复杂肱骨髁间骨折的护理体会 [J]. 实用临床护理学电子杂志，2017，2（20）：83-85 .

伍淑文，廖培娇．外科常见疾病临床护理观察指引 [M]. 广州：广东科学出版社，2017.

武晓瑛，张雪琳，缪星宇，等．围术期系统化护理及康复训练对全肘关节置换患者术后功能的影响 [J]. 实用临床医药杂志，2015，19（10）：47-49.

武勇，王岩，许毅博，等 . 终末期踝关节炎全踝关节置换术后疗效评估 [J]. 足踝外科电子杂志，2014，1（2）：116-124.

徐薇薇，李娜，魏力 . 高校医护合作模式在人工膝关节置换术患者功能训练指导中的应用 [J]. 齐鲁护理杂志，2017，23（4）：63-64.

许红璐，肖萍，黄天雯 . 临床骨科专科护理指引 [M]. 广州：广东科学出版社，2013.

杨礼庆，付勤，李希 . 人工全肘关节置换术 1 例报告 [J]. 中国医科大学学报，2012，41（1）：93-94.

裔欣，宋国敏 . 一例老年肘关节置换术患者围手术期护理 [J]. 天津护理，2016，24（3）：268-269.

赵思萌，孔祥燕 . 肘关节置换术后翻修患者的围手术期观察与护理一例 [J]. 中华肩肘外科电子杂志，2017，5（2）：131-132.

赵学盘，路星辰，陈贤明，等 . 创伤性踝关节炎：人工踝关节置换术与关节融合术的早期疗效对比 [J]. 第三军医大学学报，2015，23：2391-2396.

中华人民共和国卫生部 . 人工膝关节置换技术管理规范 [J]. 中国医学前沿杂志（电子版），2013，5（3）：67-69.

中华医学会老年医学分会 . 老年患者术后谵妄防治中国专家共识 [J]. 中华老年医学杂志，2016，35（12）：1257-1262.

中华医学会外科学分会血管外科学组 . 深静脉血栓形成的诊断和治疗指南（第 3 版）[J]. 中华普通外科杂志，2017，32（9）：807-812.

周宗科，翁习生，曲铁兵，等 . 中国髋、膝关节置换术加速康复——围术期管理策略专家共识 [J]. 中华骨与关节外科杂志，2016，9（1）：1-9.

CHILD C G, TURCOTTE J G. Surgery and portal hypertension[J]. Major Probl Clin Surg, 1964, 1: 1-85.

GATTA A, VERARDO A, BOLOGNESI M. Hypoalbuminemia[J]. Intern Emerg Med, 2012, 7（suppl 3）: S193-S199.

MONT M A, JACOBS J, BOGGIO L N, et al. Preventing venous thromboembolic disease in patients undergoing elective hip and knee arthroplasty[J]. Journal of the American Academy of Orthopaedic Surgeons, 2011, 19（2）: 768-776.

第四章　手足外科

第一节　1例断指再植患者的护理

一、基本信息

姓名：梁某；性别：男；年龄：64岁；婚姻情况：已婚

文化程度：大学；籍贯：广东省广州市；职业：退休

入院日期：2019年3月26日；出院日期：2019年4月6日

出院诊断：左中指中节离断伤

病史陈述者：患者儿子

二、病例介绍

主诉：夹伤致左中指离断、疼痛、出血4小时。

现病史：患者于入院前4小时不慎被人字梯夹伤致左中指离断、疼痛、出血不止，遂来我院急诊，以"左中指离断伤"收住我科。

入院诊断：左中指中节离断伤。

既往史：平素身体健康状况良好；高血压病史6年，收缩压最高至200mmHg，既往服用酒石酸美托洛尔（倍他乐克），血压控制尚可。否认糖尿病病史；否认肝炎、结核等传染病病史。2013年行冠状动脉支架植入术，手术顺利。无食物、药物过敏史。

婚育史：已婚，育有1子1女。

家族史：无特殊。

专科检查：左中指中远节离断，创面渗血不止，离断手指可见疑似夹伤导致的伤口与皮肤瘀斑，其余四指运动、感觉、血液供应未见明显异常；左手第3指中节指骨中段远端离断，周围软组织明显肿胀（图4-1-1）。

辅助检查：

心电图检查：窦性心律，心电图正常。

X线检查：①左手第3指中节指骨骨折，远端离断；左手第3指远节指骨骨折；②左手第2指指骨短小，先天变异（3月26日）（图4-1-2）。

术前异常检验结果见表4-1-1。

入院时生命体征：T37℃，P90次/分，R20次/分，BP181/92mmHg。

入院时护理风险评估：疼痛数字评分法评分为 5 分，跌倒风险评估为低风险。

心理社会方面评估：患者情绪紧张，家属陪同入院。

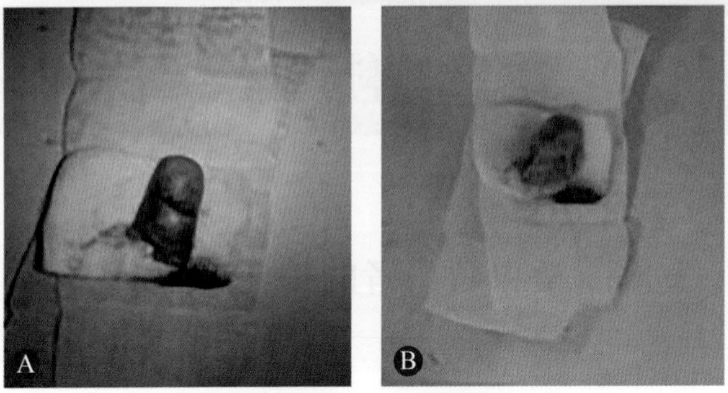

图 4-1-1　左中指断端

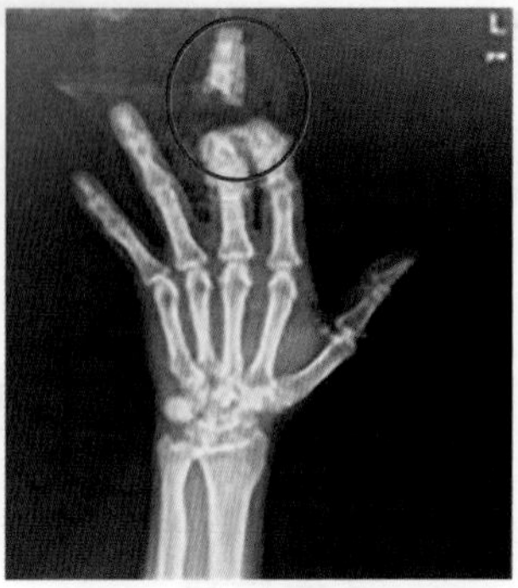

图 4-1-2　单手正位片

表 4-1-1　术前异常检验结果

项目	指标	结果	参考值
血常规	红细胞计数 / (10^{12}/L)	3.55 ↓	4.3 ~ 5.9（男）3.9 ~ 5.2（女）
	血红蛋白 / (g/L)	107 ↓	137 ~ 179（男）116 ~ 155（女）
出凝血常规	活化部分凝血酶原时间 /s	47.3 ↑	30.0 ~ 45.0
生化	血钾 / (mmol/L)	3.44 ↓	3.5 ~ 5.5

三、治疗护理及预后

（一）治疗护理过程（表 4-1-2）

表 4-1-2　治疗护理过程

时间		病程经过	治疗处置
3 月 26 日	23: 15	左手中指离断、疼痛、出血 4 小时，急诊入院。	急诊行各项检验、检查与术前风险评估；完成破伤风抗毒素注射剂注射。
3 月 27 日	0: 15	完善术前各项检查。	给予患者讲解术前注意事项，妥善保存中指断指断端。
	0: 45	生命体征平稳。	完成术前准备。
	0: 55	患者进入手术室。	完成手术交接。
	1: 20	患者在全身麻醉下行“左中指清创 + 断指再植 + 指动脉、神经探查修复 + 克氏针内固定 + 石膏外固定术”。	术中出血 20mL。
	8: 55	患者安返病房，T36.3 ℃、P91 次 / 分、R20 次 / 分、BP135/75mmHg。伤口敷料少量渗血，左中指颜色灰紫，皮温 27 ℃；Ⅰ度肿胀，指腹弹性好，毛细血管反应 < 1s；左中指克氏针内固定在位。尿管通畅，尿色清。疼痛评分为 4 分。	绝对卧床休息，予持续心电监护，低流量吸氧（2 L/min）；左上肢石膏托外固定，左上肢给予抬高并制动，左中指再植指给予持续皮温监测，给予烤灯保暖。遵医嘱给予抗炎、抗凝、抗血管痉挛、镇痛治疗。

续表

时间	病程经过	治疗处置
3月28日	伤口敷料少量渗血，左中指颜色灰紫；皮温波动在27.5～32.6℃，3度肿胀；指腹有一1cm×2cm水疱，未破；毛细血管反应＜1s。疼痛评分为2分。	左中指再植指给予持续皮温监测，烤灯保暖，仍给予抗炎、抗凝、抗血管痉挛治疗。
3月31日	伤口敷料少量渗血，左中指颜色稍浅紫（图4-1-3）；皮温32.6～33.9℃，3度肿胀；指腹弹性好，毛细血管反应＜1s。	遵医嘱给予停抗生素，继续予抗凝、抗血管痉挛、镇痛治疗。拔除尿管，未诉不适。
4月3日	伤口敷料干燥，左中指颜色红润；皮温33.7～35.0℃，3度肿胀；指腹弹性好，毛细血管反应＜1s。	遵医嘱停抗凝、抗血管痉挛药物治疗；给予坐位训练。
4月5日	术后第9天，左中指颜色红润，皮温33.4～34.0℃，2度肿胀，指腹弹性好，毛细血管反应＜1s。跌倒风险为低风险，疼痛评分为1分。	停烤灯治疗，指导患者下床活动。
4月6日	患者无发热，伤口愈合良好，左再植中指血液循环良好，予出院。	给予患者出院指导，告知注意事项。

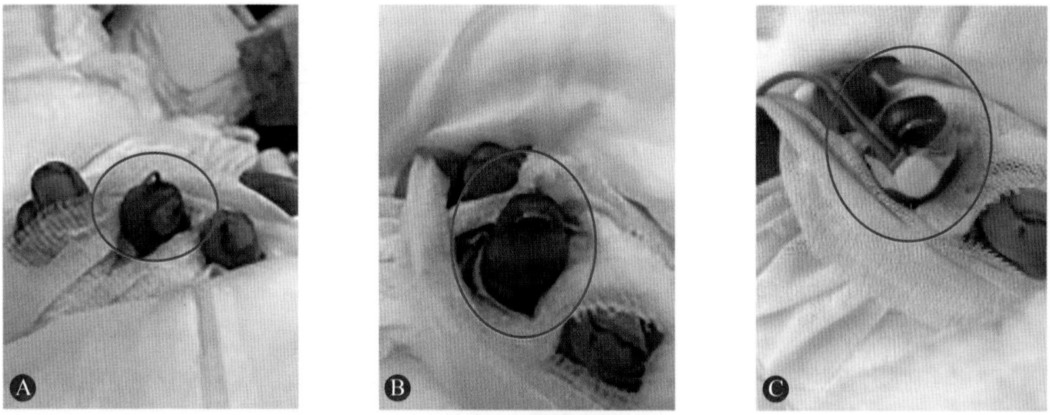

图 4-1-3　断指再植指

术后异常检验结果见表4-1-3。

表 4-1-3　术后异常检验结果

项目	指标	结果	参考值
血常规	红细胞计数/（10^{12}/L）	3.18↓	4.3～5.9（男）3.9～5.2（女）
	血红蛋白/（g/L）	92↓	137～179（男）116～155（女）
生化	C反应蛋白/（mg/L）	10.67↑	0～10.0
	总蛋白/（g/L）	54.1↓	55～80
	血清白蛋白/（g/L）	31.1↓	35～50

（二）主要护理问题及措施

1. 血管危象的预防

1）问题依据

患者术后左中指颜色灰紫，皮温低于健侧；3 度肿胀，毛细血管反应＜ 1s，存在静脉危象的可能。

2）护理思维

患者左中指外伤，创面损伤严重，伤口不整齐，手术吻合难度大。手指血管细小，缝合难度大。另外，断指离断后，断指完全缺血，组织缺血持续到一定时间，即使重建血液循环也难成活，特别是肌肉组织，最不能耐受缺血。研究表明，造成断指再植失败的主要原因是再植术后患者发生血管危象，故预防血管危象的发生对断指再植术患者的术后恢复尤为重要。术后再植指对环境要求高，体位、情绪波动、冷刺激、疼痛及机体有效循环血量不足等均能引起再植指血液循环改变，容易发生血管危象。

3）主要措施

（1）病情观察与评估：术后 24 ～ 72 小时易发生血管危象，24 小时内尤为多见，每半小时至 1 小时观察再植指的血液循环，并随时做好记录。连续观察 10 天，如无异常可停止记录。评估时与周围正常组织进行对照，定时、定位、定压力进行监测，两侧的评估条件一致，避免误差。观察重点内容包括：色泽、皮温、组织张力、毛细血管的充盈反应等。

①色泽：正常断指再植术后指体色泽红润或接近健指肤色。如指体由红润转为苍白且指腹张力降低，说明断指处于缺血状态，可由动脉痉挛或栓塞引起。如指体由红润转为暗紫色且指腹张力加大，说明静脉回流障碍。

②皮温：再植指体的皮肤温度为 33 ～ 35℃，与健指温度基本相同或低 1 ～ 2℃，如低于 3 ～ 4℃或再下降则说明血液循环出现障碍。

③组织张力（肿胀程度）：指腹张力很少受外界因素的干扰，是比较可靠的血液循环观察指标。1 度肿胀：皮纹变浅；2 度肿胀；皮纹消失；3 度肿胀，出现水疱。如张力过大且出现指体色泽发紫则表示静脉回流障碍，如指腹张力低下，色泽由红润转为苍白则说明动脉供血障碍。

④毛细血管充盈试验：毛细血管反流是很少受外界因素干扰的客观观察指标，是判断再植指体有无血液循环存在的最敏感指标。正常时间为 1 ～ 2s，如充盈现象迅速且出现指体色泽暗紫则为静脉回流障碍，如充盈现象消失或出现弹性降低则为动脉供血障碍。

（2）体位护理：绝对卧床 10 ～ 14 天，患肢予功能位、抬高与心脏水平呈 10° ～ 15°。过高影响血供，过低影响静脉、淋巴回流，引起肢体肿胀。禁患侧卧位。

（3）环境要求：保持病房整洁，避免门窗对流，室温 23 ～ 25℃，湿度 50% ～ 60%，减少探视，保证患者休息。避免主、被动吸烟。

（4）饮食护理：鼓励患者多吃高蛋白食物，注意补充维生素、铁、钙，纠正贫血，增强机体抵抗力，促进骨折愈合。另外，多吃新鲜蔬菜水果，多饮水，防止便秘。禁食过酸、过辣等刺激性食物。

（5）疼痛护理：术后切口疼痛会使血管痉挛、收缩，容易诱发血管危象。评估疼痛产生的部位、性质、持续时间及影响因素；遵医嘱使用镇痛药物。

（6）用药护理：常规进行抗炎、抗凝、抗痉挛治疗。注意用药后的反应，观察切口、鼻、牙龈有无出血倾向，定期复查出凝血常规。

（7）烤灯治疗的护理：局部应用 40 ~ 60W 烤灯照射再植肢体，灯距为 30 ~ 50cm，防止烫伤，使断指再植指皮温保持在 33 ~ 35℃，与健侧相比温差在 2℃以内，以防低温引起血管痉挛。烤灯一般使用 7 ~ 10 天。

（8）健康教育：告知患者预防血管危象的重要性，指导预防血管危象的方法，评价患者的掌握程度，给予针对性指导。

4）护理评价

患者术后有发生静脉危象的可能，经过严密的观察、护理、及时治疗后，患者断指再植指血液循环转归正常。

2. 预防伤口感染

1）问题依据

断指暴露时间长、伤口出血多；术后 C 反应蛋白检测结果偏高。

2）护理思维

患者伤口外源性污染严重，导致伤口感染的可能性大。手术时间全程近 8 小时，手术时间长，感染的概率增加，应及早干预，做好预防。

3）主要措施

（1）病情观察与评估：每 1 小时监测体温变化；每 1 ~ 2 小时观察伤口局部有无红、肿、热、痛，伤口敷料有无渗血及渗液；观察伤口渗液的颜色、气味等。

（2）一般护理、体位护理、饮食护理：内容同前。

（3）伤口护理：保持伤口敷料干燥，伤口换药等操作时，严格无菌操作。

（4）用药护理：遵医嘱使用抗生素，监测血液检查指标。

（5）功能训练：卧床期间指导患者进行双下肢踝泵训练、屈膝、屈髋训练。

（6）健康教育：告知患者预防伤口感染的重要性及注意事项。

4）护理评价

患者未出现高热等症状，检验结果显示白细胞在正常范围，术后 C 反应蛋白升高为 10.67mg/L，经过抗生素治疗后降至正常。

（三）患者转归

患者无发热，伤口愈合良好，左再植中指血液循环良好，康复出院。

四、护理体会及反思

（一）护理体会

断指再植手术是一种综合性的显微外科手术，随着显微外科学的发展与进步，断指再植手术成功率显著提高，再植指存活率也明显提高，完成再植手术只是取得成功的第一步，术后细心的观察和护理更是断指再植成功的重要环节。

在护理过程中，护理人员重视断指再植肢体的血液循环情况，将其视为护理的重点及难点，改良了传统的血液循环观察方法，例如，应用皮温监测探头持续监测皮温；应用自制血液循环观察尺，为护理工作提供方便，实现了较精准的护理，效果满意。

（二）反思

断肢再植术后血液循环的观察与判断是难点，需要护理人员在临床工作中多观察和总结，才能积累较丰富的临床经验。部分低年资护士由于工作时间短，专科知识和经验不足，对于再植指出现血管危象的护理水平有待提高，因此，需加强对低年资护士的培训。

断指再植术后需要严格卧床和患肢制动 10 ～ 14 天，患者依从性往往较差，需加强对患者及家属的健康教育及体位管理。

五、相关知识链接

（一）断指再植

1. 断指再植的概念

断指再植是指失去血液供应的离断指，通过骨科与显微外科手术重建其血液循环，使断离指体获得再生的手术。断指再植的目的不单纯是只求成活，更重要的是恢复其功能。在其护理中，细心的观察和护理是再植成功的重要环节；正确掌握护理方法，正确应用药物；防止感染、防止血管痉挛、防止血栓形成以及正确指导患者的功能训练，是保证手术成功的关键。

2. 断指再植的适应证

全身情况良好是首要条件，断面整齐，污染较轻，组织挫伤轻，再植成活率高。

3. 断指再植的禁忌证

（1）患全身慢性疾病，不允许长时间手术或有出血倾向者；

（2）断指多发骨折及严重软组织挫伤，术后功能恢复差者；

（3）断指经刺激性液体或消毒液长时间浸泡者；

（4）高温季节离断时间过长而未冷藏者；

（5）精神不正常、不配合或无手术要求者；

（6）老龄患者断指再植机会较少，且多有慢性器质性疾病，是否再植应予慎重考虑。

4. 断指的正确保存

将断指用多层干纱布包裹，放入无漏孔的塑料袋内，扎紧袋口，将袋口朝上放入装有冰水混合物（温度为 0℃）的容器中。切忌把断指和冰块直接接触，也决不能把断指浸泡在各种消毒药水和葡萄糖水及生理盐水中。如果转送到医院时间不长（＜ 2 小时），天气不过分炎热，可以将断指用纱布包裹后直接送到医院。

5. 断指再植时限

越早越好，6 ～ 8 小时为限，称为再植手术时限，天气凉爽可延至 12 小时。断指长时间后进行再植，不仅断指不会成活，反而因断指内毒素被吸收而导致全身中毒症状，发生与否主要受指体离断水平、气温和离断指体的保存方法的影响。

6. 断指再植术后注意事项

造成断指再植术失败的原因是再植指发生血液循环障碍即血管危象，血管危象分静脉危象和动脉危象；血管危象一般发生在术后 72 小时内，术后 24 小时内尤其多见；造成血管危象的因素有：情绪紧张、下床活动，大幅变换体位及伤肢位置、疼痛、吸烟、饮酒、吃辛辣刺激食物、过热或过冷不良刺激等。

7. 功能康复指导

手外伤术后，应尽早在医生指导下进行手指的功能训练，早期的功能训练是断指再植后感觉与运动功能恢复的重要环节，功能康复分为四期：

（1）1 ~ 4 周：为软组织愈合期，康复的重点是预防和控制感染，为软组织愈合创造条件，手放于功能位，未制动的关节做轻微的伸屈活动。

（2）4 ~ 6 周：为无负荷功能恢复期，康复的重点是预防关节僵直和肌肉、肌腱粘连及肌肉萎缩，由于骨折端愈合尚不牢固，应以主动活动为主，做再植指主动伸屈功能训练。

（3）6 ~ 12 周：康复的重点是促进神经功能的恢复，软化瘢痕，减少粘连，加强运动和感觉训练，用捏皮球的方法锻炼再植指屈伸、内收及对掌肌力。由于神经生长较慢，所以患指感觉恢复时间较长，在患指感觉恢复前，应注意保护再植指体，防止烫伤、冻伤及损伤。

（4）12 周以后：强化日常生活的手功能，提升手指的灵活性、握力、捏力，如拧瓶盖、解衣扣、系鞋带，拣核桃、火柴杆、花生、黄豆，捏钱币、抓小球、练习写字、开门等日常生活动作等，逐渐加大活动量。

（二）血管危象

动脉危象：皮瓣色泽由红润变苍白或浅灰色，皮温下降、张力低，毛细血管反应变慢或消失，皮瓣创缘不出血，提示发生了动脉痉挛或栓塞。

静脉危象：皮瓣色泽由红润变紫红、暗红或暗紫、花紫，皮温下降，皮瓣张力明显增高，出现张力性水疱，皮瓣创缘出血活跃，毛细血管反应由正常变为稍快、快、过速直至逐渐消失，表示发生了静脉栓塞（表 4-1-4）。

表 4-1-4　动、静脉血管危象的区别

观察指标	静脉危象	动脉危象
发生时间	术后 1 ~ 3 小时内多见	术后 10 ~ 24 小时内多见
皮温	降低	降低
皮肤色泽	由红润变暗紫	由红润变苍白
毛细血管反应	时间缩短	时间延长
肿胀程度	增高、饱满	下降、瘪陷

（何冬华　周惠兰　黄天雯）

第二节　1例右上臂不全离断伤患者的护理

一、基本信息

姓名：金某；性别：男；年龄：31岁；婚姻情况：已婚

文化程度：高中；籍贯：河南省洛阳市；职业：工人

入院日期：2018年12月2日；出院日期：2019年2月2日

出院诊断：右上臂不全离断伤

病史陈述者：患者本人及家属

二、病例介绍

主诉：车祸伤致右上肢毁损伴疼痛9小时。

现病史：自诉12月1日晚约22:00发生车祸，致右上肢多处毁损，伴头部、右耳等多处疼痛、流血，无昏迷。当地急诊简单包扎固定处理后，急转我院急诊科。完善相关检查，急诊CT检查提示：①右侧肱骨中下段粉碎性骨折，对位性差，周围软组织肿胀积气；②考虑右侧肱骨内侧髁撕脱性骨折；③右尺骨茎突骨折；右腕关节及右手周围软组织肿胀、积气；④右手尺侧缘软组织内斑片状高密度影，考虑异物存留可能。完善术前检查后收入我科。

入院诊断：①右上臂不全离断伤；②全身多处软组织挫裂伤；③右侧尺骨茎突骨折。

既往史：平素体健，否认高血压、糖尿病、心脏病病史；否认肝炎、结核等传染病病史；否认外伤、手术、输血史；无食物、药物过敏史，预防接种史不详。

婚育史：已婚，育有1儿1女，配偶体健。

家族史：父母健在，无特殊。

专科检查：头部右颞侧可见一长约5cm挫裂伤口，深及皮下，右耳郭见两处柳条状挫裂伤口，长约4cm，血液循环差；右上肢中上段严重毁损、畸形，肱骨外露，可见多处肌肉、神经及血管断裂。前臂中远段掌侧皮肤挫裂伤，伴撕脱，撕脱延伸至大小鱼际；右手腕、掌背严重毁损，腕、掌背侧皮肤大面积缺损，肌腱外露；前臂、手掌、手指皮温低，僵硬，毛细血管反应消失（12月2日）（图4-2-1）。

辅助检查：

心电图检查：窦性心律，心电图正常。

CT检查：①右侧肱骨中下段粉碎性骨折。对位、对线差，周围软组织广泛撕裂伤并肿胀积气；考虑右侧腋动脉狭窄，不除外断裂，腋动脉以远仅少许分支动脉显影；②考虑右侧肱骨内侧髁撕脱性骨折；③右侧尺骨茎突骨折（12月2日）（图4-2-2）。

胸部X线检查：心肺膈未见异常。

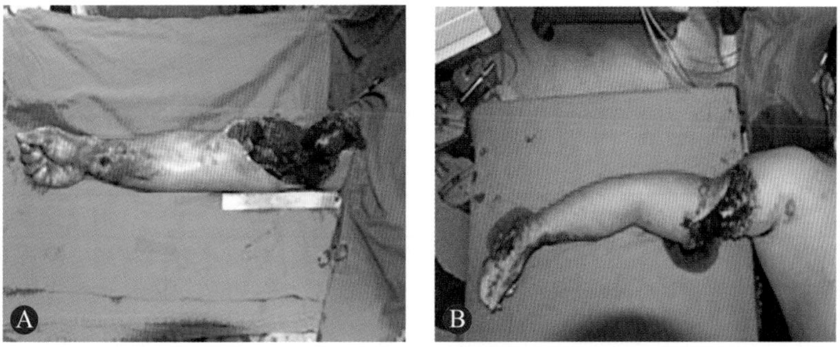

图 4-2-1　右上肢受伤外相

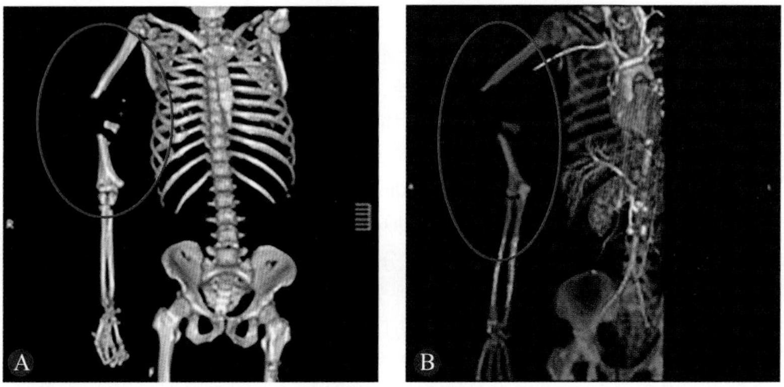

图 4-2-2　术前 CT

术前异常检验结果见表 4-2-1。

表 4-2-1　术前异常检验结果

项目	指标	结果	参考值
血常规	白细胞计数 /（10^9/L）	11.38 ↑	3.5 ~ 10.0
	血红蛋白 /（g/L）	70 ↓	137 ~ 179（男） 116 ~ 155（女）
	红细胞计数 /（10^{12}/L）	2.35 ↓	4.3 ~ 5.9（男） 3.9 ~ 5.2（女）
生化	总蛋白 /（g/L）	45.8 ↓	55 ~ 80
	血清白蛋白 /（g/L）	32.7 ↓	35 ~ 50
	肌红蛋白定量 /（ng/mL）	128921 ↑	0 ~ 75
	肌酸激酶同工酶定量 /（ng/mL）	75.08 ↑	0 ~ 6.5
出凝血常规	血浆 *D*– 二聚体 /（mg/L）	2.84 ↑	0 ~ 0.50
培养组合	鲍曼不动杆菌	阳性	阴性

入院时生命体征：T37℃，P114 次 / 分，R21 次 / 分，BP118/63mmHg。

入院时护理风险评估：疼痛数字评分法评分为 4 分，跌倒风险评估为中风险。

心理社会方面评估：患者情绪紧张，家属陪同入院。

三、治疗护理及预后

（一）治疗护理过程（表 4-2-2）

表 4-2-2　治疗护理过程

时间		病程经过	治疗处置
12 月 2 日	6：59	车祸致右上肢多处毁损伤，右上肢不全离断伤 9 小时，急诊入院。	急诊行各项检验、检查与术前风险评估；给予破伤风抗毒素注射液注射，通知禁食水。
	7：15	完善术前各项检查。	给予患者讲解术前注意事项。
	7：30	生命体征平稳。	完成术前准备。
	8：00	患者进入手术室。	完成手术交接。
	18：03	患者在全身麻醉下行“右上肢创面特大清创 + 右上臂及右前臂神经、肌腱探查修复 + 血管吻合 + 坏死组织清除 + 右肱骨骨折切开复位外固定架固定术”。手术历时 10 小时，失血量 400mL。	术后转往 ICU 治疗，肱骨正位 X 线片见图 4-2-3。
12 月 4 日	16：10	患者由 ICU 转入我科。精神稍差，生命体征：T37.8 ℃、P114 次 / 分、R21 次 / 分、BP118/63mmHg；疼痛评分为 3 分；伤口敷料大量渗液，留置伤口引流管通畅。肢体末梢颜色红润，2 度肿胀，皮温在 34.1 ~ 35.2℃波动，皮肤弹性好，毛细血管反应 1 ~ 2s。右肘关节及以下感觉、活动障碍。留置静脉镇痛泵镇痛。疼痛评分为 3 分。	遵医嘱给予绝对卧床休息，右上肢持续皮温监测，持续烤灯治疗。遵医嘱给予抗炎、抗凝、解痉、镇痛、扩容等治疗。
12 月 6 日		二次手术，患者在全身麻醉下行“右上肢伤口特大清创术 + 负压封闭引流术”（vacuum sealing drainage，VSD）。	术后给予持续心电监护及中流量吸氧（3L/min），静脉滴注同型红细胞 400mL、人血白蛋白注射液。
12 月 7 日 ~ 12 月 9 日		患者精神好转，低热，最高体温 37.9℃；12 月 8 日体温正常。疼痛评分为 3 分；伤口敷料中量渗液，VSD 引流管负压引流通畅，可见管型波动，引出暗红色血性液体。右上肢体颜色红润，2 度肿胀，皮温在 34.3 ~ 35.3℃波动，皮肤弹性好，毛细血管反应 1 ~ 2s。右肘关节及以下感觉、活动障碍。疼痛评分为 3 ~ 5 分。	给予抬高患肢制动，绝对卧床休息，右上肢体持续皮温监测，持续烤灯治疗。右上肢伤口持续 VSD 负压引流通畅，遵医嘱给予抗炎、抗凝、解痉、镇痛、扩容等治疗。
12 月 10 日 ~ 12 月 13 日		12 月 10 日患者再次在全身麻醉下行“右上肢伤口特大清创术 + 负压封闭引流术”，术中取组织培养。患者最高体温 38.1℃，NRS 评分为 2 分。伤口敷料少量渗液，VSD 负压引流通畅，引出暗红色血性液体。右上肢肢体颜色红润，2 度肿胀，皮温在 34.1 ~ 35.2℃波动，皮肤弹性好，毛细血管反应 1 ~ 2s。右肘关节及以下感觉、活动障碍。疼痛评分为 2 ~ 4 分。	给予持续心电监护及中流量吸氧（3L/min）。给予抬高患肢制动，绝对卧床休息，右上肢肢体持续皮温监测，持续烤灯治疗。右上肢伤口 VSD 负压引流通畅。遵医嘱给予补充白蛋白、抗炎、抗凝、解痉、镇痛、扩容等治疗。12 月 12 日停止烤灯治疗，停止抗凝治疗。12 月 13 日培养组合结果显示“鲍曼不动杆菌”感染。遵医嘱给予床边接触隔离，加强抗感染治疗。

续表

时间	病程经过	治疗处置
12月14日～2019年1月10日	2018年12月14日～2019年1月10日期间行5次右上肢伤口清创术，更换VSD引流术，最高体温38.4℃，12月15日起体温正常。疼痛评分为1～2分。伤口敷料少量渗液，VSD负压引流通畅，引出暗红色血性液体。右上肢肢体颜色红润，2度肿胀，皮温在34.1～35.2℃波动，皮肤弹性好，毛细血管反应1～2s。右肘关节及以下感觉、活动障碍。	持续心电监护及中流量吸氧（3L/min），给予抬高患肢制动，右上肢体持续皮温监测。右上肢伤口持续VSD负压引流通畅。按床边接触隔离要求执行各项治疗。
1月10日～2月2日	生命体征平稳，伤口敷料干燥，右上肢肢体颜色红润，1度肿胀，皮温在34.1～35.2℃波动，皮肤弹性好，毛细血管反应1～2s。右肘关节及以下感觉、活动障碍。	1月10日，伤口细菌培养结果阴性，给予停止接触隔离措施；1月10日拆除右上肢VSD负压吸引，间断伤口换药。指导右手被动活动手指等康复训练。1月29日复查结果见图4-2-4。2月2日给予出院指导，患者在家属陪同下出院。

术后辅助检查：

肱骨正位X线检查：“右肱骨粉碎性骨折术后”复查，右肱骨中下段骨折，断端对位好；肱骨外固定未见松脱、移位；周围软组织肿胀（12月2日）（图4-2-3）。

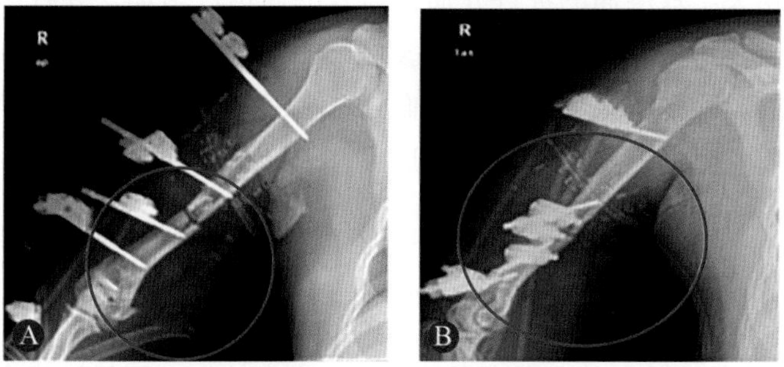

图4-2-3　肱骨正位X线片

肱骨、前臂正位X线检查：“右肱骨粉碎性骨折术后”复查，右肱骨中下段骨折，断端对线对位良好；右侧肱骨及桡骨、掌骨内外固定器未见松脱、移位；右前臂及上臂周围软组织肿胀（1月29日）（图4-2-4）。

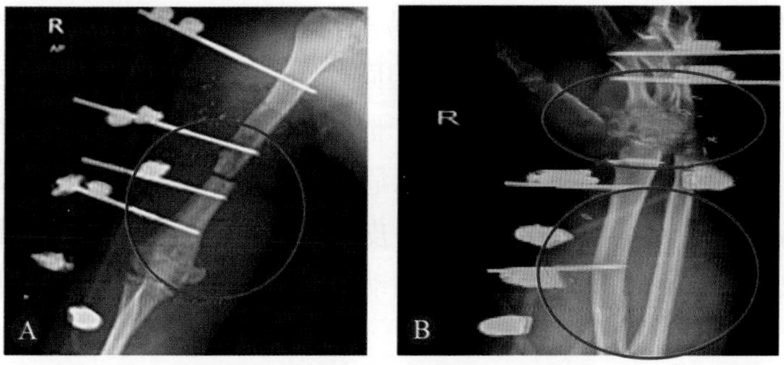

图4-2-4　肱骨、前臂正位X线片

术后异常检验结果见表 4-2-3。

表 4-2-3 术后异常检验结果

项目	指标	结果	参考值
生化	总蛋白 /（g/L）	52 ↓	55 ~ 80
	血清白蛋白 /（g/L）	30 ↓	35 ~ 50
血常规	血红蛋白 /（g/L）	118 ↓	137 ~ 179（男）116 ~ 155（女）

（二）主要护理问题及措施

1. 右上肢再植肢体血液循环的观察与护理

1）问题依据

患者因车祸伤致右上肢毁损，右侧腋动脉狭窄，不除外断裂，手术行“右上肢创面特大清创 + 右上臂及右前臂神经、肌腱探查修复 + 血管吻合 + 坏死组织清除 + 右肱骨骨折切开复位外固定架固定术”，术后回病房时，右上肢再植肢体颜色红润，2 度肿胀，皮温在 34.3 ~ 35.3℃波动，皮肤弹性好，毛细血管反应 1 ~ 2s。

2）护理思维

患者因车祸引起右上臂不完全离断，创面大而复杂，右上肢缺血时间长，手术难度大；失血量大，机体有效循环血容量锐减，有可能导致再植肢体的血液循环障碍。肢体血液循环障碍与疼痛相关。致疼痛的炎性介质使血管的通透性增加，导致组织水肿，水肿组织对血管产生压迫作用使管腔变窄，血流缓慢，血管越细，流量越小，黏稠度大，流速越慢，血栓形成的概率则越大；疼痛引起血管壁平滑肌收缩使管腔狭窄，还可能使血管内皮细胞破裂，诱发血栓形成，一旦血栓形成，未及时处理，再植肢体将因得不到血液供应而缺血、坏死，导致手术失败。

3）主要措施

（1）病情观察与评估

①术后 48 小时内，每小时观察患者的意识、生命体征、尿量。患者缺血时间较长，除了因血容量不足可能引起休克和再植肢体血液循环不良外，还可能因心、肾、脑中毒而出现持续高热、烦躁不安、心跳加快、脉弱、血压下降甚至昏迷，也可出现血红蛋白尿、尿量减少甚至无尿。

②每 1 ~ 2 小时观察再植肢体血液循环，与健侧对比，做好记录，及时发现和处理血管危象。再植肢体一般于术后 48 小时容易发生动脉供血不足或静脉回流障碍。正常情况下，再植肢体温度与健侧肢体温度基本相同或低 1 ~ 2℃，皮肤颜色红润，毛细血管回流试验良好。若出现肤色苍白，皮温低于健侧 3 ~ 4℃及以下，毛细血管充盈时间延长或反应消失，组织张力低，提示发生动脉危象，应立即通知医生进行处理。若出现肤色呈暗红色或暗紫色，毛细血管回流加快，皮温逐渐降低，提示发生静脉危象，应立即通知医生进行处理。若患肢颜色发黑，说明动、静脉循环均出现异常，肢体坏死，再植失败。

（2）一般护理：病房保持安静、舒适、空气新鲜，室温保持在 23 ~ 25℃，严禁寒冷刺激，切忌患者及他人在室内吸烟，防止血管痉挛发生。安慰患者，使其保持情绪稳定，积极乐观的心理有利于病情稳定。

（3）体位护理：抬高患肢高于心脏水平 20cm，利于静脉血液回流，减轻肢体张力。绝对卧床 10 ~ 14 天，防止体位变化引起血管痉挛。

（4）饮食护理：指导患者每天饮水 2000mL 以上，进食高蛋白、高热量、富含维生素的食物，保持大便通畅，以利于创伤愈合。

（5）烤灯治疗：患肢局部用 40 ~ 60W 落地灯照射，照射距离 30 ~ 50cm，有利于观察血液循环和局部加温，过近有致灼伤危险，过远达不到保暖效果。

（6）疼痛护理：用数字评分量表评估患者疼痛程度，术后每 2 小时评估疼痛 1 次，连续评估 4 次，之后每日评估 1 次。疼痛数字评分法评估≥ 4 分时，遵医嘱给予镇痛措施后复评疼痛评分。指导患者选择适合自己的非药物镇痛方法，与家属聊天、看电视以转移其注意力。遵医嘱多模式、个体化镇痛，静脉镇痛泵保持通畅。

（7）用药护理：遵医嘱给予抗炎、镇痛、抗痉挛、抗凝、补充白蛋白、输血等治疗。

（8）健康教育：告知患者及家属右上肢再植肢体治疗护理的相关注意事项及配合治疗的重要性。

4）护理评价

患者情绪稳定，积极配合治疗，食欲佳，饮水量尚可，再植肢体血液循环良好，无血管危象的发生。

2. 维持有效循环血量

1）问题依据

患者右上肢持续大量渗液，体液大量丢失，存在有效循环血量不足的风险；车祸伤致右上肢毁损 9 小时，手术时间长，术中出血多，术前血红蛋白为 70g/L。

2）护理思维

由于肢体严重创伤，高平面离断，皮肤缺损面积大，渗出量较多；手术难度大、时间长、伤口负压吸引，又有引起出血的风险；因此，术后应严密观察患者意识、生命体征变化，及时输血、补液以补充血容量。

3）主要措施

（1）病情观察与评估：术后 48 小时内，观察患者意识、生命体征、皮肤黏膜情况，监测体温，注意保暖，及时更换汗湿衣服，做好皮肤护理；观察伤口敷料渗血情况，观察渗血性质及渗血量，如渗血较多及时报告医生处理；观察患者是否有鼻出血、牙龈出血、伤口出血等症状；记录出入量；及时追踪血常规及出凝血常规结果；观察患肢颜色、皮温、肿胀程度、毛细血管反应情况。

（2）体位护理：内容同前。禁止患侧卧位，避免身体大幅活动引起伤口出血。

（3）用药护理：留置中心静脉导管；遵医嘱给予抗炎、镇痛、抗痉挛等药物治疗，合理足量补液，维持水、电解质平衡。做好配血准备，遵医嘱给予输血治疗。

（4）心理护理：保持患者情绪稳定。

4）护理评价

患者伤口敷料由大量渗液转为干燥，出入量平衡，生命体征平稳，各项检验结果逐渐恢复正常。

3. 伤口感染的护理

1）问题依据

患者创伤严重，手术无张力缝合，伤口大量渗液；术后发热，最高体温 38.4℃；12 月 13 日培养组合（除血、骨髓以外的其他标本）结果显示鲍曼不动杆菌感染。

2）护理思维

患者因车祸伤致右上肢毁损，污染较重；手术时间长；手术后为了预防右上肢再植肢体血管危象，医生给予无张力缝合，伤口渗液较多，增加了伤口感染的风险。伤口大量渗液，营养丢失较多，患者营养摄入不足、抵抗力低下，增加了感染的风险，因此，应重点加强预防感染的措施。

3）主要措施

（1）病情观察：观察伤口局部是否有红、肿、热、痛等症状；密切观察伤口敷料渗血、渗液情况，同时观察渗血的颜色、性质、量及气味等，通知医生及时处理。密切监测患者生命体征，追踪伤口分泌物培养结果，及时告知医生。

（2）饮食护理：指导并鼓励患者进食高蛋白、高维生素、高热量饮食。

（3）管道护理：保持 VSD 负压引流的有效吸引，负压压力控制在 0.04 ～ 0.06MPa；保持 VSD 负压引流管固定在位通畅；观察 VSD 伤口敷料渗血、渗液情况，伤口敷料应紧贴伤口，如敷料出现膨胀或漏气，需告知医生处理；防止引流管扭曲、受压、松脱；定时更换引流管及引流袋，做好无菌操作，防止污染。观察引流量、引流液的性质、颜色、气味等，做好记录。

（4）伤口护理：协助医生定时换药，必要时行伤口组织培养，以指导用药。

（5）用药护理：遵医嘱使用抗生素治疗，观察药物的疗效及不良反应。

（6）心理护理：向患者及家属讲解疾病的相关知识，感染的原因、治疗措施和隔离的必要性，在护理过程中，注意保护患者隐私，多与患者沟通，建立良好的护患关系。

（7）环境管理：设立单独隔离病房，做好病房空气、物品的消毒；更换后物品与其他患者衣物分开放置；严格限制陪伴；人员操作按要求着装。

4）护理评价

1 月 10 日，患者伤口细菌培养结果阴性，医生给予拆除右上肢 VSD 负压吸引，解除隔离，伤口愈合良好。

（三）患者转归

患者右上肢保肢手术治疗效果良好：右上肢再植肢体血液循环佳，伤口愈合良好，肢端感觉麻木，右手各手指远节关节有轻微屈伸活动，于 2 月 2 日出院。

四、护理体会及反思

（一）护理体会

断肢再植是将断离的肢体血管重新吻合，恢复其血液循环，彻底清创及骨、神经、肌腱、皮肤的整复手术。由于各种原因引起的肢体离断容易引起创伤性休克、感染、术后血管危象、血栓形成等并发症，导致再植肢体失活，甚至危及生命，因此，术后细心观察与精心护理是断肢再植成功的重要环节。我们通过全面细致地观察和护理，预防血管危象等并发症，提高了再植成功率。同时实施循序渐进、有计划的康复训练，有利于肢体功能的恢复，使患者早日回归家庭、回归社会。

（二）反思

严重创伤带给患者的影响往往是灾难性的，需要医护人员全面、准确的评估，及时的救护。伤后的病情观察及预见性护理非常重要，应及时结合典型病例做好培训，才能最终取得良好的成效。

五、相关知识链接

（一）断肢再植的概述

断肢再植是将断离的肢体彻底清创后将血管重新吻合，恢复其血液循环，并进行骨、神经和肌腱及皮肤整复的手术。外伤所致肢体断离，没有任何组织相连或虽有残存的损伤组织相连，但在清除时必须切除的，称为完全性断肢；肢体骨折或脱位伴 2/3 以上软组织断离、主要血管断裂，不修复血管远端肢体将发生坏死的称为不完全断肢。

（二）断肢再植适应证及禁忌证

肢体损伤程度与损伤性质有关，锐器切割伤只发生离断平面的组织断裂，断面整齐、污染轻、重要组织挫伤轻，再植成活率高；碾压伤表现为受伤部位组织损伤严重，若损伤范围不大，切除碾压组织后将肢体一定范围短缩再植成活率仍可较高。而撕裂（脱）伤，组织损伤广泛，血管、神经、肌腱从不同平面撕脱，常需复杂的血管移植，再植的成功率较低，即使成功，功能恢复差。断肢离断后再植手术越早越好，应分秒必争，一般以外伤后 6 ~ 8 小时为限。

有下列情况之一，禁忌再植：①合并全身性慢性疾病，或合并严重脏器损伤，不能耐受长时间手术，有出血倾向者；②断肢多发骨折、严重软组织挫伤、血管床严重破坏，血管、神经、肌腱高位撕脱，预计术后功能恢复差者；③断肢经刺激性液体或其他消毒液长时间浸泡者；④高温季节，离断时间过长，断肢未经冷藏保存者；⑤合并精神异常、不愿合作、无再植要求者。

（何冬华　周惠兰　黄天雯）

第三节　1 例手部肌腱损伤患者的护理

一、基本信息

姓名：罗某；性别：女；年龄：55 岁；婚姻情况：已婚
文化程度：小学；籍贯：广州市；职业：无
入院日期：2019 年 2 月 23 日；出院日期：2019 年 2 月 26 日
出院诊断：①右腕部桡侧腕长、短伸肌腱断裂；②右拇、示、中、环指伸肌腱断裂
病史陈述者：患者本人及家属

二、病例介绍

主诉：玻璃划伤右手背致疼痛、流血 2 小时余。

现病史：患者 2 小时前不慎被碎玻璃碗割伤右手背致右手疼痛、流血、活动受限，为求进一步治疗，前来我院急诊就诊，急诊以“右手背割伤”收入我科。

入院诊断：右手背割伤。

既往史：平素身体健康状况良好，否认高血压、糖尿病病史，否认冠心病病史；否认肝炎、结核等传染病病史；2011 年外院行“子宫切除术”，2015 年行“双侧乳腺纤维瘤切除术”，术后恢复良好；否认输血史，无食物、药物过敏史。预防接种史不详。

婚育史：已婚已育。

家族史：无特殊。

专科检查：右手背可见一长约 5cm 横行伤口，伤口处可见渗血，可见肌腱、血管断端外露。右手腕背伸轻度受限，掌屈较对侧基本一致。右中指、示指、拇指不能背伸，拇指不能外展。右小指、示指活动较对侧基本一致，右侧 5 指屈曲活动较对侧基本一致。右中指、示指、拇指感觉较对侧稍减退。各指毛细血管充盈时间＜1s（2 月 23 日）（图 4-3-1）。

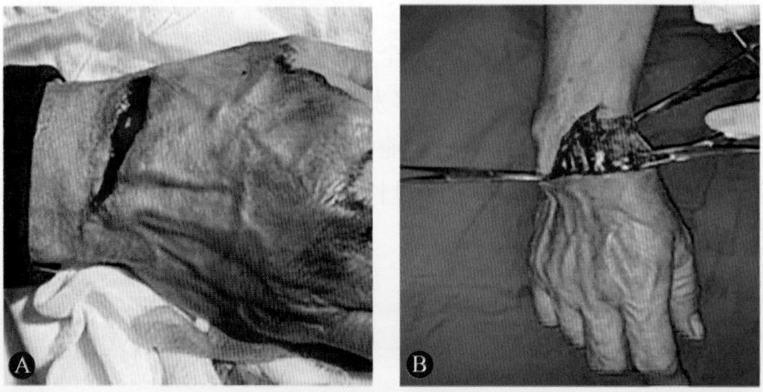

图 4-3-1　手外相

辅助检查：

X线检查：①右下肺野少许纤维增殖灶；②主动脉硬化；③右手骨质未见明确异常X线征象（2月23日）（图4-3-2）。

心电图检查：窦性心律，心电图正常。

术前异常检验结果见表4-3-1。

入院时生命体征：T36.3℃，P85次/分，R20次/分，BP151/85mmHg。

入院时护理风险评估：疼痛数字评分法评分为3分，跌倒风险评估为低风险。

心理社会方面评估：患者情绪紧张，由女儿陪同入院。

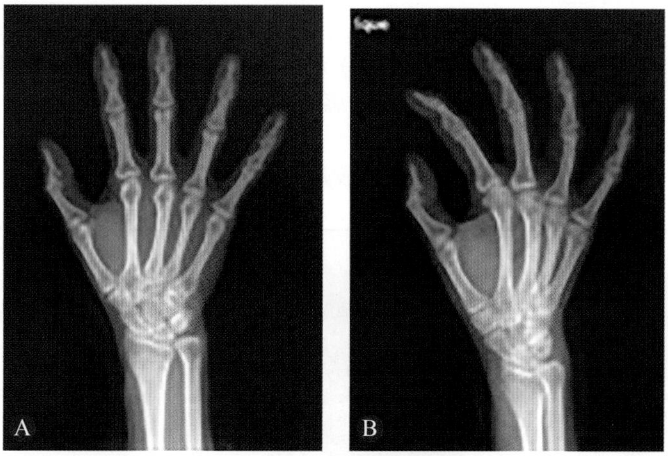

图4-3-2　掌指骨正位片

表4-3-1　术前异常检验结果

项目	异常指标	结果	参考值
生化	葡萄糖/（mmol/L）	6.8 ↑	3.4 ~ 6.1
	乳酸脱氢酶/（U/L）	266 ↑	40 ~ 250

三、治疗护理及预后

（一）治疗护理过程（表4-3-2）

表4-3-2　治疗护理过程

时间		病程经过	治疗处置
2月23日	0:05	碎玻璃碗割伤右手背，右手疼痛、流血、活动受限2小时急诊入院。	完善各项监测、检查与术前风险评估。
	0:35	完善术前各项检查。	给予患者讲解术前注意事项。
	1:05	生命体征平稳。	完成术前准备。
	1:50	患者进入手术室。	完成手术交接。

续表

时间	病程经过	治疗处置
6:00	患者在全身麻醉下行“右腕背部清创缝合 + 肌腱探查吻合 + 石膏固定术”，术中出血 10mL。生命体征：T36.3℃、P95 次 / 分、R20 次 / 分、BP119/74mmHg。右上肢石膏固定，松紧度合适，伤口敷料干燥；右上肢皮温正常，肤色红润，1 度肿胀，感觉正常，活动受限。留置尿管，尿色清。疼痛评分为 2 分。术后外相见图 4-3-3。	给予心电监护及低流量吸氧（2L/min）6 小时，右上肢制动、抬高，高于心脏水平 20cm，石膏托固定于掌背伸 30°。遵医嘱给予抗炎、镇痛等治疗。
2 月 24 日 ~ 2 月 25 日	患者体温正常，石膏固定在位，松紧合适，伤口敷料干燥，疼痛评分为 2 分。末梢血液循环良好，1 度肿胀，感觉正常，活动受限。	拔除尿管，患者可自主排尿，无不适。继续给予抗炎、镇痛等治疗。
2 月 26 日	患者右上肢血液循环良好、感觉正常、活动受限。	康复科给予右上肢支具外固定，予出院指导。

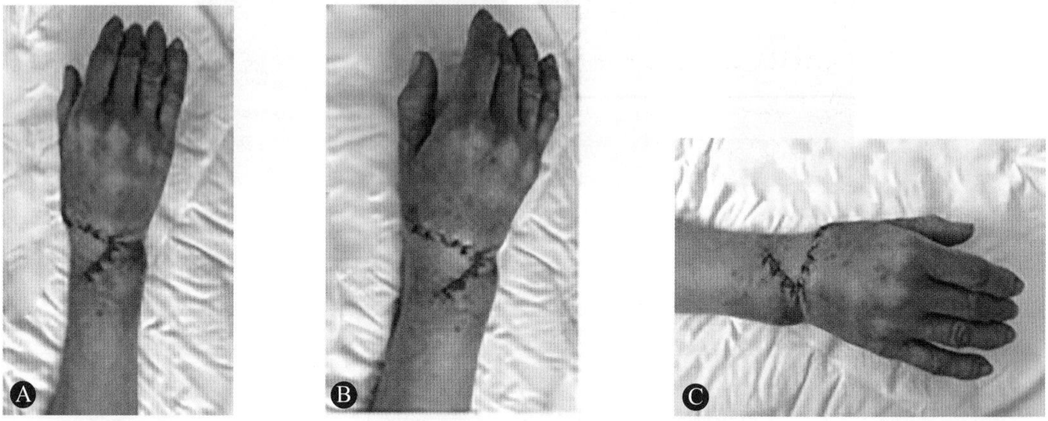

图 4-3-3　术后手外相

（二）主要护理问题及措施

1. 肌腱粘连

1）问题依据

肌腱修复术后患者行前臂石膏托固定制动于功能位 3 ~ 6 周，由于肌腱断端周围组织生长快于肌腱细胞增殖，加之肌腱手术修复时的组织损伤、术后制动等一系列因素，易造成受伤肌腱与肌腱周围软组织粘连。临床报道肌腱修复的病例有 10% 左右会发生粘连，一旦发生粘连，轻则影响肌腱的滑动，重则使肌腱修复手术失败。

2）护理思维

手部肌腱损伤是手部常见的损伤，处理不当往往会造成肌腱粘连，导致手指功能严重障碍。早期康复训练是预防肌腱粘连、降低二次手术率最有效的方式，对于早期活动的时间窗，部分学者认为早期主动活动从手术 3 天后开始，也有人支持术后 24 小时即开始主动活动。实际情况中我们要考虑患者全身状况、耐受能力、配合程度等，选择尽早开始进行康复训练指导。

3）主要措施

（1）病情观察与评估：评估患肢的血液循环、肢端手指感觉运动情况。肌腱粘连后，手的功能有明显的屈伸障碍，当肌腱与骨完全粘连时，粘连区远侧一个或几个关节特定的主动活动丧失，特定的被动活动也会受限。

（2）体位护理：右上肢石膏托固定于掌背伸 30°，高于心脏水平 20cm，制动。其他病例如屈肌腱断裂的患者，术后采取石膏固定时置于前臂及手背侧，腕关节屈曲 30° ~ 45°，掌指关节屈曲 45° ~ 60°，保持指间关节处于功能位；伸肌腱断裂时，石膏置于掌侧，腕关节、手指背伸位固定。

（3）用药护理：遵医嘱给予抗炎、镇痛等治疗，注意观察药物的疗效及不良反应。

（4）功能训练

①术后 1 ~ 3 周：早期无抗阻的功能训练，该阶段主要是保持肌腱的稳定性，减轻组织肿胀，促进愈合。限制性被动活动，以减少粘连，促进愈合。自患手的指尖开始向手部按摩 3min 后，再对患指指尖及掌指关节进行被动屈伸。被动活动时应注意避免有意识的主动屈指，掌握好活动力度，要求动作轻柔、缓慢，以疼痛可耐受为宜，主要达到防止肌腱粘连和关节僵硬的目的。

②术后 4 ~ 6 周：该阶段主要是预防粘连的形成。指导患者进行腕、掌指、指间关节的被动和主动屈伸活动，练习时动作缓和，用力适当，以引起轻度酸胀为宜，避免暴力性动作，同时对肌肉和关节进行按摩。

③术后 7 周后：该阶段主要是控制粘连的发展，改善关节的活动范围，增强手指的肌力、耐力及运动功能。患者需进行全关节的主、被动及抗阻训练，可使用橡皮筋、弹力球等辅助工具进行训练，以明显感到肌肉疲劳为宜。

（5）健康教育：向患者讲解肌腱断裂修复术后肌腱粘连的可能性，使其重视并积极配合预防，进行安全有效的早期功能训练。

4）护理评价

患者术后能积极进行手部主、被动功能训练。随访患者伤口愈合良好，未出现肌腱粘连的症状和体征。

2. 肌腱断裂

1）问题依据

有文献报道，肌腱修复术后有 4% ~ 10% 的病例发生断裂。伸指肌腱结构扁、薄、阔，而手背肌腱表浅，损伤后容易断裂。术后早期主动活动是导致肌腱断裂的重要原因。

2）护理思维

术后早期肌腱尚未愈合，此时主动活动导致肌腱吻合口张力过高而引起肌腱断裂。个别患者对功能训练依从性差，过于急躁，盲目加大活动度而造成肌腱再断裂。因此，护士在临床工作中应加强指导，并及时评价康复训练效果。

3）护理措施

（1）病情观察与评估：评估患肢的皮温、颜色、肿胀、感觉、活动、肢端血液循环情况。评估患者进行功能训练的内容、方法、频率、量及时机是否正确。

（2）体位护理：离床活动时应用上臂吊带，屈肘，悬吊于胸前。

（3）石膏或支具的护理：保持石膏或支具固定在位，松紧度合适，干燥；石膏未完全干透时，注意勿用手指按压未干石膏，避免对皮肤、神经、血管的压迫。支具要注意避免用热水清洁以防其变形。

（4）康复训练应循序渐进，不可过早地主动活动、过早地负重、过早地去除石膏托。

（5）健康教育：向患者讲解肌腱断裂的可能性，使其重视并积极配合预防。掌握正确功能训练的方法并安全有效地进行。

4）护理评价

术后患者伤口愈合良好，功能训练循序渐进，未出现肌腱断裂的临床症状和体征。

（三）患者转归

患者于术后第3天顺利出院，复查未发生肌腱粘连、肌腱断裂、关节僵硬等并发症。

四、护理体会及反思

（一）护理体会

手部肌腱损伤会导致患者的工作和生活受到严重影响。锐器、玻璃等切割伤占手部肌腱致病因素比例最大，针对这种开放性肌腱损伤，应尽早手术治疗。术后早期的主、被动训练对有效防止肌腱早期的粘连十分重要，而肌腱训练是一个长期的过程。医务人员要为患者进行系统的、安全有效的早期功能训练指导，使患者自己掌握训练方法，积极主动参与功能训练，才能得到较好的功能恢复效果。

（二）反思

手功能的康复是一个长期且缓慢的过程，很多患者在康复过程中随着时间延长，依从性会逐渐降低，因此，要让患者认识到手的功能康复是个长期过程，是开展康复工作的首要任务。康复训练时，让患者掌握正确的方法，遵守循序渐进的原则，既要避免术后肌腱粘连又要防止吻合肌腱断裂，使早期功能训练安全而有效。部分护理人员对功能训练的知识掌握不够全面，要加强相关专业知识的学习，以便更好地指导患者，使患者术后康复更加专业化、系统化。

五、相关知识链接

1.肌腱的定义

肌腱俗称“筋”，是一种坚韧而不可塑的带状结构，它将肌肉与骨骼连接起来，当肌肉收缩变短时通过与骨连接的肌腱得以牵引骨一起运动。肌腱由坚韧的胶原蛋白纤维组成，呈白色。肌腱的特点是抗张力强，极易被刀切割伤。肌腱损伤的常见病因是碾压伤、砸伤、爆炸伤、切割伤等。

2. 手部肌腱解剖概要

（1）手部肌腱分为指屈肌腱和指伸肌腱

①指屈肌腱：拇长屈肌腱（1条），指浅屈肌腱（4条），指深屈肌腱（4条）；

②指伸肌腱：拇长伸肌腱（1条），拇短伸肌腱（1条），拇长展肌腱（1条），指伸肌腱（4条），示指固有伸肌腱（1条），小指固有伸肌腱（1条）。

手指屈肌腱部位按照解剖区域分为Ⅰ～Ⅴ五区：Ⅰ区，手指中节（拇指近节）中点到肌腱止点（只1条肌腱）。Ⅱ区，远侧掌横纹到手指中节中点（肌腱位于纤维鞘管内，难处理，修复效果差）。Ⅲ区，腕横韧带远侧缘至远侧掌横纹。Ⅳ区，腕管区（9条肌腱及正中神经）。Ⅴ区，肌腱起始处至腕管前（前臂区）。

（2）肌腱的营养方式

①腱鞘区－滑液：滑液是腱鞘区屈肌腱的主要营养来源，滑液营养肌腱的方式：主动扩散＋滑液在手指运动时被动挤入组织。

②前臂至手掌区－血液供应：屈肌腱通过其腱周膜接受周围组织节段性血液供应，肌腱内血管沿腱束之间纵向走行。

3. 肌腱损伤的临床表现及诊断

肌腱损伤表现为疼痛、肌无力，活动受限，局部淤血、肿胀。诊断可行X线、MRI检查等。

4. 治疗方法

急诊患者先由医生正确判断伤情，明确有无肌腱损伤，判断肌腱损伤的性质和部位，根据伤口感染的程度选择正确的治疗方案。对于单纯肌腱断裂，选择Ⅰ期缝合，伤口污染严重或感染伤口则选择Ⅱ期缝合。对于Ⅱ区深浅肌腱同水平面断裂者，原则上只修复深肌腱。

（何冬华　周惠兰　孔　丹　黄天雯）

第四节　1例双手重复拇畸形患者的护理

一、基本信息

姓名：冀某；性别：男；年龄：1岁；籍贯：广州市

入院日期：2019年2月26日；出院日期：2019年3月6日

出院诊断：双手重复拇畸形

病史陈述者：患儿父母

二、病例介绍

主诉：双侧先天性重复拇畸形 20 个月。

现病史：患儿出生后发现双侧拇指桡侧外观畸形，其双侧异常重复拇指比正常大拇指小，双侧大拇指能正常持物，现为进一步诊治，收入我科。

既往史：平素身体健康状况良好。否认肝炎、结核等传染病病史，否认手术、外伤、输血史，无食物、药物过敏史。预防接种史不详。

入院诊断：双侧先天性重复拇畸形。

家族史：否认家族遗传病病史。

专科检查：双侧拇指桡侧见多指，多指外形均比大拇指小，可见正常指甲，可触及两节指骨，双侧赘生拇指均轻度尺偏。双侧大拇指能正常持物，其余各指感觉、血液循环、运动无异常（2 月 26 日）（图 4-4-1）。

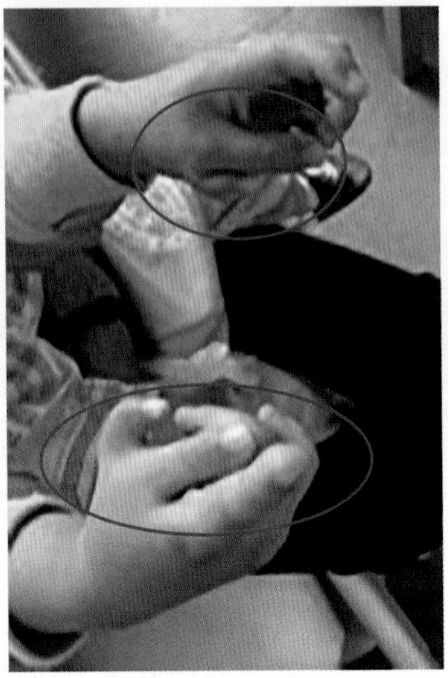

图 4-4-1　手外相

辅助检查：

手掌 MRI 检查：左手拇指外侧可见拇指重复畸形，其内可见两节指骨，附着于左手第一掌骨远端。重复拇指近、远节指骨短小。右手拇指外侧可见拇指重复畸形，与右手第一掌骨远端形成关节，其内可见三节指骨，第一掌骨头膨大呈叉状，重复拇指指骨较短小（2 月 26 日）（图 4-4-2）。

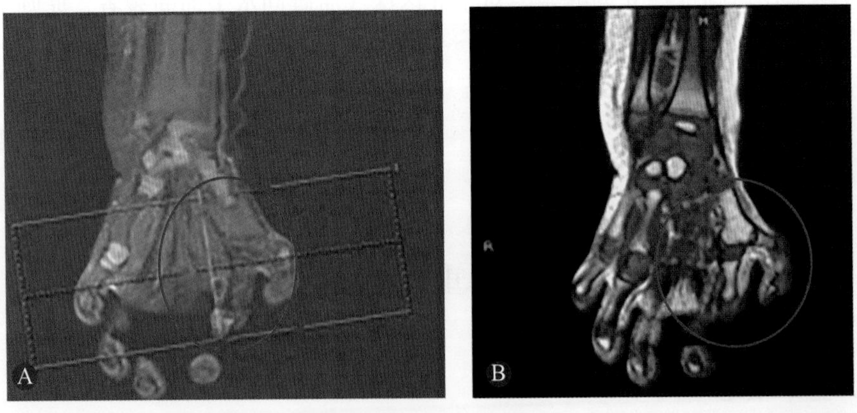

图 4-4-2　右手掌 MRI

胸部 X 线检查：心肺膈未见异常。

心电图检查：窦性心律，心电图正常。

术前异常检验结果见表 4-4-1。

表 4-4-1　术前异常检验结果

项目	指标	结果	参考值
血常规	红细胞计数 /（10^{12}/L）	3.377 ↓	4.3 ~ 5.9（男）3.9 ~ 5.2（女）
尿常规	细菌（图像）/（个 /μL）	228 ↑	≤ 130

入院时生命体征：T36.5℃，P120 次 / 分，R22 次 / 分，BP98/60mmHg。

入院时护理风险评估：跌倒风险评估为低风险，生活自理能力评估为 30 分。

心理社会方面评估：患儿情绪稳定，父母陪同入院。

三、治疗护理及预后

（一）治疗护理过程（表 4-4-2）

表 4-4-2　治疗护理过程

时间		病程经过	治疗处置
2 月 26 日	11：30	先天性双侧拇指桡侧重复拇畸形，其双侧异常重复拇指比正常大拇指小，双侧大拇指能正常持物，门诊入院。	完善各项监测、检查与术前风险评估。
2 月 28 日	8：00	完善术前各项检查。	给患儿父母讲解术前注意事项。
3 月 3 日	10：00	生命体征平稳。	完成术前准备。
3 月 4 日	7：00	患儿进入手术室。	完成手术交接。
		患儿在全身麻醉下行“左手畸形拇指切除术 + 第一掌骨截骨矫形 + 克氏针内固定 + 拇短伸肌腱止点重建 + 掌指关节桡侧关节囊紧缩术 + 石膏外固定术”。	手术顺利，出血量 5mL。
	10：30	患儿安返病房，生命体征：T36.7℃、P115 次 / 分、R20 次 / 分、BP120/65mmHg、SpO_2 100%。前臂石膏托外固定在位，松紧合适。右手部伤口敷料包扎、无渗血、渗液。间断哭闹，不配合治疗。跌倒风险评估为低风险。	遵医嘱予持续心电监护和低流量吸氧（2L/min）；患肢予抬高；术后予抗感染、镇痛药物、营养支持治疗；向家属交代手术后饮食、用药、活动等相关注意事项，并安抚患儿。
	20：00	生命体征：P112 次 / 分、R20 次 / 分、BP118/62mmHg、SpO_2 100%。	遵医嘱予停用心电监护及吸氧。
3 月 5 日		生命体征平稳，左手部伤口无红肿，无渗血、渗液，肢端血液循环情况良好，活动受限。	继续遵医嘱予抗感染、镇痛药物、营养支持治疗。
3 月 6 日		患儿无发热，伤口无红肿、渗液。患儿手部功能基本恢复正常，能够进行自由活动。	遵医嘱出院，给予出院指导。

术后辅助检查：

术后手部外观与单侧手 X 线片见图 4-4-3（3 月 5 日）。

（二）主要护理问题及措施

1. 心理护理

1）问题依据

患儿间断哭闹，害怕医务人员，不配合治疗。

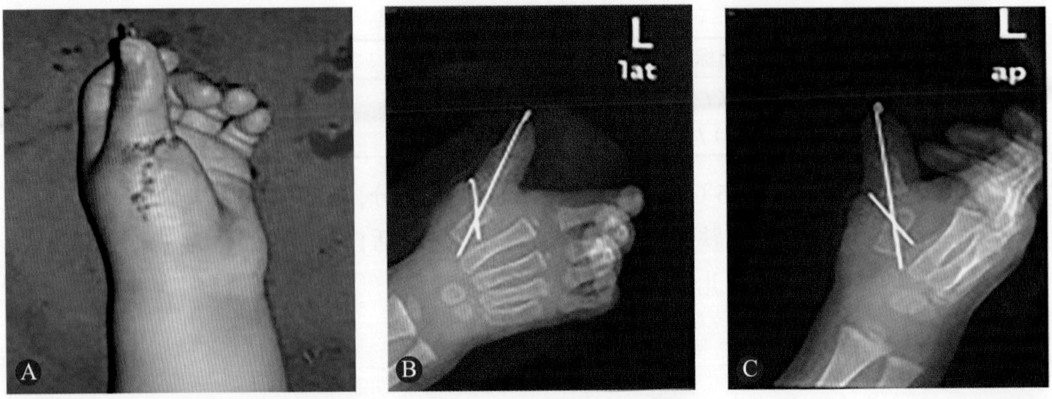

图 4-4-3　术后手部外观和 X 线片

2）护理思维

患儿来到完全陌生的环境，存在精神紧张、恐惧和焦虑不安等情绪。

3）主要措施

（1）病情观察与评估：评估患儿的生活习惯，评估患儿紧张、焦虑的表现，了解患儿哭闹的原因以及平常喜欢的人、物等情况。

（2）一般护理：布置温馨的病房，给患儿看动画片、听故事、听音乐、玩玩具，以分散患儿的注意力。医护人员做到热情接待，使用亲切的话语、亲昵的称呼，适当地抚触，让患儿感受到医护人员的关心与爱护，逐渐消除陌生感与恐惧心理。

（3）治疗护理：所有的治疗护理相对集中，减少对患儿的干扰；操作过程中动作轻柔，操作准确、快速，减少患儿的痛苦。

（4）健康教育：护士实施针对性的健康教育，与家属及患儿加强沟通交流，主动关心患儿，用简单的语言跟患儿沟通，向患儿家属介绍术后的注意事项。

4）护理评价

患儿术后情绪稳定，配合治疗，看到医务人员没有表现出恐惧、害怕。

2. 伤口护理

1）问题依据

患儿间断哭闹，患肢活动量大，易造成伤口敷料脱落，石膏固定松动。患儿皮肤娇嫩，易出汗，汗液浸湿伤口容易引起局部皮肤红肿、皮炎。

2）护理思维

患儿年龄偏小，活泼好动，常因手部无意识活动或摩擦造成敷料松脱、伤口暴露等。克氏针固定关节，减少关节偏斜，维持关节囊的愈合，患儿术后活动过度可引起克氏针松脱。工作中应做好伤口护理，及时伤口换药，保持敷料干燥，避免感染的发生。

3）主要措施

（1）病情观察与评估：术后包扎伤口常规裸露拇指指端，以利于观察。术后 3 天每小时观察拇指指端肤色、皮温、肿胀程度。若发生血液循环不良，如肤色发紫、皮温低于健侧、肿胀明显，及时汇报医生，协助医生尽早解除引起血液循环障碍的因素。观察伤口敷料情况，如有渗血、渗液，需及时换药。

（2）体位护理：术后患指制动，患肢避免剧烈活动并应抬高，高于心脏水平，以减轻组织肿胀。平卧位时保持患肢伸直位，予软枕垫高；下床活动时予三角巾或手托悬吊患肢，保持指端向上，肘关节功能位。

（3）饮食护理：注意食物多样化，烹饪选用蒸、煮形式为宜。指导患儿多饮水。

（4）用药护理：遵医嘱使用抗感染治疗，观察药物的作用及副作用。

（5）心理护理：稳定患儿情绪，采用分散疗法转移患儿注意力，尽量避免患儿哭叫、躁动。

（6）健康教育：向患儿家属解释预防伤口感染的重要性，保持伤口敷料干燥，如出现松脱，及时处理；指导家属保持指克氏针内固定在位，勿碰撞。告知家属给患儿穿脱衣服、患儿玩耍时触碰不当，均可能使克氏针松动、脱出，要小心维护。

4）护理评价

患儿体温正常，手指血液循环正常，未出现感染症状，伤口愈合良好。

（三）患者转归

患儿手部功能基本恢复正常，能够进行自由活动，伤口无红肿、渗液，予出院。

四、护理体会及反思

（一）护理体会

手部先天畸形不仅对患儿的正常自由活动有着较大的影响，还会影响患儿的手部功能，导致手部发育滞后，甚至出现严重残疾。因此，早期的手术治疗非常重要。小儿先天性重复拇畸形可通过手术改善患手的功能及外形，我们术前根据患儿年龄特点做好心理护理，完善术前准备，术后妥善摆放患肢体位，密切观察患指末梢血液循环情况，合理固定克氏针及石膏托，确保手术成功。

（二）反思

患儿先天性畸形，父母对手术期望较高。因此，要加强与家长沟通，帮助家长了解疾病相关知识，树立正确的心态，客观认识手术效果。患儿年纪小，不能表述其疼痛等一系列不适，临床工作中护士应多学习与患儿的沟通技巧，做好病情观察，及时处理问题。

五、相关知识链接

（一）先天性多指畸形

1.定义

多指畸形（polydactyly）是最常见的手部先天性畸形，常与短指、并指等畸形同时存在，多见于拇指及小指。畸形有三型：①软组织块与骨不连接，没有骨骼、关节或肌腱；②具有手指所有条件，附着于第1掌骨头或分叉的掌骨头；③完整的外生手指及掌骨。

2.瓦塞尔（Wassel）提出了目前广泛应用的分类方式

①Ⅰ型：远节指骨部分重复，共有一个骨骺；

②Ⅱ型：远节指骨完全重复，各有独立的骨骺；

③Ⅲ型：远节指骨完全重复，近节指骨分叉；

④Ⅳ型：远节指骨和近节指骨都完全重复；

⑤Ⅴ型：远、近节指骨完全重复伴有掌骨分叉；

⑥Ⅵ型：掌骨和指骨都完全重复；

⑦Ⅶ型：不同程度的重复伴有三节拇指。

在 Wassel 分型中Ⅳ型多指最常见（47%），其次是Ⅶ型（20%）和Ⅱ型（15%）。伍德（Wood）认为根据重复的程度和 3 节拇指可将Ⅳ型和Ⅶ型进一步分类。

（二）三节拇指畸形

1. 概述

三节拇指畸形指有三节指骨，而不是正常的两节指骨。这种畸形并不常见，可能是常染色体显性遗传，也可能与母亲服用沙利度胺（反应停）有关。最常见的三节拇指有两种：一种有一个楔形的多余小骨引起成角畸形而长度没有明显增加；另一种是多一节正常或接近正常的指骨，外形犹如五指手（图 4-4-4）。格拉姆科（Buck-Gramcko）描述一种过渡型，这种类型存在一个既导致长度增加又引起成角畸形的额外梯形指骨（图 4-4-5）。也可将三节拇指分为能对展与不能对展两种类型。伴有三节拇指的最常见手部畸形是多拇畸形，其他相关疾病有裂足、胫骨缺如、先天性心脏病、凡科尼（Fanconi）贫血、胃肠道畸形和染色体异常。

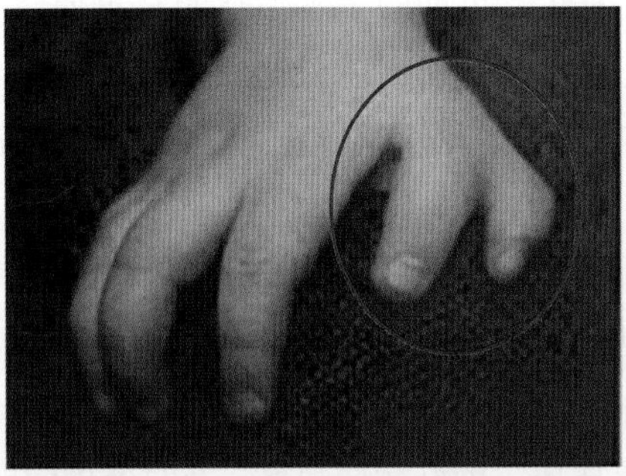

图 4-4-4　多拇伴三节拇指畸形Ⅶ型

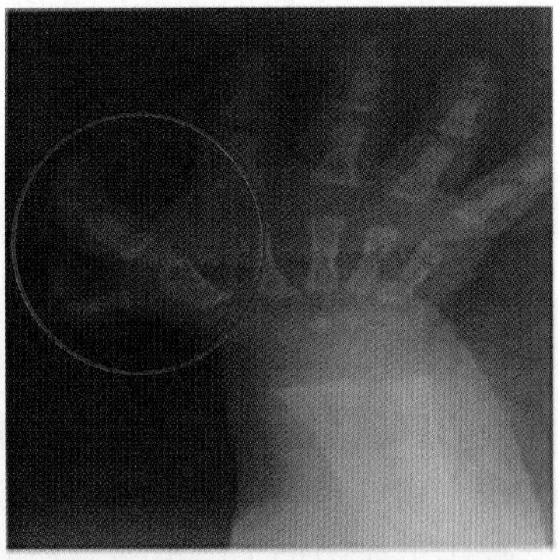

图 4-4-5　多拇伴三节拇指畸形Ⅶ型 X 线片

2. 治疗

手术治疗的目的是矫正成角畸形，恢复手指正常长度，矫正指蹼挛缩和改善对掌功能。切除不正常指骨，重建侧副韧带，重塑关节面并增加稳定性，特别是 1 岁以内患儿的手术，以切除副指、保留正指为原则。应临床观察手指功能，确定正指与副指。注意要切除彻底，避免遗留畸形，不要损伤骨骺，以免影响发育。

（何冬华　周惠兰　黄天雯）

第五节　1 例腹部带蒂皮瓣修复左手毁损伤患者的护理

一、基本信息

姓名：程某；性别：男；年龄：32 岁；婚姻情况：未婚

文化程度：高中；籍贯：河南省洛阳市；职业：工人

入院日期：2019 年 1 月 20 日；出院日期：2019 年 2 月 15 日

出院诊断：左手毁损伤腹部带蒂皮瓣术后

病史陈述者：患者本人及家属

二、病例介绍

主诉：铁索绞伤致双手疼痛、流血 30 小时余。

现病史：患者 30 小时前在船上工作时不慎被铁索绞伤双手致左手示、中指自掌指关节近端处脱套伤，环指、小指自掌指关节处离断缺失；右手小指疼痛、肿胀、流血，可见一处 2cm × 1cm 伤口，外院予包扎伤口，为进一步治疗，急诊以“左手毁损伤”收入我科。

入院诊断：①左手毁损伤：a. 示指、中指皮肤脱套；b. 左手环指、小指缺失并皮肤软组织缺损；c. 左手第三掌骨骨折；②右手小指皮肤软组织缺失伴近节指骨远端骨折。

既往史：平素体健；否认高血压、糖尿病、冠心病病史；否认肝炎、结核等传染病病史；否认手术、外伤、输血史；无食物、药物过敏史。

婚育史：未婚未育。

家族史：父母健在，有一弟弟，均体健。

专科检查：左手示、中指自掌指关节处脱套伤，皮肤软组织缺损；环指、小指自掌指关节处离断；第 4、5 掌骨处部分软组织缺损（图 4-5-1）；左手软组织肿胀、出血。右手小指疼痛、肿胀、出血，可见一处 2cm × 1cm 伤口。

辅助检查：

心电图检查：窦性心律，心电图正常。

双手 X 线检查：①左手内固定术后，内固定在位，未见移位、松脱征象；第 4、5 指各节指骨及软组织缺损，左手肿胀；②右手第 2 ~ 5 指多发骨折并部分骨质及软组织缺损。

胸部 X 线检查：心肺膈未见异常。

术前异常检验结果见表 4-5-1。

入院时生命体征：T36.9℃，P92 次 / 分，R20 次 / 分，BP127/70mmHg。

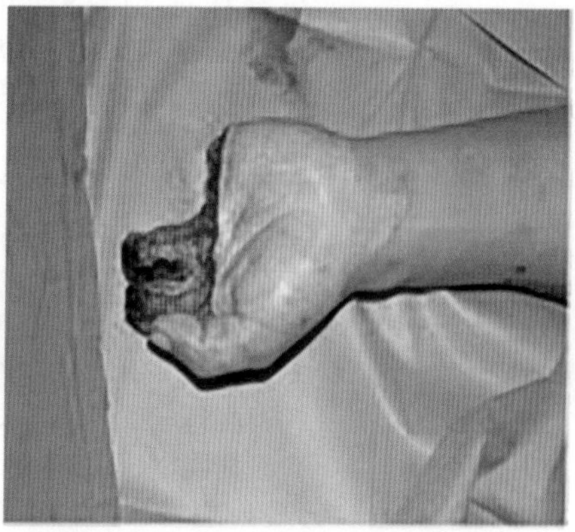

图 4-5-1　清创后左手外观

入院时护理风险评估：疼痛数字评分法评分为 3 分，跌倒风险评估为低风险。

心理社会方面评估：患者情绪紧张，弟弟陪同入院。

表 4-5-1　术前异常检验结果

项目	指标	结果	参考值
生化	葡萄糖 /（mmol/L）	7.6 ↑	3.4 ~ 6.1
血常规	红细胞计数 /（10^{12}/L）	3.32 ↓	4.3 ~ 5.9（男）3.9 ~ 5.2（女）
	白细胞计数 /（10^{9}/L）	12.61 ↑	3.5 ~ 10.0
	血红蛋白 /（g/L）	106 ↓	137 ~ 179（男）116 ~ 155（女）

三、治疗护理及预后

（一）治疗护理过程（表 4-5-2）

表 4-5-2　治疗护理过程

时间		病程经过	治疗处置
1 月 20 日	23:20	铁索绞伤双手致左手示、中指自掌指关节近端处脱套伤，环指、小指自掌指关节处离断缺失；右手小指皮肤软组织缺失伴指骨远端骨折，可见一处 2cm×1cm 伤口。	急诊行各项检验、检查；完善术前风险评估；完善破伤风抗毒素注射剂注射。
	23:35	完善术前各项检查。	给予患者讲解术前注意事项，妥善保存断指断端。
	23:45	生命体征平稳。	完成术前准备。
	23:55	患者进入手术室。	完成手术交接。
1 月 21 日		患者在臂丛神经阻滞麻醉下行“右手清创 + 克氏针内固定术”。术后安返病房，生命体征：T36.2℃、P78 次 / 分、R20 次 / 分、BP149/60mmHg。伤口敷料少量渗液，克氏针固定在位。患肢（右手）血液循环良好。感觉正常，活动受限。疼痛评分为 2 分。	给予一级护理。遵医嘱给予抗炎、镇痛、营养支持治疗，术后抬高患肢。
1 月 24 日		患者在全身麻醉下行“左手清创，示、中指末节截除 + 左腹部带蒂皮瓣修复术 + 右手小指骨折克氏针内固定术 + 肌腱探查术”。术后安返病房，生命体征：T37 ℃、P72 次 / 分、R20 次 / 分、BP120/60mmHg。伤口敷料少量渗血，左手腹部带蒂皮瓣颜色红润同供区，1 度肿胀，皮瓣皮温波动在 33.7 ~ 35.8℃，皮肤弹性好，毛细血管反应 1 ~ 2s，疼痛评分为 6 分。	给予持续心电监护，低流量吸氧（2L/min）。遵医嘱给予抗炎、抗凝、抗血管痉挛、镇痛治疗。术后左上肢屈肘予弹力绷带固定于躯干，皮瓣区盖棉垫保暖，烤灯保暖，持续皮温监测。
1 月 25 日 ~ 1 月 30 日		患者生命体征正常，伤口敷料少量渗血，左手腹部带蒂皮瓣颜色红润同供区、1 度肿胀，皮瓣皮温波动在 33.7 ~ 35.8℃，皮肤弹性好，毛细血管反应 1 ~ 2s。疼痛评分为 1 ~ 3 分。	1 月 28 日遵医嘱停用抗炎、抗凝、抗血管痉挛等治疗。1 月 29 日间断离床活动，无不适。1 月 30 日遵医嘱停用烤灯治疗。
2 月 7 日 ~ 2 月 8 日		伤口敷料干燥，未诉不适，左手腹部带蒂皮瓣颜色红润同供区、1 度肿胀，皮瓣皮温暖，皮肤弹性好，毛细血管反应 1 ~ 2s（图 4-5-2）。疼痛评分为 1 ~ 3 分。	遵医嘱予腹部带蒂皮瓣血液循环阻断训练，先试夹 10min，皮瓣区血液循环良好，延长夹蒂至 30min，每日 2 次。

续表

时间	病程经过	治疗处置
2 月 9 日	左手腹部带蒂皮瓣颜色红润同供区、1 度肿胀，皮瓣皮温暖，皮肤弹性好，毛细血管反应 1 ~ 2s。	上午给予腹部带蒂皮瓣血液循环阻断训练 10min，皮瓣颜色苍白，给予暂停夹蒂；下午给予皮瓣夹蒂训练 1 小时。
2 月 10 日	全身麻醉下行“左腹部带蒂皮瓣断蒂术 + 左手局部皮瓣成形术”。伤口敷料干燥，未诉不适；左手腹部带蒂皮瓣颜色红润同供区、1 度肿胀，皮瓣皮温暖，皮肤弹性好，毛细血管反应 1 ~ 2s（图 4-5-3）。	给予心电监护及低流量吸氧 6 小时，左手皮瓣区给予烤灯保暖，按医嘱给予镇痛治疗。
2 月 11 日 ~ 2 月 14 日	伤口敷料干燥，未诉不适，左手腹部带蒂皮瓣颜色红润同供区、1 度肿胀，皮瓣皮温暖，皮肤弹性好，毛细血管反应 1 ~ 2s。	2 月 11 日遵医嘱停烤灯保暖，停用镇痛药。
2 月 15 日	出院时患者左手皮瓣血液循环良好，伤口局部干燥、无红肿，愈合良好。	给予患者行出院指导，告知注意事项，出院。

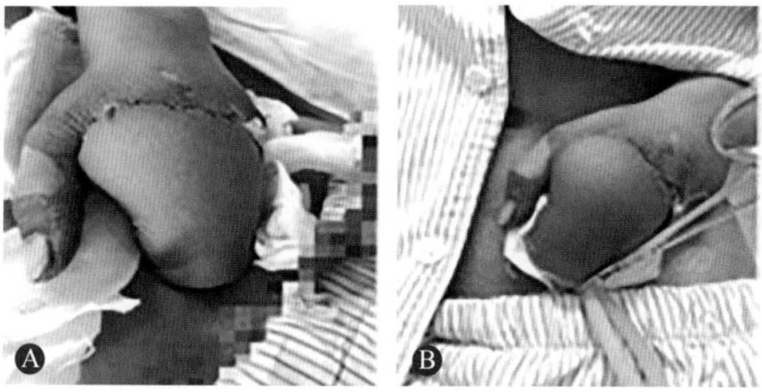

图 4-5-2　夹蒂前后

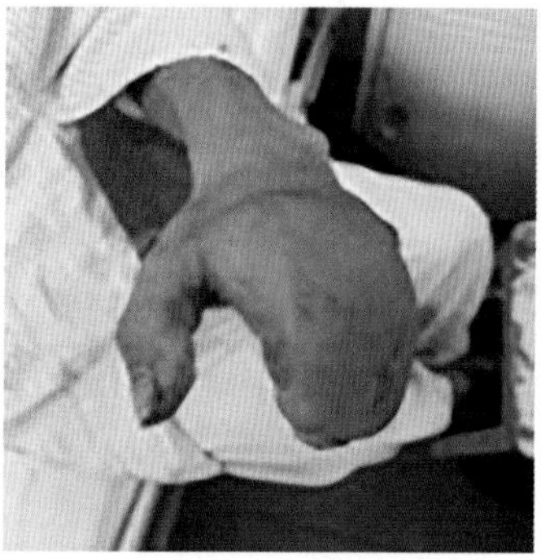

图 4-5-3　断蒂后

术后异常检验结果见表 4-5-3。

表 4-5-3　术后异常检验结果

项目	指标	结果	参考值
生化	葡萄糖 /（mmol/L）	6.8 ↑	3.4 ~ 6.1
血常规	红细胞计数 /（10^{12}/L）	3.27 ↓	4.3 ~ 5.9（男）3.9 ~ 5.2（女）
	白细胞计数 /（10^9/L）	14.61 ↑	3.5 ~ 10.0
	血红蛋白 /（g/L）	100 ↓	137 ~ 179（男）116 ~ 155（女）

（二）主要护理问题及措施

1. 带蒂皮瓣护理

1）问题依据

患者左手铁索绞伤毁损严重，损伤缺血时间长，术后容易出现血管危象；腹部带蒂皮瓣所选供血血管条件有限，此次手术选用旋髂浅动脉 1 条供血。

2）护理思维

患者左手毁损伤行左腹部远位皮瓣修复，左上肢活动度大，需固定在躯干，防止牵拉，避免引起皮瓣撕脱、伤口裂开。带蒂皮瓣能否成活主要是依靠蒂部充足的血液供应，必须保证皮瓣蒂部血液循环通畅，避免蒂部受压、扭曲。

3）主要措施

（1）观察与评估：术后 24 ~ 48 小时内每小时观察 1 次，以后根据皮瓣血液循环情况逐渐延长观察时间。观察的内容包括皮瓣的色泽、皮温、组织张力、毛细血管的充盈反应等。

①色泽与皮温：正常皮瓣红润或与健侧皮肤一致，如果皮瓣颜色苍白、发凉、毛细血管反应消失，温度低于正常皮肤 2℃以上，需警惕动脉供血不足，应放平或放低肢体，必要时行手术探查；如果皮瓣上出现散在瘀点或瘀点融合成片，肤色由暗红转为紫红、紫黑，并肿胀，说明静脉回流障碍，应及时查找有无皮瓣血管受压、包扎过紧、积液等，需及时向医生汇报，并由皮瓣远心端向蒂部做向心性按摩，或部分拆除蒂部缝线，促使血液回流。

②组织张力（肿胀程度）：1 度肿胀，皮纹变浅；2 度肿胀，皮纹消失；3 度肿胀，出现水疱。如皮瓣张力过大且出现色泽发紫则表示静脉回流障碍，如皮瓣张力低下，色泽由红润转为苍白则说明动脉供血障碍。

③毛细血管充盈试验：同本章第一节。

（2）皮瓣区保暖：室温保持在 25 ~ 28℃，湿度 50% ~ 60%。皮瓣局部给予持续烤灯保暖（可见光治疗），烤灯离皮瓣区 30 ~ 50cm，并根据皮温调节距离，避免因局部感觉迟钝烫伤皮瓣引起坏死。表面可加盖棉垫保暖，皮瓣的皮温维持在 33 ~ 35℃，与健侧相比温差在 2℃以内，以防低温致局部动脉血管痉挛。

（3）引起血管痉挛的其他因素：吸烟、喝酒、疼痛等。严禁患者及家属在病房内吸烟，避免间接吸烟。重视患者疼痛的诉求，避免患者疼痛引起血管痉挛。

（4）维持有效循环血量：低分子右旋糖酐 250mL，每日 2 次静脉滴注；术后 7 天内维持每天晶体溶液静脉输入 1500mL，改善微循环和组织灌流量，使血管扩张，降低血液黏稠度，避免血栓形成，影响皮瓣的成活。

（5）用药护理：遵医嘱给予抗炎、抗凝、抗痉挛治疗，盐酸罂粟碱 30mg 肌内注射，逐渐减量及减少频次，防止血管痉挛。

（6）皮瓣血液循环阻断训练：术后 2 ~ 3 周遵医嘱行皮瓣蒂部血液循环阻断训练，常采用止血带阻断法阻断皮瓣血供。每日 2 ~ 3 次，每次时间由 10min 开始，并逐渐延长至每次 1 小时。阻断训练期间，严密观察皮瓣血液循环，以远端皮瓣不发生颜色改变为准，表明皮瓣已从他端获有足够的血液供应。

（7）心理护理：鼓励患者保持情绪稳定，消除患者的紧张、焦虑、恐惧等不良心理反应，保持平常健康的心态，配合治疗和护理工作。告知患者及家属皮瓣出现血管危象的原因及注意事项、皮瓣血液循环阻断训练的方法与自我病情观察，取得患者配合。

4）护理评价

患者情绪稳定，积极配合治疗，皮瓣存活，未发生血管危象。

2. 有伤口出血的可能

1）问题依据

患者手术创面大，活动幅度大时有出血的风险；术后应用抗凝药物治疗，虽剂量小，但仍有出血的风险。

2）护理思维

患者手部血管毁损严重，创面大，术后患者体位不当或活动剧烈等均可造成创面出血，因此，应重点加强体位的护理宣教，并严密观察创面情况。

3）主要措施

（1）病情观察与评估：术后观察患者生命体征、伤口敷料渗血情况，如渗血较多应及时报告医生更换敷料；抗凝药物治疗期间观察患者是否有鼻出血、牙龈出血、皮瓣出血症状。定时抽血检测凝血、血常规、生化项目，关注患者的凝血功能。

（2）体位护理：内容同前。术后 1 ～ 3 天采取半卧位，必要时屈膝卧位，减轻腹部伤口张力。手臂悬空的位置垫软枕或用棉垫垫平，防止皮瓣蒂部扭转、牵拉、身体摆动引起伤口出血。患肢制动，局部应妥善固定，必要时石膏绷带固定，注意观察伤口敷料包扎是否完整，如有松脱应重新包扎，防止患者不适当的活动撕裂皮瓣。

（3）用药护理：早期遵医嘱使用止血药物，维持有效循环血量，必要时遵医嘱给予输血治疗。

（4）心理护理：保持患者情绪稳定，患者疼痛、哭叫、便秘、躁动等应及时对症处理，避免诱发出血。

（5）健康教育：告知患者及家属伤口出血的可能原因及注意事项，以取得配合。

4）护理评价

患者术后伤口敷料少量渗血，医生给予及时更换，患者无出血症状和体征。

（三）患者转归

患者的腹部带蒂皮瓣无出血、感染、血液循环障碍等并发症，术后 3 周断蒂，皮瓣断蒂术后血液循环良好，伤口愈合良好，于 2 月 15 日出院。

四、护理体会及反思

（一）护理体会

腹部带蒂皮瓣移植修复手指缺损是目前临床上常用的方法，操作简单，成功率高。皮瓣是否成活除了与医生操作技术及患者自身条件有关外，更离不开护理人员对皮瓣血液循环的严密观察。因此，做好皮瓣移植术的常规护理，如血液循环的观察、饮食、体位、活动、药物护理等，可有效预防并发症。另外，从左腹部带蒂皮瓣修复术到皮瓣断蒂术，治疗时间较长，给患者活动带来许多不便，应重视患者的生活护理与心理护理，给予不同阶段的康复指导，促进患者康复。

（二）反思

皮瓣移植术后，护士关注的重点往往转移到对患者移植皮瓣血液循环的观察上，容易忽略断蒂期间血液循环的观察。因此，我们要重点加强对断蒂皮瓣血液循环的观察，及时发现问题，避免发生血管危象。

患者住院时间长，术后因为体位的限制、担心皮瓣是否存活等问题会出现焦虑或抑郁的心理，护士虽然意识到此问题，并采取了心理护理措施，但心理护理的评估及针对性的心理护理措施仍欠缺，因此，我们可采用专用的焦虑或抑郁量表对患者进行评估，采取针对性强、个性化的护理措施，帮助患者在其自身条件下获得最适宜的身心状态。

五、相关知识链接

1. 腹部带蒂皮瓣的概念

皮瓣移植是修复创伤组织最有效的治疗方法。是运用显微外科技术，将供区皮瓣连同动脉、静脉、神经相吻合，使移植皮瓣成活，重建血液循环。供区：提供皮肤和皮下组织来源的区域称为皮瓣的供区。接受皮瓣转位被覆盖的区域称为受区。在切取皮瓣过程中，保留一部分组织，与自体相连称为皮瓣的蒂，皮瓣的营养由蒂部供应（图 4-5-4）。

2. 手术方法

手术分两期进行，一期手术：在腹部按照便于转移、适宜血管蒂部生长、保证血液循环的原则，根据创面大小按比例设计皮瓣，在深筋膜浅层分离，形成皮瓣，修剪皮瓣的皮下脂肪，保留真皮下血管网，将皮瓣转移至手部创面上缝合，包扎固定；二期手术：一期手术后 15 天左右带蒂皮瓣行血流阻断试验，证实血供良好后 2 ~ 3 周断蒂。

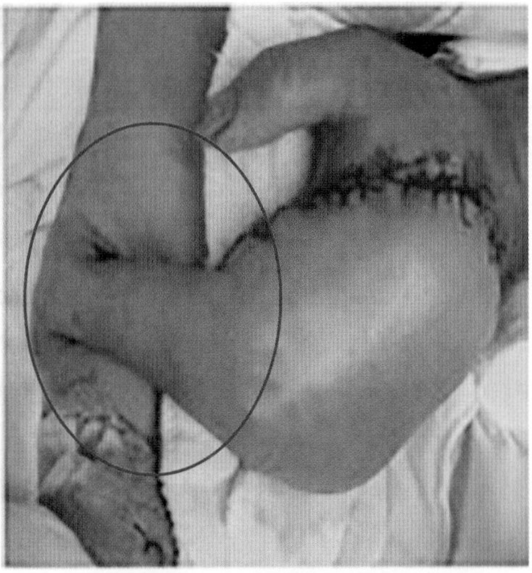

图 4-5-4　腹部带蒂皮瓣

3. 皮瓣分类（钟世镇分类法）

（1）随意皮瓣：皮瓣内无知名血管，血液供应完全依赖于蒂部的真皮下血管网、真皮内血管网和真皮乳头层血管（局部皮瓣、邻指皮瓣、远位皮瓣、管型皮瓣）；

（2）轴型皮瓣：以直接皮动脉或深部动脉干为轴心血管所形成的皮瓣，称为轴型皮瓣（腹股沟皮瓣、臂内侧皮瓣、岛状皮瓣、游离皮瓣）；

（3）复合组织皮瓣（肌皮瓣、足背带肌腱皮瓣、带骨组织皮瓣、䠂趾甲皮瓣）；

（4）组合组织移植（皮瓣、骨、足趾组织）。

（何冬华　周惠兰　孔　丹　黄天雯）

第六节　1例臂丛神经损伤健侧第7颈椎移位术患者的护理

一、基本信息

姓名：蔡某；性别：男；年龄：44岁；婚姻情况：已婚

文化程度：初中；籍贯：广东省茂名市；职业：无

入院日期：2018年6月19日；出院日期：2018年7月3日

出院诊断：右侧臂丛神经损伤

病史陈述者：患者本人及家属

二、病例介绍

主诉：车祸后右臂运动、感觉功能障碍6个月余。

现病史：患者因发生车祸致左股骨、右侧肋骨等多处骨折，右前臂运动、感觉功能障碍6个月余，骨折于当地医院行手术治疗，右前臂运动、感觉功能未见明显恢复。为进一步诊治，门诊检查以“臂丛神经损伤”收入我科。

入院诊断：右侧臂丛神经损伤。

既往史：平素体健，否认高血压、糖尿病、冠心病病史；否认肝炎、结核等传染病病史；否认食物、药物过敏史；无吸烟、饮酒等不良嗜好。

婚育史：已婚，育有1子1女，配偶体健。

家族史：无特殊。

专科检查：右肩内收、外展、前屈、后伸、上举功能障碍；右上臂外侧及前侧感觉丧失，肘关节屈曲、不能伸直；腕关节屈曲、背伸受限，拇指、示指屈曲、伸直受限，小指、环指、中指运动功能障碍；肘部及以下感觉明显减退，血液循环正常。

辅助检查：

心电图检查：窦性心律，心电图正常。

肌电图检查：右侧臂丛神经中重度混合型损伤，上中干为重。

MRI检查：① $C_{6\sim8}$右侧脊神经前后根走行不连续，$C_7 \sim T_1$右侧椎间孔撕裂囊肿形成，考虑C_5右侧脊神经前后根损伤撕裂；② $C_{5\sim6}$右侧脊神经椎间孔外段断裂，$C_{7\sim8}$右侧脊神经椎间孔外段、臂丛束、臂丛干损伤，考虑$C_{7\sim8}$右侧脊神经椎间孔外段撕裂可能性大；③ T_1右侧脊神经椎间孔外段观察欠清；④右锁骨周围、肩关节周围软组织肿胀；右肩关节积液（3月17日）（图4-6-1）。

X线检查：①双肺尖增殖灶，右侧胸腔少量积液；②右侧第4～7肋腋段骨折并内固定术后；③右肩、肱骨骨质疏松；考虑右肩关节半脱位可能（6月1日）（图4-6-2）。

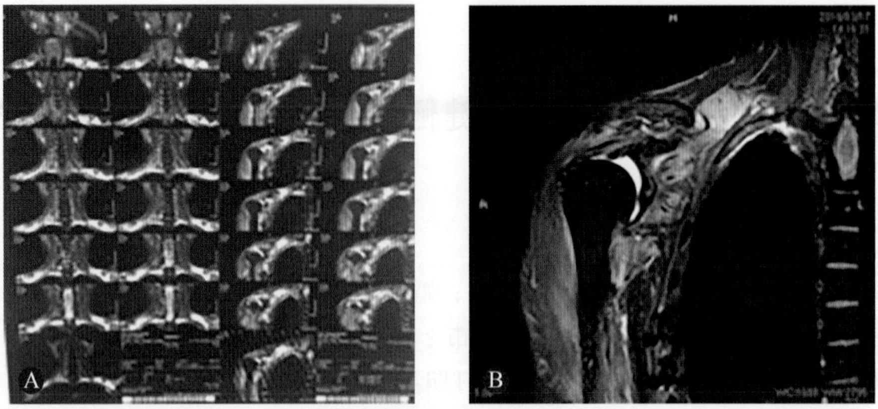

图 4-6-1　臂丛神经 MRI

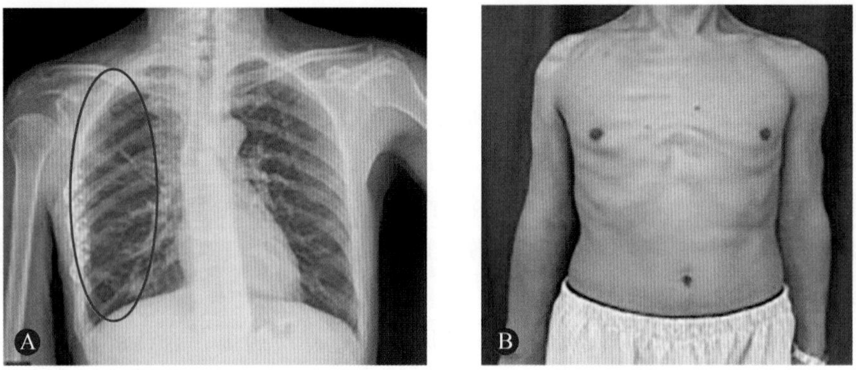

图 4-6-2　胸片

术前异常检验结果：无。

入院时生命体征：T36.7℃，P78 次 / 分，R19 次 / 分，BP126/72mmHg。

入院时护理风险评估：疼痛数字评分法评分为 2 分，跌倒风险评估为低风险。

心理社会方面评估：患者情绪稳定，妻子陪同入院。

三、治疗护理及预后

（一）治疗护理过程（表 4-6-1）

表 4-6-1　治疗护理过程

时间	病程经过	治疗处置
6 月 19 日	车祸后右臂运动、感觉功能障碍 6 个月余入院。	完善各项监测、检查与术前风险评估。
6 月 21 日	完善术前各项检查。	给予患者讲解术前注意事项。
6 月 22 日　8：00	生命体征平稳。	完成术前准备。
10：30	患者进入手术室。	完成手术交接。

续表

时间	病程经过	治疗处置
15：00	患者在全身麻醉下行“右臂丛神经探查、血管探查、左侧 C_7 神经移位修复右上干神经 + 头 – 颈 – 胸 – 右上肢石膏外固定术”。手术顺利，历时 4 小时，术中出血 100mL。术后安返病房，生命体征：T36.9℃、P90 次 / 分、R20 次 / 分、BP99/67mmHg、SpO_2 100%。头 – 颈 – 胸 – 右上肢石膏固定在位，伤口敷料干燥；左、右肩部两条引流管均引出暗红色液体；留置尿管通畅，引出淡黄色尿液。疼痛评分为 5 分。	给予一级护理、禁食水、持续心电血压监护，低流量吸氧（2L/min）；给予抗炎、镇痛、营养神经等药物治疗，妥善固定导管。
6 月 23 日	头 – 颈 – 胸 – 右上肢石膏固定在位，伤口敷料干燥、无渗血；伤口引流管引出暗红色血性液体。疼痛评分为 3 分，主诉右手拇指、示指、中指轻微麻木；右上肢血液循环正常，感觉、活动同术前，疼痛评分为 4 分。	遵医嘱予停用心电监护及吸氧，予拔除尿管，患者自主排尿。继续予抗感染、镇痛、营养神经等药物治疗。予平卧位或摇高床头 < 30°、健侧卧位，患肢下垫软枕。指导患者上肢及双下肢功能训练。
6 月 24 日	右肩部伤口引流量为 8mL，右上肢血液循环正常，感觉、活动障碍，主诉右手拇指、示指、中指轻微麻木。疼痛评分为 3 分。	医生予拔除伤口引流管，伤口无渗血。继续予抗感染、镇痛、营养神经治疗。予平卧位、侧卧位或摇高床头 < 30°，指导患者上肢及双下肢功能训练。
6 月 25 日 ~ 7 月 2 日	患者头 – 颈 – 胸 – 右上肢石膏固定在位，伤口敷料清洁，无渗血。右上肢血液循环正常，主诉右手拇指、示指、中指麻木有所减轻。6 月 28 日复评跌倒风险评估为低风险，疼痛评分为 3 分。	指导患者正确体位、功能训练、加强营养。6 月 25 日指导患者坐起，6 月 28 日指导患者在家属陪同下离床活动，告知其下床活动注意事项。
7 月 3 日	患者头 – 颈 – 胸 – 右上肢石膏固定在位，伤口敷料干燥，无渗血、渗液，予出院。	给予患者行出院指导，告知注意事项，患者出院。

术后异常检验结果见表 4-6-2。

表 4-6-2　术后异常检验结果

项目	异常指标	结果	参考值
血常规	血红蛋白 /（g/L）	111 ↓	137 ~ 179（男）116 ~ 155（女）
	C 反应蛋白（mg/L）	21.9 ↑	0 ~ 10.0

（二）主要护理问题及措施

1. 头 – 颈 – 胸 – 右上肢石膏的护理

1）问题依据

头 – 颈 – 胸 – 右上肢石膏重 4 ~ 5kg，容易造成移位；石膏固定时间需要 4 ~ 6 周。

2）护理思维

患者行健侧 C_7 移位术后头 – 颈 – 胸 – 右上肢石膏固定，使右上肢保持肩部前屈内收位、肘关节屈曲 90°、腕关节功能位、伸拇、伸指固定体位。主要是使修复神经断端处于松弛状态，避免移植神经吻合口断裂造成神经再损伤。临床工作重点要加强石膏固定期间皮肤护理，观察术后手指感觉运动恢复情况，确保石膏固定有效，避免因石膏固定引发其他并发症的发生。

3）主要措施

（1）病情观察与评估：观察石膏是否干燥；观察石膏的松紧度，有无皮肤受压、有无血液循环障碍；询问患者的自我感觉，有无疼痛、呼吸不畅等情况。

（2）体位护理：术后回病房时，如石膏还未干透，过床时护士需用双手掌轻托石膏并放在软枕上，防止石膏变形压伤皮肤。石膏的松紧度以能插入 1 指为宜。

术后前 2 天给予平卧位或侧卧位＜ 30°，在头部垫一软枕，胸前垫大棉垫或给予石膏悬吊抬高，以减少石膏对胸部的压迫。协助患者每 2 小时翻身，翻身时需保持颈、肩部固定且在同一平面。术后 3 天后，坐起及行走时让患者用左手轻轻托着石膏，以减轻石膏对头部的压迫。

（3）穿着要求：住院期间给患者穿开边衣，嘱患者出院后将衣服进行开边改造。冬季时，让患者穿贴身合适的开边衣，外面穿码数稍大可将患肢及石膏包裹在内的外套，以防受凉。

（4）功能训练：指导患者进行双下肢踝泵训练、股四头肌收缩、屈膝、屈髋训练；指导右上肢被动训练及意念训练，指导深呼吸及有效咳嗽。

（5）健康教育：告知患者及家属石膏固定的重要性，以取得其配合；教会患者判断石膏固定的松紧度、有效性；告知患者出院后石膏护理的相关注意事项。

告知患者出现异常情况的处理流程：若出现石膏断裂或石膏移位，应保持石膏固定时的姿势，即头正中位，右上肢保持肩部前屈内收位、肘关节屈曲 90°，切不可随意扭动头部及活动右上肢。

4）护理评价

患者住院期间及出院后石膏固定有效，6 周复查拆除石膏时未出现受压部位皮肤破损。

2. 患肢感觉、运动障碍

1）问题依据

入院查体，右肩、右上臂、肘关节、手指运动功能障碍，肘部及以下感觉明显减退，血液循环良好；术后右手拇指、示指、中指轻微麻木。

2）护理思维

患者右侧臂丛神经损伤导致右上肢感觉、运动障碍，术后为避免二次损伤，给予持续石膏固定，如不进行针对性护理，将会出现右上肢关节僵硬、肌肉萎缩、右上肢的意外损伤、肩关节脱位等。

3）主要措施

（1）病情观察与评估：观察右上肢的感觉及石膏固定外露部位的活动情况，对比健侧上肢感觉是否出现异常，特别是拇、示、中指的感觉。

（2）体位护理：右上肢避免受压。

（3）饮食护理：多食高蛋白、含丰富维生素的食物，如玉米、小米、薏仁、燕麦、荞麦、豆类等的食物，以增加神经营养，促进神经恢复。

（4）患肢的保护：用温水擦洗患肢，保持皮肤温度，注意水温，避免日常活动过度引起区域性炎性反应。

（5）功能训练

①患侧肢体功能训练

石膏固定期：指导患者用健侧手协助患肢未固定的掌指关节及指间关节进行主动或被动伸屈运动，指导患者进行意念性屈肘、屈指、伸指功能的训练。

拆除石膏后：肩、肘、腕、掌指关节从被动运动、主动运动、渐进性抗阻力运动至恢复功能。活动幅度由小到大，次数由少到多，被动与主动相结合。

被动活动和向心性按摩：指导患肢各关节做全方位被动活动，同时做向心性按摩，预防肌肉萎缩和关节僵硬，为神经恢复后的功能康复创造条件。后期可使用一些手部训练器械辅助练习，如橡皮筋弹指运动、分指板分指运动、捏橡皮球或保健圈等，逐渐练习一些精细动作，如系扣、分拣玻璃球等。可行物理治疗，包括电刺激、红外线、超短波理疗等方法。通过以上的运动治疗及物理治疗以促进患肢感觉、运动功能的康复。

②健侧肢体功能训练：术后 6 小时开始指导健侧肢体全方位活动，通过健侧肢体活动兴奋下运动神经元，促进神经生长，促进健侧 C_7 神经桥接移位所支配的肌肉功能恢复。

（6）用药护理：遵医嘱使用营养神经药物，如甲钴胺及维生素 B_1、B_6，并观察药物效果及副作用。

（7）健康教育：告知患者患肢及术后健侧感觉、运动障碍的可能原因及促进感觉、运动康复的方法及注意事项。强调出院后继续康复训练的方法及重要性，以取得患者配合。

4）护理评价

患者术前右上肢未出现意外伤害，右上肢各关节被动活动有明显好转。术后能遵医嘱进行患肢功能训练；右手拇指、示指、中指麻木减轻。

（三）患者转归

患者伤口无渗血、渗液，伤口愈合良好，头 – 颈 – 胸 – 右上肢石膏固定合适，于 7 月 3 日出院，患者及家属掌握出院后相关注意事项。

四、护理体会及反思

（一）护理体会

臂丛神经损伤是临床上常见的最为严重的周围神经损伤类型，且发病率日益增高，常造成肢体永久性功能障碍，给患者和社会带来沉重负担。目前，临床上治疗周围神经缺损的金标准仍然是自体神经移植修复。顾玉东院士发明的健侧 C_7 转位修复臂丛损伤的术式成功地解决了神经来源的问题，该方法的修复效果也被广泛认可。臂丛神经损伤康复周期长，头 – 颈 – 胸 – 右上肢石膏需要佩戴 4 ~ 6 周，在疾病康复过程中，必须让患者及家属一起参与，做好石膏护理、伤口护理，感觉、运动的自我观察和功能训练，避免相关并发症的发生，让患者早日康复。

（二）反思

臂丛神经撕脱伤后可能即刻或迟发性地导致疼痛，此种疼痛表现为压榨性、挤压性以及烧灼样的绞痛。自发性疼痛、触诱发痛及痛觉过敏同时存在，是一种慢性顽固性神经病理性疼痛。患者入院后，应对疼痛进行全面评估，综合干预。术后后期的康复训练尤为重要，要做好出院后延续性护理。

五、相关知识链接

（一）臂丛神经

1. 臂丛神经的解剖

臂丛神经由 $C_{5\sim8}$ 与 T_1 神经根组成，其中 $C_{5\sim6}$ 合为上干，C_7 为中干，$C_8\sim T_1$ 为下干，每干发出两股分支，上、中、下的一股分支合为后侧束，上、中干剩下的一股合为外侧束，下干剩下一股为内侧束；各束支又继续分出两支，后侧束的两支分别为腋神经和桡神经，外侧束的两条分支中一支为肌皮神经，另一分支与内侧束的其中一分支合为正中神经，内侧束剩下的一分支为尺神经。分支主要分布于上肢，有些小分支分布到胸上肢肌、背部浅层肌和颈深肌，主要的分支有：胸背神经、胸长神经、腋神经、肌皮神经、正中神经、桡神经、尺神经。臂丛神经主要支配上肢和肩背、胸部的感觉和运动。臂丛神经损伤是由工伤、交通事故或产伤等原因引起的一种周围神经损伤。受伤后患者上肢功能部分或完全丧失，遗留终生残疾。

2. 病因

（1）牵拉伤；

（2）对撞伤；

（3）压砸伤；

（4）切割伤或枪弹伤；

（5）产伤。

3. 分类

一般分为上臂丛神经损伤、下臂丛损伤和全臂丛神经损伤。按臂丛神经损伤的机制与损伤部位做出以下分类：

（1）开放性臂丛神经损伤；

（2）闭合（牵拉）性臂丛神经损伤：①锁骨上臂丛神经损伤：神经节以上臂丛神经损伤（节前损伤）；神经节以下臂丛神经损伤（节后损伤）；②锁骨下臂丛神经损伤；

（3）放射性臂丛神经损伤；

（4）产瘫。

4. 临床表现

1）臂丛神经根损伤

（1）上臂丛神经根（$C_{5\sim7}$）损伤：腋、肌皮、肩胛上神经及肩胛背神经麻痹，桡、正中神经部分麻痹。肩关节不能外展与上举，肘关节不能屈曲，腕关节虽能屈伸但肌力减弱，前臂旋转亦有障碍，手指活动尚属正常，上肢伸面感觉大部分缺失。

（2）下臂丛神经根（C_8 ~ T_1）损伤：尺神经麻痹，臂内侧皮神经、前臂内侧皮神经受损，正中、桡神经部分麻痹。手的功能丧失或发生严重障碍，肩、肘、腕关节活动尚好，患侧常出现霍纳（Horner）征。手内肌全部萎缩，手指不能屈伸或有严重障碍，拇指不能掌侧外展，前臂及手部尺侧皮肤感觉缺失。

（3）全臂丛神经损伤：早期整个上肢呈迟缓性麻痹，各关节不能主动运动，但被动运动正常。

2）臂丛神经干损伤

（1）上干损伤：其临床症状与体征和上臂丛神经根损伤相似。

（2）中干损伤：独立损伤极少见，但可见于健侧 C_7 神经根移位修复术切断 C_7 神经根或中干时。仅有示、中指指腹麻木，伸肌群肌力减弱等，可在 2 周后逐渐恢复。

（3）下干损伤：其临床症状与体征和下臂丛神经根损伤类同。

3）臂丛神经束损伤

（1）外侧束损伤：肌皮、正中神经外侧根与胸前外侧神经麻痹。肘关节不能屈，腕关节能屈但桡侧腕屈肌麻痹，上肢的其他关节、肩关节与手部诸关节的运动尚属正常。

（2）内侧束损伤：尺、正中神经内侧根与胸前内侧神经麻痹。手指不能屈伸（掌指关节能伸直），拇指不能掌侧外展，不能对掌、对指，手无功能；手呈扁平手和爪形手畸形；肩、肘关节功能正常。

（3）后束损伤：肩关节不能外展，上臂不能旋内，肘与腕关节不能背伸，掌指关节不能伸直，拇指不能伸直和桡侧外展，肩外侧、前臂背面和手背桡侧半的感觉障碍或丧失。

5. 治疗

1）一般治疗

对常见的牵拉性臂丛神经损伤，早期以保守治疗为主，即应用神经营养药物（弥可保、神经妥乐平等），损伤部进行理疗，如电刺激疗法、红外线、磁疗等，患肢进行功能训练，防治关节囊挛缩，并可配合针灸、按摩、推拿，有利于神经震荡的消除，神经粘连的松解及关节松弛。观察时期一般在 3 个月左右。

2）手术治疗

（1）手术指征

①臂丛神经开放性损伤、切割伤、枪弹伤、手术伤及药物性损伤，应早期探查，手术修复。

②对于撞伤、牵拉伤、压砸伤等导致的臂丛神经损伤，如缺位节前损伤者应及早手术，而闭合性节后损伤者，可先经保守治疗 3 个月。在下述情况下可考虑手术探查：保守治疗后功能无明显恢复者；呈跳跃式功能恢复者如肩关节功能未恢复，而肘关节功能先恢复者；功能恢复过程中，中断 3 个月无任何进展者。

③产伤者，出生后半年无明显功能恢复者或功能仅部分恢复，即可进行手术探查。

（2）手术方法：臂丛神经探查术，锁骨上臂丛神经探查术；锁骨下臂丛神经探查术；锁骨部臂丛神经探查术。

（3）手术原则：根据手术的情况，处理原则为神经松解术；神经移植术；神经移位术。

（二）乳糜漏

1. 乳糜漏发生的原因

胸导管或淋巴管主要分支破损引起乳糜液溢出，即为乳糜漏。乳糜漏的危害在于高流量时导致脂肪、蛋白质、水及电解质的丢失，患者出现营养不良而衰竭；另外，淋巴液中含有大量的淋巴细胞，淋巴液丢失可引起体内淋巴细胞功能低下而继发感染。其原因是在施行颈廓清术中损伤颈段胸导管或右淋巴管。

2. 乳糜漏的诊断依据

（1）临床诊断：一般认为术后 1 ~ 3 天颈部引流出的液体量逐渐增多，颜色由最初的淡黄色或淡红色血性液体，继而转为乳白色浑浊液体，必要时行苏丹Ⅲ实验鉴别，若进食后更加明显，可判定为乳糜漏。发生乳糜漏时患者可伴有患侧锁骨上区的皮肤肿胀、明显凹陷压迹等征象，有些甚至出现红、肿、热、痛。乳糜漏表现为典型的乳白色液体，这主要取决于饮食的脂肪含量。

（2）实验室诊断：乳糜漏一般是对患者的引流液和血清中三酰甘油（甘油三酯）的含量进行检测（术后第 1 天、第 3 天）如果引流液中甘油三酯浓度大于 2.6mmol/L，或超过血清中甘油三酯的含量均支持乳糜漏的诊断。

3. 发生乳糜漏的护理措施

（1）夹闭伤口引流管：术后应密切监测引流液的颜色、性质、量，如果发现引流液呈红色浑浊夹带白色丝状液或乳白色液体，应立即报告医生，遵医嘱予夹闭伤口引流管。

（2）局部加压：平卧位，颈部用 500 ~ 1000g 沙袋做切口局部加压，并注意观察局部加压时患者有无较为明显的不适感，尤其颈部活动时。指导患者活动时力度适宜，减少颈部活动；颈部包扎压力适当，防止压迫致呼吸困难。

（3）密切观察伤口敷料，如有渗血、渗液，应及时通知医生换药。

（4）饮食护理：淋巴流量不到 1mL/min 时，应控制脂肪摄入，以高蛋白、高热量饮食，控制含长链脂肪食物，如鱼、肉、食用油，必要时由营养室配送营养液膳食。淋巴流量超过 1mL/min 时，应给予禁食，予静脉营养支持治疗，维持水电解质平衡、加强营养、提高免疫力。无乳糜液渗漏后，逐渐恢复普通饮食。

（5）观察患者的生命体征、呼吸、出入量、生化指标等。

（6）预防感染：观察和评估伤口情况，伤口渗液多时，应观察渗液的颜色、气味，并通知医生及时更换伤口敷料，保持伤口敷料干燥。

（7）心理护理：告知患者及家属发生乳糜漏的原因及其配合要点，介绍成功病例，鼓励其树立信心。

（8）拔管指征：开放引流管 7 ~ 10 天，伤口敷料干燥，引流液颜色、性质无异常且量每日少于 20mL 即可考虑拔管。

（三）去细胞同种异体神经（神桥）移植治疗臂丛神经损伤

临床上治疗周围神经缺损的金标准仍然是自体神经移植修复，但是，自体神经来源有限，并给供区造成一定的功能障碍。另一方面是研究用同种异体神经移植来进行修复，但存在免疫排斥反应的问题，且因供体有限，常无法满足较大神经缺损或较广泛神经损伤修复的需要，顺应科学发展的趋势，中山大学附属第一医院显微创伤骨科成功自主研制了人去细胞神经支架材料（神桥），为修复周围神经缺损提供了新的方法。神桥适用于桥接修复各种原因所致的断端无法直接缝合小于 1 ～ 5cm 的神经缺损。术后护理同健侧 C_7 移位术术后护理。

（黄小芬　周惠兰　黄天雯）

第七节　1 例腕管综合征患者的护理

一、基本信息

姓名：罗某；性别：女；年龄：55 岁；婚姻情况：已婚

文化程度：初中；籍贯：广东省茂名市；职业：无

入院日期：2018 年 9 月 18 日；出院日期：2018 年 9 月 21 日

出院诊断：①右侧腕管综合征；②左侧腕管综合征

病史陈述者：患者本人及家属

二、病例介绍

主诉：双手麻木 8 个月。

现病史：患者自诉无明显诱因出现双手桡侧 3 个半手指感觉麻木 8 个月余；半年前出现双手活动受限，以右侧明显；2 周前右手大鱼际肌萎缩，未予特殊处理，为求进一步治疗来我院就诊。神经电生理检查提示双侧正中神经腕上 – 下段损害，符合腕管综合征的诊断；超声检查提示双腕管内正中神经受压，门诊以“双腕管综合征”收入我科。

入院诊断：①右侧腕管综合征；②左侧腕管综合征。

既往史：平素体健，否认高血压、糖尿病、冠心病病史；否认肝炎、结核等传染病病史；否认外伤、手术、输血史；无食物、药物过敏史，否认特殊化学品及放射线接触史；无吸烟、饮酒等不良嗜好。

婚育史：已婚，育有 2 子 1 女，配偶体健。

家族史：无特殊。

专科检查：腕部正中神经叩击试验（Tined 征）阳性；屈腕试验（Phalen 征）阳性；

右侧大鱼际肌萎缩，双侧手指桡侧 3 个半手指感觉麻木，右侧为重；各指活动、血液循环正常，肌力正常。

辅助检查：

心电图检查：窦性心律，心电图正常。

X 线检查：心肺膈未见异常。

超声检查：双腕管内正中神经受压。

神经电生理检查：双侧正中神经腕上 – 下段损害。

异常检验结果：无。

入院时生命体征：T36.8℃，P64 次 / 分，R20 次 / 分，BP114/70mmHg。

入院时护理风险评估：疼痛数字评分法评分为 1 分，跌倒风险评估为低风险。

心理社会方面评估：患者情绪稳定，丈夫陪同入院。

三、治疗护理及预后

（一）治疗护理过程（表 4-7-1）

表 4-7-1　治疗护理过程

时间		病程经过	治疗处置
9 月 18 日		双手麻木 8 个月余，活动受限半年余，以右侧明显入院。	完善各项监测、检查与术前风险评估。
9 月 19 日		完善术前各项检查。	讲解术前注意事项。
9 月 20 日	8：00	生命体征平稳。	完成术前准备。
	8：30	患者进入手术室。	完成手术交接。
	10：00	患者在全身麻醉下行“右腕横韧带切开减压 + 正中神经探查松解术”，手术顺利，术后返病房，生命体征：T36.1℃、P62 次 / 分、R18 次 / 分、BP123/74mmHg、SpO_2 100%。右腕部伤口敷料包扎好，无渗血。右手拇指、示指、中指及环指桡侧麻木较术前缓解，活动受限，血液循环良好。	持续心电监护，低流量吸氧（2 L/min），予抬高右上肢。术后予抗感染、镇痛、营养神经等药物治疗，向患者及家属交代术后相关注意事项。术后 6 小时，遵医嘱停用心电监护及吸氧，生命体征平稳。
9 月 21 日		右腕部伤口无红肿、渗血、渗液；右手拇指、示指、中指及环指桡侧麻木较术前缓解，活动正常，血液循环良好。	给予伤口换药；行手部功能训练指导，告知注意事项，患者出院。

术后辅助检查及检验结果：无异常。

（二）主要护理问题及措施

1．预防神经、肌腱粘连

1）问题依据

术后伤口位于腕部，术后炎症反应，会增加腕管内压力而压迫正中神经。术中彻底松解神经过程中会切除肌腱表面部分滑膜，造成肌腱裸露；周围组织出现相应的粘连、术后伤口血肿、炎症反应等均容易引起神经、肌腱粘连。

2）护理思维

术后的康复治疗与手术同等重要，若不采取预防措施，容易造成术后手部感觉麻木、关节僵硬，严重者需要二次手术治疗。

3）主要措施

（1）病情观察与评估：监测患者体温及右上肢感觉运动、末梢血液循环情况，如发现皮肤发绀、发冷、肿胀、麻木或疼痛，应及时报告医生。

（2）体位护理：术后3周内，腕关节位于中立位。抬高右上肢，高于心脏水平20 ~ 30cm，以促进血液循环。下床活动时，将右上肢用手臂吊带抬高至胸部水平，勿将患肢下垂。

（3）饮食护理：多食高蛋白、含丰富维生素的食物，如玉米、小米、薏仁、燕麦、荞麦、豆类等食物，以增加神经营养，促进神经恢复。

（4）伤口护理：观察手术伤口有无红肿，伤口有无渗血、渗液，保持伤口敷料干燥。

（5）功能训练：早期指导并督促患者进行功能训练，具体方法、频次详见下文“神经功能康复”。

（6）用药护理：遵医嘱使用抗感染、营养神经药物治疗，并观察药物效果及不良反应。

（7）健康教育：告知患者术后神经粘连发生的原因及注意事项，早期功能训练的重要性，以引起患者的重视。告知患者及家属预防伤口感染的相关知识。

4）护理评价

患者术后手部麻木症状较术前减轻，未出现神经、肌腱粘连等相关症状。

2. 神经功能康复

1）问题依据

患者已出现正中神经卡压受损，术后需要神经功能康复；正中神经返支和掌皮支易在术中受损；患者及家属康复知识缺乏。

2）护理思维

松解术后护士应密切观察拇指对掌功能，以了解正中神经返支是否受损；系统、有效的指导对患者术后手腕部康复训练至关重要。

3）主要措施

（1）病情观察：观察右手拇指对掌功能，以了解返支是否受损；观察手掌皮肤有无麻木及汗腺分泌情况，了解掌皮支是否受损；观察疼痛的性质及其发生、发展的演变。

（2）功能训练：指导上肢、腕关节、手部功能训练的方法，强调功能训练对日后的恢复至关重要。

早期功能训练：能有效防止神经、肌腱粘连。分阶段行手部功能训练，术后第1天可行手抓空训练、分次合指训练、拇指训练；术后第2天后可行腕关节屈伸训练、手腕旋转训练、肘关节伸屈训练等，频率不宜过快。

①手抓空训练：反复用力握拳、释拳，握拳一定要用力，伸指张开一定要伸直，尽

可能张开达最大限度（图 4-7-1）。

②拇指训练：拇指屈曲、背伸、内收、外展、对掌运动训练和拇指的旋转环绕训练；拇指指尖分别与示、中、环、小指各指指尖反复对捏以锻炼手指对指功能。适用于大鱼际肌萎缩患者，此训练可改善肌肉功能，加强肌肉力量（图 4-7-2）。

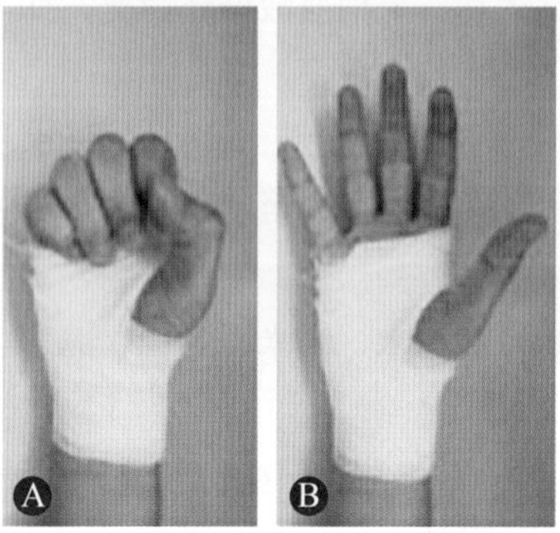

图 4-7-1　手抓空训练

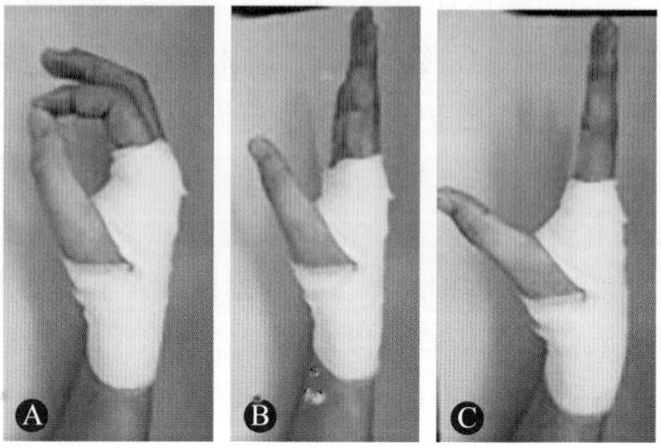

图 4-7-2　拇指训练

③分次合指训练：打开手掌，一次用力合上一根手指（图 4-7-3）。

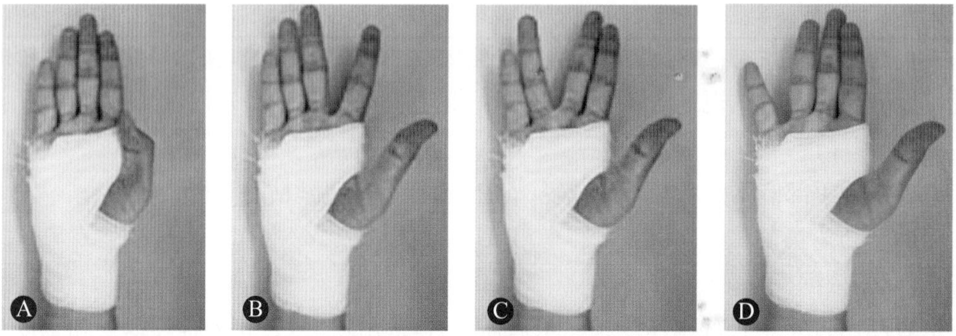

图 4-7-3　分次合指训练

④腕关节屈伸训练：用力握拳，反复做腕关节的掌屈和背伸活动（图 4-7-4）。

⑤手腕旋转训练：顺时针、逆时针旋转手腕（图 4-7-5）。

⑥肘关节伸屈训练：屈前臂、伸前臂。

中期功能训练：右手及左手术后 3 ～ 4 周可采取以下训练方法。

①功能训练：进行肌肉被动运动和主动收缩的神经冲动练习，包括腕关节屈伸、拇指屈伸、对掌、对指等主动性训练；做加大腕关节屈伸和前臂旋转度的牵引与抗阻训练，以及腕掌支撑训练。

②温水浸泡：双手浸泡在温水中，每日 2 次，每次 15min，有利于改善手部的血液循环，减轻腕管内滑膜的水肿。

③限制活动：活动后双上肢可用护腕固定腕关节于平伸位，限制活动，让患手能够得到充分的休息，避免过分活动引起充血；晚上睡觉时也可使用护腕，防止腕屈曲引起充血。

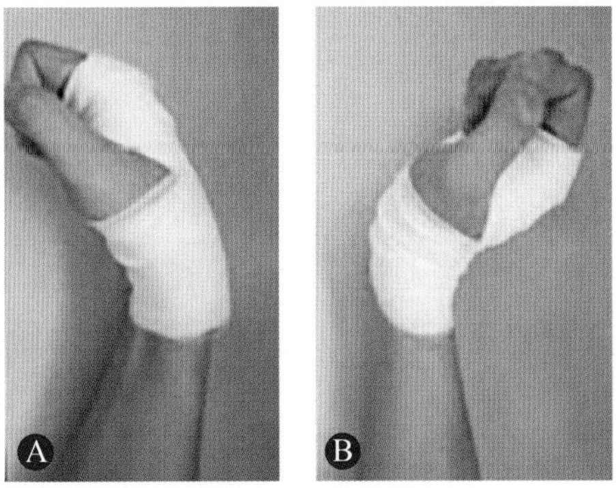

图 4-7-4　腕关节屈伸训练

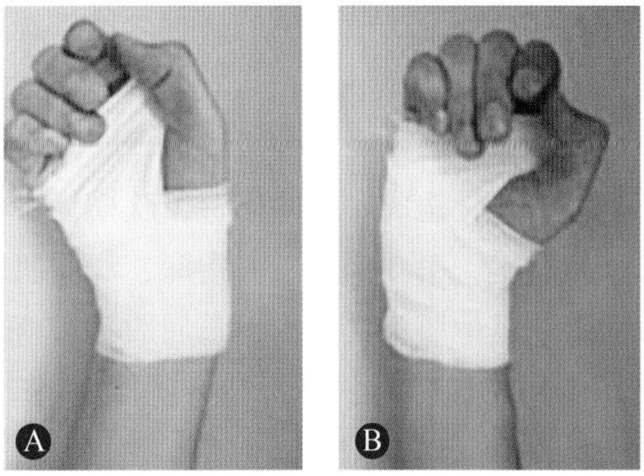

图 4-7-5　手腕旋转训练

④抬高患肢：此时手腕部勿负重，应避免腕部用力提拎重物。

后期功能训练：术后 6 个月左右，可参与日常生活劳动，进行适度的日常生活作业来促进功能恢复。

（3）健康教育：告知患者腕管综合征的好发原因、手术方式及术后的护理要点，告知患者要正确使用腕关节，预防腕管综合征的再次发生。嘱患者遵医嘱服用营养神经药物。

4）护理评价

患者右手肢端血液循环良好，右手麻木有所改善。患者掌握腕管综合征康复训练方法，出院时能复述此病康复期的注意事项。

（三）患者转归

生命体征平稳，右腕部伤口无红肿，无渗血、渗液；右手拇指、示指、中指及环指桡侧麻木较术前缓解，活动正常，血液循环良好，出院。

四、护理体会及反思

（一）护理体会

术前对患者进行详细的相关疾病介绍及康复指导，术后加强伤口护理及神经修复的观察，重视康复训练指导。通过系统的康复训练，患者很好地掌握了训练的方法；护士加强了防止疾病复发相关知识宣教，保证患者安全康复。

（二）反思

腕管综合征的患者住院时间短，患者对术后伤口护理及神经康复知识掌握不全，应加强延续护理。教会患者辨识症状，早期发现，早期治疗。

五、相关知识链接

（一）腕管综合征

腕管综合征（carpal tunnd syndrome，CTS），又名腕管狭窄症，正中神经挤压征或腕管狭窄性腱鞘炎，是由于正中神经在腕部的腕管内受卡压而引起的以手指麻痛为主要临床表现的综合征，是最常见的一种周围神经卡压性疾病，也是手外科经常进行手术治疗的疾病。

1.解剖

腕管由腕骨构成底和两侧壁，腕横韧带覆盖其上组成的一个骨－纤维隧道。腕管内有拇长屈肌腱，第 2 ～ 5 指的指深、浅屈肌腱和正中神经通过。正中神经最表浅，位于腕横韧带与其他肌腱之间。拇长屈肌腱被桡侧滑囊包裹，其他肌腱为尺侧滑囊包裹。当腕关节掌屈时正中神经受压，同时用力握拳，则受压更剧。

2.病因

（1）外源性压迫：因腕横韧带的支撑保护，来自腕管表面的压迫少见。

（2）管腔本身变小：腕横韧带可因内分泌病变（肢端肥大症、黏液性水肿）或外伤后瘢痕形成而增厚；腕部骨折、脱位（桡骨下端骨折、腕骨骨折和月骨周围脱位等）可使腕管后壁或侧壁突向管腔，使腕管狭窄。

（3）管腔内容物增多、体积增大：腕管内腱鞘囊肿、神经鞘膜瘤、脂肪瘤、外伤后血肿机化，以及滑囊炎、屈指肌肌腹过低、蚓状肌肌腹过高等，都将过多占据管腔内容积，而使腕管内各种结构相互挤压、摩擦，从而刺激或压迫正中神经。

（4）职业因素：如木工、厨工等长期过度用力使用腕部，腕管内压力反复出现急剧变化：腕管内压力在过度屈腕时为中立位的 100 倍；过度伸腕时为中立位的 300 倍。这种压力变化也易引起正中神经发生慢性损伤。

3.临床表现

（1）中年女性多见，男性常有职业病史。双腕同时发病可高达 30% 以上，其中绝经期女性占双腕发病者的 90%。

（2）患者首先感到桡侧 3 个手指端麻木或疼痛，持物无力，以中指为甚。夜间或清晨症状最重，适当抖动手腕症状可以减轻，有时疼痛可牵涉到前臂。

（3）体检拇、示、中指有感觉过敏或迟钝。鱼际肌萎缩，拇指对掌无力。腕部正中神经 Tined 征阳性。Phalen 征：屈肘、前臂上举，双腕同时屈曲 90°，1min 内患侧即会诱发出正中神经刺激症状，阳性率为 70% 左右。腕管内有炎症或肿块者，局部隆起、有压痛或可扪及肿块边缘。

（4）电生理检查鱼际肌肌电图及腕指的正中神经传导速度测定有神经损害征。

4.腕管综合征的预防

告知患者保持良好的操作姿势是避免相关损伤的最佳方法。养成良好的坐姿，不论工作或休息，都应该注意手和手腕的姿势，保持手腕伸直，不要弯曲，但也不要过度伸展；坐时背部应挺直并紧靠椅背，肘关节呈 90°。进行手部按摩可在一定程度上预防腕管综合征的发生，如捏揉腕关节：将健肢拇指指腹按在患腕掌侧，其余四指放在背侧，适当对合用力捏揉腕关节 0.5 ～ 1.0min；摇腕关节：用健手握住患肢手指，适当用力沿顺时针、逆时针方向牵拉摇动 0.5 ～ 1.0min；捻牵手指：用健侧拇、示指捏住患指手指，从指根部捻动到指尖，每个手指依次进行，捻动后再适当用力牵拉手指。

（二）神经激惹试验

1. Tinel 征

检查时用手指叩击腕部掌侧正中，造成正中神经支配区的麻木、疼痛者为阳性。阳性率约为 94%。

2. Phalen 试验

腕关节极度掌屈，1min 后，自觉正中神经单一支配区麻木加重者为阳性。可双侧对比，也可在屈腕时，检查者拇指压迫腕部正中神经部位，1min 后，麻木加重者为阳性。阳性率约为 71%。

（三）肘管综合征概述

1. 定义

肘管综合征（cubital tunnel syndrome）是指尺神经在肘部尺神经沟内因慢性损伤而产生的症状和体征。

2. 解剖

尺神经沟为肱骨内髁和内上髁之间的背侧骨性凹面，其上有尺侧副韧带、尺侧屈腕肌筋膜和弓韧带覆盖，两者之间的通道称为肘管。尺神经即被约束在肘管之中。当肘关节屈、伸时，尺神经在肘管内被反复牵张或松弛。

3. 病因

虽然肘管的各种结构和形态异常均可使尺神经受到卡压，但常见的原因如下：

（1）肘外翻：这是最常见的原因。幼时肱骨髁上骨折或肱骨外髁骨骺损伤，均可发生肘外翻畸形。此时尺神经呈弓弦状被推向内侧使张力增高，肘关节屈曲时张力更大，如此在肘管内反复摩擦即可产生尺神经慢性创伤性炎症或变性。肘外翻程度轻者，可在数十年后发病，故称为迟发性神经炎，而程度重者 1 ～ 2 年内即可发病。

（2）尺神经半脱位：因先天性尺神经沟较浅或肘管顶部的筋膜、韧带结构松弛，在屈肘时尺神经易滑出尺神经沟外，这种反复滑移使尺神经受到摩擦和碰撞而损伤。

（3）肱骨内上髁骨折：如骨折块向下移位，可压迫尺神经。

（4）创伤性骨化：肘关节创伤后极易产生骨化性肌炎，若发生在尺神经沟附近，可致尺神经受压。

4. 临床表现

（1）手背尺侧、小鱼际、小指及环指尺侧半皮肤感觉异常首先发生，通常为麻木或刺痛。

（2）继发生感觉异常一段时间后，可出现小指对掌无力及手指收、展不灵活。

（3）检查可见手部小鱼际肌、骨间肌萎缩及环、小指呈爪状畸形。前述区域皮肤痛觉减退。夹纸试验阳性及尺神经沟处 Tienl 征阳性，弗罗芒（Froment）征阳性。

（4）电生理检查发现肘下尺神经传导速度减慢，小鱼际肌及骨间肌肌电图异常。

（5）基础疾病表现：如肘外翻、尺神经沟处增厚或有肿块。X 线检查显示局部有移位骨块或异常骨化等。

5. 肘管综合征的临床分型

目前，肘管综合征临床分型主要有：麦高恩（McGowan）分型、德隆（Dellon）分型、沈成分型、奥斯本（Osborne）分型和顾玉东分型，以上几种分型各有特色，本书仅介绍顾玉东院士对肘管综合征的临床分型（表 4-7-2）。

表 4-7-2　肘管综合征分型

分型	感觉	运动	爪形手	肌电图 */（m/s）	治疗
轻度	间歇性振动感异常	自觉无力，灵活性差	−	＞40	保守治疗
中度	间歇性刺痛感减退	握力差，手指能内收、外展	−	40 ~ 30	减压术
重度	持续性感觉异常，两点辨别感觉异常	肌萎缩，手指不能内收及外展受限	+	＜30	前置术

注：* 肘部尺神经传导速度

（黄小芬　周惠兰　黄天雯）

第八节　1 例左桡神经损伤患者的护理

一、基本信息

姓名：李某；性别：男；年龄：42 岁；婚姻情况：已婚

文化程度：大学；籍贯：广东省广州市；职业：公务员

入院日期：2018 年 4 月 8 日；出院日期：2018 年 4 月 13 日

出院诊断：左桡神经损伤

病史陈述者：患者本人及家属

二、病例介绍

主诉：左前臂疼痛、左手伸指障碍、垂腕 1 个月余。

现病史：患者 1 个月前无明显诱因出现左前臂疼痛，为阵发性放电式疼痛，伴左手伸指受限、无力及左手腕背伸障碍。无发热，左手无红、肿、热、痛。至我院门诊就诊，行彩超检查提示：左桡神经漏斗样狭窄；肌电图提示：左桡神经重度损害。给予镇痛、物理治疗等，左前臂疼痛好转，左手仍伸指障碍、左手腕下垂，伴左前臂肌肉萎缩。为进一步诊治，门诊以“左桡神经损伤”收入我科。

入院诊断：左桡神经损伤。

既往史：平素身体健康状况良好，否认高血压、糖尿病、冠心病病史。否认肝炎、结核等传染病病史，否认手术、外伤、输血史，无食物、药物过敏史。无吸烟、饮酒等不良嗜好。

婚育史：已婚。

家族史：否认家族中有类似疾病史。

专科检查：左前臂肌肉萎缩，皮肤无红、肿、热、痛，左手腕下垂，左手伸指障碍，拇指内收畸形，不能外展，左前臂旋后障碍。肌力 0 级，肌张力正常。感觉无异常。其余肢体无明显异常。

辅助检查：

心电图检查：窦性心律，心电图正常。

彩色多普勒超声：左桡神经漏斗样狭窄。

肌电图检查：左桡神经（桡神经沟以下）重度混合性损害。

入院时生命体征：T36.9℃，P85 次 / 分，R18 次 / 分，BP125/71mmHg。

入院时护理风险评估：疼痛数字评分法评分为 2 分。

心理社会方面评估：患者情绪稳定，妻子陪同入院。

三、治疗护理及预后

（一）治疗护理过程（表 4-8-1）

表 4-8-1　治疗护理过程

时间		病程经过	治疗处置
4 月 8 日		患者因“左前臂疼痛、左手伸指障碍、垂腕 1 个月余”入院。	完善各项监测、检查与术前风险评估。
4 月 9 日	8:00	生命体征平稳。	完善术前准备。
	8:15	患者进入手术室，在臂丛麻醉下行“左上臂肘部桡神经探查 + 病灶切除 + 神经松解修复 + 石膏外固定术”。	完成手术交接。
	12:50	患者手术时间为 3.5 小时，术中出血 50 mL。返回病房时，生命体征：T36.9℃、P85 次 / 分、R18 次 / 分、BP125/71mmHg。患肢留置伤口引流管一条，引流出暗红色液体；伤口敷料干燥、无渗血，肢端血液循环好。	给予持续心电监护与低流量吸氧 6 小时；患肢制动并抬高，高于心脏 20 ～ 30cm。遵医嘱给予镇痛、营养神经治疗。妥善固定各管路，并保持通畅。
4 月 10 日		患者主诉伤口疼痛，疼痛评分为 5 分，主诉左手腕感觉较术前稍减退；左手部桡侧皮肤轻度麻木。伤口引流管引出暗红色液体，量约 15mL。	遵医嘱给予镇痛、营养神经治疗，用药 30min 后疼痛评分为 2 分。
4 月 11 日		患者主诉伤口疼痛明显缓解，疼痛评分为 2 分，主诉左手腕感觉较术前稍减弱；左手部桡侧皮肤轻度麻木。医生给予拔除伤口引流管，伤口敷料干燥。	继续遵医嘱给予镇痛、营养神经治疗。
4 月 13 日		患者主诉伤口疼痛可忍受，疼痛评分为 1 分，主诉左手腕感觉较术前稍减退；左手部桡侧皮肤轻度麻木。	患者出院，嘱患者出院后继续口服营养神经药物治疗。

(二)主要护理问题及措施

1. 有桡神经受压迫的可能

1)问题依据

患者术后患肢恢复自主感觉后，主诉左手腕感觉较术前稍减退；左手部桡侧皮肤出现轻度麻木。

2)护理思维

神经探查修复术后，因手术部位局部炎症反应可出现组织水肿，从而压迫桡神经，引起患肢出现术前未曾出现过的感觉异常，如左手部桡侧皮肤感觉麻木、减退等。患者术后留置一条伤口引流管，若引流不畅，则有可能形成血肿，压迫桡神经。因此，要密切关注患肢感觉运动情况，若有异常及时汇报医生。

3)主要措施

(1)病情观察与评估：术后6小时内每小时评估患肢感觉、活动及肢端血液循环情况及疼痛程度；术后24小时内，每1小时评估记录1次；术后24小时后，每2小时评估记录1次。警惕有无血肿形成或桡神经受压，如患者肢体感觉呈进行性下降，必须立即报告医生紧急处理。

(2)体位护理：患肢抬高，高于心脏20cm，以促进血液循环，减轻肿胀；另外，禁忌患侧卧位，注意石膏有无受压或过紧。

(3)管道护理：妥善固定管道，保持伤口引流管通畅，以防管道堵塞导致血肿压迫桡神经。

(4)疼痛护理：如患者主诉疼痛评分＞3分，遵医嘱多模式、个体化镇痛，观察用药后的效果。

(5)药物护理：遵医嘱使用消肿、营养神经等药物治疗，并观察药物反应及效果。

(6)健康教育：解释肢端血液循环障碍的风险，教会患者患肢感觉及肢端血液循环变化的自我观察。告知患者因手术部位局部炎症反应可出现组织水肿，从而压迫手术部位部分神经，引起患肢出现术前未曾出现过的感觉异常，如感觉减退、桡神经支配区出现感觉麻木、电击感；如患肢感觉呈进行性下降，可能出现桡神经受压迫，需及时报告医护人员。

4)护理评价

患者患肢血液循环情况好，左手腕及左手桡侧感觉没有异常改变；为患者实施健康教育后，对于左手部桡侧皮肤出现轻度麻木症状，患者表示理解，并积极配合治疗。

2. 桡神经功能康复

1)问题依据

该患者手术后左手腕部仍存在屈伸功能障碍，左手腕感觉较术前稍减退；左手部桡侧皮肤出现轻度麻木。

2)护理思维

桡神经损伤术后功能恢复所需时间长，这与上肢损伤部位至靶器官的距离远有关。

手内在肌体积小，在神经再生或修复的过程中，很容易萎缩变性，不易再修复。长时间的垂腕导致关节僵硬畸形，手部肌肉萎缩而纤维化，无法恢复手及腕的功能，神经再生为无效再生。

桡神经损伤后康复的重点为恢复运动功能，术后早期进行系统功能训练是取得良好效果的关键。术后早期行腕关节被动活动、上肢肌肉训练及手部按摩，使腕关节保持正常活动范围，防止关节囊及其周围韧带挛缩，延缓神经支配的肌肉萎缩，避免肌肉萎缩而纤维化，使神经再生为有效再生，肢体功能得到恢复。

3）主要措施

（1）病情观察与评估：评估患肢感觉、活动情况，评估肿胀及疼痛程度是否影响患者进行早期功能训练。按时评估及记录。行神经松解修复后，为预防缝合的神经断裂，一般予患肢石膏外固定，观察石膏固定是否合适，石膏固定不应超过掌指关节，否则会影响掌指关节及指间关节的主、被动运动。

（2）体位护理：内容同前。患肢予石膏固定，保持前臂旋前，腕、拇指和手指背伸位。

（3）功能训练

①早期（术后4周内）功能训练：因术后予患肢石膏固定于腕背伸20°～30°功能位，掌指关节伸直，不固定远端指间关节。故早期功能训练主要以被动伸指、主动屈曲手指为主，连续做，每次10min，每日2～3次。

②中期（术后4～6周）功能训练：视复查情况，于术后4～6周拆除石膏；拆除石膏后患肢的功能训练除继续以上内容外，还应把掌指关节及腕关节的被动背伸及主动屈曲作为神经功能康复的重点。因此，患肢中、后期的功能训练内容包括被动伸指、伸腕，主动屈指、屈腕，每次10min，每日2～3次；拆除石膏后，为预防屈指、垂腕畸形，在指导患者行中期患肢功能训练的同时，可积极邀请康复科医生介入，为患者定制个体化的活动支具，并制定专业的康复方案，达到既可以预防屈指、垂腕畸形，又可以帮助患者最大限度地恢复右上肢神经功能的目的。

③后期功能训练：逐渐增强腕关节和手指的屈伸运动，直至达到最大关节活动度。

（4）健康教育：告知患者持续功能训练的重要性，并指导患者定期至康复专科复诊，以获得恢复期个体化的康复指导；向患者介绍神经损伤的修复机制，告诉患者神经损伤修复需较长时间，鼓励患者树立战胜疾病的信心，积极配合治疗。

4）护理评价

患者能理解持续患肢功能训练的重要性并积极配合，能最大限度地避免左前臂及左手肌肉进行性萎缩。

（三）患者转归

患者术后伤口愈合良好，于4月13日出院，掌握中、后期神经功能康复的内容、方法及注意事项。

四、护理体会及反思

（一）护理体会

在本病例中，患者无明显诱因出现左前臂阵发性放电式疼痛，伴左手不能伸指及左手腕背伸功能受限，患者对疾病的不理解，以及对手术效果及预后存在担心。因此，要及时让患者了解疾病的发生、治疗与护理注意事项，重点是预防术后并发症，提高患者的依从性。

（二）反思

该患者术后第 4 天即出院，但患肢的功能训练应是连续的、循序渐进的，以促进损伤神经的再生。因此，在护理类似患者时，多与主管医生沟通，建议及时申请康复专科医生会诊，为患者制定个体化的康复方案，协助患者在出院后能够按时、按量地完成功能训练，促进早日康复。

五、相关知识链接

1. 桡神经损伤的临床表现与诊断

1）临床表现

（1）桡神经起始部（腋部）损伤，出现“三垂征”，即垂肘、垂腕、垂指畸形，前臂伸肌群萎缩；第 2 ~ 5 指掌指关节不能伸，拇指不能背伸和桡侧外展，处于内收位，不能伸腕，伸肘位前臂不能旋后。手背桡侧、拇、示指及中指桡侧半感觉可减退或消失，以虎口部最为明显。肱桡肌萎缩，上臂肌群萎缩，伸肘功能障碍。

（2）桡神经上臂部损伤，仅伸肘功能正常，其他功能均障碍。

（3）桡神经肘部损伤，伸肘功能正常，伸腕功能可能正常，其他功能障碍。

（4）桡神经深支损伤，主要出现垂指畸形，第 2 ~ 5 指掌指关节不能伸直，拇指不能背伸和桡侧外展。无感觉功能障碍。

2）诊断依据

患者可能有外伤史、切割伤史、枪弹伤史及药物伤史、手术史（如肱骨中段骨折切开复位术、钢板内固定术），有的患者有醉酒睡眠和极度疲劳后不良睡姿史，部分患者有多次静脉穿刺史。肌电图示相应的肌肉失神经支配。

2. 正中神经的应用解剖

正中神经纤维来源于 $C_{5\sim8}$、T_1 神经根纤维。正中神经外侧根为外侧束内侧半的终末支，由 $C_{5\sim7}$ 神经根纤维组成，主要支配旋前圆肌及桡侧屈腕肌，并含有较多感觉纤维支配手部感觉，故常把正中神经外侧根称为感觉根。内侧根为内侧束外侧头的终末支，由 $C_8 \sim T_1$ 神经根纤维组成，主要支配掌长肌、全部屈指肌、大鱼际肌群及桡侧两块蚓状肌，并有少量感觉纤维共同支配手部感觉，故把正中神经内侧根称为运动根。所以，重建手部感觉功能应以外侧根为主，重建运动功能应以内侧根为主。

（1）正中神经损伤的临床表现

①患肢前臂不能旋前，拇指、示指不能屈曲，前臂屈肌群萎缩，屈腕力下降且尺偏。

②拇指不能掌侧外展及对掌，大鱼际区肌肉萎缩。拇指紧靠示指，手呈“猿掌”畸形。

③ 1 ~ 3 指及手掌桡侧半感觉减退，示指末节掌侧感觉消失。

（2）诊断依据：肌电图示相应的肌肉失神经支配。

（罗佳卉　周惠兰　孔　丹　黄天雯）

第九节　1 例左腋神经损伤患者的护理

一、基本信息

姓名：甘某；性别：男；年龄：24 岁；婚姻情况：未婚

文化程度：高中；籍贯：湖北省应城市；职业：无

入院日期：2018 年 2 月 18 日；出院日期：2018 年 3 月 13 日

出院诊断：左腋神经损伤

病史陈述者：患者本人及家属

二、病例介绍

主诉：重物砸伤致左肩关节活动受限 1 年余。

现病史：患者于 2016 年 4 月 26 日工作时被重物砸伤左肩部，致左肩部疼痛、麻木、活动受限，无手指麻木。曾在外院行“左锁骨及左肩胛骨骨折内固定术”治疗。术后左肩部麻木，左肩关节活动明显受限。于 2017 年 5 月 23 日在外院行“左锁骨、肩胛骨骨折内固定取出术 + 左腋神经探查松解术”，术后经营养神经及康复治疗后左肩关节活动有所改善。于 2017 年 9 月 18 日在我院行“左腋神经损伤探查 + 左桡神经肱三头肌支移位修复术”及营养神经治疗。目前，患者仍诉左肩关节外展受限，遂至我院就诊，门诊以“左腋神经损伤”收住院进一步治疗。

入院诊断：左腋神经损伤。

既往史：平素体健，否认高血压、糖尿病、冠心病病史；否认肝炎、结核等传染病病史；否认食物、药物过敏史；无吸烟、饮酒等不良嗜好。

家族史：无特殊。

专科检查：左侧方肩畸形，三角肌萎缩；左肩关节前屈 70° ~ 150°，外展 40° ~ 135°，后伸 25° ~ 30°，内收位外旋 –45° ~ 0°；左肩前屈、后伸肌群肌力 2 级，外展、内旋肌群肌力 2 级，外旋肌群肌力 2 级；左肩周及手术瘢痕区触觉减退。

辅助检查：

心电图检查：窦性心律，心电图正常。

增强 CT 检查：左侧腋窝前部皮肤组织内可见索条状稍高密度影，左腋窝软组织呈术后改变。

术前检验结果：无异常。

入院时生命体征：T36.8℃，P80 次 / 分，R20 次 / 分，BP125/74mmHg。

入院时护理风险评估：疼痛数字评分法评分为 1 分。

心理社会方面评估：患者情绪稳定。

三、治疗护理及预后

（一）治疗护理过程（表 4-9-1）

表 4-9-1　治疗护理过程

时间		病程经过	治疗处置
2 月 18 日		左肩关节活动受限 1 年余入院。	完善各项监测、检查与术前风险评估。
2 月 21 日	8:00	生命体征平稳。	完善术前准备。
	8:15	患者进入手术室，在全身麻醉下行“左肩部血管神经探查术 + 左腓肠肌外侧头肌皮瓣游离移植重建左肩外展功能术 + 左上肢支架外固定术”。	完成手术交接。
	15:20	患者手术时间为 6 小时，术中出血 500mL，安返病房。生命体征：T36.1℃、P94 次 / 分、R20 次 / 分、BP120/85mmHg、SpO_2 99%。左肩部及左小腿伤口敷料干燥，4 条引流管均引出暗红色液体；留置尿管，引出淡黄色尿液；左肩部皮瓣血液循环良好。	遵医嘱给予持续心电监护，低流量吸氧（2 L/min）。术后给予抗感染、镇痛、抗凝、抗痉挛治疗。绝对卧床休息，左肩部皮瓣血液循环良好；给予持续皮温监测、烤灯保暖；给予右侧卧位，皮瓣区禁止受压。向患者及家属交代手术后相关注意事项。
2 月 22 日		生命体征平稳，左肩部及与左小腿伤口有少量渗液，皮瓣血液循环良好，左肩关节活动受限，可扪及桡动脉搏动，肢端血液循环良好，感觉功能存在；左足背动脉搏动正常，左足肢端血液循环良好，感觉及足趾功能正常。主诉伤口疼痛可忍受，疼痛评分为 2 ~ 3 分。各部位引流管引流通畅，引出血性液体。	遵医嘱给予停用心电监护及吸氧；术后给予抗感染、镇痛、抗凝、抗痉挛治疗；给予绝对卧床休息，左肩部皮瓣血液循环良好，给予持续皮温监测、烤灯保暖；给予右侧卧位，皮瓣区禁止受压；协助患者生活护理、给予饮食指导、用药指导及功能训练指导等。
2 月 23 日 ~ 2 月 26 日		术后皮瓣血液循环良好，左肩关节活动受限，可扪及桡动脉搏动，指端血液循环良好，感觉功能存在；左足背动脉搏动正常，左足趾感觉运动正常。主诉伤口疼痛可忍受，疼痛评分为 2 ~ 3 分。左肩部引流 15mL，左小腿伤口引流 10mL。	2 月 24 日医生给予拔除伤口引流管，护士遵医嘱拔除尿管，患者可自主排尿。
3 月 2 日		皮瓣的毛细血管反应为 2s，皮瓣颜色仍红润，呈 1 度肿胀，皮温仍高。	遵医嘱复查血常规，明确患者是否存在伤口感染；继续遵医嘱给予患者行抗感染治疗；遵医嘱密切观察皮瓣血液循环及伤口情况。

续表

时间	病程经过	治疗处置
3月7日	患者左肩部皮瓣移植术后出现脂肪液化，合并感染，行第二次手术治疗。	患者在局部麻醉下行“左肩部伤口清创缝合术”，术中出血 10mL，留置伤口引流管一条，术后予 0.9% 氯化钠注射液 3000mL 持续伤口冲洗。术中留取患者伤口分泌物送检，行细菌培养。术后遵医嘱予复查血常规及生化指标（表 4-9-2），给予补液及抗感染治疗。
3月9日	分泌物细菌培养结果显示：金黄色葡萄球菌感染。	医生将术后持续伤口冲洗改为负压引流。
3月12日	患者左肩部移植肌皮瓣血液循环良好，肩部伤口及皮瓣无明显红肿、渗液。	遵医嘱停止负压引流，拔除引流管，继续给予抗感染治疗。
3月13日	伤口敷料干燥，无渗血、渗液，移植皮瓣血液循环良好。	给予患者出院指导，告知注意事项，患者出院。

术后异常检验结果见表 4-9-2。

表 4-9-2　术后异常检验结果

项目	指标	结果	参考值
生化	总蛋白 /（g/L）	52.9 ↓	55 ~ 80
	血清白蛋白 /（g/L）	34.7 ↓	35 ~ 50
血常规	白细胞计数 /（10^9/L）	12.5 ↑	3.5 ~ 10.0
	血红蛋白 /（g/L）	113 ↓	137 ~ 179（男）116 ~ 155（女）
	C 反应蛋白 /（mg/L）	119 ↑	0 ~ 10.0

（二）主要护理问题及措施

1. 皮瓣护理

1）问题依据

游离肌皮瓣移植术后，因缝合血管痉挛、伤口创面感染、缺血再灌注损伤等原因，部分游离肌肉皮瓣会发生血管危象、皮瓣坏死等。

2）护理思维

患者行“左腓肠肌外侧头肌皮瓣游离移植重建左肩外展功能术”，游离皮瓣的成活与否是手术成败的关键。因此，皮瓣护理是术后护理的重点与难点，需围绕预防游离肌肉皮瓣发生血管危象、皮瓣坏死等并发症而开展。

3）主要措施

（1）病情观察与评估

①观察皮瓣区域敷料松紧度是否合适，有无压迫皮瓣，若存在皮瓣受压，应立即通知主管医生进行处理。

②术后 72 小时内应每半小时至 1 小时观察一次转移皮瓣的情况。观察皮瓣颜色、皮温、弹性、肿胀、毛细血管反应、局部渗血及疼痛情况等。观察时应充分暴露，包括缝线边缘，以便更快、更准确地观察皮瓣血液循环情况，皮瓣应在自然光线、关闭烤灯

的前提下观察。

（2）病房环境：室温 23 ~ 25℃，病房禁烟，减少人员探视。

（3）体位护理：绝对卧床休息 10 ~ 14 天，禁止患侧卧位，防止皮瓣受压，引起血管痉挛导致皮瓣缺血坏死。

（4）饮食护理：鼓励患者进食高热量、高蛋白、含丰富维生素饮食；鼓励多饮温开水，饮水量为 100 ~ 200mL/h，多吃蔬菜、水果，保持大小便通畅。

（5）管道护理：防止管道脱落、扭曲，观察并记录伤口引流液颜色、性质、量。更换引流袋时严格执行无菌操作，如发现活动性出血及时报告医生。

（6）用药护理："四抗"治疗。

①"抗炎"：遵医嘱使用抗感染药物。

②"抗痉挛"：遵医嘱使用防止血管痉挛药物，使用时间 10 ~ 14 天，频次从每 6 小时一次逐渐到每 8 小时一次再到每 12 小时一次，最后每 24 小时一次直到停止使用。

③"抗凝"：遵医嘱使用扩充血容量及抗凝药物，并严密观察药物效果及不良反应，如有无出现牙龈、皮下、消化道、鼻腔等出血情况，定期监测患者凝血功能。

④"抗痛"：遵医嘱使用镇痛药物治疗，多模式、个体化镇痛，并观察药物的反应及效果。

（7）健康教育：告知患者及家属绝对卧床、左上肢佩戴支具制动、配合用药、合理饮食、禁烟的注意事项及重要性，取得患者及家属的理解和配合。

4）护理评价

患者皮瓣血液循环良好，未发生血管危象。

2. 感染

1）问题依据

术后感染是较为严重的并发症，发生率为 0.1% ~ 3.0%，多发生在术后 3 ~ 7 天；患者术后辅助化验结果显示，白细胞计数为 12.5×10^9/L，C 反应蛋白为 119mg/L；伤口分泌物细菌培养结果显示：金黄色葡萄球菌感染。

2）护理思维

游离移植皮瓣处伤口感染易引发血管危象，手术时间长、术后留置管道多，增加了感染的概率。因此，要定期检测各项指标，严密观察伤口情况。

3）主要措施

（1）病情观察：严密监测体温情况；询问患者伤口是否疼痛，观察伤口敷料是否有渗血、渗液，切口是否有红、肿、热、痛及炎性分泌物，追踪实验室检查结果。

（2）管道护理：防止管道脱落、扭曲、堵塞，观察并记录引流液颜色、性质、量；如发现活动性出血及时报告医生；持续伤口冲洗，观察冲洗液的颜色、性质、量，保持有效吸引，严格无菌操作。

（3）用药护理：遵医嘱使用抗感染药物，并观察药物效果及不良反应。

（4）健康教育：告知患者及家属管道护理及预防伤口感染的相关知识；指导患者加

强营养，增强抵抗力，预防伤口感染。

4）护理评价

患者住院期间未出现高热，患者行第二次清创手术后，白细胞、C反应蛋白均在正常范围，出院时伤口无红、肿、热、痛等感染症状。

3. 腋神经功能康复

1）问题依据

患者左肩关节活动受限近2年，本次术后移植肌皮瓣的神经肌肉再支配所需时间长。

2）护理思维

患肢行皮瓣移植手术修复损伤的腋神经重建肩关节功能后，游离移植的神经生长至靶器官进行再支配所需时间长。皮瓣移植手术后，为确保移植的肌皮瓣能够存活，患者需佩戴支具固定患肢6周左右。因此，在术后6周内，需指导患者对未固定关节进行屈伸等训练，有助于在活动关节的同时，牵拉肌肉收缩，为后期的康复打好基础。因此，需要系统、正确地给予患者康复训练指导。

3）主要措施

（1）病情观察与评估：评估患肢肿胀及疼痛等影响患者开始早期功能训练的因素；评估支具的松紧度；评估患肢的感觉、活动情况。

（2）体位护理：患肢抬高，高于心脏20cm，促进血液循环，减轻肿胀。

（3）药物护理：遵医嘱使用消肿、神经营养药物治疗，并观察药物反应及效果。

（4）功能训练

①术后6周：术后患肢给予支具外固定，固定于功能位，防止腋神经、皮瓣伤口受到牵拉；早期功能训练主要以患肢伤口以下水平肌肉向心性按摩，主动屈伸肘关节、腕关节及手指为主。

②术后6～8周：支具拆除后，功能训练以尽快恢复肩关节的活动为主，此期的功能训练主要为被动活动肩关节，包括行弯腰画弧、肩关节外展、外旋、内收、后伸、前屈等被动运动。

③术后8周后：神经再生恢复后，肌肉出现主动收缩，应训练患肢由被动运动逐渐过渡到完全主动运动。

旋转肩关节训练：身体向患侧倾斜，肘关节屈曲90°以上，健侧手握住患侧手腕部，做肩关节旋转动作，即画圆圈动作。

外展外旋训练：上臂外展外旋，尽可能地用手摸自己的头后部，因腋神经损伤的患肢外展受限，应耐心练习，逐渐扩大活动范围。

双臂轮转训练：患肢屈肘，前臂置于胸前，掌心向后，向上，健侧上肢伸直，外展于体侧，掌心向下。患肢向外上方经外下方再向内画弧圈，回至原处；同时，健侧上肢向下经内上方向外画弧圈，回至原处。如此循环往复，此法可使肩、肘、腰、腿、颈部均得到锻炼。

（5）健康教育：告知患者持续功能训练的重要性，并指导患者定期到康复专科复诊，以获得恢复期个体化的康复指导。

4）护理评价

患者知晓持续患肢功能训练的重要性，有良好的依从性，未发生相关并发症。

（三）患者转归

患者伤口敷料干燥，无渗血、渗液，移植皮瓣血液循环良好，康复出院。

四、护理体会及反思

（一）护理体会

游离皮瓣血管危象分为静脉危象与动脉危象，一般术后24 ~ 72小时易发生血管危象，60%发生在24 ~ 48小时内，且常在夜间发生，这与夜间迷走神经张力高、血管内膜损伤致血流动力学改变、神经对血管的支配作用及激素分泌等有关。护理人员做到了夜间勤巡视、勤观察，避免了血管危象的发生。

此患者病程长，针对腋神经损伤问题，多次行手术治疗，患者对本次手术的期望值高，护理人员做到了详细的宣教及耐心的指导，从而帮助患者对治疗效果有正确的预期，使患者积极配合治疗及后续的康复护理。

（二）反思

皮瓣颜色观察需在自然光线下进行，并与供区、健侧皮肤做比较，但在夜间需在日光灯下进行，且短时间内变化不明显的同一移植皮瓣，往往不能很快地发现其细微变化。而毛细血管反应判断也是根据个人的经验，特别是不同人员观察的水平不同，容易影响评估结果。因此，护理人员除了要做好病情观察和护理外，还要有循证和评判性思维，多阅读相关指南，制定统一观察记录标准。

肌肉皮瓣移植手术后康复训练是一个漫长的过程，医护人员应根据患者的具体情况制定训练计划；有计划地进行，不能操之过急，也不能半途而废。

五、相关知识链接

1.腋神经的应用解剖

腋神经由$C_{5\sim6}$神经纤维组成，经上干后支进入后束上缘，是后束中较小的一个终末支，相当于喙突水平从后束上缘发出，在腋窝内位于腋动脉后方、尺桡神经的外侧、肩胛下肌前面下行，经四边孔后发出分支支配小圆肌，经三角肌后缘分出肌支进入三角肌并支配该肌，其发出的皮支即臂外侧皮神经，分布于三角肌区皮肤及臂外侧上部皮肤。

2.腋神经损伤的临床表现

（1）腋神经损伤表现为三角肌麻痹、萎缩；

（2）肩外展功能丧失；

（3）三角肌区皮肤感觉丧失或减退。

3.腋神经损伤的诊断

（1）有明确的外伤史或慢性损伤史（如肱骨外科颈骨折、肩关节脱位或腋杖使用不当等）。

（2）肌电图示三角肌失神经支配。

（罗佳卉　周惠兰　黄天雯）

第十节　1 例右坐骨神经损伤患者的护理

一、基本信息

姓名：谢某；性别：男；年龄：16 岁；婚姻情况：未婚

文化程度：高中；籍贯：广东省揭阳市；职业：无

入院日期：2018 年 4 月 27 日；出院日期：2018 年 5 月 10 日

出院诊断：右坐骨神经断裂并缺损

病史陈述者：患者本人及家属

二、病例介绍

主诉：车祸后右足功能障碍 4 个月余。

现病史：患者于 2017 年 12 月车祸致右大腿受伤，于当地医院急诊行“右股骨骨折切开复位内固定术”，术后右踝不能屈伸并伴有右足感觉缺失，为进一步治疗来我院，门诊以“右坐骨神经损伤”收入我科。

入院诊断：右坐骨神经损伤。

既往史：平素体健；否认肝炎、结核等传染病病史；无食物、药物过敏史；无吸烟、饮酒等不良嗜好。

婚育史：未婚。

家族史：无特殊。

专科检查：患者意识清晰，查体合作。右大腿外侧可见纵行手术瘢痕，长约 15cm；右膝关节活动可，右踝关节屈伸受限，右踝外侧及足底感觉缺失。

辅助检查：

心电图检查：窦性心律，心电图正常。

彩色多普勒超声检查：右侧大腿段坐骨神经断裂。

入院时生命体征：T36.6℃，P82 次 / 分，R20 次 / 分，BP116/78mmHg。

入院时护理风险评估：疼痛数字评分法评分为 2 分。

心理社会方面评估：患者情绪稳定，父母陪同入院。

三、治疗护理及预后

（一）治疗护理过程（表 4-10-1）

表 4-10-1　治疗护理过程

时间		病程经过	治疗处置
4 月 27 日		车祸后右足功能障碍 4 个月余入院。	完善各项监测、检查与术前风险评估。
5 月 2 日	8:00	生命体征平稳。	完善术前准备。
	8:15	患者进入手术室，在全身麻醉下行“右侧坐骨神经探查术 + 残端神经瘤切除 + 缝合修复术”。	完成手术交接。
	10:15	患者手术时间为 1.5 小时，术中出血 50mL，安返病房。生命体征：T36.4℃、P76 次 / 分、R20 次 / 分、BP122/72mmHg、SpO_2 100%。右大腿伤口敷料包扎好，少量渗血。留置伤口引流管一条，引流出暗红色液体。右踝关节屈伸受限，右踝外侧及足底感觉缺失。疼痛评分为 2 分。	遵医嘱予持续心电监护，低流量吸氧（2 L/min）；右下肢伸髋、屈膝位，佩戴全长支具；术后予抗感染、镇痛、神经营养药物治疗；向患者及家属交代手术后饮食、用药、活动等相关注意事项。
	20:00	生命体征平稳。	遵医嘱停用心电监护及吸氧。
5 月 3 日 ~ 5 月 9 日		生命体征平稳，右大腿伤口无红肿、渗血；患肢肢端血液循环良好，右踝关节屈伸受限，右踝外侧及足底感觉缺失。	医生予拔除伤口引流管，右下肢持续支具固定；继续遵医嘱予抗感染、镇痛、营养神经药物治疗。
5 月 10 日		伤口敷料干燥，患肢肢端血液循环良好，右踝关节屈伸受限，右踝外侧及足底感觉缺失。	给予患者及家属出院指导，佩戴支具出院。

术后辅助检验结果：无异常。

（二）主要护理问题及措施

1. 预防修复缝合的坐骨神经断裂

1）问题依据

患者术前彩色多普勒超声检查显示：右侧大腿段坐骨神经断裂，给予行“右侧坐骨神经探查术 + 残端神经瘤切除 + 缝合修复术”；自车祸伤后 4 个月余，右坐骨神经断端已出现神经瘤，术中切除断端神经瘤后吻合断端，术后右侧坐骨神经长度缩短。

2）护理思维

为了预防术后神经的二次断裂，患肢采取伸髋屈膝位，同时佩戴支具制动，支具佩戴合适至关重要，过紧和过松均易出现并发症。患肢因局部组织水肿或动作幅度过大可能使吻合后的神经断裂。因此，要重点加强体位管理，密切关注患肢感觉运动情况。

3）主要措施

（1）病情观察与评估：检查支具固定的松紧度，以能伸入 2 指为宜；观察患肢肿胀、皮温、颜色、足背动脉搏动、感觉、活动情况，每班评估及记录。

（2）体位护理：右下肢佩戴支具保持伸髋、屈膝位，右下肢严格制动，采取该体位可降低神经吻合口处张力，保护修补后的神经纤维组织，避免牵拉，以利于神经纤维的再生，并预防神经二次断裂；绝对卧床休息，患肢抬高，高于心脏 20cm，以促进血液循环，减轻肿胀。

（3）饮食护理：指导患者进食高蛋白易消化清淡食物，每日少食多餐，避免饮食过饱，保持大便通畅，必要时给予开塞露或缓泻剂。

（4）用药护理：遵医嘱使用消肿、营养神经药物治疗，并观察药物反应及效果。

（5）健康教育：告知患者及家属保持正确体位、绝对卧床休息的重要性；强调术后患肢出现吻合后神经再次断裂的风险及严重后果。

4）护理评价

患者术后复查未出现缝合后的二次神经断裂。

2. 缺乏坐骨神经损伤术后功能康复专科知识

1）问题依据

患者彩超结果显示右侧坐骨神经损伤，右踝不能屈伸；患者缺乏坐骨神经损伤术后功能康复相关知识。

2）护理思维

坐骨神经损伤术后功能恢复较上肢困难，所需时间长。长时间的垂足畸形致关节僵硬、畸形，小腿肌肉萎缩而纤维化，无法恢复足、踝功能，神经再生为无效再生。足底感觉丧失，患足着地有踩棉花团样感觉，影响其行走。因此，术后要早期给予被动活动小腿肌肉及行足部按摩，使踝关节保持正常活动范围。

3）主要措施

（1）病情观察与评估：注意观察患肢感觉、活动情况，检查患者支具佩戴是否合适，注意踝关节应保持在功能位。

（2）功能训练：指导家属由下至上轻柔按摩右小腿肌肉及足部。

①术后 6 周内：术后患肢予支具外固定，固定于伸髋屈膝位 6 周；术后第 1 天在患者病情允许的情况下，指导患者开始行患肢踝关节被动屈伸活动，使踝关节活动保持在正常范围，防止关节僵硬、畸形。同时按摩小腿肌肉及足部，以延缓失神经支配的肌肉萎缩速度和程度，为神经损伤术后功能恢复奠定良好基础。

②术后 6 周以后：术后 6 周支具拆除后，在坚持早期功能训练的基础上，指导患者进行站立平衡和行走训练。必要时多学科合作，邀请康复治疗师的加入，鼓励患者行专业康复治疗，如低频直流电刺激治疗，加速神经功能康复。

（3）健康教育：告知患者及家属持续功能训练的重要性，并指导患者定期到康复专科复诊，以获得恢复期个体化的康复指导。

4）护理评价

患者知晓持续患肢功能训练的重要性，并能坚持进行患肢功能训练。

（三）患者转归

患者伤口敷料干燥，患肢肢端血液循环良好，右踝关节屈伸受限，右踝外侧及足底感觉缺失。患者转康复医院继续治疗。

四、护理体会及反思

（一）护理体会

坐骨神经修复术后，体位护理是关键。正确体位能预防修复后的神经出现二次断裂；而患者术后因佩戴下肢全长支具，自主改变体位较困难，需要他人协助。护理该类患者时应及时采取预见性护理，术前即与主管医生合作，指导患者及家属术后体位保持的注意事项，并强调其重要性，避免术后发生神经断裂的并发症。

（二）反思

神经探查修复术后，为了避免神经二次断裂，体位管理尤其重要，患肢需保持特殊体位并制动；为了避免关节僵硬、肌肉萎缩，早期的功能训练必不可少。如何在绝对安全的情况下进行适当的功能训练，时机该如何把握，需要护理人员与医生加强沟通。部分护理人员对此方面知识掌握不够全面，可以请医生或康复医师床旁讲授，加强学习。

神经再生的速度极慢（每天约 1mm），修复后的神经功能恢复所需时间久，患者及家属在恢复期间可能出现情绪反复、焦虑的情况，护理人员还应加强神经再生相关知识的健康教育，以帮助患者建立正确的康复预期，积极度过恢复期。

五、相关知识链接

（一）坐骨神经损伤

1. 概述

坐骨神经损伤（injury of sciatic nerve）：坐骨神经源自 $L_{4\sim5}$、$S_{1\sim3}$ 神经。经坐骨切迹穿梨状肌下缘入臀部，在臀大肌深面、大转子与坐骨结节中点下行，股后部在股二头肌与半膜肌之间行走，至腘窝尖端分为胫神经和腓总神经，沿途分支支配股后部的股二头肌、半腱肌和半膜肌。坐骨神经高位损伤预后较差，应尽早手术探查，根据情况行神经松解或修复手术。

2. 病因

坐骨神经常因臀部或股部火器伤、刺伤等贯通伤而致损伤，可为完全性或部分性损伤。髋关节骨折、脱位可引起牵拉性损伤，髋关节置换手术或臀部肌内注射也可致医源性坐骨神经损伤，股骨干骨折也可使坐骨神经损伤。牵拉性损伤是坐骨神经损伤的常见原因，以不完全性损伤为主，且多发于腓总神经。坐骨神经牵拉性损伤多以腓总神经损伤为主。

3. 临床表现

1）坐骨大孔处、臀区、大腿上段坐骨神经损伤

（1）股后肌群及小腿前、外侧、后肌群与足的肌肉全部瘫痪，小腿不能屈曲，踝足、足趾运动完全丧失，足下垂。

（2）因股四头肌正常，膝保持伸直状，借躯体重心前倾可获支持，故尚能步行，呈跨阈步态。

（3）小腿外侧及足部麻木、感觉丧失，皮肤干燥。

（4）足底负重区——足跟、跖骨头及第 5 趾外侧等处因无感觉，加上血管舒张、营养障碍，常易受伤出现溃疡，易感染且经久不愈。

（5）足内在肌的瘫痪，可出现高弓足和足趾爪形畸形，个别患者因重力作用出现足下垂、跟腱挛缩畸形。

（6）跟腱反射消失。

2）大腿中、下段坐骨神经损伤

因股二头肌、半腱肌、半膜肌肌支未全部受损，小腿屈曲功能尚可保存。

4. 治疗

坐骨神经损伤以牵拉性损伤多见，有自然恢复的可能，多以非手术治疗为主。

1）非手术治疗

（1）下肢肌肉麻痹，应予以适当的石膏固定或支具保护、支持，防止肌腱挛缩（尤其是跟腱挛缩），防止畸形出现，维持踝足与足弓的稳定。

（2）皮肤清洁保护，防止意外损伤，调整鞋帮松紧度，保持鞋底柔软性与足弓弧度，防止压迫损伤，防止出现破溃或足癣感染。

（3）功能训练、被动活动。

2）若出现以下情况则需要进行手术治疗

（1）牵拉性损伤，6 个月未见明显改善者，应手术探查。

（2）骨折移位或关节脱位，牵拉压迫性损伤，骨折碎片复位不满意，疑有直接刺伤或压迫神经者，应尽早手术探查，解除压迫。

（3）开放性损伤，清创时对切割伤一期缝合修复；对火器伤等神经断裂伤延期或二期修复。

（4）注射性损伤。

（二）足下垂

1. 概述

足下垂（drop foot）是指患者坐位双腿自然下垂时，足部呈踝关节跖屈位且完全不能主动背伸与内外翻。足下垂主要由脑卒中或其他中枢及外周神经受损、外周神经营养不良而引起的胫骨前肌群肌力低而不能正常收缩等导致。

2. 临床表现

足下垂的临床表现为患者抬脚无法背伸且落脚时足尖先触地。

（罗佳卉　周惠兰　黄天雯）

参考文献

曹伟新 . 外科护理学 [M]. 3 版 . 北京：人民卫生出版，2002.

陈冬英 . 30 例微小带蒂皮瓣移植的临床护理 [J]. 护理研究，2010，17（20）：105-106.

陈利芬，成守珍 . 专科护理常规 [M]. 广州：广东科技出版社，2013.

陈孝平，汪建平，赵继宗 . 外科学 [M]. 9 版 . 北京：人民卫生出版社，2018.

成燕，童莺歌，刘敏君，等 . 术后活动性疼痛护理评估对疼痛管理质量的影响 [J]. 中华护理杂志，2015，50（8）：924-928.

方佩云，李天雅 . 膈神经移位治疗臂丛神经损伤的围手术期护理 [J]. 上海护理，2012，12（3）：67-69.

高小雁 . 骨科临床护理思维与实践 [M]. 北京：人民卫生出版社，2012.

顾立强，裴国献 . 周围神经损伤基础与临床 [M]. 北京：人民军医出版社，2001.

顾玉东 . 腕管综合征与肘管综合征的临床分型现状与建议 [J]. 中华骨科杂志，2011，31（7）：818-819.

郭巧英，陆丽娜，许敏霞，等 . 12 例股前外侧皮瓣移植后血管危象的观察 [J]. 中华护理杂志，2012，47（3）：215-216.

何翠环，戴巧艳，刘回芬，等 . 健侧第 7 颈神经椎体前路移位修复臂丛损伤 132 例术后护理体会 [J]. 中华显微外科杂志，2016，39（9）：300-303.

何翠环，刘回芬，戴巧艳，等 . 游离股薄肌移植治疗臂丛损伤病人术后并发症的观察和护理 [J]. 护理研究，2015，29（12）：4456-4458.

何晓真，张进川 . 实用骨科护理学 [M]. 2 版 . 郑州：河南医科大学出版社，2001.

侯春林，顾玉东 . 皮瓣外科学 [M]. 2 版 . 上海：上海科学技术出版社，2013.

胡三莲，钱会娟，何丹，等 . 断指再植术后患者康复护理的研究现状 [J]. 上海护理，2017，17（4）：100-103.

华飞，范燕红，张岚，等 . 10 例拇长屈肌腱联合趾肌腱移植和腓肠肌腱膜修复陈旧性跟腱断裂的康复护理分析 [J]. 中华全科医学，2018，16（6）：1036-1039.

黄江英，郑秀琴，张海燕 . 腕管综合征松解术的护理及康复训练 [J]. 母婴世界，2014（14）：54-55.

黄天雯，陈晓玲，谭运娟，等 . 疼痛护理质量指标的建立及在骨科病房的应用 [J]. 中华护理杂志，2015，50（2）：148-151.

黄雪松，李子华，邱忠朋 . 断指再植术后改良治疗对再植成活率和血管危象发生率的影响 [J]. 临床骨科杂志，2015，18（4）：472-474.

冀希 . 肌腱松解术用于手部屈指肌腱粘连患者的临床护理 [J]. 中国继续医学教育，2015，7（2）：116.

蒋春燕，何玉珍，谢文婷 . 断指再植术后患者的精细化护理 [J]. 当代护士（上旬刊），2019，26（2）：72-74.

金光 . 断肢再植失败原因分析及预防措施的研究 [J]. 临床医药文献电子杂志，2018，5（29）：63.

卡纳莱，贝蒂，王岩 . 坎贝尔骨科手术学 [M]. 北京：人民军医出版社，2009.

雷玮，钱晓璐，孙晓春，等 . 腕管综合征危险因素及防护措施的研究进展 [J]. 护理学杂志，2013，28（18）：87-89.

李乐之，陆潜 . 外科护理学 [M]. 5 版 . 北京：人民卫生出版社，2012.

林伟良 . 23 例小儿手部先天畸形的手术治疗 [J]. 中国中医药现代远程教育，2013，11（11）：46-47.

林香琼 . 综合性护理在腹部带蒂皮瓣移植的围手术期护理中的应用效果 [J]. 中国卫生标准管理，2016，7（8）：253-254.

林晓岗，顾立强 . 游离股薄肌移植在臂丛损伤治疗中的显微组织学及定量研究 [J]. 中华显微外科杂志，2012，35（6）：471-474.

刘回芬，黄天雯，傅国，等. 循证护理在吻合神经、血管游离股薄肌移植重建臂丛神经损伤病人上肢功能术后护理中的应用 [J]. 全科护理，2014，6（30）：2834-2837.

刘兴红，喻姣花，李梦圆，等. 手部肌腱损伤患者康复进程的随访研究 [J]. 护理学报，2018，25（1）：70-74.

刘艳，安林芝，安丽媛. 臂丛神经根性损伤术臂丛神经损伤 58 例患者的术后康复训练分析 [J]. 中国医药指南，2013，11（24）：501-502.

刘莹，沈杰，贺玉英. 144 例手部先天畸形发生因素分析 [J]. 中国优生与遗传杂志，2012，20（8）：107-108.

罗俊，胡军，刘杰，等. 断肢再植失败原因分析及预防措施的研究 [J]. 中国医学工程，2017，25（8）：103-104.

马亮，王斌，尹佳丽，等. 60 例臂丛神经损伤术后康复训练与疗效分析 [J]. 中国实用神经疾病杂志，2013，16（13）：53-55.

马志强. 手部屈肌腱断裂急症修复术后早期功能训练的修复方法分析 [J]. 世界最新医学信息文摘，2017，17（15）：21-22.

缪品至. 护理干预对手指Ⅱ区屈肌腱损伤修复后功能恢复的影响 [J]. 全科护理，2016，14（1）：35-36.

钱俊，芮永军，张全荣，等. 桡神经损伤晚期手功能重建术的康复路径管理 [J]. 中华损伤与修复杂志，2015，10（1）：24-26.

卿雪梅，陆双双，杨璇，等. 腕管综合征的术后护理 [J]. 护理研究，2015，6（3）：363.

孙团起，吴毅. 甲状腺手术乳糜漏发生原因及防治 [J]. 中国实用外科杂志，2012，32（5）：337-373.

唐修俊，魏在荣，王波，等. 改良带蒂旋髂浅动脉皮瓣修复手部及前臂创面 [J]. 中国修复重建外科杂志，2012，26（8）：943-945.

陶敏红. 综合性康复护理对臂丛神经损伤术后患肢功能恢复的影响 [J]. 医学理论与实践，2016，29（6）：821-822.

王红玉，戴莲. 智能温控系统在断指再植和组织移植术后护理中的应用研究 [J]. 中西医结合护理（中英文），2018，4（9）：118-120.

王华. 237 例手部肌腱损伤的护理体会 [J]. 中国实用医药，2016，11（1）：213-214.

王剑利，赵刚，王五洲，等. 游离皮瓣移植 1270 例回顾性研究 [J]. 中华显微外科杂志，2012，35（3）：189-193.

王亚楠. 断指再植术后患者血管危象发生的原因及护理对策 [J]. 世界最新医学信息文摘，2018，18（84）：234-235.

王悦，陈聪. 46 例断肢（指）再植的护理体会 [J]. 中外女性健康研究，2016（8）：102.

谢燕敏，刘慧芝，周艳梅，等. 护理干预在断指再植患者术后功能训练中的应用 [J]. 中国实用医药，2018，13（28）：180-182.

杨静，董梅，王东，等. 椎管内神经鞘瘤一例 [J]. 脑与神经疾病杂志，2016，24（1）：15.

佚名.《坎贝尔骨科手术学》第 13 版中文翻译版介绍 [J]. 足踝外科电子杂志，2017，4（4）：16.

应莹. 甲状腺癌颈部淋巴结清扫术后乳糜漏的观察与护理 [J]. 上海护理，2015，15（5）：61-62.

赵倩. 舒适护理在断肢再植术后的应用效果分析 [J]. 山东医学高等专科学校学报，2019（4）：1-4.

朱玉花，张全英，崔红旺，等. 临床路径在闭合性上臂桡神经损伤康复中的应用 [J]. 国际护理学杂志，2013，32（8）：1793-1795.

ASSMUS H, ANTONIADIS G, BISCHOFF C, et al. Cubital tunnel syndrome-a review and management guidelines[J]. Central European Neurosurgery, 2011, 72（2）: 90-98.

ATIK B. A new Method in tendon repair[J]. Ann Plast Surg, 2008, 60: 252-253.

第五章　运动损伤科

第一节　1 例右肩袖损伤患者的护理

一、基本信息

姓名：郭某；性别：男；年龄：60 岁；婚姻情况：已婚

文化程度：大学；籍贯：广东省广州市；职业：退休

入院日期：2018 年 11 月 6 日；出院日期：2018 年 11 月 15 日

出院诊断：右肩袖撕裂、右肩峰下撞击征

病史陈述者：患者本人

二、病例介绍

主诉：右肩部外伤后疼痛、活动受限 3 个月余。

现病史：患者诉 3 个月前因外伤导致右肩部疼痛，当时无胸痛、胸闷，无头痛、头晕，曾在当地医院就诊，诊断为“肩关节脱臼”，给予手法复位后，按摩、中药外敷等处理，效果欠佳，右肩疼痛活动时加重，休息后稍缓解，伴活动受限。我院行 MRI 检查显示：右肩袖损伤，门诊以“右肩袖损伤”收入我科。

入院诊断：右肩袖损伤。

既往史：平素身体健康状况一般，否认高血压、糖尿病、冠心病病史；否认肝炎、结核等传染病病史；否认手术、输血史；无食物、药物过敏史。1 个月前左膝有外伤史，有高尿酸血症史，在饮水量少的情况下出现过双膝关节红肿、疼痛 2 次。

婚育史：已婚，育有 1 女 2 子。

家族史：无特殊。

专科检查：右肩关节外观无明显畸形，未见局部肌肉萎缩；皮肤无破损，局部皮肤颜色、温度正常，无肿胀，右肩关节肩峰外缘及肱骨大结节压痛明显；杜氏征（–），落臂试验（+），右肩活动范围：右肩后伸 10°，屈曲 80°，上举 0°，外展 40°，内收 30°，外旋 45°，内旋 60°。右肩疼痛弧试验无法完成检查，右侧乔布试验（Jobe’s test）无法完成检查，霍金斯（Hawkins）征（+）。右上肢肢端血液循环好，感觉、活动正常。

辅助检查：

MRI 检查：右肩袖损伤。

心电图检查：窦性心律，心电图正常。

术前异常检验结果见表 5-1-1。

表 5-1-1　术前异常检验结果

项目	指标	结果	参考值
生化	血清降钙素 /（ng/L）	0.06 ↑	0 ~ 0.05
出凝血常规	凝血酶原时间 /s	10.1 ↓	11.0 ~ 14.0
红细胞沉降率	红细胞沉降率 /（mm/h）	35 ↑	0 ~ 20

入院时生命体征：T36.5℃，P70 次 / 分，R20 次 / 分，BP133/82mmHg。

入院时护理风险评估：疼痛数字评分法评分为 3 分，跌倒风险评估为低风险。

心理社会方面评估：患者情绪稳定，家属陪同入院。

三、治疗护理及预后

（一）治疗护理过程（表 5-1-2）

表 5-1-2　治疗护理过程

时间		病程经过	治疗处置
11 月 6 日 ~ 11 月 8 日		右肩部外伤后疼痛、活动受限 3 个月余。	完善各项检查及术前风险评估；讲解术前注意事项。
11 月 9 日	8:30	患者生命体征平稳。	完成术前准备。
	9:00	患者进入手术室。	完成手术交接。
	9:30 ~ 11:00	患者在全身麻醉下行“右肩关节镜检查 + 右侧肩袖修补术”，手术顺利，术中出血约 10mL。	术中未输血。
	11:10	患者安返病房，意识清醒，生命体征：T36.5 ℃、P78 次 / 分、R18 次 / 分、BP152/74mmHg。血压偏高，自诉无头晕、头痛、眼花等不适症状。右肩部伤口引流管固定好，引出血性液体；伤口敷料干燥，局部 1 度肿胀；疼痛数字评分法评估：活动时为 4 分、静息时为 1 分，右上肢末梢血液循环好，手指活动、感觉正常。	遵医嘱给予一级护理，持续心电监护及低流量吸氧，氧流量为 2L/min；静脉滴注抗炎、镇痛、消肿等药物治疗；妥善固定各管路，并保持有效引流；垫软枕平卧。
	13:00	伤口疼痛评分为 4 分，肿胀 1 度。	术后右上肢予保持肩外展，右肩关节避免内收＜ 15°，予屈肘位，予肩外展支具固定，抬高患肢 20° ~ 30°。告知其右肩部术后前 4 周内禁止肩外展及前屈＜ 90°。遵医嘱予抗感染及镇痛药物治疗。
11 月 10 日		术后第 1 天，患者生命体征平稳。术后 24 小时引流量 50mL，伤口敷料干燥，局部 1 度肿胀。右上肢血液循环好，指端活动、感觉正常。疼痛评分：活动时为 3 分、静息时为 1 分。	停吸氧及心电监护、拔除伤口引流管；遵医嘱继续予抗感染及镇痛治疗；指导患者佩戴支具下床活动，遵医嘱给予二级护理，告知患者防跌倒注意事项。

续表

时间	病程经过	治疗处置
11 月 11 日 ~ 11 月 14 日	伤口敷料干燥，局部 1 度肿胀；右上肢血液循环好，肢端活动、感觉正常。疼痛评分：活动时为 3 分，右上肢肌力 4 级。	指导患者离床活动、患肢功能训练，无不适。遵医嘱继续给予抗感染及镇痛治疗。
11 月 15 日	患者病情平稳，无发热，一般情况好。疼痛评分：活动时为 2 分、静息时为 1 分。	给予出院指导，指导患者右上肢保持肩外展，避免内收＜ 15°，右肩部术后 4 周内禁止肩外展及前屈＜ 90°，佩戴肩外展支具 4 ~ 6 周。

（二）主要护理问题及措施

预防肩关节僵硬、肌肉萎缩

1）问题依据

肩袖撕裂以后导致肩关节活动无力，引起肩关节活动受限；患肢的长时间固定，静脉和淋巴回流不畅，关节周围组织中浆液纤维性渗出和纤维蛋白沉积，发生纤维粘连，伴有关节囊和周围肌肉挛缩，易导致关节活动障碍。

2）护理思维

因撕裂的肩袖会回缩，术中把肩袖拉回至大关节导致被牵拉的部位更加紧张，肩袖需要适应新的张力，肩关节的活动范围缩小，造成肩关节僵硬。术后给予有效的康复指导，能有效预防肩关节僵硬及肌肉萎缩。

3）主要措施

（1）病情观察与评估：观察术侧肩关节活动度，将患侧与健侧对比，评估有无肌肉萎缩。

（2）疼痛护理：疼痛影响康复训练时，可适量给予镇痛药。

（3）功能训练

①术后当日至 6 周：此阶段患者须佩戴肩外展支具，患肩被动运动。0 ~ 3 周（在医生指导下）外旋达到 45°，内旋达到 45°，前屈达到 120°，禁止主动活动术侧肩关节。患者可进行掌屈背伸、抓空增力、左右摆掌训练。术后 2 ~ 6 周，开始进行托手屈肘、肘部屈伸训练。

② 6 ~ 12 周：此阶段患者摘除支具，但所有训练部位均需保持在肩关节平面以下，患者可进行屈肘展肩、内收探肩、后伸探肩、上肢回旋、外展指路、手指爬墙训练。

③ 12 周以后：可进行抗阻力训练，如爬墙梯训练、举哑铃训练、两手做划船动作或游泳训练，用弹力带进行抗阻力运动，持续至术后 1 年。

（4）健康教育：向患者讲解肩关节僵硬及肌肉萎缩的可能性，使其高度重视并积极配合预防，让患者掌握正确的功能训练方法。

4）护理评价

患者术后早期能主动进行功能训练，未发生关节僵硬、肌肉萎缩。

（三）患者转归

术后6天患者伤口干燥，局部无肿胀，皮温正常，出院。

四、护理体会及反思

（一）护理体会

肩袖损伤术后没有系统的康复训练，常常难以得到良好的功能恢复。为了预防术后出现肩关节僵硬，我们早期指导患者进行被动关节活动训练，再逐步进行主动活动及肌力训练，以尽早恢复患者肩关节活动度及功能。

（二）反思

肩袖损伤术后加强功能训练的指导，在术后早期有序、分阶段进行康复训练，恢复肩关节张力平衡与协调状态，维护肩关节的稳定性，逐步增加肩关节的活动范围，可避免肩关节僵硬。研究指出，术后肩关节局部疼痛、水肿是阻碍早期关节活动度训练的原因之一，因此，我们在进行康复训练的同时还应关注此类患者的疼痛管理，对患者进行持续、动态的疼痛评估，及时干预，减轻患者的疼痛感，从而提高训练效果。

五、相关知识链接

肩袖是由冈上肌、冈下肌、肩胛下肌、小圆肌共同组成的，包绕在肩关节周围的肌腱帽，又称旋转袖，其完整性是肩关节稳定有力的保证。

（一）肩部疼痛相关疾病概念

（1）冻结肩：一类引起盂肱关节僵硬的粘连性关节囊炎，以肩关节周围疼痛及各个方向活动受限为主要特征的临床综合征，X线等影像学检查无明显阳性表现，主要好发于50岁左右的中老年人，过去统称为“肩周炎”。冻结肩病因不明，有典型的分期及自愈倾向，病程数月至数年不等。在肩关节疼痛病因中约占10%。

（2）肩峰撞击征：由于肩关节退行性变、肩峰下骨赘形成、滑囊增生，导致肩峰下的间隙变小，从而出现外展、上举手臂时造成肩袖挤压、撞击而产生的肩关节疼痛。任何年龄均可发生，以中老年人居多。

（3）肩袖损伤：是指围绕肱骨头肩袖组织的撕裂损伤，主要病因是肩峰撞击征。长期的肩峰撞击征导致肩袖变性，肌腱质量下降，最终发生损伤撕裂，或在肩袖退变的基础上受到外伤，造成肩袖损伤。

（4）肱二头肌长头肌腱炎：由于反复的体力劳作导致肱二头肌长头肌腱磨损而引起肌腱腱鞘充血、水肿等炎症性改变。好发于中年人，主要表现为肩部疼痛，但无肩关节外旋等活动受限。

（二）肩袖损伤的病因

（1）创伤：是年轻人肩袖损伤的主要原因，当跌倒时手外展着地或手持重物，肩关节突然外展上举或扭伤而引起。

（2）血供不足：引起肩袖组织退行性变。血管造影表明，在离上肌腱止点1cm处有一个明显的血管稀疏区，柯曼（Coclman）把这个区域称为肩袖撕裂危险区。当肱骨内旋或外旋中立位时，肩袖的这个危险区最易受到肱骨头的压迫、挤压血管而使该区相对缺血，使肌腱发生退行性变。临床上肩袖完全断裂大多发生在这一区域。

（3）肩部慢性撞击损伤：中老年患者其肩袖组织因长期遭受肩峰下撞击、磨损而易发生退变。

（桂自珍　肖　萍　黄天雯）

第二节　1 例左膝关节半月板损伤患者的护理

一、基本信息

姓名：汪某；性别：男；年龄：22 岁；婚姻情况：未婚

文化程度：大学；籍贯：广东省东莞市；职业：自由职业

入院日期：2019 年 2 月 13 日；出院日期：2019 年 2 月 17 日

出院诊断：左膝关节内侧半月板撕裂、外侧半月板退变

病史陈述者：患者本人

二、病例介绍

主诉：外伤后左膝不适 2 个月余。

现病史：患者 2 个月前踢球致左膝损伤后出现左膝肿胀、活动障碍，无其他不适症状，曾在外院行 MRI 检查诊断为“左膝半月板损伤”，予保守治疗，疼痛减轻，左膝关节无明显活动障碍，现为进一步诊疗收入我科。

入院诊断：左膝关节半月板损伤。

既往史：平素体健，否认高血压、糖尿病、冠心病病史；否认肝炎、结核等传染病病史；无食物、药物过敏史。患者 2016 年 3 月 15 日因左膝外伤在我院行“左膝关节镜检查、前交叉韧带重建、外侧半月板部分切除、石膏外固定术”，术后恢复良好；2018 年 5 月 4 日再次因左膝外伤在我院行“左膝关节镜检查 + 膝关节内侧半月板撕裂缝合术”，术后恢复良好。

婚育史：未婚。

家族史：无特殊。

专科检查：患者步行入病房，正常步态，双膝无屈曲固定，双下肢等长。左膝无明显肿胀、畸形，可见手术切口瘢痕。左下肢活动可，肌力、肌张力正常。左膝关节活动范围：0° ~ 135°。左膝压痛（+），浮髌征（-），研磨试验（+），侧方应力试验（-），前抽屉试验（-），后抽屉试验（-），McMurray 征（-），轴移试验（-），生理反射存

在。双上肢、左下肢检查未见明显异常。

辅助检查：

X 线检查：①左侧股骨远端及胫骨近段呈术后改变；左侧髌上囊积液；②左侧胫骨内侧髁间隆突骨质增生（2 月 13 日）（图 5-2-1）。

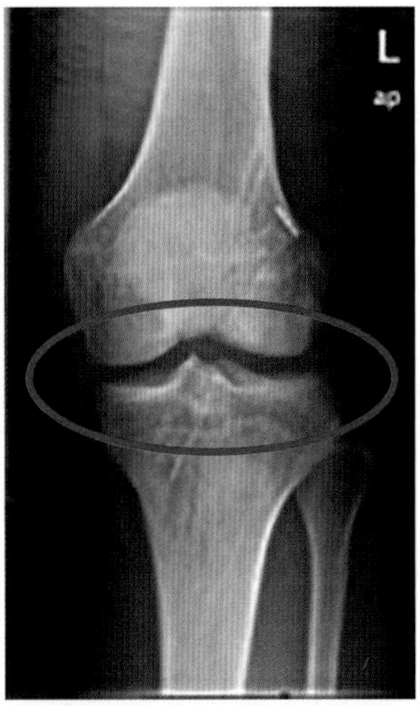

图 5-2-1　左膝关节正侧位片

心电图检查：窦性心律，心电图正常。

辅助检验结果：术前无异常检验结果。

入院时生命体征：T36.8℃，P78 次 / 分，R20 次 / 分，BP115/70mmHg。

入院时护理风险评估：疼痛数字评分法评分为 1 分，跌倒风险评估为低风险。

心理社会方面评估：患者情绪稳定，家属陪同入院。

三、治疗护理及预后

（一）治疗护理过程（表 5-2-1）

术后辅助检查：无异常。

表 5-2-1　治疗护理过程

时间		病程经过	治疗处置
2 月 13 日 ~ 2 月 14 日		左膝部疼痛伴活动受限 2 个月余，左膝关节 1 度肿胀；双下肢肢端血液循环好，感觉正常；足趾、踝关节活动正常。疼痛评分为 1 分。	指导非药物镇痛方法缓解疼痛，完善各项监测及术前风险评估；讲解术前注意事项。
2 月 15 日	8：30	患者生命体征平稳。	完成术前准备。
	9：00	患者进入手术室。	完成手术交接。
	9：15 ~ 10：00	患者在全身麻醉下行“左膝关节镜下半月板部分切除 + 关节镜检查 + 等离子消融术”，手术顺利，术中出血约 5mL。	术中未输血。
	10：10	患者安返病房，意识清醒，生命体征：T36℃、P51 次 / 分、R16 次 / 分、BP108/65mmHg。心率稍慢，自诉无不适。左膝部伤口敷料干燥，膝关节局部 1 度肿胀；双下肢肢端血液循环好，感觉正常；足趾、踝关节活动正常，左下肢屈膝角度＜ 60°，疼痛评分：活动时为 2 ~ 3 分、静息时为 0 ~ 2 分。	平卧位，伤口局部予弹性绷带加压固定，左膝关节予冷疗半小时，每日 2 次，抬高患肢 20° ~ 30°。遵医嘱予抗感染、消肿、镇痛治疗。术后患者无不适主诉，饮食逐渐过渡为普食。指导患者进行患肢股四头肌等长收缩训练。
2 月 16 日		伤口敷料干燥，左膝关节 1 度肿胀，双下肢肢端血液循环好，感觉正常，足趾、踝关节活动正常，左下肢屈膝角度＜ 90°，左下肢肌力 4 级。跌倒风险评分为 2 分，疼痛评分：活动时为 2 ~ 4 分、静息时为 0 ~ 1 分。	给予伤口换药，拆除弹性绷带包扎；指导患者拄拐杖离床活动，未诉头晕不适。给予防跌倒宣教，遵医嘱给予抗感染、消肿、镇痛、冷疗治疗。

续表

时间	病程经过	治疗处置
2月17日	伤口敷料干燥，患肢局部肿胀减轻；双下肢肢端血液循环良好，感觉正常，足趾、踝关节活动正常，左下肢屈膝角度＜90°，自诉疼痛缓解。	患者出院，给予出院指导。

（二）主要护理问题及措施

1. 预防跌倒

1）问题依据

患者既往左膝外伤曾行2次手术治疗、膝关节不稳，术后跌倒风险评估为高风险。

2）护理思维

患者术后初次下地时可能发生直立性低血压，拐杖使用不当时易发生跌倒，因此，要告知患者预防体位性低血压的方法，教会患者正确使用拐杖，做好防跌倒措施。

3）主要措施

（1）病情观察与评估：评估患肢感觉运动情况，下床前评估患者有无头晕、头痛不适；评估下肢肌力，大于或等于4级才可下地行走。

（2）一般护理：做好起床活动指导，告知患者应先坐于床沿，稍坐片刻再起立行走，如感到不适，立即呼叫护理人员予以协助；不要在椅子上打瞌睡或睡觉；如床栏拉起时，下床前让他人先将床栏放下，切勿翻越；穿合适的防滑鞋。

（3）拐杖的使用：选择质量好、扶手牢固、高度可调试、拐头有防滑装置的轻便拐杖，通常铝合金制品最佳，使用时先确认其安全性。

长度调节：使用拐杖前先调节好长度。拐杖长度的计算方法：长度为患者身高减40cm，拐杖顶端空开2 ~ 3指，患者直立位时腋垫与腋窝保持3 ~ 4cm距离，约一拳距离，把手的高度应与手自然下垂时手腕的位置相符，手臂支撑时，肘关节可适当屈曲25° ~ 30°，拐杖底端橡皮拐头正好在脚前侧和外侧各15cm处。拄拐时靠双手而不是靠腋窝支撑身体，否则容易造成臂丛神经麻痹。

拐杖的使用方法：拄拐站立时，要使双足与双拐头呈等腰三角形。要保持身体的平衡。准备行走时，要确定已站稳，再将拐杖分放身体两侧；先抬出患肢脚尖，不可超过双拐头连线；双手撑拐，同时健肢向前走出，站稳后抬起患肢，同时提拐向前移动同等距离，足与拐头同时着地，但脚尖仍然落在双拐头部的连线内，这样逐步前移。

（4）健康教育：告知患者跌倒的危害，指导患者防跌倒的方法。

4）护理评价

住院期间患者未发生跌倒。

2. 预防粘连性关节炎、关节僵硬

1）问题依据

患者左膝外伤行2次膝关节镜手术治疗，手术操作易导致关节内外组织存在不同程度的纤维粘连。现患肢肿胀、活动障碍，进一步加重了关节周围组织粘连。

2）护理思维

由于患者左膝关节多次行膝关节镜手术，患肢组织中有浆液纤维性渗出物和纤维蛋白沉积，可使关节内外组织发生纤维粘连。同时，由于关节囊及周围肌肉的挛缩，关节活动可有不同程度的障碍。如未给予及时、有效的康复治疗，容易造成膝关节僵硬。因此，术后应加强系统化康复训练指导，避免关节粘连与僵硬。

3）主要措施

（1）病情观察与评估：观察伤口敷料有无渗血、渗液情况，患肢肢端血液循环及感觉、活动情况。

（2）功能训练：患者术后清醒后进行踝泵训练、股四头肌等长收缩训练；术后第 1 天被动活动髌骨，用手将髌骨上下左右推动；术后第 2 天开始直腿抬高训练，抬高至足跟离床面 10 ~ 15cm 处，保持 10s。

半月板部分切除术后康复训练的目的是尽快恢复正常的膝关节功能和运动水平。术后第 1 ~ 2 天可使用拐杖下地，患肢可负重和屈伸膝关节，目的是让患者尽快恢复独立行走；术后第 2 ~ 3 天开始进行空中骑自行车训练；在患肢肿胀消退、疼痛减轻时开始进行肌肉力量锻炼；术后 10 ~ 14 天，膝关节肿胀已经消退，疼痛消失，膝关节的屈伸活动度接近正常时，可开始进行完全的活动。

（3）健康教育：告知患者发生关节粘连的原因，掌握正确的功能训练方法，进行有效的功能训练。

4）护理评价

患者术后早期能主动配合进行功能训练，住院期间未发生粘连性关节炎、关节僵硬。

（三）患者转归

术后患者伤口干燥、局部无肿胀、皮温正常，掌握功能训练方法及注意事项，在家属陪同下拄拐杖步行出院。

四、护理体会及反思

（一）护理体会

术后通过对患者进行早期的功能训练，加强腿部肌肉力量，使患者能够尽快下床活动，有效防止关节粘连和肌肉萎缩，加强患者自身的修复能力，将伤口周围组织的恢复速度提高， 促进血液循环，同时减少患者出现关节感染或关节肿胀等并发症的发生。

（二）反思

关节镜手术治疗半月板损伤因具有创伤小、直观、精确、恢复时间短、检查和治疗同时进行等优势，在临床逐渐广泛开展。术后护士给予及时、有效的功能训练指导非常重要，有些患者因错误认知或康复急切等原因致使患侧膝关节过早负重，加重了半月板的负担，不利于恢复。因此，护士要及时评价患者功能训练的依从性及效果，规范指导，确保患者正确完成各项关节功能康复训练，做好安全防护措施，避免并发症的发生。

五、相关知识链接

（一）半月板的结构特点

膝关节外侧半月板是“月牙形”软骨结构，截面为三角楔形，外侧半月板覆盖外侧胫骨平台的 80% ~ 85%，而内侧半月板覆盖比例较小，为内侧胫骨平台的 60% ~ 65%。正常的半月板是由胶原（Ⅰ型胶原占 90% ~ 95%）、纤维软骨、蛋白多糖、弹性蛋白和水组成的纤维软骨结构。半月板血供仅为其外周的 25% ~ 30%，半月板分为红区（R-R）、红白区（R-W）、白区（W-W）三部分，红区及红白区有非常好或潜在较好的愈合能力，而白区则被认为几乎没有愈合能力。

（二）半月板损伤的临床表现

（1）急性期主要表现为膝关节的肿胀疼痛，活动受限。

（2）急性期过后，肿胀和积液可自行消退，活动时关节仍有疼痛，膝关节屈伸时有弹响，部分患者有“交锁”现象。

（3）严重者可出现跛行、屈伸功能障碍、股四头肌萎缩。

（三）半月板损伤分级

（1）0 级：为正常半月板，表现为均匀的低信号，且形态规则。

（2）Ⅰ级：表现为不与半月板关节面相接触的灶性椭圆形或圆形高信号（即退变）。

（3）Ⅱ级：表现为水平的、线形的半月板内高信号，可延伸至半月板的关节囊缘，但未达半月板的关节面缘。信号改变是Ⅰ级信号改变的延续。

（4）Ⅲ级：半月板内高信号达一个或两个关节面。半月板呈弥漫性高信号，低信号的关节面消失，变得模糊不清，在病理上表现为纤维软骨断裂。

（5）Ⅳ级：半月板大部分或全部结构消失，局部呈弥漫性高信号，伴有严重的增生性骨关节病和关节软骨破坏缺损，其损伤程度和范围明显重于和大于Ⅲ度损伤。

（桂自珍　肖　萍　孔　丹　黄天雯）

第三节　1 例右膝关节韧带损伤患者的护理

一、基本信息

姓名：陈某；性别：男；年龄：36 岁；婚姻情况：已婚

文化程度：大学；籍贯：广东省广州市；职业：公司职员

入院日期：2019 年 2 月 13 日；出院日期：2019 年 2 月 20 日

出院诊断：右膝前交叉韧带断裂

病史陈述者：患者本人

二、病例介绍

主诉：摔伤致右膝关节疼痛伴膝关节不稳半年。

现病史：半年前因不慎摔伤致右膝关节疼痛、肿胀，活动受限明显，行走困难，到当地医院就诊，给予镇痛、消肿治疗后，症状逐渐缓解，右膝消肿，右膝活动受限好转，可以正常步行，未行影像学检查。于伤后半年内曾反复出现2次右膝关节扭伤，伴有膝关节不稳，遂在当地医院行MRI检查，提示“右膝前交叉韧带断裂”。今为进一步治疗，前来我院，门诊以“右膝前交叉韧带断裂”收住我科。

入院诊断：右膝前交叉韧带断裂。

既往史：平素体健，否认高血压、糖尿病、冠心病病史。否认肝炎、结核等传染病病史。无食物、药物过敏史。

婚育史：已婚，育有1子1女。

家族史：父母健在，均体健，无特殊。

专科检查：右膝前交叉韧带损伤，浮髌试验（-），关节活动屈曲120°，过伸5°，侧方应力试验（-），拉赫曼试验（+），前抽屉试验（+），轴移试验（+）。左膝关节无肿胀、畸形、压痛。

辅助检查：

右膝MRI检查：右膝前交叉韧带断裂（2月13日）（图5-3-1）。

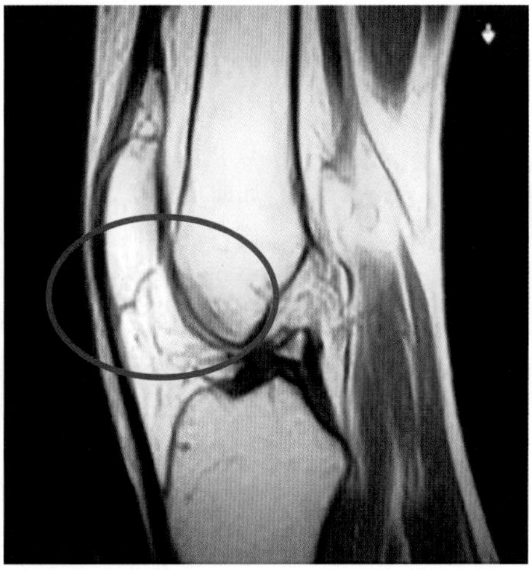

图5-3-1　右膝MRI

心电图检查：窦性心律，心电图正常。

辅助检验结果：术前无异常。

入院时生命体征：T36.5℃，P77次/分，R20次/分，BP135/89mmHg。

入院时护理风险评估：疼痛数字评分法评分为0分，跌倒风险评估为低风险。

心理社会方面评估：患者情绪稳定，家属陪同入院。

三、治疗护理及预后

（一）治疗护理过程（表5-3-1）

术后辅助检查检验：无异常。

（二）主要护理问题及措施

1. 预防韧带再损伤

1）问题依据

患者反复出现3次右膝关节扭伤，伴有膝关节不稳。

2）护理思维

膝关节受外力，造成韧带被过度牵拉，出现撕裂甚至断裂。为了增加关节的稳定性，避免韧带再次损伤，术后须佩戴下肢卡盘支具并坚持有效的功能训练，确保支具的有效固定，并监督功能训练的落实情况。

表 5-3-1　治疗护理过程

时间		病情	治疗处置
2月13日～2月14日		右膝关节不稳半年，双下肢感觉活动正常。	完善各项监测及术前风险评估、讲解术前注意事项。
2月15日	8:00	生命体征平稳。	完成术前准备。
	8:30	患者进入手术室。	完成手术交接。
	8:40～9:40	患者在全身麻醉下行“右膝关节镜前交叉韧带重建术＋自体肌腱植入术”。术中失血量约10mL。	术中未输血。
	9:50	患者安返病房，意识清醒，生命体征：T36.5 ℃、P77次/分、R20次/分、BP135/89mmHg。伤口引流管固定好，引流液为血性。尿管通畅，尿色淡黄。右下肢予膝关节可调节支具固定在位，屈曲角度0°，双下肢感觉运动正常。	遵医嘱给予一级护理，持续低流量吸氧，氧流量为2L/min，给予心电监护；妥善固定伤口引流管及尿管，引流通畅。抬高患肢20°～30°。遵医嘱给予抗感染、消肿、镇痛药物治疗；右膝关节间断冷疗。
2月16日		伤口无渗血、渗液，局部无红肿，术后24小时伤口引流量为20mL。双下肢肢端血液循环好，感觉、活动正常。右下肢膝关节可调节支具固定在位，屈曲角度0°。疼痛评分：活动时为2～4分、静息时为0～2分。右下肢肌力为4级，跌倒风险评估为中风险。	遵医嘱给予二级护理，停心电监护及吸氧，医生给予换药并拔除伤口引流管。指导患者拄拐杖离床活动，主诉无不适，给予防跌倒宣教。指导支具调节方法，告知术后每周支具屈曲角度增加15°。指导及督促右下肢功能训练。遵医嘱继续给予抗感染、消肿、镇痛治疗。
2月20日		伤口敷料干燥，双下肢血液循环良好，疼痛评分为1分，右膝关节可调节支具固定在位，屈曲角度0°～15°。	告知患者患肢术后须佩戴膝关节可调节支具固定4～6周，继续加强患肢功能训练。安排患者出院，完成出院指导。

3）主要措施

（1）病情观察与评估：观察伤口敷料有无渗血、渗液，局部有无肿胀、疼痛；查看膝关节支具的固定情况，观察固定角度是否合适，锻炼时是否出现患肢关节弹响。

（2）功能训练：术后6周内不能过多行走，否则易引发关节肿胀和积液，影响功能恢复及组织愈合。

①术后麻醉恢复后至术后2周：术后麻醉恢复后即开始踝关节背伸训练，股四头肌等长收缩训练；直腿抬高训练时膝关节完全伸直，抬至足跟距离床面20cm处，坚持至力竭后休息；推髌训练，早期被动推动髌骨可以增加伸膝角度，还可以防止髌上囊的粘连，利于术后关节活动度的恢复；伸直训练，膝关节伸直达到正常。

②术后2～4周：继续直腿抬高训练，可在踝关节增加0.5～1.0kg重量，视个人情况而定。跨步训练：进行训练时，双足站稳，以健肢为支撑，患肢进行屈膝向前跨步，然后返回原地站立放松，重复以上动作。

③术后4～6周：增强肌力练习：直腿抬高训练（可在踝关节增加0.5～1.0kg重量，

视个人情况而定）。静蹲训练：后背靠墙、双脚与肩同宽、脚尖及膝关节朝向前方，不得“内、外八字”，随着力量的增加，逐渐增加下蹲的角度（小于90°）。台阶训练：练习上、下楼梯，有疲劳感即停，若患肢单足站立可达1min，可逐渐弃拐负重行走，固定自行车训练，由无负荷至轻负荷逐渐进行。

④术后6 ~ 12周：可除去支具，继续进行肌肉训练，完全负重独立进行正确步态练习，恢复正常生活能力。被动屈曲角度逐渐至与健侧相同。“坐位抱膝”与健肢完全相同后，开始逐渐行保护下全蹲。台阶训练：练习上、下楼梯，有疲劳感即停；单腿提足跟训练；平衡训练：在坚硬地面上训练单足站立；继续直腿抬高训练，进一步增强肌肉力量。

⑤术后12周至6个月：膝关节灵活性训练，练习下蹲，跳上、跳下活动，快走，慢跑，开始游泳（早期禁止蛙泳），练习跳绳及慢跑，蹲起训练。

⑥术后6个月后：6个月以后若患膝无疼痛，肌力恢复正常，膝关节活动度正常，可逐渐开始跑步、打篮球等活动。此期间重建的韧带尚不足够坚固，故练习应循序渐进，不可勉强或盲目冒进，且应强化肌力以保证膝关节在运动中的稳定和安全。

（3）健康宣教：患肢佩戴膝关节可调节支具固定4 ~ 6周，需昼夜佩戴，术后6周内不得过多行走，不应以行走作为练习方法及对抗性训练，否则极易引发关节肿胀和积液，影响功能恢复、组织愈合，还可能造成韧带再损伤。

4）护理评价

患者手术后未出现韧带再损伤；掌握预防韧带再损伤的知识、功能训练方法和技巧。

2. 预防粘连性关节炎、关节僵硬

1）问题依据

患肢术后膝关节可调节支具固定时间长，膝关节活动受限，术后卡盘支具固定如未按照功能训练计划要求调节支具角度，也会增加关节粘连的发生。

2）护理思维

患肢长时间固定使静脉血和淋巴液回流不畅，患肢组织中有浆液纤维性渗出物和纤维蛋白沉积，可使关节内、外组织发生纤维粘连，同时，由于关节囊及周围肌肉的挛缩，关节活动可有不同程度的障碍。因此，术后及时有效的康复训练，可避免关节粘连。

3）主要措施

（1）功能训练：卡盘支具固定4 ~ 6周，需昼夜佩戴。第1周活动度为15°，以后每周增加15°。加强股四头肌等长收缩训练。

（2）健康教育：向患者讲解术后发生粘连性关节炎的可能性，使其高度重视并积极配合预防，掌握正确的功能训练方法。

4）护理评价

患者术后早期能主动进行功能训练，未发生粘连性关节炎、关节僵硬。

（三）患者转归

患者伤口干燥，局部无肿胀，皮温正常，掌握功能训练的方法及注意事项，在家属陪同下拄拐杖步行出院。

四、护理体会及反思

（一）护理体会

膝关节前交叉韧带重建术后最严重的并发症为膝关节僵硬及术后前交叉韧带松动或再次断裂、手术失败，因此，康复训练至关重要，医护人员应根据患者损伤程度制订详细的康复训练计划，有落实、有追踪，保证患者手术达到预期效果。

（二）反思

膝关节前交叉韧带重建术后康复训练能加快肌力与膝关节活动功能的恢复，预防膝关节僵硬，康复训练直接影响关节功能的恢复。所以，护士在指导患者功能训练的同时，应及时评价患者功能训练的依从性及效果，将功能训练落到实处，避免粘连性关节炎、关节僵硬的发生，康复训练应循序渐进，避免训练不当导致韧带松动或再次断裂。

五、相关知识链接

（一）膝关节前交叉韧带损伤

（1）定义：膝关节前交叉韧带损伤是运动时胫骨过度前后移位、膝关节过度内外旋和屈伸时韧带断裂，伴有撕裂声和关节错动感，关节内出血，关节肿胀疼痛，伸直和过屈活动受限。

（2）病理生理：韧带损伤通常会导致局部血肿形成，血肿形成纤维蛋白原网，吸引巨噬细胞、单核细胞和其他的炎性细胞附着。膝关节前交叉韧带的外鞘由菲薄而血管丰富的滑膜层组成，当滑膜鞘在损伤中撕裂时，血液在关节内扩散，不会在韧带损伤的局部形成纤维蛋白原网。当滑膜鞘完整时，血肿可在局部形成，并形成纤维蛋白原网，激活早期炎性反应伴有细胞和生长因子的释放。

（二）膝关节镜下前交叉韧带重建术

（1）在关节镜下从患者自身取移植物或异体移植物，包括“髌骨－髌腱－骨”“腘绳肌肌腱”“跟腱”“股四头肌肌腱”，然后在股骨和胫骨上制作隧道，把移植物穿过去，两端分别用合适的方法进行固定。

（2）膝关节镜下前交叉韧带重建术的适应证

①膝关节前交叉韧带断裂。

②膝关节前交叉韧带断裂合并半月板撕裂。

③膝关节前交叉韧带断裂合并后交叉韧带断裂及后外侧角损伤。

（桂自珍　肖　萍　黄天雯）

第四节　1例右跟腱断裂患者的护理

一、基本信息

姓名：苗某某；性别：男；年龄：29岁；婚姻情况：已婚

文化程度：本科；籍贯：北京市；职业：教师

入院日期：2019年2月15日；出院日期：2019年2月18日

出院诊断：右跟腱断裂

病史陈述者：患者本人

二、病例介绍

主诉：外伤致右踝部疼痛、活动受限3小时。

现病史：患者于2019年2月15日15：30打篮球时摔倒，感右踝部疼痛，局部肿胀，立即到我院急诊就诊，患肢行支具固定，检查后以“右跟腱断裂”收入我科。

入院诊断：右跟腱断裂。

既往史：平素体健，否认高血压、心脏病、糖尿病病史；否认手术史；否认其他外伤史；否认输血史；否认药物、食物过敏史；预防接种史不详。

婚育史：已婚，未育。

家族史：无特殊。

专科检查：右踝周围肿胀、触痛；于跟腱止点近端3cm可触及空虚、凹陷，腓肠肌挤压试验阳性；右足背动脉搏动有力，足趾活动、感觉正常，末梢血液循环良好。

辅助检查：

胸部正位X线检查：未见明显异常。

下肢软组织超声检查：右跟腱连续性中断，断端略向两侧痉挛，两断端之间可见液性暗区，范围1.5cm×0.7cm×1.0cm，边界不清，形态不规则。

踝关节MRI检查：右跟腱连续性中断（2月15日）（图5-4-1）。

双下肢静脉超声检查：未见明显异常。

心电图检查：窦性心律，心电图正常。

术前异常检验结果见表5-4-1。

表5-4-1　术前异常检验结果

项目	指标	结果	参考值
血常规	中性粒细胞百分比	0.852 ↑	0.50 ~ 0.70
	淋巴细胞百分比	0.104 ↓	0.20 ~ 0.40

入院时生命体征：T36.2℃，P78次/分，R19次/分，BP145/62mmHg。

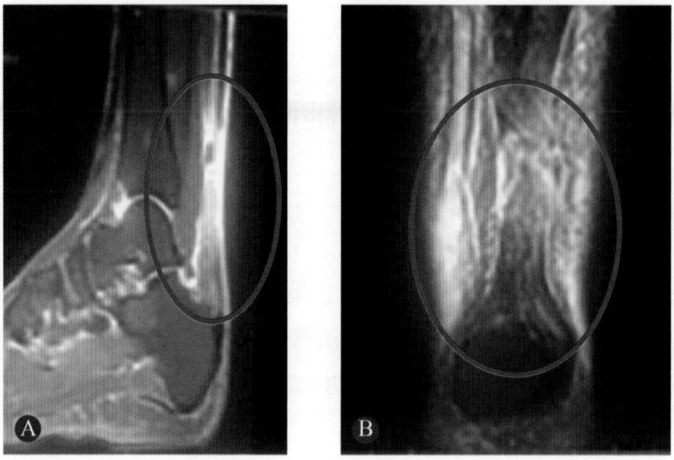

图 5-4-1 术前踝关节 MRI

入院时护理风险评估：疼痛数字评分法评分为 2 分，跌倒风险评估为中风险。

心理社会方面评估：患者情绪稳定。

三、治疗护理及预后

（一）治疗护理过程（表 5-4-2）

表 5-4-2 治疗护理过程

时间		病程经过	治疗处置
2 月 15 日		右踝部疼痛活动受限 3 小时急诊入院，右下肢支具固定，右踝周围肿胀，触痛；右足背动脉搏动有力，足趾活动、感觉正常，末梢血液循环良好，疼痛评分为 2 分。	医生给予调整支具固定位置，软枕抬高。静脉给予消肿、镇痛等药物治疗，30min 后疼痛缓解，疼痛评分为 0 分。给予讲解术前注意事项。
2 月 16 日	8：00	生命体征平稳。	完成术前准备。
	9：10	患者进入手术室。	完成手术交接。
	10：45	术毕安返病房，生命体征：T36.3℃、P92 次 / 分、R21 次 / 分、BP102/62mmHg。伤口敷料包扎好，无渗血，下肢持续支具固定，足趾感觉运动正常，末梢血液循环良好。左上肢静脉留置针固定好。疼痛评分为 2 分。	平卧位，下肢支具固定松紧度适宜，抬高患肢、患肢保持外展中立位。遵医嘱给予静脉滴注消炎、镇痛等药物治疗。指导患者翻身、健侧卧位的方法；指导患肢功能训练。静脉滴注镇痛药物 30min 后疼痛缓解，疼痛评分为 1 分。
2 月 17 日		患者病情平稳，伤口敷料包扎好，无渗血，足趾感觉运动正常，支具固定好。	医生给予换药，伤口敷料干燥，复查血化验（表 5-4-3），遵医嘱静脉滴注抗感染、镇痛等药物。指导患者支具佩戴方法及注意事项。指导患者拄拐下地活动，患肢不负重，告知防跌倒注意事项。
2 月 18 日		患肢肿胀减轻，伤口愈合良好，予以出院。	给予患者出院指导，告知注意事项及复查时间。

术后异常检验结果见表 5-4-3。

表 5-4-3　术后异常检验结果

项目	指标	结果	参考值
血常规	中性粒细胞百分比	0.716 ↑	0.50 ~ 0.70
	淋巴细胞百分比	0.158 ↓	0.20 ~ 0.40

（二）主要护理问题及措施

支具佩戴不正确

1）问题依据

跟腱断裂后，石膏托 / 支具要求跖屈位固定，如果固定方法不正确，跟腱断端回缩过大，增加患者手术难度。术后踝关节过度背伸，会造成跟腱二次损伤。

2）护理思维

患者长时间佩戴石膏托 / 支具，容易对足跟部及胫前部皮肤产生压迫，易出现局部皮肤压红或破溃；部分患者依从性差，不了解支具对术后康复的重要性。因此，护士除了观察支具固定的有效性外，还要做好受压部位的皮肤护理，指导患者支具佩戴方法，告知其注意事项。

3）护理措施

（1）病情观察与评估：观察支具的松紧度是否适宜，佩戴是否正确；观察皮肤的颜色、皮温、足趾感觉运动、足背动脉搏动情况；定时检查支具内接触部位是否有受压现象。

（2）体位护理：平卧位，患肢软枕抬高，正确佩戴支具；在支具内部、双踝及足跟处放置软衬垫，避免皮肤受压；避免患侧卧位或患肢过度外旋；定时松解支具，观察皮肤情况。

（3）饮食护理：进食高蛋白、富含维生素、易消化的食物。

（4）用药护理：遵医嘱给予消炎、镇痛、消肿及抗凝等药物治疗。

（5）功能训练：术后指导患者行患肢足趾的屈曲训练。

（6）健康宣教：告知患者佩戴支具的重要性，不可私自摘下或调整松紧度，以免影响跟腱恢复，使患者学会自我评价。

（7）正确佩戴支具

①跟腱断裂患者，要求长腿支具跖屈位固定。

②检查支具的松紧度，以能放入一手指为宜，不能过松或过紧。

③日间可适当松解支具，放松肢体，但要保证患肢处于跖屈位；夜间不可自行摘下，熟睡后切勿自由变换体位，受力不均易出现跟腱再次断裂。

④平卧位时患肢膝下及足跟处垫软枕，防止足跟持续受压；翻身时健侧卧位，患肢在上，腿下垫软枕。

4）护理评价

患者住院期间支具固定正确，患者掌握支具佩戴方法，知晓注意事项。

（三）患者转归

患者入院后积极手术治疗，术后第 2 天康复出院。

四、护理体会及反思

（一）护理体会

跟腱断裂患者伤后及恢复期根据情况都要使用支具固定保护，护理人员按时观察支具佩戴是否正确，检查患肢感觉运动是否正常，指导患者正确佩戴支具及使用拐杖的方法，告知患者预防跌倒等措施，促进早日康复。

（二）反思

跟腱断裂患者病情相对较轻，护理人员在做好支具护理及康复指导的同时，不可忽视患者的主诉，如胫前压痛、足趾麻木等症状，做好评估。

五、相关知识链接

1. 跟腱的解剖结构

跟腱断裂是一种常见的肌腱断裂，跟腱长约 15cm，自上而下逐渐增厚，以跟骨结节上方 3 ~ 6cm 为最窄，当踝关节背屈时，跟腱在杠杆的顶端，承受压力最大，在起跳时虽然胫后肌、腓骨肌、趾屈肌都收缩，但这些肌肉都通过踝部，在跟腱之前，所受张力缩小，而起跳时，跟腱承担 3 ~ 4 倍的体重，在退变的基础上易发生撕断。

2. 跟腱的损伤机制

跟腱断裂的原因有两种：

（1）开放性损伤：锐器或钝器直接切割或打击跟腱致其断裂，为开放损伤。

（2）闭合性损伤：多为跑跳运动损伤，如翻筋斗，跳起投篮、跳远等，在跟腱有退行性病变的基础上，外伤使跟腱断裂，称为闭合性损伤。严重的跟腱周围炎和痛风等都可使跟腱变弱而断裂。

3. 跟腱损伤的临床分型

（1）根据跟腱断裂类型分型

①横断型：为割伤或砍断所致的开放性损伤，跟腱横行断裂部位多在止点上 3cm 左右，断面齐整，向近端回缩 3 ~ 5cm。

②撕脱型：因跟腱部位直接遭受砸伤、碰伤所致，跟腱的止点撕脱或于止点上 1.5cm 处完全断裂，断面呈斜行，近侧腱端有少量纤维撕脱，近端回缩＞ 5cm。

③撕裂型：多为演员及体育爱好者，跟腱止点上 3 ~ 4cm 处完全断裂，断端呈马尾状，粗细不等，长度参差不齐，此类损伤者，解剖基础是跟腱及退行性变。

（2）根据跟腱断裂的时间分型

①急性断裂：受伤时间在 10 天之内。

②亚急性断裂：受伤时间为 10 ~ 20 天。

③陈旧性跟腱断裂：受伤时间大于 20 天。

4. 跟腱损伤的临床表现

新鲜损伤为跟部疼痛、患足不能以足趾站立；检查局部肿胀、疼痛，可摸到凹陷，跖屈力弱。

陈旧伤多为跛行，平足行走、不能提踵，触及跟腱有凹陷，小腿肌肉萎缩。

5. 跟腱损伤的治疗方法

（1）非手术治疗：踝关节跖屈位固定 6 ~ 12 周，每周更换外固定并逐渐增加背屈角度，石膏（支具）拆除后，使跟骨抬高，继续足踝支具固定 4 ~ 14 周，此法多适合撕裂型损伤。

（2）手术治疗：适合横断、撕脱型的跟腱损伤，如运动员、舞蹈演员活动导致的各种损伤，目的是修复肌腱，保持其生理长度。术后踝跖屈 30°、膝屈 30° 为长腿石膏托 / 支具固定，3 周后改为高跟短腿石膏托 / 支具固定，6 周拆除，穿高跟鞋练习踝关节屈伸及小腿肌力，保护 3 个月，半年内不做剧烈运动。

6. 跟腱损伤术后的功能训练

（1）术后 1 ~ 28 天：长腿石膏托 / 支具固定，膝关节固定于屈膝 20° ~ 25°（该位置跟腱的张力最小，保障跟腱无张力下愈合），拄拐下地进行适当活动；伤口愈合以后，每日去掉支具，将跟腱区放入温水中浸泡，按摩跟腱，不做踝背伸和跖屈训练；每日睡觉时必须佩戴支具。

（2）术后 4 ~ 5 周：更换短腿石膏托 / 支具，即可将长腿石膏托 / 支具后托锯短到腓骨小头下 3cm，开始让膝关节活动；每日去掉石膏托 / 支具，将跟腱区放在温水中浸泡，按摩跟腱；适当做踝背伸和跖屈训练，给予牵张刺激，利于跟腱纤维愈合；每日睡觉时必须佩戴石膏托 / 支具。

（3）术后 5 ~ 6 周：可以进行膝关节牵伸训练、膝关节屈伸训练、足跟滑移训练及髌骨松动训练。

（4）术后 6 ~ 9 周：去除短腿石膏托 / 支具，穿跟腱靴行走，这一时期应防止摔倒或突然蹬地动作对手术后跟腱的牵拉。

跟腱靴穿着要求：

①选择鞋跟高度约 3cm 的鞋子持双拐缓慢行走。

②垫一块由 10 层薄板组成的高为 2.5 ~ 3.0cm 的脚跟垫。

③逐渐降低鞋跟高度，在 2 ~ 3 周内恢复到平底鞋行走。

④行走过程中，患足逐渐负重，承受身体重量。

（5）术后 9 ~ 12 周

①全脚掌着地行走，练习踝关节功能，使踝关节的活动度完全正常。可做踝关节主动跖屈及背伸训练。

②可以开始练习小腿三头肌的力量，先练习双足提踵，逐渐增加患肢的负担，最终过渡到单足提踵。从事较轻松工作的人可以开始工作。这一时期仍然应该防止摔倒或突然蹬地动作对手术后跟腱的牵拉。

（6）术后 12 ~ 24 周：继续练习单足提踵，矫正残留的踝关节跖屈或背伸障碍，开始全脚掌着地慢跑，逐渐恢复踝关节的灵活性和小腿三头肌的肌力，此时，运动员可以开始参加小运动量的训练，从事中等体力劳动工作的人可以参加工作。

（7）术后 24 周以后：运动员可参加正式训练，普通人群可参加重体力劳动。

7. 跟腱损伤术后并发症

（1）跟腱再断裂：通常都是在先有隐匿的慢性劳损的基础上发生的，意味着断裂前已经发生了轻微损伤，所以再断裂的发生往往不需要很高的能量。

（2）切口愈合问题：切口并发症包括粘连、深部组织感染、伤口裂开、跟腱组织坏死、缺损等。吸烟、激素等是切口感染的易感因素。

（3）血栓形成：对于跟腱断裂无论是手术治疗还是非手术治疗，均需要一段时间的制动，这是深静脉血栓形成的危险因素。

（4）跟腱的形态改变：愈合后的肌腱增厚在跟腱断裂案例中非常常见。很多学者认为虽然肌腱增厚在不同治疗方法间难以衡量和对比，但几乎所有治疗方法都会导致跟腱增粗。

（5）腓神经损伤：在多数情况下，腓神经是腓肠肌内侧神经及腓肠外侧皮神经在小腿后方的交通支，在跟腱距止点上方约 9.8cm 处跨过跟腱外缘，任何一种术式都有可能损伤腓神经。

（王文苏　郝德慧　陈玉娥　高　远）

参考文献

方业汉，周钢，黄晖，等 . 关节镜下同期治疗肩袖损伤与冻结肩的临床分析 [J]. 中国运动医学杂志，2018，37（7）：565-569.

何勇，刘威，王大明，等 . 冻结肩疼痛机制研究进展 [J]. 中国运动医学杂志，2016，35（10）：987-990.

江武，姚建华，孔德佳，等 . 一期修复重建膝关节多发韧带损伤疗效观察 [J]. 中国修复重建外科杂志，2014，7：810-813.

李圣节，张旭，赵晨钰，等 . 脉冲磁疗配合康复训练辅助肩袖损伤患者关节镜术后功能恢复的疗效观察 [J]. 解放军医学院学报，2019，40（10）：947-949.

梁双 . 探讨半月板损伤膝关节镜术后疼痛程度并探索其可能的影响因素 [J]. 中国医疗器械信息，2020，26（4）：42-44.

瞿邱炜 . 关节镜下半月板损伤缝合术患者膝关节功能恢复的围术期护理 [J]. 解放军护理杂志，2016，33（10）：49-52.

杨帆，贾庆卫 . 膝关节多韧带损伤诊疗现状 [J]. 中国矫形外科杂志，2013，10：984-988.

张娟 . 关节镜下治疗半月板损伤的护理 [J]. 护理实践与研究，2012，9（24）：74-75.

张小钰，汪玉海，马敬祖，等 . 探讨关节镜治疗膝关节盘状半月板损伤的临床疗效及术后疼痛的影响因素 [J]. 创伤外科杂志，2017，19（10）：766-769.

第六章　骨与软组织肿瘤科

第一节　1 例骶骨肿瘤扩大切除术后患者的护理

一、基本信息

姓名：郝某；性别：男；年龄：36 岁；婚姻情况：已婚

文化程度：中专；籍贯：山东省济南市；职业：工人

入院日期：2019 年 2 月 26 日；出院日期：2019 年 3 月 11 日

出院诊断：骶骨软组织肿瘤；介入治疗后

病史陈述者：患者本人

二、病例介绍

主诉：突发大小便困难 6 个月余。

现病史：患者于 2018 年 8 月 1 日突发无诱因大小便困难，无发热、尿痛等不适，当地医院行保守治疗，效果欠佳，于 8 月 6 日来我院就诊，行穿刺活检术；于 8 月 13 日第二次入院，小便不能自主排出，给予留置尿管；分别于 2018 年 9 月 6 日、10 月 22 日、11 月 6 日、2019 年 1 月 18 日，在局部浸润麻醉下行髂内血管栓塞术，术后恢复均尚可。患者为求进一步治疗，门诊以“盆腔软组织肿瘤；介入治疗后”收入我科。

入院诊断：骶骨软组织肿瘤（性质未特指）。

既往史：否认肝炎、结核、疟疾等传染病病史；否认高血压、心脏病病史，否认糖尿病、脑血管疾病、精神疾病病史；无吸烟史，无食物、药物过敏史。

婚育史：已婚。

家族史：父母健在，家族中无传染病及遗传病史。

专科检查：脊柱生理弯曲存在，各棘突无压痛及叩击痛；深触诊右侧盆腔触及质稍硬包块，未能触及边界及大小，无明显压痛；会阴区感觉正常。留置尿管通畅，尿色清亮。四肢末梢血液循环良好，感觉、活动正常。

辅助检查：

骨盆正位 X 线检查：骨盆可见实性肿物，骨质未见异常（2 月 26 日）（图 6-1-1）。

MRI 检查：盆腔实性肿物，考虑恶性肿瘤，可见坏死，肿瘤部分仍有血供。

胸片正侧位检查：胸片未见明显异常。

心电图检查：窦性心动过速，可疑 T 波。

超声心动图检查：心脏结构及功能未见明显异常。

病理活检报告：盆腔短梭形细胞肿瘤伴坏死，免疫组化结果考虑为高分化脂肪肉瘤，局部侵犯骨组织。

术前异常检验结果见表 6-1-1。

入院时生命体征：T36.6℃，P80 次 / 分，R18 次 / 分，BP131/81mmHg。

入院时护理风险评估：疼痛数字评分法评分为 2 分，跌倒风险评估为低风险，生活自理能力评估为 95 分。

心理社会方面评估：患者家属陪伴入院，情绪焦虑，担心术后功能恢复情况。

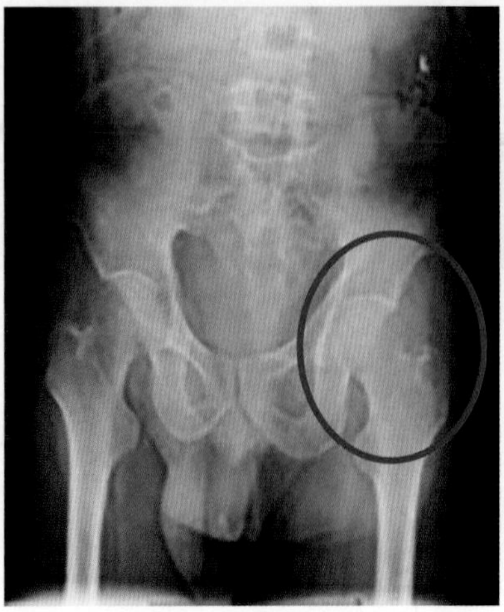

图 6-1-1　术前 X 线片

表 6-1-1　术前异常检验结果

项目	指标	结果	参考值
血常规	红细胞计数 / （10^{12}/L）	4.23 ↓	4.3 ～ 5.9（男）3.9 ～ 5.2（女）
	血红蛋白 / （g/L）	135 ↓	137 ～ 179（男）116 ～ 155（女）
	C 反应蛋白 / （mg/dL）	2.772 ↑	0 ～ 0.8
生化	谷丙转氨酶 / （U/L）	56.7 ↑	0 ～ 40

三、治疗护理及预后

（一）治疗护理过程（表 6-1-2）

表 6-1-2　治疗护理过程

时间		病程经过	治疗处置
2 月 26 日		骨盆肿物 6 个月余，行 4 次介入治疗后入院。	完善各项检验与术前风险评估。
2 月 28 日	15:18	完善术前各项检查，术前评估。	完成术前备血。
	20:10	肠道准备。	遵医嘱给予复方聚乙二醇电解质散、庆大霉素和甲硝唑口服，告知大量饮水。向患者讲解术前注意事项。
3 月 1 日	5:02	肠道准备。	行清洁灌肠。
	12:50	生命体征平稳。	完成术前准备。
	13:20	患者进入手术室。	完成手术交接。
		患者在全身麻醉下行“骶骨肿瘤扩大切除术”，术中失血 1400mL。	手术过程顺利，输入自体悬浮红细胞 800mL，无不良反应。

续表

时间		病程经过	治疗处置
	20：44	患者手术历时6小时，术后安返病房。生命体征：T36.4℃、P109次/分、R19次/分、BP84/52mmHg、SpO_2 96%。神志清醒，面色苍白，末梢血液循环差，双下肢感觉运动正常，伤口敷料清洁干燥；留置伤口引流管，引流出暗红色液体200mL；留置尿管，尿色淡黄；右颈部留置中心静脉导管。	给予患者平卧位；双下肢垫软枕，抬高双下肢20°～25°；髋关节屈曲15°～20°、外旋5°～10°，膝关节保持屈曲5°～15°，踝关节保持背伸90°，膝关节、脚尖朝上。妥善固定各管路，遵医嘱夹闭伤口引流管4小时，开放10min；持续心电血压监测，持续低流量吸氧（2L/min）；并给予抗炎、消肿、镇痛、激素、营养神经等药物治疗。给予踝泵训练、桥式运动指导。
	21：04	患者面色较前好转，末梢血液循环恢复正常；心率快，血压低。	遵医嘱输同型红细胞400mL，血浆340mL，无不良反应；引流管夹闭，协助患者变换体位。
	23：41	患者精神状态良好，P80次/分，BP110/66mmHg。主诉伤口处疼痛，疼痛评分为5分。	遵医嘱给予输入镇痛药物治疗，用药30min后疼痛缓解，疼痛评分为2分。
3月2日	8：45	患者生命体征平稳，面色红润，伤口敷料包扎好，无渗血，引流量为340mL。	遵医嘱停止心电监护，引流管夹闭2小时，放开10min；输入抗炎、肠外营养药物治疗，无不良反应。进行饮食指导。
3月3日～3月5日		病情平稳，患肢1度肿胀，伤口红肿，伤口引流量为60mL。患者全天不自主排5次稀便，腹胀。	医生给予伤口换药，伤口敷料干燥；便后给予温水擦拭肛周；指导患者行肛门括约肌收缩训练；指导腹部按摩，仰卧位，双手按顺时针方向按摩腹部，同时配合做深呼吸。遵医嘱给予输入抗炎、消肿、人血白蛋白等药物治疗。复查血（表6-1-3）。
3月6日～3月9日		患者全天不自主排黄色稀便4次，腹胀减轻，伤口引流量40mL。	医生给予拔除伤口引流管，伤口无渗出，便后及时更换伤口敷料。指导患者行括约肌收缩训练。遵医嘱指导患者下床活动。复查X线（图6-1-2、图6-1-3）。
3月11日		留置尿管通畅，尿色淡黄；伤口敷料干燥，无渗出。	给予行出院指导，携带留置尿管出院，告知相关注意事项。

术后辅助检查：

术后X线检查（3月9日）（图6-1-2，图6-1-3）。

术后病理报告：可见大片坏死，组织形态考虑脂肪源性肿瘤。

术后异常检验结果见表6-1-3。

（二）主要护理问题及措施

1. 预防切口感染

1）问题依据

切口感染、切口不愈合及延迟愈合是骶骨肿瘤术后常见的并发症。因骶骨肿瘤切除术后，手术局部留有一个较大的空腔，容易出现积液、感染；有文献报道，骶骨肿瘤术后切口感染发生率达21.52%。肿瘤过大压迫或侵犯骶神经，术中切除肿瘤与部分骶神经，致大便失禁，由于手术切口与肛周距离较近，易诱发切口感染。

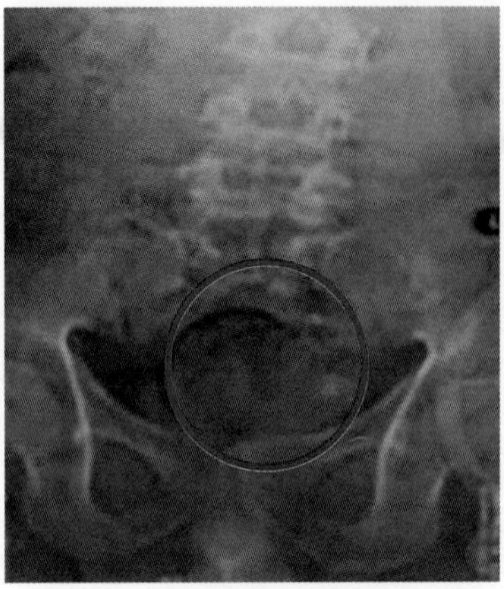

图 6-1-2　术后正位 X 线片

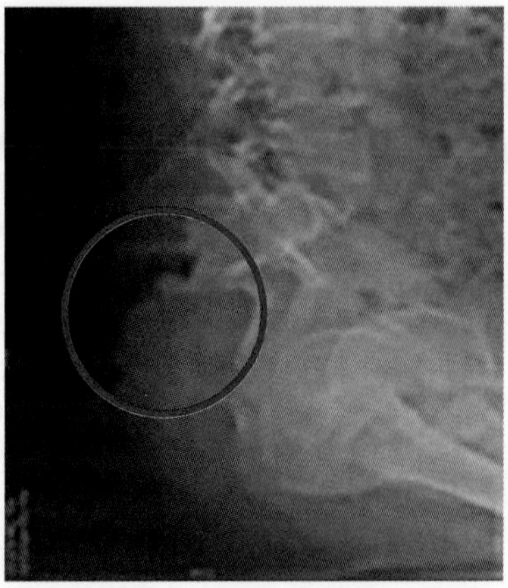

图 6-1-3　术后侧位 X 线片

表 6-1-3　术后异常检验结果

项目	指标	结果	参考值
血常规	白细胞计数 /（10^9/L）	11.3 ↑	3.5 ~ 10.0
	血红蛋白 /（g/L）	82 ↓	137 ~ 179（男）116 ~ 155（女）
生化	白细胞介素 –6/（pg/mL）	170 ↑	0 ~ 5.9
	谷丙转氨酶 /（U/L）	45.6 ↑	0 ~ 40
	肌酸激酶 /（U/L）	1190.9 ↑	2 ~ 200
	血清白蛋白 /（g/L）	34.9 ↓	35 ~ 50
	C 反应蛋白 /（mg/dL）	15.663 ↑	0 ~ 0.8
出凝血常规	血浆 *D*– 二聚体 /（μg/mL）	7.08 ↑	0 ~ 0.50

2）护理思维

巨大的空腔、邻近会阴部、局部皮瓣血供差以及骶尾部皮肤失神经性营养不良 4 个因素，使骶骨肿瘤患者容易出现术后切口感染，表现为红、肿、热、痛、体温升高，因此，在临床工作中要密切观察患者的临床表现，观察伤口引流管是否通畅，切口周围及敷料的变化。

3）主要护理措施

（1）病情观察与评估：严密监测生命体征，特别是体温变化；评估伤口敷料是否干燥，如有渗出，及时给予更换；观察引流管是否通畅，如有异常，及时处理，并做好记录。

（2）体位护理：定时协助患者更换卧位，观察受压部位皮肤有无压红、潮湿等情况，并做好记录。翻身角度 30° ~ 60°，翻身操作时保证患者头、颈、躯干三点成一水平线，防止脊柱旋转、屈曲过伸。正确的肢体摆放能有效预防压力性损伤，减轻患者的痛苦。

（3）饮食护理：加强营养，增强体质，食用富含维生素、蛋白质的食物，如牛奶、鸡蛋、胡萝卜等。维生素对皮肤及黏膜有很好的保护作用，并且在表皮修复过程中发挥着重要作用。

（4）管道护理：妥善固定各管道，固定时位置不能高于伤口位置或位于容易受压部位，以利于引流；协助患者翻身时，防止管道打折、扭曲或脱出。

（5）功能训练：患者肢体感觉恢复正常后，指导患者在床上进行早期的肢体功能训练，如局部的肌肉收缩运动及远端关节的主动活动，包括股四头肌静止收缩、踝泵训练及足趾训练以及桥式运动等。

（6）健康教育：告知患者及家属伤口感染的相关症状，告知家属观察伤口的方法。向患者及家属进行手卫生及排便宣教，防止大便污染伤口。

4）护理评价

患者卧床期间，无皮肤问题发生；并掌握受压皮肤的观察及预防要点。

2. 神经源性肠道功能性失禁

1）问题依据

神经损伤是骶骨肿瘤切除术后最常见的并发症之一，有文献报道，骶骨肿瘤术后神经损伤发生率为43.48%。骶骨肿瘤的侵犯或压迫直接或间接损害骶丛神经，从而对体表感觉、大小便功能等方面产生不同程度的影响。

2）护理思维

骶骨肿瘤扩大切除术后，骶骨伤口的远端距离肛门近，因骶神经的损伤致排便功能异常，从而引发包括腹胀、失禁、排便时间长等肠道功能紊乱症状，因此，要加强神经源性肠道功能性失禁的护理，采取针对性的护理措施，严密观察患者的临床表现，防止术后并发症的发生。

3）主要护理措施

（1）病情观察与评估：观察患者腹胀情况及排便次数，做好皮肤清洁。

（2）专科护理：给予患者按摩腹部，仰卧位、双手顺结肠蠕动方向按摩，同时配合做深呼吸，可以通过皮肤－直肠反射，促进感觉反馈传入和传出，增强肠道蠕动，减轻腹胀。进行括约肌收缩训练，增强盆底肌力量，提高术后排便控制能力。方法：嘱患者进行肛门及会阴的收缩训练，用力收缩，持续30s，放松5s，每次15min。训练排便时间和次数，以达到规律排便的目的；患者排便后，用温水清洗或用柔软的毛巾点状擦拭，避免使用含酒精、香精及润肤等成分的湿纸巾擦拭，避免摩擦肛周，保持肛周干燥。

（3）饮食指导：告知患者食用清淡、易消化、不易产气的食物，避免辛辣食物，减少对胃肠道刺激，从而减少排便次数。

（4）用药护理：遵医嘱给予营养神经药物治疗，肛周给予外用药膏（鞣酸软膏）涂抹，预防肛周淹红；便后可在肛周涂抹液体敷料（赛肤润），增加肛周皮肤营养，防止肛周破溃。

（5）健康教育：指导患者及家属学会排便后温水擦拭方法；告知患者建立规律排便的习惯、合理搭配饮食、人工干预排便的重要性；注意手卫生。

4）护理评价

通过术前充分的肠道准备，术后及时有效的皮肤护理和排便训练方法指导等措施，患者术后肛周未发生皮肤淹红。

（三）患者转归

患者伤口无红肿，无渗出，复查各项生化指标正常，携带留置尿管出院。

四、护理体会及反思

（一）护理体会

骶骨肿瘤比较少见，以手术治疗为主，骶骨肿瘤切除术后并发症多，给治疗与护理带来了困难与挑战。

（1）因患者手术创伤大、术后活动受限等原因，我们加强患者体位的管理，避免局部皮肤长时间受压而造成各种并发症的发生。以左、右侧卧位交替为主，减少平卧，该患者未发生因体位管理不当而造成的皮肤问题。

（2）肿瘤的压迫或术中操作均会造成骶神经根损伤。对患者进行肛门括约肌的训练指导，增强盆底肌力量，提高术后排便控制能力及养成规律排便的习惯，减少大便失禁造成肛周皮炎的发生。

（二）反思

骶骨肿瘤手术创伤大，术后卧床时间长，活动明显受限，护理人员给予更换卧位，翻身时应掌握动作要领，减少患者疼痛。患者术后携带尿管出院，应注重延伸护理，详细讲解留置尿管护理的注意事项，定时做好随访。

五、相关知识链接

（一）骶骨肿瘤

骶骨肿瘤是原发或继发于其他疾病转移至骶骨造成骶骨骨质破坏的肿瘤，骶骨肿瘤的发病率很低，占脊柱原发肿瘤的 1% ~ 7%，其中以原发的恶性肿瘤为主，常见的良性肿瘤有骨母细胞瘤、骨巨细胞瘤和动脉瘤样骨囊肿等，常见的骶骨恶性肿瘤有脊索瘤、软骨肉瘤等。骶骨的转移癌较少见。由于骶骨解剖结构复杂，同时其与大血管、重要脏器毗邻，术中出血汹涌，手术风险高。

（二）治疗方案

以手术为主，配合介入栓塞、放化疗等辅助治疗的综合治疗是大多数骶骨原发肿瘤的主要治疗策略。

1. 血管栓塞术

（1）定义：又称经导管栓塞术，是经导管向靶向血管内注入或送入栓塞物质，使血管闭塞从而达到预期治疗目的的技术。该技术具有微创性、全程影像引导和选择性靶血管插管技术，使得栓塞的准确性和可控性大大增强。

（2）在骶骨肿瘤手术中的应用：骶骨解剖位置较深，周围血供及侧支循环丰富，因此骶骨肿瘤切除术中极易损伤骶前血管，导致术中出血难以控制，可出现失血性休克甚至危及生命，造成肿瘤切除不完全、术后易复发等。随着血管介入治疗的引进与发展，术前靶血管选择性栓塞广泛应用于临床，使骶骨肿瘤手术出血得到一定的控制。

（3）观察要点

①生命体征的观察：严密观察患者的意识、血压、体温、脉搏、呼吸等，观察尿量、尿色的变化。

②穿刺部位的观察：局部血肿易发生在术后 6 小时内，发生率为 4%。术后针对穿刺部位，需使用纱布进行压迫，并使用弹力绷带进行加压包扎。术侧下肢需进行 12 小时制动，观察有无出血、渗血以及血肿形成，同时观察双下肢皮肤的颜色及温度，做好术侧足背动脉部位的标记。若患者术侧足背动脉搏动消失或明显减弱，同时患者肢体有麻木以及肿胀等情况发生，需积极预防栓塞或动脉血栓。

③尿潴留的预防：患者在受到紧张、害怕等不良心理情绪和术后排便体位改变的情况下，容易发生尿潴留。因此，需对患者采取有针对性的心理疏导，鼓励患者自主排尿；指导患者使用温毛巾对下腹部湿敷，在必要的情况下采取留置导尿措施。

④脊髓损伤预防：手术后 24 小时内对患者双下肢进行观察，评估是否存在肌力异常以及感觉异常等情况，若有异常情况发生，需第一时间告知医生，并采取有效处理措施。

2. 手术

（1）骶骨肿瘤的术式选择极其重要，关系到肿瘤能否彻底切除、能否有效控制并发症。骶骨肿瘤的手术方法包括囊内刮除术、边缘切除术、扩大切除术。

（2）关于手术的入路，可分为单纯前方入路、单纯后方入路和前后方联合入路等。

（3）关于高位（S_2 平面及以上）骶骨肿瘤手术入路尚存争议，主要在于前后方联合入路和单纯后方入路的选择问题。一些学者认为前后方入路可以很好地暴露骶骨前后方组织，可以保护好一些重要血管，能更加充分地达到肿瘤的完整切除，但手术创伤较大。

（4）后方入路较前后联合入路简单，且手术创伤小，但对于肿瘤伴有骶前浸润时，想要完整切除较为困难。有专家认为，肿瘤无骶前生长者可采用单纯后方入路，如肿瘤已侵犯骶前组织，则采用前后路联合手术。

（三）骶骨肿瘤常见术后并发症及预防措施

骶骨肿瘤术后常见的并发症除感染外，还有出血、大量输血后并发症、皮瓣坏死及切口延迟愈合、内脏结构损伤、脑脊液漏、脊髓神经功能损伤。

（1）出血：注意观察患者意识及生命体征变化，同时观察患者的面色及末梢血液循环等。注意观察伤口引流液的颜色、量及性状，防止伤口内活动性出血，必要时遵医嘱应用止血药及血液制品。

（2）大量输血后并发症：观察有无皮下黏膜出血点、心悸、无力、手足搐搦等异常表现，如有异常及时报告医生处理。遵医嘱应用葡萄糖酸钙，预防低血钙的发生。

（3）皮瓣坏死及切口愈合延迟：术后加强体位管理、有效引流是避免皮瓣坏死和切口延迟愈合的关键。取左右交替侧卧位为主，尽量避免平卧位，防止切口受压影响血供，导致皮瓣坏死。

（4）脑脊液漏：要重视患者是否有头痛、头晕等症状，若有及时报告医生，及时处理。采用头低脚高位，头痛间歇期更换体位，行轴线翻身。

（5）脊髓神经功能损伤

①术后需通过唤醒试验，评估患者双下肢有无感觉运动的障碍，让患者自主活动脚趾，每小时记录。

②术后24小时做踝关节跖屈背伸训练，膝、髋关节伸屈训练，检查下肢感觉恢复情况。

③用叩诊锤自上而下叩击下肢，每叩击一个平面让患者自述感觉及强度，注意有无麻木感或下肢放射痛症状。如发现肢体麻木、运动障碍或感觉障碍平面上升，提示有脊髓水肿或血肿形成，应及时报告，及时处理。

④指导患者行肛门括约肌训练，提高控制自主排便能力。

⑤最新文献报道，经肛门灌洗方法能降低脊髓损伤神经源性肠道功能障碍相关症状、改善肠道功能、减少肠道护理时间、提高患者生活质量。

（綦菊萍　陈玉娥　郑晓缺　高　远）

第二节　1例右胫骨骨肉瘤截肢术后患者的护理

一、基本信息

姓名：李某；性别：男；年龄：35岁；婚姻情况：已婚

文化程度：初中；籍贯：黑龙江省；职业：无

入院日期：2018年8月13日；出院日期：2018年8月20日

出院诊断：右胫骨远端骨肉瘤

病史陈述者：患者本人及家属

二、病例介绍

主诉：右下肢疼痛4个月余。

现病史：患者4个月前无明显诱因出现右下肢疼痛，休息后可缓解，曾于当地医院就诊，行相关检查及穿刺病理活检，不排除骨肉瘤可能，遂到我院就诊，病理会诊提示：（右胫骨）恶性肿瘤，病变符合普通型髓内型骨肉瘤。患者已行4次化疗，此次为手术治疗收入我科。

入院诊断：右胫骨远端骨肉瘤。

既往史：平素体健，否认高血压、糖尿病、冠心病病史；否认肝炎、结核等传染病病史；否认外伤、输血史；无食物、药物过敏史。

婚育史：已婚已育，配偶及子女体健。

家族史：否认家族遗传病、传染病等类似疾病史。

专科检查：右下肢未见明显肿胀，皮温正常，未触及明显肿物，胫骨远端压痛，活动正常。双下肢等长。

辅助检查：

胫骨 X 线检查：右胫骨远端骨质破坏（图 6-2-1）。

右小腿 MRI 检查：右胫骨远端肿块大小约 0.4cm × 0.3cm × 0.27cm（图 6-2-2）。

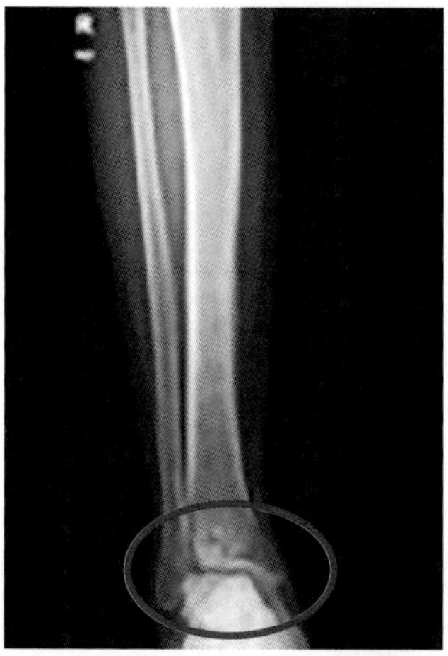

图 6-2-1　右胫骨正位片

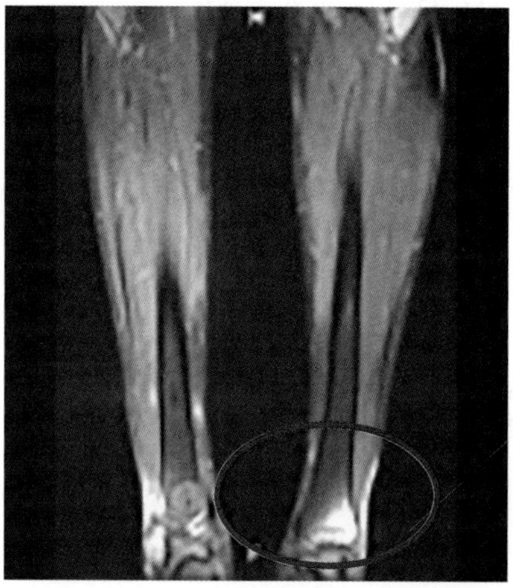

图 6-2-2　右小腿 MRI

心电图检查：窦性心律，心电图正常。

术前无异常检验结果。

入院时生命体征：T36.6℃，P96 次 / 分，R20 次 / 分，BP120/72mmHg。

入院时护理风险评估：疼痛数字评分法评分为 2 分，跌倒风险评估为低风险，血栓风险因素评估为 1 分。

心理社会方面评估：患者情绪稳定，妻子陪伴入院。

三、治疗护理及预后

（一）治疗护理过程（表 6-2-1）

（二）主要护理问题及措施

1. 幻肢痛

1）问题依据

幻肢痛是指患者感到被切断的肢体仍在，且在该处发生疼痛。幻肢痛主要表现为神经过敏性疼痛，如像蚁爬感、针刺感、压榨感等搏动样疼痛，呈持续性，发生率达 50% ~ 80%，夜间疼痛明显。患者自诉截肢后感到已被截除的肢体依然存在，并感觉疼痛。

2）护理思维

截肢术后较长时间内患者会出现幻肢痛，幻肢痛影响患者的食欲、睡眠、情绪等。因此，护理人员除了按需给予镇痛药以外，还要注意患者的心理状况，给予心理疏导。

表 6-2-1　治疗护理过程

时间		病程经过	治疗处置
8 月 13 日		右下肢疼痛 4 个月余，以右胫骨远端骨肉瘤收入我科。	完善各项监测与术前风险评估。
8 月 15 日		完善术前各项检查。	给予患者讲解术前注意事项。
8 月 16 日	11：30	生命体征平稳。	完成术前准备。
	11：45	患者进入手术室。	完成手术交接。
	13：45	患者在全身麻醉下行“右小腿截肢术＋胫前、胫后神经血管探查离断＋筋膜组织瓣成形术”，术中出血量约 300mL。	手术过程顺利，术中未输血。
	16：25	术后安返病房，生命体征：T36.8℃、P88 次 / 分、R18 次 / 分、BP122/75mmHg、SpO_2 99%。伤口引流管通畅，引出暗红色液体；留置尿管通畅，尿色淡黄。残肢伤口敷料干燥。	持续心电血压监测，低流量吸氧（2L/min），妥善固定各管路，并保持通畅；术后遵医嘱给予抗炎、镇痛等药物治疗。床旁放止血带备用。
8 月 17 日		患者生命体征平稳，伤口敷料干燥，伤口引流量 35mL；留置尿管通畅，尿色淡黄；疼痛评分为 4 分，患者自诉较难面对截肢的现实。	停止心电监护及吸氧；医生给予换药，拔除伤口引流管；遵医嘱拔除尿管，自主排尿；遵医嘱予抗炎、镇痛等药物治疗；给予心理护理，饮食及功能训练指导。
8 月 18 日～8 月 19 日		生命体征平稳，伤口敷料干燥，疼痛评分为 2 分，情绪稳定。	遵医嘱予抗炎、镇痛等药物治疗。指导残肢功能训练；指导拄拐床旁活动训练。
8 月 20 日		生命体征平稳，伤口愈合良好，疼痛评分为 2 分，情绪稳定。	给予出院指导，告知注意事项及伤口护理要点，患者拄拐杖出院。

3）主要措施

（1）病情观察与评估：观察患肢残端情况，避免包扎过紧、残端肿胀、皮肤破损引起疼痛。观察残端颜色是否正常，有无肿胀，观察皮温、感觉、膝关节的活动情况，伤口敷料有无渗血、渗液情况；引流是否通畅，观察引流液颜色、性质、量。术后按时疼痛评估，给予镇痛措施后要及时复评；评估疼痛部位、疼痛的性质、疼痛持续的时间、睡眠影响程度、镇痛药物不良反应等。

（2）体位护理：患肢处于功能位，给予伸膝、内收位，不抬高（残端肿胀除外）、不外展、不下垂；避免膝关节屈曲挛缩，患者坐位时不要让残肢垂下床缘，长时间处于屈膝位。保持合理的残肢体位，避免发生关节挛缩非常重要，患者为膝下截肢，膝关节保持伸直位。

（3）饮食护理：可进食高热量、高蛋白质、富含维生素食物，如各种肉类、鱼类和蛋类、新鲜蔬菜及水果，增加营养，以促进伤口愈合和机体恢复；在出现幻肢痛的时候，可以适当让患者吃一些平时非常爱吃的食物，以分散其注意力，减轻患者对患侧肢体的过多关注。

（4）用药护理：遵医嘱按时使用镇痛药、营养神经药物，必要时使用镇静辅助药物，观察用药效果、不良反应等。

（5）健康教育：安慰患者及家属，做好心理疏导，让患者接受截肢的事实。告知引起疼痛可能的原因、教会患者行放松疗法。避免诱发患肢痛的因素，如接触残端、感染、刺激等。

4）护理评价

患者出院时疼痛数字评分法评分为 2 分。

2. 残端护理：预防出血及肿胀

1）问题依据

患肢残端切面大，涉及的血管多，容易发生残端出血；残端局部血液循环不佳，易造成静脉回流不足，循环障碍；离断肢体缺血时间过长，造成相应的细胞和组织间隙水肿。

2）护理思维

避免患肢残端并发症的发生，减轻患者的痛苦，促进其康复。患肢残端加压包扎塑型固定法用于抑制瘢痕增生、控制水肿、促进肢体塑形、预防关节挛缩和畸形、预防深静脉血栓等，通过促进静脉血液回流达到加速伤口愈合的目的。加压包扎既能防止肌肉下垂、肌群分离，促进愈合，又能使残端斜面塑型后变平滑，利于日后假肢装配。临床工作中要注意肢体残端敷料包扎是否合适，评估残端肢体肿胀程度，听取患者主诉。

3）主要措施

（1）病情观察与评估：观察患者生命体征；观察患肢残端血液循环、皮温、颜色、肿胀、感觉等情况；观察伤口敷料有无渗血，常规在患者床头备好止血带或止血绷带，严密观察残肢的渗血量，以防残肢端大量出血。

（2）体位护理：患者卧位或坐位时，避免残肢下垂引起肿胀。若残端发生肿胀，遵医嘱予抬高患肢，促进静脉血液回流，抬高患肢一般不超过 2 天；保护残端伤口，避免碰撞引起出血。

（3）管道护理：保持引流通畅，观察引流液颜色、性质、量，如引流液由暗红色变为鲜红色，引流量 1 小时≥ 100mL，应警惕活动性出血。

（4）残端包扎：具体方法详见相关知识链接；夜间不能除去绷带，弹力绷带的压力以远端比近端大为宜。

（5）功能训练：鼓励和指导患者加强患肢残肢功能训练，改善局部血液循环，避免残端肿胀；绷带包扎过紧或不正确可造成残端肿胀，应及时松解。

（6）健康教育：告知患者残端护理的目的与技巧，防止残端水肿，保护残端皮肤，学会自我观察，发现异常及时告知医护人员。

4）护理评价

患肢残端愈合良好，无出血、血肿等并发症发生。

3. 康复护理

1）问题依据

患者欠缺截肢术后康复知识，需要医护人员培训相关知识。

2）护理思维

知信行模式理论是改变人类健康相关行为的模式之一，将人类的行为分为获取知识、产生信念及形成行为的三个连续过程。动态评估患者对截肢术后康复知识掌握情况，进行规范化、个体化的健康教育，对于患者产生良好的信念及形成正确的行为至关重要。

3）主要措施

（1）病情观察与评估：评估患者对术后康复知识的知晓情况，评估患者对康复促进生活质量提高的信念，评估患者实施康复的行为是否正确。

（2）功能训练：鼓励患者进行早期功能训练，促进残肢的康复，训练以提高关节活动度，发挥存留肢体的功能为主，功能训练方法详见本节相关知识链接。

（3）残端包扎塑形的护理：评估患肢残端皮肤、血液循环和肿胀情况，如果患肢残端伤口周围肿胀Ⅲ度或以上，皮肤淤血，有伤口渗血、渗液、破溃流脓等感染迹象时，暂不予弹力绷带包扎。包扎过程中力度适宜，如果太紧，会影响患肢血液循环，太松则达不到理想的效果。一般包扎时以能放入2指为宜，且压力是远端较近端大，斜行环绕，并防止皮肤褶皱。注意不能在残端近端加压，以免远端缺血引起疼痛、水肿。具体方法详见本节相关知识链接。

（4）离床活动使用拐杖：下床时机、拐杖的使用时间应遵医嘱，避免用方法详见相关知识链接。

（5）安装假肢的护理

①装配时间：手术后4 ~ 6周，伤口已拆线并复原良好，残肢无水肿、脂肪堆积，塑型较好。

②佩戴方法：佩戴假肢前，残肢勿涂酒精、油脂和乳液，避免皮肤过于干燥或润滑而无法安全地使用假肢。可加穿一只护袜，护袜最好选用纯羊毛或纯棉材质，不要采用化学纤维材质，避免引起残肢皮肤破损。

③防跌倒：根据医护人员、装配技术人员的指引佩戴假肢，请勿负荷超量重物，站立、行走（早期建议使用拐杖）时注意防跌倒。

④穿戴假肢后的注意事项：保持适当的体重，一般体重增减超过3kg就会引起假肢接受腔的过紧过松；做好残肢的保护，避免残肢碰伤，保持残肢皮肤清洁；早期不应该长时间坐轮椅，避免发生髋关节屈曲；残肢远端已被截除的关节进行用力屈曲和背伸的肌肉收缩训练，防止残肢肌肉萎缩；坚持残肢应用弹力绷带包扎，防止残肢肿胀及脂肪沉积。

（6）健康教育：根据患者病情，采取口头指导、健康教育资料册与视频等多种方式对患者进行个体化、阶段式的宣教，评估和评价患者对相关知识掌握的程度。

4）护理评价

患者出院时表示已掌握截肢术后康复知识，形成了良好的信念，在进行功能训练、拐杖的使用、残端包扎塑形时方法正确。

（三）患者转归

患者恢复良好，伤口愈合良好，幻肢痛有明显好转，掌握术后康复知识，右膝关节未发生挛缩，康复出院。

四、护理体会及反思

（一）护理体会

截肢不单是破坏性手术，还应视为重建与修复性手术，截肢手术实际是为患者回归到家庭和社会进行康复的第一步。截肢让患者的躯体功能和外形受损，使患者存在一定的负面情绪，如不及时进行干预，影响患者康复及治疗效果。我们在医生决定截肢手术治疗开始，建立医护患一体化团队，与患者、家属建立短期目标与长期目标，对患者的负面情绪尽早实施干预，减少应激反应。当患者出现幻肢痛时，通过药物与非药物干预，减少疼痛引起的不适。通过知信行模式指导患者的康复治疗与护理，为患者出院后顺利安装假肢创造了良好的条件。

（二）反思

有文献报道，伤口大出血是截肢术后常见的并发症，尤其是动脉活动性出血，短时间内出血量大，可快速导致失血性休克。责任护士应了解患者手术过程，对术后可能发生的出血进行预见性护理，除了床旁备好止血包扎物品外，还需保留静脉通路，选择大号留置针；关注有无备用药物；必要时提前做好配血、输血准备。

骨肉瘤是起源于间叶组织的恶性肿瘤，患者不仅要承受手术创伤所致的生理痛苦，还要承受恶性肿瘤和丧失肢体所致的心理折磨。建议增加护士对骨肿瘤截肢手术患者心理护理方面的培训，发挥专科护士及临床护理专家的作用，基于循证医学进一步做好心理干预。

五、相关知识链接

（一）幻肢痛

1.幻肢痛的发病机制

幻肢痛曾经被认为是一种精神及心理疾病。但随着研究的不断深入，目前，大多数学者认为幻肢痛是一种神经病理性疼痛，外周机制及中枢机制是目前大多数学者所认可的假设机制。临床研究表明，人体感觉传入的各个环节如外周感受器、感觉传入纤维、脊髓传导通路、丘脑，甚至皮质的变化都可能与幻肢痛的发生密切相关，同时，患者的心理因素也可能与幻肢痛的发病有着密切的关系。

2.幻肢痛的临床治疗

幻肢痛的临床治疗方法有很多：药物治疗，神经阻滞治疗，物理康复疗法，中医如针灸、中药、推拿按摩等仍是最常见的治疗方法。另外，外科手术如神经残端结扎、神经外膜闭锁、脊髓电刺激、深部脑刺激、经皮神经电刺激等以及行为心理、镜像疗法都可以应用于幻肢痛的治疗。但因其临床病例较少，远期疗效并不确切，故尚不能大规模推广。目前主张多学科、多模式治疗。

（二）小腿截肢患者功能训练方法

（1）髋内收：患者仰卧或双手支撑身体，两腿中间放一枕头，两腿向内用力挤压枕头，维持5s后放松。

（2）髋外展：患者健侧卧位，残肢外展约60°，维持5s后放下残肢，放松。

（3）髋屈曲：患者仰卧或双手支撑身体，残肢向上抬高约135°，放下残肢，放松。

（4）髋后伸：患者俯卧位，双下肢伸直，残肢向后抬起约30°，维持5s后放下残肢，放松。

（5）膝伸直：患者仰卧位或双手支撑身体，双下肢伸直，残肢膝关节用力伸直5s后放松。

（6）膝屈曲：患者坐床边，双下肢屈膝，残肢用力伸直膝关节5s，然后屈曲5s，放松。

（三）拐杖的使用方法

1. 拐杖的选择

选择合适的拐杖；选择质量好、扶手牢固、高度可调节、拐头有防滑装置的轻便拐杖，通常铝合金制品最佳，使用时先确认其安全性。

2. 调节高度

使用拐杖前先调节好高度，拐杖的高度应根据患者的身高调适，一般高度是患者双手拄拐，拐顶距离腋窝5 ~ 10cm，与肩同宽。拐杖高度的计算方法：高度为患者身高减40cm，拐顶空开2指，患者直立位时腋垫与腋窝保持3 ~ 4cm的距离，约一拳距离，把手的高度应与手自然下垂时手腕的位置相符，手臂支撑时，肘关节可适当屈曲25° ~ 30°，拐杖底端橡皮拐头正好在脚前侧和外侧各15cm处。

3. 使用方法

（1）起身站立：确定椅子或床稳定牢固，健肢支撑在地面，身体向前移动到椅子或床的边缘。双拐并拢，患侧手握住手柄，健侧手扶住椅子或床沿，两手用力，同时健肢用力站起（保持平衡，站稳后将拐分至身体两侧）。

（2）坐下：身体缓慢向后退，直至健肢碰到床沿或椅子，双拐并拢（于患侧手），扶住椅子或床的边缘，健肢全负重。患侧手握住手柄，健侧手扶住椅子或床沿，屈膝，坐下。

（3）持拐步行

两点步行法，持拐站稳，一侧腋拐和对侧腿向前，另一侧腋拐和对侧腿向前，重复上述动作即可。

三点步行法，持拐站稳，双拐同时向前移动，向前移动患肢于双拐之间同一水平，再向前摆动健肢放在双拐前方，重复上述动作即可。

四点步行法，持拐站稳，一侧腋拐向前，对侧腿向前，另一侧腋拐向前，对侧腿向前，重复上述动作即可；注意对侧腋拐与落脚点在同一水平线上。

（4）上楼梯（有扶手）：合并双拐于健侧，患侧手扶住楼梯扶手，身体尽量靠近扶手。两手同时支撑，健肢上跨一级楼梯，健肢负重，再移动双拐和患肢上到同一级楼梯。

（5）下楼梯（有扶手）：合并双拐于健侧，另一手扶住楼梯扶手，身体尽量靠近扶手。一手沿着扶手下移，另一手握住拐杖移至下一级楼梯，移动患肢下一级楼梯。双手支撑稳定后，再移动健肢下一级楼梯。

（6）上楼梯（无扶手）：健肢先前跨一级楼梯，重心移到健肢，再移动双拐和患肢上到同一级楼梯。

（7）下楼梯（无扶手）：将双拐移至下一级楼梯，患肢跟上。双手支撑稳定后，重心下移，健肢下一级楼梯。

（四）假肢的使用注意事项、存放与保养

（1）注意事项：假肢在穿着初期时如果有松脱或疼痛现象，应与装配假肢人员联系。残肢有伤口时，应停止使用假肢，以免伤口逐渐加大并造成感染。

（2）存放与保养：存放假肢时，要保持干燥，并置于通风处，以防止受潮变质。避免与机油、汽油及煤油等易挥发性油类接触，以防损害。勿将假肢与石灰等各类化学制品或其他易渗透物品放置在一起。每年定期让假肢装配人员检查假肢是否有缺损。

（五）小腿残端塑形包扎技术

残肢膝关节予伸直位，选用 10cm 宽的弹力绷带，塑型有“8”字形包扎法和十字包扎法。“8”字形包扎法是沿残肢长轴方向一圈向上，再一圈向下，每圈在正面和前一周相交叉，并压盖前一圈的 1/2；十字包扎法是起点从膝关节下缘至残端回折，至起点后反折，绕小腿环形 2 周固定绷带头，再斜行从远端向近端螺旋包扎至残端，每一圈重叠 1/2 或 2/3。

残端成型后每天放松 2 ～ 4 次，每次 30 ～ 40min，夜间不能松解包扎；每天观察患肢残端血液循环和肿胀情况；如发现伤口周围肿胀 3 级以上、皮肤淤血、伤口渗血、渗液、伤口破溃流脓时不予弹力绷带包扎。

用弹力绷带给小腿包扎时，注意膝盖处的髌骨要尽量露出来，膝盖的后面和上面不要包扎得太紧，以免影响关节活动。如果小腿剩余的部分比较长，也可以只包扎到关节以下的部位。

（周惠兰　黄天雯　高　远）

第三节　1 例右胫骨骨肉瘤患者的护理

一、基本信息

姓名：肖某某；性别：男；年龄：23 岁；婚姻情况：未婚

文化程度：大专；籍贯：河南省；职业：无

入院日期：2018 年 5 月 21 日；出院日期：2018 年 6 月 2 日

出院诊断：右胫骨骨肉瘤切除外固定架术后

病史陈述者：患者本人

二、病例介绍

主诉：右小腿肿块伴疼痛 4 个月余。

现病史：患者于 2018 年 1 月 4 日右小腿出现无明显诱因的肿块伴疼痛，活动后加重，休息后无减轻，夜间疼痛明显。遂于当地医院就诊行切开活检术，病理结果：骨肉瘤。患者已在我院完成 4 个周期化疗，现为行手术治疗门诊以“右胫骨骨肉瘤”收入我科。

入院诊断：右胫骨骨肉瘤。

既往史：否认肝炎、结核、疟疾等传染病病史；否认高血压、心脏病、糖尿病病史；4 个月前在当地医院行右胫骨骨肿瘤切开活检术；否认输血史，对头孢呋辛钠过敏，否认食物过敏史，预防接种史不详。

婚育史：未婚。

家族史：父母健在，家族中无传染病及遗传病病史。

专科检查：右小腿无明显肿胀，无浅表静脉怒张，表面可触及质硬肿块、边界不清、活动度差，压痛阳性，右膝关节活动正常，右下肢皮肤感觉及运动正常，足背动脉搏动有力。

辅助检查：

MRI 平扫检查：右胫骨骨干内见轻度膨胀性骨质破坏，局部呈长短混杂 T_1、长短混杂 T_2 信号，病灶内见条片状低信号，骨皮质不连续，相邻软组织肿块不明显，可见少许层状骨膜反应，病灶上缘未突破骨骺（5 月 23 日）（图 6-3-1）。

胸部正位：PICC 管植入后改变，胸片未见明显异常。

心电图检查：窦性心律，心电图正常。

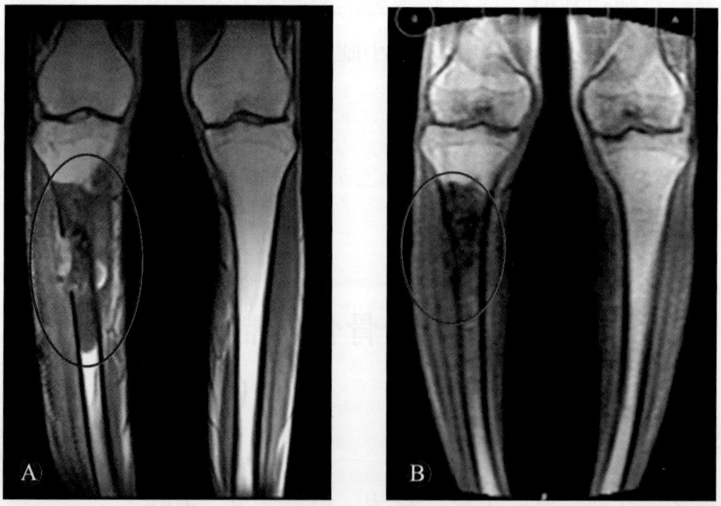

图 6-3-1　术前 MRI 平扫片

术前异常检验结果见表 6-3-1。

入院时生命体征：T36.5℃，P88 次 / 分，R18 次 / 分，BP118/79mmHg。

入院时护理风险评估：疼痛数字评分法评分为 2 分，跌倒风险评估为低风险，生活自理能力评估为 60 分。

心理社会方面评估：患者家属陪伴入院，情绪紧张，担心术后生活质量及肢体功能恢复情况。

表 6-3-1　术前异常检验结果

项目	指标	结果	参考值
血常规	红细胞计数 /（10^{12}/L）	3.2 ↓	4.3 ~ 5.9（男）3.9 ~ 5.2（女）
	血红蛋白 /（g/L）	102 ↓	137 ~ 179（男）116 ~ 155（女）
	淋巴细胞计数 /（10^9/L）	0.169 ↓	0.20 ~ 0.40
	单核细胞计数 /（10^9/L）	0.182 ↑	0.03 ~ 0.08

三、治疗护理及预后

（一）治疗护理过程（表 6-3-2）

表 6-3-2　治疗护理过程

时间		病程经过	治疗处置
5 月 21 日		右小腿肿块伴疼痛 4 个月余，经行 4 个周期化疗后收入我科。	入院指导，评估右上臂留置 PICC 管，并给予导管维护。
5 月 23 日		完善术前各项检查及术前评估。	给予讲解术前注意事项。
5 月 24 日	7：30	生命体征平稳。	完成术前准备。
		患者在全身麻醉下行“右胫骨骨肉瘤瘤段扩大切除 + 神经血管探查 + 外固定架固定术”，术中失血约 800mL。	手术过程顺利，输入同型悬浮红细胞 600mL，无不良反应。
	15：20	患者手术历时 5 小时，安返病房，生命体征：T36.0 ℃、P112 次 / 分、R19 次 / 分、BP133/79mmHg，SpO_2 99%。患肢感觉正常，外固定架固定好；伤口敷料清洁干燥；伤口引流管通畅，引流出暗红色液体；留置尿管通畅，尿色淡黄；左手腕部留置针、右上臂 PICC 导管静脉输液通畅，无外渗。主诉切口疼痛，疼痛评分为 4 分。	持续心电血压监测，低流量吸氧（2L/min）；平卧位，患肢下垫软枕抬高，保持外固定架的正确位置。妥善固定各管路，保持通畅。遵医嘱静脉输入抗炎、营养液、镇痛、消肿等药物治疗。指导患者进行患肢功能训练。
5 月 25 日		伤口敷料包扎好，外固定架固定好，钉道局部有少量渗血，引流量约 370mL。留置尿管通畅，尿色淡黄。自诉伤口疼痛明显，患肢活动差，疼痛评分为 3 分。	遵医嘱给予拔除尿管，患者可自主排尿；医生给予换药；右下肢软枕抬高，指导膝关节屈伸等功能训练。复查血（表 6-3-3）。
5 月 26 日 ~ 5 月 29 日		伤口敷料干燥，外固定架固定好；引流管通畅，引流液 20mL。自诉切口疼痛较前缓解，疼痛评分为 2 分。	医生给予拔除切口引流管，更换伤口敷料，每日给予外固定架钉道酒精消毒。指导直腿抬高、侧抬腿等功能训练，以增加肌肉力量。复查 X 线片（图 6-3-2）。

续表

时间	病程经过	治疗处置
5月30日～6月1日	患者切口敷料包扎好，钉道局部有少量渗出，外固定架固定好。疼痛评分为0分。	指导患者离床活动，患肢不负重，指导双拐的使用方法，给予防跌倒宣教，未诉不适。医生指导患者及家属骨延长的方法，每天延长1mm，分4～6次完成。
6月2日	患者伤口敷料包扎好，钉道处干燥无渗出，末梢血液循环良好，外固定架固定好。	给予出院指导，告知PICC导管维护、外固定架保养的注意事项，患者出院。

术后辅助检查：

术后X线检查：右胫骨肿瘤切除固定术后表现（5月29日）（图6-3-2）。

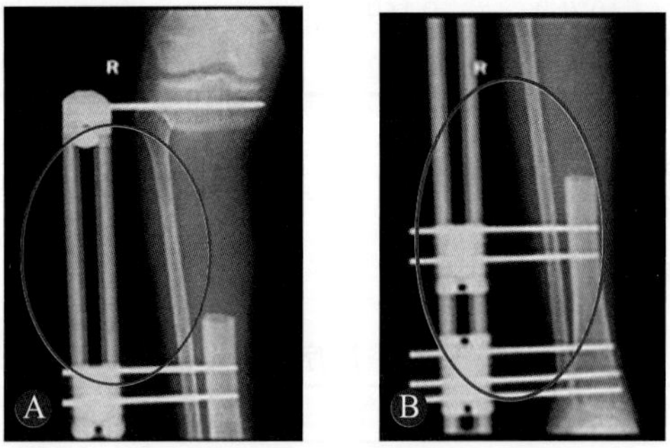

图6-3-2　术后X线片

术后异常检验结果见表6-3-3。

表6-3-3　术后异常检验结果

项目	指标	结果	参考值
血常规	红细胞计数/（10^{12}/L）	3.21 ↓	4.3～5.9（男）3.9～5.2（女）
	血红蛋白/（g/L）	92 ↓	137～179（男）116～155（女）
	淋巴细胞计数/（10^9/L）	0.067 ↓	0.20～0.40
	单核细胞计数/（10^9/L）	0.134 ↑	0.03～0.08
	白细胞介素–6/（pg/mL）	21.3 ↑	0～5.9

（二）主要护理问题及措施

1. 骨延长的护理

1）问题依据

骨延长外固定架两端截骨端和长骨干骺端给予持续、稳定与缓慢的牵拉应力，刺激骨组织的再生。周期性轴向微动效应，利于骨的塑造，促进骨缺损端接触，刺激新骨形成，加速钙化。胫骨的生理构造特殊，肿瘤扩大切除术后，极其容易出现骨不连现象，所以延长速度至关重要。

2）护理思维

骨搬移延长时机、速度和频率是决定治疗效果和安全性的关键因素，需根据患者自身情况，控制好延长的时间和速度，延长时间过早或速度过快都不利于成骨，因此，要注意观察有无患肢麻木、疼痛等血管神经损伤症状，此外，骨不连与外固定架不稳及营养不良相关，应加强营养支持。

3）主要措施

（1）病情观察：观察患肢的末梢血液循环情况，注意皮肤张力改变、麻木、疼痛等血管神经损伤的症状，异常时及时通知医生，减慢搬移的速度。建立记录单以记录延长的时间、延长长度及患肢情况。

（2）饮食护理：告知患者保证营养摄入的重要性，鼓励患者多进食高蛋白、低脂肪、高钙的食物，合理的饮食能够促进成骨细胞的生长，供给机体必需的代谢。

（3）疼痛护理：疼痛会伴随骨搬移的整个过程，引起疼痛的原因包括软组织切割、骨搬移时的组织牵拉、骨膜的牵扯及切割等多个方面。应根据每天搬移的次数，给予患者疼痛评估。由于个体对疼痛的耐受不同，对于疼痛的治疗必须遵循个体化治疗方案。首选非药物治疗，适当减缓搬移速率或增加调节频率，但搬移每天不应小于 0.25mm。鉴于非甾体抗炎药可能影响骨折愈合，故在药物选择上，首选弱阿片类，必要时才联合非甾体抗炎药物进行“多模式镇痛”。

（4）功能训练指导：下地负重站立、行走练习，环形外固定架有强大的支撑力，可早期负重行走。待患者下肢肌力训练达到 4 级时，便可以拄双拐下地，从部分负重开始，逐步增加负重的重量。站立训练后再进行迈步、行走训练，每次训练量结合患者的身体状况而定。

（5）健康教育：外固定架调整规范为术后 7 ～ 10 天为静止期，暂不搬移；术后 10 天开始搬移活性骨块，环形外固定架每天搬移 1mm，即旋转外固定架螺母 360°，24 小时内分 4 ～ 6 次完成；在搬移过程中注意调整速度，当患者感觉出现麻木疼痛等神经症状或远端血液循环改变时，可每天搬移减少至 0.5mm 或停止搬移 2 ～ 3 天，待症状缓解后再继续搬移；定期复查 X 线片，评估骨愈合情况以便调整延长速度；开始时由医护人员进行调整，告知患者及家属操作方法、注意事项，逐步让患者或家属参与，在医护人员指导下让家属进行调整，使其掌握延长方法，患者出院后由家属进行操作。

4）护理评价

通过给予专业的指导，患者及家属掌握了延长方法及相关问题的处理，顺利完成搬移后拆除外固定架。

2. 预防关节僵直

1）问题依据

有资料显示，由于膝关节周围的骨质受损严重，则会诱发膝关节内的伸膝装置出现广泛粘连和挛缩现象，导致肢体无法进行常规活动。患者术后疼痛明显，不能按要求行功能训练，导致致密结缔组织增生而出现关节僵直。

2）护理思维

置入的外固定架限制了膝、踝关节的活动，患者可能因术后疼痛拒绝活动肢体，因此，应及时评估患者疼痛程度并给予对症处理，指导患者及家属康复训练的具体方法及要求，多鼓励患者，增强患者康复信心。

3）主要措施

（1）病情观察：观察踝关节、膝关节活动范围，患肢感觉运动及切口肿胀情况。

（2）疼痛护理：评估疼痛部位、性质、持续时间、睡眠情况，按需给予镇痛药物并观察药物不良反应。

（3）功能训练

①膝关节伸直训练：术后第 1 天即可进行，将足跟用枕头垫起，膝关节悬空，靠自身重量使其伸直。

②功能性训练：术后第 1 天指导患者进行踝泵训练，可以有效促进下肢血液循环，降低下肢深静脉血栓发生的风险；踝关节屈伸训练可以防止跟腱的挛缩以及踝关节的僵直，同时改善患者的功能状态。

③关节活动训练：膝关节屈伸训练、髋关节各个方向活动训练。

④肌力训练：拔除引流管后进行直腿抬高、侧抬腿、后抬腿、踢小腿训练，肌力训练可减缓肌肉的萎缩，为早期负重训练做准备。

（4）健康教育：告知患者及家属预防关节僵直的重要性及康复训练的方法；告知预防意外跌倒的注意事项。

4）护理评价

患者掌握正确的功能训练方法，未发生邻近关节僵硬。

（三）护理转归

患者术后伤口愈合良好，关节活动良好，康复出院。患者出院后按照要求每日牵拉调节伊里扎洛夫（Ilizarov）外固定架，定期复查。

四、护理体会及反思

（一）护理体会

对于骨延长的患者，我们加强了外固定架护理和肢体的功能训练，保证骨延长的有效性和安全性，防止并发症的发生；患者掌握了出院后的注意事项及正确的骨延长操作方法，为后期顺利康复提供了保障。

（二）反思

患者携带外固定架行走，关节活动不灵活，增加了跌倒的风险，因此，要加强对此类患者防跌倒措施的宣教，尤其是儿童患者。患者疼痛多发生于夜间和负重训练过程中，长时间反复疼痛易导致患者产生情绪低落、烦躁以及不配合训练的情况，应加强对患者心理的疏导，提高其依从性。骨肉瘤新辅助化疗加之手术，导致患者体质变弱，医务人员应根据患者的实际情况给予合理的饮食指导，帮助患者提高抵抗力和营养水平，更好地应对后期的治疗。

五、相关知识链接

骨搬移即牵拉性骨再生，是通过外固定器对骨缺损的肢体提供支持，完成矫形、撑开或压缩；利用可移动的外固定装置将活的骨段，按照既定的方向、合适的速度与频率移动，搬移到预期的部位；移动骨块逐渐与对应骨的残端靠拢，在外固定器维持下最终使骨缺损修复，骨不连愈合。搬移技术是目前临床上治疗骨不连、骨感染、骨肿瘤引起的骨缺损的有效方法之一。

（一）骨延长的原理、时机和方法

1. 骨延长的原理

骨延长即牵张成骨，就是将骨质切开，保留软组织和血供，采用特制的牵引装置固定两端，应用张力、应力法则逐步施加拉力将骨段缓慢牵拉，不断刺激机体组织，激发人体组织再生潜能，使截骨间隙形成新骨，达到骨再生的目的。

2. 骨延长的时机

术后 7 ~ 10 天为静止期，暂不搬移；术后第 10 天开始搬移，化疗间歇期为每天 1mm，化疗中为每天 0.25 ~ 0.50mm。调整外架时要操作准确，每天分次延长要做好护理记录，以防遗忘。如果搬移期间出现患肢疼痛、红肿等症状，可减少为每天延长 0.5mm，必要时停止搬移，待症状缓解后再继续。

3. 骨延长的方法

延长是延长术的中间环节。一项回顾性研究发现以每 6 小时 0.25mm 的方式延长，在延长段中央形成一骨骺板样结构，新生骨自中央向两端生长，且平行等粗；中央形成的骨骺样生长板在不断的张力、应力刺激下具有骨骺化骨和膜内化骨两种特征，延长骨再生类似生理过程，神经、血管、肌肉能随着延长同步生长，而不是被拉长。这种延长方法经其他学者应用，迟延连接率大为降低，没有发生骨不连。

调整环形外固定架搬移 1 次 / 天，每次旋转外固定架螺母 360°，即每天延长 1mm，开始分 4 ~ 6 次完成，在搬移过程中注意调整速度，当患者感觉出现麻木疼痛等神经症状或远端血液循环改变等情况，可将搬移调整为每天 0.5mm 或停止搬移 2 ~ 3 天，待症状缓解后再继续搬移。

（二）骨搬移术后常见并发症

1. 钉道感染

钉道感染是外固定术后最常见的并发症之一，发生率为 21% ~ 42%。术后钉道护理是预防钉道感染的重要环节之一。每天 1 ~ 2 次的日常钉道护理是国内广泛采用的方式，但也有文献报道采用每周 1 次的护理方式。钉道感染的评价指标：钉道感染程度分级采用 Checketts-Ottberburns 分级法描述，0 级为无感染，1 ~ 3 级为轻度感染，4 ~ 6 级为较重至重度感染。

（1）钉道感染的表现：钉道感染的过程可分为炎症期、细菌定植期、钉道感染期 3 个阶段。

①炎症期主要为螺钉或固定针植入后因压迫、摩擦等刺激，引起皮肤的一种急性期表现，表现为皮温增高、渗液等，细菌培养阴性；如无细菌定植，则这些表现在 72 小时后逐渐消退。

②细菌定植期表现为钉道处皮肤的红肿、渗液增加，有时会伴有疼痛，细菌培养常呈阳性，此时如不伴有全身症状，一般不影响整个治疗过程。

③钉道感染期，细菌往往已侵入深层组织或骨组织，除有以上两个阶段的表现外还伴随全身感染症状及螺钉或固定针的松动，脓液排出，细菌培养菌量明显增加，感染细菌大多数为金黄色葡萄球菌和表皮葡萄球菌。轻度的外固定支架钉道炎症主要表现为钉道口肿胀、渗液，但细菌培养往往呈阴性，也不涉及深部软组织和骨组织，不影响整个治疗过程。

（2）钉道感染的处理方法

①保持钉道周围皮肤及外固定器的清洁，钉道口部如有结痂而无明显渗液者无须将其清除，因为，局部结痂可以阻挡皮肤表面的细菌逆行进入钉道内部，能有效防止逆行感染。

②创面出现分泌物后立即取分泌物做细菌培养和药敏试验，一般选择万古霉素抗炎 6 周以上，同时，每天应用双氯苯双胍己烷（洗必泰）清洗钉道周围。

③钉道感染的分泌物一般会沿固定针引流出体外，如果固定针没有明显松脱，应待感染控制后再行处理或骨折愈合后再行拆除。

④症状仍不能控制或形成慢性骨髓炎者，应拆除外固定支架，改用石膏外固定或骨牵引，切开感染创面，清除脓肿和坏死组织，并行持续灌注冲洗引流，同时加强换药和敏感抗菌药物治疗。2 ～ 3 周后冲洗液行药敏试验，连续 3 次阴性后，拔除冲洗管。

2. 骨延迟愈合或骨不连

此并发症大多与截骨不全和延长速度过缓有关。术后第 10 天患侧肢体手术反应消失后，即开始延长，严格遵循延长的长度、频率要求。过早、过缓的延长都不利于骨痂的正常生长。患者出院后也应严格遵循延长的速度、时间和频率要求。根据复查 X 线片结果及时调整延长过程中出现的问题。

骨延迟愈合或骨不连的表现：骨折没有在平均愈合时间内（一般为 3 ～ 6 个月）达到愈合称为骨延迟愈合；骨折在其治疗 9 个月后仍未见愈合，且已连续 3 个月无愈合迹象者被认定为骨折不愈合，即骨不连。

（1）骨延迟愈合：在有明显骨痂生长的时期，骨折端应该没有疼痛，如果在按压骨折端时，还有疼痛甚至异常活动的情况，并有骨折部位纵向的叩击痛，说明骨折端不稳定，出现了延迟愈合的情况。

（2）骨不连：典型 X 线片特征为骨折端有间隙；骨折端硬化，骨折面光滑清晰；骨髓腔封闭；骨痂间无骨小梁形成。

（张丽娜　陈玉娥　郑晓缺　高　远）

第四节　1 例左股骨上段骨肿瘤患者的护理

一、基本信息

姓名：朱某；性别：男；年龄：31 岁；婚姻情况：已婚

文化程度：本科；籍贯：吉林省；职业：公务员

入院日期：2019 年 2 月 18 日；出院日期：2019 年 2 月 28 日

出院诊断：左股骨颈部骨肿瘤

病史陈述者：患者本人

二、病例介绍

主诉：左大腿上段间歇性疼痛 1 年。

现病史：患者于 1 年前自感劳累或远距离行走后出现左大腿疼痛，休息后缓解，未做特殊处理；3 个月前疼痛加重，在外院行保守治疗效果欠佳，遂来我院就诊，门诊以“左股骨颈部骨肿瘤”收入我科。

入院诊断：左股骨颈部骨肿瘤。

既往史：平素体健，否认肝炎、结核、疟疾等传染病病史；否认高血压、心脏病、糖尿病病史；否认外伤史，否认输血史；否认药物、食物过敏史，预防接种史不详。

个人史：无毒品接触史，无吸烟史，无饮酒史。

婚育史：已婚，育有 1 子 1 女，配偶及子女体健。

家族史：无特殊。

专科检查：左大腿外观无异常，无明显压痛及纵向叩击痛，左下肢皮肤感觉运动及血液循环正常，其余肢体未见异常。

辅助检查：

下肢动脉超声检查：双下肢动脉超声未见异常。

心电图检查：窦性心律，左心室高电压。

X 线检查（左股骨）：左股骨颈部见一不规则密度减低区，边界清楚（2 月 18 日）（图 6-4-1）。

入院时生命体征：T36.5℃，P82 次 / 分，R18 次 / 分，BP123/72mmHg。

入院时护理风险评估：疼痛数字评分法评分为 1 分，跌倒风险评估为低风险，血栓风险因素评估为 1 分。

心理社会方面评估：患者情绪稳定，妻子陪伴入院。

术前异常检验结果见表 6-4-1。

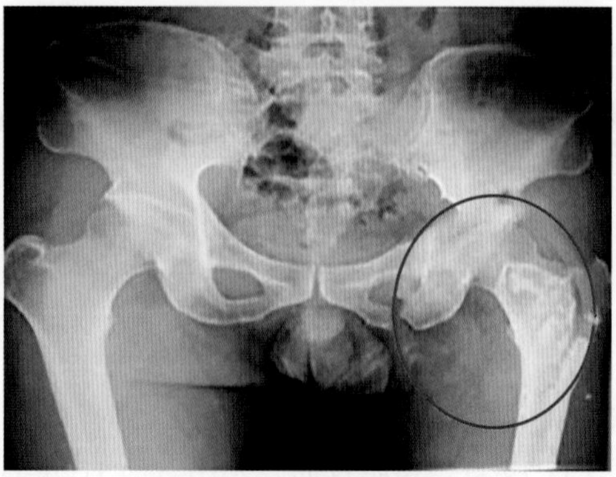

图 6-4-1　术前 X 线片

表 6-4-1　术前异常检验结果

项目	指标	结果	参考值
出凝血常规	凝血酶原时间 /s	14.9 ↓	15 ～ 21

三、治疗护理及预后

（一）治疗护理过程（表 6-4-2）

表 6-4-2　治疗护理过程

时间		病程经过	治疗处置
2 月 18 日		左大腿间歇性疼痛 1 年，加重 3 个月入院。	完善各项检查与术前风险评估。
2 月 19 日		各项检查、检验指标符合手术指征。	给予讲解术前注意事项。
2 月 20 日	7：30	生命体征平稳。	完成术前准备。
	8：00	患者在全身麻醉下行“左股骨颈病变刮除植骨钢板螺钉内固定术”，术中出血约 300mL。	手术过程顺利，术中未输血。
	13：20	患者手术历时 3.5 小时，术后安返病房，生命体征：T36.4 ℃、P80 次 / 分、R18 次 / 分、BP122/80mmHg，SpO_2 99%；伤口敷料清洁干燥，足趾感觉运动正常。留置尿管通畅，尿色淡黄；伤口引流管通畅，引流液为血性。	患肢软枕抬高，踝关节保持功能位（足尖垂直向上、足外缘和小腿垂直成 90°）。妥善固定各管路，并保持通畅。持续心电血压监测生命体征，低流量吸氧（2L/min）；静脉给予抗感染、营养液、人血白蛋白等药物治疗；指导患者进行患肢功能训练。
2 月 21 日		伤口敷料包扎好，伤口引流量为 145mL。留置尿管通畅，尿色淡黄。主诉伤口疼痛，疼痛评分为 3 分。	医生给予换药；拔除尿管，患者自主排尿；患肢软枕抬高，静脉输入抗感染、镇痛等药物治疗。
2 月 22 ～ 2 月 26 日		24 小时伤口引流量为 20mL。疼痛评分为 2 分。患者化验检查结果显示：血红蛋白为 120g/L。	复查血：血红蛋白为 85g/L，遵医嘱给予输入同型红细胞 300mL、血浆 110mL，无不良反应；给予饮食指导。复查 X 线。2 月 26 日拔除伤口引流管；复查血，血红蛋白为 120g/L；指导患者进行直腿抬高、屈髋、屈膝、桥式训练。

续表

时间	病程经过	治疗处置
2 月 28 日	伤口敷料清洁干燥，伤口愈合良好；疼痛评分为 1 分。	指导患者下地行走与负重训练，告知日常生活注意事项，出院。

术后辅助检查：

术后 X 线检查见图 6-4-2（2 月 22 日）。

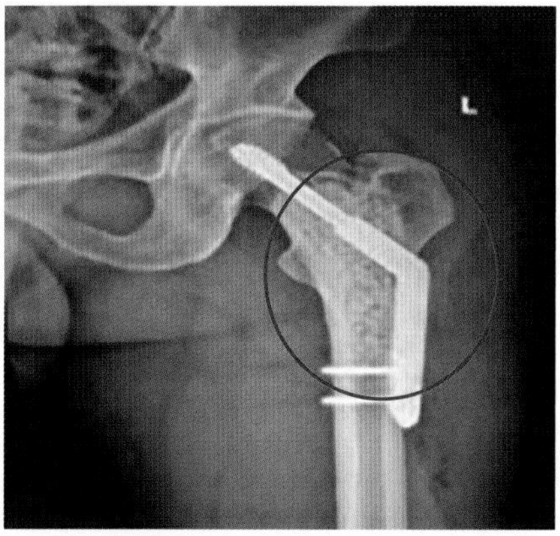

图 6-4-2　术后 X 线片

术后异常检验结果见表 6-4-3。

表 6-4-3　术后异常检验结果

项目	指标	结果	参考值
血常规	血红蛋白 /（g/L）	85 ↓	137 ~ 179（男）116 ~ 155（女）
	C 反应蛋白 /（mg/dL）	2.65 ↑	0 ~ 0.8
	白细胞介素 -6/（pg/mL）	16.8 ↑	0 ~ 5.9
生化	肌酸激酶 /（U/L）	712.9 ↑	2 ~ 200
红细胞沉降率	红细胞沉降率 /（mm/h）	82 ↑	0 ~ 20

（二）主要护理问题及措施

1. 有髋关节功能障碍的风险

1）问题依据

股骨是人体主要的承重骨，刮除病变组织后，股骨颈坚固性受到很大影响，需用金属内固定支撑，且植入大量异体骨，植骨愈合时间长，影响临近关节功能的恢复。

2）护理思维

有研究显示股骨近端手术患者，邻近关节功能恢复易受年龄、合并内科疾病、手术时间、隐性失血、围手术期并发症、骨密度、下肢深静脉血栓、术后长时间制动、有无专业人员指导等因素影响。因此，术后早期、合理、有效的康复训练可有效恢复邻近关节正常活动，使其发挥正常生理功能。

3）护理措施

（1）病情观察与评估：观察患肢远端血液循环情况，每班评估患者的功能训练依从性及患肢活动情况。

（2）体位护理：平卧位抬高患肢，整体高于心脏水平 45° ~ 60°，踝关节背伸 90°、膝关节屈曲 15°，结合患者舒适度加以调整。

（3）药物治疗：遵医嘱给予静脉输入镇痛药物，并观察药效和不良反应。

（4）功能训练指导：术后麻醉清醒后即可指导患者进行相邻关节的训练。

①术后第 1 ~ 3 天：股四头肌、臀肌收缩训练，每天 2 ~ 3 组；踝关节跖屈、背伸、环绕训练。护士及时评价患者疼痛情况，采取有效的措施减轻疼痛，利于患者更好地进行肌力训练。

②术后第 4 ~ 7 天：直腿抬高训练、屈髋、屈膝训练、桥式训练；以主动运动为主，以患者不感到疲劳为宜，患肢完成有困难时用健侧肢体帮助训练。责任护士每天观察患者关节活动范围的进展情况，及时纠正患者不规范的动作。

③术后第 8 天以后：由卧位到坐位、坐位到站立，术后 14 天由站立到行走、拄拐患肢从不负重到负重，循序渐进。站立位时可进行患肢的前屈、后伸、内收、外展摆动训练，责任护士全程陪同并指导，确保患者安全。

4）护理评价

患者掌握功能训练的方法及日常生活中的注意事项，未发生髋关节功能障碍，患者顺利出院。

2. 有伤口感染的风险

1）问题依据

有研究显示，骨科植入物术后感染率约 4.59%。患者长期住院卧床可导致骨组织血液供给能力变差、活动受限、肌力下降、机体功能恢复较慢，进而增加了感染风险。该患者术后炎性指标升高。

2）护理思维

术后发生切口感染的危险因素与患者的年龄、手术类型、手术时间、术中出血量、切口类型和抗生素使用等存在相关性；因此，应重点观察伤口及局部皮肤情况，根据其危险因素实施针对性防控措施，降低术后切口感染发生率。

3）护理措施

（1）病情观察与评估：监测体温；观察患肢伤口敷料有无渗血、渗液情况，如有异常及时通知医生给予伤口换药；换药时观察伤口有无红肿、异味等情况，及时关注化验结果。

（2）饮食护理：告知患者进食高热量、富含维生素、高蛋白质、易消化饮食，增强机体抵抗力及组织修复能力，促进伤口愈合。

（3）管道护理：保持伤口引流管的通畅及有效固定，严格无菌操作；引流瓶位置应低于患肢，防止因血性液体逆流导致感染。

（4）用药护理：遵医嘱输入抗感染药物治疗，观察药物的疗效及不良反应。

（5）功能训练：指导患者循序渐进地进行关节主动、被动运动，促进血液循环，增加组织血液的供给能力；促进伤口引流液的排出，减少因血肿引起的感染。

（6）一般护理：控制陪伴人员数量及探视家属人数，避免交叉感染；严格执行手卫生。

4）护理评价

患者伤口愈合良好，未出现感染。

（三）患者转归

患者伤口愈合良好，无明显红肿及渗出，复查各项化验结果正常，出院。

四、护理体会及反思

（一）护理体会

术后我们教会患者掌握了各阶段功能训练的方法，并且，有效预防了伤口感染，避免术后并发症的发生，促进了患者早日康复。

（二）反思

术后功能训练可以有效加速手术部位邻近关节功能的恢复。在康复过程中，应评估患者功能训练的依从性，检查训练效果，确保患者掌握动作要领。护理人员应该加强相关康复知识的学习，以便更好地指导患者，使患者术后康复更加专业化、系统化。

五、相关知识链接

（一）纤维结构不良概述

（1）纤维结构不良：指自发性发育不良形成的一片纤维组织和非骨化性骨组织区域，通常在30岁之前确诊，常发生于股骨、胫骨、髂骨、颅骨和肋骨。多数病例是无意中发现或者因为病理性骨折出现疼痛而被发现，80%病变为单发，20%为多发。

（2）X线检查：显示干骺端（或骨干部中央），基于髓腔的低密度病灶伴有骨性膨胀，形成空腔。在髓腔内，病变的近端和远端可见硬化缘。移行带很窄，多有硬化。X线表现为半透明的“磨玻璃样改变”，皮质变薄，与正常组织间有明显的边界，往往不发生骨膜反应。反复压力性骨折可形成畸形，股骨近端内翻常见“牧羊人拐杖征”（Shephend Crook’s）畸形。病灶可随骨骼生长而增大，罕见自愈，常终身存在。愈合区域在X线片上可见斑片状硬化影。

（3）CT检查：一般典型的CT表现有两种，分别为磨玻璃样改变和膨胀透亮样改变，少数病灶影像学表现不典型，表现为丝瓜络样改变。

（4）组织学显示：纤维组织中伴有编织骨骨岛，缺少成骨缘。病理学家形容针状编织骨为“字母汤样”改变。

（5）恶变很罕见，疼痛加重、水肿、皮质破坏和软组织包块往往是恶变征兆。多发纤维结构不良影响一侧肢体，且与性早熟、咖啡斑共同见于纤维性骨营养不良综合征（McCune-Albright综合征），在马扎布罗（Mazabraud）综合征中则伴有软组织肌肉黏液瘤。

（6）临床表现：在病变早期可无临床症状，随着病情发展，可在病变位置感到轻微的疼痛、肿胀及局部深压痛，患者在初次就诊时主诉常为病变部活动后的不适及疼痛。

（7）手术治疗：单纯病灶灭活术、病灶灭活植骨术、病灶灭活植骨内固定术、病灶灭活植骨截骨矫形术、人工关节置换术，植骨的方式有自体骨移植、同种异体骨移植及混合移植。其中，病灶刮除灭活植骨内固定术是手术治疗的主要方法，而伴下肢畸形的患者需要行截骨矫形术以矫正畸形。

（二）刮除植骨术适应证与禁忌证

（1）适应证：单发性骨囊肿、动脉瘤样骨囊肿、非骨化性纤维瘤、纤维结构不良等。

（2）禁忌证：恶性骨肿瘤和侵袭性较强的良性骨肿瘤，骨肿瘤性质不明者。

（三）术后并发症

（1）病理性骨折：与病灶刮除后的骨缺损、早期负重、大腿肌群过度牵拉、未行坚强内固定等相关因素有关，需在术中打压植骨、骨缺损较大时内固定，以及在术后逐步进行功能训练，负重前行 X 线检查，判断骨愈合情况。

（2）感染：主要与患者的机体免疫力和手术进行的时间有关，此外，有些患者因异体骨排异反应、局部血肿等相关因素而发生感染。对于感染危险因素较高的患者，应在术前预防性使用抗生素，有必要时需术中、术后加用抗生素。

（3）血栓形成及脱落并发症：这是股骨近端术后最严重的并发症，但相对很少发生，多为大腿深静脉的血栓，或原有下肢静脉血栓的脱落，脱落后的栓子可能导致肺栓塞，危及生命。需在术前行双下肢静脉彩超，对于有高危因素脱落的血栓患者请血管外科会诊，常规患者需在术前、术后按指南预防性应用抗凝药物。

（4）创口并发症：包括创口不愈合、皮缘坏死等，通常与皮缘血供不良、引流不畅、皮缘张力过大、原发基础性疾病等因素有关。预防需在术前及术后控制患者的基础性疾病，如糖尿病患者的血糖控制，需在术中规范手术操作，在术后保持引流管的通畅，避免过早拔除引流管。当发现皮缘坏死时，应剪掉坏死皮缘，清创缝合。

（5）其他并发症：如股骨头缺血坏死、神经血管损伤等，这些与病灶范围及术中手术操作有关。

（岳梦杰　陈玉娥　郑晓缺　高　远）

第五节　1 例左胫骨近端骨肉瘤患者的护理

一、基本信息

姓名：王某；性别：女；年龄：12 岁；婚姻情况：未婚

文化程度：小学；籍贯：吉林省长春市；职业：无

入院日期：2018 年 12 月 15 日；出院日期：2019 年 1 月 5 日

出院诊断：左胫骨近端骨肉瘤

病史陈述者：患者本人及家属

二、病例介绍

主诉：摔伤后出现左小腿疼痛 11 个月余。

现病史：患者于 11 个月前不慎摔倒后出现左小腿上段疼痛，局部无红肿及功能障碍，疼痛加重 1 个月；于 2018 年 7 月 16 日在我院行穿刺活检术，提示：梭形细胞肉瘤。已在我院行 5 个周期化疗，患肢疼痛明显减轻，现为手术治疗门诊以“左胫骨近端骨肉瘤”收入我科。

入院诊断：左胫骨近端骨肉瘤。

既往史：平素身体健康状况良好。否认肝炎、结核、疟疾等传染病病史；否认高血压、心脏病、脑血管疾病、精神疾病病史；否认其他外伤及手术史；否认输血史，否认药物、食物过敏史，预防接种史不详。

婚育史：未婚。

家族史：无特殊。

专科检查：左胫骨上段前缘穿刺点愈合良好，左胫骨上段软组织稍肿胀，局部皮肤无发红、无色素沉着、无橘皮样改变、无血管曲张；可触及局部有一肿块，质硬、局部皮温不高，与皮肤无粘连，表皮尚光滑、有压痛、不活动，无搏动感及波动感；左膝屈伸活动范围正常，左侧足背动脉搏动可触及，左下肢末端血液循环、感觉正常。

辅助检查：

胸部正位 X 线检查：胸片未见明显异常。

下肢关节 X 线检查：左胫骨上段见骨质破坏，密度不均匀，边缘不清，周围见骨膜反应，前方软组织肿胀。考虑左胫骨上段恶性肿瘤性病变（12 月 16 日）（图 6-5-1）。

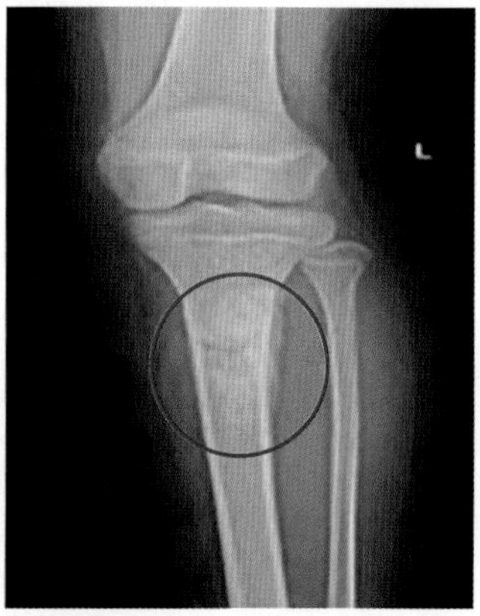

图 6-5-1　术前 X 线片

下肢静脉超声检查：双下肢静脉超声未见明显异常。

髂静脉超声检查：双侧髂静脉超声未见明显异常。

心电图检查：窦性心律，心电图正常。

术前异常检验结果见表 6-5-1。

入院时生命体征：T36.4℃，P87 次 / 分，R18 次 / 分，BP126/81mmHg。

入院时护理风险评估：疼痛数字评分法评分为 2 分，跌倒风险评估为低风险，血栓风险因素评估为 1 分。

心理社会方面评估：患者情绪紧张，家长陪伴入院。

表 6-5-1　术前异常检验结果

项目	指标	结果	参考值
血常规	血红蛋白 /（g/L）	99 ↓	137 ~ 179（男）116 ~ 155（女）
	中性粒细胞百分比	0.764 ↑	0.50 ~ 0.70
	淋巴细胞百分比	0.101 ↓	0.20 ~ 0.40
	红细胞计数 /（10^{12}/L）	3.49 ↓	4.3 ~ 5.9（男）3.9 ~ 5.2（女）
生化	血磷 /（mmol/L）	1.81 ↑	0.97 ~ 1.62

三、治疗护理及预后

（一）治疗护理过程（表 6-5-2）

表 6-5-2　治疗护理过程

时间		病程经过	治疗处置
2018 年 12 月 15 日		左胫骨近端骨肉瘤行 5 个周期化疗，现为行手术治疗收入我科。	评估右上臂留置 PICC 管，给予导管维护。完善各项监测与术前风险评估。
12 月 24 日		完善术前各项检查。	给予患者讲解术前注意事项。
12 月 25 日	7:30	生命体征平稳。	完成术前准备。
		患者在全身麻醉下行“左胫骨近端骨肉瘤瘤段扩大切除、人工膝关节置换术”，术中失血约 800mL。	手术过程顺利，输入同型悬浮红细胞 800mL，未发生输血反应。
	15:00	患者手术历时 5 小时，术后安返病房，生命体征 T36.2 ℃、P95 次 / 分、R17 次 / 分、BP95/56mmHg，SpO_2 98%。患者眼睑、口唇、甲床颜色正常；伤口敷料干燥，左下肢血液循环良好，感觉运动正常，左足背动脉搏动有力；留置尿管通畅，尿色淡黄；左下肢留置伤口引流管，引出暗红色血性液体；疼痛评分为 2 分。	持续心电血压监测、吸氧（2L/min），平卧位，使用软枕将患侧髋、膝关节屈曲 30°，左小腿抬高 15cm；妥善固定各管路，并保持通畅。静脉输入抗感染、镇痛、消肿等药物治疗。
12 月 26 日	11:30	8：30 患者主诉心悸、患肢疼痛，P133 次 / 分、BP89/48mmHg。伤口敷料干燥，患肢 2 度肿胀，皮纹消失；左下肢伤口引流管通畅，引流量为 200mL。疼痛评分为 4 分。	给予行心电图检查，结果显示：窦性心动过速；遵医嘱输入同型悬浮红细胞 300mL，未见不良反应。给予静脉输入镇痛药物，调整患肢体位，指导下肢功能训练，30min 后疼痛减轻，疼痛评分为 2 分；静脉输入消肿、营养液药物治疗。10：30 心悸症状缓解，P96 次 / 分，BP102/66mmHg；遵医嘱拔除尿管，患者自主排尿，无不适。
12 月 28 日		患者伤口敷料干燥，无渗血、渗液，患肢肿胀较前减轻，左下肢血液循环良好，感觉正常，左下肢肌力 3 级。	左膝伸直位，指导踝泵训练、股四头肌等长收缩、直腿抬高等功能训练，患者已掌握。继续给予输入镇痛、消炎、营养神经及消肿药物。
2019 年 1 月 4 日		左下肢伤口引流管通畅，引流量为 30mL。	医生给予拔除伤口引流管。

续表

时间	病程经过	治疗处置
1月5日	患者病情平稳，左下肢血液循环良好，感觉正常，肿胀消退，疼痛评分为1分。	给予行 PICC 导管维护及左下肢功能训练健康宣教，出院。

术后辅助检查：

膝关节正侧位 X 线检查：左侧胫骨近端骨质未见显示，见金属置换体影，金属置换体形态良好，关节位置良好，其余所见骨质未见异常，关节囊及关节周围软组织未见异常（1月1日）（图 6-5-2）。

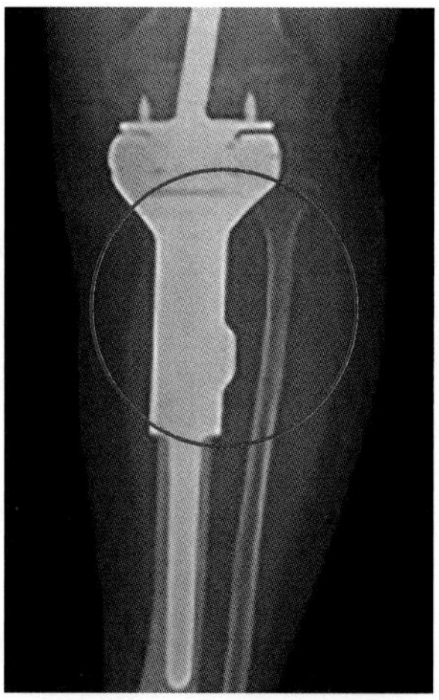

图 6-5-2　术后 X 线片

术后异常检验结果见表 6-5-3。

（二）主要护理问题及措施

1. 出血的观察

1）问题依据

人工膝关节置换术手术时间长、手术创伤大、术中失血量大、术后切口出血多等，易并发低血容量性休克。研究表明儿童患者更容易发生隐性失血，患者术后血压 89/48mmHg、P133 次 / 分，伤口引流量为 200mL。

表 6-5-3　术后异常检验结果

项目	指标	结果	参考值
血常规	白细胞计数 /（10^9/L）	10.62 ↑	3.5 ~ 10.0
	C 反应蛋白 /（mg/dL）	13.651 ↑	0 ~ 0.8
生化	肌酸激酶 /（U/L）	215.7 ↑	2 ~ 200

2）护理思维

肿瘤型人工膝关节置换术手术创面大、渗血多、止血困难，另外，由于关节结构、截骨面积、血液渗透到关节间隙增多及化疗等因素，易导致隐性失血量增多。一旦发生低血容量性休克，时间越长对机体造成的损害越大，严重时造成不可逆性损伤，因此，应重点观察患者生命体征、伤口引流量等，并做好相应的预防措施。

3）主要措施

（1）病情观察：密切监测患者生命体征，及时复查各项血标本并查看血液检查结果，及时报告值班医生，给予对症处理；观察伤口敷料有无渗血、渗液，准确记录引流液的颜色、性质及量。

（2）管道护理：保持引流管通畅，妥善固定，防止脱落或扭曲，导致引流不畅，如引流速度快或引流量多时，报告值班医生，或间断夹闭引流管。

（3）用药护理：遵医嘱给予输血及营养药物补液治疗，并观察药物的疗效及不良反应。

（4）健康教育：告知患者及家属观察伤口渗血及引流量情况，学会自我评价，如有不适及时报告。

4）护理评价

患者术后出现血压低、心悸、伤口引流过多，及时给予对症治疗，未发生低血容量性休克。

2. 患肢功能训练

1）问题依据

人工膝关节置换术后进行功能训练能有效促进人工膝关节功能恢复，使人工膝关节达到或接近正常的膝关节活动度。

2）护理思维

膝关节置换术是膝关节周围软骨瘤病变的主要治疗手段，该手术对于患者术后关节功能恢复具有促进作用，术后功能训练的有效实施直接影响手术效果。护理人员要遵照术后医嘱进行系统的康复训练指导。

3）主要护理措施

（1）病情观察：密切观察患侧肢体皮肤颜色、温度、感觉、毛细血管反流反应及感觉运动情况。

（2）体位护理：患肢垫软枕抬高，高于心脏水平 20° ~ 30°，促进肿胀消退。

（3）功能训练：早期功能训练能够增强肢体的肌力，增大关节的活动度，达到理想的预后效果。

①足踝训练：术后第 1 天，生命体征平稳的前提下，指导患者开展被动或主动的足踝伸缩训练，防止下肢静脉血栓的形成。

②伸膝训练：术后第 2 天，指导患者行股四头肌等长收缩或足背伸缩训练，让患者的膝关节后侧尽量与床垫接触。

③直腿抬高训练：术后第 3 天行直腿抬高训练，仰卧位，将膝关节伸直，然后将肢体逐渐抬离床面，每次抬高后维持 5 ~ 6s 后将肢体缓慢放下。

④膝关节屈伸训练：术后 3 ~ 5 天，行膝关节主动屈伸训练，每次膝关节屈伸时间保持 5 ~ 6s。

（4）健康宣教：告知患者及家属术后康复训练的重要性，教会患者具体训练方法，训练要循序渐进，不要过度。

4）护理评价

患者术后掌握功能训练方法，并按要求达到训练频次，膝关节的活动度有所改善。

（三）患者转归

患者伤口疼痛好转，伤口愈合良好，顺利出院。

四、护理体会及反思

（一）护理体会

左胫骨近端骨肉瘤瘤段扩大切除、人工膝关节置换术，此手术时间长，创伤大。患者术后疼痛明显，我们对患者进行持续、动态的疼痛评估，积极给予镇痛治疗；制定详细的训练计划，术后训练效果好；同时做好相关并发症的预防与护理，使患者顺利渡过围手术期。

（二）反思

患者年龄小，不配合治疗时，应及时找出可能与之相关的因素，如心理因素、疼痛、知识缺乏等，及时对症处理，保证治疗顺利进行；针对儿童的健康宣教以后应加强多样化，如视频动画形式，便于儿童接受。

五、相关知识链接

（一）膝关节周围骨肉瘤

股骨下端和胫骨上端的膝关节周围是骨肉瘤的高发部位，约占全部骨肉瘤的 75%，在化疗和新辅助化疗应用之前，截肢手术是治疗骨肉瘤的唯一手段， 5 年生存率仅为 10% ~ 20%。保肢手术是治疗膝关节周围骨肉瘤重要的手术方式，能够保留肢体的大部分功能，但也有着术后并发症高、肿瘤局部复发、假体断裂和松动等缺点，其中，肿瘤局部复发和假体感染是再次截肢的主要原因。

（二）人工膝关节置换术术后常见并发症

1. 假体断裂

膝关节周围肿瘤型假体的疲劳折断率可高达 10%，假体断裂的常见部位在假体柄部和股骨假体的髁部，主要与假体的材料、设计、安装技术及患者的使用程度有关。术中应仔细操作，注意保护正常的软组织，防止术后粘连及肌力下降；术后指导患者功能康复及做好随访工作，尽量避免假体松动断裂的诱发因素；加强健康教育，体胖患者应减肥，避免跑跳、背重物等活动，防止膝关节假体承受过度压力。假体断裂一般根据外伤史、患肢疼痛和功能障碍，经 X 线检查都可明确诊断，需要警惕的是少数患者既无外伤史，又无明显症状，是在随访过程中 X 线检查发现的。所以，临床上定期 X 线检查随访是必要的，假体一旦断裂，一般需行假体翻修术。

2. 腓总神经损伤

腓总神经损伤是临床较常见的并发症，约占周围神经急性损伤的 15%，腓总神经损伤后的临床表现：小腿前外侧伸肌麻痹，出现足背屈、外翻功能障碍，呈足下垂畸形。以及伸踇、伸趾功能丧失，小腿前外侧和足背前、内侧感觉障碍。肌电图检查可以确诊。

3. 神经损伤的机制

（1）直接损伤：在腓总神经周围组织电凝止血造成的神经灼伤、骨水泥固化时的灼伤、对腓总神经的解剖走行不熟悉或肿瘤造成解剖关系变化引起的术中误伤。

（2）牵拉性损伤：神经受到极度牵拉后会引起神经营养血管痉挛，狭窄乃至栓塞，神经血液供应减少或中断，造成神经广泛缺血与坏死变性。

（3）压迫性损伤：多见于术中拉钩使用不当或止血带使用时间过长、压力过大，或局部血肿对神经的挤压，其损伤程度与压力大小、持续时间、神经周围软组织厚度及弹性有关。

（王露露　陈玉娥　郑晓缺　高　远）

参考文献

曾永吉．膝关节周围皮神经与关节置换术后疼痛关系的解剖研究 [J]. 中国实用神经疾病杂志，2016，19（4）：40-42.

陈栗夏．人工膝关节置换术后的康复训练与出院指导 [J]. 临床心身疾病杂志，2015（12）：164.

陈炜，赵磊，牛素平，等．不同炎症因子对细菌性血流感染所致脓毒症患者的早期诊断价值 [J]. 中华危重病急救医学，2014，26（3）：165-170.

邓海涨，崔秀梅，陈何凤，等．截肢术后患者残肢包扎塑形技术的应用与护理 [J]. 中华现代护理杂志，2012，18（10）：1215-1216.

丁晓云．Ilizarov 外固定架骨搬运术治疗胫骨感染性骨缺损的护理措施 [J]. 临床骨科杂志，2019，22（1）：111-113.

董莉，谭晓菊．骶骨肿瘤切除术患者术前及术后的护理体会 [J]. 当代护士（下旬刊），2015，5（1）：124-125.

段岚，樊有炜，霍明立，等．严重创伤患者救治质量的控制与改进 [J]. 中国急救复苏与灾害医学杂志，2017，12（4）：375-378.

高艳．恶性肿瘤患者化疗后感染的相关因素分析及护理原则 [J]. 现代医学，2014，6（39）：354-357.

何海洪，杨春梅，王晓凤．康复训练计划表在截肢病人康复训练中的应用 [J]. 护理研究，2013，27（1）：230-241.

何锐敏，高榅清，翁盛辉，等．高龄患者股骨颈骨折围手术期炎症指标目标性监测分析 [J]. 中国伤残医学，2015，23（13）：4-7.

黄国钦．全膝关节置换术后膝关节疼痛原因综合分析 [D]. 广州：广州中医药大学，2014.

李发祥，崔钢华，申晓坤，等．连续 5 年骨科手术患者手术部位感染病原学特点及其危险因素 [J]. 中国感染控制杂志，2016，15（7）：466-470.

李宏国，孙立国，朱小燕，等．骨骼肌系统中不同组织之间的界面构建研究进展 [J]. 中华创伤骨科杂志，2015，17（6）：549-552.

李康华．外固定支架治疗严重开放性骨折钉道感染的相关因素研究 [J]. 中国现代医学杂志，2019，4（15）：325-328.

李良琦，赵崇海，王海，等．老年股骨颈骨折患者全髋关节置换手术前后血清 Leptin、TNF-α、IL-6 水平的变化及临床意义 [J]. 中国当代医药，2017，24（31）：98-100.

李默妍，张超慧，何睿．白细胞介素 -6 与全髋关节置换患者术后康复运动的相关性分析 [J]. 中国康复医学杂志，2014，29（12）：1180-1182.

李启．外固定架治疗肱骨骨不连的疗效 [J]. 中国医学创新，2015，9（16）：133-134.

李荣岩，薄禄龙，卞金俊，等．大手术后贫血管理的国际共识声明的解读 [J]. 中国输血杂志，2018，31（10）：132-134.

李小明．骶骨肿瘤术后伤口感染的相关因素分析及其对策 [J]. 抗感染药学，2017，14（3）：567-569.

李晓林，万昌丽，闫敏．三种评估表对骶骨肿瘤术后患者压疮预测效果的研究 [J]. 护士进修杂志，2016（6）：534-536.

刘建．外固定架及重组合异种骨植骨治疗胫骨骨缺损与骨不连 [J]. 中国矫形外科杂志，2015，6（11）：745-746.

刘晓冬．骨外固定技术临床应用进展 [J]. 伤残医学杂志 2014，10（14）：62-64.

刘亦杨，林炳远，黄凯，等．骨搬移技术治疗慢性骨髓炎伴骨缺损并发症的研究进展 [J]. 中国骨伤，2020，33（3）：288-292.

宁荣香，胡章颜，马乐娟．胫腓骨骨折支架外固定术后针道感染的预防性护理效果观察 [J]. 护理学报，2016，13（11）：6-12.

祁华，夏明姣，王凤珍．骨科患者院内感染危险因素分析与护理对策研究进展 [J]. 中国矫形外科杂志，2014，22（16）：1532-1533.

宋富强，闵鹏，王天兵，等．老年髋部骨折患者围术期炎症指标变化及临床意义 [J]. 中华创伤杂志，2014，30（3）：230-231.

孙丹，郑晓缺，王媛，等．人工关节假体置换治疗膝关节周围肿瘤患者的护理干预及应用效果 [J]. 中国妇幼健康研究，2017，28（S4）：289.

田中义，郝涌刚，刘新伟．幻肢痛发病机制研究及临床治疗新进展 [J]. 中国康复医学杂志，2016，31（1）：110-113.

王春梅．骨外固定架术后针孔感染原因分析及护理对策 [J]. 黑龙江护理杂志，2015，6（6）：75.

王冬珠．骨外固定架治疗下肢骨折的护理 [J]. 中国矫形外科杂志，2018，25（4）：182-183.

王冀川，孙馨，杨毅，等．胫骨近端肿瘤型膝关节假体中长期生存及失败类型 [J]. 中国矫形外科杂志，2019，27（5）：412-416.

王军．桃核承气汤加减方联合甘露醇治疗胫腓骨双骨折术后水肿的临床观察 [J]. 陕西中医，2016，37（12）：1617-1618.

王涛，闵佩华．经肛门灌洗在脊髓损伤神经源性肠道功能障碍患者中的应用系统评价 [J]. 当代临床医刊，2019，32（2）：163-166.

王展．骨外固定架治疗胫腓骨骨折的临床护理分析 [J]. 临床护理，2015，13（11）：258-259.

徐钰，郭杨，曹宝平，等．联合降钙素原和 *L*- 二聚体检测对急诊感染患者病情判断的临床意义 [J]. 中国急救医学，2015，35（4）：331-334.

薛玲．系统护理干预在支气管动脉栓塞咯血患者中的应用 [J]. 齐鲁护理杂志，2014，20 （23）：87-88.

杨爱民．护理干预对乳腺癌患者术后患肢功能训练依从性的影响 [J]. 中华护理杂志，2012，26（4）：1030-1031.

杨慧敏，杨翠，杨枝叶．四肢骨肉瘤行截肢术术前、术后的护理体会 [J]. 西南国防医药，2014，24（11）：1242-1243.

姚林燕，朱红芳，冯锐．1 例乳腺癌化疗后截肢患者的危机干预 [J]. 中华护理杂志，2016，51（1）：113-115.

姚艳梅．气垫床充气程度与体质指数对卧床患者翻身时间间隔的相关性研究 [J]. 中国医学创新，2016，13（18）：85-89.

依力哈木江 · 吾斯曼，买买提明 · 赛依提，阿不地哈比尔 · 阿不拉，等．应用 Ilizarov 与 Orthofix 外固定架行胫骨截骨延长后的足下垂 [J]. 中国组织工程，2015，20（22）：3279-3280.

依萨穆丁 · 吾甫尔．改良 Watson-Jones 微创入路与 Gibson 后侧入路全髋关节置换术的比较研究 [J]. 海南医学，2015，26（10）：1514-1516.

于仲嘉，刘光汉．单侧多功能外固定架临床应用 [J]. 中华骨科杂志，2016，16（4）：211.

袁红霞，周建平，张兰风．综合性干预对乳腺癌术后患者功能训练依从性的影响 [J]. 护理实践与研究，2019，9（5）：26-28.

张婷，李惠平，刘新，等．护理干预对骶骨肿瘤患者术后排便功能障碍的作用 [J]. 中国实用神经疾病杂志，2014，17（14）：124-125.

招少环．骨科患者术后疼痛的针对性护理 [J]. 当代医学，2015，21（1）：109-110.

赵云飞．膝关节周围恶性骨肿瘤患者经定制肿瘤型人工膝关节置换治疗的临床效果探讨 [A/C]. 中国中药杂志 2015/ 专集：基层医疗机构从业人员科技论文写作培训会议论文集．中国中药杂志社，2016：1303-1304.

庄焕雄．骨混合移植法治疗良性骨肿瘤 52 例疗效观察 [J]. 中国临床研究，2015（8）：1043-1045.

GUNGOR H R, KITER E, O K N, et al. Osteochondral mosaicplasty along with osteochondroplasty of the femoral head in femoroacetabular impingement:a case report [J]. Eklem hastaliklari ve cerrahisi Joint diseases & related surgery, 2015, 26（3）: 161-164.

ISSACK P S, BARKER J, BAKER M, et al. Surgical management of metastatic disease of the proximal part of the femur[J]. The Journal of Bone and Joint Surgery American Volume, 2014, 96（24）: 2091-2098.

REINKER K L, CARPEN C T. Ilizarov applications in the pediatric foot [J]. J Pediatr Orthop, 2017, 17（6）: 796-802.

SHEVTOV V I, PROFESSOR G A. Ilizarov contribution to the method of transosseous osteosynthesis [J]. Bull Hosp Jt Dis, 2017, 56（1）: 11-15.

SIMPSON A H, PORTER A, DAVIS A, et al. Cephaladsacral resection with a combined extended ilioinguinal and posterior approach [J]. J Bone Joint Surg Am, 2015, 77: 405-411.

TSUCHIYA H, TOMITA K, SHINOKAWA Y, et al. The Ilizarov method in management of giant-cell tumours of the proximaltibia [J]. J Bone Joint Surg, 2016, 78: 283-289.

WEBSTER J, LISTER C, CORRY J, et al. Incidence and risk factors for surgically acquired pressure ulcers [J]. Journal of Wound, Ostomy and Continence Nursing, 2015, 42（2）: 138-144.

WEXNER S D, BLEIER. Current surgical strategies to treat feccal incontinence [J]. Expert RevGastroenterol Hepatol, 2015, 9（12）: 1577-1589.

第二篇

骨科常见并发症护理典型个案

第七章　创伤骨科常见并发症

第一节　1 例右胫骨骨折术后感染患者的护理

一、基本信息

姓名：王某某；性别：男；年龄：28 岁；婚姻情况：已婚

文化程度：大专；籍贯：吉林省；职业：商业及服务

入院日期：2018 年 10 月 12 日；出院日期：2018 年 12 月 3 日

出院诊断：右胫骨骨折术后感染

病史陈述者：患者本人

二、病例介绍

主诉：右胫骨骨折术后、皮肤破溃不愈合 2 年余。

现病史：患者自述 2 年前因车祸致右胫腓骨开放性骨折，当时伤口污染较重，立即送往当地医院行“清创 + 外固定支架”治疗，住院 6 个月期间曾行 4 次清创手术，出院时伤口愈合尚可。2016 年 12 月于当地医院行外固定架取出，行“髓内钉 + 钢板内固定并取髂骨植骨术”，术后切口远端持续渗液，愈合不佳，长期门诊换药。细菌培养为金黄色葡萄球菌感染，多次给予抗生素治疗，切口未愈合并逐渐加重，出现钢板外露。2017 年 10 月在我科行“右胫腓骨外固定架固定、骨搬移术”。2018 年 7 月 17 日来我院行“清创 + 病骨清理 +VSD 负压引流术”，现再次因“右胫骨骨折术后感染”收入我科。

入院诊断：右胫骨骨折术后感染。

既往史：否认肝炎、结核、疟疾等传染病病史；否认高血压、心脏病、糖尿病病史；有输血史，具体不详；否认药物及食物过敏史；预防接种史不详。

婚育史：已婚，育有 1 子。

家族史：无特殊。

专科检查：右小腿外固定架良好，右小腿伤口敷料干燥，换药见小腿近端斜行创面，大小约为 5cm × 2cm，肉芽组织生长佳，无骨外露；小腿远端纵行创面，大小约为 6cm × 2cm，肉芽组织生长佳，胫骨部分骨质外露，发白、硬化；右膝关节伸直功能可，屈曲功能略受限，右踝跖屈活动可，背伸活动明显较对侧差，右踇趾背伸活动完全受限，屈曲活动可；患肢末端血液循环尚可，压白反应可，右足背动脉、胫后动脉未触及；右踇趾内侧缘皮肤麻木不适。

辅助检查：

胸部正位 X 线检查：胸片未见明显异常。

下肢关节 X 线检查：右胫骨骨折术后改变（10 月 12 日）（图 7-1-1）。

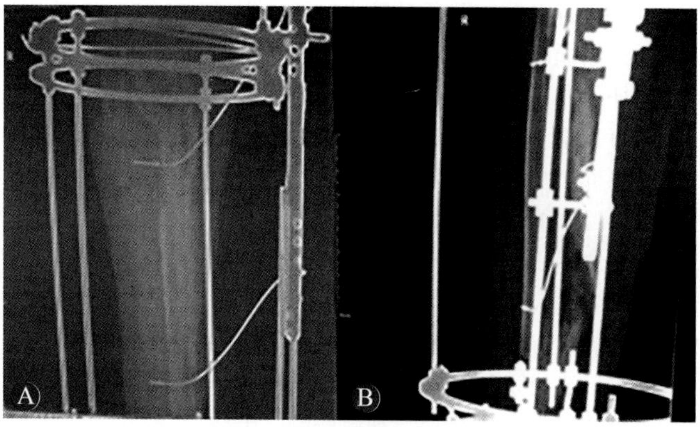

图 7-1-1　术前 X 线片

下肢静脉超声检查：双下肢静脉超声所示部分血流通畅。

髂静脉超声检查：双侧髂静脉超声所示部分血流通畅。

心电图检查：窦性心律，心电图正常。

术前异常检验结果见表 7-1-1。

表 7-1-1　术前异常检验结果

项目	指标	结果	参考值
血常规	单核细胞百分比	0.083 ↑	0.03 ~ 0.08
	中性粒细胞百分比	0.733 ↑	0.50 ~ 0.70
	淋巴细胞百分比	0.176 ↓	0.20 ~ 0.40
	嗜酸性粒细胞百分比	0.004 ↓	0.01 ~ 0.05
	血细胞比容 /（L/L）	0.343 ↓	0.40 ~ 0.52（男）0.37 ~ 0.47（女）

入院时生命体征：T36.5℃，P92 次 / 分，R17 次 / 分，BP112/66mmHg。

入院时护理风险评估：疼痛数字评分法评分为 4 分，跌倒风险评估为中风险，创伤患者血栓风险评估评分为 5 分。

心理社会方面评估：患者家属陪伴入院，情绪稳定。

三、治疗护理及预后

（一）治疗护理过程（表 7-1-2）

术后辅助检查：

术后 X 线检查，右胫骨骨折术后改变（11 月 9 日）（图 7-1-2）。

表 7-1-2　治疗护理过程

时间	病程经过	治疗处置
10 月 12 日	右胫骨骨折术后、皮肤破溃不愈合 2 年余入院；患肢外固定架位置固定正常，膝关节、踝关节、跗趾活动受限；右足背动脉、胫后动脉未触及，末梢血液循环尚可。患者疼痛明显，疼痛评分为 4 分。	右下肢软枕抬高，足底垫软枕，保持功能位；指导患肢功能训练；给予钉道酒精消毒。遵医嘱给予镇痛药物治疗，30min 后疼痛减轻，疼痛评分为 2 分。
10 月 13 日～11 月 7 日	每日给予钉道换药，间断留取分泌物培养。疼痛评分波动在 3 ～ 5 分，每日口服镇痛药物治疗。完善各项检查。	根据血化验结果及伤口培养结果，给予应用抗生素治疗。给予钉道处消毒，皮肤干燥。讲解术前注意事项。
11 月 8 日　8：00	生命体征平稳。	完成术前准备。
10：00	患者进入手术室。	完成术前交接。
10：25 ～ 14：00	患者在硬膜外麻醉下行“右胫骨骨折术后清创缝合外架调整术”。	手术过程顺利，术中出血约 100mL。
14：20	患者术毕安返病房，神志清醒，生命体征：T36.0℃、P76 次 / 分、R18 次 / 分、BP137/79 mmHg。患肢伤口敷料包扎好，无渗血，外架位置固定好，四肢末梢血液循环良好，患肢足趾感觉运动同术前；留置尿管通畅，尿液淡黄；左上肢静脉留置针固定好。疼痛评分为 5 分。	持续低流量吸氧（2L/min），平卧位，患肢软枕抬高，足底垫软枕，保持踝关节功能位。妥善固定管路，给予抗炎、镇痛、抗凝等药物治疗；左下肢给予抗血栓压力带治疗。指导患肢功能训练。
18：00	伤口敷料渗血较多，约 200mL。患者面色苍白、心率 92 ～ 114 次 / 分，血压 88 ～ 102/58 ～ 67mmHg，疼痛难忍，疼痛评分为 7 分。	遵医嘱给予肌内注射盐酸布桂嗪 100mg，1 小时后疼痛缓解，疼痛评分 4 分。医生给予换药，软组织缺失、创面未闭合、周边肉芽组织红润、创面给予纱布填塞，加压包扎。遵医嘱给予静脉补液治疗后，血压、心率恢复正常。
11 月 9 日	生命体征平稳，伤口敷料仍有大量渗血，约 150mL，外架位置固定好。	医生给予伤口换药；拔除尿管，患者自主排尿。复查血（表 7-1-3），X 线检查（图 7-1-2）。患者血化验结果回报：血红蛋白为 90g/L，给予饮食指导，告知患者多食红枣、猪肝等食物。给予外固定架钉道酒精消毒。
11 月 10 日～11 月 14 日	患肢伤口敷料包扎好，外固定架固定正常，创面伤口肉芽组织红润，创面缩小。换药后，疼痛明显，需口服镇痛药物。	每日给予换药，定期复查血指标无异常，间断留取分泌物培养。临床药师根据患者疼痛规律，给予调整镇痛药物输入时间及频次，疼痛症状减轻。指导患肢功能训练。完善术前准备，拟行二次手术治疗。

续表

时间	病程经过	治疗处置
11月15日	患者在全身麻醉下行“右胫骨骨折术后感染清创探查缝合术”，手术顺利，历时3小时，患者术后安返病房，意识清醒，术中出血约50mL，生命体征平稳，伤口敷料包扎好，无渗出，外架位置固定好，患肢末梢血液循环良好，感觉运动同术前。留置尿管，尿色淡黄。	持续低流量吸氧（2L/min），给予抗炎、镇痛、抗凝等药物治疗，无不良反应。
11月16日	患者生命体征平稳，伤口少量渗出，外架位置固定好。	医生给予伤口换药，停止吸氧；拔除尿管，患者自主排尿。复查血（表7-1-3），血结果回报：血红蛋白为85g/L。给予饮食指导，静脉输入重组人促红素及蔗糖铁等药物治疗。
11月18日	患者心率为120～132次/分，血压90～95/55～65mmhg，面色苍白，乏力，精神状态差。复查血：血清钾3.34mmol/L，血红蛋白为78g/L。	遵医嘱给予患者静脉输入同型红细胞400mL，及静脉补钾治疗。
11月19日～12月2日	生命体征平稳，伤口渗出逐渐减少，外固定架位置固定正常，足趾感觉运动同术前，末梢血液循环良好。患者已拄拐，逐渐由下地过渡到站立，患肢逐渐负重行走。患者疼痛减轻。	每日伤口换药，复查血（表7-1-3）。遵医嘱给予抗炎、镇痛药物治疗，指导功能训练，示范拐杖使用方法，并告知防跌倒注意事项。
12月3日	患者感染控制，可转下级医院继续进行创面治疗，予以出院。	给予出院指导，告知伤口换药注意事项。

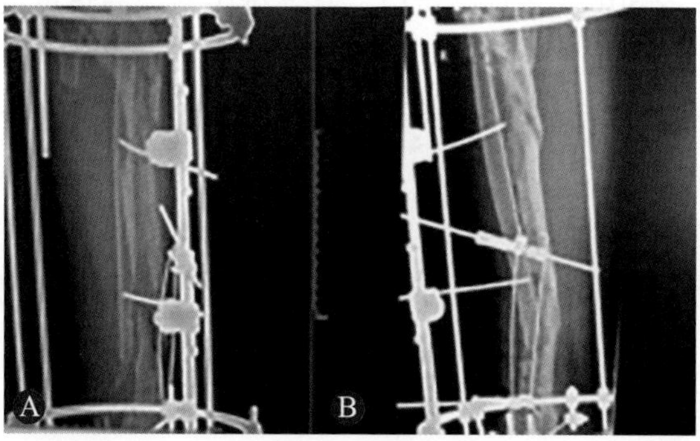

图7-1-2　术后X线片

术后异常检验结果见表7-1-3。

（二）主要护理问题及措施

感染伤口的护理

1）问题依据

患肢两处创面愈合不佳，持续渗液，行细菌培养示金黄色葡萄球菌感染，多次血液检查感染指标异常。

表 7-1-3　术后异常检验结果

项目	检验结果				参考值
	11 月 9 日	11 月 16 日	11 月 18 日	12 月 1 日	
血红蛋白 /（g/L）	90 ↓	85 ↓	78 ↓	119 ↓	137 ~ 179（男） 116 ~ 155（女）
中性粒细胞百分比	0.836 ↑	0.768 ↑			0.50 ~ 0.70
淋巴细胞百分比	0.107 ↓	0.144 ↓			0.20 ~ 0.40
单核细胞百分比			0.101 ↑		0.03 ~ 0.08
血清白蛋白（g/L）		32.8 ↓	29.5 ↓		35 ~ 50
血钾（mmol/L）			3.34 ↓	3.51	3.5 ~ 5.5
肌酸激酶（U/L）				41.8	2 ~ 200
血浆 *D*– 二聚体（μg/mL）	0.78 ↑				0 ~ 0.50
红细胞沉降率（mm/h）				21 ↑	0 ~ 20

2）护理思维

患者需进一步手术清创，控制感染，术后要加强伤口及未愈合创面的观察，防止感染加重。患者下肢多次手术治疗，皮肤瘢痕化、皮肤薄、伤口不易生长，因此，护士应密切观察伤口敷料及伤口局部情况，如有异常及时报告医生，加强手卫生，注意无菌操作，避免伤口感染加重。

3）主要措施

（1）病情观察与评估：监测体温变化；定时查看患者伤口渗出情况，及时通知医生换药；监测各项化验指标，有异常及时通知医生处理。

（2）一般护理：保持病房内环境安静、通风；减少陪伴及探视家属，避免交叉感染。

（3）饮食护理：告知患者多食高蛋白、富含维生素、高热量饮食，如肉蛋类及豆制品，多食水果蔬菜、多饮水。

（4）药物护理：根据细菌培养结果及药物敏感试验结果选择合适的抗生素，并观察药物的疗效及不良反应。

（5）外固定架的护理：保持外固定架清洁、无血渍，钉道处按时给予 75% 乙醇消毒；密切观察钉道有无渗出及渗出液的颜色、性质、量，若有异常及时汇报医生处理。

（6）健康教育：告知患者及家属预防伤口感染的方法，学会自我观察伤口。

4）护理评价

患者住院期间伤口逐步愈合，感染得到控制。

（三）患者转归

患者入院后积极控制伤口感染，先后行两次手术，现各项指标趋于正常后出院。

四、护理体会及反思

（一）护理体会

对于骨折术后感染的患者，护理人员应严密观察患肢感染伤口的转归及患肢的整体情况。由于患者治疗时间周期长，护理人员加强了对患者功能训练的指导并监督其完成，防止发生废用综合征。

（二）反思

骨折术后感染的患者，治疗周期长，疼痛明显，感觉运动减退，医疗费用高，患者心理压力大，容易出现焦虑或抑郁倾向。在临床工作中，护理人员容易忽视对该类患者的心理护理。在护理过程中要多与患者沟通，了解患者的需求，解决患者的疑虑，讲解成功案例，给予患者心理支持，帮助患者树立信心。

五、相关知识链接

1. 骨折术后感染的原因

（1）无菌观念不强：无菌技术不严格是闭合手术感染的主要原因，在开放性骨折手术中，因伤口已受污染而最易被忽视。手术医生对各类消毒剂消毒方法的特殊规定不熟悉，手术参观人员太多均会增加手术感染的概率。

（2）清创不彻底：对于开放性骨折手术，良好的清创术是防止术后感染的关键。因污染范围、组织失活范围不易确定，或因伤处特殊情况限制，清创不能保证彻底，此时勉强闭合创面，会增加感染的机会。

（3）闭合性骨折手术时机选择不当：受伤后 48 小时内进行手术治疗，肢体肿胀明显，局部血液循环差，缺乏有效引流，坏死组织无法及时引流。

（4）伤口闭合方式不当：患者原手术切口直接缝合，不行减张缝合，易使切口周围皮肤及深部组织缺血坏死。

（5）骨折固定方式不当、固定不牢固：钢板内固定术后骨折延迟愈合及骨不连等问题应引起重视。钢板内固定术选择内侧钢板者使原本薄弱的内侧皮肤张力大，皮肤坏死、缺损致使钢板外露而感染。开放性骨折术中骨折端缺乏有效的固定，术后仍存在原始移位趋势，导致皮肤坏死，继发感染。胫腓骨开放性骨折术后未加外固定，骨折端压迫皮肤，致使皮肤坏死，骨外露而感染。

（6）抗生素应用不合理：保持组织在手术中有效的血药浓度是预防术后感染的有效措施，对于开放性骨折手术更为重要，应在清创前留取分泌物做细菌培养及药敏试验，针对性使用抗生素。另外，围手术期因发热等原因，超长使用抗生素，使原来机会性致病菌转变为致病菌，也会增加感染的风险。

（7）其他因素：遗留手术物品，未按无菌原则手术，就诊较晚等；原始损伤为复合伤或伤情重而应用糖皮质激素，对植入伤口内的细菌起到抑制和保护作用而引发感染。

2. 感染的临床表现

浅层感染且轻微者可无明显全身症状，仅表现为局部红、肿、热、痛，范围也局限。深层感染则会有明显的全身症状，如高热、乏力、头痛、全身不适，严重者可出现感染性休克，一般都有白细胞计数增高。早期感染患者症状表现剧烈，晚期感染则较温和，全身症状往往不明显，常因钉道形成脓肿破出而发现，破出前伤处肿胀可有波动感。

3. 感染的处理方法

（1）一般处理：一经确诊，根据细菌培养结果及药敏试验结果，选择合适的抗生素。可以采用全身支持疗法，如补充营养、纠正低蛋白血症、纠正水电解质紊乱和酸碱平衡失调。

（2）引流：如果感染位于皮内或皮下，可切开将分泌物引出，引流口可二期缝合。如果感染在血肿内，可切开，放引流条，操作时勿使脓肿与内固定及骨折部位相通。

（3）专科处理：如果开放性骨折实施清创术而未行内固定术后感染，在全身应用抗生素控制急性感染后，应积极手术清创，然后根据骨折部位和伤情选择不同的固定方法。

（4）深部感染的处理：深部感染者内固定不取出，伤口难以愈合，过早取出会使骨折缺乏可靠的固定，会影响骨折愈合和感染的控制。骨折愈合较伤口愈合更重要，应优先顾及骨折愈合，因为感染性骨不连的治疗更加困难。

（5）骨折术后感染遗留、软组织缺损、骨外露一般主张在急性炎症被控制后采用肌皮瓣或筋膜皮瓣覆盖。

（6）对感染严重、软组织缺失广泛、肌肉大量坏死、危及生命或预计肢体功能基本丧失者可考虑截肢，但应慎重。

4. 预防方法

（1）加强无菌观念；

（2）重视清创术；

（3）正确选择开放伤口的闭合时机；

（4）掌握手术时机；

（5）正确使用抗生素；

（6）合理选择内固定物。

（陈雪梅　陈玉娥　高　远）

第二节　1 例左小腿急性骨筋膜室综合征患者的护理

一、基本信息

姓名：刘某；性别：男；年龄：53 岁；婚姻情况：已婚

文化程度：中专；籍贯：山东省潍坊市；职业：职员

入院日期：2016 年 3 月 20 日；出院日期：2016 年 3 月 30 日

出院诊断：左小腿急性骨筋膜室综合征

病史陈述者：患者本人

二、病例介绍

主诉：重物砸伤致左小腿肿胀疼痛 7 小时。

现病史：患者自述 3 月 20 日 7：00 被重物砸伤左小腿，出现左小腿肿胀疼痛，活动受限，前往当地医院行 X 线检查未见患肢骨折征象，为求进一步治疗来我院急诊检查，患肢超声结果提示左小腿后方有一大小约 4cm × 5cm 皮下血肿，左下肢动静脉血管未见异常。患肢小腿肿胀疼痛较前加重，查体左小腿周径较右小腿粗 4cm，左小腿张力较对侧明显增高。急诊以“左小腿急性骨筋膜室综合征”收入我科。

入院诊断：左小腿急性骨筋膜室综合征。

既往史：否认肝炎、结核、疟疾等传染病病史；否认高血压、心脏病、糖尿病病史；否认其他外伤史，有输血史；否认药物、食物过敏史；预防接种史不详；吸烟史 25 年。

婚育史：已婚，育有 1 子。

家族史：无特殊。

专科检查：左小腿呈屈曲被动体位，左小腿较对侧皮肤张力明显增高；皮肤苍白，皮肤温度无明显变化，左侧足背动脉及胫后动脉搏动明显减弱，左小腿肿胀，大面积张力性水疱；自主活动受限，感觉减弱；测量小腿周径：左侧 24cm，右侧 20cm，双侧大腿周径无明显异常；双下肢肌力：左侧 4 级，右侧 5 级，双侧巴氏征阴性。

辅助检查：

胸部正位：胸片未见明显异常。

左小腿 X 线检查：未见明显骨质异常。

左下肢血管超声检查：左小腿后方有一大小约 4cm × 5cm 皮下血肿，左下肢动静脉血管未见异常。

心电图检查：窦性心律，心电图正常。

术前异常检验结果见表 7-2-1。

表 7-2-1　术前异常检验结果

项目	指标	结果	参考值
生化	肌钙蛋白 T/（ng/mL）	65 ↑	0 ~ 0.1
	肌酸激酶 /（U/L）	799.2 ↑	2 ~ 200
	肌红蛋白定量 /（ng/mL）	275 ↑	0 ~ 75
出凝血常规	血浆 *D*– 二聚体 /（μg/mL）	12.3 ↑	0 ~ 0.50

入院时生命体征：T36.8℃，P75 次 / 分，R18 次 / 分，BP140/77mmHg。

入院时护理风险评估：疼痛数字评分法评分为 6 分，跌倒风险评估为中风险，创伤患者血栓风险评估为 5 分。

心理社会方面评估：患者家属陪伴入院，情绪较稳定。

三、治疗护理及预后

（一）治疗护理过程（表 7-2-2）

表 7-2-2 治疗护理过程

时间		病程过程	治疗处置
3 月 20 日	14：30	重物砸伤致左侧小腿肿胀疼痛 7 小时入院，左小腿呈屈曲被动体位，左小腿 3 度肿胀，皮肤苍白，张力明显增高，皮肤温度无明显变化；左侧足背动脉及胫后动脉搏动明显减弱，自主活动受限，感觉减弱，肌红蛋白高于正常值。小腿周径：左侧 24cm，右侧 20cm。疼痛评分为 6 分。	禁食水，患肢平放；遵医嘱给予镇痛、消肿、保肝、补液等药物治疗；间断冰敷、硫酸镁湿敷患肢。静脉滴注镇痛药物后，疼痛症状缓解，疼痛评分为 3 分。完善术前各项检查，告知患者术前注意事项。
	17：45	生命体征平稳。	完成术前准备。
	18：00	患者进入手术室。	完成手术交接。
	18：30 ~ 20：30	急诊在硬膜外麻醉下行“左小腿骨筋膜室综合征切开减压、负压封闭引流（VSD）植入术”。	手术过程顺利，术中出血 200mL。
	20：45	患者安返病房，意识清醒，生命体征：T36.9 ℃、P78 次 / 分、R18 次 / 分、BP128/78mmHg。左下肢伤口敷料包扎好，未见渗血，VSD 引流管持续负压吸引，引流通畅，引流液为血性；留置尿管通畅，尿色淡黄；足背动脉及胫后动脉搏动可触及，左下肢 3 度肿胀，伴大面积水疱，皮肤颜色苍白，皮温低，足趾感觉运动因麻醉尚未恢复。小腿周径：左侧 23.5cm，右侧 20cm。疼痛评分为 0 分。	持续低流量吸氧，平卧位；左下肢平放，VSD 吸引、敷料、密闭良好；妥善固定导管；部分水疱给予无菌抽吸；静脉给予抗炎、保护胃黏膜、消肿等药物治疗；指导患肢功能训练。记录尿量。
3 月 21 日	1：00	左下肢感觉运动恢复，疼痛评分为 4 分，皮温较前升高，左下肢 3 度肿胀。	遵医嘱静脉滴注镇痛药物，30min 后疼痛减轻，评分为 2 分。
		生命体征平稳，左下肢伤口敷料包扎好，VSD 引流管引流通畅，持续负压吸引，引流液为血性，术日引流量为 50mL；足趾感觉运动正常，足背动脉及胫后动脉搏动可触及；左下肢 3 度肿胀，部分散在水疱较前变大，皮温正常；留置尿管通畅，尿色淡黄。疼痛评分为 4 分。	复查血（表 7-2-3），肌红蛋白定量较术前下降。停止吸氧，无菌抽吸水疱；间断夹闭尿管，锻炼膀胱自主收缩功能；继续给予抗炎等药物治疗，记录尿量；指导患者行患肢功能训练，勿抬高。测量小腿周径：左侧 23.5cm，右侧 20cm。
3 月 22 日 ~ 3 月 25 日		病情平稳，伤口敷料干燥，无渗血，VSD 引流管引流通畅，持续负压吸引，引流液为血性，患肢肿胀较前减轻，皮温较右侧肢体偏高。患肢原有水疱大部分已干瘪，无新鲜水疱形成。疼痛评分为 2 分。	拔除尿管，患者自主排尿。给予抬高患肢，指导患者行患肢功能训练。小腿周径：左侧 21.5cm，右侧 20cm。给予饮食指导。给予讲解术前注意事项。
3 月 28 日	8：00	生命体征平稳。	完成术前准备。
	8：10	患者进入手术室。	完成手术交接。

续表

时间	病程过程	治疗处置
8:30 ~ 10:10	在硬膜外麻醉下行“比目鱼肌断裂肌腱缝合、清创缝合术”。	手术过程顺利，术中出血20mL。
10:45	患者安返病房，生命体征为：T36.5、P83次 / 分、R18 次 / 分、BP 120/73mmHg。皮肤颜色、温度正常，左下肢伤口敷料包扎好，无渗血；足趾感觉运动因麻醉尚未恢复，足背动脉及胫后动脉搏动有力，左下肢 1 度肿胀。疼痛评分为 0 分。	持续低流量吸氧，平卧位，静脉滴注消炎、保护胃黏膜、消肿等药物治疗，给予软枕抬高患肢。
12:00	足趾感觉运动已恢复，疼痛评分为 4 分。	遵医嘱给予静脉滴注镇痛药物治疗，并指导患者行踝泵训练。静脉滴注镇痛药物 30min，疼痛缓解，疼痛评分为 2 分。
3 月 29 日	患者术后第 1 天，左下肢伤口敷料包扎好，无渗血、渗液；左下肢轻度肿胀，皮温正常，末梢血液循环良好，足趾感觉运动正常。疼痛评分为 2 分。	医生给予伤口换药，左下肢行超声检查，未见异常；复查血（表 7-2-3）。
3 月 30 日	病情平稳，伤口愈合良好，予以出院。	给予出院指导。

术后辅助检查：

术后左下肢超声检查：左下肢血管未见异常。

术后异常检验结果见表 7-2-3。

表 7-2-3　术后异常检验结果

项目	检验结果		参考值
	3 月 21 日	3 月 29 日	
肌钙蛋白 T/（ng/mL）	1.17 ↑	0.8 ↑	0 ~ 0.1
肌酸激酶 /（U/L）	239.1 ↑	201 ↑	2 ~ 200
肌红蛋白定量 /（ng/mL）	79 ↑	72	0 ~ 75
血浆 *D*– 二聚体 /（μg/mL）	2.98 ↑	0.9 ↑	0 ~ 0.50

（二）主要护理问题及措施

1. 骨筋膜室综合征的护理

1）问题依据

骨筋膜室综合征的发生，可由于筋膜间隔区内压力增加，或空间变小，或由于间隔区内组织体积增大所致，肢体外部受压或内部肿胀是常见因素。

2）护理思维

由于骨筋膜室的特殊解剖位置以及病理生理情况，肿胀是骨筋膜室综合征早期出现的主要体征，严重者可出现张力性水疱，需要引起注意。因此，应严密观察肿胀程度的变化，防止患肢进一步肿胀导致骨筋膜室综合征的症状加剧。

3）主要措施

（1）病情观察与评估：密切观察患肢疼痛特点，是否为进行性加重；密切观察患肢感觉运动、皮肤温度、颜色、肿胀程度、张力性水疱情况；观察足背动脉和胫后动脉搏动情况；记录尿量、尿色变化。

（2）测腿围：每日测量双侧小腿的腿围，准确记录。

（3）体位：根据患者不同情况调整肢体位置，当肢体皮肤颜色为青紫色，表明肢体静脉回流障碍，需抬高肢体 15° ~ 30°，以利于静脉回流，同时抬高时间不宜过长以防止供血不足。而当肢体皮肤颜色为苍白色时，则表明肢体动脉供血不足，应放平肢体，注意观察皮肤的颜色、感觉、皮温等。切开减压后的肢体不应加压包扎和抬高，防止大量坏死组织产生的毒素进入体循环引起脏器功能衰竭等严重并发症。

（4）冰敷：切开减压前，先用冰袋冷敷予以物理降温，使毛细血管收缩延缓肿胀，或使用硫酸镁溶液湿敷患肢来减轻肿胀。

（5）张力性水疱的处理：直径小于 2cm 的小水疱无须处理，待自行吸收；直径大于 2cm 的水疱，应进行无菌抽吸并保留疱皮的完整性。

（6）药物治疗：遵医嘱给予静脉及口服消肿药物，注意药物的不良反应。

（7）手术治疗：手术切开筋膜减压是最有效的方法。早期彻底切开受累间隔区的筋膜，是防止肌肉和神经发生坏死及永久性功能损害唯一有效的方法，彻底减压可以防止组织坏死，减少失去活力的组织。

（8）饮食护理：切开减压会导致体内大量的蛋白质及水分的丢失，严重时导致水和电解质的紊乱，因此，要加强全身营养，忌烟酒，适当选择高蛋白、高热量、富含维生素饮食，促进康复。

4）护理评价

患者住院期间，积极处理骨筋膜室综合征，患肢未发生动静脉血栓、局部血肿、血管危象等并发症。

2. 有急性肾衰竭的风险

1）问题依据

由挤压导致骨筋膜室综合征的患者，患肢血流未完全阻断，大量血浆和体液渗出血管，出现低血压和休克，坏死肌组织释放大量肌球蛋白和钾离子等，可引起毒血症、酸中毒和急性肾衰竭，时间越长，上述病理改变越明显，发生肾衰竭的概率增大，并严重影响心脏功能，可能发生心律不齐，导致循环衰竭。

2）护理思维

肌红蛋白存在于人体骨骼肌和心肌的细胞中，在机体的其他细胞中是不存在的，在外科作为观察肌肉损伤情况的一个指标。在骨骼肌疾病、肾衰竭的情况下，血清肌红蛋白浓度都有不同程度的升高。护士在临床工作中要严密观察患者的临床表现，准确记录尿量，动态监测各项指标。

3）主要措施

（1）病情观察与评估：准确记录尿量，观察尿液性质，监测血指标的变化，如肌红蛋白、肌酐等。

（2）体位护理：术后患肢勿抬高，避免坏死组织吸收入血导致肾衰竭。

（3）补液治疗：遵医嘱给予大量补液，每天饮水量至少 3000mL。

（4）准确记录出入量。

（5）用药护理：必要时遵医嘱应用利尿脱水药物，注意观察药物不良反应。

4）护理评价

患者住院期间，通过对患肢的积极处理，严密监测各项指标，未发生肾衰竭。

（三）患者转归

患者经过前期切开减压及后期切开缝合术，伤口愈合良好出院。

四、护理体会及反思

（一）护理体会

骨筋膜室综合征是一种进行性发展的疾病，致残率极高。护理人员应严密观察病情发展情况，实施有效的护理措施，保持创面的无菌，防止继发感染。观察创面渗液情况，保证足够的输液量，注意电解质的变化，避免肾衰竭等并发症的发生。

（二）反思

疼痛是骨筋膜室综合征最早出现的症状，疼痛剧烈且进行性加重，不因肢体被固定或处理而缓解，被动牵拉痛是本病的特征；而晚期组织受压严重，缺血加剧，疼痛减轻或消失，这种情况并非病情缓解所致，要注意区别疼痛的性质和引起疼痛的原因，应高度警惕本病的发生。护理人员应结合临床病例加强相关疾病知识的学习，提高对疾病的识别判断能力。

五、相关知识链接

（一）骨筋膜室综合征概述

1. 定义

骨筋膜室综合征是肢体创伤后发生在四肢特定的筋膜间室内的进行性病变，由于间室内容物的增加，压力增高，导致间室内容物主要是肌肉与神经干发生进行性缺血坏死。

2. 病因

（1）肢体挤压伤：肢体受重物砸伤、挤压伤或重物较长时间压迫，受压组织缺血，于压力除去后，血液再灌注，使受伤组织主要是肌肉组织出血、反应性肿胀，使间隔区内容物的体积增加，随之压力增高而发生骨筋膜室综合征。

（2）肢体血管损伤：肢体主要血管损伤，受其供养的肌肉等组织缺血在 4 小时以上，修复血管恢复血流后，肌肉等组织反应性肿胀，使间室内容物增加，压力增高而发生骨筋膜室综合征。

（3）肢体骨折内出血：肢体骨折出血流入筋膜间室内，由于筋膜间室内完整结构并未受到破坏，积血无法溢出而内容物体积增加，使压力增高而发生骨筋膜室综合征。

（4）石膏或夹板固定不当：外用夹板或石膏固定，由于固定过紧、压力太大，使筋膜间室容积压缩，损伤组织、肿胀，也使间室内容物增加，如不能及时放松，也可发生骨筋膜室综合征。

（5）髂腰肌出血：因外伤或血友病出血，受肌鞘的限制，出血肿胀，压力增加，呈屈髋畸形，可压迫股神经致股四头肌麻痹。

（6）慢性用力性骨筋膜室综合征：见于运动及锻炼者，尤其是长跑等下肢锻炼者多见。由于长时间运动，小腿肌肉代谢物增加而发生症状，其不像急性创伤性骨筋膜室综合征的症状体征多，主要表现是局部疼痛，休息后可缓解。

3. 临床表现

（1）症状：疼痛和活动障碍是主要症状。骨筋膜室综合征的早期，其疼痛是进行性的，该疼痛不因肢体固定或处理而减轻，至肌肉完全坏死之前，疼痛持续加重而不缓解。由于患肢肿胀，主动活动发生障碍。

（2）体征：肿胀、压痛及肌肉被动牵拉痛是本病的重要体征。肿胀是最早的体征，在前臂、小腿等处，由于有坚韧的筋膜包绕，肿胀不甚严重，但皮肤肿胀明显，常起水疱。肌腹处明显压痛是筋膜间室内肌肉缺血的重要体征，于肢体末端被动牵拉该肌肉，引起严重疼痛。

“5P”症状：疼痛（pain）、苍白（pallor）、感觉异常（paresthesia）、麻痹（paralysis）和无脉（pulseless），临床工作中不能等“5P”均出现时，再给予处理，出现典型的“5P”表现时，往往已失去最佳的治疗时机，可导致肢体残废甚至截肢的严重后果，所以护理人员应加强预防下肢骨折并发骨筋膜室综合征，一定做到宁早勿晚，同时留尿化验肌红蛋白，抽血化验肌酸磷酸激酶，给医生提供可靠的依据来判断肌肉坏死程度，以及时做筋膜切开减压。

（3）好发部位：上肢好发生于前臂掌侧及背侧筋膜间室；下肢好发生于胫后深间室及胫前间室，其次是胫后浅间室。

4. 诊断标准

骨筋膜室综合征的诊断贵在“早”，早期诊断的依据：

①患肢有挤压等受伤史、肿胀并伴有剧烈疼痛。

②筋膜间室触之张力增高，明显压痛。

③肌肉活动障碍，在前臂表现为手指伸屈障碍，小腿表现为足趾背屈及跖屈障碍。

④筋膜间室内的肌肉被动牵拉疼痛，在前臂掌侧间室，被动牵拉手指伸直时，明显疼痛，大都不能完全伸直手指；在小腿胫前间室，被动牵拉足趾跖屈引起疼痛，而在胫后深间室被动牵拉足趾背屈引起疼痛。

⑤通过间室的神经干的功能障碍，感觉障碍早于运动障碍。

具备上述第②、③、④项，即可确诊。

5. 治疗方法

（1）非手术治疗的适应证：肢体明显肿胀、压痛、皮肤有张力性水疱、肌肉被动牵拉痛；采用制动、抬高患肢、严密观察 7 ~ 10 天，肿胀消退，症状消失可完全治愈而不留后遗症。

由于本病发展迅速，后果严重，对其治疗宁可切开过早，而不可延误治疗。

（2）手术治疗：手术切开筋膜减压是最有效的方法。

手术指征包括：肢体明显肿胀与疼痛、筋膜间室张力大、压痛；肌肉被动牵拉疼痛；有神经功能障碍体征；筋膜间室测压在30mmHg以上。具有以上体征者，应立即行手术切开。

6. 并发症

①筋膜切开的伤口感染，主要原因是更换敷料污染和存在坏死组织发生感染。

②合并急性肾衰竭。

（二）挤压综合征

1. 定义

挤压综合征系肢体、臀部等肌肉丰富部位受到挤压或长时间重力压迫，致肌肉坏死并引起高血钾、急性肾衰竭的综合征。

2. 临床表现

（1）休克：除创伤因素外，大量血浆渗入组织，有效血容量明显减少而发生轻度或中度休克。

（2）肌红蛋白尿：是诊断挤压综合征的一项重要依据，于休克状态被解除后即出现茶褐色或红棕色肌红蛋白尿，尿量明显减少。肌红蛋白尿是区别挤压综合征与其他原因的急性肾衰竭的依据。

（3）酸中毒：肌肉坏死产生大量酸性物质，使血液 pH 下降，血尿素迅速增加，导致代谢性酸中毒。

（4）高钾血症：肌肉组织坏死，释放大量钾离子至血液，发生肾衰竭，尿量少、排钾困难，体内血钾浓度迅速升高。高钾血症是导致死亡的主要原因，临床表现主要是精神恍惚、烦躁不安、对事物反应迟钝、全身软弱、唇周围或肢体麻木、腱反射消失或减弱，心律不齐，甚至心脏骤停。

3. 治疗方法

（1）全身治疗：主要针对急性肾衰竭，最有效的方法是血液透析治疗。

（2）截肢：肢体挤压伤严重，肢体近于毁损者，应截肢。

（3）筋膜切开减压。

4. 预防方法

（1）伤后补液：伤后尽快补液十分重要，胶体可使用血浆或右旋糖酐。

（2）碱化尿液：由于挤压综合征常有酸中毒，故早期补充血容量时，同时应用碱性药物以碱化尿液，预防酸中毒，防止肌红蛋白与酸性尿液作用后在肾小管中沉积。可口服碳酸氢钠片，或静脉滴注碳酸氢钠，每日维持摄入或滴注量为 25 ~ 30mg。

（3）利尿：在血压稳定之后可进行利尿，在肾实质受到损害之前有较多的碱性尿液通过肾小管，增加肌红蛋白等有害物质的排泄。可选用 20% 甘露醇快速静脉滴注，宜在挤压砸伤后早期应用。

（4）解除肾血管痉挛：组织挤压伤后，血液中可有肾素、组胺等，收缩血管物质浓度增加，使肾脏血管收缩痉挛。早期应用甘露醇同时可加入血管扩张药物以解除肾血管痉挛，增加肾血流量。

（5）筋膜切开：对于大腿砸压伤，发生挤压综合征者高达58.3%，故应及早切开筋膜减压，释放渗出物，改善循环。

（孔　丹　陈雪梅　陈玉娥　高　远）

第三节　1例多发骨折并发脂肪栓塞综合征患者的护理

一、基本信息

姓名：张某；性别：男；年龄：21岁；婚姻情况：未婚

文化程度：大专；籍贯：广东省惠州市；职业：工人

入院日期：2017年2月8日；出院日期：2017年3月9日

出院诊断：①左股骨、右胫腓骨闭合性骨折；②全身多发软组织挫伤

病史陈述者：患者本人及家属

二、病例介绍

主诉：骑电动车摔伤致全身多处疼痛、功能障碍8小时。

现病史：患者于2017年2月8日14：00骑电动车不慎摔伤，致头部、全身多处疼痛，双下肢疼痛明显、畸形、不能站立和行走；患者意识清醒，无昏迷、呕吐，无小便失禁，无发热。在外院行简单包扎等处理后于当日22：00送至我院急诊，给予清创缝合后收入我科。

入院诊断：①左股骨、右胫腓骨闭合性骨折；②全身多发软组织挫伤。

既往史：平素体健，否认高血压、糖尿病、冠心病病史；否认外伤、手术、输血史；无食物、药物过敏史；无吸烟、饮酒等不良嗜好。

婚育史：未婚。

家族史：无特殊。

专科检查：会阴部可见大面积皮下淤血，左侧大腿畸形，左下肢明显外旋畸形；左大腿肿胀明显、有压痛、局部可触及骨擦感，有骨擦音，有异常活动；足背动脉搏动可触及，足部无明显麻木感；右小腿肿胀明显、局部皮肤张力高、有压痛，足背动脉搏动有力，足部活动受限，双下肢自主活动困难。

辅助检查：

股骨X线检查：左股骨中段骨折，断端错位，对线对位不良，远端向上外后方移位

（2 月 8 日）（图 7-3-1）。

胫腓骨 X 线检查：右胫、腓骨中下段骨折，断端嵌插；考虑合并右侧远端胫、腓骨关节脱位（2 月 8 日）（图 7-3-2）。

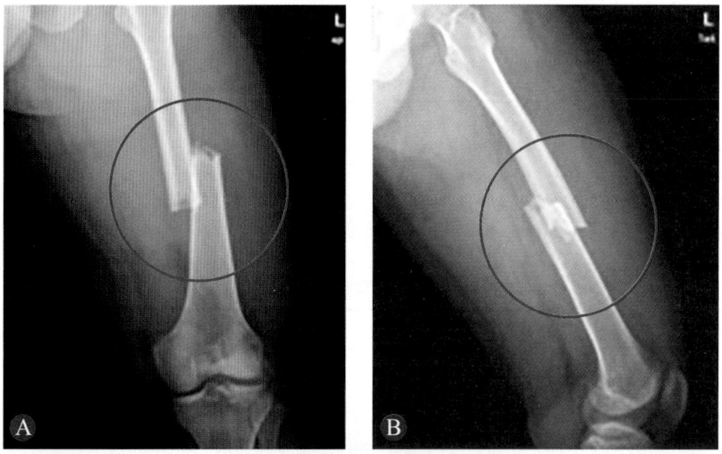

图 7-3-1　左股骨正侧位 X 线片

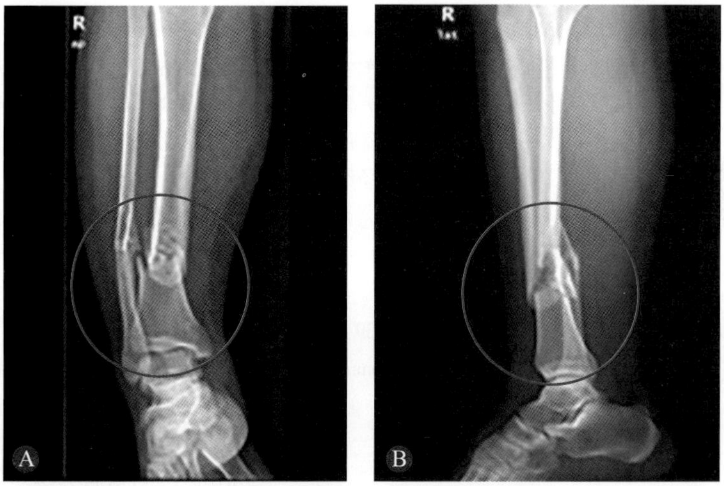

图 7-3-2　右胫腓骨正侧位 X 线片

胸部正位：心肺膈未见明确异常。

CT 检查（全身）：①左侧额部头皮软组织肿胀，脑实质 CT 平扫未见明确异常；②颈部、胸部、腹部脏器未见明显异常；③骨盆各结构 CT 平扫未见异常。

心脏 B 超检查：心脏形态结构未见异常。

心电图检查：窦性心律，心电图正常。

术前异常检验结果见表 7-3-1。

入院时生命体征：T36.8℃，P102 次 / 分，R22 次 / 分，BP126/78mmHg。

入院时护理风险评估：疼痛数字评分法评分为 4 分，跌倒风险评估为高风险，创伤患者血栓风险评估为 5 分，压疮风险因素评估为 13 分，生活自理能力评估为 20 分。

心理社会方面评估：患者情绪紧张，母亲陪伴入院。

表 7-3-1 术前异常检验结果

项目	指标	结果	参考值
血常规	C 反应蛋白 /（mg/dL）	12 ↑	0 ~ 10.0
	红细胞计数 /（10^{12}/L）	3.31 ↓	4.3 ~ 5.9（男）3.9 ~ 5.2（女）
	血红蛋白 /（g/L）	96 ↓	137 ~ 179（男）116 ~ 155（女）

三、治疗护理及预后

（一）治疗护理过程（表 7-3-2）

表 7-3-2 治疗护理过程

时间		病程经过	治疗处置
2 月 8 日		外伤致左股骨、右胫腓骨闭合性骨折，全身多发软组织挫伤 8 小时入院，意识清醒、对答切题；双下肢疼痛、活动受限；2 度肿胀，双下肢足背动脉搏动可触及。	医生给予左下肢股骨牵引，右下肢跟骨牵引；遵医嘱持续心电监测及低流量吸氧（2L/min）；遵医嘱抗炎、消肿、镇痛、抗凝、保护胃黏膜等药物对症治疗。
2 月 9 日	8：40	患者突感胸闷、烦躁、大汗、头晕、呼吸急促；生命体征：T39.4℃、P120 ~ 146 次 / 分、R32 ~ 37 次 / 分、BP70/48mmHg、SpO_2 70%；患者嘴唇稍发绀，查双侧瞳孔等大、等圆，直径约 2.5mm，对光反射灵敏。	立即通知医生，鼻导管吸氧调节氧流量（8L/min）；建立静脉通路；遵医嘱急查血培养、血气分析和血生化组合、PCT、心肌梗死组合、血常规和血浆 *D*–二聚体，给予患者摇高床头 30°。准备配合抢救：床边急救车、吸痰装置、气管切开包等急救物品。联系床边心电图检查、胸部 X 线检查（图 7-3-3）。
	9：00	患者意识清醒，生命体征：T39.1℃、P134 次 / 分、R36 次 / 分、BP74/46mmHg、SpO_2 90% ~ 92%。	遵医嘱改为面罩吸氧，氧流量（8L/min）。床边心电图检查结果显示：窦性心动过速；胸部 X 线检查：双肺渗出性炎症并部分实变，考虑“脂肪栓塞”。请胸外、呼吸科会诊，给予抗凝、抗炎、控制血压等治疗。进行胸部 CT 平扫增强 + 三维 CT 检查（图 7-3-4）。
	10：00	患者意识清醒，自诉头晕、胸闷、呼吸急促较前稍缓解。生命体征：T38.5 ~ 38.7℃、P120 ~ 136 次 / 分、R30 ~ 34 次 / 分、BP70 ~ 96/52 ~ 66mmHg、SpO_2 80% ~ 90%。	继续高流量面罩吸氧、心电监测及对症治疗。
	13：00	患者意识清醒，不适症状未能明显改善。生命体征：T38.0 ℃、P130 次 / 分、R30 次 / 分、BP94/72mmHg、SpO_2 90%。	患者行 CT 后遵会诊意见转胸外科 ICU 继续治疗。

续表

时间		病程经过	治疗处置
2月14日	16:00	患者由胸外科ICU转回病房。意识清醒、无头晕、胸闷，呼吸顺畅。生命体征：T37.1℃、P82次/分、R20次/分、BP120/70mmHg、SpO_2 99%。左下肢持续予股骨牵引，右下肢予跟骨牵引，双下肢皮肤颜色正常，1度肿胀，双下肢足背动脉搏动可触及。	低流量吸氧（2L/min）、心电监测，给予抗炎、抗凝等对症治疗。给予患者讲解术前注意事项，完成术前准备。
2月15日	9:00	在神经阻滞麻醉下行“右侧胫腓骨及左侧股骨闭合骨折复位外固定支架固定术”。	手术过程顺利。
	13:20	患者安返病房，意识清醒；生命体征：T36.8℃、P80次/分、R20次/分、BP120/72mmHg、SpO_2 100%。疼痛评分为2分，下肢外固定架固定在位，伤口及钉道口敷料干燥，肢体感觉、活动正常。	持续心电监测及低流量吸氧（2L/min），抬高双下肢，给予抗炎、抗凝等对症治疗。
2月16日～2月24日	11:00	患者病情平稳，无头晕、胸闷，呼吸顺畅；外固定架固定在位，伤口及钉道口敷料干燥；右下肢伤口敷料干燥，双下肢感觉、活动正常。	指导双下肢功能训练；加强钉道护理；完成二次术前准备。复查胸部X线（图7-3-5）。
2月25日	11:00	患者在全身麻醉下行“右侧胫腓骨骨折切开复位钢板内固定术”。	手术过程顺利。
2月28日	9:20	腰麻联合硬膜外麻醉下行“左股骨干骨折切开复位钢板内固定术”。	手术过程顺利。
3月1日～3月9日	10:00	患者意识清醒，无头晕、胸闷，呼吸顺畅，生命体征正常。双下肢伤口敷料干燥，感觉、活动正常，予出院。	复查左下肢X线（图7-3-6）。给予出院指导，在家属陪同下出院。

术后异常检验结果见表7-3-3（2月9日）。

表7-3-3　术后异常检验结果

项目	指标	结果	参考值
血常规	C反应蛋白/（mg/dL）	68 ↑	0 ～ 10.0
	白细胞计数/（10^9/L）	13.45 ↑	3.5 ～ 10.0
	红细胞计数/（10^{12}/L）	3.12 ↓	4.3 ～ 5.9（男）3.9 ～ 5.2（女）
	血红蛋白/（g/L）	90 ↓	137 ～ 179（男）116 ～ 155（女）
血气分析	动脉血氧分压/（mmHg）	68 ↓	80 ～ 100
生化	肌红蛋白定量/（ng/mL）	256.9 ↑	0 ～ 75

（二）主要护理问题及措施

脂肪栓塞综合征

1）问题依据

脂肪栓塞综合征（fat embolism syndrome，FES）最主要发生在下肢闭合性的长管状骨骨折，尤其是股骨骨折，多于创伤后24 ～ 48小时发病，在长骨骨折中的发生率为0.5% ～ 2.0%，在多发骨折或合并骨盆骨折中的发生率为5% ～ 10%。由于FES主要栓

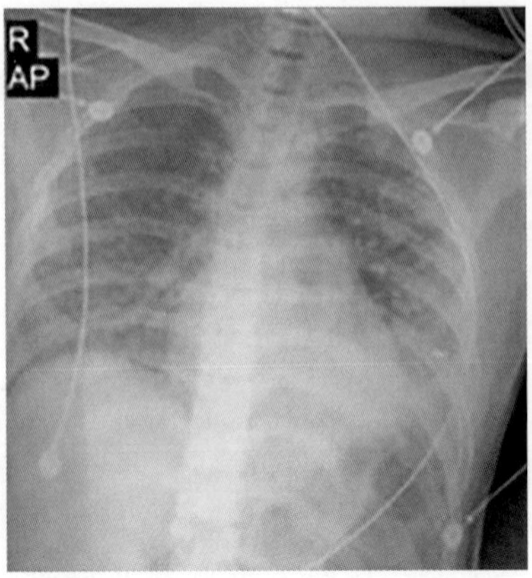

图 7-3-3　胸部 X 线片

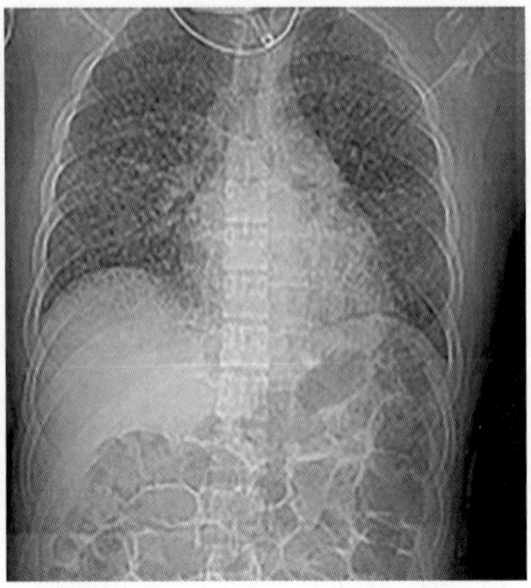

图 7-3-4　胸部 CT

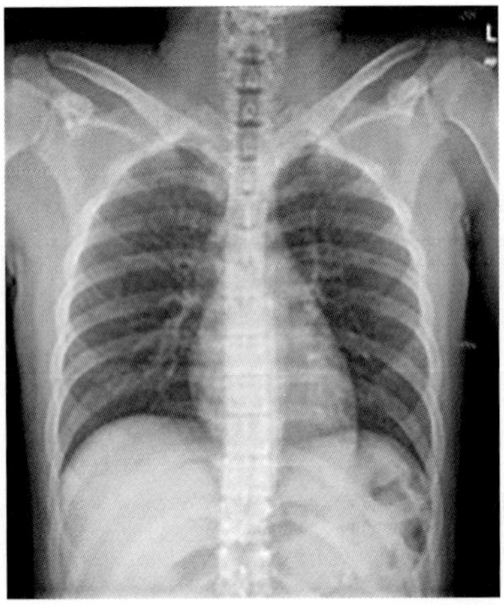

图 7-3-5　胸部 X 线片

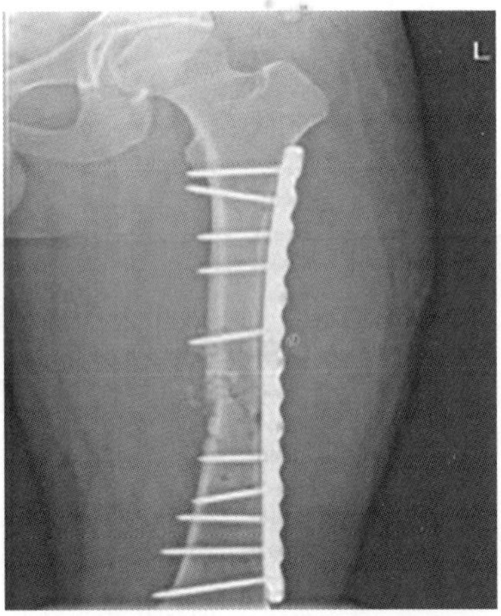

图 7-3-6　左下肢 X 线片

塞的脏器是肺，因此，会影响肺的气体交换功能，超过 75% 的患者表现为呼吸功能不全，超过 90% 的患者伴有低氧血症，导致患者出现胸闷、呼吸急促甚至意识的改变。

患者左侧股骨中段骨折，为长骨骨折；还伴有右胫腓骨闭合性骨折，为多发骨折。突发烦躁、胸闷、气促、血氧饱和度持续下降等脂肪栓塞综合征的临床表现。

2）护理思维

脂肪栓塞综合征主要栓塞的脏器是肺，肺气体交换的功能受损，导致患者出现胸闷、呼吸急促、血氧饱和度持续下降甚至意识的改变，因此，要严密观察患者的临床表现、听取患者主诉，注意各项生命体征监测。

3）主要措施

（1）病情观察与评估：密切观察患者呼吸的频率、节律和深度，缺氧及二氧化碳潴留情况，观察皮肤的温、湿度，判断有无发绀，注意肺部叩诊音、呼吸音及啰音情况，注意有无球结膜水肿。密切观察患者体温和意识的变化，关注实验室检查结果：监测动脉血气与血生化，了解电解质和酸碱平衡情况。

（2）体位护理：协助患者取半卧位，这样有利于改善呼吸状态。患肢制动，减少不必要的搬动。需要过床、翻身、更换床单时，勿松开牵引，保持患肢抬高位，动作轻柔、敏捷，切忌粗暴。

（3）保持呼吸道通畅：给予高流量面罩吸氧，按需吸痰，必要时请麻醉师予气管插管，尽早使用呼吸机辅助呼吸，以减轻和抑制肺水肿。

（4）饮食护理：在创伤72小时内摄取无脂饮食，并控制食量，以降低血浆中乳糜含量，对预防脂肪栓塞综合征有一定作用。

（5）用药护理：早期应用抗生素防止感染，应用糖皮质激素和甘露醇等药物，以达到消除肺水肿、脑水肿，改善微循环，增加缺血区的氧流量，消除脂肪栓塞。及时补液输血，预防低血容量性休克，以改善组织灌注，维持血压和水、电解质平衡。

（6）转运护理：转运前评估患者病情；做好与患者家属的沟通；做好与重症医学科的联系；准备好心电监护仪、吸痰器、药物、流动氧等器材及物品；转运过程中持续做好监护，保持呼吸道通畅；做好交接。

（7）健康教育：告知患者及家属脂肪栓塞发生的原因及治疗方法，以缓解患者呼吸困难所带来的紧张、恐惧等情绪。

4）护理评价

患者术前病情变化经对症处理，转胸外ICU治疗，术后未出现此类情况。

（三）患者转归

患者术后伤口愈合情况良好，肢体血液循环良好，转当地康复医院继续治疗。

四、护理体会与反思

（一）护理体会

脂肪栓塞综合征的发生与骨折部位未进行制动、处理粗暴及骨折断端不断发生挫动使栓子释放入血流的机会增加有关。本例患者伤后时间长、辗转医院处理，在此期间骨折部位的有效固定受到影响，是易发此病的高危人群。住院期间突发脂肪栓塞综合征，我们能做好病情观察，尽早发现脂肪栓塞综合征的临床表现，给予紧急救护，做到了早发现、早诊断、早治疗。

（二）反思

临床上常将“头部外伤以外的症状”定位为意识状态改变，即患者出现意识模糊、躁动、嗜睡、昏迷；而情绪改变，烦躁易怒，无端发脾气，拒绝治疗，不耐烦，是易被忽视的。脂肪栓塞综合征的早期特征，常被误认为是创伤痛苦所致。意识障碍是脂肪栓塞综合征最早出现的一个主要症状，突然发生，多由缺氧所致。对于长骨骨折或全身多发骨折的创伤患者，脂肪栓塞综合征关键在于预防，因此需要加强护理人员对相关知识的培训，护士要全面评估患者发生创伤的部位、严重程度，了解患者入院前接受的治疗情况，提高预见性护理能力，提前准备好抢救物品。多组织急救配合演练，提高急救效率。

五、相关知识链接

脂肪栓塞综合征

1. 定义

脂肪栓塞综合征是指创伤后，因创伤反应导致血液中形成脂栓及骨折处骨髓脂肪组织经破裂血管入血而引起的一系列病理生理改变，可见于长干骨骨折、矫形外科手术、全膝关节置换术、髋关节置换术、吸脂术、自体脂肪移植、血红蛋白病等。其典型的三联症表现为肺部症状、中枢神经系统症状及皮肤症状。脂肪栓塞综合征临床表现严重程度不一，轻者可仅表现为呼吸急促、低氧血症等。严重者可进展为急性呼吸衰竭甚至需要机械通气治疗，部分患者可能伴有弥漫性肺泡出血。

2. 临床分型

（1）典型脂肪栓塞综合征：多在 48 小时内出现典型的脑功能障碍症状且常进展为木僵或昏迷，呼吸困难，通常有心动过速和发热，睑结膜及皮肤有特殊点状出血点。

（2）不完全型或部分脂肪栓塞综合征：有骨折创伤史，伤后 1 ~ 6 天可出现轻度发热、心动过速、呼吸快等非特异性症状，故易被忽略。

（3）暴发型脂肪栓塞综合征：一般在骨折创伤后立即或 12 ~ 24 小时内突然死亡，有类似急性右心衰竭或肺梗死的表现，常由尸检证实。

3. 临床表现

（1）肺部表现：发生率约为 75%。开始于缺氧导致的呼吸急促及随后的过度换气，发绀有时不会出现，但有时可能成为脂肪栓塞综合征的早期体征。胸部 X 线显示两肺大块斑片状阴影，称之为“暴风雪”样改变，尤其在肺的上中部多见。

（2）神经系统表现：发生率约为 86%。起始症状包括谵妄不安、嗜睡和意识模糊，继续发展可致昏迷。

（3）瘀点：发生在 50% ~ 60% 的患者中，常在伤后 24 ~ 48 小时内出现。在患者的两侧腋部、胸部前外侧、颈前部、脐周、结膜及口腔黏膜等处出现。引起瘀点的因素包括：血液淤滞、凝血因子和血小板的减少、游离脂肪酸损伤毛细血管壁导致内皮损伤等。

4. 临床诊断标准

现行脂肪栓塞综合征的诊断标准是沿用 1974 年古尔德（Gurd）的标准：

（1）3 项主要标准：点状出血，伤后 2 ~ 3 天在颈前、前胸、双肩或睑结膜处有出血点；呼吸系统症状，胸部 X 线片显示肺部“暴风雪”样改变；无脑外伤的脑部症状。

（2）2 项次要标准：动脉血氧分压低下，低于 60mmHg 以下有诊断意义；血红蛋白低于 100g/L。

（3）7 项参考标准：脉搏 120 次 / 分以上；体温在 38℃以上；血小板低于 10^9/L；尿脂肪滴阳性；红细胞沉降率 70mm/h 以上有诊断意义；血清脂肪醇上升；血游离脂肪滴阳性。

有上述主要标准 2 项或主要标准 1 项，次要标准或参考标准 4 项以上者，临床诊断即可成立。无主要标准，只有次要标准 1 项及参考标准 4 项以上者，为可疑诊断。

5. 影像学检查

（1）胸部 X 线检查：有阳性发现者占全部脂肪栓塞综合征患者的 1/3 左右。早期可以正常，而后 1 ~ 3 天内逐渐出现肺间质改变及肺泡渗出，典型表现为两肺中下肺野多发斑点状实变影，似“暴风雪”样改变。若无并发症，肺部阴影约 1 周后即可消失。

（2）胸部高分辨 CT 检查：轻症患者可出现双肺磨玻璃样阴影，小叶间隔增厚，局限性斑片状影，结节状影等，平均半月恢复正常。

（3）颅脑 CT 扫描或磁共振检查：早期不能显示脂肪栓塞综合征颅内病变，但有助于排除颅脑外伤。核磁是目前诊断脂肪栓塞综合征最敏感的影像检查，能准确显示脑损伤的严重程度，在脂肪栓塞综合征神经系统症状出现 4 小时后能显示深层白质，基底神经节、脑干、小脑弥漫性高信号改变。对于合并严重的颅脑脂肪栓塞的患者，颅脑 CT 扫描显示有进行性脑水肿，磁共振可提示颅脑损伤部位。

6. 实验室检查

（1）血常规检查：67% 的病例早期即表现为血红蛋白的减少（60 ~ 110g/L）。因此，血红蛋白减少也可作为早期诊断指标。因脂肪栓塞综合征与其他严重多发创伤均可出现明显的血小板减少，鉴别尚须结合其他指标。

（2）尿常规检查：尿脂肪滴阳性率为 23%，出现较早。在排除假阳性情况下可作为早期诊断指标。

（3）低钙血症及高血脂。

（4）血清脂酶升高。

（5）动脉血气分析：是最有诊断价值的检查，为低氧血症及低碳酸血症。长骨骨折的患者，低氧血症是脂肪栓塞综合征最早的体征之一。

（6）脂肪颗粒的检测：对于创伤患者，其支气管肺泡灌洗（bronchoalveolar lavage，BAL）中巨噬细胞含脂肪颗粒并不提示有脂肪栓塞综合征，但定量检测非创伤患者 BAL 中巨噬细胞含脂肪颗粒数量（含脂肪颗粒的巨噬细胞比例＞ 5%）则有助于诊断脂肪栓塞综合征。

7. 治疗措施

脂肪栓塞综合征是自限性疾病，目前尚无特效的治疗方法，主要根据其病理生理改变和临床表现，采取针对性或支持性治疗措施，包括：早期有效制动患肢、呼吸支持、纠正低氧血症、改善循环功能等。

（1）早期有效制动患肢：如果骨折端经常移动，势必造成骨折端再出血，使局部压力增高，致使脂肪滴进入血液循环的机会增多，诱发或加重脂肪栓塞综合征。因此，对多发性骨折患者应早期有效制动患肢，减少不必要的搬动。

（2）呼吸功能支持：是主要治疗措施，对于脂肪栓塞综合征的高危患者，应通过指氧饱和度或血气分析对呼吸功能进行早期、连续性监测。应鼻导管或面罩给氧，使 PaO_2 维持在 70mmHg 以上。若 PaO_2 持续低于 60mmHg 或进行性呼吸困难，应给予气管插管和机械通气。呼气末正压通气（positive end-expir-atory pressure ventilation，PEEP）能扩张萎陷的肺泡，纠正通气 / 血流比例失调，增加功能残气量和肺顺应性，有利于氧通过呼吸膜弥散。

（3）高压氧治疗：在高压氧条件下血中溶解氧量显著增加，提高了血氧含量及氧分压，增加毛细血管血氧弥散距离，改善组织微循环供氧，减轻或消除病变组织水肿，改变组织低氧状态，增强机体的有氧代谢，有利于损伤组织的修复，是提高 PaO_2 的有效方法。

（4）激素治疗：糖皮质激素的使用效果是得到肯定的，能降低血浆 FFA 水平，对抗 FFA 毒性作用所引起的肺部“生物化学性”炎症反应，降低血小板附着，稳定溶酶体膜，降低毛细血管通透性，减少间质性肺水肿和脑水肿，缓解脂肪栓塞的严重程度，提高 PaO_2。可用甲泼尼龙每天 80 ~ 160mg 或每天 1g 冲击治疗，连用 3 ~ 5 天。

（5）支持疗法：重视能量合剂和极化液的及时应用。给予白蛋白，纠正低蛋白血症。加强营养支持，及早给予肠内营养。维持足够的血容量，纠正贫血。

（6）脱水剂应用：限制液体输入，给予 20% 的甘露醇及利尿剂脱水，防止肺、脑组织水肿。

（7）其他药物治疗

①尼莫地平：扩张脑血管，保护神经元。昏迷时用尼莫地平针剂，清醒后改成口服。

②低分子右旋糖酐：扩容改善微循环。

③肝素：肝素可能有助于刺激脂肪酶的活性，减少脂肪的聚集，同时抗凝、改善微循环作用。

④氨茶碱：解除呼吸道平滑肌痉挛。

⑤抗生素：预防感染。

⑥降解血脂药物的应用。

（8）其他治疗措施：防止休克、疼痛治疗。早期适当镇痛能减少创伤的拟交感神经反应，有助于降低血游离脂肪酸水平。

8. 密切监测

（1）体温、脉搏监测：体温、脉搏的测量是创伤患者的一项重要的基础护理。一般长骨干或躯干部骨折，可因骨折血肿和组织损伤引起吸收热，体温最高可达 38℃左右，持续 1 周左右后即可趋向正常，同时脉搏多在血流动力学维持稳定后也恢复到正常范围内。当体温、脉搏的变化不能以创伤后反应和急性感染来解释时，应高度警惕脂肪栓塞综合征的发生。

（2）呼吸监测：进行指氧饱和度监测及动脉血气监测，及时发现低氧血症，尤其在发病前 1 ~ 3 天。

（3）意识状况监测：进行 GCS 评分监测，非颅脑损伤患者突然出现的意识障碍和神经症状，均应引起注意。

（4）出血点：观察睑结膜是否有出血点及皮肤黏膜有无出血点。肺部 X 线检查：及时查胸片，尤其在出现肺部症状时。

（5）循环动力学监测：中心静脉压监测或肺动脉楔压的监测有助于评价循环状态，应作为常用的监测手段。

9. 预防措施

（1）有效地纠正微循环缺血缺氧以维护肺、脑、心、肾等功能。有效地止血、包扎，防止、减少脂肪滴的入血。

（2）骨折的正确处理：在骨折患者搬运和复位的过程中，强调有效的制动和轻柔的操作，以防止局部脂肪滴不断和再次入血。骨折肢体肿胀期应抬高患肢、持续牵引。股骨干骨折的早期，血气分析动脉血氧分压大多偏于低值，7 天后逐渐稳定，因此，不能急于手法复位，以免引起暴发型脂肪栓塞发作。骨折后切开复位及有效的内固定，可减少或杜绝脂肪栓塞的发生。

（3）抑肽酶：可降低创伤后的一过性高脂血症，防止创伤后血液的高凝状态，并能够稳定血压。

（戴巧艳　黎小霞　黄天雯　高　远）

第四节　1 例左股骨干骨折术后骨不连患者的护理

一、基本信息

姓名：周某某；性别：男；年龄：29 岁；婚姻情况：已婚

文化程度：本科；籍贯：安徽省；职业：工程师

入院日期：2019 年 1 月 20 日；出院日期：2019 年 1 月 27 日

出院诊断：左股骨干骨折术后骨不连

病史陈述者：患者本人

二、病例介绍

主诉：左股骨干骨折术后不愈合近 4 年。

现病史：患者于 2015 年 3 月车祸致“右胫腓骨、左股骨干骨折”，在当地医院行“右胫腓骨骨折闭合复位髓内钉内固定术”“左股骨干骨折切开复位倒打髓内钉内固定术”；术后复查显示：右胫腓骨骨折骨性愈合，左股骨干骨折未愈合；于术后 18 个月在当地医院取出右下肢髓内钉后下地负重行走，在此期间复查左股骨干骨折一直未愈合；于 2018 年 7 月摔倒，致左股骨干骨折术后髓内钉断裂，于当地医院行“左股骨干骨折术后切开髓内钉取出更换髓内钉、钢板螺钉内固定、自体髂骨植骨术”，术后复查示骨折仍未愈合；1 个月前左大腿处有 0.5cm × 0.5cm 窦道形成伴淡黄色分泌物，其间一直拄拐，患肢未负重行走，为求进一步诊治来我院就诊，急诊检查后以“左股骨干骨折术后骨不连”收入我科。

入院诊断：左股骨干骨折术后骨不连。

既往史：平素体健，否认肝炎、结核、疟疾等传染病病史；否认高血压、心脏病、糖尿病病史；否认其他外伤史，有输血史；否认药物、食物过敏史；预防接种史不详；吸烟史 15 年（每日 1 包，1 年前已戒烟）。

婚育史：已婚，未育。

家族史：无特殊。

专科检查：左大腿上段、外侧膝部前内侧可见多处陈旧性手术瘢痕，无明显压痛；左下肢肌肉较右侧略显萎缩，左大腿处有 0.5cm × 0.5cm 窦道形成伴淡黄色分泌物；左膝关节局部无压痛及叩击痛，纵向叩击痛为阴性，髋膝关节活动自如，足背动脉良好，各足趾活动感觉均正常。

辅助检查：

胸部正位 X 线检查：胸片未见明显异常。

下肢 X 线检查：左股骨下段骨折内固定术后骨折线清晰，骨折断端面硬化，内固定器位置可（1 月 20 日）（图 7-4-1）。

CT 平扫 + 三维重建检查：左侧髋关节及膝关节对位可、关节间隙不窄，左股骨中远段股骨不连续，可见金属内固定器影，断端对位、对线可；周围软组织肿胀（1 月 20 日）（图 7-4-2）。

心电图检查：窦性心律，心电图正常。

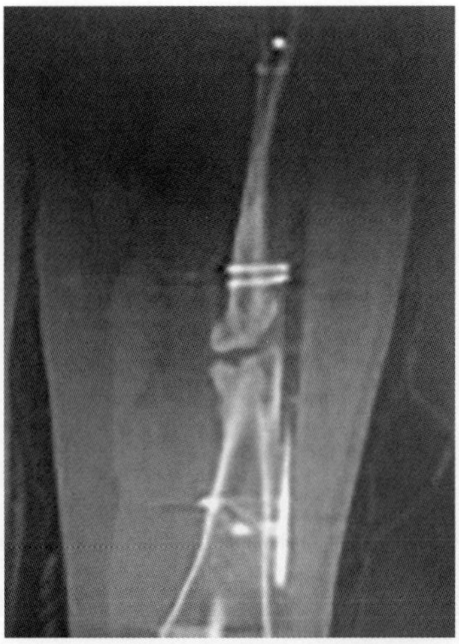

图 7-4-1 术前 X 线片

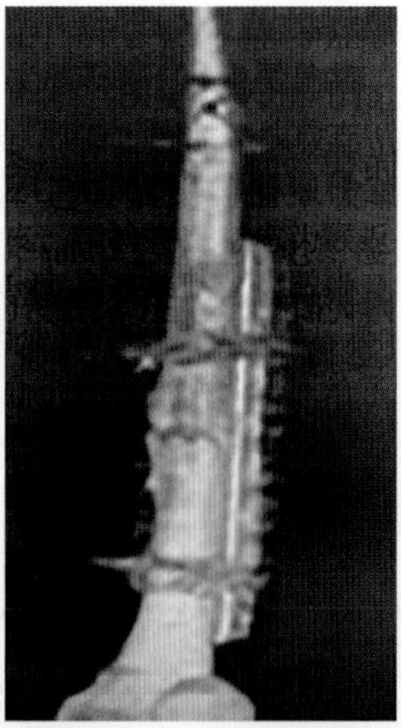

图 7-4-2 术前三维 CT

术前异常检验结果见表 7-4-1。

入院时生命体征：T36.31℃，P71 次 / 分，R18 次 / 分，BP138/72mmHg。

入院时护理风险评估：疼痛数字评分法评分为 2 分，跌倒风险评估为中风险，创伤患者血栓风险评估为 5 分。

心理社会方面评估：患者家属陪伴入院，情绪焦虑。

表 7-4-1　术前异常检验结果

项目	指标	结果	参考值
生化	谷丙转氨酶 /（U/L）	65 ↑	0 ~ 40
	血清尿酸 /（μmol/L）	497.3 ↑	104 ~ 444

三、治疗护理及预后

（一）治疗护理过程（表 7-4-2）

表 7-4-2　治疗护理过程

时间		病程经过	治疗处置
1 月 20 日		车祸致左股骨干骨折术后骨不连近 4 年入院，患者情绪焦虑；左下肢可见多处陈旧性手术瘢痕，无明显压痛，左下肢肌肉较右侧略显萎缩；左大腿处有 0.5cm × 0.5cm 窦道形成伴淡黄色分泌物，左下肢足趾感觉运动正常；疼痛评分为 2 分。完善术前检查。	医生给予窦道处换药，给予讲解防跌倒措施，指导双下肢功能训练。完善术前风险评估，给予患者讲解术前注意事项。
1 月 23 日	8：00	生命体征平稳。	完成术前准备。
	15：45	患者进入手术室。	完成手术交接。
	18：00 ~ 20：40	在全身麻醉下行“左股骨骨折术后钢板取出、断端清理、取髂骨植骨、钢板螺钉内固定术”。	手术过程顺利，术中出血量约 500mL，术中输同型红细胞 400mL、血浆 200mL，无不良反应。
	20：50	术毕安返病房，神志清醒，生命体征：T36.4℃、P80 次 / 分、R18 次 / 分、BP148/78mmHg、SpO_2 98%。左下肢及右髂部伤口敷料包扎好，未见渗血；两处伤口引流管通畅，引流液为血性；左下肢足趾感觉运动正常；留置尿管通畅，尿色黄色。左上肢留置针固定好，持续 PCA 泵泵入，无外渗。疼痛评分为 4 分。	持续心电血压监测、吸氧（2L/min）；平卧位，患肢中立位，抬高患肢；右下肢着抗血栓压力带，妥善固定各管路。遵医嘱给予镇痛、抗炎、保护胃黏膜、消肿、抗凝及补充血容量等药物治疗。指导双下肢功能训练。
1 月 24 日		生命体征平稳，左下肢及右髂部伤口敷料包扎好，均有少量渗血；两处伤口引流管引流共约为 300mL；左下肢轻微肿胀。疼痛评分为 4 分。	遵医嘱停止持续心电监护及吸氧；拔除尿管，患者自主排尿。医生给予换药，伤口敷料干燥，无渗出；两处伤口引流管引流通畅，引流液为血性；抬高左下肢，保持外展中立位，双下肢持续抗血栓压力带治疗。复查血（表 7-4-3）、X 线检查（图 7-4-3）。血结果回报：血红蛋白为 96g/L，血钾为 3.4mmol/L，遵医嘱给予静脉滴注补钾药物，给予饮食指导。

续表

时间	病程经过	治疗处置
1月25日～1月26日	病情平稳，患肢肿胀减轻；1月26日左下肢引流量为45mL，右髂部引流量为20mL。患者血红蛋白、血钾均升至正常。患者焦虑，担心术后骨折愈合差。	医生给予换药，拔除两处引流管，现敷料干燥，未见渗出。给予心理疏导，讲解术后康复训练方法；饮食指导。复查血钾为3.9mmol/L。
1月27日	病情平稳，右髂部及左下肢伤口略感疼痛，无其他不适，患肢感觉运动正常，予以出院。	给予出院指导，告知换药及复查等注意事项。

术后辅助检查：

术后X线检查：左侧股骨术后；左侧股骨见金属内固定物影（1月24日）（图7-4-3）。

术后异常检验结果见表7-4-3。

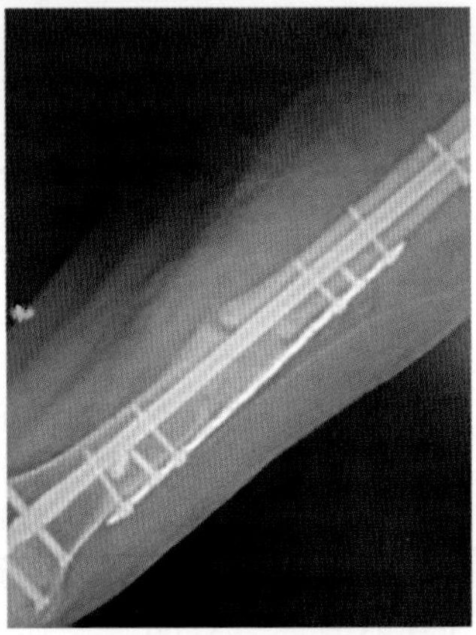

图7-4-3　术后X线片

（二）主要护理问题及措施

1. 伤口护理

1）问题依据

感染的骨质较差，会使内置物松动，骨坏死是感染的常见并发症，这些部位血液循环差，不利于骨愈合，此外，由于骨感染的肉芽组织使骨折部位产生骨质溶解，造成骨接触不良，加重骨不连发生。

2）护理思维

患者股骨干骨折术后骨不连，左大腿处有窦道形成伴淡黄色分泌物渗出，已有征象，同时出现低蛋白、贫血症状，有感染加重的可能，因此加强伤口的护理及调整营养状态尤其重要。

3）主要措施

（1）病情观察与评估：密切观察窦道处周边皮肤情况、分泌物的性质以及渗出量；观察体温变化；动态监测检验检查结果。

（2）体位护理：平卧位时抬高患肢20°～30°，保持外展中立位15°～30°。

（3）饮食护理：根据患者的喜好添加含热量和蛋白质丰富的食物，如鱼、鸡蛋、瘦肉等，少量多餐。

（4）管道护理：保持引流管通畅在位，固定良好，各项操作严格遵守无菌操作原则。

表7-4-3　术后异常检验结果

项目	指标	结果	参考值
血常规	红细胞计数/（10^{12}/L）	4.07↓	4.3～5.9（男）3.9～5.2（女）
	血红蛋白/（g/L）	96↓	137～179（男）116～155（女）
	白细胞计数/（10^{9}/L）	10.95↑	3.5～10.0
	白细胞介素-6/（pg/mL）	64.8↑	0～5.9
生化	血钾/（mmol/L）	3.4↓	3.5～5.5
红细胞沉降率	红细胞沉降率/（mm/h）	66↑	0～20

（5）伤口护理：伤口渗液多时及时更换敷料，保持伤口清洁干燥；密切观察伤口周围皮肤情况；留取分泌物标本送检培养。

（6）用药护理：遵医嘱给予抗感染治疗，观察药物不良反应。定时复查血常规及生化组合指标，根据患者的检验结果补充白蛋白及输血治疗。

（7）功能训练：卧床期间进行踝泵、股四头肌等长收缩训练。

（8）健康教育：指导患者学会自我观察伤口，有问题及时复诊。

4）护理评价

患者住院期间通过对伤口的积极处理，未出现感染现象。

2. 预防失用性肌萎缩

1）问题依据

失用性肌萎缩是肢体在制动、固定及失重状态下发生的生理、生化、形态学及功能的变化。肌萎缩对于肌力、运动、耐力及日常活动能力等均有较大的影响。

2）护理思维

患者因骨折、骨不连、再骨折多次行手术治疗，下肢活动明显减少，肌肉收缩功能减退。早期预防、功能训练、物理治疗和合理用药等方法对失用性肌萎缩有一定的疗效。因此，我们应加强对患者的康复训练指导，制订系统的康复训练计划，后期做好跟踪评价。

3）主要措施

（1）病情观察与评估：全面评估患肢血液循环情况、感觉运动及肌力情况。

（2）体位：保持功能位，膝下垫软枕，抬高患肢，以加速血液循环。

（3）功能指导：指导患者行踝泵训练、股四头肌等长收缩训练、直腿抬高训练、屈膝屈髋训练，逐渐进行耐力训练和抗阻力训练，通过锻炼促使肌纤维类型发生改变而增强肌力，促进肌萎缩的恢复。

（4）物理治疗：采取电刺激、中医针灸等措施；指导患者被动按摩患肢肌肉、膝关节。

（5）药物治疗：生长激素、神经生长因子、糖皮质激素抑制剂等具有一定防治肌萎缩的作用。

（6）健康教育：告知患者失用性肌萎缩的危害，告知康复训练的方法，指导家属进行督导。

4）护理评价

通过积极有效的功能训练，患者左下肢肌肉萎缩未加重。

（三）患者转归

患者入院后积极处理窦道，控制感染，手术治疗后伤口愈合良好，康复出院。

四、护理体会及反思

（一）护理体会

在股骨干骨折骨不连患者的护理过程中，密切观察窦道的大小、周围皮肤情况、分泌物颜色及量，避免感染进行性加重。术后密切观察伤口情况、评估出血量，营养状况及功能训练落实情况等，积极预防并发症。

（二）反思

骨不连患者骨质破坏严重，容易出现再骨折，术后应注意其体位及功能训练强度等问题，防止因过度训练而出现意外。患者因多次手术产生焦虑、恐惧，甚至产生悲观消极情绪，护理人员应准确评估患者的心理状态，制定护理方案时要有针对性，做到个性化护理。

五、相关知识链接

骨不连概述

1. 骨不连定义

骨折经过治疗，超过一般愈合时间（9 个月），且经再度延长治疗时间（3 个月），仍达不到骨折愈合，称之为骨折不愈合，即骨不连。

2. 病因

1）全身因素

（1）骨质疏松：骨质疏松的特点是骨的质量降低，影响骨髓的质量，直接影响成骨干细胞数量，成骨细胞数量不足，直接影响骨折愈合。

（2）感染：骨折部位的感染（包括骨或周围软组织）并不能直接导致骨不连。感染的骨质较差会使内置物松动，骨折处的坏死骨是感染的常见并发症，这些部位没有血管，不利于骨愈合。

（3）吸烟：尼古丁会抑制血管生长和骨的早期再血管化，减弱成骨细胞的功能。

（4）药物：如四环素族、皮质醇、抗凝药物、抗肿瘤药、吲哚美辛和水杨酸盐类等都会影响骨的愈合。

（5）激素：激素对骨折愈合方面有直接或间接影响，全身营养状态不良，如贫血，铁含量不足而影响骨折愈合。

（6）其他因素：包括高龄、全身疾病、静脉淤滞、烧伤、酗酒、恶病质、维生素缺乏等。

2）局部因素

局部因素是造成骨不连的主要因素，包括以下方面：

（1）骨折部位血液循环差。

（2）合并软组织损伤的范围广泛及程度严重的开放性骨折。

（3）骨折处骨质缺损如火器伤骨折，严重粉碎性骨折。

（4）不恰当的闭合复位，暴力手法复位与多次整复的骨折，损伤了骨膜下血管和周围软组织。

（5）不恰当的外固定，如外固定范围不够大，外固定时间过短。

（6）不恰当的患肢牵引，造成骨折端存在间隙，如过度牵引使骨折端分离或骨折端对位不良。

（7）不恰当的手术切开复位。

（8）未做到监控下的早期合理功能训练。

3. 骨不连的分型

（1）Judet 分类法：根据骨的活力分为两类，血供丰富或有活力的骨不连；缺血性或无活力性骨不连。

（2）AO 分类法：首先根据有无感染或是否曾有过感染来分类，再鉴别非感染性骨不连的类型。

①非感染性骨不连：a. 增生反应性有血供的骨不连；b. 萎缩性、无反应及多数缺血性骨不连。

②曾有感染的骨不连：a. 骨端有接触；b. 有骨缺损。

③存在感染窦道的骨不连：这类骨不连有骨不愈合及感染清除两个问题，主要问题是骨不连的愈合。

4. 治疗方法

骨不连的治疗方法比较多，临床中较常见且效果比较好的有三种：

（1）骨移植：可用自体骨移植，最常见的是髂骨。游离皮质骨块移植，可以获得即时的支撑，但骨融合缓慢，愈合过程中可能会出现骨折并发症。

（2）感染性骨不连：包括清除感染（清创、骨水泥植入）、修复周围软组织（皮瓣移植）、重建骨的连续性（骨移植）。

（3）骨缺损性骨不连：可行骨延长术（采取断端加压外固定术、患肢骨延长）。

5. 预防措施

（1）注意改善患者的全身状况，增强骨折愈合能力。

（2）牵引治疗时，避免过度牵引，以免骨折端分离形成间隙。

（3）手法复位，要尽早进行，争取达到解剖或近解剖复位，避免多次反复粗暴手法复位，加重骨折部位的血供障碍。

（4）固定要完善，时间要充足，完善固定要求骨折固定后清除骨折端的有害应力。固定时间也不宜太短，要经得起一般负重活动，然后再去除外固定。

（5）骨折固定期间，应注意活动非制动的关节，防止并发症的发生。

（6）当骨折愈合速度缓慢时，应及时寻找原因，观察固定有无松动，如有应及时更换石膏，使其达到固定。

（7）对于需要手术治疗的骨折，把握好手术适应证，按照骨折内固定原则，严格掌握内固定的应用技术，并在监控下行合理的早期功能训练。

（吴欣欣　郝德慧　陈玉娥　高　远）

参考文献

蔡贤华，刘曦明，谭宗奎．骨创伤并发脂肪栓塞综合征损伤严重度预警参数探讨 [J]. 创伤外科杂志，2015，17（1）：17-18.

曾利红，方亮，华利花，等．开放性胫腓骨骨折患者术后感染影响因素与中药联合抗菌药物的疗效分析 [J]. 中华医院感染学杂志，2018，29（4）：589-593.

陈华清，陈芳芳．自体髂骨植骨治疗股骨干骨不连的护理分析 [J]. 中国卫生标准管理，2017，8（8）：142-144.

陈玖梅，沈夏清．高龄股骨骨折病人预防下肢深静脉血栓的护理 [J]. 医学信息，2018，31：296-297.

陈武林，阮成群，孙群周，等．外固定器结合封闭负压引流术降低开放性胫腓骨骨折术后感染效果及临床价值研究 [J]. 中华医院感染杂志，2019，29（7）：1076-1079.

陈孝平，汪建平．外科学 [M]. 8 版．北京：人民卫生出版社，2017.

董翠珍，程云，孙丽萍．骨折后张力性水泡的预防与护理进展 [J]. 上海护理，2014，14（2）：63-67.

黄叶柳．外固定支架联合负压封闭引流治疗下肢开放性骨折的护理 [J]. 当代护士，2014，5（41）：41-42.

李辰阳．新疆医科大学 [D]. 乌鲁木齐：新疆医科大学，2017.

李乐之，路浅．外科护理学 [M]. 6 版，北京：人民卫生出版社，2017.

刘娟，王美云．股骨干骨折后不连临床治疗及护理体会 [J]. 中外健康文摘，2014，17：235.

刘玉琼，杨洁，周玲．骨筋膜室综合征的诊治及护理 [J]. 中国医药科学，2012，2（10）：36-37.

聂磊．骨科患者创伤感染治疗的临床疗效分析 [J]. 临床研究，2019，17（6）：28-29.

邱华．浅谈换药室开展健康教育的重要性 [J]. 特别健康，2017（21）：251.

宋桂菊，吴琪，叶薇．自体髂骨植骨治疗股骨干骨不连的护理 [J]. 中国医药指南，2014，12（30）：288-289.

覃宇宙，蔡贤华．合并股骨干骨折的多发伤患者并发脂肪栓塞综合征的高危因素 [J]. 中华创伤骨科杂志，2017，33（12）：1123-1126.

童莺歌，田素明．疼痛护理学 [M]. 杭州：浙江大学出版社，2017.

王华松，蔡贤华，刘曦明，等．骨折并脂肪栓塞综合征内固定术后复发的临床分析 [J]. 中华创伤骨科杂志，2013，15（6）：505-508.

吴丽萍．骨筋膜间室综合征预防和护理 [J]. 大家健康，2013，12：239.

肖政辉．骨筋膜隔室综合征 [J]. 中国小儿急救医学，2019，26（2）：102-106.

胥少汀．骨科手术并发症预防与处理 [M]. 3 版．北京：人民军医出版社，2010.

姚天梅．临床护理对急性肾衰竭患者中的临床效果观察 [J]. 养生保健指南，2019（1）：47.

要福香．多发性骨折合并脂肪栓塞综合征的护理疗 [J]. 全科护理，2016，14（12）：1248-1250.

尤黎明，吴瑛．内科护理学 [M]. 北京：人民卫生出版，2012.

张美红．“七化”特色疼痛管理模式对老年全膝关节置换术患者的影响 [J]. 护理实践与研究，2019，16（4）：72-74.

左霞，黄燕．疼痛护理管理模式在创伤骨科病房中的应用分析 [J]. 国际护理学杂志，2015，34（30）：393-395.

AKOH C C, SEHICK C, OTERO J. Fat embolism syndrome after femurfracture fixation: A case report[J]. Iowa Orthop J, 2014, 34（1）: 55-62.

GODOY D A, DI NAPOLI M, RABINSTEIN A A. Cerebral fatembolism: recognition. complications, and prognosis[J]. Neurocrit Care, 2017. DOI: 10.1007./s12028-017-0463-Y.

第八章　脊柱外科常见并发症

第一节　1 例颈椎前路手术并发颈部血肿患者的护理

一、基本信息

姓名：潘某；性别：男；年龄：47 岁；婚姻情况：已婚

文化程度：小学；籍贯：辽宁省锦州市；职业：无

入院日期：2017 年 12 月 14 日；出院日期：2017 年 12 月 24 日

出院诊断：颈椎病

病史陈述者：患者本人及家属

二、病例介绍

主诉：颈部疼痛，右手麻木 20 余年，右上肢无力 3 个月。

现病史：患者于 1991 年外伤致 $C_{6\sim7}$ 脱位、脊髓损伤，右手拇、示、中指麻木，于当地医院保守治疗，症状间断缓解。近 3 个月来，感右上肢伸肘无力，晨起行走不稳，活动 10 分钟后行走正常。于 2017 年 12 月 8 日在当地医院行颈椎 MRI 检查显示：颈椎退行性变，$C_{3\sim7}$ 椎间盘突出，为求进一步治疗来我院就诊，以“颈椎病”收入我科。

入院诊断：颈椎病、前庭神经功能不全、耳石症。

既往史：前庭神经功能不全、耳石症；2003 年发现双侧股骨头坏死，行保守治疗；多处脂肪瘤手术切除史；否认肝炎、结核、疟疾等传染病病史；否认高血压、心脏病、糖尿病病史；否认输血史；否认食物、药物过敏史，预防接种史不详。

婚育史：已婚，育有 1 子。

家族史：无特殊。

专科检查：轻度跛行步态，主动体位；脊柱未见明显畸形，右上肢肱二头肌轻度萎缩，右肱三头肌中度萎缩，右前臂及手部肌肉正常，左上肢肌肉正常。双侧颈部肌肉萎缩不明显，双下肢无水肿。上下肢除右侧肱三头肌肌力 3 级外，其他主要肌肉肌力均为 5 级。病理反射查体结果见表 8-1-1。

辅助检查：

X 线检查：颈椎生理弯曲变直，颈椎边缘骨质硬化增生变尖，$C_{5\sim6}$、$C_{6\sim7}$ 椎间隙、椎间孔变窄（12 月 14 日）（图 8-1-1）。

MRI 检查：颈椎退行性变，$C_{3\sim7}$ 椎间盘突出（12 月 14 日）（图 8-1-2）。

表 8-1-1　病理反射查体结果

反射	左侧	右侧
肱三头肌肌腱反射	正常存在	未引出
颈神经牵拉试验	阴性	阳性
颈神经挤压试验	阴性	阳性

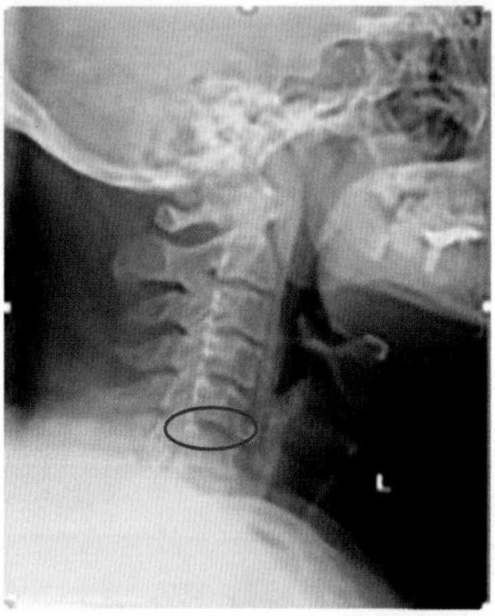

图 8-1-1　术前 X 线片

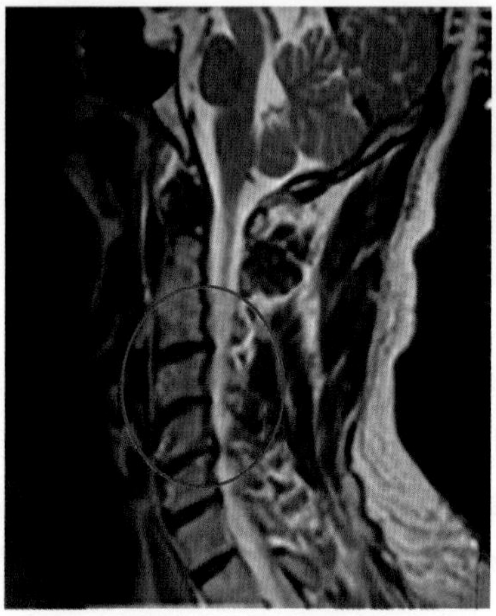

图 8-1-2　术前 MRI

CT 检查：未见异常。

肺功能检查：通气功能正常，换气功能正常。

心脏 B 超检查：未见异常。

心电图检查：窦性心律，左前分支阻滞。

术前异常检验结果见表 8-1-2。

表 8-1-2　术前异常检验结果

项目	指标	结果	参考值
出凝血常规	活化部分凝血酶原时间 /s	27.7 ↓	30.0 ~ 45.0
	血浆抗凝血酶 3/%	71 ↓	80 ~ 120
血常规	白细胞计数 /（10^9/L）	3.36 ↓	3.5 ~ 10.0

入院时生命体征：T36.2℃，P74 次 / 分，R18 次 / 分，BP132/86mmHg。

入院时护理风险评估：疼痛数字评分法评分为 2 分，跌倒风险评估为中风险，血栓风险因素评估为 2 分。

心理社会方面评估：患者情绪稳定，妻子陪伴入院。

三、治疗护理及预后

（一）治疗护理过程（表 8-1-3）

术后异常检验结果见表 8-1-4。

表 8-1-3　治疗护理过程

时间		病程经过	治疗处置
12月14日		以“颈椎病”收入我科。	完善入院检查及各项风险评估。
12月17日		完善术前各项检查。	讲解术前注意事项。
12月18日	8:00	生命体征平稳。	完成术前准备。
	12:00	患者进入手术室。	完成手术交接。
		在全身麻醉下行“颈椎前路椎管减压、神经根探查、Cage植入、钢板螺钉内固定、植骨融合术”，术中出血50mL。	手术过程顺利。
	17:40	手术时长5.5小时，术中全程脊髓监测，体感诱发电位及运动诱发电位未见明显异常，术毕安返病房，患者清醒，生命体征：T36.3℃、P100次/分、R18次/分、BP104/69mmHg、SpO_2 99%。伤口敷料包扎好，未见渗血，伤口引流管通畅，引流液为血性；留置尿管通畅，尿色正常，四肢感觉运动较术前改善明显。	持续心电血压监测及低流量吸氧（2L/min），平卧位，头下垫软枕，颈部佩戴颈托；妥善固定导管，保持通畅；遵医嘱静脉滴注抗炎、消肿、营养神经等药物治疗。指导患者双下肢功能训练。
	19:48	患者伤口敷料渗血，引流量约5mL，自诉颈部憋胀感，无法耐受。生命体征：P102次/分、R18次/分、BP110/60mmHg、SpO_2 75%。	立即报告医生，给予面罩吸氧（8L/min），予以床旁拆除患者伤口敷料，可见伤口局部饱满，有波动感，考虑局部血肿。
	19:50	患者呼吸困难，生命体征：P102次/分、R18次/分、BP 110/60 mmHg、SpO_2 78%。	转移患者至换药室，医生予以拆除颈部伤口缝线，可见新鲜血液溢出，约300mL，予以纱布填塞，压迫止血，无菌敷料包扎。
	20:00	患者主诉通气顺畅，压迫感消失，SpO_2 92%。拟急诊准备局部麻醉下行“颈前路切开、血肿清除、伤口探查、清创缝合术”。	完成术前准备。
	20:14	患者进入手术室，生命体征平稳。	完成手术交接。
	23:00	术中更改为全身麻醉，术中失血40mL。手术时长1.5小时，术中给予血肿清除、清创缝合，过程顺利，止血彻底；返回病房，意识清醒，经口气管插管固定好，生命体征：P100次/分、R18次/分、BP 120/60mmHg、SpO_2 99%。伤口敷料包扎好，无渗血，颈部伤口引流管通畅，引流液为血性；留置尿管通畅，尿色正常。四肢感觉运动正常。	持续心电监护及低流量吸氧（2L/min），评估患者气道情况，按需吸痰；平卧位，头下垫软枕；妥善固定各导管并保持通畅，遵医嘱静脉滴注抗炎、镇痛、消肿等药物治疗。
12月19日		患者生命体征平稳，经口气管插管固定好，伤口引流管通畅，引流量为520mL；留置尿管通畅，尿色正常；间断睡眠，主诉咽部疼痛不适，疼痛评分为4分。	遵医嘱给予复查血气分析、血常规、血生化、凝血等；麻醉科医生给予拔除气管插管，患者未诉不适；遵医嘱停持续心电血压监测；拔除尿管，患者自主排尿；给予氧气雾化吸入，缓解咽喉部疼痛症状；指导双下肢功能训练，协助患者佩戴颈托床旁活动，未诉不适。

续表

时间	病程经过	治疗处置
12 月 21 日	患者进半流食，伤口敷料包扎好，伤口引流量为 25 mL，四肢感觉运动较前改善。自诉咽喉部疼痛感较前缓解，疼痛评分为 2 分。	医生给予拔除伤口引流管；继续给予氧气雾化吸入治疗；协助患者佩戴颈托病区内活动；给予患者防跌倒知识宣教及饮食指导，指导患者“三步起床法”。
12 月 24 日	患者生命体征平稳，咽喉部无特殊不适，吞咽功能正常，伤口愈合良好，四肢感觉运动正常。	给予出院指导，告知其换药、功能训练、复查等须知，出院。

表 8-1-4　术后异常检验结果

项目	指标	结果	参考值
血常规	红细胞计数 /（10^{12}/L）	3.75 ↓	4.3 ~ 5.9（男）3.9 ~ 5.2（女）
	C 反应蛋白 /（mg/L）	14.28 ↑	0 ~ 10.0
	血红蛋白 /（g/L）	114 ↓	137 ~ 179（男）116 ~ 155（女）
红细胞沉降率	红细胞沉降率 /（mm/h）	28 ↑	0 ~ 20

（二）主要护理问题及措施

1. 颈部血肿

1）问题依据

患者术后 2 小时内伤口敷料渗血较多，引流量约为 5mL；主诉颈部憋胀感，呼吸困难，无法耐受；患者心率快，血氧饱和度较低；伤口局部饱满，存在波动感。

2）护理思维

颈椎前路术后早期并发颈部血肿可出现憋气或憋胀感，颈部有不同程度增粗，伴有或不伴有气道偏移，压迫气道时会引起呼吸困难，甚至危及生命，因此，护理人员应掌握颈部血肿的观察要点及应急处理预案，采取有效的护理措施，保证患者生命安全。

3）主要措施

（1）病情观察与评估：术后 24 小时严密监测生命体征，观察与评估患者有无胸闷、憋气、呼吸困难、口唇发绀等症状；观察颈部是否增粗，观察伤口引流液的颜色、性质及量，伤口引流管是否通畅，伤口敷料有无渗血等情况，观察患者四肢感觉运动情况。

（2）管道护理：保持引流管通畅，若发现短时间内伤口引流量增多或伤口敷料渗血而引流管暂无引流液引出时，应及时通知医生给予查看。

（3）呼吸道护理：保持呼吸道通畅，术后给予低流量吸氧（2L/min），患者主诉有憋气症状、血氧饱和度下降时，给予面罩吸氧，加大氧流量（8L/min）。

（4）急救用物准备：床旁拆除伤口缝线用物包括换药包（含剪刀）、纱垫、碘伏、手套、胶带等，床旁清除血肿用物包括气管切开包及急救车。

（5）紧急处理：血肿发生时应及时予以拆除伤口敷料，检查颈部是否增粗、伤口局部有无波动感，立即通知医生给予颈部切口拆除缝线，清除淤血、血块，观察呼吸困难症状有无改善，若呼吸困难加重给予行床旁气管切开、气管插管，给予简易呼吸器按压通气，联系手术室行颈部血肿清除手术。

（6）饮食护理：胃肠功能恢复后指导患者进食少量温凉半固体食物，逐渐过渡到普食。

（7）用药护理：遵医嘱给予消炎、消肿、镇痛、营养神经等药物治疗，给予氧气雾化吸入，缓解咽喉部疼痛症状。

（8）健康教育：告知患者及家属发生颈部血肿的原因及严重后果，及早发现病情变化的重要性，告知患者自我评估颈部血肿的方法。

4）护理评价

血肿清除后患者未出现不可逆转的神经损伤，抢救及时有效，转归好。

2. 咽部疼痛

1）问题依据

（1）全身麻醉下行颈椎前路手术，术中气管插管，留置时间超过 9 小时。

（2）颈部血肿行切口清创探查，术后患者主诉咽部疼痛不适，疼痛数字评分法评分为 4 分。

2）护理思维

颈椎前路手术，由于特殊的解剖位置，咽部组织受到机械创伤后易发生局部水肿，引起咽部疼痛和异物感，严重影响患者的进食和睡眠；因此，采取有效的镇痛措施，缓解咽部水肿，增加患者的舒适度，是颈椎前路手术后的护理重点。

3）主要措施

（1）病情观察与评估：对患者吞咽功能进行评估，观察发音有无嘶哑，吞咽是否困难，有无刺痛感等。

（2）体位护理：麻醉清醒、血压平稳后给予侧卧位或半卧位，以减轻咽部疼痛感。

（3）饮食护理：早期可给予半流质饮食，食物温度宜保持在 25 ~ 30℃，如肉松粥、面条、馄饨、肉末、菜泥、蛋糕等，逐渐过渡到普通饮食，减轻患者疼痛感。

（4）用药护理：遵医嘱给予镇痛、消肿等药物治疗，给予氧气雾化吸入治疗，缓解咽喉部疼痛症状。

（5）颈部冰敷法：间断冰敷颈部，将冰袋置于颈部伤口，术后 48 小时停用。

（6）心理护理：做好环境管理及心理支持，可用音乐疗法分散患者的注意力，使患者全身肌肉放松，从而减轻患者的不适。

4）护理评价

患者住院期间咽部疼痛不适症状较前缓解。

（三）患者转归

患者手术治疗成功，复查各项指标正常，康复出院。

四、护理体会及反思

（一）护理体会

患者手术后发生颈部血肿，护理人员密切观察病情变化，尤其是对生命体征、颈部变化、伤口引流及四肢神经功能的观察，给予有效的急救措施，保证了患者的安全，避免了患者发生不可逆转的损伤，对提高患者生活质量意义重大。

（二）反思

颈椎前路手术后并发血肿是术后常见并发症，若发现不及时或判断错误，将会给患者带来非常严重的后果。医护人员应加强相关知识的学习，定期进行急救演练，规范抢救流程，建立应急预案；术后床旁常规准备气管切开包及吸引装置等，防止患者发生颈部血肿，压迫气道造成窒息。

五、相关知识链接

（一）颈部血肿的护理

1. 颈部血肿产生的原因

（1）颈部解剖结构复杂，气管、大血管、神经、重要腺体和器官、组织等均由此区域通过，颈部组织结构疏松，缺乏严密的肌肉覆盖，因此，术中血管结扎不牢固、止血不彻底容易导致血肿。

（2）术后伤口引流不畅。

（3）血压高或患者凝血功能不良所致切口出血而引起血肿。

2. 颈部血肿的早期观察要点

（1）血肿常发生在术后 12 小时内，需密切观察血氧饱和度变化。

（2）观察呼吸形态、频率、节律、幅度的变化，询问患者有无憋气及切口压迫感。

（3）注意颈部外形、局部肿胀情况，检查时双手中指和示指轻轻触碰颈前切口周围皮肤，查看软组织张力，如手触颈部肌肉紧张、眼观颈部增粗，要高度重视，并及时报告医生。

3. 颈部血肿的急救措施

（1）护士需具备预见性护理能力，床旁备气管切开包、吸引器。

（2）持续高流量吸氧（6 ~ 8L/min），观察指脉氧和四肢肌力情况，备治疗车和治疗盘，协助医生进行床旁血肿拆线引流。

（3）心理护理：由于病情突发，患者及家属存在焦虑、恐惧的心理，此时医护人员应保持镇静，边抢救边安慰患者，加强与家属的沟通，积极配合抢救和治疗。

（二）窒息

颈椎前路手术广泛用于颈椎创伤、炎症、脊髓型颈椎病和肿瘤等疾病的治疗。虽然颈椎前路减压手术技术在不断地改进和发展，但由于颈部解剖结构复杂，手术操作难度大、风险高，术中、术后易出现并发症导致患者窒息。现将窒息的原因及处理方法主要归纳为以下几点：

1）喉头痉挛水肿

由于手术中全身麻醉插管和对咽喉、食管及气管长时间的牵拉，在术后 24 ~ 72 小时易引发喉头水肿，从而造成吞咽和呼吸困难。

2）分泌物堵塞呼吸道

部分患者术后疼痛不敢或不能用力咳嗽吐出痰液，导致呼吸道分泌物增多堵塞呼吸道；处理方法主要有：术前戒烟、有效地呼吸功能训练及术后常规的氧气雾化吸入。

3）颈部血肿压迫

颈部血管多，术后如果能处理好，会导致切口出血引发血肿。颈部血肿可直接压迫气管导致窒息，是颈椎前路手术较危急的并发症。

主要处理方法：如患者颈部肿胀，呼吸困难并四肢出现麻木现象加重等神经功能障碍情况，立即通知医生；情况紧急时立即在床旁进行抢救，待呼吸情况稍有改善后再送往手术室做进一步检查、止血和其他处理。

4）进食不当致呛咳误吸

患者术后因病情需要采取去枕平卧位，造成腹腔内脏器上移，挤压胃部，易使患者发生食物反流引起窒息；其次，颈椎手术多在分离、结扎、切断甲状腺上动、静脉时牵拉或连同周围组织大束结扎引起喉上、喉返神经损伤，表现为声音嘶哑、进流质饮食发生呛咳导致窒息危险。主要处理方法：术前进行卧位进食训练，增强患者在术后的适应性，降低术后进食发生窒息的风险。掌握喂食的时机，术后禁食 6 小时，待麻醉完全清醒，先喂少量温开水，观察有无呕吐和反流，再进行喂食；对体型特殊，如肥胖、颈部粗短、气管移动性差的患者和麻醉时插管困难者，术后应延长禁食时间。掌握喂食的方法，告知家属进食的速度宜慢而均匀，以免引起呛咳，饮食温度应温凉，术后 1 周进普通饮食，宜清淡、易消化、高营养饮食，以增强患者机体抵抗力。

5）植骨块脱落

植骨块滑出压迫气管和刺激喉头水肿均可引起呼吸困难甚至窒息死亡。主要处理方法：颈托固定颈部并制动，固定时间 3 个月，防止颈部过仰、过曲及转动；术后 24 小时尽量减少搬动患者，翻身时必须 2 ~ 3 人协助同步进行；避免剧烈咳嗽、打喷嚏，以免颈部体位突然改变而导致植骨块滑脱。协助医生做好术后影像学检查，及时发现异常情况。

（三）凝血功能障碍

脊柱手术难度大、风险高、术程长、出血多，凝血功能障碍患者行脊柱手术更容易引起出血、血肿等并发症。因术中出血和输液，凝血因子被稀释，凝血功能障碍患者较其他患者出血量相对增加，容易发生低血容量性休克。术后给予心电监护，严密观察血压和切口引流量，观察患者面色、肢端温度及尿量。引流量过多，血容量不足时，保持静脉通路，加快补液；把引流袋放置于床面，降低重力引流；急查血常规、凝血功能，按医嘱静脉滴注红细胞、血小板，必要时静脉滴注人纤维蛋白原、促凝血药等。

凝血功能障碍患者术前需全面评估凝血功能，做好改善凝血功能障碍治疗的护理，是保证手术顺利进行的前提；术后加强病情观察，严密监测患者血压和出血量，观察脊髓神经功能，预防切口血肿和硬膜外血肿以及深静脉血栓形成，可以有效促进患者康复。

（刘　洋　陈雪梅　苏晓静　高　远）

第二节　1 例脊柱侧弯术后并发脊髓损伤患者的护理

一、基本信息

姓名：高某；性别：男；年龄：12 岁；婚姻情况：未婚

文化程度：初中；籍贯：内蒙古；职业：学生

入院日期：2018 年 3 月 18 日；出院日期：2018 年 5 月 5 日

出院诊断：先天性脊柱侧弯

病史陈述者：患者本人及家属

二、病例介绍

主诉：脊柱畸形 12 年。

现病史：患者出生 1 个月时发现后背中央有拇指大小隆起，家属未予重视。之后背部包块随生长发育逐渐增大，患儿 5 岁时在当地医院行 X 线检查提示：脊柱侧弯，未予支具治疗等处理。现日常大量活动略感胸闷、气短，无胸背部疼痛，能参加正常体育活动，大小便正常。为进一步检查治疗来我院就诊，以“先天性脊柱侧弯”收入我科。

入院诊断：先天性脊柱侧弯。

既往史：否认肝炎、结核、疟疾等传染病病史；否认高血压、心脏病、脑血管疾病病史；否认手术史、外伤史；否认输血史；否认药物、食物过敏史，预防接种史不详。

婚育史：未婚。

家族史：父母健在，家族中无传染病及遗传病史。

专科检查：行走正常，主动体位，左肩高于右肩约 2cm；脊柱胸腰段凸向右侧、胸腰段明显隆起，剃刀背明显；四肢主动、被动活动自如，双下肢等长、双下肢肌张力未见明显异常。四肢主要肌肉肌力均为 5 级；病理反射阴性。

辅助检查：

X 线检查：冠状位脊柱胸段以 $T_{5\sim6}$ 椎间盘为顶点向左侧凸畸形，Cobb 角约 53°。脊柱胸腰段以 $T_{11\sim12}$ 为顶点向右侧凸畸形，Cobb 角约 65°，Risser 征 0 级（3 月 18 日）（图 8-2-1）。

胸部 MRI 检查：胸椎侧弯、后凸畸形，下胸椎及 L_1 椎体形态欠规则（3 月 18 日）（图 8-2-2）。

脊柱全长 CT 检查：胸腰段脊柱侧弯畸形，椎体未见破坏。

肺功能检查：轻度限制型通气功能障碍，换气功能障碍。

心脏 B 超检查：心脏结构及功能未见明显异常。

心电图检查：窦性心动过速，左后分支传导阻滞。

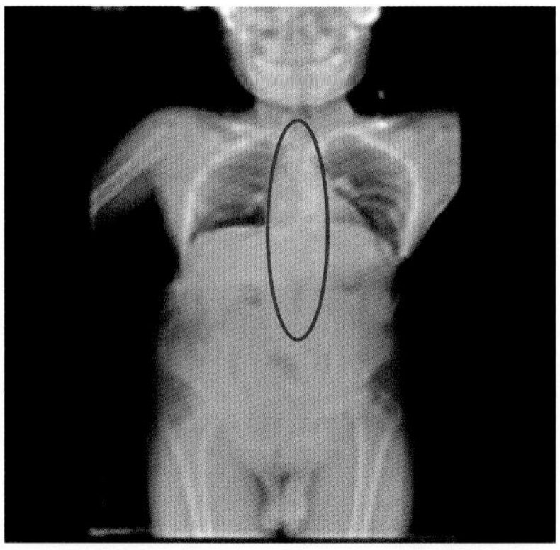

图 8-2-1　术前 X 线片

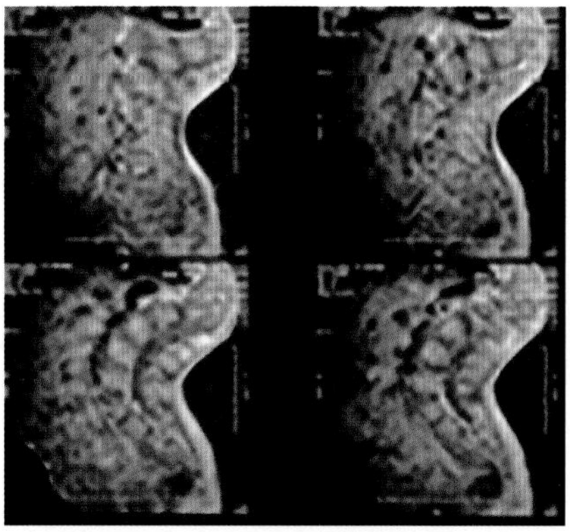

图 8-2-2　术前 MRI

术前异常检验结果见表 8-2-1。

表 8-2-1　术前异常检验结果

项目	指标	结果	参考值
血常规	血小板计数 /（10^9/L）	323 ↑	100 ～ 300
生化	碱性磷酸酶 /（U/L）	338.5 ↑	0 ～ 110

入院时生命体征：T36℃，P92 次 / 分，R18 次 / 分，BP 116/61mmHg。

入院时护理风险评估：无风险。

心理社会方面评估：患者情绪稳定，父亲陪伴入院。

三、治疗护理及预后

（一）治疗护理过程见表 8-2-2。

表 8-2-2　治疗护理过程

时间		病程经过	治疗处置
3 月 18 日		以“先天性脊柱侧弯”收入我科。	完善入院检查及各项风险评估。
3 月 20 日		肺功能检查：轻度限制型通气功能障碍，换气功能障碍。	指导行吹气球训练。评估患者，需先行牵引治疗，再行矫形手术。完善术前准备，讲解术前注意事项。
3 月 21 日	8：00	患者在全身麻醉下行“颅骨牵引头环安置术”。	完成术前准备。
	8：10	患者进入手术室。	完成手术交接。
	8：40	手术时长 30min，手术过程顺利，术毕安返病房，意识清醒；生命体征：T36.3℃、P100 次 / 分、R18 次 / 分、BP104/69mmHg、SpO_2 99%。头部固定架无松动，钉道无流血，无明显肿胀，四肢肌力、感觉较术前无异常。	持续心电血压监测、低流量吸氧（2L/min）；平卧位、头颈部枕软枕，头部固定架处于稳定状态，给予钉道护理。

续表

时间		病程经过	治疗处置
3月22日		患者生命体征平稳，头部固定架无松动，钉道无流血，无明显肿胀。	遵医嘱停止心电血压监测及低流量吸氧，使用可移动牵引架行颅骨牵引环重力牵引，牵引重量10kg，日间牵引8小时，钉道护理；协助患者病区内活动。对患者进行预防跌倒知识宣教；指导继续进行吹气球训练。平卧位时头颈部垫软枕，侧卧时肩下垫软枕，头架下部使用软垫支撑，确保患者舒适睡眠。
4月5日		患者生命体征平稳，精神状态好，牵引2周，牵引重量逐步调整至15kg，头部固定架无松动，钉道无流血、无肿胀。夜间睡眠好。	牵引治疗期间行吹气球训练，拟行脊柱全长X线检查、肺功能检查。继续目前治疗方案。落实钉道护理。
4月10日		患者术前准备完善，拟于4月11日手术。牵引后身高增长约4cm。牵引状态下脊柱全长X线检查，测量结果显示：胸腰椎畸形较前改善，肺功能检查换气功能较前好转。	完成术前准备，指导患者掌握轴线翻身、有效咳嗽、排痰方法。讲解术前注意事项。
4月11日	8:00	生命体征平稳。	完成术前准备。
	8:10	患者进入手术室。	完成手术交接。
		在全身麻醉下行“胸腰段后路脊柱畸形截骨矫形钉棒内固定术”，术中出血约800mL。	手术过程顺利，输同型红细胞900mL、血浆360mL、冷沉淀600mL，无不良反应。
	21:30	手术时长13.5小时，生命体征：T36.9℃、P92次/分、R18次/分、BP112/88mmHg、SpO_2 99%。双上肢肌力5级，双下肢活动障碍，双下肢膝关节以下无感觉、无运动，肌力0级。	术后麻醉科医生评估患者暂时无法脱机自主呼吸，需持续呼吸机辅助呼吸，术毕转外科重症监护室治疗。
4月12日	11:00	重症监护室医生给予拔除气管插管后转回病房继续治疗。患者情绪低落，生命体征：T36.5℃、P76次/分、R18次/分、BP126/88mmHg、SpO_2 96%。患者伤口引流通畅，引流量680mL。伤口敷料包扎好；留置尿管通畅，尿色淡黄；双下肢膝关节以下无感觉、无运动。肛门反射存在。听诊双肺呼吸音清、肠鸣音每分钟3次。	持续心电血压监测、吸氧；复查血，血清白蛋白29.7g/L，遵医嘱静脉输注人血白蛋白20g；给予抗痉挛体位；定时协助患者翻身，使用气垫床；给予双下肢穿抗血栓压力带并使用气压式血液驱动器；指导患者进行腹式呼吸和咳嗽训练；协助患者双下肢被动活动、脚底垫软枕预防足下垂。上肢进行主动功能训练。请高压氧科、康复医学科会诊。下午行高压氧治疗。遵医嘱给予抗炎、消肿、营养神经等药物治疗。
4月15日		患者生命体征平稳，情绪较前好转，伤口引流管通畅，左下肢膝关节以下感觉部分恢复，无运动，肌力0级。右下肢膝关节以下无感觉、无运动。听诊双肺呼吸音清。留置尿管通畅，肛门反射存在。伤口引流量520mL。进普食，无腹胀、腹痛；大便成形、干燥。	指导患者进行深呼吸和咳嗽训练；协助患者进行功能训练。康复医学科技师给予电刺激治疗。饮食指导，嘱其进食高蛋白食物，进食时防止误吸。延长床上半坐卧位时间；间断夹闭导尿管，行膀胱功能训练。告知患者多饮水。

续表

时间	病程经过	治疗处置
4月23日	患者左下肢膝关节以下有感觉、无运动，肌力0级，右下肢膝关节以下感觉较前恢复、无运动，肌力0级。伤口引流量10mL。留置尿管通畅，自诉夹闭导尿管3小时左右有憋尿感，开放尿管排出尿液约260mL。食欲好、排便正常。	医生给予拔除伤口引流管。继续行高压氧、电刺激治疗，行膀胱功能训练、四肢功能训练。半坐卧位进餐无不适。
5月2日	患者伤口愈合好；双下肢膝关节以下感觉好、无运动，肌力0级。	遵医嘱给予患者拔除尿管，患者顺利排尿；停止高压氧治疗；继续电刺激治疗，进行四肢功能训练。医生建议转至康复医院继续行康复治疗。
5月5日	患者伤口愈合好，双下肢膝关节以下感觉好、无运动。排尿、排便正常，转康复医院。	给予行出院指导：告知家属预防压疮、下肢深静脉血栓、泌尿系统感染的护理方法，教会患者床上肢体活动康复手法。

术后异常检验结果见表8-2-3。

表8-2-3　术后异常检验结果

项目	指标	结果	参考值
血常规	红细胞计数/（10^{12}/L）	4.21 ↓	4.3 ~ 5.9（男）3.9 ~ 5.2（女）
	白细胞计数/（10^9/L）	11.95 ↑	3.5 ~ 10.0
	血红蛋白/（g/L）	88 ↓	137 ~ 179（男）116 ~ 155（女）
红细胞沉降率	红细胞沉降率/（mm/h）	33 ↑	0 ~ 20
生化	总蛋白/（g/L）	44.5 ↓	55 ~ 80
	血清白蛋白/（g/L）	29.7 ↓	35 ~ 50
	血钙/（mmol/L）	2.03 ↓	2.09 ~ 2.54
	脑利钠肽前体/（pg/mL）	1053 ↑	0 ~ 150
出凝血常规	血浆 *D*–二聚体/（μg/mL）	0.56 ↑	0 ~ 0.50
	凝血酶原时间/s	17.7 ↑	11 ~ 15

（二）主要护理问题及措施

1. 围手术期肺功能管理

1）问题依据

患者术前自诉大量活动后略胸闷、气短；肺功能检查结果提示：轻度限制型通气功能障碍，换气功能障碍；患者术后并发脊髓损伤导致长期卧床，有坠积性肺炎发生的风险。

2）护理思维

患者肺功能差，不能耐受全身麻醉手术且术后易并发肺部感染和呼吸衰竭，因此，对患者进行围手术期肺功能管理显得尤为重要，护理人员应通过有效、规范的呼吸功能训练和呼吸道管理来改善患者的肺功能，保障患者顺利完成手术，加速患者康复。

3）主要措施

（1）病情观察与评估：观察患者呼吸频率、节律、深浅度等，评估患者的呼吸功能。

（2）体位护理：采取仰卧位或舒适的坐姿，指导患者掌握腹式呼吸法，以扩大肺活量，改善肺功能。

（3）饮食护理：指导患者均衡饮食，保证患者进食时间充足，不宜过快、过量，进食时保持身心放松，遵循少食多餐的原则。

（4）肺功能训练

①咳嗽训练：指导患者做有效的扩胸运动，深呼吸后用腹部力量进行咳嗽、咳痰。

②通气训练：腹式深呼吸运动，患者采取仰卧位或坐位，将一只手放在脐部，放松全身，先自然呼吸，然后吸气，最大限度地向外扩张腹部，使腹部鼓起，胸部保持不动。然后呼气，腹部自然凹进，向内朝脊柱方向收，胸部保持不动。最大限度地向内收缩腹部，把所有废气从肺部呼出去，这样做时横膈膜自然而然地升起落下，循环往复。

③吹气球训练：指导患者进行吸气呼气训练，术前练习吹气球。

④缩唇呼吸训练：患者先闭口放松，用鼻自然吸气，再缩唇将气体慢慢呼出，注意收腹，同时将吸气和呼气的时间比控制在 1 ∶ 2。

（5）健康教育：向患者及家属讲解肺功能的原理及改善肺功能的方法，指导患者正确掌握呼吸训练的方法，预防肺部并发症的发生。

4）护理评价

患者术前经过训练，通气换气功能明显改善，顺利手术，术后无肺部并发症的发生。

2. 脊髓损伤的护理

1）问题依据

患者术后发生脊髓损伤，双下肢活动障碍，双下肢肌力 0 级，膝关节以下有感觉、无运动。

2）护理思维

脊柱术后并发脊髓损伤会出现不同程度的双下肢功能障碍、大小便障碍等症状，因自理活动受限，长时间卧床容易引起皮肤的压力性损伤、肺部感染、下肢深静脉血栓及足下垂等一系列并发症；因此，对于此类患者应重点加强脊髓损伤的护理，采取相应的护理措施和有效的功能训练，避免并发症的发生，促进患者康复。

3）主要措施

（1）预防皮肤压力性损伤

①病情观察与评估：观察患者皮肤有无压红、破损、潮湿，重点评估患者活动能力、营养状态、移动能力、感觉、剪切力等情况。

②基础护理：保持皮肤的清洁干燥，大小便污染后及时更换床单位，防止汗液、尿液的浸渍。

③体位护理：协助患者定时翻身，使用气垫床，避免皮肤长时间受压，促进血液循环。

④饮食护理：给予合理的营养支持，适当增加膳食中的蛋白质、热量、维生素、微量元素等。

⑤健康教育：告知患者及家属皮肤破损的诱发原因及预防发生的重要意义，引起患

者的重视。指导正确翻身及体位摆放。

（2）下肢深静脉血栓的预防

①病情观察与评估：术后严密观察双下肢末梢血液循环及皮肤温度，观察周径有无增粗。

②物理预防：给予穿抗血栓压力带并使用气压式血液驱动器。

③早期功能训练：双下肢被动活动、脚底垫软枕预防足下垂。

④饮食护理：每日饮水量 1000mL 以上，围手术期应注重热量、蛋白质、维生素等营养物质的摄入，多吃粗粮、新鲜的水果蔬菜，降低血液的黏稠度，协助患者每日定时排便。

⑤健康教育：主动向患者讲述疾病相关知识及深静脉血栓形成（deep venous thrombosis，DVT）发生的原因、特点、危害等，引起患者的重视。

（3）预防失用性肌萎缩

①病情观察与评估：每日评估患者双下肢感觉运动及肌力变化。

②体位护理：双下肢给予软枕抬高，双足给予软枕顶起保持踝关节功能位，预防足下垂。

③功能训练：运动能有效防止肌萎缩，并促进失用后萎缩肌肉的恢复。早期可协助患者进行床上被动训练，以掌趾关节训练为主，每次 15min，3 次 / 天，预防肌萎缩。

④饮食护理：嘱患者进食高蛋白饮食。餐后肌肉蛋白合成增强是维持肌肉质量的关键因素之一，减缓肌容量下降。

⑤物理疗法：使用神经肌肉电刺激，可诱导骨骼肌非自主收缩，替代失用状态下肌肉活动，限制或逆转失用状态下肌萎缩进程的发生。

（4）大小便护理

①病情观察与评估：观察尿液的颜色、性质及量，观察大便性状并记录护理记录单。

②基础护理：每日 2 次给予患者会阴部擦洗，每周复查尿常规，必要时遵医嘱给予患者进行膀胱冲洗；每 2 ～ 3 天协助患者排便 1 次，必要时使用开塞露 40mL 纳肛辅助排便，便后温水清洁肛周皮肤。

③饮食护理：在营养科指导下制定患者饮食方案，多进食高蛋白、粗纤维食物，忌油炸、辛辣食物。

④健康教育：主动向患者讲述大小便护理的相关知识及注意事项，引起患者及家属的重视。

4）护理评价

患者住院期间未出现皮肤的压力性损伤、肺部感染、下肢深静脉血栓及足下垂等并发症。

（三）患者转归

患者手术治疗后，脊柱畸形得到矫正，伤口愈合好；术后脊髓损伤致双下肢运动消失，肌力 0 级，大小便正常；复查各项指标正常，转康复医院继续治疗。

四、护理体会及反思

（一）护理体会

护士针对脊髓损伤的患者制定了详细系统的护理计划，目标明确、护理措施合理，有效地预防了皮肤压力性损伤、下肢深静脉血栓、肺部感染、泌尿系统感染等并发症；康复科专业的电刺激治疗及功能训练方法的早期介入，使患者无肌萎缩、肌痉挛发生，双下肢感觉明显改善。

（二）反思

对于严重的先天性脊柱侧弯的青少年患者，术前需进行为期 1 个月左右的头颅环牵引治疗，此时患者易出现焦虑、不安等情绪，术后并发脊髓损伤后患者双下肢功能障碍、自理能力受限等会使患者产生愤怒、抑郁等心理；护士在此类患者住院期间，应进行积极有效的心理护理，帮助患者建立乐观向上的心态，对之后的康复治疗非常重要。

五、相关知识链接

（一）脊柱矫形术后脊髓损伤

脊髓损伤是由各种不同因素引起的脊髓结构功能损害，造成脊髓损伤平面以下运动、感觉自主功能的改变。涉及双下肢或全部躯干的损伤称为截瘫，四肢躯干部分或大部分受累者称为四肢瘫，脊髓损伤分为外伤性及非外伤性脊髓损伤。一项包括 19360 例，年龄≤ 18 岁的脊柱侧弯患者的研究中，脊柱矫形手术后脊髓损伤的发生率为 0.56%；其中先天性脊柱侧弯 2012 例，矫形术后脊髓损伤的发生率为 0.99%。

1. 脊髓损伤分级

目前国际上通用的标准是采用 2000 年美国脊柱损伤协会（American Spinal Injury Association，ASIA）修订的标准，即 ASIA 神经功能分类标准（改进的 Frankel 指数）：

A 级：完全性损伤。在脊髓损伤平面以下，包括骶段（$S_{4\sim5}$）无任何感觉和运动的功能保留；

B 级：不完全性损伤。在损伤神经平面以下包括骶段（$S_{4\sim5}$）存在感觉功能，但无运动功能；

C 级：不完全性损伤。在损伤平面以下存在感觉和运动功能，但大部分关键肌的肌力＜ 3 级；

D 级：不完全性损伤。损伤平面以下存在感觉和运动功能，且大部分关键肌的肌力≥ 3 级；

E 级：感觉和运动功能正常。

2. 矫形术后脊髓损伤治疗方法

（1）高压氧疗法（hyperbaric oxygen therapy）：高压氧疗法在神经损伤之前或之后进行都有神经保护作用，这种保护作用主要体现在提高脊髓氧分压、减少细胞凋亡、降低炎症反应、减弱氧化应激和促进血管生成等。

（2）药物治疗

激素冲击（corticosteroids）：该疗法在临床应用仍存在争议。早期认为大剂量甲泼尼龙在脊髓损伤早期对神经功能恢复有积极作用，但美国急性脊髓损伤研究会（National Acute Spinal Cord Injury Study，NASCIS）研究表明大剂量甲泼尼龙不仅效果一般，反而可能会导致严重的并发症，例如感染、呼吸系统损伤、胃肠道出血甚至死亡等。所以大剂量甲泼尼龙不再常规应用于急性脊髓损伤治疗中。

神经节苷脂（ganglioside）：有研究表明，虽然神经节苷脂对脊髓损伤恢复持续有利，但没有表现出显著的神经恢复作用。另一项研究表明，神经节苷脂（100mg/d）结合甲泼尼龙对早期脊髓损伤的神经功能恢复有益并且能改善预后。目前，神经节苷脂的作用没有被大样本队列研究证实，所以，其不建议用作急性脊髓损伤的常规治疗方法。

3. 矫形术后脊髓损伤康复方法

（1）电刺激疗法（electric stimulation therapy）：局部电刺激可能有利于促进和诱导轴突的再生长。

（2）康复训练（rehabilitation training）

①被动康复训练（passive rehabilitation training）：术后被动康复训练（例如按摩、压力疗法等）不仅能减少压疮和深静脉血栓的发生，而且有助于恢复神经功能。

②主动康复训练（active rehabilitation training）：只要术后患者条件允许，主动康复训练就应在保护下尽快开始。主动康复训练包括作业疗法、运动训练和水疗法等。以上的训练是主动运动 - 目标强化 - 神经康复治疗，能帮助患者最大限度地恢复神经功能。

③针灸（acupuncture）：可能会促进神经功能的恢复，且风险较小。

4. 矫形术后脊髓损伤国外治疗进展

（1）降温治疗（hypothermia treatment）：降温包括全身降温和局部降温，均能降低受损组织的代谢、耗氧量。

（2）细胞疗法（cell therapy）：对于急性脊髓损伤的治疗来说，细胞疗法是一个前景广阔的方法。其主要有轴突髓鞘再生、神经保护、神经调节、神经修复和抗炎等作用。目前为止仅有少数临床实验对细胞疗法进行了研究。

（二）截骨矫形术后截瘫患者的体位管理

截瘫患者正确的卧位姿势在康复医学中称为抗痉挛体位，抗痉挛体位又叫良肢位，是基本康复手段的一种，是为了保持肢体的良好功能而将其摆放在一种位置或保持一种姿势。截瘫后容易出现人体抗重力肌的痉挛，主要表现为下肢的伸肌痉挛。不正确的卧位姿势可诱发加重痉挛模式，进而引发关节挛缩，导致患者严重的功能障碍；抗痉挛体位的摆放和加强康复训练，可降低患者的致残率，极大地提高患者的生活质量。合理的体位摆放能够预防继发性关节挛缩、畸形及肌萎缩，防止压疮、坠积性肺炎及深静脉血栓等并发症的发生。截瘫患者各种体位的摆放方法主要分为以下几点：

（1）截瘫患者仰卧位摆放方法：患者双上肢舒适位放置，伸髋并稍外展，稍屈膝，患者双大腿下 1/3 处垫软枕抬高双下肢，且在两腿之间置软枕，双足底横置一长枕预防足下垂。

（2）截瘫患者侧卧位摆放方法：患者轴线翻身至一侧，双上肢舒适放置，双下肢屈膝，受压侧下肢在前，上方下肢在后并轻压其上，两腿间置软枕，躯干后倾30°，腰背部垫软枕，有足下垂者可戴足托。

（3）截瘫患者坐位方法：首先协助患者轴线翻身佩戴好支具，摇高床头80°～90°，摇高床尾10°～20°，腰背部横置一软枕使躯干直立，头部无须置枕支撑，双上肢舒适位放置。

（刘锦锦　陈雪梅　苏晓静　高　远）

第三节　1例颈椎手术并发喉返神经损伤患者的护理

一、基本信息

姓名：王某；性别：男；年龄：52岁；婚姻情况：已婚

文化程度：高中；籍贯：山东省东营市；职业：工人

入院日期：2018年12月21日；出院日期：2019年1月3日

出院诊断：颈椎病；腰椎间盘突出症

病史陈述者：患者本人及家属

二、病例介绍

主诉：颈、肩及双侧腋部疼痛3年，加重并双手麻木1个月。

现病史：患者于3年前无明显外伤出现颈、肩部及双侧腋部疼痛不适，予以针灸、理疗口服药物等对症治疗，效果一般，夜间休息尚可，晨起疼痛症状较为明显。近1个月来出现双手麻木不适，左手第4、5指麻木及右手第2～5指指尖麻木不适，左侧麻木明显。在当地医院查颈椎MRI（2018年12月15日）显示：颈椎退行性变；$C_{4～5}$椎间盘膨出、$C_{5～6}$、$C_{6～7}$椎间盘突出并椎管狭窄。为进一步治疗来我院就诊，门诊以“颈椎病”收入我科。

入院诊断：颈椎病；腰椎间盘突出症。

既往史：平素体健，高血压病6年多，口服缬沙坦、酒石酸美托洛尔（倍他乐克）治疗，血压控制良好；2015年在当地医院行“双腋部纤维组织增生切除术”。否认肝炎、结核、疟疾等传染病病史；否认心脏病、糖尿病、脑血管疾病、精神疾病病史；否认外伤史，否认输血史；否认药物、食物过敏史，预防接种史不详。

婚育史：已婚，育有1子。

家族史：父亲因食道癌病故，母亲及兄弟姐妹均体健，家族中无传染病及遗传病病史。

专科检查：步态基本正常，主动体位；左手第4、5指头麻木及右手第2～5指指尖麻木不适，左侧麻木明显，左小腿外侧及足背感觉减退；颈椎主动活动自如；双上肢主、被动活动自如，四肢肌张力未见明显异常，上下肢主要肌肉肌力均为5级。

辅助检查：

X线检查：颈椎生理弯曲轻度变直，颈椎项韧带钙化，部分椎体边缘骨质硬化、变尖，椎间孔部分变窄（图8-3-1）。

MRI检查：颈椎退行性变；$C_{4～5}$椎间盘膨出、$C_{5～6}$、$C_{6～7}$椎间盘突出并椎管狭窄（图8-3-2）；腰椎退行性改变；L_2椎体右半椎体内异常信号影，血管瘤或脂肪沉积可能性较大；$L_{4～5}$及L_5～S_1椎间盘突出。

CT检查：颈椎退行性变（图8-3-3）。

心电图检查：窦性心律，心电图正常。

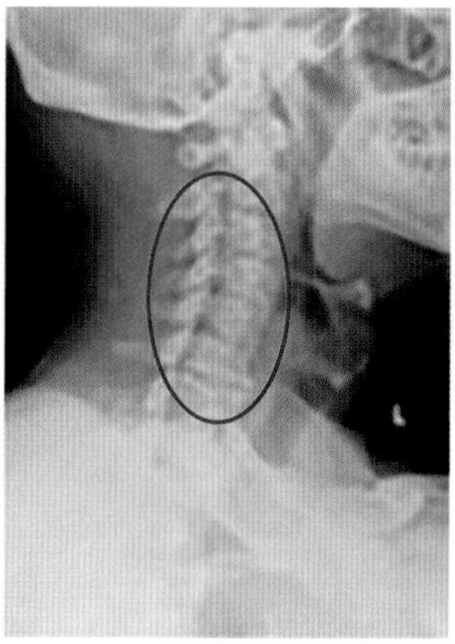

图8-3-1　术前X线片

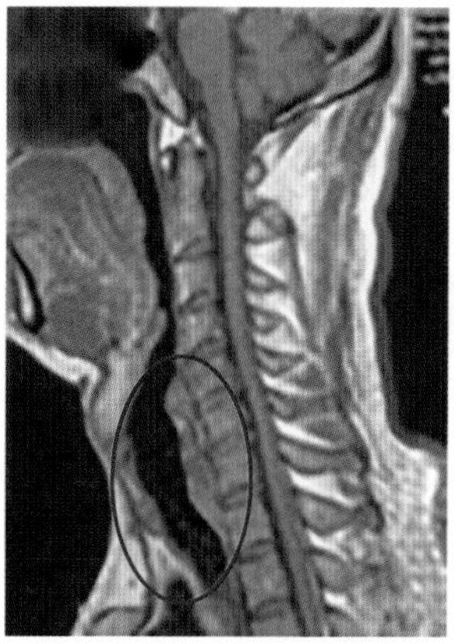

图8-3-2　术前MRI

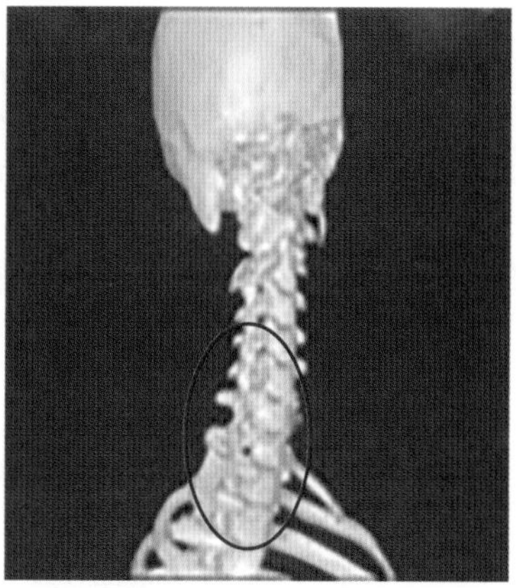

图8-3-3　三维CT

术前异常检验结果见表8-3-1。

表8-3-1　术前异常检验结果

项目	指标	结果	参考值
血常规	单核细胞百分比	0.096 ↑	0.03 ～ 0.08
出凝血常规	凝血酶原时间/s	14.9 ↓	15 ～ 21
生化	甘油三酯/（mmol/L）	3.79 ↑	0.4 ～ 1.7
	高密度脂蛋白胆固醇/（mmol/L）	0.86 ↓	1.0 ～ 1.6

入院时生命体征：T36℃，P75次/分，R18次/分，BP116/69mmHg。

入院时护理风险评估：疼痛数字评分法评分为2分，跌倒风险评估为低风险，血栓风险因素评估为3分。

心理社会方面评估：患者情绪稳定，妻子陪伴入院。

三、治疗护理及预后

（一）治疗护理过程见表 8-3-2。

表 8-3-2　治疗护理过程

时间		病程经过	治疗处置
2018 年 12 月 21 日		以“颈椎病”收入我科。	完善各项检查与术前风险评估。
12 月 23 日		完善术前各项检查。	给予患者讲解术前注意事项。
12 月 24 日	8：00	生命体征平稳。	完成术前准备。
	8：10	患者进入手术室。	完成手术交接。
		全身麻醉下行“颈椎前路椎管减压、神经根探查、Cage 植入、钢板螺钉内固定、植骨融合术”，术中出血 20mL。	手术过程顺利。
	11：00	手术时长 2.5 小时，术毕安返病房，意识清醒，生命体征：T36.6℃、P79 次 / 分、R18 次 / 分、BP146/89mmHg、SpO_2 99%。颈前伤口敷料包扎好，留置伤口引流管通畅，引流液为血性；留置尿管通畅，尿色淡黄。四肢活动良好，双手麻木症状未缓解。自诉颈部伤口及咽喉部疼痛不适，疼痛评分为 4 分。	持续心电血压监测及低流量吸氧（2L/min），平卧位，头下垫软枕，颈部佩戴颈托，妥善固定各导管并保持通畅；遵医嘱静脉输入抗炎、消肿、营养神经等药物治疗，给予氧气雾化吸入治疗。指导双下肢功能训练。
12 月 25 日		患者生命体征平稳，进流食后无呛咳，颈部伤口敷料包扎好，未见渗血，伤口引流量为 20mL。颈部活动轻度受限，四肢活动良好，双手麻木症状未缓解。自诉颈部伤口及咽喉部轻度疼痛不适，疼痛评分为 2 分。	遵医嘱停持续心电血压监测及低流量吸氧，医生给予拔除伤口引流管，更换伤口敷料。给予拔除尿管，患者自主排尿。协助患者佩戴颈托床旁活动，未诉不适。复查血。
12 月 26 日		患者生命体征平稳，颈部伤口敷料包扎好，未见渗血；有轻度声嘶、饮水呛咳、吞咽困难等症状；颈部活动轻度受限，四肢活动良好，双手麻木症状未缓解。自诉咽喉部轻度疼痛，疼痛评分为 2 分。	麻醉科及耳鼻喉科会诊，给予鼻咽喉镜检查，考虑为喉返神经损伤。继续给予静脉输注药物及氧气雾化吸入治疗。患者因呛咳、吞咽困难不敢进食，伴有焦虑情绪，给予饮食指导及心理护理，指导患者进食温凉半固体食物。
12 月 30 日		患者生命体征平稳，轻度声音嘶哑，饮水呛咳、吞咽困难症状较前缓解，主诉颈部伤口及咽喉部无明显疼痛不适，颈部伤口愈合良好，双手麻木较前缓解。	继续给予静脉输注药物及氧气雾化吸入治疗。给予饮食指导及健康宣教。
2019 年 1 月 3 日		患者生命体征平稳，声音嘶哑明显缓解，进食后无呛咳，吞咽功能正常，伤口愈合良好。	给予出院指导，告知注意事项。出院。

术后辅助检查：

内镜检查：鼻咽顶后壁黏膜光滑；会厌黏膜无充血、红肿，形态及活动正常；右侧喉返神经及声带固定不动，声带松弛，呈弓形；左侧声带活动正常，发声时能超越中线与右侧声带接触，声门闭合差；双侧梨状窝标志清楚（12 月 26 日）（图 8-3-4）。

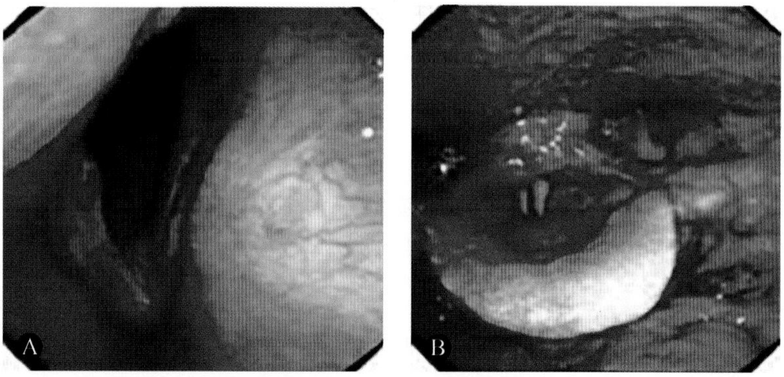

图 8-3-4　鼻咽喉镜检查

术后异常检验结果见表 8-3-3。

表 8-3-3　术后异常检验结果

项目	指标	结果	参考值
血常规	中性粒细胞百分比	0.915 ↑	0.50 ~ 0.70
	淋巴细胞百分比	0.067 ↓	0.20 ~ 0.40
生化	总胆红素 /（μmol/L）	21.8 ↑	0 ~ 21.0
	葡萄糖 /（mmol/L）	7.54 ↑	3.4 ~ 6.1
	血钙 /（mmol/L）	2.07 ↓	2.09 ~ 2.54

（二）主要护理问题及措施

1. 呛咳

1）问题依据

患者术后第 2 天自诉轻度声音嘶哑并伴有饮水呛咳症状；鼻咽喉镜检查结果考虑为喉返神经损伤。

2）护理思维

患者颈椎前路手术后并发喉返神经损伤致饮水呛咳，应严密观察患者饮水进食时是否发生呛咳，避免呛咳引发误吸甚至窒息等情况。

3）主要措施

（1）病情观察与评估：密切观察患者饮水与进食时是否发生呛咳。

（2）体位护理：患者麻醉清醒、血压平稳后给予侧卧位或半卧位，以防呛咳引起误吸或窒息。

（3）饮食护理：早期可给予少量温凉半流质饮食，如肉松粥、面条、馄饨、肉末、菜泥、蛋糕等，逐渐过渡到普通饮食。采用抬头进餐、低头吞咽的姿势，可缓解呛咳现象。进食速度宜慢，勿大口进食，少量多餐。

4）护理评价

患者住院期间经过有效护理，呛咳症状得以缓解，未发生其他并发症。

2. 吞咽困难

1）问题依据

患者术后出现咽喉疼痛、吞咽困难。

2）护理思维

患者出现吞咽困难症状，导致进食量减少，无法满足患者机体需要量，因此，应重视评估患者的吞咽功能，给予正确饮食指导，确保有效营养摄入。

3）主要措施

（1）使用洼田饮水试验，对患者吞咽功能进行评估。

（2）请营养科会诊，根据营养师为患者制定的饮食计划，为患者提供必需的营养支持治疗。

（3）饮食护理：早期可给予 100 ~ 200mL 半流质饮食，食物温度宜保持在 25 ~ 30℃，可减轻患者疼痛感，增加患者食欲，促进患者进食。

（4）监测并记录患者每日的进食量。

4）护理评价

患者住院期间经过有效护理，吞咽功能得以恢复，出院前可正常进食。

3. 焦虑

1）问题依据

患者术后出现焦虑情绪，使用焦虑自评量表（self-rating anxiety scale，SAS）评估患者，焦虑评分为 62 分，属于中度焦虑。

2）护理思维

患者术后并发喉返神经损伤，担心自己预后情况、心理负担加重、情绪紧张，护理人员应给予适当的心理疏导，增加患者战胜疾病的信心、减轻焦虑状态。

3）主要措施

（1）基础心理护理：与患者建立良好的护患关系，加强与患者的沟通交流，对患者提出的疑惑耐心解答，依据患者的心理反应制定个性化的心理疏导方案，使其对疾病有正确、客观的认识，缓解其焦虑、恐惧等负面情绪。

（2）社会心理护理：护理人员加强与患者家属的沟通，指导并鼓励患者家属参与到治疗中，使患者充分感受到来自家庭与社会的关切、爱护，以缓解患者的精神压力，使其积极接受治疗。

（3）健康教育：护理人员需对患者及家属开展有针对性的健康教育，使其对颈椎病的相关知识有充分的了解与掌握，从而提高患者的诊治依从性。

4）护理评价

通过及时有效的心理干预，患者的焦虑评分降低为 48 分，焦虑情绪逐渐缓解。

（三）患者转归

患者伤口愈合良好，声音嘶哑明显缓解，吞咽功能正常，康复出院。

四、护理体会及反思

（一）护理体会

颈椎前路手术后出现轻度声音嘶哑、饮水呛咳、吞咽困难等症状，护理人员及时发现病情变化，立即报告管床医生及上级医师，请麻醉科及耳鼻喉科会诊，进行鼻咽喉镜检查，结果显示喉返神经损伤，给予及时有效的治疗。给予专业的康复指导及心理护理，患者症状得以有效缓解。

（二）反思

颈椎前路术后护理观察要点主要集中在患者四肢的感觉运动情况及引流液的观察，对于患者发声及吞咽功能评估不足。术后护士应及时评估患者的发声及吞咽状况，以尽早判断有无喉返神经损伤，跟踪落实相应的护理措施。

五、相关知识链接

1.喉返神经损伤

（1）概念：喉返神经损伤是甲状腺、甲状旁腺或颈部手术常见的严重并发症之一，其发生率国内外报道差别很大，一般为 3% ~ 10%。一侧损伤多表现为声音嘶哑，两侧损伤表现为失声、呼吸困难，严重者会出现窒息。

（2）病因：喉返神经自迷走神经分出后，分左右两侧走行于气管食管沟内，稍加牵拉或直接接触便可造成麻痹。术中钳夹、牵拉过度、缝扎甚至切断等直接机械性操作，及术后创面水肿、血肿压迫或瘢痕压迫等间接性原因都可能造成喉返神经损伤。

（3）临床表现：两侧喉返神经均分为前支和后支，前支支配声带的内收肌，后支支配声带的外展肌。喉返神经损伤主要表现为以下方面：①声音嘶哑，是喉返神经损伤的主要症状。单侧喉返神经全支或前支损伤多引起声音嘶哑，可严重影响患者的工作和生活，特别是从事教师、演员等职业的患者。单侧喉返神经后支损伤在呼吸和发音方面可无明显症状。②失声，双侧喉返神经全支和前支损伤多引起失声。③饮水呛咳，常与声音嘶哑相伴随，是喉返神经损伤的常见症状。其发病机制主要是在做吞咽动作时，声门关闭不全，液体漏入气管所引起。④呼吸困难或窒息，双侧喉返神经后支损伤，患者通气功能严重受损，可引起呼吸困难甚至窒息。⑤其他，喉返神经暂时性麻痹，多由水肿、血肿或瘢痕压迫所致，一般在 3 ~ 6 个月自行恢复。损伤极轻者术后 1 ~ 2 周即可恢复。一侧喉返神经永久性损伤的患者，往往由对侧喉返神经代偿而逐渐恢复。

（4）治疗

①手术中出现喉返神经损伤的症状，应立即进行处理，拆除可疑的线结，松解可疑的缝扎处，立即暴露出患侧的喉返神经。如发现神经被切断，应立即进行缝合。术后使用适当的神经营养药物。

②手术后出现喉返神经损伤的症状时，传统观点认为应先观察 3 ~ 6 个月，再考虑是否手术探查。单侧喉返神经损伤的再次手术探查时间，一般认为不宜迟于首次手术后

4 ~ 5 个月。双侧喉返神经损伤时，因有呼吸困难和失声，除应及时做气管切开外，应早期手术探查，必要时可做杓状软骨切除术或声带固定术以扩大声门。

2. 吞咽困难

1）基本概念及病因

（1）吞咽是一种复杂的神经肌肉反射性协同运动，解剖结构包括口腔、咽、喉和食管。吞咽是在口、咽及食管的协调运动下完成的，吞咽动作分三期：口腔期、咽期、食管期。

（2）吞咽困难是指食物通过咽部或食管时感到费力，有梗阻、障碍、咽不下的感觉，吞咽过程比较长。根据严重程度可表现为异物感或者咽喉轻度疼痛，吞咽固体食物有困难，不能吞咽液体食物或者吞咽时出现误吸或咳嗽等症状。

（3）发病原因主要为人群因素、疾病因素、异物因素、心理因素。其中最主要的为疾病因素，最常见的为神经系统及消化系统的病变。神经系统出现吞咽困难的疾病主要为脑卒中、痴呆、帕金森病等；其他出现吞咽困难的疾病较多见的为食管癌、喉癌，并且消化系统的炎症也可致吞咽功能的下降。部分患者存在明显的精神心理障碍，而脑-肠轴异常是其主要的病理生理机制。在非梗阻性吞咽困难的最新研究中发现，功能性吞咽困难患者占非梗阻性吞咽困难患者的 33.3%。

2）临床表现

饮食过程中或饮食后出现咳嗽（误吸）；饮食过程中可听见水泡音；饮食过程中颈胸部明显充血；饮食速度慢；一口食物会分几次吞咽；吞咽的过程可明显感觉费力；食物会向鼻腔反流；饮食过程中会出现呼吸困难或气短；饮食后 30 ~ 60min 体温可升高。

3）评估方法

洼田饮水试验：是日本学者洼田俊夫提出的评定吞咽障碍的实验方法，分级明确清楚，操作简单，利于选择有治疗适应证的患者，多用于神经系统疾病引发的吞咽困难。

①评定方法：患者端坐，喝下 30mL 温开水，观察所需时间和呛咳情况。

1 级（优）能顺利地 1 次将水咽下；

2 级（良）分 2 次以上，能不呛咳地咽下；

3 级（中）能 1 次咽下，但有呛咳；

4 级（可）分 2 次以上咽下，但有呛咳；

5 级（差）频繁呛咳，不能全部咽下。

②吞咽障碍评定

正常：1 级，吞咽在 5s 以内为正常，认为无吞咽障碍，代表洼田饮水试验阴性。

可疑：1 级，吞咽在 5s 以上或 2 级。

异常：3 ~ 5 级，认为存在吞咽障碍，均代表洼田饮水试验阳性。

③疗效判断标准

治愈：吞咽障碍消失，饮水试验评定 1 级。

有效：吞咽障碍明显改善，饮水试验评定 2 级。

无效：吞咽障碍改善不显著，饮水试验评定 3 级以上。

4）相关预防及治疗

（1）预防措施：对于行颈椎前路间盘切除减压融合术（anterior cervical discectomy and fusion，ACDF）的高龄患者，气管和食管等退行性变严重、术中牵拉损伤后恢复差，导致术后吞咽困难发生率升高。术前未行气管功能训练是术后出现吞咽困难的独立危险因素。术前嘱患者推移气管及食管训练，主要是因为术前气管功能训练可提高食管的顺应性，减少术中长时间牵拉造成损伤，术后可降低吞咽困难发生率。

改良饮食模式将固体食物加工成泥状、碎末状，患者无须咀嚼即可吞咽；对于饮用水、果汁、牛奶等稀流质食物可按比例加入增稠剂，使食物黏稠度增加，患者在吞咽时液体不易从口中流出。

（2）相关治疗

①胃管置入法：可以避免食物经过口、咽喉部，减少吞咽不适感。

②食管支架置入术：对手术不能切除的食管癌患者放置食管支架，近期吞咽梗阻解除有效率达 100%。

③吞咽治疗仪：这是一种神经肌肉电刺激的治疗方法，使低频电刺激通过输出低频电流，对吞咽功能相关的神经进行刺激，缓解麻痹的神经元，促进损伤的神经功能复苏，从而加强吞咽肌群的运动，改善吞咽困难症状。

④针灸法：传统针刺疗法是针灸治疗卒中后吞咽障碍的基本方法，目前针灸治疗法结合电刺激、药物、康复训练等方式在治疗吞咽困难上也取得了较好的效果。

⑤心理干预治疗：此种治疗方式对功能性吞咽困难的患者有一定的疗效，例如对患者的心理安慰，积极避免诱发因素，并对已发现的潜在性动力异常进行治疗，必要时应用抗焦虑、抗抑郁药物。

⑥药物治疗：针对不同疾病予以相应的药物治疗。治疗方法部分可联合使用，如针灸法与吞咽治疗仪联合应用效果明显高于单用，针灸配合药物疗法也优于单纯的药物治疗。

（刘　洋　陈雪梅　苏晓静　高　远）

第四节　1 例腰椎间盘突出症术后感染患者的护理

一、基本信息

姓名：李某；性别：男；年龄：35 岁；婚姻情况：已婚

文化程度：大专；籍贯：甘肃省；职业：公务员

入院日期：2017 年 3 月 17 日；出院日期：2017 年 4 月 7 日

出院诊断：腰椎术后切口愈合不良

病史陈述者：患者本人及家属

二、病例介绍

主诉：腰椎术后 3 周，伤口渗液 2 天。

现病史：患者 3 周前患腰椎间盘突出症在我院行腰椎后路手术，术后患者腰部切口愈合趋势好，右下肢疼痛症状消失，化验检查结果白细胞、C 反应蛋白均呈下降趋势后出院。出院后患者自行换药一次，之后均在当地医院换药，换药后伤口愈合良好，无不适；2 天前因天气降温自觉头痛，体温 38.5℃，伤口疼痛有渗液，在当地医院给予抗生素治疗后效果差，即来我院就诊，门诊以“腰椎术后”收入我科。

入院诊断：腰椎术后切口愈合不良。

既往史：否认糖尿病、心脏病、精神疾病病史；否认肝炎、结核、疟疾等传染病病史；无输血、外伤史；否认药物、食物过敏史，预防接种史不详。

婚育史：已婚，育有 1 子，体健。

家族史：无特殊。

专科检查：视诊，正常步态，脊柱未见明显畸形，腰椎后正中见一长约 6cm 切口，伤口周围红肿，有少量淡黄色液体渗出；触诊，腰椎伤口周围有压痛，有少量淡黄色液体渗出；双下肢感觉均正常；活动，腰椎主、被动活动无明显受限，双下肢主动及被动活动自如。四肢肌张力正常，关节活动正常。上下肢主要肌肉肌力均为 5 级。

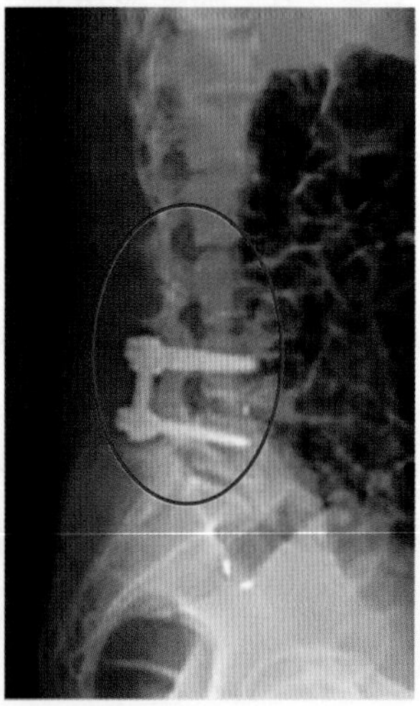

图 8-4-1　术后 X 线片

辅助检查：

X 线检查：腰椎术后改变（图 8-4-1）。

术前异常检验结果见表 8-4-1。

入院时生命体征：T36.2 ℃，P64 次 / 分，R18 次 / 分，BP158/79mmHg。

入院时护理风险评估：疼痛数字评分法评分为 2 分，跌倒风险评估为低风险。

心理社会方面评估：患者情绪稳定，妻子陪伴入院。

表 8-4-1　术前异常检验结果

项目	指标	结果	参考值
血常规	血红蛋白 /（g/L）	193 ↑	137 ~ 179（男）116 ~ 155（女）
	白细胞计数 /（10^9/L）	12.46 ↑	3.5 ~ 10.0
	C 反应蛋白 /（mg/dL）	1.25 ↑	0 ~ 0.8
生化	血清白蛋白 /（g/L）	34.7 ↓	35 ~ 50

三、治疗护理及预后

（一）治疗护理过程见表 8-4-2。

表 8-4-2　治疗护理过程

时间		病程经过	治疗处置
3 月 17 日		以“腰椎术后切口愈合不良”收入我科。	完善各项检查与术前风险评估。入院后行腰部伤口超声示：腰部切口皮下低回声（不除外脓肿）。医生给予伤口换药，密切观察伤口渗液情况。
3 月 19 日		完善术前检查。	给予讲解术前注意事项。
3 月 20 日	15：00	生命体征平稳。	完成术前准备。
	15：10	患者进入手术室。	完成手术交接。
	17：00	在局部麻醉下行“腰椎切口清创缝合术”，术中失血 50 mL。	手术过程顺利。
	17：30	手术时长 2 小时，术毕安返病房，患者意识清醒，生命体征：T36.7℃、P86 次 / 分、R18 次 / 分、BP142/89mmHg、SpO_2 98%。四肢感觉、活动正常，肌力正常，皮肤无压红。主诉伤口疼痛，疼痛评分为 2 分。	伤口渗液普通细菌培养 + 鉴定 + 药敏，结果为金黄色葡萄球菌阳性，遵医嘱静脉输入盐酸万古霉素、盐酸莫西沙星治疗。
3 月 21 日		患者生命体征平稳，无发热，伤口敷料干燥，无渗血，四肢感觉运动正常，肌力正常，主诉伤口轻度疼痛，疼痛评分为 1 分。	继续静脉滴注抗生素治疗，定期换药，注意伤口渗血、渗液情况。指导双下肢功能训练。
3 月 27 日		患者生命体征平稳，诉伤口疼痛减轻，夜间睡眠差。双下肢感觉运动正常，肌力正常。	临床药师会诊，建议停用莫西沙星静脉滴注治疗，继续应用盐酸万古霉素，遵医嘱给予监测万古霉素血药浓度，密切观察伤口愈合情况。复查血。
4 月 3 日		伤口无红肿，无压痛，无叩击痛，愈合良好，未见皮肤裂开。双下肢感觉运动正常，肌力正常，自述咽部轻度疼痛不适，疼痛评分为 2 分，测量 T37.2℃。	医生给予拆除切口缝合线，更换敷料。给予口服感冒清热冲剂治疗。患者万古霉素血清谷浓度值为 16μg/mL，遵医嘱继续给予盐酸万古霉素静脉滴注，观察体温及伤口变化。
4 月 6 日		精神好，伤口无红肿，愈合良好。咽部不适缓解，近 3 日体温为 36.2 ～ 36.8℃。	临床药师建议暂停用盐酸万古霉素静脉滴注，复查肝肾功能。
4 月 7 日		病情平稳，伤口无红肿及渗出，已拆线，无菌敷料覆盖。	给予出院指导，告知伤口换药时间、体温监测方法、饮食指导、复查时间等注意事项。

术后异常检验结果见表 8-4-3。

表 8-4-3　术后异常检验结果

项目	指标	结果	参考值
血常规	白细胞计数 / （10^9/L）	15.76 ↑	3.5 ~ 10.0
	中性粒细胞百分比	0.711 ↑	0.50 ~ 0.70
	C 反应蛋白 / （mg/dL）	4.66 ↑	0 ~ 0.8
红细胞沉降率	红细胞沉降率 / （mm/h）	44 ↑	0 ~ 20
生化	肌酐 / （μmol/L）	179.3 ↑	30 ~ 110

（二）主要护理问题及措施

伤口愈合不良

1）问题依据

（1）患者腰椎术后 3 周，伤口周围红肿，有少量淡黄色液体渗出。

（2）腰部切口超声检查：腰部切口皮下低回声（不除外脓肿），诊断为腰椎术后切口愈合不良。

（3）患者身高 176cm、体重 115kg，BMI ＞ 30，属于肥胖人群；有文献报道，肥胖患者伤口出现愈合不良或脂肪液化等并发症的可能性较正常人高。

2）护理思维

腰椎术后一旦发生伤口感染，可能导致内固定手术失败，伤口难以愈合，严重影响患者的康复进程，因此，护理人员应严密观察伤口愈合情况，监测体温，查看检验结果，及时对症处理，促进患者伤口愈合。

3）主要措施

（1）病情观察与评估：密切观察手术伤口有无红、肿、热、痛等症状，伤口有无渗血、渗液；严密监测体温及检验结果。

（2）饮食护理：指导患者进食蛋白质丰富、富含维生素的食物，及时补充营养，增强机体抵抗力，促进患者早日康复。

（3）用药护理：严格按照用药指南完成抗生素的使用，注意药物的输注浓度及速度，注意观察药物疗效及不良反应。

（4）伤口护理：保持伤口敷料干燥、清洁，如有渗血、渗液，及时通知医生给予更换伤口敷料；严格执行无菌操作原则；保持床单位清洁，减少陪护及探视人员。

（5）健康教育：告知患者及家属伤口愈合不良的发生因素以及预防伤口感染的重要性，以引起患者的重视；告知预防伤口感染的相关知识。

4）护理评价

患者住院期间伤口无局部红肿及渗出，已拆线，伤口愈合良好。

（三）患者转归

患者伤口愈合好，腰部酸痛症状缓解，查体无阳性体征，各项感染指标恢复正常，康复出院。

四、护理体会及反思

（一）护理体会

肥胖患者术后伤口易发生脂肪液化伴感染，住院期间通过做好伤口护理、加强营养支持、及时足量使用敏感抗生素等措施，加快了患者的康复进程；用药期间护理人员重视观察药物的作用与副作用并及时向医生反馈，用药期间无不良反应发生。

（二）反思

腰椎术后并发伤口感染，病程迁延，给患者带来了严重的影响，护理人员应加强对此类患者的健康宣教和出院指导，出院时要告知患者及家属定时、规范换药的重要性，并学会自我评判。

五、相关知识链接

1.腰椎术后伤口感染

（1）概念：伤口感染是脊柱外科手术的常见并发症，有报道称发生率为3.2%～5.5%，其中腰椎后路内固定术后伤口感染的发生率高达6.9%。

（2）病因

①年龄大于55岁及合并2种以上基础疾病的患者术后感染率显著升高。这部分患者体质差，抵抗力低下，常合并多种内科疾病，需长期服药治疗。特别是糖尿病患者，长期高血糖致血管变性，手术部位血供差，感染后难以控制，可能发生脓毒血症，甚至发生感染性休克，后果往往是灾难性的。

②手术时间大于180min及出血量大于600mL的患者感染率显著升高。多节段腰椎管狭窄切口大，剥离广泛，造成创面大、出血多，肌肉等软组织损伤亦严重；同时手术操作时间长，降低了组织抵抗力，增加了污染的机会。

（3）诊断：急性感染根据体征、实验室检查容易确诊。迟发性感染一般症状与体征不明显，因而诊断延迟（平均3个月）。如何界定迟发性感染发病时间，一些学者认为是术后20周，另一些学者认为是术后9个月。

（4）预防

①术前认真评估患者手术风险，充分进行术前准备，尤其应高度关注糖尿病患者的血糖调整。

②术中严格遵循无菌原则，轻柔精细操作，以减少组织损伤；尽量避免脑脊液漏的发生，减少出血量；努力缩短手术时间。

③术后加强管理，尤其是引流管管理，如患者无脑脊液漏则48小时内拔出引流管。对于无法早期拔除的引流管，应加强换药，多次行引流液培养。充分重视、密切观察患者术后生命体征的变化，尤其是体温曲线，多次监测血常规、红细胞沉降率、C反应蛋白等，同时应注重患者的营养支持，及时纠正贫血、低蛋白血症及电解质紊乱等。

（5）治疗

①对于急性感染，一经发现应行扩创引流术。

②对于延迟清创的急性感染，组织炎症反应严重，血供差，坏死组织多，难以彻底清创，易致感染复发，因此，应做持续灌洗，一方面可及时排除残留细菌及坏死组织，另一方面可阻止细菌在内固定表面形成伪膜，有效降低感染复发率。

③明确腰椎内固定术后感染的患者，应根据药敏结果足量长程使用敏感抗生素，1 个月后应连续复查白细胞、中性粒细胞，3 次以上均正常方可停药，红细胞沉降率及 C 反应蛋白可持续升高一段时间，但应呈持续下降趋势，如出现上升趋势，则提示复发可能。

2. 万古霉素血药浓度监测的意义

万古霉素对革兰阳性菌有强大的杀菌作用，是临床治疗表皮葡萄球菌、耐甲氧西林葡萄球菌和肠球菌引起的重症感染患者的首选药物。万古霉素的不良反应与谷浓度密切相关，个体差异较大，临床要求对万古霉素进行药物监测。

根据《万古霉素临床应用剂量中国专家共识》及国外相关指南，对于以下患者应行≥ 1 次的血药浓度监测，如：

①血药浓度需维持在 15 ～ 20μg/mL 感染较重的患者；

②使用疗程较长的患者；

③肾功能异常的患者；

④老年人、新生儿、肥胖患者等特殊人群；

⑤表观分布容积波动较大的患者。

万古霉素是有时间依赖性并具有一定抗生素后效应的药物，治疗效果与患者体内谷浓度密切相关。对首次监测未达谷浓度的感染较严重的患者，临床通过减少给药剂量或增加给药间隔、增加给药剂量或减少给药间隔、药物持续静脉滴注等方式调整给药方案。在调整给药方案 5 个半衰期后，下一次给药前 30min 采集静脉血样。万古霉素在临床使用过程中，采集微生物标本的送检及血药浓度监测比率不断提高，说明临床正在为合理使用万古霉素努力，研究发现行多次血药浓度监测能够提高万古霉素 10 ～ 20μg/mL 的治疗窗比例。但由于该药物的个体差异大、影响因素较多，仍应加强药学监测以提高治疗效果、减少肾功能损伤。

（刘　洋　陈雪梅　苏晓静　高　远）

第五节　1 例腰椎管狭窄术后感染患者的护理

一、基本信息

姓名：姚某；性别：男；年龄：69 岁；婚姻情况：已婚

文化程度：中学；籍贯：山西省运城市；工作单位：无

入院日期：2016年5月11日；出院日期：2016年6月6日

出院诊断：腰椎术后、脊柱感染

病史陈述者：患者本人及家属

二、病例介绍

主诉：腰椎术后2个月，双侧臀部、双膝疼痛20余天。

现病史：患者于2016年3月30日在我科因“退行性腰椎侧凸畸形、腰椎管狭窄症”行腰椎后路手术，术后康复良好，顺利出院。术后12天，患者出现双侧臀部、双膝疼痛，自服镇痛药物疗效差；疼痛逐渐加重，下地活动受限，遂来我院就诊，以“腰椎术后”收入我科。

入院诊断：腰椎术后、脊柱感染。

既往史：高血压病史，口服苯磺酸左旋氨氯地平片治疗，血压控制良好；1年前行双膝关节置换术；2个月前曾行脑动脉栓塞术；近5年来双耳听力下降；白癜风病史40年；否认糖尿病病史；否认肝炎、结核、疟疾等传染病病史；曾行腰椎后路减压矫形植骨融合手术，手术时曾输血；否认药物、食物过敏史；预防接种史不详。

婚育史：配偶健在，育有2女1子，均体健。

家族史：无特殊。

专科检查：缓慢步态，半自动体位，脊柱未见明显畸形，双下肢肌肉无萎缩。腰骶部压痛及叩击痛，伴双下肢放射痛，鞍区感觉未见明显减退，双足背、内踝、足外侧缘感觉迟钝，双侧足背动脉搏动有力，左下肢皮温较右侧略低。腰椎主动及被动活动受限，双下肢主动及被动活动自如。四肢肌张力正常，关节活动正常。右侧腹壁反射未引出，双侧肱二头肌反射活跃，双侧膝腱反射未引出，双侧霍夫曼征阳性。左侧直腿抬高试验阳性30°，右侧直腿抬高试验阳性50°，各病理征未见明显异常（表8-5-1）。

表8-5-1　病理反射查体结果

反射	左侧	右侧
膝腱反射	未引出	未引出
跟腱反射	未引出	未引出
直腿抬高试验	阳性30°	阳性50°
直腿抬高加强试验	阳性	阳性
股神经牵拉试验	阳性	阳性

辅助检查：

MRI检查：腰椎术后改变，可见$L_{2\sim5}$水平椎管背侧长T_1长T_2囊性阴影（5月11日）（图8-5-1）。

X线检查：$L_{3\sim4}$、$L_{4\sim5}$椎弓钉附件可见囊性阴影（5月11日）（图8-5-2）。

入院时生命体征：T36.3℃，P75次/分，R18次/分，BP142/80mmHg。

入院时护理风险评估：疼痛数字评分法评分为 2 分，跌倒风险评估为低风险，血栓风险因素评估为 2 分。

心理社会方面评估：患者情绪稳定，家庭关系和睦。

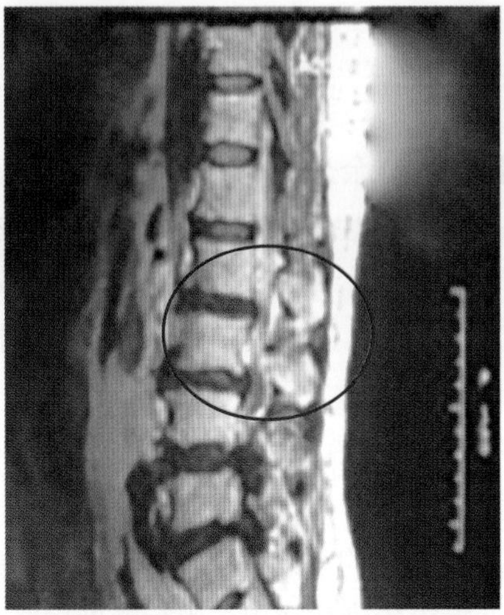

图 8-5-1　术前 MRI

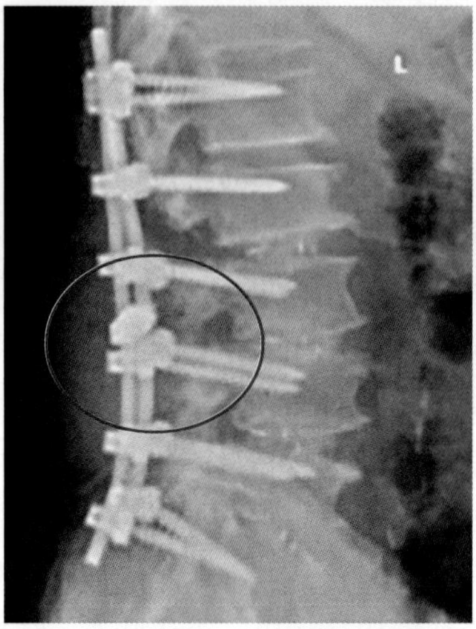

图 8-5-2　术前 X 线

三、治疗护理及预后

（一）治疗护理过程（表 8-5-2）

表 8-5-2　治疗护理过程

时间		病程经过	治疗处置
5 月 11 日		以“腰椎术后、脊柱感染”收入我科。	完善各项检查与术前风险评估。讲解术前注意事项。
5 月 12 日	8：00	生命体征平稳。	完成术前准备。
	8：10	患者进入手术室。	完成术前交接。
	11：00	在全身麻醉下行“腰椎后路病灶清除术”，术中出血约 300mL。	手术过程顺利，术中未输血。
	11：30	手术时长 2.5 小时，安返病房，病情平稳，意识清醒，生命体征：T36.5 ℃、P76 次 / 分、R18 次 / 分、BP126/88mmHg。伤口敷料包扎好，未见渗血；2 条伤口引流管通畅，引流液为血性；留置尿管通畅，尿色正常。四肢感觉、运动正常，肌力正常。术中清除病灶，给予病灶组织细菌培养 + 鉴定 + 药敏。疼痛评分为 2 分。	持续心电血压监测及低流量吸氧（2L/min）；平卧位，头下垫软枕；指导双下肢踝泵训练，穿抗血栓压力带；妥善固定各导管并保持通畅，2 条伤口引流管给予 0.9% 氯化钠注射液 1000mL 持续灌注冲洗，观察并记录引流液的颜色、性质及量（见表 8-5-3 伤口灌注冲洗记录单）；遵医嘱给予使用万古霉素、莫西沙星注射液静脉滴注抗感染，给予患者心理支持。

续表

时间		病程经过	治疗处置
5月13日	16：00	生命体征平稳，伤口敷料包扎好，未见渗血，伤口引流管通畅，引流液为血性，持续灌注冲洗。留置尿管通畅，尿色正常。双下肢感觉运动正常，皮肤好。疼痛评分为2分。	遵医嘱给予停持续心电血压监测；医生给予伤口换药，伤口周围无红肿、无渗液；妥善固定各导管并保持通畅，持续灌注冲洗，观察并记录引流液的颜色、性质及量；遵医嘱给予抗感染治疗；指导患者进行双下肢踝泵训练。复查血。
5月14日～5月25日	15：00	病灶组织细菌培养＋鉴定＋药敏结果为：表皮葡萄球菌阳性。药敏－表皮葡萄球菌（2016年5月16日 10：44）：莫西沙星 S ≤ 0.25、万古霉素 S1.0。患者病情平稳，伤口灌注冲洗引流管通畅，引流液为清水样。患者3天未排大便且排便困难。	给予拔除留置尿管，患者自主排尿；指导双下肢行直腿抬高训练；给予灌肠，排大便1次，鼓励患者少食多餐，顺时针按摩腹部。5月14日～5月23日连续6次引流液培养回报均为表皮葡萄球菌，给予加大灌注冲洗剂量，0.9%氯化钠注射液2000mL持续灌注冲洗；指导患者双下肢交替踢腿，穿抗血栓压力带。
5月27日	16：00	伤口有渗液，伤口引流管通畅，引流液为清水样。	加大剂量给予灌注冲洗后，伤口渗液增多，伤口敷料潮湿，及时换药、保持伤口干燥，遵医嘱改为0.9%氯化钠注射液1000mL灌注冲洗。引流液细菌培养，培养结果为表皮葡萄球菌。
5月31日	16：00	伤口灌注冲洗引流通畅，引流液为清水样；患者排便情况改善，保持2天排大便1次。	引流液培养结果连续4次未检出异常细菌，医生给予拔除伤口灌注冲洗管，更换伤口敷料。饮食指导。
6月2日	15：00	患者2条伤口引流管通畅，引流液为清水样，患者四肢感觉运动正常。	引流液培养回报：未检出异常细菌，医生给予拔除右伤口引流管，更换伤口敷料。继续观察引流情况；指导患者佩戴腰围床旁活动，未诉不适。
6月5日	12：00	病情平稳，左伤口引流管引流通畅，引流液清亮、量少；四肢感觉运动正常。	医生给予拔除左伤口引流管，更换伤口敷料，指导患者佩戴腰围在病区内活动。
6月6日	10：00	生命体征平稳，伤口敷料包扎好，未见渗出；四肢感觉、运动正常，今日出院。	给予出院指导，告知复查时间及注意事项。

表 8-5-3　伤口灌注冲洗记录单

日期	伤口灌注入量左管 /mL	伤口灌注入量右管 /mL	左伤口引流管出量 /mL	右伤口引流管出量 /mL	引流液细菌培养
5月13日	1000	1000	1400	800	未检出
5月14日	1000	1000	1650	930	表皮葡萄球菌
5月15日	1000	1000	1650	600	表皮葡萄球菌
5月25日	2000	2000	940	2775	表皮葡萄球菌
5月27日	1000	1100	700	1470	表皮葡萄球菌
5月31日			350	220	未检出
6月2日			30		未检出
6月3日			15		未检出
6月4日			10		未检出

术后异常检验结果见表 8-5-4。

表 8-5-4 术后异常检验结果

项目	指标	结果	参考值
血常规	红细胞计数 /（10^{12}/L）	3.9 ↓	4.3 ~ 5.9（男）3.9 ~ 5.2（女）
	中性粒细胞百分比	0.71 ↑	0.50 ~ 0.70
	淋巴细胞百分比	0.16 ↓	0.20 ~ 0.40
	血红蛋白 /（g/L）	110 ↓	137 ~ 179（男）116 ~ 155（女）
生化	血清白蛋白 /（g/L）	34 ↓	35 ~ 50
	肌酸激酶 /（U/L）	323.8 ↑	2 ~ 200
红细胞沉降率	红细胞沉降率 /（mm/h）	43 ↑	0 ~ 20
出凝血常规	血浆 *D*– 二聚体 /（μg/mL）	5.31 ↑	0 ~ 0.50

（二）主要护理问题及措施

1. 细菌感染

1）问题依据

患者腰椎后路手术，出现双侧臀部、双膝疼痛，自服镇痛药物治疗，疗效差，患者疼痛逐渐加重，下地活动受限；术中清除病灶，细菌培养 + 鉴定 + 药敏：表皮葡萄球菌阳性，术后引流液培养为表皮葡萄球菌阳性。

2）护理思维

脊柱内固定术后并发脊柱感染是灾难性的并发症，感染会导致内固定手术失败，患者常出现腰背痛、发热、根性痛、神经损害等症状，严重阻碍患者康复进程；护理人员在工作中要加强对患者的伤口护理、用药护理、心理护理等，多方面采取有效措施，促进患者康复，减轻患者痛苦。

3）主要措施

（1）病情观察与评估：监测体温变化，每班评估患者伤口情况，观察有无渗血、渗液，有无红肿热痛，评估灌注冲洗引流情况，是否固定牢靠、通畅，观察引流液的性质。医务人员加强手卫生，防止交叉感染。

（2）伤口护理：保持伤口敷料清洁干燥，及时换药；保持灌注冲洗引流通畅，准确记录引流灌注冲洗出入量，遵医嘱及时调整灌注入量。

（3）引流液培养：定期按无菌要求留取引流液送检，进行细菌培养，为治疗提供准确数据，及时调整治疗方案。

（4）用药护理：使用万古霉素及莫西沙星进行抗菌治疗，注意用药浓度及速度；定期检测万古霉素的血药浓度，确保治疗效果；长期使用万古霉素可出现肾功能、听力、肝功能损害，定期监测肌酐清除率、谷草转氨酶、谷丙转氨酶、甲胎蛋白，避免药物不良反应引发其他严重后果。

4）护理评价

经过伤口灌注冲洗及抗炎药物联合治疗，感染得到控制，伤口愈合良好，无其他并发症出现。

2. 便秘

1）问题依据

患者术后卧床时间长、活动范围有限，术后早期进食少、膳食结构不合理，可能导致便秘的发生。

2）护理思维

便秘使粪便在肠道内停留时间过长，导致肠内毒素堆积，被机体吸收后对内分泌系统会造成一定影响，引起肛周疾病，加重或者形成痔疮，严重者可能导致痔疮急性发作或者引起其他并发症。护理人员要重视便秘的治疗，采取有效措施缓解改善患者便秘情况，避免其他并发症的发生。

3）主要措施

（1）病情观察与评估：每日询问患者大便情况并记录。

（2）饮食护理：指导患者多吃水果和粗纤维食物，少食多餐，保证每日足够饮水量。

（3）按摩：指导患者在卧床时，顺时针揉腹部以促进胃肠功能恢复。

（4）药物治疗：必要时遵医嘱给予行灌肠术、口服缓泻剂帮助患者保持大便通畅。

（5）功能训练：每日保持双下肢功能训练及深呼吸训练，促进肠蠕动。

4）护理评价

护理干预后患者排便习惯建立，大便通畅。

（三）患者转归

患者经过近 3 周的灌注冲洗治疗，拔除伤口引流管，伤口愈合好；腰部不适、疼痛缓解；下床锻炼未诉不适，双下肢感觉运动正常，康复出院。

四、护理体会及反思

（一）护理体会

清创术后采用灌注冲洗结合抗生素进行联合治疗、彻底清除细菌，感染治疗效果满意；护理人员对长时间留置的灌注冲洗管及引流管妥善固定，做到冲洗有效、引流通畅，记录准确，培养送检及时，确保了治疗效果。

（二）反思

由于感染治疗时间通常较长，治疗期间患者会出现精神不振、食欲减退、水电解质平衡被破坏、蛋白质丢失。当感染累及椎管内时，可能出现严重的贫血及神经功能损害。因此，对感染的患者应当加强饮食指导，给予高营养支持，并嘱咐患者多进食含蛋白质的食物。伤口大量渗液、需要多次清创的患者，则应密切观察患者水电解质及血红蛋白的变化，必要时给予静脉补充白蛋白、输血治疗。

五、相关知识链接

1. 深部感染

深部感染是指累及腰背部深筋膜或颈部项韧带以下筋膜层的感染，也包括累及椎间隙、椎骨的感染和硬膜外脓肿。深部感染通常发生在内固定术后的 1 年内。感染分为早期和迟发感染，术后 3 个月作为早期和迟发感染的分界点。

早期感染一般出现在术后 3 天，患者表现为体温升高、伤口周围皮肤红肿、切口（或伤口）渗出较多等，鉴于出现症状和体征的不一致，进行实验室检查对于脊柱术后感染诊断非常有帮助。当发生术后深部感染时，白细胞计数可能会增加或在正常范围内。红细胞沉降率和 C 反应蛋白水平是感染标志物，C 反应蛋白被认为更具特异性。

迟发感染可出现在术后几个月，患者表现为体温稍升高或者无升高，伤口疼痛伴或不伴有腰部疼痛，部分患者还可出现窦道。迟发感染通常在实验室检查上无明显异常。这时需要借助影像学检查。X 线可以发现早期的内固定松动，椎间盘高度丧失和异常的软组织肿胀，从而间接明确是否存在感染；MRI 表现为椎间隙变窄，相邻终板模糊，这种情况发生在产生蛋白水解酶的病原体（如金黄色葡萄球菌）扩散到椎间盘和邻近椎骨终板的病例中。但影像学检查对于发生内固定术后感染的患者特异性较低，所以通常结合临床表现进行诊断。

2. 内固定术后深部感染的预防

1）术前

（1）全身清洁。

（2）尿液检查，若存在尿路感染则对症治疗。

（3）对患者进行营养评估。

（4）尽量控制术前、术后血糖在正常范围内。

（5）戒烟。

2）术中

（1）若手术区域毛发浓密则需要剔除。

（2）使用头孢类药物预防手术中的革兰阳性球菌感染，最佳使用时间为手术开始 1 小时前，手术时间大于 3 小时需追加一剂。

（3）监测围手术期抗菌治疗方案的依从性。

（4）手术期间限制人员进入。

（5）术中伤口灌洗。

（6）万古霉素粉末喷入手术部位。

3）术后

（1）换药使用不透明的敷料。

（2）在出院前尽量缩短换药间隔。

3. 灌注冲洗技术

彻底的病灶清除和灌注冲洗是治疗骨与关节感染的普遍原则，因此，我们在术后对所有的患者均行闭合式灌注冲洗，术中注意摆放冲洗管和引流管的位置，以使其形成良好的循环，术后即予以 80000U 庆大霉素加入 500mL 生理盐水，共配成 3000mL 溶液，24 小时不间断地持续封闭式灌注冲洗椎间隙，持续时间为 2 ~ 3 周，3 周后根据化验检查结果调整以每日减 500mL 的量逐渐停止灌注冲洗。在连续 3 次引流液培养阴性、冲洗液清亮且患者发热、疼痛等全身性症状消失后考虑拔除引流管。

因此，我们认为在原发性腰椎间隙感染治疗中，彻底清除局部坏死组织，吸净脓液，术后继续反复冲洗引流，可以达到彻底治疗、避免感染向椎管内蔓延、防止复发的目的；同时，由于椎间病灶清除时去除了破损的上下终板软骨，软骨下骨裸露，局部血液循环情况获得改善，不仅可使抗生素局部浓度提高，而且为椎间植骨提供了良好的环境。

（刘　洋　陈雪梅　苏晓静　高　远）

第六节　1 例胸椎肿瘤术后并发胸腔积液患者的护理

一、基本信息

姓名：高某；性别：女；年龄：37 岁；婚姻情况：已婚

文化程度：大专；籍贯：天津市；职业：无

入院日期：2017 年 4 月 15 日；出院日期：2017 年 5 月 4 日

出院诊断：胸椎软骨肉瘤

病史陈述者：患者本人及家属

二、病例介绍

主诉：间断背部疼痛多年。

现病史：患者于 2011 年 4 月无明显诱因出现间断背部疼痛，夜间疼痛不明显，休息后可缓解，一直未予特殊治疗，近半年来出现疼痛加重，为进一步治疗来我院检查，CT 检查显示“胸椎肿瘤”，门诊收入我科。

入院诊断：胸椎肿瘤。

既往史：否认肝炎、结核、疟疾等传染病病史；否认高血压、心脏病、糖尿病病史；无输血史，无手术史；否认食物、药物过敏史，预防接种史不详。

婚育史：适龄结婚，育有 1 子。

家族史：无特殊。

专科检查：视诊，步态基本正常，自主体位，脊柱未见明显畸形；触诊，颈胸棘突及周围压痛、叩击痛不明显，无双上肢放射痛，四肢及躯干未见明显痛觉减退，双侧鞍区外侧感觉未见明显减退，四肢血液循环良好，双侧足背动脉搏动良好；颈椎主动活动自如，腰椎主动活动自如，四肢主、被动活动自如，肌张力未见明显异常。

辅助检查：

X 线检查：胸椎椎体压迫性改变；脊柱胸段向右侧偏畸形。

CT 检查：$T_{3\sim5}$ 椎体呈压缩性改变，椎体破坏明显，椎旁肿瘤突入胸腔，椎间隙未见明显破坏。

MRI 检查：肿瘤压迫 $T_{1\sim4}$；$T_{1\sim4}$ 椎管狭窄；$T_{5\sim6}$ 椎体水平椎管狭窄（4 月 15 日）（图 8-6-1）。

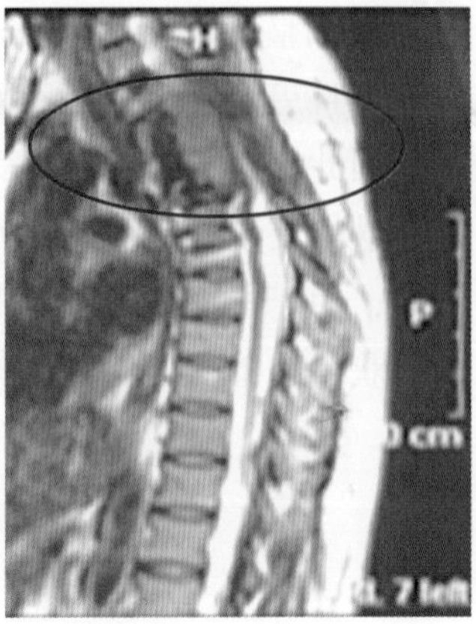

图 8-6-1　术前 MRI

心电图检查：窦性心律，心电图正常。

入院时生命体征：T36.7℃，P82 次 / 分，R18 次 / 分，BP128/72mmHg。

入院时护理风险评估：疼痛数字评分法评分为 2 分，跌倒风险评估为低风险，血栓风险因素评估为 2 分。

心理社会方面评估：患者情绪稳定，家庭关系和睦。

三、治疗护理及预后

（一）治疗护理过程（表 8-6-1）

表 8-6-1　治疗护理过程

时间		病程经过	治疗处置
4 月 15 日		以“胸椎肿瘤”收入我科。	完善各项检查与术前风险评估。
4 月 17 日		完善术前检查。	讲解术前注意事项。
4 月 18 日	8:00	患者生命体征平稳，进入手术室。	完成术前准备。
		在全身麻醉下行“胸椎前路肿瘤切除、钛网植骨内固定术”，术中出血 400mL。	手术过程顺利，输同型红细胞 600mL，血浆 200mL。
	15:00	手术时长 5 小时，生命体征：T36.5℃、P88 次 / 分、R18 次 / 分、BP142/79mmHg、SpO_2 96%。伤口敷料包扎好，胸部右侧留置胸腔闭式引流管 1 根，引流通畅，引流液为血性；留置尿管通畅，尿色淡黄；无憋气胸闷，听诊：双肺呼吸音清，右侧稍弱；患者四肢感觉运动正常，疼痛评分为 2 分。	平卧位，头部垫软枕，持续心电血压监测及低流量吸氧（2L/min）；妥善固定各导管并保持通畅，胸腔闭式引流袋固定低于患者胸部；每班听诊肺部情况；遵医嘱给予抗炎、补液治疗，氧气雾化吸入每天 2 次；术后 6 小时，协助患者轴位翻身、右侧卧位。指导患者每日进行缩唇呼吸训练、双下肢踝泵训练。
4 月 19 日		患者胸腔闭式引流管通畅，引流液为血性，引流量为 450mL。无胸闷憋气，听诊：双肺呼吸音清，右侧稍弱；主诉切口疼痛，疼痛评分为 4 分。	抬高床头 30°，协助患者半卧位。每班听诊肺部情况，进行饮食指导。
4 月 20 日		患者双肺呼吸音清，强度一致，四肢感觉运动正常。胸腔闭式引流管通畅，引流液为血性，引流量为 100mL，疼痛评分为 2 分。	遵医嘱停止持续心电监护，继续采取半卧位行呼吸功能训练。
4 月 21 日～4 月 26 日		患者胸腔闭式引流管通畅，引流液为淡血性，引流量为 35mL。患者起床活动时伤口疼痛，疼痛评分为 3 分。	4 月 23 日复查床旁胸部 X 线，报告：胸椎术后改变，肺尖部有少量胸腔积液。遵医嘱给予夹闭胸腔闭式引流；指导患者佩戴支具，协助下床活动，患者活动后卧床休息半小时后疼痛缓解。

续表

时间	病程经过	治疗处置
4 月 29 日	病情平稳，持续夹闭胸腔闭式引流管，引流量为 0，呼吸正常，未出现胸闷、憋气症状，听诊：双肺呼吸音清。疼痛评分为 1 分。	医生给予拔除胸腔闭式引流管，给予加压包扎；复查胸片：胸椎术后改变，未见胸腔明显异常。协助患者佩戴支具，病区内活动。
5 月 4 日	伤口愈合良好，四肢感觉、运动正常，无胸闷憋气症状，遵医嘱今日出院。	给予患者出院指导，告知复查时间及佩戴支具的注意事项。

术后 X 线检查见图 8-6-2。

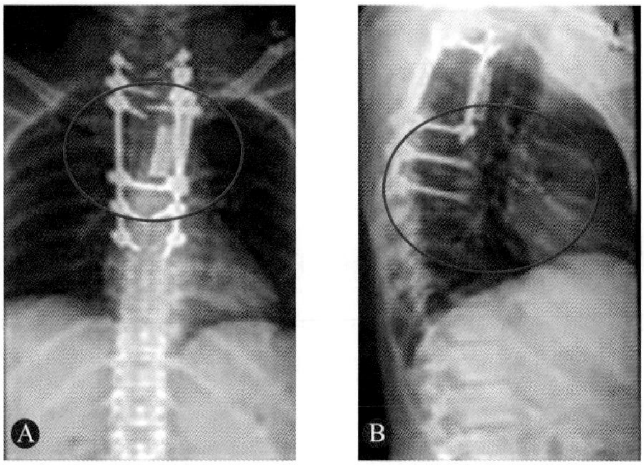

图 8-6-2　术后 X 线片

（二）主要护理问题及措施

1. 胸腔闭式引流的护理

1）问题依据

胸椎肿瘤手术在术中离断患者肋骨，对患者胸膜腔有破坏，须留置胸腔闭式引流管。

2）护理思维

胸腔闭式引流主要作用包括：引流胸腔内的液体或气体；重建胸腔内负压，维持纵隔的正常位置；促进肺复张，预防肺部感染。所以在护理过程中保证胸腔闭式引流的通畅显得尤为重要，是避免患者发生血胸、气胸的关键措施，对术后恢复有重要意义。

3）主要措施

（1）病情观察与评估：观察引流管内液面波动情况、评估引流液性质、量并记录。

（2）体位护理：术后采取平卧或侧卧位，适当给予床头抬高 30°，搬动患者时，引流袋低于患者胸腔，防止引流袋内气体或液体逆流。

（3）伤口护理：拔管前伤口每日换药 1 次；拔管后用 4 层无菌纱布加压包扎伤口，并观察有无伤口渗血的表现。

（4）管道护理：使用导管固定器固定引流管，保持引流袋位置低于胸腔最低点，保持胸腔闭式引流的通畅，严防导管脱落、扭曲、受压及阻塞等情况；拔管前夹闭 24 小时，无呼吸困难且胸片提示肺复张良好则拔管。

（5）疼痛护理：协助患者活动前后给予评估疼痛评分；疼痛剧烈时，遵医嘱给予镇痛药，指导患者分散注意力，如让患者听音乐、看书、看报等。

4）护理评价

胸腔闭式引流未出现脱管，引流管通畅；拔管后，患者恢复良好。

2. 肺部感染的预防

1）问题依据

胸椎肿瘤切除手术改变了胸椎正常的生理结构，胸膜腔被破坏及术后胸腔闭式引流留置时间长易造成肺部感染；有文献报道，胸部手术更易导致术后肺部感染的发生。

2）护理思维

手术创伤大，如果术后并发肺部感染将严重威胁患者生命，导致严重后果。因此，护士应科学评估患者肺部情况、合理用药、指导患者掌握有效咳嗽、排痰方法，保持引流通畅，降低肺部感染的发生。

3）主要措施

（1）病情观察与评估：密切观察生命体征、特别是体温情况，每天评估伤口有无红、肿、热、痛表现，每班听诊患者双肺情况，先左侧后右侧（先健侧后患侧）。

（2）体位护理：平卧位、半卧位交替变换，协助患者变化体位时动作轻柔，避免肺部积血、积液造成感染。

（3）用药护理：给予进行氧气雾化吸入治疗，促进排痰。

（4）功能训练：缩唇呼吸、腹式呼吸训练。

4）护理评价

患者术后未发生肺部感染，胸腔闭式引流管拔出后复查胸片，未见明显异常。

（三）患者转归

患者术后未发生肺部感染，切口愈后良好，康复出院。

四、护理体会及反思

（一）护理体会

护士在术后仔细全面评估患者病情，特别是肺部情况，采取针对性的护理措施，有效地预防肺部感染、血栓等并发症，患者顺利康复，护理效果满意。

（二）反思

在脊柱肿瘤患者的护理中，我们意识到脊柱肿瘤术后规范胸肺物理治疗的重要性，应加强相关疾病知识的学习，做好肺部治疗规范化培训，科室应制定胸腔闭式引流管滑脱预案，做好预见性护理。

五、相关知识链接

（一）胸椎肿瘤

胸椎肿瘤是脊柱肿瘤的一种，分为原发性和继发性两大类型。临床上胸椎肿瘤大多是良性的肿瘤。由于胸椎肿瘤发病年龄的不同，早期的症状也有所差别，例如儿童的胸椎肿瘤大多是良性肿瘤，会出现疼痛，主要为机械性疼痛，一般夜间疼痛较明显。而中青年患者的恶变概率增加，且患者大多为恶性肿瘤，会出现局部的肿块，并且会对周围的组织形成压迫从而导致相应神经的功能障碍，并且还会导致脊柱畸形等。

（二）胸脊髓损伤

胸脊髓损伤仅影响部分肋间肌，对呼吸功能影响不大，交感神经障碍的平面也相应下降，体温失调也较轻微。主要表现为躯干下半部与双下肢的上运动神经元性瘫痪，以及相应部位的感觉障碍和大小便功能紊乱。

1. 上胸段（$T_{2\sim5}$）脊髓损伤的特点

（1）运动改变：损伤平面以下的肋间肌、腹肌、躯干及下肢麻痹，呈截瘫状。

（2）感觉改变：损伤平面以下感觉消失。

（3）反射改变：腹壁反射、提睾反射、膝腱反射及跟腱反射发生障碍。

胸脊髓损伤患者仍可出现腹式呼吸。损伤平面越低，对肋间肌的影响越小，呼吸功能保留就越好，除有截瘫及括约肌失控症状以外，尚有血液循环障碍，患者坐起时常因位置性低血压而出现晕厥。

2. 下胸段（$T_{6\sim12}$）脊髓损伤的特点

（1）运动改变：在 $T_{6\sim9}$ 脊髓受伤时，上段腹直肌的神经支配未受损害，具有收缩功能，而中段和下段的腹直肌则丧失收缩功能。在 T_{10} 脊髓节段以下损伤时，由于腹内斜肌及腹横肌下部的肌纤维瘫痪，患者咳嗽时腹压增高，下腹部向外膨出。下肢呈截瘫状态。

（2）感觉改变：T_6 脊髓受伤时为剑突水平，T_7、T_8 脊髓为肋下，T_9 脊髓为上腹部，T_{10} 脊髓平脐，T_{11} 脊髓为下腹部，T_{12} 脊髓为腹股沟。

（3）反射改变：上、中、下腹壁反射中枢分别为 $T_{7\sim8}$、$T_{9\sim10}$、$T_{11\sim12}$ 节段。

3. 脊髓损伤水平

（1）感觉水平检查及评定：指脊髓损伤后保持正常感觉功能（痛觉、触觉）的最低脊髓节段，左右可以不同。检查身体两侧各自的 28 个皮区的关键点，在每个关键点上检查 2 种感觉，即针刺觉和轻触觉，并按 3 个等级分别评定打分（0 为缺失；1 为障碍；2 为正常。不能区别钝性和锐性刺激的感觉应评为 0 级）。检查结果每个皮区感觉有 4 种状况，即右侧针刺觉、右侧轻触觉、左侧针刺觉、左侧轻触觉。把身体每侧的皮区评分相加，即产生两个总的感觉评分，即针刺觉评分和轻触觉评分，用感觉评分表示感觉功能的变化。正常感觉功能总评分为 224 分。

（2）运动水平的检查评定：指脊髓损伤后保持正常运动功能（肌力 3 级以上）的最低脊髓节段，左右可以不同。检查身体两侧各自 10 对肌节中的关键肌。检查顺序为从上向下，各肌肉的肌力均使用 0 ~ 5 临床分级法。这些肌肉与相应节段的神经支配相一致，并且便于临床做仰卧位检查（在脊髓损伤时其他体位常为禁忌）。按检查结果将两侧肌节的评分集中，得出总的运动评分，用这一评分表示运动功能的变化。正常运动功能总评分为 100 分。

（3）括约肌功能及反射检查：包括肛门指检、肛门反射、尿道球海绵体反射，测试肛门外括约肌。该检查用于判定脊髓是完全性还是不完全性损伤。

脊髓损伤程度：鞍区皮肤感觉的检查应环绕肛门皮肤黏膜交界区各个方向，并均仔细检查，任何触觉或痛觉的残存均应诊断为不完全性损伤。临床医生需行肛门指检后才能做出完全性脊髓损伤的诊断，肛门指检应注意肛门深感觉有无和外括约肌有无自主收缩。脊髓休克期确定完全性脊髓损伤是不可能的。即使脊髓休克期已结束，仍须对骶区功能仔细检查后才能确定脊髓损伤完全与否。

（白玉静　陈雪梅　苏晓静　高　远）

第七节　1 例胸腰椎肿瘤术后并发脑脊液漏患者的护理

一、基本信息

姓名：李某；性别：男；年龄：49 岁；婚姻情况：已婚

文化程度：高中；籍贯：福建省永定县；职业：工人

入院日期：2018 年 1 月 30 日；出院日期：2018 年 2 月 22 日

出院诊断：胸腰椎管内肿瘤

病史陈述者：患者本人及家属

二、病例介绍

主诉：腰背部疼痛伴左下肢乏力半年余。

现病史：患者于半年前无诱因出现腰背部疼痛、呈持续性胀痛，程度中等，可忍受；伴有右膝部放射痛，夜间疼痛明显，自觉左下肢乏力，尚可自主站立行走。在当地医院行胸腰椎 MRI 检查后诊断为“胸腰椎管内占位”，为进一步诊治来我院，门诊以“胸腰椎管内占位”收入我科。

入院诊断：胸腰椎管内肿瘤。

既往史：平素体健，否认高血压、糖尿病、冠心病病史；否认肝炎、结核等传染病病史；否认外伤、手术、输血史；无食物、药物过敏史；否认特殊化学品及放射线接触史。无吸烟、饮酒等不良嗜好。

婚育史：已婚，育有 1 子 1 女。

家族史：无特殊。

专科检查：脊柱生理弯曲存在，各棘突居中，棘突、棘突间无压痛，胸腰椎交界处椎体轻度叩击痛，双下肢肌肉无萎缩。右膝部无压痛，双侧髂腰肌、股四头肌肌力 5 级，双侧胫前肌及双足趾屈肌肌力 5 级，左侧踇背伸肌肌力 2 级，右侧踇背伸肌肌力 5 级，双下肢触痛感觉正常，双侧膝反射减弱，双侧跟腱反射存在。双下肢直腿抬高试验及加强试验阴性，双侧足背动脉搏动有力。

辅助检查：

MRI 检查：$L_{1\sim3}$ 椎体水平椎管内髓外、硬膜下多发肿块、结节，考虑神经源性肿瘤可能性大。$T_{8\sim9}$ 椎体水平脊髓右后方迂曲增粗血管影，考虑血管畸形可能，L_5、S_1 椎间盘变性、膨出并向后轻度突出（1 月 31 日）（图 8-7-1）。

CT 检查：$L_{1\sim3}$ 椎体水平椎管内髓外、硬膜下多发肿块、结节，血供丰富，$T_{8\sim9}$ 椎体水平脊髓右后方迂曲增粗血管影，为粗大的引流静脉，L_5、S_1 椎间盘变性、膨出并向后轻度突出。胸腰椎骨质增生（1 月 31 日）（图 8-7-2）。

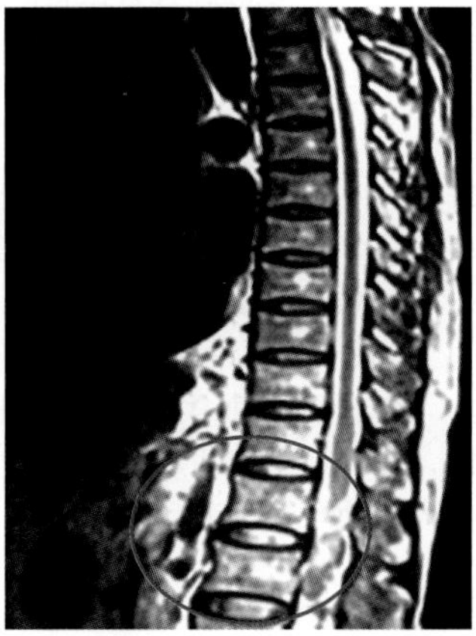

图 8-7-1　腰椎 MRI

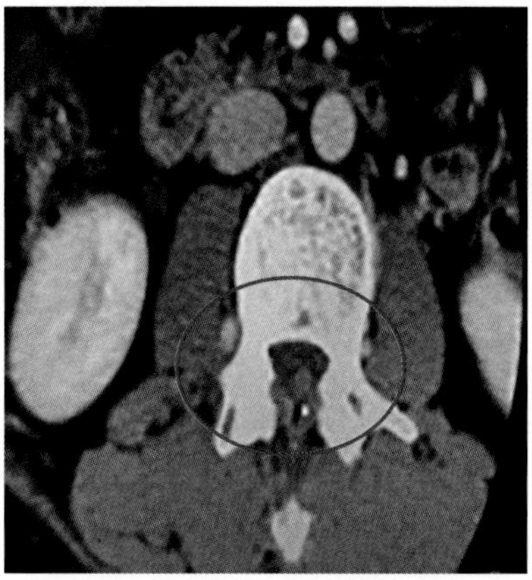

图 8-7-2　腰椎 CT

X 线检查：胸腰椎骨质增生。

心电图检查：窦性心律，心电图正常。

入院时生命体征：T36.6℃，P80 次 / 分，R20 次 / 分，BP130/75mmHg。

入院时护理风险评估：疼痛数字评分法评分为 2 分，跌倒风险评估为低风险，血栓风险因素评估为 1 分，生活自理能力评估为 95 分。

心理社会方面评估：患者情绪稳定，妻子陪同入院。

术前异常检验结果见表 8-7-1。

表 8-7-1　术前异常检验结果

项目	指标	结果	参考值
生化	血清白蛋白 /（g/L）	32.6 ↓	35 ~ 50
血常规	红细胞计数 /（10^{12}/L）	3.5 ↓	4.3 ~ 5.9（男）3.9 ~ 5.2（女）

三、治疗护理及预后

（一）治疗护理过程（表 8-7-2）

表 8-7-2　治疗护理过程

时间	病程经过	治疗处置
1月30日	腰背疼痛伴左下肢乏力半年余入我院。	完善各项检查与术前风险评估。给予讲解术前注意事项，完成术前准备。
9：00	在全身麻醉下行“T_{12} ~ L_3 椎板切除、硬膜下髓外肿瘤切除、T_{12} ~ L_3 椎弓根内固定术”。	手术过程顺利，术中出血 200mL。
16：00	患者返回病房，意识清醒；生命体征：T36.4℃、P96 次 / 分、R16 次 / 分、BP100/56mmHg。腰椎旁伤口引流管通畅，引流出暗红色液体；伤口敷料干燥；留置尿管，尿色清。	给予持续心电监护、低流量吸氧（2L/min）；颈静脉置管位置固定好，输液通畅；遵医嘱给予静脉滴注人血白蛋白、抗炎等药物治疗。
20：00	伤口引流量增多，颜色呈淡红色；患者主诉头晕、头痛，恶心，呕吐 3 次。	汇报医生，考虑并发脑脊液漏。给予急查血常规、血生化。增加生理盐水 1000mL 静脉滴注。抬高床尾 30°，置于头低脚高位卧床。
2月3日	主诉头晕、重度头痛，恶心，呕吐 2 次，疼痛评分为 6 分，自理能力评分为 30 分。患者引流液为淡红色，引流量 420mL。患者化验结果显示血清总蛋白 54g/L、血清白蛋白 30g/L。	给予复查血常规、血生化，给予静脉滴注人血白蛋白，增加 0.9% 生理盐水 1000mL 静脉滴注。置于头低脚高位卧床。
2月4日	主诉头晕、中度头痛，恶心，呕吐 1 ~ 2 次，疼痛评分为 6 分。患者引流液转清亮色，引流量为 420mL。	引流管间断夹闭。给予人血白蛋白 20g 静脉滴注及 0.9% 生理盐水 1000mL 静脉滴注。指导患者进行双下肢功能训练。
2月6日 ~ 2月10日	未诉头晕、头痛、恶心、呕吐不适。引流液为清亮色，引流量为 400mL。	引流管开放，给予人血白蛋白、0.9% 生理盐水 500mL 静脉滴注。给予饮食指导。
2月11日	未诉头晕、头痛、恶心、呕吐不适。	拔除伤口引流管，局部弹力绷带加压包扎。体位由头低脚高位卧床改为平卧位。指导患者进行双下肢功能训练。
2月16日	离床活动无头晕、头痛。	患者佩戴支架背心离床活动，指导患者正确佩戴支具方法。
2月22日	患者生命体征平稳，无头晕、头痛。	患者出院。

术后异常检验结果见表 8-7-3。

表 8-7-3　术后异常检验结果

项目	指标	结果	参考值
生化	总蛋白 /（g/L）	54 ↓	55 ~ 80
	血清白蛋白 /（g/L）	30 ↓	35 ~ 50
血常规	C 反应蛋白 /（mg/L）	12 ↑	0 ~ 10.0
	红细胞计数 /（10^{12}/L）	3.05 ↓	4.3 ~ 5.9（男）3.9 ~ 5.2（女）
	血红蛋白 /（g/L）	119 ↓	137 ~ 179（男）116 ~ 155（女）

（二）主要护理问题及措施

1. 脑脊液漏合并颅内感染

1）问题依据

患者术后出现恶心、呕吐、头晕、头痛；伤口引流液颜色持续为淡红色，引流量多；术后 C 反应蛋白检测结果偏高。

2）护理思维

患者肿瘤位于硬膜下脊髓外，手术过程中需打开硬脊膜，难免造成部分硬膜囊破损，虽有缝合，但仍发生了脑脊液漏。患者术后 C 反应蛋白检测结果升高，提示有感染的危险，若脑脊液漏处理不当，则有可能发生颅内感染。因此，需要保持正确体位，严密观察患者的临床表现。

3）主要措施

（1）病情观察与评估：严密监测患者生命体征，观察患者有无头痛、喷射性呕吐、发热等症状；每 4 小时监测体温；减少陪护及探视人员。

（2）体位护理：绝对卧床休息，床尾抬高 30°，将患者置于头低脚高位。

（3）饮食护理：指导患者进食高蛋白、易消化、清淡食物，每日少食多餐，避免饮食过饱，保持大便通畅，必要时给予开塞露、缓泻剂等药物。

（4）管道护理：防止管道脱落、扭曲，观察并记录引流液颜色、性质、量。及时更换引流袋，严格无菌操作，若发现活动性出血及时报告医生。观察手术切口有无渗血及渗液，提醒医生及时更换敷料。

（5）用药护理：遵医嘱使用能透过血脑屏障的抗生素，根据生化检验结果补充白蛋白，增加补液治疗，缓解因脑脊液丢失而导致颅内低压综合征。

4）护理评价

患者经对症治疗，未出现高热及病情加重的情况。

2. 营养不良－低蛋白血症

1）问题依据

患者血红蛋白、总蛋白、白蛋白均低于正常值，术后持续伤口引流。

2）护理思维

患者术后发生脑脊液漏，引流管持续引出淡红色液体，包含脑脊液和伤口引流液，导致红细胞和血红蛋白下降，而脑脊液中含有大量的蛋白质和葡萄糖，因此，患者术后静脉血检测总蛋白和白蛋白下降；另外，患者早期发生颅内低压综合征，恶心、呕吐，食欲减退，食物摄入不足，导致营养失调。因此，要关注患者各项指标及进食情况，及时给予静脉及口服营养支持。

3）主要措施

（1）病情观察与评估：评估患者的营养状况；记录患者的出入量；评估患者的目标能量和摄入能量的差距，随时调整营养干预计划。

（2）饮食护理：根据患者的喜好添加热量和蛋白质丰富的食物，如鱼、鸡蛋、瘦肉等，少量多餐，三餐可添加肠内营养粉冲水服用，建立营养干预治疗护理单，每天记录患者摄入量，每周评价并指导患者营养摄入方法。

（3）用药护理：遵医嘱予生理盐水补液治疗，补充脑脊液循环，改善颅内低压症状。遵医嘱静脉输入人血白蛋白，并注意观察有无输血制品的不良反应。定时复查血常规及生化指标，根据患者的检验结果补充白蛋白。

（4）健康教育：告知营养治疗的重要性；指导补充营养的方法及注意事项。

4）护理评价

患者住院期间经治疗，主要指标达到正常标准。

（三）患者转归

患者术后伤口愈合良好，出院。

四、护理体会及反思

（一）护理体会

脊柱椎管内肿瘤切除术后脑脊液漏在所难免，如处理不当，可发生伤口不愈合、脑脊液囊肿，或者引起患者长期腰腿痛、头痛等，严重者可引起脑室系统感染，甚至危及生命。护理人员在术后能及时发现脑脊液漏，并迅速报告医生，给予调整体位，静脉补充白蛋白，更换抗生素等一系列对症处理，从而减少了脑脊液的漏出，最终避免了严重并发症的发生。

（二）反思

有研究表明，术后营养不良、慢性疾病、使用激素、咳嗽、打喷嚏、排便困难、过早坐起或站立，会让腹压升高导致硬膜囊内压力瞬间增大，使脑脊液外漏。因此，对于该类患者，我们应加强体位管理，做好预见性护理，指导患者多饮水，多食蔬菜、水果，指导患者腹部按摩的方法，并遵医嘱使用通便的药物，保证患者大便通畅。年轻护士在病情判断及处理上还存在不足，应加强相关知识的学习。

五、相关知识链接

（一）脑脊液漏

1. 脑脊液漏的原因

脊柱椎管内肿瘤引起神经系统功能障碍的唯一有效治疗方法是手术切除，而手术中损伤硬脊膜是在所难免的。多见于椎管探查术中的减压，粘连松解，硬膜内、外肿瘤切除，囊肿刮除等操作过程中硬膜、蛛网膜的损伤或切开缝合后。主要临床表现为头晕、头痛、恶心、呕吐、伤口引流量大（24 小时＞300mL、术后 3 天＞100mL）、颜色变淡、伤口渗液、发热、电解质紊乱等。术中发现硬脊膜损伤予以缝合及修补，对于缺损较大者以人工硬脑膜修补。如果处理不当，可发生伤口经久不愈、脑脊液囊肿，或者引起患者长期腰腿痛、头痛等症状。

2. 脑脊液漏的诊断依据

（1）脊柱手术后患者主诉头痛、头晕、呕吐，并且与体位有关，腰背部切口有淡红色液体或者清亮液体渗出。

（2）手术中有明确硬脊膜损伤伴脑脊液漏或神经根损伤，术后有清亮液体或大量淡红色血性液体渗出（24 小时＞ 300mL）。

（3）术后切口引流管引出大量淡红色液体或者清亮液体。

（4）伤口渗出大量淡红色或清亮液体。

（5）皮下积液穿刺抽出淡红色或者清亮液体。

（6）脊髓造影明确诊断。

3. 脑脊液漏的鉴别

（1）一般引流液为暗红色血性液体（图 8-7-3），量为 50 ~ 200mL，24 小时不超过 300mL；若引流量超过正常、色淡、质稀薄，应考虑脑脊液漏（图 8-7-4）。

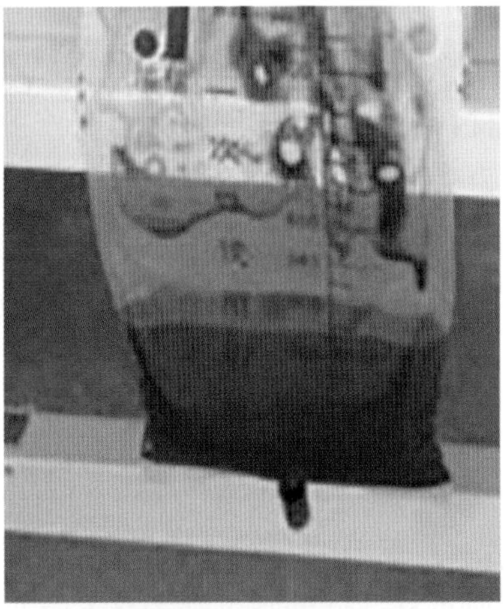

图 8-7-3　正常引流液

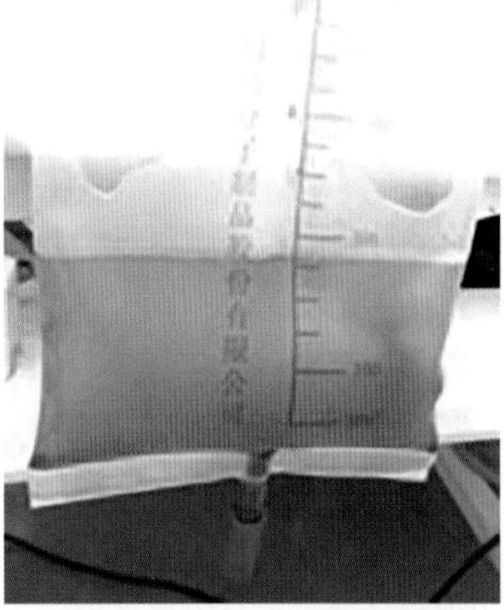

图 8-7-4　脑脊液漏引流液

（2）将一滴引流液滴于纱布上，若血迹周围出现淡红色血晕（双环征），则为脑脊液漏（图 8-7-5）。

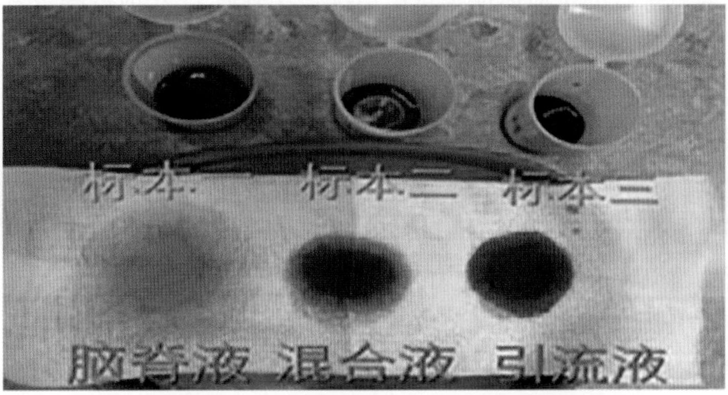

图 8-7-5　脑脊液、混合液、引流液鉴别

（二）腰大池引流术治疗脑脊液漏的观察与护理

1. 腰大池引流术的原理

通过放置一次性脑室引流装置行腰大池穿刺置管引流术。具体方法：患者取侧卧位（左或右侧卧位均可），尽量屈膝，头颈尽量前屈，将身体弓成“虾米状”。取 $L_{3\sim5}$ 或 $L_{4\sim5}$ 棘突间隙为穿刺点，使用 2% 利多卡因 1 ∶ 1 稀释后行局部浸润麻醉。使用穿刺专用套管针沿穿刺点通过棘突间隙穿入蛛网膜下腔，穿入深度为 5.0 ~ 6.0cm（体型较大者穿刺深度可达 6.5 ~ 7.5cm），见有脑脊液流出即证明穿刺针已达蛛网膜下腔，将穿刺针的斜口旋转至尾端方向并退出套管针内芯，将导丝沿套管针置入蛛网膜下腔，导丝置入深度为 10.0 ~ 15.0cm，退出穿刺针。使用扩皮器沿导丝扩皮，将引流管沿导丝置入蛛网膜下腔（尾端置管），置管深度为 8.0 ~ 12.0m，退出导丝。体外通过三通管与闭式引流瓶及引流袋连接，通过调节引流瓶高度控制引流速度，以每分钟 25 滴，每 24 小时引流量 150 ~ 250mL 为宜。

2. 腰大池引流术的优点

有效地调节硬膜囊内脑脊液压力，治疗脑脊液漏，一方面可以通过腰大池置管分流，降低破口处的压力，使得硬膜囊自身或与修复材料持续对合，促进其自身修复；另一方面通过滴速的精确调节，可以避免脑脊液内压力过低而导致的不适症状。与此同时，通过持续引流的下行冲刷作用，每日引流出 150 ~ 250mL 脑脊液，可以控制逆行感染的发生；对于疑似感染的患者，也可通过导管留置脑脊液，结合细菌培养及药敏试验等，进行鞘内注射等针对性的治疗。

3. 腰大池置管引流术的适应证

（1）严重的脑脊液漏，经一般治疗后症状无明显缓解。

（2）伤口渗液明显，存在较大感染风险。

（3）引流液浑浊，患者出现发热、头痛，血常规、红细胞沉降率及 C 反应蛋白增高等感染征象。

（4）经两周的一般治疗后每天引流量仍大于 200mL。

4. 持续腰大池引流的注意事项

（1）严密监测患者的生命体征及意识情况，穿刺后 12 小时内嘱患者去枕平卧位，随后可调整其体位为正常平卧位。

（2）严密观察患者的伤口敷料及引流量、性质、颜色，通过调节引流瓶高度及压力等，确保患者处于持续低速引流状态，理想的引流速度应控制在每分钟 2 ~ 5 滴，每日 150 ~ 250mL。严禁颅内压过低或外压过大引起的脑脊液逆流。

（3）患者持续引流 7 ~ 10 天，如伤口基本愈合，可考虑拔管。

（4）拔管后嘱患者去枕平卧 8 ~ 12 小时。

5. 腰大池引流的拔管指征

（1）脑脊液透明、清亮，无明显浑浊及沉淀。

（2）体温正常，血常规白细胞计数及中性粒细胞比例正常，脑脊液常规提示白细胞

低于 10×10^9/L，脑脊液生化检查提示糖、蛋白质及氯化物等指标正常或接近正常。

（3）伤口愈合良好，无红肿、渗出，夹闭腰大池引流管 24 ～ 48 小时，伤口无明显隆起及波动感、无明显渗出。满足上述条件方可拔除腰大池引流管。

（三）颅内感染

颅内感染是中枢神经系统化脓菌感染性疾病，主要因为脑脊液中含有大量葡萄糖，为细菌的生长繁殖提供了充足的条件，如发生脑脊液漏后处理不当，则可能发生逆行感染。颅内感染的主要表现为：高热、头痛、剧烈呕吐、惊厥等，脑脊液检查时可见脑脊液外观浑浊，白细胞增多，以中性粒细胞为主，细胞涂片或培养可找到病原菌。

（彭 莉 黎小霞 陈雪梅 黄天雯）

参考文献

曹伟新 . 外科护理学 [M]. 3 版 . 北京：人民卫生出版社，2002.

曾雪梅，陈正香 . 6 例脊髓型颈椎病行颈椎前路手术后并发颈部血肿的早期救护 [J]. 护理研究，2016，30（35）：4479-4480.

陈利芬 . 专科护理常规 [M]. 广州：广东科技出版社，2013.

俸伍凤 . 对骨科卧床患者进行预防压疮护理方法的研究 [J]. 当代医药论丛，2018，16（20）：237-239.

付玉平，王海洲，水岩，等 . 颈椎前路单节段减压融合内固定术后吞咽困难危险因素分析 [J]. 临床军医杂志，2019，47（12）：1342-1343.

何晓真，张进川 . 实用骨科护理学 [M]. 2 版 . 郑州：河南医科大学出版社，2001.

胡蓉，谢蓉 . 冰敷在颈椎前路术后护理中的应用 [J]. 实用临床医学，2015，16（10）：71-72，75.

兰琼，许挺，徐懋 . 颈椎前路术后声带麻痹的研究进展 [J]. 中国微创外科杂志，2017，17（8）：732-735.

李丽 . 颈椎手术后的护理体会 [J]. 继续医学教育，2017，31（3）：133-135.

李强，陈向阳，冯虎，等 . 颈椎前路手术早期并发症防治探讨 [J]. 颈腰痛杂志，2013，34（2）：124-126.

刘海平，郝定均，王晓东，等 . 原发性腰椎间隙感染病灶清除植骨融合内固定临床疗效分析 [J]. 实用骨科杂志，2017，23（5）：390-394.

陆晚，黄宗国，廖胜，等 . 高压氧治疗胸段脊髓损伤的临床分析 [J]. 医学信息，2018，31（10）：84-86.

骆明炎，范伟杰，谢兴国，等 . 喉返神经在颈椎前入路手术中的应用解剖学研究 [J]. 中南医学科学杂志，2015，43（5）：529-531.

吕志丹，郝艳艳，赵云，等 . 脊柱损伤患者的护理体会 [J]. 世界最新医学信息文摘，2015，15（84）：211-212.

缪晓亮，杜鹏 . 脊柱术后并发脑脊液漏原因分析及预防 [J]. 新疆医学，2019，49（11）：1088-1090.

倪春艳，钱春艳，夏宗玲 . 万古霉素抗感染治疗患者血药浓度的监测与分析 [J]. 抗感染药学，2019（2）：200-204.

祁敏 . 预防脊柱手术后下肢深静脉血栓形成的护理体会 [J]. 中国实用医药，2018，13（26）：178-179.

桑朝辉，任海龙，孟湛东，等 . 后路腰椎融合内固定术后感染的危险因素分析 [J]. 南方医科大学学报，2018（8）：969-974.

盛峰 . 康复治疗不同程度脊髓损伤的临床疗效分析 [J]. 中国卫生标准管理，2018，9（21）：48-50.

孙秀芳，李晓红，刘畅，等 . 洼田饮水实验在神经外科加速康复中的应用 [J]. 实用临床护理学电子杂志，2018，3（3）：83-84.

孙一玉 . 腰椎后路手术并发脑脊液漏的护理体会 [J]. 现代护理，2015，13（8）：77-79.

王彬，袁顺达，崔健 . 普胸外科手术患者医院感染易感因素的临床分析 [J]. 中华医院感染学杂志，2011，21（16）：3363-3365.

王立民，曹亚坤，郭琪，等 . 颈椎前路手术牵拉致喉返神经损伤的实验研究 [J]. 河北医科大学学报，2016，37（8）：972-974.

王青，程惠 . 颈椎前路术后患者并发窒息原因分析与护理干预 [J]. 实用临床护理学电子杂志，2017，2（8）：57，59.

王新强 . 清创后持续灌洗联合中药口服治疗腰椎内固定术后早期感染的临床分析 [J]. 黑龙江医学，2019，43（1）：12-13，16.

王新伟，袁文，吴晓东 . 颈椎手术并发症现状与新动向 [J]. 中国脊柱脊髓杂志，2018，28（2）：97-99.

王倚天，杨欣建，颜滨，等 . 脊柱术后深部组织感染的诊断与治疗研究进展 [J]. 骨科，2016，7（2）：141-144.

王玉琼 . 自发性气胸胸腔闭式引流术的综合护理体会 [J]. 河南外科学杂志，2019，25（1）：171-172.

王铮，曹华，徐正，等 . 腰椎术后切口感染病原菌及耐药性分析 [J]. 中华医院感染学杂志，2019，29（5）：734-736.

肖银娟 . 心理护理干预对心绞痛患者焦虑自评量表、抑郁自评量表评分的干预效果观察 [J]. 临床合理用药杂志，2019，12（26）：139-140.

杨静，董梅，王东，等 . 椎管内神经鞘瘤一例 [J]. 脑与神经疾病杂志，2016，24（1）：15.

叶青，汪秀红 . 综合护理干预在急性脊髓损伤甲强龙冲击治疗中的效果观察 [J]. 贵州医药，2018，42（3）：382-383.

于秀云，林春梅 . 脊髓损伤致截瘫患者的康复护理 [J]. 吉林医学，2010，31（28）：5030.

袁显群 . 颈椎病前路术后声音嘶哑临床分析 [J]. 中国伤残医学，2014，22（7）：148.

岳元娣 . 脊髓损伤患者的康复护理干预 [J]. 深圳中西医结合杂志，2016，26（20）：188-189.

赵红，刘伟，崔明武 . 脊髓损伤中系统化护理措施的应用效果 [J]. 山西医药杂志，2019，48（2）：244-245.

周孝聪，赵学凌，雷宇，等 . 胸腰椎后路内固定术后深部感染的研究进展 [J]. 中华老年骨科与康复电子杂志，2019，5（1）：54-57.

周永战，陈佩杰，郑丽芳，等 . 失用性肌萎缩的发生机制及治疗策略 [J]. 中国康复医学杂志，2017，32（11）：1307-1313.

周宇，张德盛，刘跃洪，等 . 病灶清除椎间植骨融合内固定治疗胸椎结核合并脊髓损伤的临床研究 [J]. 颈腰痛杂志，2018，39（5）：574-577.

朱峰，顾驰江，王云，等 . 保留内固定与内固定移除对腰椎后路减压融合术后感染的影响研究 [J]. 中华医院感染学杂志，2017（9）：2080-2083.

邹冰心，林森森，张希桐，等 . 人性化护理对开胸术后胸腔闭式引流患者术后疼痛及并发症的干预效果观察 [J]. 中国医药指南，2018，16（34）：255-256.

BAZAZ R, LEE M J, YOO J U. Incidence of dysphagia after anterion cervical spine surgery: a prospective study[J]. Spine（Phila Pa 1976）, 2002, 27（22）: 2453-2458.

PAILLARD T. Muscle plasticity of aged subjects in response to electrical stimulation training and inversion and/or limitation of the sarcopenic process[J]. Ageing Res Rev, 2018, 46: 1-13.

第九章　矫形外科常见并发症

第一节　1例膝关节置换术后并发神经损伤患者的护理

一、基本信息

姓名：吴某；性别：女；年龄：68岁；婚姻情况：已婚

文化程度：高中；籍贯：广东省深圳市；职业：无

入院日期：2018年2月21日；出院日期：2018年3月15日

出院诊断：左膝关节骨关节炎

病史陈述者：患者本人

二、病例介绍

主诉：左膝关节疼痛、活动受限12年余，加重3年。

现病史：患者12年前起无明显诱因出现双膝关节疼痛，左膝为重，行走时胀痛，无麻木，无放射痛，无腰部疼痛，休息可缓解；12年来症状反复发作，3年前开始左膝疼痛加重，伴活动受限；2017年11月30日就诊于外院，双膝关节正侧位片示“双侧膝关节退行性变”，行保守治疗，效果欠佳。患者为进一步诊治，来我院门诊就诊，门诊以“左膝关节骨关节炎”收住我科。

入院诊断：左膝关节骨关节炎。

既往史：平素身体健康状况一般，否认高血压、糖尿病、冠心病病史；否认肝炎、结核等传染病病史；否认外伤、手术、输血史；有头孢菌素过敏史。

婚育史：已婚，育有1女。

家族史：无特殊。

专科检查：双膝关节无明显内、外翻畸形，无红肿，双下肢肌肉无明显萎缩，双膝皮温无升高。左膝关节内、外侧压痛，无放射痛；右膝关节无明显压痛。左膝关节活动度：0°（伸）~ 120°（屈），右膝活动度：0°（伸）~ 130°（屈）。双膝侧方应力试验（–），左膝研磨试验（+），抽屉试验（–），双足背动脉搏动有力，未见静脉曲张，双下肢感觉正常。

辅助检查：

术前双下肢全长、膝关节正侧位X线检查：见图9-1-1。

心电图检查：窦性心律，心电图正常。

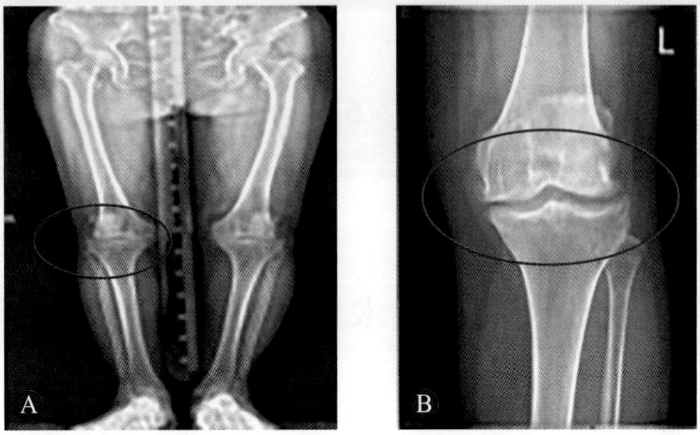

图 9-1-1　术前双下肢全长、膝关节正侧位 X 线片

术前异常检验结果见表 9-1-1。

表 9-1-1　术前异常检验结果

项目	指标	结果	参考值
生化	总蛋白 /（g/L）	52.2 ↓	55 ～ 80
	血清白蛋白 /（g/L）	32.1 ↓	35 ～ 50
血常规	血红蛋白 /（g/L）	111 ↓	137 ～ 179（男）116 ～ 155（女）
	C 反应蛋白 /（mg/L）	15.62 ↑	0 ～ 10.0
出凝血常规	纤维蛋白原 /（g/L）	4.55 ↑	2.0 ～ 4.0
	血浆 *D*– 二聚体 /（μg/mL）	0.84 ↑	0 ～ 0.50

入院时生命体征：T36.3℃，P78 次 / 分，R19 次 / 分，BP132/77mmHg。

入院时护理风险评估：疼痛数字评分法评分为 2 分，跌倒风险评估为低风险，血栓风险因素评分为 2 分，生活自理能力评分为 95 分。

心理社会方面评估：患者情绪稳定，女儿陪同入院。

三、治疗护理及预后

（一）治疗护理过程（表 9-1-2）

表 9-1-2　治疗护理过程

时间		病程经过	治疗处置
2 月 21 日		左膝关节疼痛、活动受限 12 年余、加重 3 年入院。	完善各项监测与术前风险评估。
2 月 24 日		完善术前各项检查。	给予患者讲解术前注意事项。
2 月 25 日	7: 30	生命体征平稳。	完成术前准备。
	7: 45	患者进入手术室。	完成手术交接。
		患者在全身麻醉下行“左膝人工膝关节置换术”，术中出血量约为 250mL。	手术过程顺利。

续表

时间	病程经过	治疗处置
12:45	患者手术历时4小时，术后安返病房。生命体征：T36.1℃、P75次/分、R18次/分、BP124/76mmHg。左膝伤口敷料干燥，留置伤口引流管通畅，引出血性液体，引流量200mL。留置尿管通畅，尿色清亮。血栓风险因素评分为3分。	遵医嘱给予一级护理、禁食水、持续心电血压监测生命体征，低流量吸氧（2L/min），给予静脉滴注营养液、抗生素等药物治疗。妥善固定各管路，并保持通畅。患肢给予软枕抬高。发现异常后，及时告知医生，立即松解弹力绷带包扎，保持膝关节屈曲20°~30°。遵医嘱给予镇痛及营养神经药物治疗。
21:00	主诉左膝部伤口疼痛，疼痛评分为4分，难入睡。体格检查示：左足下垂，踝关节不能背伸，足趾不能背伸跖屈，小腿外侧和足背皮肤感觉消失，左下肢1度肿胀，皮肤温暖，足背动脉搏动正常。	
2月26日~2月28日	患者生命体征平稳，疼痛评分为3~4分。伤口敷料干燥，体格检查示：左足下垂，踝关节不能背伸，足趾不能背伸跖屈，小腿外侧和足背皮肤感觉消失；左下肢1度肿胀，皮肤温暖，足背动脉搏动正常。2月26日左下肢肌电图检查结果：腓总神经损伤。	遵医嘱停用心电监护及吸氧，医生予拔除引流管。继续抬高患肢，足底垫软枕防垂足，保持膝关节屈曲20°~30°，继续遵医嘱给予抗感染、镇痛及营养神经药物治疗。指导患者进行床上有效主动及患肢足被动功能训练。
3月1日~3月4日	伤口敷料干燥，左下肢肌力4级。左足下垂，踝关节不能背伸，足趾不能背伸和跖屈；小腿外侧和足背皮肤感觉消失，左下肢1度肿胀，皮肤温暖，足背动脉搏动正常。	指导患者离床活动，无不适。加强被动左足背伸训练。
3月5日~3月14日	左足下垂好转，踝关节背伸20°；小腿外侧和足背皮肤感觉好转，左下肢1度肿胀，皮肤温暖，足背动脉搏动正常。	指导患者进行床上有效主动及被动功能训练，予保持功能位，予抬高患肢。加强左足背伸训练。
3月15日	左足下垂好转，踝关节背伸20°，小腿外侧和足背皮肤感觉好转，左膝部伤口已愈合。	患者出院，口服药物治疗，按计划继续进行功能训练，加强左足背伸训练，不适随诊。

术后异常检验结果见表9-1-3。

表9-1-3 术后异常检验结果

项目	指标	结果	参考值
生化	总蛋白/（g/L）	49.2 ↓	55~80
	血清白蛋白/（g/L）	33.1 ↓	35~50
血常规	血红蛋白/（g/L）	110 ↓	137~179（男）116~155（女）
	C反应蛋白/（mg/L）	45.62 ↑	0~10.0

（二）主要护理问题及措施

促进腓总神经功能康复

1）问题依据

全膝关节置换术后腓总神经麻痹的发生率为0.3%~4.0%，术中牵拉可能损伤神经。

术后患肢恢复自主感觉后，体格检查示：踝关节不能背伸、足趾不能背伸和跖屈、小腿外侧和足背皮肤感觉消失。左下肢肌电图检查结果：腓总神经损伤。

2）护理思维

腓总神经损伤后感觉障碍不明显，但存在运动障碍，表现为垂足。腓总神经损伤后恢复的时间较长，神经再生或修复的过程中，很容易萎缩变性，不易再修复，术后康复功能训练显得尤为重要。在临床工作中要严密观察术后患肢感觉运动情况，要正确引导患者，使其建立信心，给予系统的康复训练指导。

3）主要措施

（1）病情观察与评估：判断伤口局部皮肤有无肿胀，评估患肢感觉、活动及肢端血液循环情况。检查膝关节伤口敷料的松紧度，警惕血肿形成或腓总神经受压，如患者肢体感觉、活动功能呈进行性下降，必须立即报告医生紧急处理。

（2）体位护理：患肢给予软枕抬高，保持膝关节屈曲 20° ~ 30°，保持患肢中立位，禁止外旋，防止发生再损伤，使踝关节处于功能位，防止足下垂。

（3）管道护理：妥善固定管道，保持伤口引流管通畅。

（4）用药护理：遵医嘱使用消肿、营养神经药物治疗，并观察药物反应及效果。

（5）功能训练

①踝关节体位：患者平卧位使足底与床面垂直，足尖向上居中，保持踝关节于功能位。

②踝关节背屈训练：患者仰卧位，踝关节主动做跖屈、外翻训练。左踝关节做被动屈伸训练，并按摩患肢。

③伸髋、屈膝、背屈踝训练：患者仰卧位，患腿伸髋、屈膝垂于床边，康复师托住患者足部使其处于背屈位，并向头侧运动。

④坐位：足底着地做背屈训练。

⑤行走训练：鼓励、指导患者早日下床站立活动。

（6）健康教育：告知患者术后可能出现感觉及运动障碍的原因，教会患者对病情的自我观察，指导其进行康复训练。

4）护理评价

患者术后左足下垂好转，踝关节背伸 20°，小腿外侧和足背皮肤感觉好转；患者能积极配合医护人员进行康复治疗。

四、护理体会及反思

（一）护理体会

护理人员要了解膝关节置换术发生腓总神经损伤的机制，如手术操作、止血带的使用时间、术后包扎、术后引流，及时检查下肢神经功能并保持适度膝关节屈曲也可有效预防腓总神经麻痹的发生。将患肢的感觉、运动作为常规评估内容，及时发现并发症，及时实施干预措施，避免进一步损伤。

（二）反思

膝关节置换术后我们密切关注患肢的感觉运动情况，而容易忽略术后患肢体位、敷料加压包扎松紧程度等容易引起神经损伤的因素，临床工作中需要加强培训学习。一旦确诊为神经损伤，应立即去除或松弛外在加压包扎，保持膝关节屈曲 20° ~ 30°，遵医嘱给予营养神经药物、激素、理疗、针灸等治疗。

五、相关知识链接

（一）腓总神经的解剖特点

腓总神经在胫神经外侧进入腘窝，沿股二头肌腱的内侧向远端走行，跨腓肠肌外侧头肌腱，向下外走行于股二头肌腱与腓肠肌外侧头之间。其在绕过腓骨头处位置较表浅，易受外伤及急性压迫导致腓总神经麻痹。在膝关节间隙水平腓总神经距离关节囊内表面（1.50 ± 0.26）cm，在关节面下 8 ~ 10mm 的胫骨截骨水平，神经距离胫骨上端后外侧角（1.40 ± 0.27）cm。在膝关节间隙水平腓总神经与全膝置换术手术操作部位较接近，易损伤。

腓总神经为混合神经，损伤后引起足下垂，踝关节不能背伸，足趾不能伸直和背伸，小腿外侧和足背皮肤感觉消失，足呈马蹄内翻畸形。踝关节是步行姿势及保持稳定性的一个微调枢纽，其足背伸能否出现，对下肢运动功能、步态有着极其重要的意义。通过提高胫骨前肌肌力和踝关节背伸角度，能改善踝关节背伸功能。

（二）腓总神经麻痹的原因

研究发现全膝置换术术后腓总神经麻痹与外翻屈曲畸形有关，当外翻畸形平均角度达 18.0° ~ 23.3°，屈曲畸形平均角度达 15.5° ~ 22.0° 时将明显增加腓总神经损伤的概率。其机制可能为对外翻屈曲畸形矫正时，直接的牵拉导致腓总神经及其周围软组织张力增大，进而影响神经周围血供，而发生神经麻痹，也可能在行外侧软组织松解时直接损伤神经。有学者认为伤口血肿压迫与腓总神经麻痹相关。随着广泛使用抗凝药物预防全膝置换术术后下肢深静脉血栓形成，术后出血发生率大幅增加，这可能会增加腓总神经麻痹的概率。硬膜外麻醉也是引起全膝置换术术后腓总神经麻痹的危险因素。止血带使用时间过长、术后加压包扎过紧及存在周围神经病史与全膝置换术术后腓总神经麻痹密切相关。

（刘巧梨　陈晓玲　黄天雯）

第二节　1 例左股骨颈骨折伴下肢深静脉血栓患者的护理

一、基本信息

姓名：吴某；性别：女；年龄：82 岁；婚姻情况：已婚

文化程度：中学；籍贯：广东省茂名市；职业：退休

入院日期：2018 年 7 月 30 日；出院日期：2018 年 8 月 23 日

出院诊断：左股骨颈骨折

病史陈述者：患者本人及家属

二、病例介绍

主诉：跌伤后致左髋疼痛、活动受限 1 天。

现病史：患者于 2018 年 7 月 29 日在家中不慎摔伤致左髋部肿痛、畸形、活动受限，不能走路；当时无恶心、呕吐，无头痛、头晕，在家休息，局部肿痛无缓解。外院拍片提示“左股骨颈骨折”，患者回家休养。7 月 30 日患者感疼痛加重，为求进一步治疗来我院，门诊以“左股骨颈骨折”收入我科。

入院诊断：左股骨颈骨折。

既往史：平素身体健康状况一般，自诉约 30 年前因“子宫肌瘤”行子宫切除术；否认高血压、糖尿病、冠心病病史；否认肝炎、结核等传染病病史；输血史不详，无食物、药物过敏史。

婚育史：已婚，育有 1 子 5 女。

家族史：无特殊。

专科检查：左髋关节略屈曲、内收及外旋畸形，左下肢较右侧短缩 2cm；左侧髋部稍肿胀，无红、热，局部压痛及叩击痛明显，左髋关节活动功能障碍；左下肢皮肤感觉无明显异常，末端血液循环良好。双下肢肌力 5 级，双下肢肌张力正常，双侧病理反射未引出。

辅助检查：

股骨 X 线检查：左股骨颈骨折（7 月 30 日）（图 9-2-1）。

骨盆 X 线检查：骨盆骨质疏松。

胸部 X 线检查：心肺膈未见异常。

双下肢静脉 + 双髂区动静脉彩超（超声诊断报告书）：左髂静脉及左下肢深静脉血栓形成，左髂总、髂外、股总静脉狭窄＜ 50%；左股浅静脉狭窄 50% ~ 75%；左腘静脉之一狭窄 75% ~ 99%；左下肢深静脉血流通畅。右髂静脉及右下肢深静脉主干血流通畅，未见血栓形成。双大隐静脉通畅，根部未见扩张。双小腿未见明显扩张交通静脉，双髂动脉血流通畅（图 9-2-2）。

心电图检查：窦性心律，心电图正常。

术前异常检验结果见表 9-2-1。

入院时生命体征：T36.5℃，P78 次 / 分，R19 次 / 分，BP128/85mmHg。

入院时护理风险评估：疼痛数字评分法评分为 4 分，跌倒风险评估为中风险，血栓风险因素评分为 2 分，生活自理能力评分为 35 分。

心理社会方面评估：患者情绪稳定，配偶及子女陪同入院。

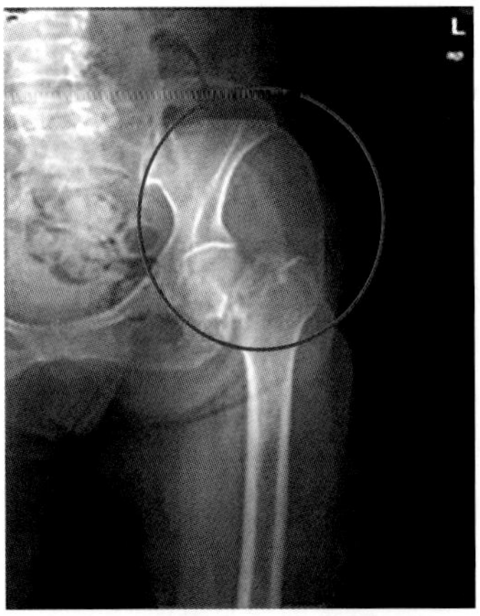

图 9-2-1　髋关节、股骨 X 线片

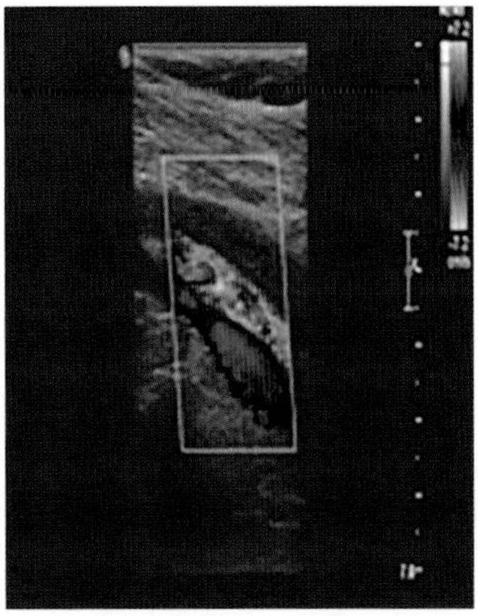

图 9-2-2　双下肢静脉 + 双髂区动静脉彩超

表 9-2-1　术前异常检验结果

项目	指标	结果	参考值
血常规	血红蛋白 /（g/L）	112 ↓	137 ~ 179（男）116 ~ 155（女）
	C 反应蛋白 /（mg/L）	81.82 ↑	0 ~ 10.0
	白细胞介素 -6/（pg/mL）	6.72 ↑	0 ~ 5.9
出凝血常规	血浆 *D*– 二聚体 /（μg/mL）	2.96 ↑	0 ~ 0.50

三、治疗护理及预后

（一）治疗护理过程（表 9-2-2）

表 9-2-2　治疗护理过程

时间	病程经过	治疗处置
7 月 30 日	跌伤后致左髋疼痛、活动受限 1 天入院。血栓风险因素评分为 2 分。	医生给予左下肢皮牵引，牵引位置固定好，抬高患肢。指导患者进行下肢功能训练。
8 月 1 日	左下肢血液循环好，皮温正常，皮肤颜色红润，感觉、活动正常，足背动脉搏动正常；左髋部及左大腿 2 度肿胀，双下肢小腿周径 32cm；左大腿周径 46cm，右大腿周径 44.5cm。直腿伸踝试验（Homans）征阴性。	左下肢持续皮牵引，抬高患肢高于心脏水平 20°。床旁行下肢动静脉血管超声检查。
8 月 2 日 ~ 8 月 4 日	术前动静脉彩超 (超声诊断报告书) 显示左髂静脉及左下肢深静脉血栓形成，经血管外科会诊意见：左下肢 DVT 诊断明确。可植入下腔静脉滤器后行手术治疗。左下肢血液循环良好，皮肤颜色红润，感觉、活动正常，足背动脉搏动正常，左髋部及左大腿 2 度肿胀，双下肢小腿周径 32cm，左大腿周径 46cm，右大腿周径 44.5cm。Homans 征阴性。血栓风险因素评分为 3 分。	给予左下肢持续皮肤牵引，抬高患肢高于心脏水平 20° ~ 30°。左下肢制动，告知家属禁止按摩、热敷，检测血浆 *D*– 二聚体，观察双下肢血液循环情况，遵医嘱予低分子肝素钙注射液抗凝治疗。

续表

时间		病程经过	治疗处置
8月5日		局麻下经右侧股静脉行“下腔静脉滤器植入术”，手术顺利，术后返病房给予右腹股沟处敷料加压固定，双下肢血液循环良好，皮肤颜色红润，感觉、活动正常，足背动脉搏动正常。血栓风险因素评分为3分。	持续心电监测生命体征，低流量吸氧（2L/min），遵医嘱予右下肢制动24小时，并抬高双下肢高于心脏水平20°～30°。
8月6日		右腹股沟处局部无肿胀，无渗血。双下肢血液循环良好，皮肤颜色红润，感觉、活动正常，足背动脉搏动正常。完善术前各项检查。	遵医嘱停用心电监护及低流量吸氧。撤除右腹股沟处加压固定。并抬高双下肢高于心脏水平20°～30°。指导患者双下肢行踝泵训练。给予患者讲解术前注意事项。
8月7日	9:00	生命体征平稳。	完成术前准备。
	9:15	患者进入手术室。	完成手术交接。
		患者在全身麻醉下行“左侧人工股骨头置换术”，术中出血200mL。	手术过程顺利。
	11:30	患者术后安返病房，神志清醒，生命体征：T36.3℃、P79次/分、R18次/分、BP125/78mmHg。伤口敷料干燥，留置尿管通畅，尿色清。左下肢血液循环良好，感觉、活动正常。血栓风险因素评分为3分。	持续心电监测生命体征，低流量吸氧（2L/min），静脉滴注营养液、抗生素、镇痛等药物治疗。妥善固定各管路，并保持通畅。抬高患肢高于心脏水平20°～30°，保持外展位15°～30°，两腿间放置T形枕。
8月8日		患者生命体征平稳，伤口敷料干燥，留置尿管通畅，尿色清。左下肢血液循环良好，感觉、活动正常。患者诉左髋部切口疼痛，疼痛评分为4分。急诊生化检验结果显示血清白蛋白偏低，为27.6g/L。	遵医嘱给予抗生素、镇痛等药物治疗，静脉输入白蛋白治疗。拔除尿管，患者自主排尿。指导患者双下肢进行踝泵、股四头肌等长收缩功能训练。
8月9日～8月20日		患者病情平稳，生命体征：T36.8℃、P76次/分、R19次/分、BP119/78mmHg。伤口敷料干燥，左下肢血液循环良好，感觉、活动正常。急诊生化检验结果显示白蛋白偏低。血栓风险因素评分为3分。疼痛评分为2分。	遵医嘱停用心电监护及低流量吸氧。患者白蛋白低，继续给予静脉滴注白蛋白，加强营养。指导患者行踝关节训练、股四头肌等长收缩、膝关节屈伸训练。
8月21日		局部麻醉下行“下腔静脉滤器取出术”，手术顺利，术后安返病房，右腹股沟处敷料加压固定，双下肢血液循环良好，感觉、活动正常。	持续心电血压监测、吸氧，右下肢制动24小时并抬高20°～30°。
8月22日		双下肢血液循环良好，感觉、活动正常。右腹股沟处加压敷料给予松解，局部穿刺点无肿胀、无渗液。血栓风险因素评分为2分。	遵医嘱停用心电监护及低流量吸氧。指导患者扶助行器离床活动，无不适。
8月23日		左髋部活动未见异常，右腹股沟处穿刺点未见异常。血栓风险因素评分为2分。	患者出院。

术后异常检验结果见表9-2-3。

表 9-2-3　术后异常检验结果

项目	指标	结果	参考值
生化	总蛋白 / (g/L)	52.2 ↓	55 ～ 80
	血清白蛋白 / (g/L)	27.6 ↓	35 ～ 50
血常规	血红蛋白 / (g/L)	98 ↓	137 ～ 179（男）116 ～ 155（女）
	C 反应蛋白 / (mg/L)	121.4 ↑	0 ～ 10.0
	白细胞介素 -6/ (pg/mL)	43.42 ↑	0 ～ 5.9
出凝血常规	血浆 *D*- 二聚体 / (μg/mL)	9.15 ↑	0 ～ 0.50

（二）主要护理问题及措施

1．下肢深静脉血栓形成的护理

1）问题依据

患者术前血浆 *D*- 二聚体为 2.96μg/mL，术前双下肢静脉 + 双髂区动静脉彩超显示：左髂静脉及左下肢深静脉血栓形成，血栓风险因素评分为 3 分；伤后卧床，左下肢持续皮牵引。

2）护理思维

下肢深静脉血栓形成的原因包括三个方面：静脉血流淤滞、血液高凝状态、静脉内膜损伤。患者发生下肢深静脉血栓的主要原因：卧床、高龄、股骨颈骨折等。下肢深静脉血栓最严重的危害是血栓脱落后嵌顿到肺动脉形成肺栓塞，下肢深静脉血栓的患者中合并肺栓塞者达 34% ～ 58%。肺栓塞导致肺动脉高压和右心衰竭，严重时出现心源性休克，甚至猝死。下肢静脉血回流至下腔静脉到右心房，从右心室将含氧少而含二氧化碳较多的静脉血，经由肺动脉流入肺，如下肢深静脉血栓处理不当，则有可能发生肺栓塞。

3）主要措施

（1）病情观察与评估：听取患者主诉；每班观察患者双下肢肿胀、疼痛、皮肤色泽、温度等情况；每班评估双下肢远端动脉搏动情况；每班测量双侧大腿、小腿周径并进行对比；观察患者有无胸痛、呼吸困难、咳嗽、出汗、咯血、休克、晕厥等肺栓塞症状。若突然出现呼吸困难、发绀，应高度警惕肺栓塞的发生。

（2）体位护理：抬高患肢 20° ～ 30°，避免在腘窝或小腿下垫枕，禁止在下肢进行穿刺、输液。禁止局部按摩、热敷，防止栓子脱落。

（3）饮食护理：在患者心肾功能允许的条件下，指导患者多饮水（每天 2000 ～ 2500mL），以稀释血液、降低血液黏稠度；预防便秘，告知患者不能用力排便。

（4）用药护理：请相关科室会诊，遵医嘱予抗凝药物治疗：给予低分子肝素钙注射液 0.4mL 皮下注射，每日 2 次。观察有无药物不良反应，出现贫血、鼻出血、牙龈出血、阴道及尿道出血、皮下出血、血肿、淤血等症状时，及时汇报医生。

注射规范：①注射部位选择脐周左、右 10cm，上、下 5cm，避开脐周 1 ～ 2cm，每针间隔 2cm 皮下注射；②注射前无须排气；③捏起腹壁皮肤、垂直进针；④抽吸无回血缓慢推注（＞ 10s）；⑤进针后停留 5 ～ 10s 拔针；⑥拔针后按压时间＞ 5min。

（5）健康教育：告知患者及家属预防下肢深静脉血栓脱落的相关要求，并教会患者学会自我观察。

4）护理评价

患者住院期间未发生血栓脱落。

2. 下腔静脉滤器植入术后的护理

1）问题依据

8 月 2 日动静脉彩超显示左髂静脉及左下肢深静脉血栓形成，血管外科会诊意见：左下肢 DVT 诊断明确，可植入下腔静脉滤器后行手术治疗。

2）护理思维

下腔静脉滤器植入的目的是阻拦和捕捉源于下肢的游离血栓，预防肺栓塞，保证患者能顺利手术。术后需要护理人员严密做好肢体制动及病情观察。

3）主要措施

（1）病情观察与评估：严密监测生命体征；观察穿刺部位有无渗血、渗液；观察患肢皮肤颜色、温度、肿胀、肢端血液循环、足背动脉搏动情况。

（2）体位护理：卧床休息，遵医嘱予穿刺处压迫、右下肢制动 24 小时。

（3）饮食护理：饮食原则上以清淡为主，多食高蛋白、富含维生素、高热量的食物，保持大便通畅。

（4）伤口护理：穿刺部位每天用 0.5% 碘伏消毒，更换敷料，防止穿刺部位感染。

（5）功能训练：指导患者双下肢进行踝泵训练、股四头肌等长收缩训练，术后即可进行。

（6）健康教育：向患者及家属讲解下腔静脉滤器植入术的目的；讲解手术前后的配合及注意事项。

4）护理评价

穿刺部位无血肿，未发生肺栓塞。

（三）患者转归

患者下肢深静脉血栓，行下腔静脉滤器植入术后行股骨头置换术，术后 14 天病情稳定取出滤器，伤口愈合良好，出院。患者住院期间未发生肺栓塞、出血等并发症。

四、护理体会及反思

（一）护理体会

患者入院后，给予血栓风险因素评估及病情观察，怀疑患者下肢深静脉血栓，通过术前动静脉彩超确诊，并及时请血管外科会诊，给予下腔静脉滤器植入，保证了后续实施手术的安全。护理上做好预见性护理，密切观察病情，积极配合医生采取相应的措施，避免肺栓塞的发生。

（二）反思

围手术期防治下肢深静脉血栓至关重要，临床工作中护理人员严密观察足背动脉搏动、下肢皮肤颜色、皮温、肿胀程度，评估 Homans 征，测量腿围，动态监测血浆 *D*-

二聚体，行彩色多普勒超声检查。但护士在评估内容的理解上存在偏差，应加强培训，掌握住院患者深静脉血栓的排查流程，统一标准，严密观察病情变化，预防肺栓塞等严重的并发症。

五、相关知识链接

（一）下肢静脉血栓形成的病因

包括三大因素：静脉血流缓慢、静脉壁损伤和血液高凝状态。

静脉血流缓慢：麻醉作用致使下肢肌肉完全麻痹，失去收缩功能，全身麻醉导致周围静脉扩张；手术持续时间、切口疼痛和卧床等。

静脉壁损伤：化学性损伤如静脉内注射各种刺激性溶液和高渗溶液；机械性损伤如静脉局部挫伤、撕裂伤或骨折碎片创伤；感染性损伤如化脓性血栓性静脉炎由静脉周围感染灶引起。

血液高凝状态：组织和细胞的损伤（如休克、创伤、手术、组织坏死、输血反应）；药物所致（如雌激素）；疾病所致（如红细胞增多、癌肿、糖尿病、高脂血症）。

（二）下肢静脉血栓形成的症状、体征

患肢肿胀、压痛、Homans 征常为阳性，同时根据静脉血栓的部位不同，可出现各种不同的临床表现。

1. 小腿深静脉血栓形成

虽然小腿深静脉是术后最易发生血栓的部位，但有时常被漏诊。常见的症状有小腿部疼痛及压痛、小腿部轻度肿胀或肿胀不明显、Homans 征阳性，浅静脉压常属正常。

2. 股静脉血栓形成

绝大多数股静脉血栓继发于小腿深静脉血栓，但少数股静脉血栓也可单独存在；体征为在内收肌管部位、腘窝部和小腿深部均有压痛。患侧小腿及踝部常出现轻度水肿，患肢静脉压较健侧升高 2 ~ 3 倍，Homans 征阳性或阴性。

3. 髂股静脉血栓形成

绝大多数髂股静脉血栓形成继发于小腿深静脉血栓，但有时原发于髂股静脉或髂静脉，产后妇女、骨盆骨折、盆腔手术和晚期癌肿患者易发生病变。发生在左侧下肢深静脉较右侧多 2 ~ 3 倍，这可能是由于左侧髂总静脉的行径较长，部分左髂总静脉腔受右髂总动脉压迫的缘故。偶尔也可能由于左髂总静脉与下腔静脉交界处存在先天性网状畸形。

（三）深静脉血栓形成的辅助检查

（1）血浆 *D*– 二聚体测定；

（2）彩色多普勒超声探查；

（3）静脉造影：是深静脉血栓形成诊断的“金标准”；

（4）放射性核素血管扫描检查；

（5）螺旋 CT 静脉造影。

（四）下肢静脉血栓形成的并发症

1. 肺栓塞

肺栓塞是指肺动脉或其分支被栓子阻塞所引起的一个病理过程，诊断率低，误诊率和病死率高。有学者认为 80% ~ 90% 的肺栓塞栓子来源于下肢静脉血栓，尤其是在溶栓治疗过程中栓子脱落的概率更高，大的栓子可导致患者在几分钟内死亡。肺栓塞典型症状为呼吸困难、胸痛、咳嗽咯血三大体征。目前，临床上预防肺栓塞多采用腔静脉滤器置入下腔静脉，以拦截血流中较大血栓，避免随血流进入肺动脉，造成致死性肺栓塞。

2. 出血

溶栓治疗中最主要的并发症是出血，特别应警惕胃肠道、颅内出血，因此，溶栓治疗前应检查血型、血红蛋白、血小板及凝血功能；药量的调整通常以凝血酶原时间和部分凝血酶原时间，维持在正常值的 2.0 ~ 2.5 倍为宜。应指导患者自我观察及预防，如牙龈出血、鼻腔出血、皮肤黏膜出血、出现黑便等，嘱患者不用硬尖物剔牙、挖鼻孔、耳道，勿用力咳嗽以免引起咯血；选用软毛牙刷刷牙，动作轻柔，以免引起不必要的创伤；饮食宜清淡易消化，以免食物损伤消化道，多吃富含纤维素的食物，保持大便通畅。

3. 血栓形成后综合征

血栓形成后综合征是最常见的并发症，血栓形成后综合征是发生在下肢静脉血栓形成后数月至数年，主要表现为下肢慢性水肿、疼痛、肌肉疲劳（静脉性跛行）、静脉曲张色素沉着、皮下组织纤维变化，重者形成局部溃疡，影响患者生活质量。出院后穿弹力袜，口服抗凝药物（如拜阿司匹林）3 个月至半年，避免久站久坐，休息时抬高患肢。术后鼓励患者足和趾经常主动活动。

（五）下腔静脉滤器植入术

下腔静脉滤器是为了预防下腔静脉系统栓子脱落引起肺动脉栓塞而设计的一种装置。

1. 适应证

（1）存在抗凝的禁忌：如有溃疡病；凝血机制障碍；近期手术史、脑出血病史等。

（2）出现抗凝并发症而必须中止抗凝，如消化道出血，颅内或腹腔内出血，或手术后切口大量渗血等，此时需要立即中止抗凝治疗。

（3）反复发生肺栓塞。

（4）拟行手术取栓。

（5）化脓性血栓栓塞症，血栓或栓子被细菌侵入形成“脓性栓子”，置滤器可有效阻止脓性栓子向心漂移，是全身抗感染的重要组成部分。

（6）预防性置滤器：①某些继发性肺部疾患因反复发生小面积肺栓塞，进而导致慢性肺动脉高压或肺水肿等呼吸系统疾病，这些患者需要预防性置滤器；②下腔静脉或髂股静脉内有附着的可漂移血栓；③大手术及重大创伤患者，因其循环的改变，血液黏稠度的增加，卧床及瘫痪，都增加了肺栓塞的危险。

2. 绝对适应证

（1）已经发生肺动脉栓塞或下腔静脉、股静脉血栓形成的患者有下列情况者：①有抗凝治疗禁忌证者；②在抗凝治疗过程中发生出血等并发症者；③抗凝治疗后仍复发肺动脉栓塞和各种原因不能达到充分抗凝者。

（2）肺动脉栓塞，同时存在下肢深静脉血栓形成者。

（3）髂、股静脉或下腔静脉有游离血栓或大量血栓。

（4）诊断为易栓症且反复发生肺动脉栓塞者。

（5）急性下肢深静脉血栓形成，导管溶栓或血栓清除者。

3. 注意事项

术后处理方法是术后压迫穿刺点 10 ~ 15min，平卧 12 ~ 24 小时；静脉滴注广谱抗菌药物，以预防感染；严密观察有无并发症发生；视病情选用抗凝药物及用量；口服肠溶阿司匹林 0.3g，每日 1 次，连用半年以上；定期随诊，注意了解滤器是否移位等。

4. 并发症

（1）肺栓塞复发：多见于滤器功能失常或侧支血管中有大的血栓所致。

（2）静脉炎：可能是继发于下腔静脉血流淤滞，也可能是患者的自身基本病变。

（3）滤器位置错误：常规做下腔静脉造影，可以降低发生率。

（4）滤器未展开或未完全展开。

（5）滤器移位：多因滤器直径与下腔静脉直径不相匹配所致。

（6）滤器折断。

（7）腔静脉壁穿透性损伤。

符合以上的（1）（4）（7）项，可以考虑重新放置第二个滤器。

5. 分类

目前，滤器分为临时滤器、永久性滤器和可取出滤器三类。

患者下肢深静脉血栓形成，需检查并记录双下肢皮温，足踝、小腿、膝及大腿周径，凝血机能测定，包括凝血酶原时间、纤维蛋白原、活化部分凝血活酶时间、凝血酶时间。做肝、肾功能生化检查、腹部平片及 CT、穿刺部位备皮，向患者和家属介绍滤器植入术的指征、操作过程、并发症及其处理，签手术知情同意书。

（刘巧梨　陈晓玲　孔　丹　黄天雯）

第三节　1 例全髋关节翻修术后假体脱位患者的护理

一、基本信息

姓名：韩某；性别：女；年龄：68 岁；婚姻情况：已婚

文化程度：大学；籍贯：湖北省宜昌市；职业：退休

入院日期：2018 年 10 月 12 日；出院日期：2018 年 10 月 15 日

出院诊断：右侧全髋关节翻修术后假体脱位

病史陈述者：患者本人

二、病例介绍

主诉：扭伤至右髋部疼痛伴活动受限 5 小时。

现病史：患者 5 小时前在家坐凳子时向后转身不慎扭伤，致右髋部疼痛，伴右髋部活动受限，无肢体麻木，无头晕、头痛，受伤后立即被家人送到我院就诊。急诊 X 线检查提示：①右侧全髋关节置换术后假体脱位；②左侧人工全髋置换术改变。急诊以“右侧髋关节置换术后假体脱位”收住我科。

入院诊断：右侧全髋关节翻修术后假体脱位。

既往史：平素身体健康状况一般，14 年前因“双侧髋部疾病”在我科行“双侧人工全髋关节置换术”；术后曾因病情原因，共实施了 2 次右侧全髋关节术后翻修、1 次左侧全髋关节术后翻修，术后恢复好；患有类风湿关节炎多年，2 个月前因不慎扭伤致右侧髋关节假体脱位，在我科住院给予手法复位，治愈出院。否认高血压、糖尿病、冠心病病史；否认肝炎、结核等传染病病史；无食物、药物过敏史。

婚育史：已婚，育有 1 子。

家族史：无特殊。

专科检查：右下肢较对侧短缩约 2cm，右下肢呈外旋、屈曲畸形；右髋部及右腹股沟区压痛，右髋部活动受限，右足背伸活动良好。

辅助检查：

骨盆正位 X 线检查：①右侧全髋关节置换术后假体脱位；②左侧人工全髋置换术改变（10 月 12 日）（图 9-3-1）。

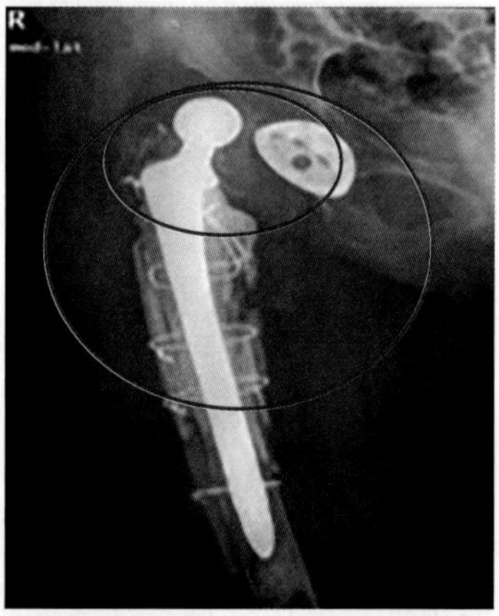

图 9-3-1　骨盆正位 X 线片

心电图检查：窦性心律，心电图正常。

术前异常检验结果见表 9-3-1。

入院时生命体征：T36.7℃，P80 次 / 分，R20 次 / 分，BP125/67mmHg。

入院时护理风险评估：疼痛数字评分法评分为 3 分，跌倒风险评估为中风险，血栓风险因素评估为 3 分，压疮风险评估≤ 14 分，生活自理能力评分为 30 分。

心理社会方面评估：患者情绪稳定，家庭关系和睦。

表 9-3-1　术前异常检验结果

项目	指标	结果	参考值
生化	肌酐 /（μmol/L）	25 ↓	30 ～ 110
血常规	血红蛋白 /（g/L）	105 ↓	137 ～ 179（男）116 ～ 155（女）
	C 反应蛋白 /（mg/L）	120.5 ↑	0 ～ 10.0
出凝血常规	纤维蛋白原 /（g/L）	4.11 ↑	2.0 ～ 4.0
	血浆 *D*– 二聚体 /（μg/mL）	0.69 ↑	0 ～ 0.50

三、治疗护理及预后

（一）治疗护理过程（表 9-3-2）

表 9-3-2　治疗护理过程

时间	病程经过	治疗处置
10 月 12 日	扭伤致右髋部疼痛伴活动受限 5 小时。	完善各项监测、检查与术前风险评估。讲解术前注意事项。
16：00	生命体征平稳。	完成术前准备。
16：30	患者进入手术室。	完成手术交接。
	患者在全身麻醉下行“右侧髋关节手法复位术”。	手术过程顺利。
17：30	患者安返病房，右下肢血液循环良好，皮温正常，皮肤颜色红润，感觉、活动正常，足背动脉搏动正常。	遵医嘱给予一级护理、禁食水、持续心电血压监测生命体征，低流量吸氧（2L/min）。妥善固定各管路，并保持通畅。持续右下肢皮肤牵引，保持患肢外展中立位 15° ～ 30°，抬高患肢 20° ～ 30°。静脉补液治疗。
10 月 13 日	右下肢血液循环良好，皮温正常，皮肤颜色红润，感觉、活动正常，足背动脉搏动正常。疼痛评分为 2 分。	按医嘱停用心电监护及吸氧，持续右下肢皮肤牵引，保持患肢外展中立位 15° ～ 30°，抬高患肢 20° ～ 30°。给予患者功能训练指导。
10 月 15 日	右下肢血液循环良好，皮温正常，皮肤颜色红润，感觉、活动正常，足背动脉搏动正常。	术后复查 X 线片，复位位置良好，停止右下肢皮肤牵引。遵医嘱出院。

术后辅助检查及检验结果：无异常。

（二）主要护理问题及措施

预防假体再次脱位

1）问题依据

患者右髋关节曾行 2 次翻修手术；2 个月前因右侧髋关节假体脱位，在我科住院给予手法复位，治愈出院，本次入院为髋关节置换术后第 2 次脱位。

2）护理思维

（1）患者髋部多次手术，髋关节周围软组织疏松，肌力明显下降，经髋关节置换手术后，手术区域及四周软组织张力失衡，降低了关节稳定性，易引起髋关节脱位。

（2）髋关节手术史患者，手术后肢体长度恢复不到位、外展肌力量下降，或者软组织张力下降等，都会影响髋关节结构稳定性，再次进行髋关节置换术时易出现脱位。

（3）体位不当及家庭护理知识缺乏。出院后患者及家属家庭护理知识缺乏，康复训练急于求成，忽视保持患肢正确体位的重要性造成再次脱位。

3）主要措施

（1）病情观察与评估：评估患者髋部及患肢有无疼痛、肿胀，有无活动受限；双下肢是否等长，患肢有无短缩畸形。

（2）体位护理：①平卧位时抬高患肢 20° ~ 30°，保持外展中立位 15° ~ 30°，双下肢间夹软枕；②搬运时保持髋关节伸直、外展，采用三人平托法，轻轻将患者放于床上，并将软枕放于两腿之间；③健侧卧位时两腿间放置软枕，两腿不要交叉放置，翻身时严格保持患肢外展中立位；④患肢持续皮牵引。

（3）生活护理：卧床期间尽量不用便盆，如必须使用便盆时应注意，护士站在患侧将髋部及整个患肢托起，同时嘱患者健肢屈曲，用力抓住骨科床拉手，上身及臀部做引体向上，使臀部抬起足够高度，并注意保持患肢位置，避免患肢的内旋及内收。

（4）功能训练：患者麻醉清醒后即可进行踝泵、股四头肌等长收缩训练，患者需卧床 2 周，卧床期间要坚持功能训练。

（5）健康宣教：嘱患者限制过早负重，教会患者正确的坐姿、正确的步态训练并告知床上活动的注意事项，避免术后手术侧髋关节过度屈曲、内收活动。

（6）日常生活注意事项

①弯腰时不能超过 90°、不坐无扶手的椅子、不跷二郎腿。坐位时不前倾身体，不坐矮椅子、软沙发，不能屈髋、交叉腿或屈腿内收；禁止弯腰取放地面上的物品。

②离床：离床前准备好助行器在床旁。坐、立、行走应遵循 30s 原则（每个动作停留 30s，再进行下一个动作），保持患肢与身体的角度大于 90°。

③睡姿：仰卧，不可交叠双腿，侧卧时置枕头于两腿之间。

4）护理评价

患者未出现假体再次脱位，掌握预防脱位知识、功能训练方法及技巧。

四、护理体会及反思

（一）护理体会

髋关节置换术后易出现脱位，其中高龄、入路方式不当、人工股骨头直径大小不适、有手术史、假体放置位置不当、假体搬运不当是髋关节置换术后发生脱位的危险因素。患者实施了右侧髋关节手法复位术及右下肢持续皮牵引，护理人员强化患者预防再次脱位的相关知识、信念与行为，从而避免严重并发症的发生。

（二）反思

该患者术后多次脱位，护理人员除了要做好病情观察和护理外，还应鼓励患者积极进行功能训练，加强臀大肌、臀中肌肌力及股四头肌肌力训练，强化局部肌肉稳定性，提高患者功能训练依从性。严格执行体位护理，预防假体再次脱位。工作中除了重点关注患者的病情变化外，还应注意做好患者的心理护理，正确引导患者，使其积极配合治疗。

五、相关知识链接

（一）假体脱位

1. 假体脱位的类型

股骨头与髋臼构成的关节发生脱位，可分为后、前脱位和中心脱位 3 种类型，以后脱位最常见。

（1）后脱位：后脱位是由于髋关节在屈曲、内收，受到来自股骨长轴方向的暴力，可使韧带撕裂，股骨头向后突破关节囊而造成后脱位；后脱位的表现：髋关节疼痛、活动障碍，患髋屈曲、内收、内旋、短缩畸形。

（2）前脱位：如髋关节处于外展位，股骨大粗隆与髋臼上缘相顶撞，以此为支点继续外展，暴力沿股骨头长轴冲击，可发生前脱位。股骨头可停留在闭孔或耻骨嵴处。前脱位的表现：患髋伸直外展外旋畸形。

（3）中心脱位：若髋关节在屈曲和轻度内收位，同样，外力可使髋臼顶部后缘骨折，股骨头向后脱位。如髋关节在中位或轻度外展位，暴力可引起髋臼骨折，股骨头沿骨折处向盆腔方向移位，为中心脱位，很少见；中心脱位的表现：患肢短缩畸形，髋关节活动受限。

2. 假体脱位的原因

（1）体位不当；

（2）假体位置不良；

（3）髋关节周围软组织失衡；

（4）假体位置不良；

（5）髋关节周围软组织失衡；

（6）术者经验不足；

（7）患者自身因素。

（二）假体脱位的处理

（1）寻找脱位病因：是处理术后脱位的关键所在，若不去除病因，则有可能会再次脱位，甚至会出现反复脱位。

（2）评估全身和局部情况：检查患者有无合并与脱位相关的疾病以及是否存在其他并发症。

（3）复查：手法复位之后需要经 X 线正侧位片复查，以确保复位成功。

（4）手术治疗

①手术适应证：a. 反复多次脱位；b. 手法复位失败；c. 合并其他需要翻修手术的病变，如患者不能接受的假体位置不良、假体松动、撞击等。

②手术方法：针对不同的脱位原因采取相应的手术方法，主要包括，a. 纠正引起脱位的因素；b. 调整内衬防脱位高边在合适位置；c. 更换并重新安放正确位置的髋臼假体；d. 调整股骨前倾角、偏心距或调整不同颈长股骨头；e. 调整臀中肌张力等；f. 术中注意测试复位后的关节稳定性，必须保证假体在允许的安全活动范围内不脱位；注意测试髋周软组织张力以及假体前倾角、外倾角和脱位的角度。

③术后处理：术后较初次常规人工髋关节置换术需要有更长时间的制动，以利于软组织的修复与包裹。一般术后将患肢处于外展位，持续皮牵引制动 3 ~ 4 周。对依从性差的患者，反复加强宣教工作，提高患者对脱位的认识。

（刘巧梨　陈晓玲　孔　丹　黄天雯）

第四节　1 例髋关节置换术后并发伤口感染患者的护理

一、基本信息

姓名：徐某；性别：女；年龄：49 岁；婚姻情况：已婚

文化程度：中学；籍贯：广东省惠州市；职业：无

入院日期：2018 年 12 月 12 日；出院日期：2018 年 12 月 28 日

出院诊断：右侧人工髋关节置换术后伤口愈合不良

病史陈述者：患者本人

二、病例介绍

主诉：右侧人工髋关节翻修术后 28 天，右髋部伤口红肿，有暗红色液体渗出 3 天。

现病史：患者 17 年前因双侧股骨头坏死，在外院行“双侧人工髋关节置换术”。近半年，逐渐出现右下肢无力，2018 年 11 月 14 日曾行“右侧人工髋关节翻修术”，现右髋部伤口红肿，有暗红色液体渗出，为进一步诊治来我院就诊收入科。患者近期下肢无放射性疼痛，无腰痛，大小便正常，睡眠良好。

入院诊断：右侧人工髋关节置换术后伤口愈合不良。

既往史：平素身体健康状况一般，否认高血压、糖尿病、冠心病病史；否认肝炎、结核等传染病病史；否认外伤、输血史，无食物、药物过敏史。17 年前行“双侧人工髋关节置换术”，2017 年在外院行“左侧人工髋关节置换术”，2018 年 11 月行“右侧人工髋关节翻修术”。

婚育史：已婚已育，配偶及子女均体健。

家族史：无特殊。

专科检查：患者坐轮椅入院，双侧髋部外侧方均可见手术瘢痕，左侧愈合良好，右侧髋部外侧伤口红肿、有少量暗红色渗液；右下肢较左侧肌肉萎缩，双下肢长度（髂前上棘至内踝尖）：左侧 60cm，右侧 58cm，下肢肌力 5 级。

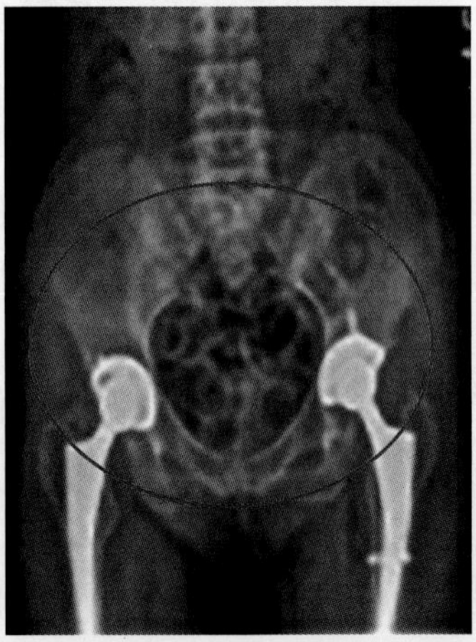

图 9-4-1　骨盆正位 X 线片

辅助检查：

心电图检查：窦性心律，心电图正常。

骨盆、股骨 X 线检查：①双侧人工髋关节置换术后改变，人工关节对位良好，未见松脱或断裂；左股骨内假体周围骨质疏松；②骨质疏松（12 月 12 日）（图 9-4-1）。

股骨、骨盆 CT 检查：①右股骨上段呈术后改变，周围软组织肿胀、积气；②骨质疏松；③右侧下腹部 - 盆腔软组织肿物，不排除子宫肌瘤。

局部皮肤及皮下组织病理结果显示：皮肤局部见溃疡形成伴纤维组织增生，另见部分炎性肉芽组织及少许脂肪液化坏死，局部见异物巨细胞反应，结合临床，病变符合术后创面未愈改变。

术前异常检验结果见表 9-4-1。

表 9-4-1　术前异常检验结果

项目	指标	结果	参考值
生化	总蛋白 /（g/L）	50.1 ↓	55 ~ 80
	血清白蛋白 /（g/L）	26.7 ↓	35 ~ 50
血常规	白细胞计数 /（10^9/L）	11.5 ↑	3.5 ~ 10.0
	红细胞计数 /（10^{12}/L）	2.96 ↓	4.3 ~ 5.9（男）3.9 ~ 5.2（女）
	C 反应蛋白 /（mg/L）	118.19 ↑	0 ~ 10.0
	白细胞介素 –6/（pg/mL）	9.84 ↑	0 ~ 5.9
	血红蛋白 /（g/L）	80 ↓	137 ~ 179（男）116 ~ 155（女）

入院时生命体征：T36.5℃，P78 次 / 分，R19 次 / 分，BP128/85mmHg。

入院时护理风险评估：疼痛数字评分法评分为 2 分，跌倒风险评估为低风险。

心理社会方面评估：患者情绪稳定，配偶及子女陪同入院。

三、治疗护理及预后

（一）治疗护理过程（表 9-4-2）

表 9-4-2　治疗护理过程

时间	病程经过	治疗处置
12 月 12 日	右侧人工髋关节翻修术后 28 天，右髋部伤口红肿，有暗红色液体渗出 3 天入院。	完善各项监测、检查与术前风险评估。右侧髋部伤口换药处理。
12 月 13 日 ~ 12 月 15 日	右侧髋部伤口敷料局部有少量渗血，局部伤口发红，1 度肿胀，触痛（+），无波动。右下肢血液循环良好，皮温正常，感觉、活动正常，足背动脉搏动正常。患者化验血结果显示：血红蛋白 80g/L，血清白蛋白 26.7g/L。	12 月 13 日遵医嘱给予患者静脉滴注人血白蛋白 10g，同型冰冻血浆 200mL、同型红细胞悬液 400mL，过程顺利，无不良反应。保持患肢外展中立位 15° ~ 30°，抬高患肢高于心脏水平 20° ~ 30°。12 月 14 日医生给予行伤口 VSD 引流管置入术，引流管持续负压吸引，负压维持在 0.06MPa。引流通畅，引出暗红色血性液体 100mL，遵医嘱给予抗炎等药物治疗。
12 月 16 日 ~ 12 月 20 日	右侧髋部伤口敷料局部有少量暗红色渗液，局部伤口红、1 度肿胀，触痛（+）。右下肢血液循环良好，皮温正常，感觉、活动正常，足背动脉搏动正常。	静脉滴注人血白蛋白 100mL，患者无不适。医生给予拔除 VSD 负压吸引装置，今日更改为 VAC 负压吸引治疗，负压维持在 100mmHg。无波动，VAC 引流管引流通畅，引出暗红色血性液体 50mL。
	完善术前各项检查。	给予讲解术前注意事项。

续表

时间		病程经过	治疗处置
12月21日	8:00	生命体征平稳。	完成术前准备。
	8:15	患者进入手术室。	完成手术交接。
		患者在局部浸润麻醉下行“皮肤皮下组织伤口切除性清创术”，术中出血约20mL。	给予拔除VAC负压吸引装置，手术过程顺利。
	10:15	患者安返病房，右侧髋部伤口敷料局部有少量暗红色渗液，局部伤口红、1度肿胀，触痛（+），无波动。右下肢血液循环良好，皮温正常，感觉、活动正常，足背动脉搏动正常。伤口引流管通畅，引流出暗红色血性液体。	遵医嘱予一级护理、禁食水、持续心电血压监测生命体征。妥善固定各管路，并保持通畅。遵医嘱给予抗炎、镇痛、静脉营养治疗。
12月22日~12月27日		右侧髋部伤口敷料局部有少量暗红色渗液，局部伤口红、1度肿胀，触痛（+），无波动。右下肢血液循环良好，皮温正常，感觉、活动正常，足背动脉搏动正常。伤口引流液50mL。	遵医嘱使用抗生素及镇痛药物治疗。停用心电监护，12月26日医生给予拔除伤口引流管。
12月28日		右髋部伤口无明显渗血、渗液，局部伤口发红、肿胀；右下肢血液循环良好，皮温正常，感觉、活动正常，足背动脉搏动正常。	患者出院。

术后异常检验结果见表9-4-3。

表9-4-3 术后异常检验结果

项目	指标	结果	参考值
生化	总蛋白/（g/L）	62.1 ↓	55 ~ 80
	血清白蛋白/（g/L）	29.2 ↓	35 ~ 50
血常规	白细胞计数/（10^9/L）	11.8 ↑	3.5 ~ 10.0
	血红蛋白/（g/L）	97 ↓	137 ~ 179（男）116 ~ 155（女）
	C反应蛋白/（mg/L）	52.75 ↑	0 ~ 10.0
	白细胞介素-6/（pg/mL）	8.03 ↑	0 ~ 5.9
出凝血常规	纤维蛋白原/（g/L）	4.12 ↑	2.0 ~ 4.0
	血浆*D*-二聚体/（μg/mL）	1.42 ↑	0 ~ 0.50

（二）主要护理问题及措施

1.伤口感染的护理

1）问题依据

右侧人工髋关节翻修术后近1个月，现右髋部伤口红肿、有暗红色液体渗出；病理结果：病变符合术后创面未愈改变；白细胞介素-6及炎性指标升高。

2）护理思维

（1）患者术后出现低蛋白、贫血等表现，自身抵抗力下降，易造成伤口愈合延迟。

（2）患者感染为浅局部感染，行皮下组织伤口切除性清创术，术后髋部伤口愈合。

若是深部迟发性感染，则需取出全部假体，分多期翻修，是“灾难性”并发症。因此，需要加强术后伤口的观察、护理，避免并发症的发生。

3）主要措施

（1）病情观察与评估：观察体温变化，如有发热，按发热常规护理做好监测；观察伤口红、肿、热、痛的症状有无改变；观察 VSD 引流吸引是否有效、引流是否通畅以及引流液的颜色、量、性状。动态监测检验检查结果。

（2）体位护理：卧位时抬高患肢 20° ~ 30°，保持外展中立位 15° ~ 30°，双下肢之间夹软枕。

（3）饮食护理：添加热量、蛋白质丰富的食物，如鱼、鸡蛋、瘦肉等，少量多餐；可以增加服用蛋白粉。

（4）管道护理：保持引流管通畅在位，固定良好。各项操作严格遵守无菌操作原则。

（5）伤口护理：伤口渗液多时，随时更换敷料，保持伤口清洁干燥。

（6）用药护理：遵医嘱给予抗感染治疗，观察药物是否有不良反应。遵医嘱予白蛋白静脉滴注、输血治疗，并注意观察有无不良反应。定时复查血常规、血生化指标。

（7）功能训练：卧床期间进行踝泵、股四头肌等长收缩训练。

（8）健康教育：指导患者自我观察伤口情况，判断是否伴有红、肿、热、痛等症状，伤口有无渗液，出现异常及时复诊。

4）护理评价

患者伤口愈合，无红肿、渗液。

2. VSD 负压吸引的护理

1）问题依据

伤口置入真空封闭引流（vacuum sealing drainage，VSD）期间要保持适宜压力，保障吸引通畅。

2）护理思维

VSD 是多侧孔的引流管外包裹一层海绵多孔材料贴敷于创面，将创面用特殊的半透膜材料封闭，其外加持续的负压吸引力，形成封闭的持续负压引流系统。其对于创面微环境的作用是在额定负压作用下可减轻组织间水肿，改善组织微循环，促进毛细血管再生，减少细菌积聚，从而促进肉芽组织、上皮组织的生长。吸引期间要保持恒定的压力，临床工作中应注意观察压力是否正常以及管道是否妥善固定、通畅。

3）主要措施

（1）病情观察与评估：观察引流液的颜色、性状、量，并准确记录，密切观察患肢末梢血液循环、感觉、活动、足背动脉的搏动，发现异常及时汇报给医生；观察负压吸引压力是否在规定范围内、VSD 材料是否塌陷、引流管管型是否存在、有无大量新鲜血液被吸出。

（2）体位护理：协助患者更换体位，避免患肢受压影响血液循环或过度翻动造成负压管脱落影响治疗。

（3）管道护理：保持引流通畅，各连接口紧密连接，维持负压在 -125 ~ -450mmHg。当压力达不到时，检查负压装置、引流管 VSD 材料连接是否漏气。负压引流瓶的位置要低于创面；观察引流管有无折叠、牵拉；观察引流管内引流液是否有波动、引流管有无堵塞；正确更换负压瓶，防止反流，预防感染。

（4）并发症的观察与护理

①引流管堵塞：引流管堵塞的物质多为血凝块、坏死组织、脓痂或渗出物凝块等，常采用挤捏管道、引流管内管用注射器冲洗等方法予以解决。

②密闭不严、漏气：表现为有“嘶嘶”的漏气声、负压不足、引流物引出不畅，重点部位在半透膜重叠处。应查找漏气点，应用小块半透膜或留置针贴膜封闭漏气部位。

③创面区域疼痛：对于行 VSD 治疗的患者，应进行疼痛评估，根据患者疼痛的程度，予以不同的处理，当患者外出检查或其他原因停止负压吸引时，注意压力的调节。如患者经过药物治疗镇痛后疼痛仍不能缓解，将其负压值下调 50 ~ 100mmHg，但负压应维持在 125mmHg 以上，待患者耐受后逐步增加，直至维持所需要的恒定值。

④创面大出血：应及时观察引流液的性状及量，发现异常时与医生联系，及时调整负压值，必要时拆除负压，仔细检查创面是否有活动性出血，有效止血后再使用负压吸引。

⑤创面感染：注意无菌操作，预防逆行感染。

⑥负压维持时间：一次性负压引流可维持有效负压 5 ~ 7 天，一般 7 天后拔除或更换。

4）护理评价

VSD 负压吸引期间，保证有效负压吸引，伤口愈合。

（三）患者转归

患者右髋部伤口无明显渗血、渗液，无红肿，出院，继续口服药物治疗，按计划继续进行功能训练，不适随诊。

四、护理体会及反思

（一）护理体会

髋关节置换术后伤口愈合不良存在个体差异，如处理不当，可发生伤口经久不愈，或者引起患者长期伤口肿胀、疼痛及发热。全髋关节置换术后假体周围感染是全髋关节置换术严重的并发症，常被称为“灾难性”并发症。及早发现伤口愈合不良，给予综合治疗与护理，护理人员采用了集束化护理措施，控制了伤口感染，从而避免了手术失败。

（二）反思

髋关节置换术后预防感染至关重要。在临床护理工作中，护士应根据患者个体差异做好评估，通过局部评估，观察局部伤口是否红肿、有无异常分泌物等炎症征象。工作中我们容易忽略患者的全身情况，感染指标和营养状况等因素也会影响伤口愈合。除此以外我们还应熟练掌握 VSD 负压吸引装置的连接和维护，以及异常情况的应急处理方法。

五、相关知识链接

（一）髋关节感染诊断标准

1. 术后切口感染

切口红肿或出现脓性分泌物或分泌物细菌培养阳性或切口自发性裂开。

2. 假体周围感染

（1）局部发热、疼痛及脓样分泌物等，假体周围组织病理检查发现急性炎症；

（2）深筋膜下组织标本细菌培养≥ 2 次出现相同的致病菌；

（3）出现与假体相通的窦道。

以上 3 项出现 1 项并伴有以下实验室等辅助检查结果之一即可诊断：C 反应蛋白＞ 10mg/L；红细胞沉降率＞ 30mm/h；关节液白细胞计数＞ 2000 个 /μL，且中性粒细胞百分比＞ 70%。

（二）关节置换术后急性感染

又称Ⅰ期感染，主要是出现在术后 1 个月内，其中假体周围的急性感染，多与血肿及伤口浅表感染有关，对手术的成败及预后可产生较大的负面影响；而对于髋关节置换术切口感染和假体周围感染的主要治疗目的是缓解患者的疼痛和保存关节功能。

有研究显示，对于术后早期切口感染和假体周围感染，患者临床症状和体征出现时间短于 3 周者，可进行保留假体清创治疗即保留假体并同时给予术后留置关节腔引流管关节灌洗。相关文献报道，高龄、机体免疫系统功能低下等为髋关节置换术后急性感染的危险因素，随着年龄的增长，机体免疫功能逐渐下降，故植入假体后导致机体应激免疫反应无法激发及启动而较易感染。

（刘巧梨　陈晓玲　黄天雯）

第五节　1 例髋关节置换术后并发假体周围骨折患者的护理

一、基本信息

姓名：梁某；性别：女；年龄：68 岁；婚姻情况：已婚

文化程度：初中；籍贯：广东省深圳市；职业：退休

入院日期：2019 年 1 月 4 日；出院日期：2019 年 1 月 15 日

出院诊断：左侧髋关节置换术后假体周围骨折

病史陈述者：患者本人及家属

二、病例介绍

主诉：外伤致左侧大腿疼痛，活动受限 4 天入院。

现病史：患者 4 天前不慎摔倒，臀部着地，起身后觉左侧大腿疼痛，左下肢活动时疼痛加重，活动受限。于外院就诊，影像学提示：左股骨假体周围骨折，现为进一步治疗来我院，门诊以“左侧髋关节置换术后假体周围骨折”收入我科。

入院诊断：左侧髋关节置换术后假体周围骨折。

既往史：平素身体健康状况一般，患有高血压，平时服用药物治疗，血压控制良好；否认糖尿病、冠心病病史；否认肝炎、结核等传染病病史。2012 年 3 月行“右侧髋关节置换术”，2012 年 8 月行“左侧髋关节置换术”。有输血史，无食物、药物过敏史。

婚育史：已婚，育有 1 子 1 女。

家族史：无特殊。

专科检查：左侧髋部见手术切口约 15cm，切口甲级愈合。左髋部轻度肿胀，无明显皮肤变红，左股骨压痛，未触及明确骨擦感，皮温无明显升高，未触及明确肿物；左髋活动度明显受限，因疼痛不能配合活动度查体；双下肢基本等长，左下肢血液循环好，皮温正常，感觉、活动正常，足背动脉搏动正常。

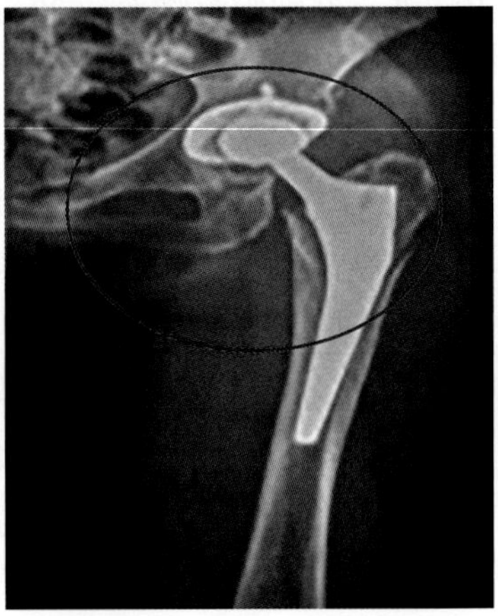

图 9-5-1　左髋正侧位片

辅助检查：

X 线检查：①股骨 DR 双侧髋关节置换术后，人工髋关节未见断裂、松脱；②左侧股骨上段骨折，断端对位、对线尚好（图 9-5-1）。

心电图检查：窦性心律，心电图正常。

术前异常检验结果见表 9-5-1。

表 9-5-1　术前异常检验结果

项目	指标	结果	参考值
出凝血常规	纤维蛋白原 /（g/L）	4.10 ↑	2.0 ～ 4.0
血常规	白细胞介素 -6/（pg/mL）	5.15	0 ～ 5.9

入院时生命体征：T37℃，R20 次 / 分，P82 次 / 分，BP150/80mmHg。

入院时护理风险评估：疼痛数字评分法评分为 3 分，跌倒风险评估为高风险，血栓风险因素评估为 2 分，生活自理能力评分为 45 分。

心理社会方面评估：患者情绪稳定，子女陪同入院。

三、治疗护理及预后

（一）治疗护理过程（表 9-5-2）

表 9-5-2　治疗护理过程

时间	病程经过	治疗处置
1 月 4 日	外伤致左侧大腿疼痛，活动受限 4 天入院。	完善各项监测、检查与术前风险评估。
1 月 8 日	完善术前各项检查。	给予患者讲解术前注意事项。

续表

时间		病程经过	治疗处置
1月9日	7:30	生命体征平稳。	完成术前准备。
	7:45	患者进入手术室。	完成手术交接。
	9:15	患者在全身麻醉下行"左侧人工髋关节翻修术"。	手术顺利，术中出血量约为300mL。
	11:45	患者安返病房，意识清醒，生命体征：T36.5℃、P72次/分、R18次/分、BP121/75mmHg。伤口敷料干燥，留置伤口引流管通畅，引出暗红色血性液体150mL。留置尿管通畅，尿色清。左下肢血液循环良好，皮温正常，感觉、活动正常，足背动脉搏动正常。血栓风险因素评估为2分。患者主诉左髋部伤口疼痛，疼痛评分为4分。	遵医嘱予一级护理，持续心电血压监测，低流量吸氧（2L/min）。妥善固定各管路，并保持通畅。保持患肢外展中立位15°～30°，抬高患肢高于心脏水平20°～30°。遵医嘱予抗炎、镇痛、营养等药物治疗。指导患者进行患肢功能训练。
1月10日		病情平稳，生命体征：T36.9℃、P75次/分、R20次/分、BP119/79mmHg。左髋部伤口局部1度肿胀，伤口敷料干燥，伤口引流管通畅，引出200mL血性液体；留置尿管通畅，尿色清。左下肢血液循环良好，皮温正常，感觉、活动正常，足背动脉搏动正常，疼痛评分为4分。	遵医嘱撤除心电监护及吸氧；保持患肢外展中立位15°～30°，抬高患肢高于心脏水平20°～30°。医生换药，给予拔除伤口引流管；拔除尿管，患者自主排尿。指导患者进行踝泵训练，股四头肌等长收缩训练，并逐渐开始练习髋关节主动屈伸动作。指导患者加强营养。
1月11日～11月14日		左髋部伤口局部1度肿胀，伤口敷料干燥，左下肢血液循环良好，皮温正常，感觉、活动正常，足背动脉搏动正常，疼痛评分为3分。	1月11日指导患者扶助行器离床活动，无不适。
1月15日		左髋部伤口局部无肿胀，伤口敷料干燥，左下肢血液循环良好，皮温正常，感觉、活动正常，足背动脉搏动正常，疼痛评分为2分。	完成出院指导，告知注意事项，患者出院。

术后辅助检查：

术后骨盆正位X线检查：左侧股骨上段骨折，骨折下方见钢丝环留置，断端对位对线尚好（1月11日）（图9-5-2）。

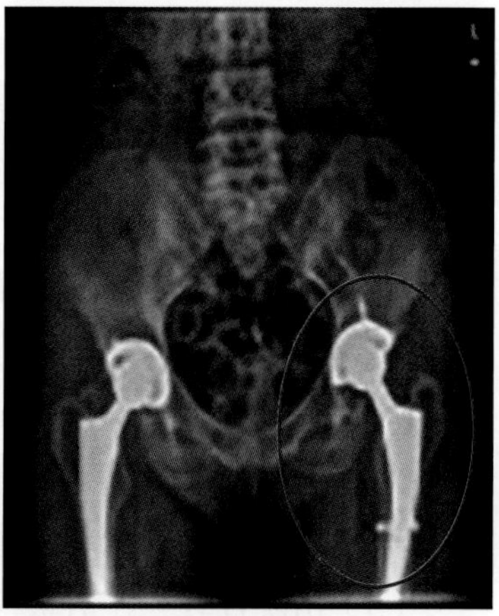

图9-5-2　骨盆正位X线片

术后异常检验结果见表9-5-3。

（二）主要护理问题及措施

预防假体周围再次骨折

1）问题依据

文献报道股骨假体周围骨折在初次髋关节置换术后的发生率为0.1%～3.2%，对患者身体健康和日常生活造成巨大影响。引起患者假体周围骨折的危险因素包括高龄、骨质疏松、类风湿关节炎、假体松动、骨溶解、骨缺损等。骨质条件越差，在骨皮质的薄弱区发生假体周围骨折的危险性就越高。

表 9-5-3　术后异常检验结果

项目	指标	结果	参考值
出凝血常规	血浆 *D*– 二聚体 /（μg/mL）	1.62 ↑	0 ~ 0.50
血常规	C 反应蛋白 /（mg/L）	16.9 ↑	0 ~ 10.0
	白细胞计数 /（10^9/L）	11.18 ↑	3.5 ~ 10.0

2）护理思维

轻微的外伤或者摔倒等能导致假体周围骨折的发生，说明外伤往往只是一个诱因，该患者在骨折前就已经存在潜在的骨质不良。文献报道髋关节置换发生假体周围骨折的根本原因是其他病理因素引起骨骼强度的减弱或骨组织局部应力的增强。因此，在患者住院期间既要做好术后体位管理，又要同时进行抗骨质疏松的治疗，做好防跌倒的健康宣教，预防再次骨折的发生。

3）主要措施

（1）病情观察与评估：观察患肢有无疼痛、肿胀，皮肤温度、颜色、足背动脉搏动情况，以及感觉、运动情况。

（2）抗骨质疏松治疗：人工关节置换术后假体周围骨折患者大多存在骨质疏松症，这也是发生骨折的重要原因，而骨折后患者卧床制动，会进一步增加骨量流失，因此，进行相应的抗骨质疏松治疗和宣教非常重要。患者围手术期给予肌内注射降钙素治疗，同时鼓励患者多活动和术后早期下地，指导进食高蛋白和富含钙质的食物，并嘱患者出院后坚持使用抗骨质疏松药物，降低再骨折的风险。

（3）预防跌倒

①下床前评估患者四肢肌力，肌力 4 级以上可以下地行走；

②安全防跌倒宣教，起床“三步曲”：平躺 3min，坐起 3min，站立 3min；状态好时才活动，体能不足，寻求帮助；

③提供安全环境；

④识别患者高跌倒风险及其危险因素；

⑤对跌倒危险因素及时动态评估；

⑥评估照顾者认识态度、个人行为习惯，做好患者及照顾者的宣教；

⑦与患者及家属共同制订预防跌倒计划，进行具体指导与实施；

⑧体能与平衡功能测评。

（4）功能训练：肌力训练贯穿整个围手术期，指导患者进行踝泵训练、股四头肌等长收缩训练；术后第 3 天开始进行髋、膝关节屈伸训练，由被动锻炼向主动锻炼过渡，循序渐进练习关节周围肌肉的主动收缩，增加髋部肌肉力量。

（5）出院宣教：评估患者的居家环境，指导进行改进，避免以下情况，室内地面光滑、照明不足，过道和楼梯照明不足，步行途中过多障碍物、台阶过高，日常用品摆放不当，不合适的鞋子和助行器，床和家具高度不合适，走廊、卫生间无扶手等。预防跌倒，防止假体周围再次骨折。

4）护理评价

患者住院期间未发生假体周围再次骨折，掌握防跌倒知识及技能。

（三）患者转归

术后复查 X 线片显示髋关节置换术后对位良好，呈术后改变，康复出院。

四、护理体会及反思

（一）护理体会

在围手术期，我们重点围绕预防假体周围再次骨折为患者实施了体位护理、用药护理、功能训练与健康教育。正确指导患者床上功能训练，减少患者卧床时间，为患者下床训练积极准备。强调了预防跌倒的重要性，并将防跌倒措施教给患者及照顾者，使患者的知识、信念与行为均得到提高。

（二）反思

假体周围骨折的原因很多，但跌倒是髋关节置换术后发生假体周围骨折最常见的危险因素。该案例提示我们，老年患者住院期间及出院后预防跌倒是关键。住院期间做好患者跌倒风险评估，对患者家属和看护人员也要做好相应的预防跌倒宣教。在延续性护理方面，出院前做好患者家庭环境的评估，做好相应的指导，预防因跌倒导致假体周围再次骨折。建议建立髋关节置换术后患者长期护理体系，更好地预防远期并发症的发生。

五、相关知识链接

（一）髋关节置换术后假体周围骨折分型

目前，髋关节置换术后假体周围骨折（PFF）的临床分型中应用最多的是 1995 年邓肯（Duncan）和马斯里（Masri）提出的 Vancouver 分型，该分型将 PFF 分为 A、B、C 型：A 型骨折即转子间骨折，又分为 AG 型（大转子骨折）和 AL 型（小转子骨折）两个亚型。2014 年，Capello 等将 Vancouver 型骨折进一步分为 TG 型（大转子骨折）、TL 型（小转子骨折）、A1 型（假体残端、股骨距和小转子等内侧皮质骨折不伴有假体松动）和 A2 型（假体残端、股骨距和小转子等内侧皮质骨折伴有假体松动）。Vancouver B 型骨折发生于假体周围或略低于假体的远端，又分为 B1 型（假体无松动，无骨量丢失）、B2 型（假体松动，无明显骨量丢失）、B3 型（假体松动伴有大量骨溶解和明显骨质疏松）3 个亚型。C 型为假体远端骨折。

（二）髋关节置换术后假体周围骨折治疗

髋关节置换术后 PFF 的治疗方法较多，应根据骨折的分型选择合适的治疗方案。Masri 等提出治疗标准：①保守治疗，一般仅用于非移位的 Vancouver A 型骨折；②假体翻修治疗，适用于 Vancouver B2、B3 型和伴有假体松动的 Vancouver C 型骨折；③切开复位内固定治疗，适用于 Vancouver B1 型和不伴有假体松动的 Vancouver C 型骨折。保守治疗的风险高，内科并发症多；手术治疗时除考虑骨折的部位、假体的稳定性和支撑骨质量等问题外，还应考虑患者的年龄、功能要求等。总体而言，稳定的假体可行切开复位内固定术治疗，而松动的假体往往需行翻修治疗。

髋关节置换术后PFF多发生于老年患者，因患者合并内科疾病较多，身体状况和骨质条件较差，且因假体占据骨髓腔，螺钉的置入较困难。该类型骨折的治疗方案目前存在较多的争议。早期手术治疗，能恢复患者的下肢功能，减少因长期卧床而发生并发症，提高其生存质量。在临床工作中，多采用Vancouver分型，在明确PFF分型和治疗方面具有指导作用。

（刘巧梨　陈晓玲　孔　丹　黄天雯）

第六节　1例下肢骨折并发关节僵硬、肌肉萎缩患者的护理

一、基本信息

姓名：巴某；性别：男；年龄：31岁；婚姻情况：已婚

文化程度：大学；籍贯：新疆；职业：教师

入院日期：2018年2月22日；出院日期：2018年3月9日

出院诊断：右膝关节僵硬

病史陈述者：患者本人

二、病例介绍

主诉：右下肢外伤后活动受限8年余。

现病史：患者8年前车祸伤致右髌骨骨折、股骨下段粉碎性骨折、腓骨骨折及胫骨骨折，急诊至外院行手术治疗。术后约5个月复查发现右侧股骨下段内固定钢板断裂，未予特殊处理；于2012年2月在外院行“右股骨内固定装置取出术＋右侧股骨骨折外固定术”，术后右膝关节屈伸受限。4年前，患者右下肢活动障碍未见明显好转，至我院门诊就诊，行X线检查发现右股骨下段骨折裂隙，于2014年2月行“右股骨下段自体骨植骨术”，术后恢复尚可，右膝关节仍僵硬，活动受限，今为进一步诊治来我院，门诊以“右膝关节僵硬”收入我科。

入院诊断：右膝关节僵硬。

既往史：平素体健，否认高血压、糖尿病、冠心病病史；否认肝炎、结核等传染病病史；有外伤史、手术史及输血史（具体不详）；无食物、药物过敏史。

婚育史：已婚，育有1子。

家族史：无特殊。

专科检查：右膝内翻5°，屈曲5°畸形；双膝关节无红肿，右下肢肌肉见明显萎缩。双膝部皮温正常，双膝部无压痛，无叩击痛，无放射痛，双膝关节无骨性摩擦感。左膝

关节活动度正常，右膝关节活动度差，不能屈伸。左膝侧方应力试验（-），研磨试验（-），抽屉试验（-）。双足背动脉搏动有力，未见静脉曲张，双下肢感觉正常。

辅助检查：

膝关节、双下肢全长X线检查：①右膝关节、右股骨下段、右腓骨上段、右胫骨下段病变，考虑创伤性关节炎改变；②左膝关节、双侧髋关节、左侧股骨、左胫骨、左腓骨骨质未见异常；③双下肢不等长（2月22日）。

心电图检查：窦性心律，心电图正常。

术前异常检验结果见表9-6-1。

表9-6-1　术前异常检验结果

项目	指标	结果	参考值
出凝血常规	纤维蛋白原/（g/L）	1.73 ↓	2.0 ~ 4.0

入院时生命体征：T36.5℃，R20次/分，P76次/分，BP116/69mmHg。

入院时护理风险评估：疼痛数字评分法评分为2分，跌倒风险评估为中风险，血栓风险因素评估为2分。

心理社会方面评估：患者情绪稳定，妻子陪同入院。

三、治疗护理及预后

（一）治疗护理过程（表9-6-2）

表9-6-2　治疗护理过程

时间		病程经过	治疗处置
2月22日		右下肢外伤后活动受限8年余入院。	完善各项监测、检查与术前风险评估。
2月25日		完善术前各项检查。	给予患者讲解术前注意事项。
2月26日	8:00	生命体征平稳。	完成术前准备。
	8:15	患者进入手术室。	完成手术交接。
	10:15	患者在腰椎硬膜外麻醉+神经阻滞麻醉下行“右膝关节松解+股四头肌成形术”，术中出血约200mL。	手术顺利，术中输入红细胞200mL、血浆400mL，无不良反应。
	12:10	患者安返病房，生命体征：T 36℃、P52次/分、R19次/分、BP113/69mmHg。伤口敷料干燥，留置伤口引流管通畅，引流出暗红色液体；留置尿管通畅，尿液淡黄；患肢血液循环良好。	遵医嘱给予一级护理、持续心电血压监测，低流量吸氧（2L/min），妥善固定各管路，抬高患肢高于心脏水平20° ~ 30°。给予静脉滴注抗炎、镇痛等药物治疗。
2月27日		患者主诉伤口疼痛，夜间入睡困难，疼痛数字评分法评分为7分。伤口敷料局部有少量渗血，伤口红肿，触痛（+），无波动感，伤口引流量约为40mL，血性液体。	医生给予换药；给予拔除尿管，患者可自主排尿，无不适。遵医嘱使用CPM仪被动运动膝关节，每日3次，每次持续30min，屈曲角度为20°。遵医嘱予帕瑞昔布钠静脉滴注，每日2次、盐酸曲马多缓释片0.1g，口服，30min后复评，疼痛评分为4分。

续表

时间	病程经过	治疗处置
2月28日	伤口敷料干燥，伤口引流量30mL，血性液体，右下肢肌肉见明显萎缩，右膝活动度差，不能屈伸。疼痛评分为5分。	医生给予伤口换药，拔除伤口引流管。遵医嘱继续予抗感染、镇痛治疗；遵医嘱使用CPM仪被动运动膝关节每日3次，每次持续30min，屈曲角度为22°，无不适。
3月1日～3月6日	患者右下肢肌肉见明显萎缩，右膝活动度差，不能屈伸。疼痛评分为3分。	遵医嘱继续予镇痛治疗，继续使用CPM仪被动运动膝关节，每日3次，每次持续30min，屈曲角度为40°。患者自诉睡眠正常。
3月9日	患者膝关节被动运动活动度达到60°。	患者出院。

（二）主要护理问题及措施

1.改善膝关节活动度

1）问题依据

患者8年前车祸伤致右髌骨骨折、股骨下段粉碎性骨折、腓骨骨折及胫骨骨折曾行多次手术治疗，术后右膝关节屈曲活动受限，关节僵硬，右膝内翻5°，屈曲5°畸形。

2）护理思维

患者右下肢多次手术，术后制动、活动减少导致局部血液及淋巴回流受阻，组织间液、关节腔内关节液纤维渗出及沉淀，患肢出现肿胀、关节腔纤维粘连，术后关节囊、关节周围韧带、肌肉、肌腱发生不同程度的痉挛萎缩，未按要求行功能训练或训练效果差，使关节出现不同程度的僵硬、肌肉萎缩。因此，术后应制订详细的功能训练计划，训练过程全程督导，检查训练效果，最大程度改善关节功能。

3）主要措施

（1）病情观察与评估：评估膝关节活动度以及诱发因素。评估局部肿胀情况、观察患肢远端温度、色泽、感觉和足背动脉搏动强度。

（2）体位护理：舒适卧位，抬高患肢高于心脏水平20°～30°。

（3）药物护理：遵医嘱使用镇痛药物治疗，应用多模式、个体化镇痛措施，并观察药物的反应及效果。

（4）功能训练：遵医嘱指导患者进行踝泵训练、股四头肌训练。给予使用CPM仪被动运动膝关节，白天运动量以患者疼痛可以忍受为宜。屈曲角度开始为21°，每天增加5°。功能训练遵循循序渐进、由被动到主动，由易到难的原则，以身体能够承受为限。

（5）健康教育：出院后长期坚持行等速训练，包括肌力训练和持续被动训练。

4）护理评价

住院期间，患者膝关节活动度有所改善，患肢可以直腿抬高，膝关节被动运动活动度增加至60°，主动运动活动度增加至30°。

2.心理护理

1）问题依据

患者对手术及手术效果的担心；术后因伤口及关节功能训练产生的疼痛加剧了患者

的情绪反应，自诉睡眠差。

2）护理思维

患者病程长，多次手术打击，现右下肢肌肉明显萎缩、右膝活动度差、不能屈伸，影响患者的生活质量。现再次手术，而手术及手术效果的不确定性，让患者感到焦虑，心情烦躁。在临床护理工作中，我们不但要关注康复训练效果，还应做好患者的心理护理，增加患者对疾病恢复的信心。

3）主要措施

（1）病情观察与评估：评估患者有无紧张不安的情绪体验，有无认知功能改变、睡眠障碍、自主神经功能紊乱以及行为表现等。必要时可采用焦虑相关量表进行测评。

（2）一般护理：教会患者放松疗法，例如深呼吸、听音乐、聊天等。保证患者有充足的睡眠，必要时按医嘱给予安眠药。联系可提供帮助及情感支持的家人、朋友、同事，增加家庭社会支持。

（3）舒适护理：舒适卧位，抬高患肢 20° ~ 30°。遵医嘱使用多模式、个体化镇痛。

（4）健康教育：向患者介绍类似手术成功案例，以减轻其紧张情绪，增强信心。主动与患者沟通，发现患者存在的困难并及时给予解决。

4）护理评价

患者积极配合关节活动度训练，并主动活动，睡眠正常。出院时膝关节活动度达到60°。

四、护理体会及反思

（一）护理体会

患者下肢多发骨折，反复多次手术，股四头肌及膝关节活动受限，导致膝关节僵硬，股四头肌肌肉萎缩，积极进行功能训练是预防和治疗关节僵硬的有效方法。因此，对患者术后早期及时进行膝关节活动度训练，连续使用 CPM 仪训练膝关节，从而改善了膝关节活动度，增加股四头肌的力量，避免肌肉萎缩进一步加重。

（二）反思

骨折制动后膝关节僵硬与多种原因有关，包括关节本身因素，骨、关节损伤后长期制动，股四头肌未早期训练等。住院期间指导患者及时、有效地进行功能训练至关重要。护士在指导患者功能训练的同时，要及时评价患者的依从性及训练效果，将功能训练落到实处。在延续性护理方面，建立医护患微信平台，定时推送功能训练的视频，及时了解患者康复训练的情况，及时反馈及指导，做好个性化护理。在此基础上，护理人员还要注意按个性化标准实施护理措施，做好心理疏导，不要让患者对康复训练产生厌烦情绪，影响训练效果。

五、相关知识链接

（一）骨折晚期造成关节僵硬、肌肉萎缩的主要原因

（1）骨折程度重；

（2）局部神经损伤；

（3）达不到解剖复位；

（4）局部血液供应不良；

（5）缺乏有效的功能训练。

（二）骨折晚期关节僵硬、肌肉萎缩患者的治疗原则

轻症患者可采用局部按摩、理疗、中药外敷、关节功能训练以及手法松解等疗法，非手术疗法也适用于有手术禁忌证者及手术前后的辅助治疗。

重症患者应行关节粘连松解术，对伴有骨折畸形愈合者一般应先矫正畸形，有局部软组织缺损者尚应行修复性手术。应尽早开始积极主动地进行关节功能训练，以便使僵硬的关节早日恢复功能。

（三）膝关节僵硬

膝关节僵硬是下肢骨折的常见并发症或后遗症，可导致膝关节功能严重受限或丧失。本病是多种原因所致的膝关节功能障碍，由于膝关节可能僵硬于屈曲外旋、外翻位，或处于完全伸直位，故又分为屈曲性僵硬和伸直性僵硬。

1. 病因

膝关节僵硬常见的原因是机械性阻碍。伸直挛缩最常见的关节外原因是股直肌挛缩、股中间肌纤维化；关节内原因常见的髌骨和支持带结构粘连。屈曲挛缩常见于关节切开术后和石膏制动较久。

2. 临床表现

膝关节僵硬表现为膝关节屈曲畸形及伸直功能障碍，肌肉萎缩，双下肢粗细不等。

3. 预防

（1）由于膝关节僵硬是下肢骨折的常见并发症或后遗症，所以预防下肢骨折尤为重要。

（2）一旦发生骨折应采取正确治疗方法，不宜手术者，可以进行牵引，骨折复位。关节固定期间注意功能训练。骨折手术后，早期行功能训练，避免关节长时间制动，常用的训练方法有：①卧床抬腿：仰卧在床上，伸直上肢，将腿抬起，逐渐增加次数和高度；②坐床屈膝：坐在床沿，两小腿下垂，将健侧小腿架于患侧小腿上，自行施加压力使患侧膝关节屈曲，然后再将健腿置于患腿之后，协助伸膝。如此反复。

（四）膝关节 CPM 仪护理

1. 原理

CPM 仪是用以维护关节的活动范围或预防其发生功能障碍的一种工具，是进行连续被动运动的辅助机器，应用于下肢手术后及下肢康复活动中，达到膝踝关节同步连续活动中，模拟人体大腿肌肉带动骨骼的方式作用于膝关节。

2. 操作要点

（1）患肢安置：将患肢放于 CPM 仪的支架上，髋外展 10° ~ 20°，保持外展中立位；患肢的脚与脚套套实，与水平线呈 90°；患肢的脚与膝关节的距离与脚套至机器夹角的距

离相等，绑好固定带；患肢有负压引流者，关闭负压引流管。

（2）训练

①调节 CPM 仪杆件长度，拧紧旋钮，将 CPM 仪接上电源，打开开关；

②训练角度：0° ~ 30° 开始，每天增加 10°，至患者的最大耐受程度；

③使用时间：术后遵医嘱使用，每天 2 ~ 4 次，每次 30 ~ 60min；运行速度：由慢至快；

④膝关节伸直（屈曲）障碍患者，CPM 仪运行到患者耐受最大（小）角度时应暂停 2 ~ 5s。

（3）注意事项

①如有伤口出血、伤口疼痛、伤口肿胀进行性加重，立刻停止使用并报告医生紧急处理；

②使用时动作轻柔；

③保养方法：及时回收，放置固定地点保存；发现污垢及时清理干净；如使用过程中发现异常及时送专业维修部门进行维修。

（刘巧梨　陈晓玲　孔　丹　黄天雯）

第七节　1 例膝关节置换术后并发出血患者的护理

一、基本信息

姓名：王某；性别：女；年龄：64 岁；婚姻情况：离异

文化程度：小学；籍贯：安徽省亳州市；职业：无

入院日期：2015 年 2 月 21 日；出院日期：2015 年 3 月 8 日

出院诊断：左膝关节骨关节炎

病史陈述者：患者本人

二、病例介绍

主诉：左膝关节疼痛、活动受限 10 年余，加重 2 年。

现病史：患者 10 年前无明显诱因出现双膝关节疼痛，左膝为主；行走时胀痛，无麻木，无放射痛，无腰部疼痛，休息可缓解。反复发作，2 年前左膝疼痛加重，伴活动受限。2014 年 11 月 30 日外院就诊，双膝关节正侧位 X 线检查：双侧膝关节退行性变，给予镇痛、抗炎等对症处理，双膝关节疼痛症状稍微好转。为进一步诊治来我院，门诊以“双膝关节骨关节炎”收住我科。

入院诊断：左膝关节骨关节炎。

既往史：平素体健，否认高血压、糖尿病、冠心病病史；否认肝炎、结核等传染病病史；否认外伤、手术、输血史。有头孢菌素过敏史。

婚育史：离异，育有 1 子 1 女。

家族史：无特殊。

专科检查：双膝关节无明显内外翻畸形，无红肿，双下肢肌肉无明显萎缩。双膝皮温无增高，左膝关节内外侧压痛，无放射痛，右膝关节无明显压痛。左膝关节活动度：0°（伸）~ 120°（屈），右膝活动度：0°（伸）~ 130°（屈）。双膝侧方应力试验（-），左膝研磨试验（+），抽屉试验（-），双足背动脉搏动有力，未见静脉曲张，双下肢感觉正常。

辅助检查：

术前双下肢全长、膝关节正侧位 X 线检查：见图 9-7-1（2 月 21 日）。

心电图检查：窦性心律，心电图正常。

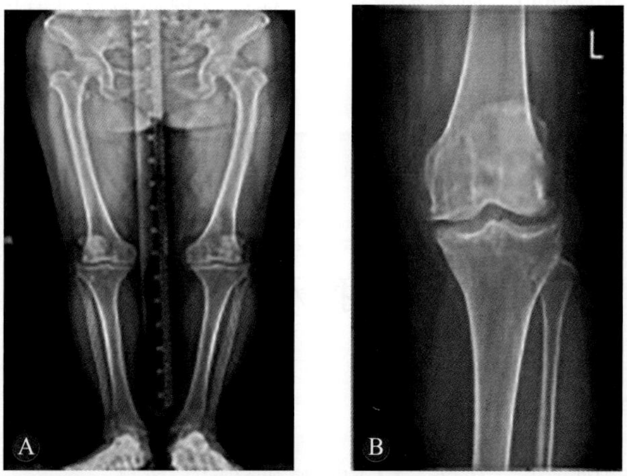

图 9-7-1　术前双下肢全长、膝关节正侧位 X 线片

术前异常检验结果见表 9-7-1。

表 9-7-1　术前异常检验结果

项目	指标	结果	参考值
生化	总蛋白 /（g/L）	52.2 ↓	55 ~ 80
	血清白蛋白 /（g/L）	34.1 ↓	35 ~ 50
血常规	血红蛋白 /（g/L）	108 ↓	137 ~ 179（男）116 ~ 155（女）
	红细胞计数 /（10^{12}/L）	3.82 ↓	4.3 ~ 5.9（男）3.9 ~ 5.2（女）
	C 反应蛋白 /（mg/L）	15.62 ↑	0 ~ 10.0
出凝血常规	纤维蛋白原 /（g/L）	5.55 ↑	2.0 ~ 4.0
	血浆 *D*– 二聚体 /（μg/mL）	1.24 ↑	0 ~ 0.50

入院时生命体征：T36.5℃，P78 次 / 分，R19 次 / 分，BP128/85mmHg。

入院时护理风险评估：疼痛数字评分法评分为 2 分，跌倒风险评估为低风险，血栓风险因素评估为 1 分，生活自理能力评分为 95 分。

心理社会方面评估：患者情绪稳定，子女陪同入院。

三、治疗护理及预后

（一）治疗护理过程（表 9-7-2）

表 9-7-2　治疗护理过程

时间		病程经过	治疗处置
2 月 21 日		左膝关节疼痛、活动受限 10 年余，加重 2 年入院。	完善各项监测、检查与术前风险评估。
2 月 24 日		完善术前各项检查。	给予患者讲解术前注意事项。
2 月 25 日	9：00	生命体征平稳。	完成术前准备。
	9：15	患者进入手术室。	完成手术交接。
		患者在全身麻醉下行“左膝人工膝关节表面置换术”，术中出血约 300mL。	手术过程顺利。
	12：30	患者术毕安返病房，生命体征：T36.2℃、P77 次 / 分、R20 次 / 分、BP139/89mmHg。伤口敷料干燥，留置伤口引流管通畅，引出暗红色血性液体 200mL；留置尿管通畅，尿色呈茶色。患肢血液循环好，皮温正常，感觉、活动正常，足背动脉搏动正常。患者血栓风险因素评估为 2 分，疼痛评分为 4 分。	持续心电血压监测生命体征，低流量吸氧（2L/min），妥善固定各管路，并保持通畅。患肢予弹力绷带包扎，并予抬高患肢高于心脏水平 20° ~ 30°。遵医嘱给予抗生素、镇痛药及营养液等药物治疗。指导患者行患肢功能训练。
2 月 26 日		患者精神好，生命体征：T36.8℃、P85 次 / 分、R19 次 / 分、BP119/79mmHg。伤口敷料干燥，留置伤口引流管通畅，引出暗红色血性液体 400mL；留置尿管通畅，尿色清。左膝部伤口局部 2 度肿胀，血液循环好，皮温正常，感觉、活动正常，足背动脉搏动正常。疼痛评分为 5 分。	持续心电监护及低流量吸氧（2L/min），遵医嘱使用抗炎、镇痛等药物治疗，予抬高患肢，高于心脏水平 20° ~ 30°。遵医嘱静脉滴注 20% 人血白蛋白 50mL，无不适。指导患者进行双下肢踝泵训练、股四头肌等长收缩训练。
2 月 27 日	8：30	患者生命体征：T36.8℃、P95 次 / 分、R20 次 / 分、BP109/69mmHg。伤口敷料少量渗血，伤口引流管通畅，引出暗红色血性液体 200mL。尿管通畅，尿色清。左膝部伤口局部 2 度肿胀，血液循环好，感觉、活动正常，足背动脉搏动正常。疼痛评分为 4 分。	持续心电监护及低流量吸氧（2L/min），抬高患肢高于心脏水平 20° ~ 30°。遵医嘱给予抗炎、镇痛药物治疗。静脉滴注 20% 人血白蛋白 50mL，无不适。输同型红细胞悬液 400mL。输血过程顺利，输血后患者无不适。
	11：10	伤口敷料少量渗血，伤口引流管，引出暗红色血性液体 600mL。左膝部伤口局部 2 度肿胀，血液循环好，感觉、活动正常，足背动脉搏动正常。查体：患者脸色、口唇、甲床苍白，诉头晕不适。生命体征：T36.9℃、P115 ~ 118 次 / 分、R21 次 / 分、BP85 ~ 90/50 ~ 55mmHg。	持续心电监护及低流量吸氧（2 L/min），医生给予换药，夹闭伤口引流管 4 小时，伤口给予加压包扎。予抬高患肢高于心脏水平 20° ~ 30°。遵医嘱急查急性感染 / 术后感染组合，生化组合，配血。静脉滴注同型红细胞悬液 400mL，输血过程顺利，输血后患者无不适。遵医嘱予羟乙基淀粉 130/0.4 氯化钠注射液 500mL 静脉滴注，患者入量 1050mL，出量 1030mL。

续表

时间	病程经过	治疗处置
15:16	伤口仍少量渗血，伤口引流管引出暗红色血性液体30mL。患者脸色转红润，诉无不适。患者生命体征：P82 ~ 95次/分、R20次/分、BP118 ~ 123/73 ~ 75mmHg。	持续心电监护及低流量吸氧（2L/min），抬高患肢高于心脏水平20° ~ 30°。遵医嘱静脉滴注20%人血白蛋白100mL，无不适。
2月28日	患者生命体征：P82次/分、R20次/分、BP125/78mmHg。伤口仍少量渗血，伤口引流管通畅，引出暗红色血性液体20mL。留置尿管通畅，尿色清。左膝部伤口局部2度肿胀，血液循环好，感觉、活动正常，足背动脉搏动正常。疼痛评分为3分。	遵医嘱撤除心电监护及低流量吸氧，医生给予换药解除左下肢弹力绷带包扎，抬高患肢高于心脏水平20° ~ 30°。拔除伤口引流管；拔除尿管，患者自主排尿。指导踝泵关节训练、股四头肌等长收缩训练、膝关节屈伸训练。遵医嘱使用抗炎、镇痛等药物治疗。患者复查血结果：血红蛋白93g/L，血清白蛋白31g/L。继续给予饮食指导。
3月1日 ~ 3月4日	左膝部伤口局部1度肿胀，伤口敷料干燥，血液循环好，感觉、活动正常，足背动脉搏动正常。	指导患者踝关节训练、股四头肌等长收缩、膝关节屈伸训练。指导患者床边坐起，无不适。
3月5日	左膝部伤口局部1度肿胀，伤口敷料干燥。血液循环好，感觉、活动正常，足背动脉搏动正常。患者左下肢肌力4级。	指导患者扶助行器下床行走。
3月8日	左膝部伤口局部1度肿胀，伤口敷料干燥。血液循环好，感觉、活动正常，足背动脉搏动正常。	患者出院。

术后异常检验结果见表9-7-3。

表9-7-3　术后异常检验结果

项目	指标	结果	参考值
生化	总蛋白/（g/L）	45.8 ↓	55 ~ 80
	血清白蛋白/（g/L）	26.1 ↓	35 ~ 50
血常规	血红蛋白/（g/L）	75 ↓	137 ~ 179（男）116 ~ 155（女）
	红细胞计数/（10^{12}/L）	2.92 ↓	4.3 ~ 5.9（男）3.9 ~ 5.2（女）
	C反应蛋白/（mg/L）	45.62 ↑	0 ~ 10.0
出凝血常规	纤维蛋白原/（g/L）	5.55 ↑	2.0 ~ 4.0
	血浆*D*-二聚体/（μg/mL）	2.24 ↑	0 ~ 0.50

（二）主要护理问题及措施

1. 预防低血容量性休克

1）问题依据

2月27日11:10患者血压低，为85/50mmHg，心率增快，为115次/分；术中失血量300mL，术后伤口引流量总量1450mL，均为血性液体；术后炎性指标升高。

2）护理思维

全膝关节置换需要较大面积的软组织剥离和松质骨面截骨，出血多；患者术后出现低血压、低血红蛋白等表现，提示患者有发生低血容量性休克的风险。在低血容量休克代偿期，容易出现心率增快、血压偏低等表现，因此，需要加强巡视，严密监测生命体征、监测伤口引流量，查看出血的原因、对症治疗。

3）主要措施

（1）病情观察与评估：给予持续心电监护、低流量吸氧（2L/min）。每 15 ~ 30min 监测生命体征、意识、尿量、皮肤温度、色泽情况；观察有无胸闷、气促、心悸症状以及面色苍白、四肢厥冷、大汗淋漓、脉搏细速等体征。密切观察伤口、引流情况、记录引流量。遵医嘱予检查血常规、生化，予以配血。

（2）输液护理：建立 2 条及以上静脉通道，补充液体给予扩容治疗，遵医嘱静脉滴注羟乙基淀粉 130/0.4 氯化钠注射液、输注同型红细胞悬液 400mL 治疗。注意输入速度，根据中心静脉压调节输液速度。

（3）紧急处理：伤口引流液短时间增多时，遵医嘱夹闭伤口引流管，增加关节腔压力，减少毛细血管渗出，达到止血作用。局部加压包扎，必要时准备再次手术探查。

4）护理评价

经对症处置，血容量不足得到有效纠正，患者病情平稳。

2. 改善贫血、低蛋白血症

1）问题依据

据文献报道，骨科手术围手术期失血量平均为 1000 ~ 2000mL，术后血红蛋白下降 30 ~ 46g/L，术后异体输血率高达 45% ~ 80%。同时，围手术期失血和未纠正的术前贫血增加了术后急性贫血的发生率，髋、膝关节置换术及脊柱手术术后贫血发生率为 51%。围手术期贫血增加术后感染及死亡风险，延长住院时间，影响术后功能康复和生活质量。

患者术中及术后伤口出血多；术后血红蛋白为 75g/L，血清白蛋白为 26.1g/L 均低于正常值。

2）护理思维

此患者术前存在贫血，术中出血 300mL，术后伤口引流量共 1450mL，出血导致红细胞和血红蛋白进一步下降。而患者术后出现恶心、呕吐，胃纳较差，食物摄入不足，更不利于改善贫血、低蛋白血症。因此，需要严密观察患者的临床指标及表现，记录出入量。

3）主要措施

（1）病情观察与评估：观察生命体征、意识状态、面色、营养状态、体位、皮肤黏膜有无苍白，评估患者的饮食情况，动态监测血常规检查及生化组合。

（2）饮食护理：从术前开始进行指导，进食热量和蛋白质丰富的食物，如鱼、鸡蛋、瘦肉等，少量多餐，三餐可添加营养素粉冲水服用。遵医嘱补充叶酸、维生素 B_{12}，叶酸、维生素 B_{12} 是红细胞合成的基本原料，这些物质的缺乏可导致术前贫血。

（3）用药护理：遵医嘱补充铁剂、促胃肠动力药；术后遵医嘱及时应用止血药物，给予白蛋白静脉滴注及输血对症处理，并注意观察有无不良反应。

（4）健康教育：告知改善贫血、低蛋白血症的重要性，指导患者根据贫血程度和饮食习惯等进行个体化营养和均衡膳食。出院后遵医嘱继续口服铁剂等治疗。

4）护理评价

患者出院前各项化验指标升至正常、按饮食要求进食三餐。

（三）患者转归

患者左下肢血液循环良好，伤口敷料干燥，患者出院，继续口服药物治疗，按计划继续功能训练，不适随诊。

四、护理体会及反思

（一）护理体会

全膝关节置换术后失血有多方面的原因，除了患者的自身因素，术中截骨软组织松解情况、假体安装前后创面的情况，术者的术式选择及熟练程度也有重大影响。而全膝关节置换中止血带的使用，导致下肢静脉处于缺氧状态以致血管内皮释放纤维蛋白酶原激活物，从而促进纤溶反应导致置换后出血增多。因此，术后对伤口及引流的观察非常重要，及时评估有无活动性出血，及时采取有效措施，必要时协助医生准备再次手术。

（二）反思

膝关节周围血管丰富，术中、术后出血多，术后应密切观察生命体征、伤口引流量：引流量≥ 500mL，或引流量≥ 200mL/h，持续 2 小时，警惕局部出血倾向，及时报告医生。对于术后预防出血，严密的临床观察和快速的应急处理同样重要。我们制订了“骨科患者病情观察预警值、呼叫医生标准及护理干预方案”，对各层次护士进行同质化培训，护士除了要做好患者病情观察和预见性护理外，还要有循证和评判性思维，提高护士的临床思维能力和专业内涵。

五、相关知识链接

（一）膝关节周围血管

（1）膝关节的血液由股动脉、腘动脉、胫前动脉和股深动脉供给。

（2）大隐静脉：经膝关节内后方上行。

（3）股静脉：由胫前静脉、胫后静脉汇合，向上移行为股静脉伴股动脉上行。小隐静脉在腘窝下角处穿腘筋膜注入腘静脉。

（4）这些血管分支构成膝关节的动脉网：髌网、股外侧髁网、股内侧髁网、髌下网、半月板周围网、髌韧带网、滑膜网。股动脉有五条关节支供应膝关节并参与膝关节网的形成，即膝上内、外侧动脉，膝中动脉及膝下内、外侧动脉。

（二）氨甲环酸在全膝关节置换术中的有效性和安全性

氨甲环酸是赖氨酸合成衍生物，一种强效纤溶抑制剂。它通过可逆性阻断纤溶酶原分子上的赖氨酸结合点从而阻断纤维蛋白溶解的作用，起到减少出血的作用。氨甲环酸能够有效减少全膝关节置换后的失血量、降低输血率和输血量，且不增加置换后深静脉血栓形成的风险。

（三）膝关节置换术出血概述

（1）全膝关节置换术需要较大面积的软组织剥离和松质骨面截骨，再者，置换后需要患者进行早期的功能训练，因此，全膝关节置换围手术期出血量较大，常规单侧全膝关节置换的出血量为 600 ～ 1550mL。置换后出血已经成为全膝关节置换最主要的并发症之一，并可能严重影响患者的发病率及死亡率。由于膝关节晚期病变患者多为中老年患者，常伴有心血管和造血系统的代偿能力下降及基础疾病偏多，因此，失血对其影响非常大。

（2）全膝关节置换术是目前治疗严重膝关节疾病最直接有效的方法，能缓解疼痛，改善膝关节功能。全膝关节置换手术较为复杂。手术过程中需要大面积截骨、开放髓腔及松解软组织等操作；患者大多数为老年人，红骨髓成分少，造血功能差，术后为纠正贫血，需要输入同种异体血，以促进患者恢复，而且输血带来相关的不良反应包括过敏反应、免疫抑制、病毒病原体传播等。因此，减少全膝关节置换患者围手术期失血量，降低输血率至关重要。

（3）尽管全膝关节置换治疗效果确切，但围手术期大量失血是其一种常见的并发症，应该引起重视。相关研究指出，全膝关节置换患者的失血量可达到 1450 ～ 1790mL。

（刘巧梨　陈晓玲　孔　丹　黄天雯）

参考文献

陈继营，王岩，田月，等 . 中国人膝关节拉花式松解术中腓总神经的安全性分析 [J]. 中国矫形外科杂志，2016（10）：734-741.

崔志刚，刘四海，薛祖军，等 . 膝关节周围不同部位骨折致膝关节僵硬特点分析及康复早期疗效 [J]. 中国康复理论与实践，2015，16（11）：1005-1007.

段艳丽，严前琳 . 护理干预对预防老年患者髋关节置换术后下肢深静脉血栓的影响 [J]. 数理医药学杂志，2017，30（7）：1091-1093.

高小雁 . 骨科临床护理思维与实践 [M]. 3 版 . 北京：人民卫生出版社，2012.

贺占坤，杨勇，许丹，等 . 膝关节置换术后感染病原菌分布及耐药性分析 [J]. 中华医院感染学杂志，2014，24（1）：78-80.

贾金领，侯文根，张君，等 . 髋关节置换术后发生脱位的危险因素分析 [J]. 中国矫形外科杂志，2016，24（17）：1624-1627.

李锦华，邵琴，赵宙，等 . 抗生素骨水泥占位器在髋关节置换后感染翻修术中的应用 [J]. 临床外科杂志，2013，21（5）：383-384.

李英 . 全髋关节置换术后脱位的预防及护理文献综述 [J]. 临床误诊误治，2013，17（3）：158-159.

良册，杨秋红，吴玉玲，等 . 等速训练在股骨骨折制动后膝关节僵硬康复中的应用 [J]. 中国康复理论与实践，2014，18（2）：162-164.

梁妮，李春容 . Autar 量表在骨科大手术患者深静脉血栓形成风险评估中的应用 [J]. 护理实践与研究，2013，10（2）：49-50.

廖威明，康焱，傅明，等 . 人工髋关节置换术后假体脱位原因分析与处理 [J]. 中国骨科临床与基础研究杂志，2014，2（4）：261-265.

刘杰，王克力，葛许峰，等. 膝关节镜下膝后外侧腔室联合手术入路的探讨 [J]. 中国矫形外科杂志，2017（15）：101-103.

刘兆成，王九现，隋玲玲，等. 髋关节置换患者术后医院感染分析 [J]. 中华医院感染学杂志，2015，25（14）：3291-3293.

闵 鹏，彭银虓，胡江海，等. 氨甲环酸对单侧全膝关节置换失血量的影响及安全性评价 [J]. 中国组织工程研究，2015，19（17）：2665-2268.

石小军，杨静，康鹏德，等. 全涂层远端固定长柄假体治疗髋关节置换术后股骨假体周围骨折的临床研究 [J/CD]. 中华关节外科杂志（电子版），2013（5）：597-602.

苏敏，杨娟，郝桂兰. 对老年髋部骨折术后功能训练的认知和依从性的调查及对策 [J]. 中华现代护理杂志，2015，16（20）：2399-2401.

孙立，田晓滨，胡如印，等. 两种占位器治疗人工全髋关节置换术后感染的疗效比较 [J]. 中华创伤杂志，2012，28（11）：1014-1018.

陶洪娣，陈海英，顾敏君. 足底动静脉泵预防深静脉血栓护理观察 [J]. 交通医学，2016，23（2）：215-216.

吴玉玲，王水平，李爱萍. 调制中频电疗加功能强化训练治疗偏瘫患者踝背屈障碍的临床观察 [J]. 中华物理医学与康复杂志，2015，28（2）：142-143.

徐中华，王业华，王立新，等. 全膝关节置换术后腓总神经麻痹的原因及治疗 [J]. 中国矫形外科杂志，2015，20（15）：1430-1431.

许建芬，邓小岚，沈小芳，等. 老年科预防深静脉血栓评估表的设计及应用 [J]. 中华护理杂志，2012，47（11）：997-998.

余正红，蔡胥，李鉴轶，等. 膝关节置换术中腓总神经损伤的原因与预防 [J]. 中国矫形外科杂志，2015（11）：807-810.

张纪，周一新，周乙雄. 髋关节置换术中股骨假体周围骨折危险因素的分析 [J/CD]. 中华关节外科杂志（电子版），2014（4）：488-493.

张连英，姜世平. 髋关节置换术后假体脱位原因分析及护理 [J]. 实用临床医学，2015，12（1）：116-117.

周林，李乃戈，周鹏. 氨甲环酸对全膝关节置换术中及术后失血量的影响 [J]. 西南国防医药，2016，21（9）：988-991.

周宗科，翁习生，孙天胜，等. 中国骨科手术加速康复 —— 围术期血液管理专家共识 [J]. 中华骨与关节外科杂志，2017，10（1）：1-7.

朱春燕，周婷. 系统护理干预对髋关节置换术后患者下肢深静脉血栓预防的影响 [J]. 中国民康医学，2015，27（20）：106-108.

ESKELINEN A, REMES V, HELENIUS I, et al. Uncemented total hip arthroplasty for primary osteoarthritis in young patients: a mid-to long-termfollow-up study from the Finnish Arthroplasty Register[J]. Acta Orthop，2014, 77（1）: 57-70.

FERRARIS V A, BROWN J R, DESPOTIS G J, et al. 2011 Update tothe society of thoracic surgeons and the society ofcardiovascular anesthesiologists blood conservation clinical practice guidelines[J]. Ann Thorac Surg, 2015, 91（3）: 944-982.

ISHIDA K, TSUMURA N, KITAGAWA A, et al. Intra-articular injectionof tranexamic acid reduces not only blood loss but also kneejoint swelling after total knee arthroplasty[J]. Int Orthop, 2013, 5（11）: 1639-1645.

LENSSEN A F, CRIJNS Y H, WALTJE E M, et al. Effectiveness of pro-longed use of continuous passive motion （CPM） as an adjunctto physiotherapy following total knee arthroplasty: design of arandomised controlled trial [J]. BMC Musculoskelet Disord, 2016, 7（1）: 15.

QIN J, XU Z, SHI D, et al. Deep vein thrombosis after total hip arthroplasty and total kneearthroplasty in patients with previous ischemic stroke[J]. Int J Low Extrem Wounds, 2013, 12（4）: 316-319.

VISURI T, TURULA KB, PULKKINEN P, et al. Survivorship of hip prosthesisin primary arthrosis: influence of bilaterality and interoperative time in 45 000 hip prostheses from the Finnish endoprosthesis register[J]. Acta Orthop Scand, 2013, 73（3）: 287-290.

第十章　手外科常见并发症

第一节　1 例断指再植术后血管危象患者的护理

一、基本信息

姓名：倪某；性别：男；年龄：30 岁；婚姻情况：已婚

文化程度：初中；籍贯：江西省丰城市；职业：农民

入院日期：2018 年 9 月 12 日；出院日期：2018 年 9 月 29 日

出院诊断：左手拇指末节离断伤

病史陈述者：患者本人及家属

二、病例介绍

主诉：电锯致左手拇指末节离断 3 小时余。

现病史：患者 3 小时前左手拇指末节被电锯离断，当即出现流血、疼痛，自行压迫止血后来我院急诊就诊。急诊给予注射破伤风抗毒素、清创、止血等处理，并完善 X 线、血液等检查后，以“左手拇指末节离断伤”收入我科。

入院诊断：左手拇指末节离断伤。

既往史：平素体健，否认高血压、糖尿病、冠心病病史；否认肝炎、结核等传染病病史；否认外伤、手术、输血史；无食物、药物过敏史；无吸烟、饮酒等不良嗜好。

婚育史：已婚已育，育有 1 子 1 女。

家族史：无特殊。

专科检查：左手拇指末节近掌指关节处斜向桡侧离断，断端齐整，周围软组织肿胀，无明显活动性出血，触之有疼痛，残端可自主活动。

辅助检查：

左手 X 线检查：左手拇指第 1 远节指骨远端缺如（9 月 12 日）（图 10-1-1）。

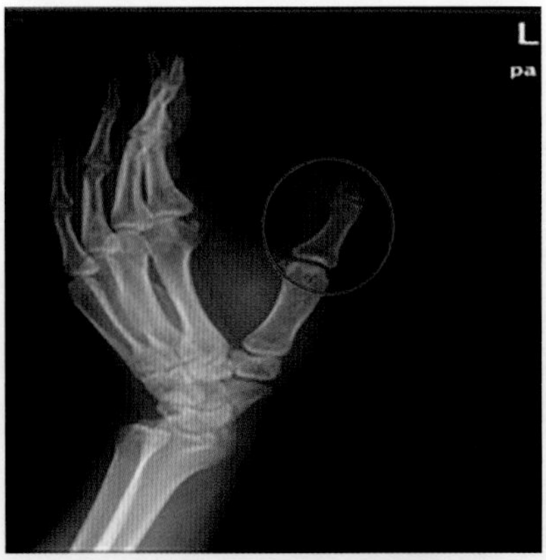

图 10-1-1　左手 X 线片

心脏 B 超检查：心脏形态结构未见异常。

心电图检查：窦性心律，心电图正常。

辅助检验结果：无异常。

入院时生命体征：T37.1℃，P96 次 / 分，R20 次 / 分，BP109/68mmHg。

入院时护理风险评估：疼痛数字评分法评分为 5 分，跌倒风险评估为低风险。

心理社会方面评估：患者情绪稳定，妻子陪伴入院。

三、治疗护理及预后

（一）治疗护理过程（表 10-1-1）

表 10-1-1　治疗护理过程

时间		病程经过	治疗处置
9 月 12 日	16:30	电锯致左手拇指末节离断 3 小时余收入我科。	完善各项检查及术前风险评估。
	19:20	患者进入手术室。	完成手术交接。
9 月 13 日	20:00	患者在臂丛神经麻醉下行“左手拇指断指再植 + 指动脉探查吻合 + 克氏针内固定 + 石膏外固定术”。	手术过程顺利，术中出血约 20mL，未输血。
9 月 14 日	1:00	患者安返病房，意识清醒，生命体征：T36.2℃、P76 次 / 分、R18 次 / 分、BP118/67mmHg。左拇指颜色红润，皮温正常 33.3℃（健侧拇指温度为 33.2℃），1 度肿胀，毛细血管反应正常。疼痛评分为 4 分。	抬高患肢制动，予烤灯持续保暖。遵医嘱予抗炎、解痉、抗凝、扩容等治疗，其中予肝素钠 0.625IU 加 0.9% 生理盐水 500mL 缓慢静脉滴注；予罂粟碱 30mg 肌内注射，每日 4 次。
	3:00	左拇指颜色暗紫，皮温 33.8℃，高于健侧，2 度肿胀，毛细血管反应偏快。疼痛评分为 2 分。	抬高患肢制动，予烤灯持续保暖。遵医嘱予每小时切口放血，先流出暗红色血液直至放出鲜红色血液，予肝素钠棉球湿敷（图 10-1-2）。
9 月 15 日～9 月 17 日		左拇指颜色暗紫，皮温波动在 33.8 ～ 34.2℃，2 度肿胀，毛细血管反应偏快。疼痛评分为 1 ～ 3 分。	抬高患肢制动，予烤灯持续保暖；遵医嘱予每小时切口放血，流出少量鲜红色血液，予肝素钠棉球湿敷。
9 月 20 日		左拇指颜色暗紫，皮温波动在 33.4 ～ 34.0℃，2 度肿胀，毛细血管反应偏快。疼痛评分为 0 分。	烤灯保暖，每 2 ～ 4 小时继续切口放血，未见血液渗出，停止放血疗法。遵医嘱予罂粟碱 30mg 肌内注射，每日 3 次（图 10-1-3）。
9 月 23 日		左拇指颜色红润，皮温正常，2 度肿胀，毛细血管反应正常。	停止烤灯治疗。给予 X 线检查（图 10-1-4）。
9 月 25 日		左拇指颜色红润，皮温正常，2 度肿胀，毛细血管反应正常。	遵医嘱予罂粟碱 30mg 肌内注射改为每日 1 次。
9 月 29 日		左拇指颜色红润，皮温正常，1 度肿胀，毛细血管反应正常，血液循环良好。	给予患者出院指导，告知注意事项，患者回当地医院继续康复治疗（图 10-1-5）。

（二）主要护理问题及措施

1．血管危象

1）问题依据

血管危象会造成再植指的死亡，导致手术失败。术后 24 ～ 72 小时是吻合血管出现

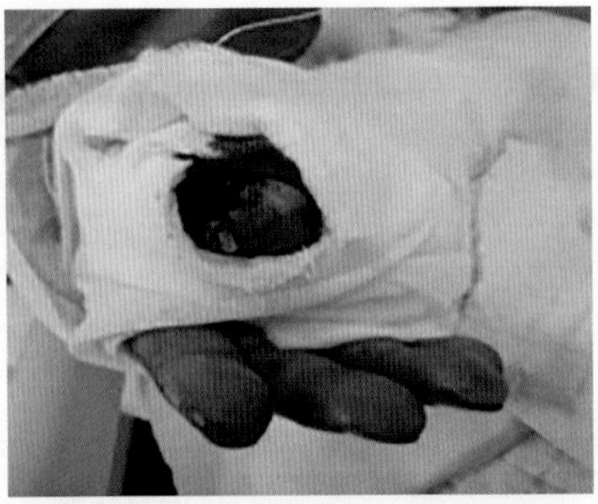

图 10-1-2　9 月 14 日再植指

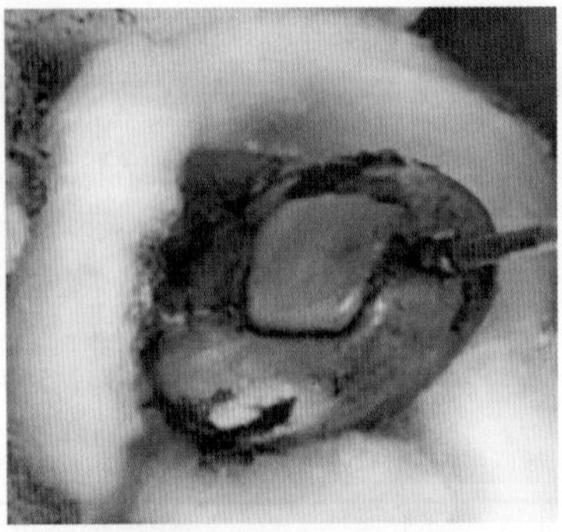

图 10-1-3　9 月 20 日再植指

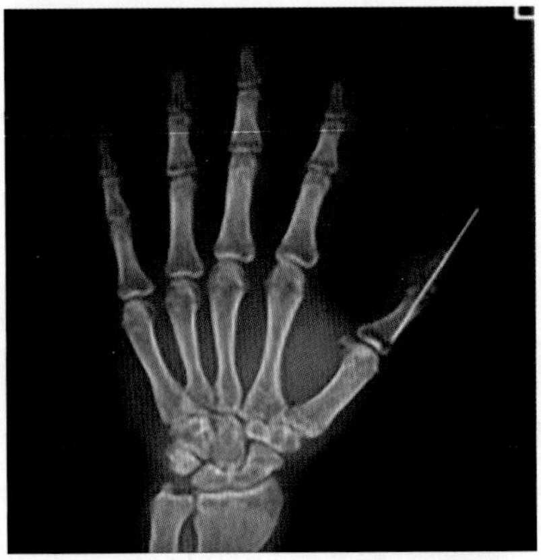

图 10-1-4　9 月 23 日左手 X 线片

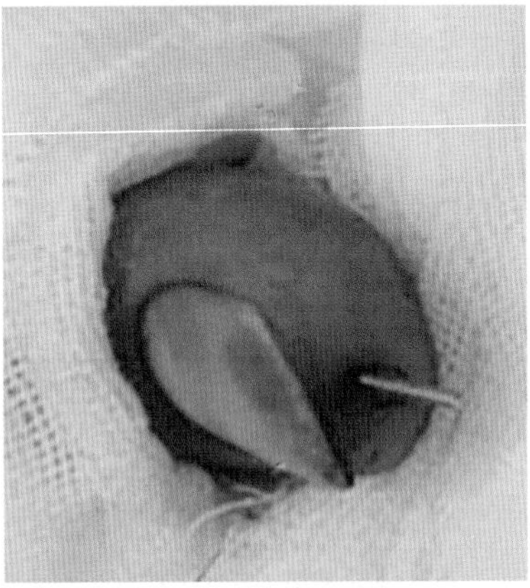

图 10-1-5　9 月 29 日再植指

血管危象的高发期，60% 发生在 24 ~ 48 小时内。患者左拇指颜色暗红，皮温稍高于健侧，波动在 33.8 ~ 34.2℃，2 度肿胀，毛细血管反应偏快。

2）护理思维

血管危象判定的指标包括局部组织颜色、温度、毛细血管反应时间和组织张力。颜色：正常手指颜色为红润或潮红；观察时要避免灯光和血迹等污渍的干扰。温度：皮肤温度等于健侧或高于健侧 1 ~ 2℃。毛细血管充盈反应时间 1 ~ 2s。通过以上 4 个指标综合进行判断，其中颜色和温度是反映皮下血液循环的可靠指标。疼痛诱发血管痉挛，会进一步加重血管危象。因此分析断指再植术后诱发血管危象的相关因素至关重要，并针对诱发因素积极采取有效的综合预防措施。

3）主要措施

（1）病情观察与评估：患者术后 72 小时内每半小时至 1 小时观察 1 次再植指的颜色、皮温、肿胀程度、毛细血管反应等指标，必要时随时观察，直至再植指的血液循环稳定；评估疼痛程度；发现静脉危象时立刻报告医生，经换药和拆除伤口部分缝线仍不能缓解时，遵医嘱及时行放血治疗，并密切关注放血疗法时流出血液颜色和量的变化。

①色泽与皮温：再植指正常肤色应红润或与健侧皮肤一致，如果颜色苍白、温度低于正常皮肤 2℃以上，需警惕动脉供血不足，应放平或放低肢体，必要时行手术探查；

如果再植指肤色由红润变紫红色、瘀紫或暗紫，说明静脉回流障碍，应及时查找有无受压、包扎过紧等情况，及时向医生汇报。

②组织张力（肿胀程度）：患者术后再植指轻度肿胀属于正常表现。1度肿胀：皮纹变浅；2度肿胀：皮纹消失；3度肿胀，出现水疱。如张力过大且出现色泽发紫则表示静脉回流障碍，如张力下降、皱缩，色泽由潮红转为苍白则说明动脉供血障碍。

③毛细血管充盈试验：主要观察真皮下毛细血管网是否充盈，即用棉签轻压再植指皮肤使之苍白，然后迅速移去，颜色应在1 ~ 2s内迅速恢复。若超过5s说明毛细血管反应差，是动脉供血不足的表现；若按压后局部不褪色，提示静脉血管栓塞的可能，应报告医生对症处理。

（2）一般护理：病房环境安静舒适、空气流通，室温23 ~ 25℃，病房禁烟、减少探视人员。局部予持续烤灯保暖（可见光治疗），烤灯灯泡瓦数为25 ~ 40W，照射距离为30 ~ 50cm，照射时间一般为10 ~ 14天。

（3）体位护理：术后绝对卧床休息10 ~ 14天，平卧或健侧卧位；患肢制动抬高，高于心脏水平15 ~ 30cm，促进静脉回流。

（4）饮食护理：鼓励患者进食易于消化的食物，以粗纤维、营养丰富为主；鼓励多饮温开水，勿喝冰冻的饮料，多吃蔬菜、水果，减少因便秘等原因诱发血管危象的发生。

（5）疼痛护理：正确评估患者疼痛的程度，同时评估疼痛产生的部位、性质、持续时间及影响因素；有无因疼痛导致的失眠、焦虑等不良反应。遵医嘱予多模式、个体化镇痛，观察镇痛药物的效果及不良反应。指导患者选择适合自己的非药物镇痛方法，如音乐疗法、放松疗法等。

（6）用药护理：遵医嘱予“四抗”治疗，即抗炎、抗痛、抗凝、抗痉挛，观察药物的作用与副作用。使用抗凝药物，注意观察有无自发性出血，如伤口、牙龈、皮下等出血情况。定期监测患者凝血功能。做好输液计划，确保输液24小时匀速静脉滴注。

（7）放血疗法的护理：严格执行无菌操作，动作轻柔，力度适中，切不可用力过大，以免造成血管损伤和深部皮肤缺损，影响手指外观；也不可用力过小，达不到放血效果。

（8）心理护理：因患者对手术不了解，担心术后恢复等，容易出现焦虑抑郁等情绪，这些负性情绪可能会增加发生血管痉挛的风险。护理人员要耐心与患者或家属沟通，了解患者的心理状态并掌握患者日常的生活习惯，依据患者个体情况酌情予以相应的心理疏导；同时为患者讲述一些成功的病例，鼓励患者提升信心，与家属共同开导患者，引导患者诉说内心顾虑，并主动对其进行安抚等。

（9）健康教育：告知患者及家属特殊体位、输液及药物使用、饮食等的重要性及注意事项。取得患者及家属的理解及配合。

4）护理评价

患者出现血管危象时，护士及时告知医生并进行处理。患者再植指血液循环良好，未再次出现血管危象。

2. 预防感染

1）问题依据

患者术后伤口感染是较为严重的并发症，发生率为0.1% ~ 3.0%，多发生在术后3 ~ 7天。血管危象是发生感染的诱因之一，静脉危象较动脉危象更易引起感染。

2）护理思维

感染可与血管危象互为因果：感染发生后，缝合口周边呈炎性反应，肿胀渗出，压迫吻合的血管可致动脉供血不足或静脉回流不畅。炎症波及吻合的血管可引起持续痉挛，继而发生血管危象，影响手指的成活率。再植术后的感染因难以在短时间内迅速控制，对血管壁的刺激持久，血管痉挛的时间较长，常导致手指坏死。感染可加重瘢痕增生及肌腱粘连，延长骨折愈合时间，还可导致手指神经瘤、骨髓炎等。因此，要重点加强预防感染的措施。

3）主要措施

（1）病情观察与评估：观察断指再植处有无红肿、脓性渗液及患者体温变化。及时监测患者体温及C反应蛋白等感染指标。

（2）一般护理：保持伤口敷料清洁、干燥。减少探陪人员，防止交叉感染。执行侵入性操作时要严格执行无菌操作。

（3）体位护理：内容同本节“血管危象”中的体位护理。

（4）饮食护理：指导患者合理饮食，加强营养，增强抵抗力。

（5）用药护理：遵医嘱予抗炎药物治疗，观察药物的疗效及不良反应。

（6）健康教育：向患者及家属解释伤口感染的原因及注意事项，取得其配合。

4）护理评价

患者住院期间未出现伤口感染现象。

（三）患者转归

患者左拇指血液循环良好，皮肤感觉稍麻木，伤口干燥、结痂，顺利出院。

四、护理体会及反思

（一）护理体会

目前，随着显微外科技术的提高，断指再植的成活率也随之增加，但术后再植指是否成活除与医生操作技术及患者自身条件有关外，护理人员对再植指血液循环的严密观察及护理也是重要的环节。在临床工作中，我们采取预见性护理，及时发现术后可能出现的并发症，如血管危象、感染等，并采取有效的干预措施，提高并发症的治愈率。另外，早期血管危象的观察较难，需要护士在临床工作中不断积累相关经验、善于总结和反思才能发现，我们通过改良传统的血液循环观察方法，即与心电监护仪相连的皮温检测探头持续监测3 ~ 5天，与健侧皮温对比，能客观、准确、及时发现血液循环障碍；用数码相机（手机）对再植指进行连续性摄像，通过图像直观反映血液循环的变化，采取正确、有效的处理，避免严重并发症的发生，促进患者早日康复。

（二）反思

对再植指的血液循环变化，需要护理人员在临床工作中多观察和总结，才能积累较丰富的临床经验。部分护士由于专科工作时间短，专科知识和经验不足，对于再植指出现血管危象的护理水平有待提高。因此，需要加强对低年资护士和轮训护士的培训。

术后良好的制动，能保证血管吻合处无任何张力性活动，预防出血。断指再植术后需要严格卧床和患肢制动 10 ~ 14 天，需加强对患者及家属的健康教育及体位管理。

五、相关知识链接

（一）放血疗法

1. 放血疗法类型

（1）拔甲放血：手术时将指甲拔除，术后甲床上用肝素（肝素原液或肝素 12500IU 加入生理盐水 10mL）浸湿的棉球湿敷，以保持甲床持续渗血。间断放血时，甲床上覆盖肝素棉球，定时用针头在甲床上划痕。

（2）针刺放血：在指尖两侧用无菌针头刺入皮下，见血流出即可。

（3）侧切口放血：指端侧方切开放血观察出血情况，是一种既简单又明确的观察指标，也是鉴别动、静脉循环障碍的一种直接而有效的方法。选择指端吻合动脉的相对侧，用消毒小尖刀在指侧纵行切开 3 ~ 5mm，深度 3mm。持续放血时，可覆盖用肝素浸湿的棉球于切口上；间断放血时，用无菌针头轻挑切口见血涌出即可。

2. 放血疗法针头选择

目前，成人放血疗法大多采用 7 号、8 号和 12 号针头，儿童放血疗法针头型号尚未有统一标准，一般 3 岁以下患儿采用 5 号针头，3 岁以上患儿采用 7 号或 8 号针头。

3. 放血疗法的时间

一般放血 3 ~ 7 天，平均 5 天，需要根据个体情况。

4. 放血疗法注意事项

（1）放血时注意制动手指，减少再植指的活动。

（2）用针头以斜面轻轻搔刮甲床或小切口，放血速度不可太快，需控制在每分钟 3 ~ 5 滴。如渗血过多可用无菌棉签轻压小伤口，或调整肝素用量。间断放血时用针头斜面挑拨侧切口或划痕，常常先流出暗红色血液，之后鲜红色血液渗出，此时再植指末端颜色常由暗紫转红润，此时达到放血效果。操作时动作轻柔，力度适中，切不可用力过大，以免造成血管损伤和深部皮肤缺损，影响今后手指外观；也不可用力过小，达不到放血效果。

（3）放血结束后先用生理盐水棉球擦拭血迹，防止血痂干结影响血液循环和手指颜色的观察，后用肝素棉球湿敷，创面用无菌纱布覆盖。棉球不可太湿或太干，棉球太湿容易导致手指长期处于液体浸泡状态而使手指发白，皮温下降，同时使手指出血过分活跃；棉球太干达不到期望的抗凝效果。

5. 切开放血血液循环的判断标准

（1）切开 1 ~ 2s 内即流出鲜红色血，用生理盐水棉球边擦边流，则说明指体循环正常。

（2）如果切开后不出血，用力挤压，于切口处挤出少许血液，说明动脉供血障碍。

（3）若切开后待 3 ~ 5s 在切口处缓慢地溢出暗紫色少量血液，并继续缓慢向外溢血，系指体组织内的静脉血回流，指体无动脉供血。

（4）如果切开后立即流出暗紫色血液，不久又流出鲜红色血液，且流速较快，指体由紫变红，说明指体静脉回流障碍。

（5）如果切开后流出一些暗紫色血液，量较少，以后不再流出，但从切口处渗出一些血浆液，这说明断指先发生了静脉危象，继之又发生了动脉危象，已丧失探查条件。

（二）动脉危象的观察处理

（1）再植指体由红润转苍白时，首先应怀疑动脉痉挛（排除疼痛、外界温度等影响），应立即肌内注射罂粟碱 30 ~ 60mg，严密观察，一般经 10 ~ 30min 后动脉痉挛解除，指体由苍白变为红润。如果经采取上述措施，并延长观察时间，仍未改善，怀疑有动脉栓塞的可能，应采取手术探查。

（2）再植指体由红润转灰色，指腹张力低，指端侧方切开有少量暗色血缓慢外溢，这说明断指无动脉供血，静脉仍通畅。溢血是静脉反流所致，仍是动脉危象，应采取手术探查。

（三）断指缺血时间过长再植后的临床表现

指体呈蜡白色，指温偏低，毛细血管回流充盈现象消失，指腹张力增高，指端侧方切开处能迅速流出鲜血，这说明指体供血良好；而呈现这一现象主要是指体缺血时间过长，部分细胞已开始变性，使毛细血管通透性增加，一旦断指通血后，造成细胞（组织）水肿，使组织间张力增高，使末梢循环受阻，而呈现出蜡白色。一般经保温、抗凝治疗 1 ~ 2 天后，指体由蜡白色渐渐变为樱桃红或淡红色，指温略有回升，毛细血管充盈渐渐开始出现，指腹张力偏高，指端侧方切开处仍流出鲜血。

（戴巧艳　陈雪梅　黄天雯　高　远）

第二节　1 例左手毁损伤皮瓣移植术后并发出血患者的护理

一、基本信息

姓名：谢某；性别：男；年龄：41 岁；婚姻情况：已婚

文化程度：高中；籍贯：广东省湛江市；职业：工人

入院日期：2018 年 12 月 30 日；出院日期：2019 年 1 月 30 日

出院诊断：左手压榨性毁损伤

病史陈述者：患者本人及家属

二、病例介绍

主诉：车祸致左手毁损伤 6 小时余。

现病史：患者于 2018 年 12 月 30 日中午 12：00 左右因发生翻车事故，左手被侧翻的小汽车压伤致左手疼痛、流血，毁损严重。当时无昏迷，无头晕、胸闷，无大汗淋漓等不适。曾先后至两家医院就诊，均认为患者伤情严重，建议其至上级医院进一步治疗，遂转来我院。我院急诊科给予完善相关检查后以“左手毁损伤”收入我科。

入院诊断：左手压榨性毁损伤。

既往史：平素体健；否认高血压、糖尿病、冠心病病史；否认肝炎、结核等传染病病史；否认外伤、手术、输血史；无食物、药物过敏史；无吸烟、饮酒等不良嗜好。

婚育史：已婚，育有 2 子 1 女。

家族史：无特殊。

专科检查：左手掌背侧见一大小约 27cm × 10cm 伤口，创缘近端约为腕横纹肌纹平面，远端掌侧约至掌横纹远端 2cm 平面，背侧约至各指近节中段平面，伤口边缘不规则；局部皮肤、软组织、肌腱（肉）、血管、神经及骨骼毁损严重，大部分缺损；创面渗血不止，伤口远端皮肤组织及各指指端血液循环差，感觉功能消失，左腕关节及左手各指活动障碍。

辅助检查：

左手腕关节 X 线检查：左手第 2 ～ 5 掌骨粉碎性骨折，左拇指掌指关节脱位；左腕钩状骨骨折、脱位（12 月 30 日）（图 10-2-1）。

左手掌指骨 CT（平扫 + 增强 + 三维）检查：①第 2 ～ 4 掌骨近端多发骨折透亮线及碎骨片影，第 2、第 4 掌骨断端呈成角改变，第 3 掌骨骨折远端向上插；②左手第 2 ～ 5 掌腕关节脱位，左手拇指、第 5 指掌指关节向尺侧脱位，左舟骨、大小多角骨间关节脱位（12 月 30 日）（图 10-2-2、图 10-2-3）。

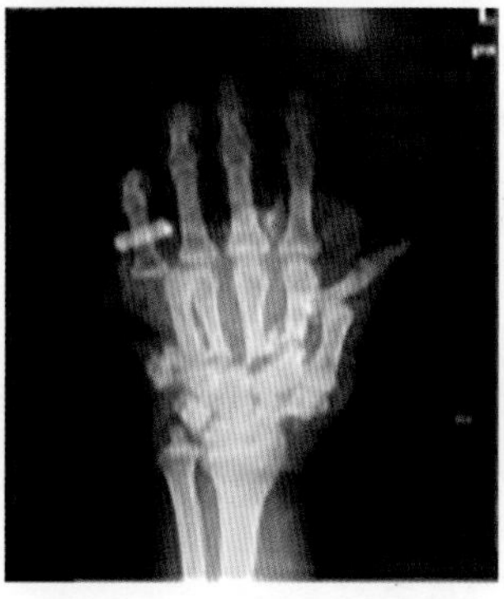

图 10-2-1　左手腕 X 线片

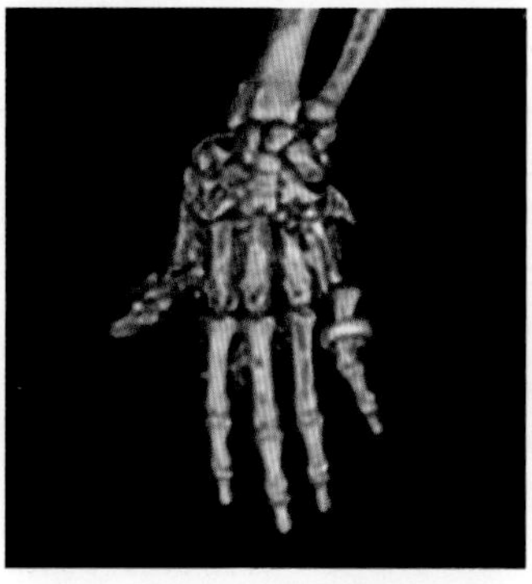

图 10-2-2　左手掌指骨 CT 片

左前臂 CTA 检查：尺动脉、骨间动脉于腕关节以远未见显影；左侧桡动脉手掌侧分支未见显影，手背侧分支迂曲，仍可显示。左手软组织明显肿胀、积气（12 月 30 日）（图 10-2-4）。

心脏 B 超检查：心脏形态结构未见异常。

心电图检查：窦性心律，心电图正常。

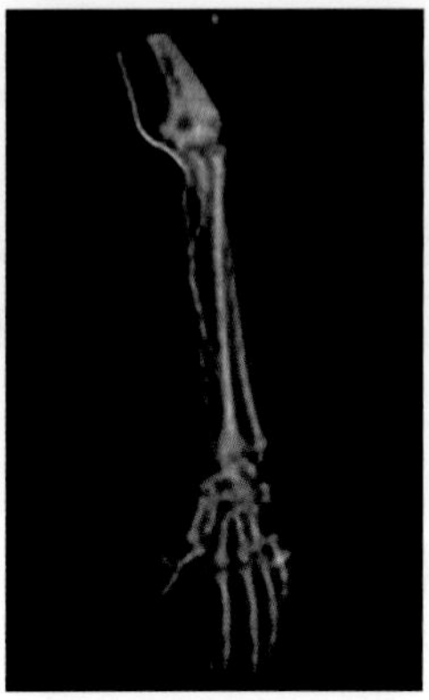

图 10-2-3　左手掌指骨 CT 片

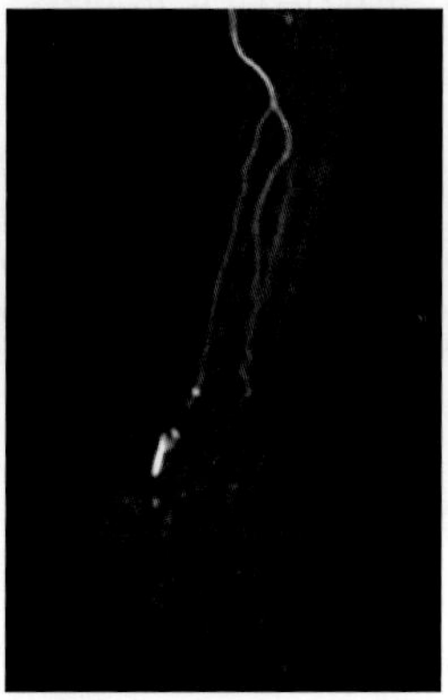

图 10-2-4　左前臂 CTA 片

术前异常检验结果见表 10-2-1。

表 10-2-1　术前异常检验结果

项目	指标	结果	参考值
血常规	C 反应蛋白 /（mg/L）	58.3 ↑	0 ～ 10.0
	白细胞计数 /（10^9/L）	11.4 ↑	3.5 ～ 10.0

入院时生命体征：T36.8℃，P100 次 / 分，R20 次 / 分，BP130/70mmHg。

入院时护理风险评估：疼痛数字评分法评分为 6 分，跌倒风险评估为中风险。

心理社会方面评估：患者情绪稳定，妻子陪伴入院。

三、治疗护理及预后

（一）治疗护理过程（表 10-2-2）

表 10-2-2　治疗护理过程

时间		病程经过	治疗处置
2018 年 12 月 30 日	18：40	车祸致左手毁损伤 6 小时余入院。	完善各项检查及术前风险评估。讲解术前注意事项。
	19：20	患者进入手术室。	完成手术交接。
	20：00	患者在全身麻醉下行“左手毁损伤清创缝合 + 第 1、2、3、4、5 指克氏针内固定 + 贵要静脉移植修复尺动脉、掌修复 + 右侧股前外侧游离皮瓣修复左手创面 + 桡动脉游离皮瓣动脉端侧吻合 + 血管神经探查 + 右大腿创面 VSD 负压引流术 + 石膏外固定术”。	手术顺利，术中出血约 100mL。

续表

时间		病程经过	治疗处置
12 月 31 日	7:00	患者安返病房，意识清醒。生命体征：T36.4℃、P86 次 / 分、R19 次 / 分、BP137/82mmHg、SpO_2 100%。伤口少量渗血、渗液。留置尿管，尿色清亮。右大腿留置伤口引流管，引出暗红色液体。予镇痛泵镇痛，疼痛评分为 4 分。	持续低流量吸氧及心电监测，抬高患肢，左上肢制动，皮瓣血液循环正常，予烤灯持续保暖。右大腿伤口 VSD 负压吸引管通畅，引出血性液体。遵医嘱给予抗炎、抗凝、镇痛等对症治疗。急查血，结果见表 10-2-3。
2019 年 1 月 2 日	8:00	左手伤口少量渗血，皮瓣血液循环正常，右大腿伤口敷料干燥。	持续低流量吸氧及心电监测，抬高患肢，左上肢制动，烤灯持续保暖。右大腿伤口 VSD 负压吸引，引出血性液体。医生给予换药，继续给予抗炎、抗凝等对症治疗。
	12:00 ~ 12:53	生命体征：P105 次 / 分、R20 次 / 分、BP116/68mmHg、SpO_2 100%。左手伤口大量渗血、皮瓣血液循环正常（图 10-2-5）。右大腿伤口敷料干燥。	汇报医生，床旁查体；开通两条静脉通道，加快输液速度。遵医嘱急查血常规、血生化、凝血；予配血 1200mL。
	13:30 ~ 19:00	左手伤口大量渗血、皮瓣血液循环良好，右大腿伤口敷料干燥。	医生予床边伤口清洗探查，床边行血管吻合术。急查报告结果见表 10-2-3，遵医嘱予输同型红细胞悬液 800mL，无不良反应。输血后复查血常规，结果见表 10-2-3。
1 月 4 日 ~ 1 月 6 日		左手伤口少量渗液，皮瓣血液循环良好，右大腿伤口敷料干燥。疼痛评分为 2 分。	患者生命体征平稳，停低流量吸氧及床边心电监测。抬高患肢，左上肢制动，皮瓣血液循环正常，予烤灯持续保暖；右大腿伤口引流管持续 VSD 负压吸引，无血性液引出。予消炎、抗凝等对症治疗。
1 月 7 日 ~ 1 月 13 日		左手伤口少量渗液，血液循环良好，右大腿伤口敷料干燥。	1 月 7 日医生予撤除右大腿 VSD 引流管；1 月 13 日停止烤灯治疗；复查血，结果见表 10-2-3。
1 月 30 日		皮瓣和左手指血液循环良好（图 10-2-6），右大腿伤口愈合好。予出院。	给予患者出院指导，告知注意事项，患者回当地医院继续康复治疗。

术后辅助检查：

术后皮瓣情况见图 10-2-5、图 10-2-6。

术后异常检验结果见表 10-2-3。

（二）主要护理问题及措施

1. 皮瓣吻合血管破裂出血

1）问题依据

血管修复后吻合口破裂出血是术后主要并发症之一，手术后 7 ~ 10 天内血管张力高，脆性大，吻合口易发生痉挛或栓塞。患者伤口鲜红色血液渗出，心率增快、血压下降、血红蛋白下降。

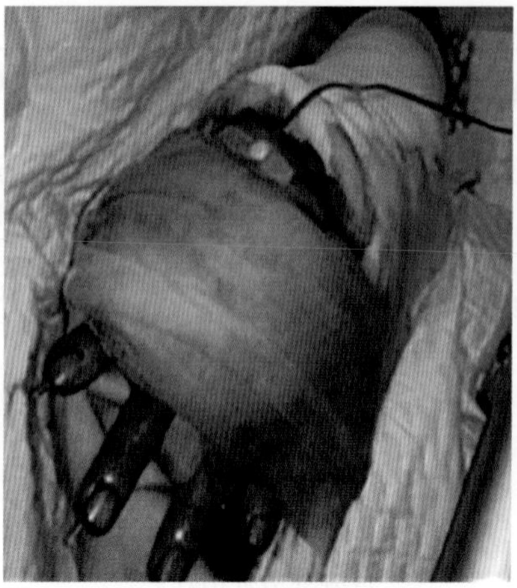

图 10-2-5　出血皮瓣

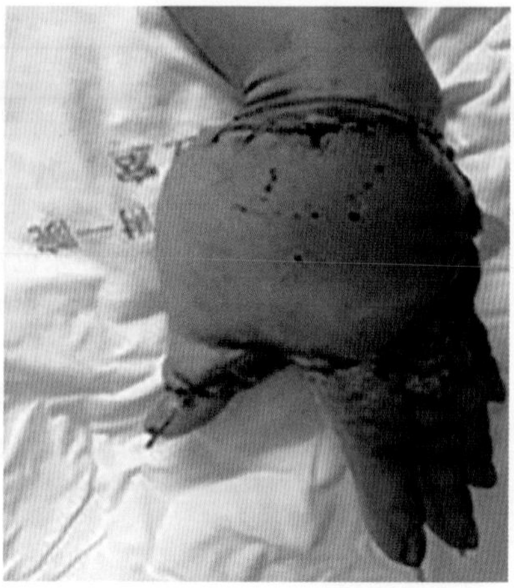

图 10-2-6　皮瓣转归

表 10-2-3　术后异常检验结果

项目	检验结果				参考值
	12 月 31 日	1 月 2 日 14:30	1 月 2 日 19:00	1 月 13 日	
红细胞计数 /（10^{12}/L）	3.75 ↓	2.56 ↓	3.21 ↓	3.86 ↓	4.3 ~ 5.9（男）3.9 ~ 5.2（女）
血红蛋白 /（g/L）	100 ↓	72 ↓	89 ↓	114 ↓	137 ~ 179（男）116 ~ 155（女）
白细胞计数 /（10^{9}/L）	12.4 ↑	11.5 ↑	10.6 ↑	9.2	3.5 ~ 10.0
C 反应蛋白 /（mg/L）	79.4 ↑	64.4 ↑	32.5 ↑	10.4 ↑	0 ~ 10.0

2）护理思维

皮瓣移植术后吻合口破裂出血一般发生在术后 24 ~ 48 小时内，而皮瓣移植术后常规使用抗凝药物，可造成体内凝血功能抑制或障碍，严重者导致自发性伤口出血，因此，需要严密观察伤口局部情况及生命体征变化。

3）主要措施

（1）病情观察：术后每 1 小时观察伤口渗血、渗液情况，评估出血量；观察皮瓣血液循环，评估是否发生血管危象；伤口出血多时要密切关注患者的生命体征情况，如有异常及时报告医生处理。

（2）体位护理：皮瓣术后需绝对卧床 10 ~ 14 天，左上肢肢体妥善固定，严格制动，防止皮瓣扭曲、受压。

（3）饮食护理：进食易消化、高蛋白、富含维生素食物，忌食辛辣刺激性食物，多饮水。如果要进行手术探查，则要立刻禁食水。

（4）伤口护理：伤口少量渗血时，及时通知医生换药，保持伤口敷料清洁干燥。伤口中至大量渗血，鲜红色，应考虑血管破裂，立即打开敷料观察伤口出血情况，若出血不多，应严密观察，切不可压迫皮瓣止血；若出血量较多，要迅速建立两条静脉通路，遵医嘱补充血容量，予配血和输血；移植皮瓣发生血液循环障碍者，做好急救准备及手术探查准备。

（5）用药护理：遵医嘱予抗炎、抗凝、镇痛等药物治疗，观察药物的疗效及不良反应。

（6）心理护理：及时安慰患者，避免患者因情绪不稳定导致出现皮瓣血管危象。

（7）健康教育：向患者及家属解释出血的原因及注意事项，取得配合。

4）护理评价

患者出现伤口渗血时，经及时处理后伤口出血得到控制，患者皮瓣血液循环良好，生命体征平稳。

2. 预防吻合血管再次出血

1）问题依据

对软组织挫伤严重或感染的患者，由于组织坏死液化及感染，使血管吻合口受到浸泡，炎性改变，吻合线的异物反应及血管搏动时的切割作用等，外加血管内压力增大，会再次造成血管破裂。

2）护理思维

血管吻合后生长修复需要一定时间，在未完全愈合之前肢体活动会导致血管再次裂开，同时感染灶侵蚀血管壁，使血管壁腐烂破溃，也会引起吻合口破裂出血，其多发生在术后 7 ～ 14 天。因此，在此期间患肢应严格制动，护理人员应做好体位护理。

3）主要措施

（1）病情观察与评估：每 1 小时观察伤口渗血情况，如血管吻合后伤口有鲜红色的血液渗出，应考虑为吻合血管再次出血，应立刻通知医生处理，同时也要观察患者的生命体征情况。

（2）体位护理：左上肢肢体严格制动，避免患肢活动后出血；特别是夜班期间，患者入睡后要按时巡视患者左上肢的摆放情况，避免受压。

（3）预防感染：严格执行无菌操作，各项操作动作轻柔；观察伤口敷料渗血、渗液情况，及时通知医生给予换药；遵医嘱予抗感染治疗。

（4）健康教育：告知患者及家属再次出血的可能性及其防范措施，取得患者及家属配合。

4）护理评价

左上肢伤口吻合血管后未再次出血，皮瓣血液循环良好，生命体征平稳。

（三）患者转归

患者皮瓣和左手指血液循环良好，右大腿伤口愈合好，出院转入当地康复医院行后续治疗。

四、护理体会及反思

（一）护理体会

软组织损伤采用皮瓣及肌皮瓣移植术进行创伤组织修复，术后肌皮瓣是否成活除了与医生操作技术及患者自身条件有关外，护理人员对肌皮瓣血液循环的严密观察及护理也是重要的环节。而血管损伤修复术后易发生吻合口破裂大出血，是其严重并发症，也是造成这类患者截肢或死亡的重要原因之一。血管吻合口破裂出血，属不全断裂，失血快；护理人员能及时发现，通过密切观察、准确判断，协助医生紧急处理，使伤口出血得到控制，患者皮瓣血液循环良好，生命体征平稳。在此过程中，及时给予心理护理，缓解了患者及家属的紧张情绪。

（二）反思

皮瓣移植术后肢体容易发生出血，而术后良好的制动，能保证血管吻合处无任何张力性活动，预防出血。工作中应做好体位管理，告知患者肢体制动的必要性，提高患者的依从性。

对于肢体挫伤重、污染严重，肢体缺血时间长，手术时间长，移植血管或术中大量使用抗凝药物的患者，术后应高度重视出血倾向。护士应详细了解患者的伤情与手术过程，做到预见性护理。

五、相关知识链接

（一）股前外侧游离肌皮瓣特点

肌皮瓣是借助于肌肉的血管而成活的皮瓣，切取皮瓣必须连带切取其深层的肌肉。大面积毁损伤患者利用股前外侧游离肌皮瓣修复创面覆盖损伤部位。股前外侧游离皮瓣优点：

（1）血管蒂长，管径粗大；

（2）可制成筋膜瓣、肌皮瓣或者岛状瓣；

（3）可塑性强，应用范围广；

（4）股外侧皮神经可作为皮瓣的感觉神经；

（5）皮瓣切取后对肢体功能的影响小。

（二）肌皮瓣移植术后吻合口出血原因

显微血管吻合是显微修复的决定性环节，吻合口出血有以下原因：

（1）与手术操作有关，如术中止血不完善、结扎线切割和松脱、血管缝合不良引起的吻合口漏血；

（2）抗凝药物应用剂量过大；

（3）少数与凝血功能不良有关，如肝肾功能不良、维生素 K 或维生素 C 缺乏症等。

因此，术前仔细检查凝血机制及肝功能，发现问题及时处理。术后应用抗凝剂时，应严格监测凝血指标。一旦发生出血要及时处理。必要时床旁应备无菌切开包、无菌敷料包，床尾备止血带。

（戴巧艳　陈雪梅　黄天雯　高　远）

第三节　1 例右腕部切割伤术后感染患者的护理

一、基本信息

姓名：张某；性别：男；年龄：36 岁；婚姻情况：已婚

文化程度：大专；籍贯：广东省韶关市；职业：农民

入院日期：2018 年 11 月 26 日；出院日期：2018 年 12 月 19 日

出院诊断：右腕部切割伤

病史陈述者：患者本人及家属

二、病例介绍

主诉：切割伤致右腕部疼痛、出血、活动障碍 7 小时。

现病史：自诉于入院前约 7 小时饮酒后以瓷碗切割右腕部，疼痛、出血不止，立即送往我院就诊，无昏迷、胸闷、大汗；伤后予伤口包扎，急诊科给予完善相关检查后以“右腕部切割伤”收入我科。

入院诊断：右腕部切割伤。

既往史：平素体健，否认高血压、糖尿病、冠心病病史；否认肝炎、结核等传染病病史；否认外伤、手术、输血史；无食物、药物过敏史；无吸烟、饮酒等不良嗜好。

婚育史：已婚，育有 1 子 1 女。

家族史：无特殊。

专科检查：右腕部见横行伤口，深达肌腱，见屈肌腱断裂，断端外露、回缩，伤口活动性出血，右手指感觉麻木，桡侧三指呈伸指状畸形，屈指活动障碍，各指血液循环可。

辅助检查：

胸部 X 线检查：心肺膈未见异常，正常胸片。

心电图检查：窦性心律，心电图正常。

术前异常检验结果见表 10-3-1。

表 10-3-1　术前异常检验结果

项目	指标	结果	参考值
血常规	C 反应蛋白 /（mg/L）	10.2 ↑	0 ~ 10.0
	白细胞计数 /（10^9/L）	11.7 ↑	3.5 ~ 10.0

入院时生命体征：T36.0℃，P80 次 / 分，R20 次 / 分，BP113/73mmHg。

入院时护理风险评估：疼痛数字评分法评分为 5 分，跌倒风险评估为低风险。

心理社会方面评估：患者情绪紧张，妻子陪伴入院。

三、治疗护理及预后

（一）治疗护理过程（表 10-3-2）

表 10-3-2 治疗护理过程

时间		病程经过	治疗处置
11 月 26 日	5：30	切割伤致右腕部疼痛、出血、活动障碍 7 小时入院。	完善各项检查及术前风险评估，完成术前准备。
	7：00 ~ 12：00	在臂丛神经麻醉下行“右腕部清创＋正中神经探查＋腕部切开减压＋肌腱缝合＋尺动脉、尺神经探查吻合＋石膏外固定术＋持续伤口负压引流术（VSD）”。	手术过程顺利。
	12：30	患者安返病房，意识清醒。生命体征：T36.5℃、P82 次 / 分、R20 次 / 分、BP 119/80mmHg、SpO_2 100%。伤口敷料干燥，右手指感觉麻木、活动受限，各指血液循环正常。伤口处 VSD 引流管通畅，引出暗红色液体。疼痛评分为 4 分。	给予低流量吸氧及心电监测，抬高患肢。遵医嘱给予生理盐水持续伤口冲洗，引出淡红色液体。给予抗炎、镇痛等药物治疗。
11 月 28 日		患者体温正常，伤口敷料干燥，右手指感觉麻木、活动受限，各指血液循环正常。伤口处 VSD 引流管引出淡红色液体。疼痛评分为 2 分。	停止吸氧及床边心电监测，抬高患肢。遵医嘱予生理盐水持续伤口冲洗。遵医嘱予抗炎、镇痛等对症治疗。
11 月 29 日	10：00	患者体温 38.5℃，VSD 引流管引出淡红色液体，疼痛评分为 3 分。	留取右腕部伤口分泌物培养、查急性术后感染组合检验（表 10-3-3）。予物理降温，复测体温 37.6℃。
11 月 30 日 ~ 12 月 2 日		体温波动在 38.1 ~ 38.8℃，VSD 引流管引出淡红色液体，疼痛评分为 2 分。	遵医嘱予抗炎及降温等对症处理，体温下降至 38.0℃以下。
12 月 3 日	16：30 ~ 17：55	急诊在臂丛神经麻醉下行“右腕伤口扩大清创＋血管、神经、肌腱探查＋VSD 负压引流术”。	手术过程顺利。
	18：20	患者安返病房，清醒。生命体征：T37.8℃、P84 次 / 分、R20 次 / 分、BP 116/70mmHg、SpO_2 100%。伤口敷料干燥，右手感觉麻木，活动受限，各指血液循环正常。伤口处 VSD 引流管引出淡红色液体。疼痛评分为 2 分。	遵医嘱予生理盐水持续伤口冲洗，给予抗炎、输液等对症治疗。
12 月 5 日 ~ 12 月 10 日		患者体温波动在 37.5 ~ 37.8℃，伤口敷料干燥，右手感觉麻木，活动受限，各指血液循环正常。	11 月 30 日右腕部伤口分泌物培养组合结果见表 10-3-4；遵医嘱予抗炎输液对症治疗。12 月 6 日、10 日分别留取伤口分泌物培养。
12 月 13 日		体温 36.8℃，伤口敷料干燥，右手感觉麻木，活动受限，各指血液循环正常。	12 月 10 日右腕部伤口分泌物培养组合结果见表 10-3-4。完成术前准备。

续表

时间		病程经过	治疗处置
12月14日	16:00～17:00	在臂丛神经麻醉下行“右腕伤口清创减张缝合＋石膏外固定术”。	手术过程顺利。
	17:20	术后伤口敷料干燥，右手感觉麻木，活动受限，各指血液循环正常。石膏托位置固定好。	软枕抬高患肢。
12月18日		体温正常，伤口敷料干燥，右手感觉麻木，活动受限，各指血液循环正常，石膏托固定好。	复查急性术后感染指标见表10-3-3。
12月19日		体温正常，右腕掌部伤口有0.3cm×0.3cm创面未愈合，无渗血、渗液，无红肿热痛，右手感觉麻木，血液循环正常，予出院。	给予患者出院指导，告知注意事项，嘱于当地医院继续伤口换药，观察伤口愈合情况。

术后异常检验结果见表10-3-3。

表10-3-3　术后异常检验结果

项目	检验结果			参考值
	11月29日	12月6日	12月8日	
白细胞计数（10^9/L）	17.58 ↑	11.3 ↑		3.5 ～ 10.0
C反应蛋白（mg/L）	107.83 ↑	30.70 ↑	10.5 ↑	0 ～ 10.0

分泌物培养检验结果见表10-3-4。

表10-3-4　分泌物培养组合检验结果

时间	检验结果	
	培养和鉴定（普通细菌）	培养和鉴定（真菌）
11月30日	化脓链球菌（A群）	阴性
12月6日	无菌生长	阴性
12月10日	无菌生长	阴性

（二）主要护理问题及措施

1. 感染

1）问题依据

患者术后第3天开始体温在38℃以上，且反复发热。C反应蛋白为107.83mg/L，白细胞计数17.58×10^9/L。11月30日伤口分泌物培养组合结果显示有化脓链球菌（A群）。

2）护理思维

发热是术后患者常见的症状，术后体温可略升高，变化幅度在0.1 ～ 1.0℃，一般不超过38℃，为外科手术热或吸收热。术后3 ～ 6天发热或是体温降至正常后再度发热或局部疼痛加重，应警惕术后切口感染的可能。开放性手损伤由于创面被污染，大量细菌侵入，导致损伤部位感染影响创面愈合，可致手功能障碍，严重者甚至发生败血症危及生命。因此，需要严密观察伤口情况，监测体温、血液检查及伤口分泌物培养等结果，根据结果给予对症处理。

3）主要措施

（1）病情观察及评估：及时监测患者的体温；观察创面皮肤，有无伤口疼痛、渗血、渗液，VSD负压引流等情况；发现红肿、水疱等情况及时告知医生处理。关注C反应蛋白、白细胞计数、切口分泌物培养的情况。

（2）体位护理：抬高患肢，高于心脏20 ~ 30cm。

（3）饮食护理：加强营养，指导患者进食高能量、富含维生素、高蛋白质的饮食，增强机体抵抗力，促进伤口愈合。

（4）一般护理：保持床单位及衣物整洁。加强手卫生，医护人员做好标准预防；各项操作严格遵守无菌操作原则。

（5）用药护理：遵医嘱予抗炎、镇痛等对症治疗。根据伤口感染后的临床表现、脓液的性状、细菌培养和药敏试验的结果，选用敏感抗菌药物。

（6）VSD负压引流护理：保持有效负压，持续有效冲洗。

（7）功能训练：麻醉恢复后即可进行手指主动和被动功能训练。

（8）心理护理：告知患者在伤口愈合期间可能出现的问题，避免焦躁等负性情绪影响恢复进展。

4）护理评价

患者出现体温升高时，护士能及时发现并告知医生处理。患者切口感染经过多次清创得到控制。

2. VSD负压吸引无效的可能

1）问题依据

患者伤口感染如出现坏死组织及分泌物较多，冲洗速度太慢或管道折叠，坏死组织及分泌物阻塞管腔，而造成负压引流失效。上肢活动过多，或汗液较多时，会造成VSD敷料松脱或是漏气，负压引流失效。

2）护理思维

VSD引流技术是通过负压吸引，对伤口处形成密闭负压环境，同时覆盖透明膜，隔绝空气，形成保护膜，避免伤口暴露而导致感染加重，增加伤口处血液循环，减少水肿、伤口感染的发生，促进伤口愈合，而且密闭状态下，会导致伤口周围组织浸润，有利于上皮组织爬行。伤口治疗过程中需做伤口冲洗，其目的在于降低感染发生率，对预防术后伤口感染具有重要意义。因此，需要密切关注VSD负压吸引压力是否正常、吸引是否有效，达到快速愈合伤口的目的。

3）主要措施

（1）病情观察及评估：观察创面有无红肿、异味等；观察并记录引流液的颜色、量、性质；观察患肢远端末梢血液循环、感觉、运动情况。创面皮肤出现红肿、水疱或异味，VSD敷料内出现黄绿色、绿脓色等异常渗液时，要及时报告医生并协助处理。

（2）体位护理：注意适当制动，以免大幅度活动引起VSD敷料松脱。

（3）管道护理

①维持 VSD 有效负压：检查负压封闭引流状态是否完好，保持有效负压，起到充分引流的作用。负压过小很难将坏死组织吸引出，达不到治疗效果，还导致引流管堵塞；负压过大不利于创面新鲜肉芽组织生长；负压应维持在 0.04 ～ 0.06kPa，也可根据伤口创面的大小调整压力。

②引流管护理：观察与评估引流液的颜色、性质、气味和量等，尤其是术后 2 小时内，引流量相对较多，多为比较稀薄的暗红色血性液体，随时间延长引流液颜色应逐渐变淡，引流量逐渐减少。当引流液散发出异味时，提示创面有感染的可能，需及时通知医生处理。观察引流管是否通畅，避免因引流管打折、扭曲造成引流中断。当引流管的管壁附着血块时，应及时给予处理，避免血块聚集过多堵塞管路，可遵医嘱给予生理盐水间断冲洗 VSD 管路，避免堵塞。

针对 VSD 引流管与伤口、负压引流瓶、“Y”形接口 3 个重要的连接点进行评估，检查有无松动。个别“Y”形接口会与管路衔接不牢，需进一步固定。透明敷料因伤口渗液、皮肤与床面的摩擦而松动，进而伤口创面与外界相通，处理不及时会导致整个敷料脱落。因此，当敷料边缘掀起或松动时应及时给予同类型透明敷料补充固定。

③ VSD 冲洗速度：保持适宜速度，防止速度过快造成大量冲洗液存积于组织之中，淤滞的液体对患肢末梢血管进行挤压，甚至挤破 VSD 膜；如果过慢则容易堵管，未能溶解坏死物质。如引出物黏稠，或有血凝块存在，可适当加快冲洗速度，直至通畅。

（4）健康教育：告知患者及家属 VSD 负压吸引的作用及注意事项，取得其配合。

4）护理评价

患者住院期间未出现 VSD 堵管现象，出现负压吸引无效时护士能够及时发现和处理。

（三）患者转归

经多次清创及 VSD 负压引流术后，患者创面无明显渗血、渗液；炎性指标正常、体温正常；右手血液循环正常，出院。

四、护理体会及反思

（一）护理体会

手外伤患者术后发生伤口感染会影响患者伤口愈合，影响患者的手功能，严重影响患者的生活质量。因此，如何控制术后伤口感染非常重要。我们通过密切关注患者伤口、体温以及实验室检查等情况，做好预见性护理干预措施，使患者的手部感染得到有效控制，促进患者康复。

（二）反思

伤口感染的患者，护士要密切关注伤口分泌物培养结果，伤口细菌培养的时间一般需要 3 ～ 5 天，临床中可能存在未及时追踪结果的现象。建议设立标本培养检查登记本，护士审核到相关医嘱时进行登记，3 天后及时追踪结果，及时向医生汇报并处理。部分低年资护士缺乏关于 VSD 负压失效的原因及处理方法的知识，应加强对低年资护士的培训，通过业务查房和操作示范等培训措施，让低年资护士掌握 VSD 引流操作，使其能够及时发现问题，及时处理。

五、相关知识链接

（一）手外伤患者出现手术感染的相关因素分析

手外伤是常见的外科损伤性疾病，伤口感染是手外伤常见的并发症之一，伤口感染的原因有很多，例如与患者的医学常识缺乏、清创不彻底、就诊时间不及时、创缘皮肤张力大造成的局部血液循环差以及机体免疫力低等因素有关。这些因素导致的伤口感染使得患者的康复速度大大降低，并且加大了患者的经济和心理负担。

1. 医学常识

手外伤患者伤口感染大多与患者缺乏医学常识有关，主要是接受能力差和思想重视度不够，伤后不能自己急救或者预处理，以及在伤口处理后对注意事项缺乏理解或者依从性差，未按时消毒、定期换药包扎等导致术后感染。

2. 就诊时间

手外伤患者的伤口感染率与就诊时间有关。外伤后未及时就医处理，延误时间越长，患者携带耐药菌的可能性越大，手术中的消毒措施不能有效杀灭细菌，增加切口感染的概率。

3. 手外伤处理

手外伤处理不当、创面闭合方式不当也是造成术后伤口感染的主要原因。清创不彻底、创缘皮肤张力大，造成局部血液循环差。清除伤口内的异物时应彻底切除被污染和遭受严重破坏失去活力的组织，使污染的创口变成清洁伤口是预防伤口感染的重要措施，能够降低患者术后伤口感染的发生。

4. 机体免疫力低下

机体由于多种原因导致免疫力下降，如病原菌的侵入、心理焦虑或者消极悲观、身体过度劳累等，导致手外伤患者极易发生感染。并且机体免疫力低下会影响患者手术后伤口的愈合，患者伤口愈合慢或愈合不彻底就会增加细菌侵入的可能性，从而发生伤口感染。

（二）VSD 负压伤口引流技术

（1）VSD 负压伤口引流技术原理：依靠虹吸作用和外在的动力对创面形成压力吸引，进而将坏死组织、有害组织因子通过引流清除到体外，使创面保持洁净。

（2）适应证：适合不同原因导致的各种难愈性创面的治疗。

（3）优点：VSD 负压伤口引流技术的优点包括① VSD 利用生物半透膜将开放的创面封闭，使创面部位的血液循环加快，使新生血管进入创面，促进了肉芽组织的生长，对细菌生长起到了抑制，对创面的愈合起到了促进作用；② VSD 负压引流杜绝了换药与引流受到污染的可能性，避免了院内交叉感染，而且封闭引流能够在 5 ~ 15 天内不用换药，不仅减少新生肉芽组织因频繁换药受到损伤、生长缓慢、治疗周期长，还减少了换药带来的痛苦和医护人员的工作量。

（戴巧艳　陈雪梅　黄天雯　高　远）

第四节　1 例肱骨髁上骨折术后关节僵硬、挛缩患者的护理

一、基本信息

姓名：王某；性别：男；年龄：8 岁

文化程度：小学；籍贯：湖北省十堰市；职业：学生

入院日期：2019 年 1 月 4 日；出院日期：2019 年 1 月 13 日

出院诊断：①左前臂福尔克曼（Volkmann）挛缩；②左肱骨髁上骨折内固定术后

病史陈述者：患者父母

二、病例介绍

主诉：左前臂挛缩 3 年余。

现病史：患者 3 年前因摔跤致左肱骨髁上骨折，在外院行“左肱骨髁上骨折内固定术”，术后行石膏固定后出现左前臂感觉运动障碍伴左前臂挛缩，对症支持治疗后无明显好转。为进一步治疗，门诊以“左前臂 Volkmann 挛缩”收入我科。

入院诊断：①左前臂 Volkmann 挛缩；②左肱骨髁上骨折内固定术后。

既往史：平素体健。否认肝炎、结核等传染病病史；否认手术、外伤、输血史；无食物、药物过敏史。预防接种史不详。

家族史：无特殊。

专科检查：左肘后见一长 10cm 切口瘢痕，左肘关节伸屈活动可，左前臂屈肌群完全萎缩，纤维化，无肌力。左前臂伸肌群肌力部分残存，左尺、桡骨较健侧短缩约 3cm，左腕及左手 1 ~ 5 指屈曲挛缩，左上肢感觉较右侧减弱、血液循环正常，左中指近侧指间关节屈曲畸形。

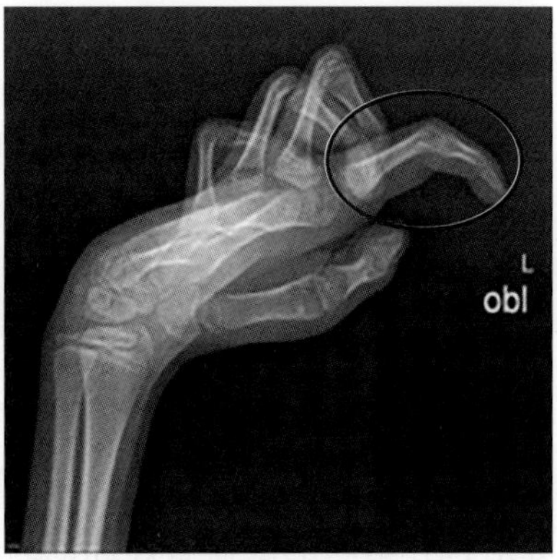

图 10-4-1　术前 X 线片

辅助检查：

X 线检查：左前臂 Volkmann 挛缩；左肱骨髁上骨折内固定术后（1 月 4 日）（图 10-4-1）。

心电图检查：窦性心律，心电图正常。

辅助检验结果：无异常。

入院时生命体征：T36.4℃，P68 次 / 分，R17 次 / 分，BP100/70mmHg。

入院时护理风险评估：疼痛数字评分法评分为 0

分，生活自理能力评估评分为 85 分。

心理社会方面评估：患者情绪稳定，父母陪伴入院。

三、治疗护理及预后

（一）治疗护理过程（表 10-4-1）

表 10-4-1　治疗护理过程

时间		病程经过	治疗处置
1 月 4 日		左前臂挛缩 3 年余入院。	完善各项检查及术前风险评估，讲解术前注意事项。
1 月 9 日	7:40	生命体征平稳。	完成术前准备，完成手术交接。
	9:00	全身麻醉下行“左前臂屈肌腱探查松解延长术 + 正中神经探查术 + 左手中指近指间关节融合 + 克氏针内固定 + 石膏外固定术”。	手术过程顺利。
	12:20	患者安返病房，意识清醒，生命体征：T36.2℃、P76 次 / 分、R18 次 / 分、BP102/62mmHg。伤口敷料干燥，手指末梢血液循环良好，石膏托固定好。疼痛评分为 4 分。	遵医嘱给予低流量吸氧及心电监护；抬高患肢。给予抗炎、镇痛、消肿等药物治疗。指导手指被动功能训练。
1 月 10 日 ~ 1 月 18 日		伤口敷料干燥，末端手指血液循环良好。疼痛评分为 2 分。	复查 X 线（图 10-4-2），请康复科会诊，定制康复支具配合康复训练。
1 月 19 日		伤口敷料干燥，伤口愈合情况良好；肢端皮肤温度、血液循环正常，手指活动良好。复查 X 线显示内固定克氏针在位。予出院。	给予患者出院指导，告知注意事项。

术后辅助检查：

辅助检验结果：无异常。

（二）主要护理问题及措施

1. 预防神经肌腱粘连

1）问题依据

患者左前臂行“肌腱探查松解延长术 + 正中神经探查术”。

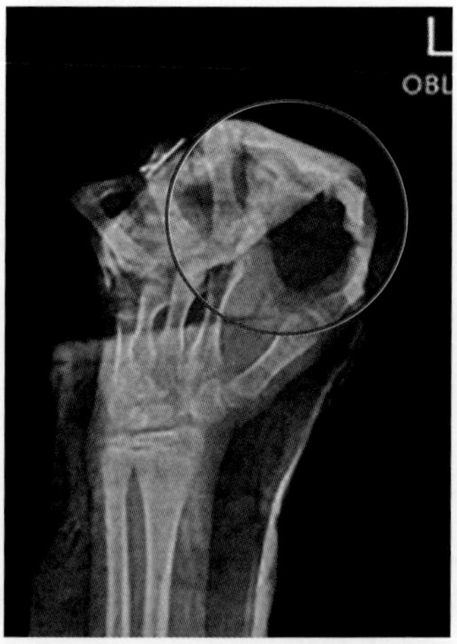

图 10-4-2　术后 X 线片

2）护理思维

神经、肌腱进行探查松解后，如果伤口出现积血、炎症、肢体肿胀，未尽早进行功能训练等，很容易导致神经、肌腱与周围组织发生粘连。因此，需要严密观察伤口情况，根据术后情况尽早行康复训练。

3）主要措施

（1）病情观察与评估：观察伤口、末梢血液循环、感觉、活动等情况。要密切观察伤口渗液的颜色、性质和量，是否出现红、肿、热、痛等感染现象。如伤口有出血情况，要对包扎敷料的渗血做好标记，通过观察渗血范围扩大的速度、敷料被血浸湿的程度以及颜色来判断出血的情况；观察腕关节及手指的运动功能，是否有肢体麻木、感觉异常、活动障碍及桡动脉搏动减弱或消失等情况。

（2）体位护理：术后抬高患肢，高于心脏水平 20cm，以利于局部淋巴、静脉回流，减轻局部肿胀。

（3）饮食护理：进食优质蛋白、富含维生素、富含纤维素易消化吸收的膳食。

（4）疼痛护理：遵医嘱予多模式、个体化镇痛，观察镇痛药物的效果及不良反应。

（5）用药护理：予抗炎、镇痛、消肿等对症治疗，观察药物的疗效及不良反应。

（6）石膏（支具）护理：定时检查石膏（支具）包扎的松紧度，如异常要通知医生及时处理。

（7）功能训练：早期规范、系统的康复训练能有效减少神经肌腱粘连。术后即指导患者及家属腕关节和手指的功能训练，包括：腕关节背伸、掌屈和手指伸直、屈曲、对掌、对指等训练，动作要轻柔，循序渐进。

（8）健康教育：告知患者及家属预防神经肌腱粘连的原因及注意事项，取得配合。

4）护理评价

护士能够按时观察患肢的血液循环、感觉及活动情况，未出现前臂神经肌腱粘连现象。

2. 预防关节僵硬加重

1）问题依据

患者左手正常关节功能（如屈伸、旋转等）已经发生不同程度的障碍，左手中指近指间行“关节融合 + 克氏针内固定 + 石膏外固定术”。

2）护理思维

石膏或外固定架固定术后，患肢长时间的固定（4 ~ 6 周）会导致局部血液及淋巴回流受阻，组织间液、关节腔内关节液纤维渗出及沉淀，患肢出现肿胀、关节腔纤维粘连，如果不及时进行术后功能训练，关节囊、关节周围韧带、肌肉、肌腱发生不同程度的痉挛萎缩，会使关节出现不同程度的僵硬。

3）主要措施

（1）病情观察与评估：观察末梢血液循环、感觉、活动及有无被动牵拉痛。注意观察患肢皮肤感觉、动脉搏动、腕关节及手指的运动功能，是否有肢体麻木、感觉异常、活动障碍及桡动脉搏动减弱或消失，如有异常及时报告医生处理。

（2）功能训练：术后在康复科医师的指导下进行腕关节和手指的功能训练，包括腕关节背伸、掌屈和手指伸直、屈曲，对掌、对指等活动。功能训练过程中若出现疲劳、伤处肿痛加剧等，可适当地减轻或者暂停功能训练。

（3）健康教育：告知患者及家属关节僵硬的原因及注意事项，取得其配合。

4）护理评价

患者能够配合做功能训练，手指等关节处僵硬程度未加重。

（三）患者转归

患者已掌握功能训练方法，顺利出院。

四、护理体会及反思

（一）护理体会

缺血性肌挛缩早期诊断比较困难，短时间缺血即可造成肌肉不可逆改变，晚期治疗又很棘手，预后极差。因此，应将防治前臂缺血性肌挛缩作为肱骨髁上骨折治疗的第一要务。提高护士对骨筋膜室综合征的认识和掌握早期观察要点是预防前臂缺血性肌挛缩的重要环节，一旦发现有前臂缺血性肌挛缩的早期症状，必须立即采取相应措施，如体位摆放、调整石膏松紧度，并及时报告医生进行早期治疗，只有医护人员做到“勤巡视、细观察、早发现、早治疗”才能预防和有效治疗缺血性肌挛缩。

对上肢骨折外固定患者，护士要充分评估上肢骨折外固定并发关节僵硬的危险因素，掌握上肢常见骨折功能训练的方法，充分调动患者的积极性，通过口头讲解、观看视频、健康教育手册等向患者及家属讲解功能训练的重要性，鼓励患者积极进行训练，并将功能训练融入日常生活中，缩短康复周期。

（二）反思

骨折石膏外固定后必须严密观察，检查外固定的松紧度是否合适。当患肢出现进行性肿胀，疼痛加剧，感觉减退或消失，必须及时松解。经过短时间观察后症状不见改善，立即协助医生予前臂筋膜切开减压。对于肱骨髁上骨折患者，要勤巡视，骨折初期必须树立预防前臂缺血性肌挛缩的观念，熟悉其临床表现和早期检查等。

五、相关知识链接

（一）Volkmann 缺血挛缩

1. Volkmann 缺血挛缩概述

肱骨髁上骨折是常见的儿童肘部骨折，发生率占肘部骨折首位，多发生于 10 岁以下儿童，6 ~ 7 岁为发病高峰。Volkmann 缺血挛缩是儿童肱骨髁上骨折最严重的并发症，是骨筋膜室综合征的严重后果。多发生在前臂屈肌群，由于上、下肢的血液供应不足或包扎过紧超过一定时限，肢体肌群缺血而坏死，终致机化，形成瘢痕组织，逐渐挛缩而形成特有畸形。

组织缺血造成的损害与缺血时间有密切关系，肌肉完全缺血 4 ~ 6 小时为缺血安全期，可出现功能改变，在此期间骨骼肌和周围神经遭受永久损伤的机会甚小；缺血长达 8 ~ 12 小时，则血管重建的疗效锐减，将发生永久性功能丧失，故应该争取在伤后 8 ~ 12 小时内修复血管。

前臂缺血性肌挛缩早期表现为“5P”征，即 pain（剧痛）、pulselessness（无脉）、pallor（苍白）、paresthesia（感觉异常）、paralysis（麻痹），其中患肢剧痛和手指被动牵拉痛即可早期诊断，晚期表现为前臂变细，旋前位畸形、腕及手指屈曲挛缩、“爪形手”、“铲状手”畸形，致残率很高。

2. Volkmann 缺血挛缩的原因

（1）骨折断端对血管的压迫所致：骨折端作用于肱动脉后致动脉痉挛、动脉血管内膜挫伤、血栓形成；动脉血管被骨折片刺破或断裂，导致损伤平面以远的肢体缺血。

（2）骨筋膜室综合征：即各种原因所致的肌间隔组织液压力的增高，导致肌间隔内动脉、静脉及淋巴液回流障碍，使神经、肌肉发生急骤病理改变，出现的组织缺血 - 水肿的恶性循环。

（3）骨折移位重，局部挫伤严重。

（4）反复多次的粗暴复位，在原有外伤的基础上加重了组织的挫伤，使循环遭到严重的破坏。

（5）骨折复位后小夹板、石膏固定过紧或肘关节屈曲角度过大，出现循环障碍未得到及时处理。

3. Volkmann 缺血挛缩的病程分期

（1）急性缺血期（早期）：伤后 24 小时内。此时濒临缺血性肌挛缩，只发生极少量的肌坏死，大量肌肉仍属可逆性损害，经积极抢救后可不影响患肢的功能，或影响极小。伤肢出现剧痛，且呈进行性加重，手指苍白、发凉、麻木和无力，被动伸指疼痛加剧；前臂发硬、张力大、压痛严重；桡动脉搏动减弱或消失；可出现水疱。

（2）挛缩期（中期）：伤后 24 小时至 6 个月。此时肌肉和神经已发生变性和坏死，先是因组织缺血 – 水肿恶性循环，组织变性和坏死持续发展，故称为挛缩进行期，一般在 1 个月以内。其后炎性渗出物逐渐被吸收，坏死组织进一步纤维化，残存的组织细胞开始再生和修复，故称为挛缩恢复期；但此期由于挛缩组织的压迫，可阻止组织再生和修复，变性和坏死也并未完全停止。

（3）畸形固定期（晚期）：伤后 6 个月以上。此时肌肉纤维化、挛缩、再生和修复过程已停止，遗留永久性畸形。肢体出现典型 Volkmann 缺血性肌挛缩畸形，呈爪形手，即前臂肌肉萎缩、旋前、腕及手指屈曲、拇内收、掌指关节过伸，桡动脉搏动消失。

4. Volkmann 缺血挛缩的治疗方法

（1）急性缺血期：症状发生后立即进行筋膜切开减压术是公认的治疗原则。首先要去除包扎过紧的外固定，然后深筋膜切开的同时进行必要的骨折固定或血管探查修复等。在深筋膜切开减压之前还可使用甘露醇脱水、扩血管制剂及抗氧自由基制剂等治疗。

（2）挛缩期：一般采用运动支具、夹板固定、物理疗法、运动疗法等保守治疗，或消极等待晚期畸形矫正和功能重建。挛缩恢复期持久的瘢痕压迫不利于后期功能恢复，可采取神经松解术。

（3）畸形固定期：以功能重建为主，其方法较多，根据病情和医生的经验可选用肌腱延长术、肌腱移位术、屈肌起点滑移术、截骨术、肌肉移植或移位术。

5. 预防 Volkmann 缺血挛缩的功能训练方法

（1）术后第一阶段：持续 1 周，相当于早期的炎症期。术后即指导患者及家属腕关节和手指的功能训练，包括腕关节背伸、掌屈和手指伸直、屈曲、对掌、对指等训练。

每日 3 ~ 4 次，每次 10 ~ 15min，促进血液循环，促进肿胀消退。

（2）术后第二阶段：持续至第 3 周，促进瘢痕活动，把粘连降低到最低程度，减轻水肿，使主动活动达到最大程度，功能训练在第一阶段的基础上增加活动量，进行逆向按摩、灵巧性练习等。

（3）术后第三阶段：第 4 ~ 10 周，尽最大努力去重塑瘢痕，在康复师指导下，增加治疗性训练强度，包括等长抓握训练、抗阻力抓握训练等。

（二）关节僵硬

关节出现僵硬是四肢骨折后最常见的并发症，主要病理改变是静脉和淋巴淤滞，组织水肿，循环缓慢，渗出的浆液纤维蛋白在关节囊皱襞及滑膜返折处与肌肉形成粘连，导致周围的肌肉挛缩。

1. 骨折后发生关节僵硬的原因

（1）骨折预后骨折部位与周围肌肉出现粘连，肌肉损伤后瘢痕形成，导致其弹性降低。

（2）骨折后伤肢的制动，导致关节和肌肉不能得到充分的运动，静脉循环减慢，关节液分泌减少，关节囊营养不良等。

（3）护士在工作中缺乏专业的康复知识，不能给予患者正确的功能指导。

（4）患者因为害怕疼痛、肿胀等原因错过了功能恢复的最佳时机，或是因为急于求成，动作过于粗暴，粘连处因为多次强力被动活动反复损伤，出血、渗出，形成新的粘连。

（5）胯关节的外固定时间过长，造成关节囊、韧带等损伤，或修复形成瘢痕。

2. 上肢骨折功能训练方法

在医生指导下进行被动功能训练：

（1）术后第 2 天先做主动伸展指间关节、掌指关节、腕关节、肘关节及肩关节周围肌肉等长收缩训练；

（2）术后 4 ~ 6 天在手指伸缩、握拳松拳的基础上，利用健侧手掌平托石膏做肩关节或肘关节的平移外展内收 90° 小范围运动；

（3）术后 7 ~ 9 天主动屈肘、抬肩，平移外展内收，角度逐渐加大，功能训练要求各关节活动范围逐渐加大，以疼痛可耐受为度，同时教会患者在石膏内做肌肉收缩及指关节活动。

任何体位下都应保持患肢的功能位，同时做握拳松拳、肩关节或肘关节的平移外展内收等运动，防止患肢关节强直、僵硬、肌肉萎缩。

（戴巧艳　陈雪梅　黄天雯　高　远）

第五节　1 例左肱骨骨折术后并发神经损伤患者的护理

一、基本信息

姓名：林某；性别：女；年龄：34 岁；婚姻情况：已婚

文化程度：大学；籍贯：广东省揭阳市；职业：专业技术人员

入院日期：2018 年 6 月 27 日；出院日期：2018 年 7 月 12 日

出院诊断：①左上臂桡神经损伤；②左肱骨骨折钢板螺钉内固定术后

病史陈述者：患者本人及家属

二、病例介绍

主诉：左肱骨骨折术后出现腕关节背伸受限 12 天。

现病史：患者于 2018 年 6 月 15 日因掰手腕受伤后，到当地医院诊治，诊断“左肱骨中远段骨折”，行钢板螺钉内固定手术，术后出现左手腕及拇指背伸受限，自诉左手桡背侧麻木、疼痛不适，夜间明显；在当地医院治疗 12 天无好转，为进一步诊治来我院就诊，门诊以“左肱骨骨折术后”收入我科。

入院诊断：①左上臂桡神经损伤；②左肱骨骨折钢板螺钉内固定术后。

既往史：平素体健，否认高血压、糖尿病、冠心病病史；否认肝炎、结核等传染病病史；否认输血史；无食物、药物过敏史，无吸烟、饮酒等不良嗜好。

婚育史：已婚，育有 1 子 1 女。

家族史：无特殊。

专科检查：左上臂后侧见一长约 16cm 手术切口，尚未拆线，无红肿渗出，左手掌侧大鱼际皮肤区麻木，伸腕、伸指受限，末端手指血液循环良好。

辅助检查：

X 线检查：左肱骨骨折钢板螺钉内固定术后（6 月 27 日）（图 10-5-1）。

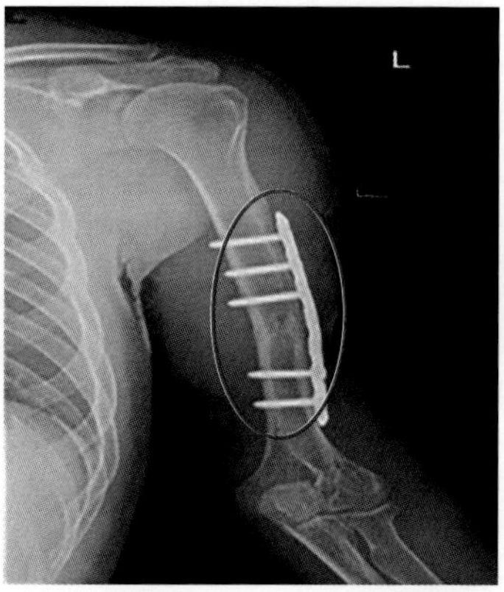

图 10-5-1　X 线片

心脏 B 超检查：心脏形态结构未见异常。

左上肢神经 B 超检查：桡神经异常改变，桡神经损伤。

心电图检查：窦性心律，心电图正常。

辅助检验结果：无异常。

入院时生命体征：T36.0℃，P79 次 / 分，R20 次 / 分，BP103/63mmHg。

入院时护理风险评估：疼痛数字评分法评分为 3 分。

心理社会方面评估：患者情绪稳定，丈夫陪伴入院。

三、治疗护理及预后

（一）治疗护理过程（表 10-5-1）

表 10-5-1　治疗护理过程

时间		病程经过	治疗处置
6 月 27 日	10：30	左肱骨骨折术后、腕关节背伸受限 12 天入院。	完善各项检查及术前风险评估。
6 月 28 日	16：00	生命体征平稳。	讲解术前注意事项。
	17：50 ~ 20：50	患者在全身麻醉下行“左上臂桡神经探查松解、神经电刺激术”。	完成手术交接。
	22：00	患者安返病房、意识清醒，生命体征：T36.2℃、P76 次 / 分、R18 次 / 分、BP118/67mmHg。疼痛评分为 4 分。伤口敷料干燥，末梢血液循环良好；左手掌侧大鱼际皮肤区麻木较前好转，伸腕、伸指受限。上肢石膏托固定。留置尿管通畅，尿色淡黄；左上臂留置伤口引流管通畅，引出暗红色液体。	给予低流量吸氧及心电监测，抬高患肢，石膏托位置固定好。遵医嘱给予抗炎、营养神经、镇痛等药物治疗。指导患者进行患肢功能训练，进食易消化、高蛋白、富含维生素饮食，嘱患者多饮水。
6 月 29 日 ~ 6 月 30 日		伤口敷料干燥，手指末端血液循环良好；左手掌侧大鱼际皮肤区麻木，伸腕、伸指受限。伤口引流量为 10mL。	遵医嘱停止吸氧及心电监护，指导患者进行患肢功能训练，石膏托位置固定好。6 月 30 日给予拔除引流管，康复科门诊定制伸展支具。
6 月 31 日 ~ 7 月 11 日		伤口敷料干燥，末端手指血液循环良好。左手掌侧大鱼际皮肤区麻木，伸腕、伸指受限。上肢佩戴支具。	撤除石膏托，指导患肢功能训练，告知其支具佩戴及调节方法。
7 月 12 日		肢端皮肤温度、血液循环较好，手指活动较术前好转，左手腕背伸受限。	给予患者出院指导，告知注意事项，患者回当地医院继续康复治疗。

辅助检验结果：无异常。

（二）主要护理问题及措施

1. 神经损伤

1）问题依据

肱骨周围有很多重要的神经、血管，在手术过程中容易造成这些结构的损伤，桡神经损伤是肱骨骨折术后最常见的并发症之一，特别是肱骨中、下 1/3 骨折容易合并桡神经损伤。目前，钢板内固定仍然是肱骨干骨折的主要术式，有报道称钢板内固定导致医源性桡神经损伤率达 17.6% ~ 25.0%。现患者掌侧大鱼际皮肤区麻木，伸腕、伸指受限。

2）护理思维

桡神经损伤的诊断标准包括：有肱骨干骨折手术史；有腕下垂、拇指内收畸形、示指背伸障碍、前臂旋前畸形、不能旋后等运动功能障碍；有手背桡侧、虎口区背侧皮肤感觉功能障碍；出现支配区早期皮肤潮红、皮温升高，后期皮肤苍白、皮温降低等自主神经功能障碍；神经 - 肌电图检查出现异常的肌电图及神经电生理表现。因此，术后应密切观察患者手指感觉运动情况，及时听取患者主诉。

3）主要措施

（1）病情观察与评估：观察肢体远端血液循环和神经功能，如患肢的色泽、温度、肿胀程度、桡动脉搏动情况、指端有无麻木、感觉有无障碍、垂腕是否加重等现象，如有异常及时报告医生处理。

（2）体位护理：保持正确体位：抬高患肢，促进静脉回流；健侧或平卧位；下床行走时，使用手托保持肘关节屈曲 90°。

（3）饮食护理：进食易消化营养饮食，多饮水。

（4）用药护理：予抗炎、镇痛、营养神经对症治疗。

（5）功能训练：以健肢协助患肢做腕及指背伸运动，拇指外展及背伸运动，各手指内收及外展运动；拇指对指及对掌功能训练、前臂旋转功能训练及各指间、掌指及腕关节屈曲功能训练。建议后期在康复师指导下行感觉训练、作业训练等康复治疗及物理治疗。

4）护理评价

患肢血液循环良好，手指感觉运动较术前改善。

2. 预防神经再次损伤

1）问题依据

患者术后局部出血、组织水肿致术后神经腔压力较高，使神经缺血、变性；局部瘢痕组织增生，形成一种束带状卡压桡神经；手术后骨痂生长过旺形成纤维骨性管道压迫造成桡神经损伤。

2）护理思维

神经损伤修复后，如果体位不当、患肢肿胀或是未及时行功能训练，可能会导致修复神经再次损伤。因此，术后应正确指导功能训练并给予效果评价。

3）主要措施

（1）病情观察与评估：内容同前。

（2）体位护理：患肢给予石膏固定，肘关节屈曲 90°。患者清醒后取平卧位或健侧卧位，平卧时肩下可垫软枕抬高，促进静脉回流，有利于消肿。不能向患侧卧位，站立或下床行走时，可用三角巾悬吊于胸前，并保持肘关节屈曲 90°。

（3）用药护理：予抗炎、镇痛、营养神经等药物治疗，观察用药后的效果。

（4）功能训练：术后第一天开始进行手指功能训练，从被动运动向主动运动过渡，以健肢带动患肢做腕及指背伸运动，拇指外展及背伸运动，各手指内收及外展运动，拇指对指及对掌功能训练，前臂旋转功能训练及各指间、掌指及腕关节屈曲功能训练。训练完毕以伸展支具固定于功能位。

4）护理评价

患者术后未出现神经损伤加重现象。

（三）患者转归

患者伤口敷料干燥，手指活动较术前好转，左手腕背伸受限，顺利出院。患者术后随访 3 ~ 6 个月，感觉功能恢复良好。

四、护理体会及反思

（一）护理体会

护理人员术后加强神经损伤的病情观察、治疗护理及健康教育，告知患者神经损伤康复是个漫长的过程，而伤后 1 ~ 3 个月是神经修复的“黄金时期”，使患者能够充分认知，及时与医护人员沟通，共同预防术后并发症，促进康复。

（二）反思

神经损伤术后患者除了密切关注感觉运动外，还应重点加强患肢体位护理，要正确摆放患者体位，动作要轻柔，避免牵拉神经。做好疼痛评估，告知患者及家属神经功能检查的重要性，做好疼痛干预，让患者配合医护人员检查及学会自我观察。

五、相关知识链接

（一）肱骨骨折术后桡神经损伤的原因

（1）手术因素：医源性因素是肱骨骨折后桡神经损伤的重要原因，术中过度牵拉、内固定卡压及术中直接损伤等均可导致术后桡神经损伤的发生。

（2）术前创伤诊断失误：由于骨折术后的剧烈疼痛，患者无法配合医生做伸指及伸腕动作，延误了治疗时机。

（二）肱骨骨折术后桡神经损伤的预防措施

（1）术前需详细询问病情，查体做到认真细致、动作轻柔。

（2）肱骨骨折手术过程中需精确掌握周围神经的局部解剖知识，具备过硬的骨科手术操作能力，提高手术医生操作的熟练程度，最大限度地避免过度牵拉、误切、器械损伤的可能性，保证手术的顺利。

（3）选择内固定物时需要根据患者具体的骨折情况，在保证复位良好、内固定稳定的基础上避免桡神经与内固定物的直接接触。同时还要注意内固定物取出手术过程中对桡神经的保护。

（三）桡神经功能恢复情况评定标准

根据中华医学会手外科学会制定的周围神经损伤疗效评定标准进行评估（S 为感觉，M 为运动肌力）：

S0：感觉无恢复；S1：深感觉恢复；S2：部分浅感觉和触觉恢复；S3：痛觉和触觉均恢复，感觉过敏消失；S4：感觉完全恢复。

M0：肌肉无收缩；M1：存在近端肌肉收缩；M2：近远端肌肉均有收缩；M3：所支配的重要肌群均可抗阻力收缩；M4：能进行独立或协同的所有运动。

感觉 S3 以上，同时肌力 M4 以上为优；感觉 S3、肌力 M3 为良；感觉 S2、肌力

M2 为可；感觉 S1、肌力 M1 以下为差。

（四）桡神经损伤治疗方法

1. 保守治疗

对于非粉碎骨折且桡神经损伤程度轻的患者，采取保守疗法，给予营养神经治疗和康复治疗。术前创伤诊断未清、术中牵拉过度或器械损伤等情况，治疗后神经功能恢复不明显，需改行手术治疗。

2. 手术治疗

（1）桡神经完全离断患者，首先对神经断端进行修整，并将损伤严重的神经断端切除，对合血管位置，行神经断端外膜间断吻合。

（2）桡神经部分离断患者，保持患肢于曲肘位后行神经外膜吻合术。

（3）存在连续性桡神经损伤患者施行神经松解术，解除神经段的水肿及变性。

（4）对于陈旧性肱骨骨折伴桡神经损伤患者，因损伤段及神经纤维变硬，行外膜切开充分松解或行病变神经段切除后的断端吻合。

3. 康复治疗

保守治疗或手术治疗后均需要行康复治疗。早期的物理治疗包括超短波、微波、红外线等温热治疗，早期康复训练在发病 5 ～ 10 天后进行，应用石膏托及矫形器将受累肢体各关节保持在功能位，并将拇指外展，伸展指关节。早期炎症水肿消退后进入恢复期，继续使用温热治疗。康复训练则根据患者功能障碍的程度、肌力及耐力的检测结果，进行作业训练、感觉训练及积极生活活动训练等。

（戴巧艳　陈雪梅　黄天雯　高　远）

参考文献

蔡龙，李文斌，黄永波 . 儿童肱骨髁上骨折治疗进展 [J]. 中国骨与关节杂志，2018，7（11）：840-843.

陈娟，朱璐 . 未吻合静脉的末节断指再植行改良小切口放血疗法的临床护理 [J]. 实用手外科杂志，2018，32（2）：259-261.

代巍 . 开放性手外伤术后感染的原因分析及临床护理 [J].　沈阳医学院学报，2016，14（4）：231-232.

方爱清，蒋小红 . 开放性手外伤术后伤口感染的相关因素分析 [J]. 现代诊断与治疗，2016，24（8）：1699-1701.

冯缙，丁爽，仲媛媛 . 综合护理对断肢再植术患者再植成活率、舒适度及血管危象的发生 [J]. 现代中西医结合杂志，2020，29（9）：1001-1003.

何翠环，刘回芬，黄小芬，等 . 游离股薄肌移植治疗臂丛损伤病人术后并发症的观察和护理 [J]. 护理研究，2015，29（12）：4456-4459.

何晓萍 . 儿童肱骨髁上骨折合并前臂缺血性肌挛缩早期护理 [J]. 中医正骨，2013，25（5）：79-80.

胡明龙 . 断指再植术后血管危象多因素分析及预防研究 [J]. 吉林医学，2017，38（5）：847-848.

胡雪娥，姚海云，李钰婷．常规护理和个性化护理在120例肱骨骨折患者中的应用效果对比疗效观察[J]. 中国医学创新，2013，34（10）：64-66.

华英．下肢骨折合并大面积皮肤缺损行负压封闭引流术的临床效果[J]. 创伤外科杂志，2018，20（10）：789，793.

孔丹，高远，张里程，等．一次性负压封闭引流管在皮肤撕脱伤患者预防感染的效果研究[J]. 中华医院感染学杂志，2016，26（6）：1351-1353.

赖丽媚，廖玉芳，胡巧玉．循证护理在断指再植术后血管危象护理中的应用[J]. 齐鲁护理杂志，2013，19（12）：92-93.

蓝悦辉，刘学亮，王海英，等．血管吻合口破裂大出血11例治疗体会[J]. 中国药业，2012，21（2）：292.

李剑峰．儿童肱骨髁上骨折治疗效果不佳原因分析[J]. 名医，2019，7（5）：145.

李琼华．个性化护理在肱骨骨折患者中的应用效果观察[J]. 当代医学，2015，21（7）：98-99.

李小红，樊海英，陈代丽，等．16例负压封闭引流（VSD）治疗感染创面的护理要点[J]. 四川医学，2012，33（1）：190-191.

刘朝普，李昌华，韦功滨，等．负压封闭引流在创伤外科的应用[J]. 重庆医学，2013，11（24）：2827-2828.

刘小华．严重外伤创面皮瓣移植术的围手术期护理[J]. 广东医学杂志，2013，34（24）：3839-3840.

卢永．肱骨骨折术后出现桡神经损伤的病因及治疗[J]. 当代医学，2013，19（18）：18-19.

陆向阳，赵立宗，苏博义，等．两段式冲洗法联合带蒂皮瓣治疗足踝部感染性组织缺损[J]. 实用手外科杂志，2016，30（4）：427-429，441.

马礼鸿，王德华，张春．断指再植术后感染的危险因素分析及防治措施[J]. 中华手外科杂志，2018，34（1）：49-50.

买万茹，墨天燕，王剑利．血管变异皮瓣移植术后血液循环分区观察与护理应对策略[J]. 中华显微外科杂志，2016，39（6）：613-614.

潘秀娟．预见性护理在上肢骨折外固定并发关节僵硬的临床效果[J]. 实用临床护理学电子杂志，2017，2（26）：69-70.

石文双，李玉洁，王建．末节断指再植术后指腹创面放血疗法的护理[J]. 中国实用医药，2013，8（6）：213.

王相如，衣英豪，曹克奎，等．闭合复位、经皮交叉克氏针固定术治疗小儿肱骨髁上骨折临床观察[J]. 山东医药，2015，55（11）：84-85.

夏芳，闫青，周子航．手外科开放性创伤术后伤口感染危险因素分析及预防对策[J]. 中华医院感染学杂志，2013，23（15）：3657-3658.

许红璐，肖萍，黄天雯．临床骨科专科护理指引[M]. 广州：广东科技出版社，2013.

曾蔚，周征兵，唐举玉，等．旋股外侧动脉降支穿支皮瓣移植修复四肢软组织缺损的术后管理[J]. 中华显微外科志，2017，40（1）：101-103.

曾卓辉，廖瑛扬，杜宇康，等．C臂机透视下复位克氏针内固定治疗儿童肱骨髁上骨折[J]. 临床骨科杂志，2019，22（1）：67-69.

郑季南，方钧，洪庆南，等．医源性桡神经损伤的原因及防治[J]. 中外医学研究，2013，2（5）：552.

朱玉花，王俊波，张全英，等．封闭式负压引流技术在手外伤感染创面修复治疗中的应用[J]. 中华医院感染学杂志，2013，23（9）：2109-2111.

第十一章　运动损伤科常见并发症

第一节　1 例左膝关节内积血患者的护理

一、基本信息

姓名：茹某；性别：女；年龄：36 岁；婚姻情况：已婚

文化程度：中学；籍贯：广东省惠州市；职业：自由职业

入院日期：2019 年 2 月 27 日；出院日期：2019 年 3 月 4 日

出院诊断：①左膝内侧半月板损伤；②左膝关节内积血

病史陈述者：患者本人

二、病例介绍

主诉：外伤后间断性左膝疼痛、肿胀不适 1 年。

现病史：患者自诉约 1 年前左膝外伤后出现左膝肿胀、疼痛，左膝关节活动受限、站立行走困难，遂至当地医院就诊，MRI 检查示："左膝内侧半月板损伤"，曾行保守治疗，效果欠佳。现为进一步治疗收入我科。

入院诊断：①左膝内侧半月板损伤；②左膝关节内积血。

既往史：平素体健，否认高血压、糖尿病、冠心病病史；否认肝炎、结核等传染病病史；否认外伤、手术、输血史；无食物、药物过敏史。

婚育史：已婚，育有 1 子。

家族史：否认家族中有类似疾病史。

专科检查：患者步行入病房，正常步态，双膝无屈曲固定，双下肢等长。测量右下肢大腿围 59cm，小腿围 50cm，左下肢大腿围 61cm，小腿围 52cm，左膝 1 度肿胀、颜色正常，皮温稍高，轻压痛（+），左膝关节活动范围：0° ~ 135°；左膝浮髌征（-），研磨试验（+），侧方应力试验（-），前抽屉试验（-），后抽屉试验（-），McMurray 征（-），轴移试验（-），生理反射存在。其余肢体未见明显异常。

辅助检查：

MRI 检查（外院）：左膝内侧半月板损伤，关节内少量积血。

心电图检查：窦性心动过缓。

术前异常检验结果见表 11-1-1。

表 11-1-1　术前异常检验结果

项目	指标	结果	参考值
出凝血常规	凝血酶原时间 /s	10.9 ↓	15 ~ 21
血生化	总蛋白 /（g/L）	61 ↓	55 ~ 80

入院时生命体征：T36.8℃，P76 次 / 分，R20 次 / 分，BP94/55mmHg。

入院时护理风险评估：疼痛数字评分法评分为 4 分，跌倒风险评估为低风险。

心理社会方面评估：患者情绪稳定，丈夫陪同入院。

三、治疗护理及预后

（一）治疗护理过程（11-1-2）

表 11-1-2　治疗护理过程

时间		病程经过	治疗处置
2 月 27 日		外伤后间断性左膝疼痛、肿胀不适 1 年入院。	完善各项监测、检查与术前风险评估。
2 月 28 日		完善术前各项检查。	给予患者讲解术前注意事项。
3 月 1 日	13：30	生命体征平稳。	完成术前准备。
	14：00	患者进入手术室。	完成手术交接。
	14：30	患者在腰麻和硬膜外间隙阻滞联合麻醉下行“左膝内侧半月板后角部分撕裂等离子消融术”。	手术过程顺利。
	15：30	患者安返病房，生命体征：T36.8℃、P60 次 / 分、R20 次 / 分、BP110/53 mmHg。留置尿管，尿色淡黄。留置伤口引流管，引出血性液体。伤口敷料干燥，患肢血液循环好、感觉正常、1 度肿胀；左膝关节伸直、抬高活动中度受限。左足背动脉搏动正常。疼痛评分：静息性疼痛为 0 分，活动性疼痛为 1 分。	遵医嘱给予持续心电血压监测，低流量吸氧（2L/min）。妥善固定各管路，并保持通畅。予抬高患肢 30°，测量左下肢大腿围 61cm、小腿围 52cm。遵医嘱予抗炎、保护胃黏膜、镇痛、消肿等药物治疗。
	21：30	患者主诉伤口疼痛，疼痛评分：静息性疼痛为 4 分，活动性疼痛为 6 分。	遵医嘱予盐酸曲马多 0.1g 肌内注射，30min 后疼痛缓解，疼痛评分为 3 分。
3 月 2 日		患者伤口敷料干燥，无渗血，局部无红肿，皮温稍高。患肢端血液循环好、感觉正常，1 度肿胀。测量左下肢大腿围 61cm，小腿围 52cm。左膝关节伸直、抬高活动中度受限。患者左下肢肌力 4 级，跌倒风险评估为中风险。患者主诉伤口疼痛，疼痛评分：静息性疼痛为 1 分，活动性疼痛为 3 分。	给予左下肢伤口冰敷 1 小时，每日 2 次。拔除尿管，患者自主排尿，无不适。伤口引流量 100mL，医生予拔除伤口引流管。指导患者拄拐杖负重离床活动，无不适。给予防跌倒 / 坠床宣教，患者表示理解配合。
3 月 4 日		患者伤口敷料干燥，局部无红肿，皮温正常。左下肢大腿围 60cm，小腿围 50.5cm；右下肢大腿围 59cm，小腿围 50cm。患肢血液循环好，感觉正常；左膝关节伸直、抬高活动轻度受限。疼痛评分：静息性疼痛为 0 分，活动性疼痛为 1 分。	完成出院指导，患者在家属陪同下拄拐杖步行出院。

（二）主要护理问题及措施

1. 关节内积血（术前）

1）问题依据

患者左膝肿胀、疼痛，左膝关节活动受限、站立行走困难入院；MRI 检查结果显示：关节内积血。

2）护理思维

患者左膝外伤后左膝关节肿胀、疼痛、活动受限。关节腔的少量积液可以自行吸收，但是量多或者血性积液就需要穿刺抽出。患者伤后 1 年余，左膝关节内积血为陈旧性积血，需手术治疗。因此，要注意观察关节肿胀及局部皮温情况。

3）主要措施

（1）病情观察与评估：观察患肢肢端血液循环、感觉、活动、足背动脉搏动，有无疼痛、肿胀。每班应用皮尺测量患者下肢腿围，评估患者下肢肿胀程度。

（2）体位护理：抬高患肢 20° ~ 30°，定时协助患者变换体位。

（3）休息与活动：卧床休息为主，减少行走，避免膝关节屈曲。卧床期间进行踝泵训练、股四头肌等长收缩训练。

（4）用药护理：遵医嘱给予抗炎、消肿等药物治疗，观察药物的疗效及不良反应。

（5）健康教育：告知患者及家属关节内积血的原因，告知手术治疗方法，缓解患者及家属焦虑。

4）护理评价

患者术前关节内积血未增加。

2. 预防关节内积血（术后）

1）问题依据

关节积血是关节镜术后常见并发症。据国外研究报道、关节积血占关节镜术后并发症的 60%，其与凝血机制异常、外侧支持带松解、大面积滑膜或者半月板的切除相关。我国膝关节镜术后出血 / 血肿也是常见的并发症（约占总并发症的 13%）。而加强术前筛查凝血功能、术中注意及时止血、术后加压包扎以及合理使用引流管可以减少此类并发症的发生。

2）护理思维

半月板靠近关节囊附近血供丰富，术中、术后创面渗血、出血往往导致局部关节腔内血肿，引发关节肿胀、疼痛影响手术效果。因此，术后要注意局部肿胀情况，给予及时正确的处理。

3）主要措施

（1）病情观察与评估：观察伤口敷料有无渗血、渗液或松脱，保证伤口敷料加压包扎有效。观察患肢有无疼痛、肿胀，每班应用皮尺测量患者下肢腿围，评估患者下肢肿胀程度。

（2）管道护理：保持引流通畅，及时观察引流液颜色、性质及量，严格遵守无菌操作要求。如果发生左下肢肿胀加重、引流液减少或无引流液引出，需评估是否引流管堵塞，及时告知医生做相应处理。

（3）疼痛护理：术后因创伤及进行膝关节康复训练产生疼痛，术后给予患者左下肢伤口间断冰敷。严格按计划进行康复训练，勿过度活动，活动后半小时疼痛评分恢复至活动前为宜。遵医嘱给予多模式个体化镇痛，并及时观察药物疗效及不良反应。

（4）功能训练

①踝泵训练：对于促进血液循环、减轻肿胀有重要意义。

②股四头肌、腘绳肌等长训练：不增加疼痛的情况下尽可能多做，可减缓肌肉萎缩，提高关节控制能力及稳定性，促进下肢血液循环。

③屈曲训练：患者坐于床上，患膝伸直，双手置于腘窝，轻柔缓慢向上抬大腿，使患膝屈曲（屈膝过程中足跟不离床），在微痛范围内，尽可能屈曲。休息 5min 后，尝试膝关节主动屈曲，尽早达到伸膝正常，避免伸直受限。

④下地行走：下地前观察患者精神状态，评估有无头晕、乏力等症状；评估四肢肌力情况，肌力达 4 级及以上才可下床活动；确保使用拐杖安全，使用双拐支撑，患肢可负重。

（5）健康教育：向患者及家属解释预防关节内积血原因，指导患者学会自我观察下肢肿胀及测量腿围的方法。

4）护理评价

患者术后未发生关节内积血。

四、护理体会及反思

（一）护理体会

年轻患者运动损伤后，锻炼过度或锻炼不足都会导致手术后肢体功能恢复差，甚至发生相关并发症，而膝关节受伤发生关节积血较常见。术前主要以休息为主，辅以适量的功能训练，以防膝关节内积血加重；术后主要预防关节内积血再次发生，通过及时的病情观察、针对性护理，特别是指导患者正确的功能训练，防止因训练不当引起关节积血或和积血增加，取得了满意的效果。

（二）反思

患者下肢关节肿胀不一定全由积血引起，各种关节炎症时滑膜渗出液同样可以引起关节肿胀，因而在临床护理中，要结合患者的个体情况进行病情观察，提高预见性护理实践能力及批判性思维能力，在早期及时发现患者存在的问题，预防并发症的发生。

五、相关知识链接

（一）半月板损伤机制

（1）关节快速由屈曲至伸直运动过程中同时伴有旋转时，最易导致半月板损伤。

（2）半月板的先天性病变，尤其是外侧盘状半月板及半月板囊肿容易导致半月板退变或破损。

（3）先天性关节囊松弛和关节腔内其他紊乱亦可增加半月板损伤的危险。

如果半月板发生损伤或撕裂，其功能就会大大减弱。膝关节的力学性能将会发生变化，从而导致早期骨关节炎的发生，进而影响膝关节功能及患者的生活质量。

（二）半月板血供区域

半月板按其血供情况可划分为 3 个区：红区为绝对有血管区（占内侧半月板边缘 10% ~ 30%；外侧半月板边缘的 10% ~ 25%，距半月板滑膜约 3mm）；红 – 白区为相对有血管区（距半月板滑膜 3 ~ 5mm）；白区为绝对无血管区（距半月板 – 滑膜结合部 5mm 以上）。

目前，研究结果表明半月板的再生潜力很小，尤其是无血液循环区损伤后不能自然愈合。①针对红区青少年患者的半月板损伤可采取关节腔注射玻璃酸钠 + 口服盐酸 / 硫酸氨基葡萄糖 + 选择性非甾体抗炎药物保守治疗。②红 – 白区及白区中年患者半月板损伤，膝关节手术成为常规手术治疗方法。手术必然引发创伤，导致关节腔软组织损伤，引发术后关节腔积血、积液。患者术后常因关节肿胀疼痛忽略术后早期功能训练，从而影响手术效果。

（三）半月板的主要功能

（1）扩大关节面，传导载荷；

（2）维持关节稳定；

（3）润滑关节；

（4）改善股骨和胫骨之间的形态匹配性。

（四）膝关节积血

膝关节受伤发生积血较为常见。因跌倒、碰撞或扭转等受伤后，常有皮下小血管出血，可引起瘀斑，皮肤发青或发紫。有的人外表没有明显异常，主要表现为关节肿胀。除了外形变化外，还可以用浮髌试验来了解膝关节是否有积血。膝部损伤引起膝部淤血疼痛不适情况，需要注意休息，避免剧烈活动劳累，损伤早期可以考虑局部膝部冷敷，避免淤血加重。

关节肿胀不一定全由积血引起，如各种关节炎症时滑膜渗出液同样可以引起，因而要对它们进行鉴别。膝关节积血伤后很快出现肿胀，后者多出现在 5 ~ 6 小时后；前者疼痛甚重，后者主要是感到发胀，疼痛比较轻。最准确的诊断方法是做关节穿刺，如为关节血肿，可抽出颜色较深的血液；如是滑膜炎，则是黄色带有黏性的关节渗出液。膝关节受伤后，关节内出血可达上百毫升甚至数百毫升，压力骤然上升，刺激分布在关节的神经末梢，引起剧烈疼痛，患者不能下地行走，甚至躺在床上不能活动，对患者的生活和工作影响颇大。

处理膝关节积血必须根据具体受伤原因来决定。关节内骨折，如髌骨骨折，应按骨折处理原则，选用牵引、石膏（或夹板）固定或手术，等愈合后再进行功能训练；如为韧带或滑膜等软组织撕裂，可卧床休息，必要时进行关节制动，待损伤愈合后再恢复活动。

有些损伤，如半月板损伤、韧带损伤，一般检查不易诊断，需进行相关影像学检查。

（李　娜　肖　萍　陈玉娥　黄天雯）

第二节　1例左膝关节滑膜炎患者的护理

一、基本信息

姓名：李某；性别：女；年龄：29岁；婚姻情况：已婚

文化程度：大学；籍贯：广东省广州市；职业：公司职员

入院日期：2018年3月1日；出院日期：2018年3月13日

出院诊断：①左膝关节滑膜炎；②乙型肝炎病毒携带者

病史陈述者：患者本人

二、病例介绍

主诉：左膝关节肿痛2年。

现病史：患者2年前运动后出现左膝关节肿胀，伴酸胀感，活动时疼痛，行走稍受限，未予特殊治疗，后自觉疼痛逐渐加重，疼痛时无法走路，2016年10月于外院诊治，检查结果符合“左膝关节绒毛结节性滑膜炎”改变，于外院行“左膝关节清理术＋膝关节滑膜切除术＋膝关节松解术”；术后患者诉左膝关节肿痛无明显好转，2017年1月于外院行“左膝关节镜检查＋清理术”，术后病理示“左膝关节滑膜慢性滑膜炎”，考虑左膝关节慢性化脓性感染可能。患者左膝肿痛仍无明显好转，2018年2月6日左膝MRI检查示“左膝关节滑膜骨软骨瘤病并髌骨、股骨下段及胫骨平台水肿”，现为进一步治疗收入我科。

入院诊断：①左膝关节肿胀查因，滑膜炎，感染；②乙型肝炎病毒携带者。

既往史：2016年10月24日于外院行“左膝关节清理术＋膝关节滑膜切除术＋膝关节松解术”，2017年1月20日于外院行“左膝关节镜检查＋清理术”，既往曾行2次剖宫产术，3年前行卵巢畸胎瘤切除术，平素身体健康状况一般；否认高血压、糖尿病、冠心病病史；乙型肝炎病毒携带5年，否认结核等其他传染病病史；否认输血史；无食物、药物过敏史。无吸烟、饮酒等不良嗜好。

婚育史：已婚，育有1子1女。

家族史：无。

专科检查：患者左膝关节1度肿胀，表面见瘀斑，无红肿、瘘管、窦道形成。左膝关节无明显压痛，左膝活动度伸直0°，屈曲100°，股四头肌肌力5级。站立位外观左膝无明显内、外翻畸形。右膝关节感觉、活动正常。左大腿腿围58.5cm，左小腿51.5cm。

辅助检查：

左膝 MRI 检查：考虑左膝关节滑膜骨软骨瘤病并髌骨、股骨下段及胫骨平台水肿，胫骨平台囊变；内、外侧半月板受挤压变扁、移位；左膝前交叉韧带损伤。

心电图检查：窦性心律，心电图正常。

术前异常检验结果见表 11-2-1。

表 11-2-1　术前异常检验结果

项目	指标	结果	参考值
红细胞沉降率	红细胞沉降率 /（mm/h）	76 ↑	0 ~ 20
血常规	C 反应蛋白 /（mg/L）	22.69 ↑	0 ~ 10.0
	血红蛋白 /（g/L）	115 ↓	137 ~ 179（男）116 ~ 155（女）
	血小板计数 /（10^9/L）	403 ↑	100 ~ 300
出凝血常规	纤维蛋白原 /（g/L）	4.09 ↑	2.0 ~ 4.0
生化	血清白蛋白 /（g/L）	33.9 ↓	35 ~ 50

入院时生命体征：T36.5℃，P86 次 / 分，R20 次 / 分，BP95/65mmHg。

入院时护理风险评估：疼痛数字评分法评分为 3 分，跌倒风险评估为低风险，血栓风险因素评估为 1 分。

心理社会方面评估：患者情绪稳定，丈夫陪伴入院。

三、治疗护理及预后

（一）治疗护理过程（表 11-2-2）

表 11-2-2　治疗护理过程

时间		病程经过	治疗处置
3 月 1 日		左膝关节肿痛 2 年入院。	完善各项监测、检查与术前风险评估。
3 月 4 日		完善术前各项检查。	给予患者讲解术前注意事项。
3 月 5 日	8：00	生命体征平稳。	完成术前准备。
	8：15	患者进入手术室。	完成手术交接。
		在腰麻和硬膜外间隙阻滞联合麻醉下行“左膝关节镜检查 + 膝关节清理 + 膝关节滑膜切除术”。	手术过程顺利，失血 50mL。
	11：30	患者安返病房，生命体征：T36℃、P63 次 / 分、R20 次 / 分、BP101/65mmHg。留置尿管，尿色淡黄。左下肢伤口引流管通畅，引出血性液体。伤口敷料干燥，左下肢血液循环好，感觉正常。1 度肿胀，左大腿腿围 58.5cm，左小腿腿围 51.5cm。左膝活动中度受限。疼痛评分：静息性疼痛为 0 分，活动性疼痛为 1 分。	给予持续心电血压监测，低流量吸氧（2L/min）。平卧位，予抬高左下肢 30°；妥善固定各管路，并保持通畅。遵医嘱予抗炎、保护胃黏膜、镇痛、消肿等药物治疗。
	21：30	患者主诉伤口疼痛，疼痛评分：静息性疼痛为 4 分，活动性疼痛为 6 分。	遵医嘱予盐酸曲马多 0.1g 肌内注射。用药 30min 后患者疼痛缓解，疼痛评分为 3 分。

续表

时间	病程经过	治疗处置
3月6日 8:30	患者伤口敷料干燥，无渗血、渗液。左下肢血液循环好，感觉正常。1度肿胀，左大腿腿围58.5cm，左小腿腿围51.5cm。左膝关节活动中度受限。患者主诉伤口疼痛，疼痛评分：静息性疼痛为1分，活动性疼痛为3分。	给予患者伤口间断冰敷；给予拔除尿管，患者自主排尿，无不适。24小时伤口引流量为5mL，医生予拔除伤口引流管。遵医嘱予洛索洛芬钠片60mg口服，每天3次。
18:30	14:30患者体温38.1℃，无发冷、寒战。	给予物理降温，嘱患者多饮水，18:00复测体温37.4℃。
3月7日～3月12日	患者伤口敷料干燥，无渗血，局部无红肿。左下肢血液循环好，感觉正常。1度肿胀，左大腿腿围58cm，左小腿腿围51cm。左膝关节活动中度受限。患者主诉伤口疼痛，疼痛评分：静息性疼痛为0分，活动性疼痛为2分。患者双上肢及右下肢肌力5级，左下肢肌力4级，跌倒风险评估为中风险。体温36.8℃。	指导患者拄拐杖负重离床活动，无不适。给予防跌倒宣教，患者表示理解配合。
3月13日	患者伤口敷料干燥，局部无红肿。左大腿腿围57.5cm，左小腿腿围50.5cm。左下肢血液循环良好，感觉正常，活动轻度受限。	行出院指导，患者在家属陪同下拄拐杖负重步行出院。

术后辅助检查：

病理结果显示：送检滑膜组织，滑膜细胞增生，其内较多淋巴细胞浸润。

（二）主要护理问题及措施

患肢功能受限

1）问题依据

患者左下肢肿痛入院，活动受限。多次行手术治疗，关节活动度差。

2）护理思维

膝关节滑膜炎患者多伴有关节肿、痛，而滑膜炎产生的疼痛主要是因为局部增生的滑膜组织在膝关节活动时的摩擦和挤压，因此，要加强术后康复及功能训练指导，使患肢膝关节功能更快地恢复，减少并发症，提高临床疗效。

3）主要措施

（1）病情观察与评估：观察患者下肢循环、血液循环情况，评估患者下肢活动度及功能训练依从性。

（2）体位护理：抬高患肢20°～30°，勿压迫伤口，保持患者舒适体位，减缓患者疼痛。

（3）功能训练

①术前：以卧床休息为主，限制膝关节屈膝活动，可进行踝泵训练及股四头肌等长收缩训练。

②术后当天至术后3～5天：康复目标是尽量减轻水肿，恢复功能。术后麻醉清醒后开始进行踝泵训练；术后第1天，如果身体条件允许，患肢可下垂于床边或拄拐杖下

地站立床边，并进行行走练习，下地活动时间不宜过长，以免加重下肢水肿；术后第 2 天循序渐进进行股四头肌、腘绳肌的等长收缩训练及屈膝、屈髋训练等。

③术后 2 ~ 8 周：康复目标是尽量减轻术后水肿，增强下肢肌力。方法：继续踝泵训练、压腿伸膝训练，同时进行直腿抬高、被动伸膝、俯卧位勾腿训练、屈膝训练（训练幅度每周增加 10°，逐渐超过 90°）、双膝半蹲训练。

④术后 9 ~ 16 周：在康复师的指导下进行股四头肌牵拉、腘绳肌牵拉、马步 / 贴墙蹲起等训练。进行上、下台阶练习，连续上 15 ~ 20cm 台阶，连续下 10 ~ 15cm 台阶。得到医生许可方可进行跑、跳和多轴运动。

（4）健康教育：告知患者功能训练的方法及重要性，提高患者功能训练的依从性。

4）护理评价

患者术后功能训练依从性好，未发生关节僵硬。

（三）患者转归

患者行手术治疗后，肿痛症状较前缓解，于术后第 2 天下地行走。

四、护理体会及反思

（一）护理体会

由于滑膜炎的病程较长，关节受累明显，日常活动受到限制，患者会产生烦闷情绪。护士对患者及家属详细讲解治疗的目的和手术后注意事项，让患者和家属对疾病的治疗充分了解并配合。用浅显易理解的语言和文字来有效地解答患者提出的各项疑问，让患者从心理层面上做好充分的准备，将心理状态调节到最好，有利于患者的疾病康复。通过加强沟通，患者术后康复信心增加，促进了患者后期康复。

（二）反思

我们为患者提供心理疏导的同时，一定要督促患者进行功能训练。功能训练既可以有效地加速患肢血液循环，也可以让患者的肌肉紧张状况得到放松和缓解。但功能训练必须在医护人员的指导下完成，不可贪多图快，要循序渐进，避免因为训练过度加重关节的损伤程度。在术后 1 ~ 2 天内患者可以在床上行股四头肌等长收缩训练，待伤口完全愈合后可用关节康复器来进行系统的训练。因此，每一名护理人员均要全面认识到功能训练的重要性，督促患者积极完成，并评价其效果。

五、相关知识链接

（一）滑膜炎

滑膜炎是指滑膜受到刺激产生炎症，造成分泌液失调形成积液的一种关节病变。常见的滑膜炎有两种：非特异性滑膜炎和特异性滑膜炎。膝关节是全身关节中滑膜最多的关节，故滑膜炎以膝关节较为多见。当关节受外在性和内在性因素影响时，滑膜发生反应，引起充血或水肿，并且渗出液体，表现为关节肿胀、疼痛、关节腔积液、活动受限等。如不及时治疗，会影响关节正常活动，并造成关节的破坏甚至因病致残。

（二）关节镜手术适应证

1.用于诊断

（1）非感染性关节炎的鉴别。从观察到的关节滑膜的充血和水肿、软骨损伤的程度以及关节内有无晶体物等病理改变，可协助区别类风湿关节炎、骨关节病及晶体性关节炎。

（2）了解膝关节半月板损伤的部位、程度和形态。

（3）膝关节交叉韧带及腘肌腱止点损伤情况。

（4）了解关节内软骨损害情况，有无关节内游离体等，以确诊骨关节病，尤其长期髌骨软骨软化症。

（5）分析慢性滑膜炎的病因，例如色素沉着绒毛结节性滑膜炎。

（6）膝关节滑膜皱襞综合征及脂肪垫病变的诊断。

（7）肩袖破裂的部位、程度及肱二头肌腱粘连情况。

（8）关节滑膜活检。

2.用于研究关节内病变的变化

在关节疾病发展过程中，可多次进行关节镜检查，通过拍照、录像或滑膜活检，可取得其他诊断所难以得到的资料，对诊断、治疗和预后判断均有极大帮助。

3.用于治疗

对膝、肩关节的一些病变，在明确诊断研究后，在镜视下用特殊器械进行手术，可取得满意效果。例如关节灌洗清创术、膝关节撕裂半月板部分或全部切除术、半月板边缘撕裂缝合术、前交叉韧带修复术、滑膜皱襞切除术、关节内粘连松解术、胫骨平台或髁间嵴骨折修整术、肩袖清创术、肱二头肌肌腱粘连松解术及关节内游离体摘除术等。此外，对四肢大关节的类风湿关节炎疾病可行滑膜大部切除术。

（李　娜　肖　萍　陈玉娥　黄天雯）

第三节　1 例右膝关节僵硬患者的护理

一、基本信息

姓名：林某；性别：男；年龄：36 岁；婚姻情况：已婚

文化程度：大学；籍贯：广东省惠州市；职业：工程师

入院日期：2019 年 2 月 21 日；出院日期：2019 年 3 月 1 日

出院诊断：①右膝关节僵硬；②右膝关节前交叉韧带重建术后

病史陈述者：患者本人

二、病例介绍

主诉：右膝关节前交叉韧带重建术后活动受限 1 个多月。

现病史：患者 6 个多月前踢足球时跌倒致右下肢疼痛、活动受限；1 个多月前因“右侧膝关节前交叉韧带断裂”，于我院行“右侧膝关节前交叉韧带重建术”，术后伤口恢复良好出院。现患者右膝关节屈曲、伸直受限，为进一步诊治，门诊以“右膝关节僵硬”收入我科。

入院诊断：①右膝关节僵硬；②右膝关节前交叉韧带重建术后。

既往史：平素体健，有外伤史、手术史；否认高血压、糖尿病、冠心病病史；否认肝炎、结核等传染病病史；无食物、药物过敏史及输血史；无吸烟、饮酒等不良嗜好。

婚育史：已婚，育有 1 子 1 女。

家族史：无特殊。

专科检查：患者右下肢肌肉见明显萎缩，双膝关节无红肿，皮温正常，无压痛、叩击痛、放射痛及骨性摩擦感。右膝内翻 5°，屈曲 5° 畸形，右膝关节不能屈曲、伸直，右膝活动度差; 足背动脉搏动有力，未见静脉曲张; 双下肢感觉正常、右足肢端活动正常，跛行步态。

辅助检查：

心电图检查：窦性心律，心电图正常。

术前异常检验结果见表 11-3-1。

表 11-3-1　术前异常检验结果

项目	指标	结果	参考值
出凝血常规	凝血酶原时间 /s	10 ↓	15 ~ 21
	纤维蛋白原 / (g/L)	1.73 ↓	2.0 ~ 4.0
生化	谷丙转氨酶 / (U/L)	50 ↑	1 ~ 40
	碱性磷酸酶 / (U/L)	111 ↑	0 ~ 110

入院时生命体征：T37℃，P78 次 / 分，R20 次 / 分，BP119/65mmHg。

入院时护理风险评估：疼痛数字评分法评分为 4 分，跌倒风险评估为中风险。

心理社会方面评估：患者情绪稳定，妻子陪同步行入院。

三、治疗护理及预后

（一）治疗护理过程（表 11-3-2）

表 11-3-2　治疗护理过程

时间	病程经过	治疗处置
2 月 21 日　9:30	右膝关节前交叉韧带重建术后活动受限 1 个多月。	完善各项监测、检查与术前风险评估。
16:00	完善术前各项检查。	给予患者讲解术前注意事项。
2 月 22 日　16:00	生命体征平稳。	完成术前准备。

续表

时间	病程经过	治疗处置
17：00	患者进入手术室。 患者在腰麻＋神经阻滞麻醉下行“右膝关节松解术”。	完成手术交接。 手术过程顺利，出血 10mL。
19：00	患者安返病房，生命体征：T36 ℃、P52 次 / 分、R19 次 / 分、BP113/69mmHg。留置尿管通畅，尿色淡黄。伤口敷料干燥，右下肢血液循环好，感觉正常；活动重度受限，不能屈曲、伸直、抬高。疼痛评分：静息性疼痛为 0 分，活动性疼痛为 1 分，血栓风险评估为 2 分。	遵医嘱给予持续心电血压监测，低流量吸氧（2L/min）。妥善固定各管路，并保持通畅。遵医嘱予抗炎、保护胃黏膜、镇痛、预防血栓等药物治疗。抬高右下肢 30°，指导患者下肢功能训练。
21：30	患者主诉伤口疼痛，疼痛评分：静息性疼痛为 6 分，活动性疼痛为 8 分。	遵医嘱予盐酸曲马多 0.1g 肌内注射。用药 30min 后疼痛缓解，疼痛评估为 3 分。
2 月 23 日～2 月 25 日	患者伤口敷料干燥，无渗血、渗液，局部无红肿。右下肢血液循环好，感觉正常，活动中度受限，不能屈曲、伸直、抬高。患者主诉伤口疼痛，疼痛评分：静息性疼痛为 1 分，活动性疼痛为 3 分。患者右下肢肌力 4 级，跌倒风险评估为中风险，血栓风险评估为 2 分。	遵医嘱按时给予镇痛治疗。给予患者右下肢伤口冰敷 1 小时，每日 2 次。拔除尿管，患者自主排尿，无不适。遵医嘱予 CPM 仪进行右下肢被动功能训练，屈曲角度为 24°，每日 2 次，每次 30min；2 月 25 日调节 CPM 仪屈曲角度为 30°。指导患者拄拐杖负重离床活动，无头晕不适主诉。给予防跌倒宣教，使其理解配合。
2 月 26 日～2 月 28 日	患者伤口敷料干燥，无渗血、渗液，局部无红肿。右下肢血液循环良好，感觉正常，活动中度受限，不能屈曲、伸直。患者主诉伤口疼痛，疼痛评分：静息性疼痛为 1 分，活动性疼痛为 3 分。	遵医嘱调节 CPM 仪屈曲角度为 40°，每日 2 次，每次 30min。
3 月 1 日	患者伤口敷料干燥，无渗血、渗液，局部无红肿。右下肢血液循环良好，感觉正常，活动中度受限，不能屈曲、伸直。疼痛评分：静息性疼痛为 0 分，活动性疼痛为 1 分。	患者膝关节屈曲角度达到 40°。给予出院指导，患者在家属陪同下拄拐杖步行出院。

术后异常检验结果见表 11-3-3。

表 11-3-3　术后异常检验结果

项目	指标	结果	参考值
出凝血常规	血浆 *D*– 二聚体 /（μg/mL）	0.79 ↑	0 ～ 0.50

（二）主要护理问题及措施

关节僵硬、肌肉萎缩

1）问题依据

患者右膝关节活动度差，不能屈曲、伸直；右下肢肌肉萎缩。

2）护理思维

患者右膝关节前交叉韧带重建术后，出院回家未按计划进行康复训练，引发膝关节功能性障碍，给患者下肢功能带来影响。因此，术后早期康复训练对患者恢复下肢功能至关重要，医护人员要根据患者术后情况制订详细康复训练计划，并督导、评价。

3）主要措施

（1）病情观察：观察患者下肢有无疼痛、肿胀、畸形及肢体活动情况，评估肌肉萎缩的程度，重点评估膝关节活动度改善情况。

（2）体位护理：抬高患肢 20° ～ 30°，勿压迫伤口，定时变换体位。告知患者功能训练时去除垫枕。

（3）功能训练：建议在医生及康复师指导下进行系统性的功能训练，先从足趾、踝关节活动开始，可促进局部组织血液循环，利于确保创伤组织修复血氧供给。

①术前：锻炼肌肉力量，防止肌肉进一步萎缩。进行踝泵训练及股四头肌等长收缩训练，每个动作坚持 10s。

②术后 0 ～ 2 周：目标是控制炎症，减轻肿胀，锻炼股四头肌，避免松解后的膝关节僵硬得不到有效改善。术后麻醉清醒后开始进行踝泵训练；术后第 1 天使用 CPM 仪进行患肢被动功能训练，每日 2 次，每次 30min，遵医嘱屈曲角度从 24° 开始，之后可根据患者承受程度增加角度，出院时角度可到 40°。术后第 1 天开始循序渐进地进行股四头肌等长收缩训练，屈膝、屈髋训练，直腿抬高训练，活动髌骨等，病情许可下早期下床活动。

③术后 2 ～ 6 周：目标是增加膝关节活动范围，不超过 120°，2 ～ 4 周内膝关节应达到完全伸直，训练本体感觉，继续屈曲训练，被动屈曲角度增加，主动屈曲训练适度即可。强化肌力训练同第一阶段，继续佩戴支具拄拐负重下地行走。跨步训练：前、后、左、右跨步。静蹲训练：无痛情况下，最大角度（不超过 90°），保持每次 20min，间隔 5s。台阶训练：从 8 ～ 10cm 低台阶开始练习。单足站立训练：若患肢单足站立达 1min 时，可尝试弃拐行走。

④术后 6 ～ 14 周：目标是膝关节活动范围基本达到正常，屈曲避免超过 120°，继续屈曲训练、强化肌力训练，去支具全负重下地行走。

⑤术后 14 ～ 24 周：增强腿部肌肉力量及耐力，继续屈曲训练、强化肌力训练。蹲起训练：站立至全蹲。跳跃训练：有条件的可以进行跳箱训练，但应有专业人士指导，注意避免受伤；无条件者可简单原地双腿上跳，如有不适，立刻停止，并及时就医，加强膝盖本体感觉恢复。该阶段主要为重返运动准备阶段，不应进行剧烈运动，切忌进行对抗运动。

⑥ 24 周以后：目标是真正重返运动，获得最大力量和灵活性，避免膝关节损伤动作。术后 6 个月复诊，必要时可行 MRI 检查，待主诊医生评估后，可逐渐恢复对抗性运动（术后 9 个月至 1 年）。运动强度应逐步提高，循序渐进。同时，在运动前，应做好热身运动，避免再次损伤。

（4）健康教育：告知患者及家属术后主动与被动功能训练的重要性，指导患者功能训练要循序渐进。

4）护理评价

患者术后屈曲角度较术前增加，可达 40°。出院时患者右下肢股四头肌、腘绳肌肌肉力量较术前有所增强。

（三）患者转归

患者行手术治疗后，出院右膝关节屈曲角度可达 40°。指导患者回家后继续行下肢功能训练，包括右膝关节屈曲和伸直训练。

四、护理体会及反思

（一）护理体会

膝关节前交叉韧带断裂术后实施康复训练十分关键，该患者第一次手术后未按照计划进行功能训练，导致膝关节功能性障碍。本次手术后我们重点加强了对患者及家属的健康宣教，制订系统性的康复训练计划，目的是尽快恢复关节正常活动度、肌力及稳定性。让护理人员每日督导落实及评价训练效果，防止术后关节僵硬加重，促进患者早日康复。

（二）反思

膝关节交叉韧带断裂术后，我们不仅要做好相关护理工作，还要重点督促、指导患者进行功能训练。部分患者对功能训练掌握不够，依从性差，需要我们制订详细的训练计划，每日评估患者功能训练是否到位。除了患者主动训练外，可选择辅助训练器械协助患者训练，而部分护士对于辅助器械使用不熟悉，直接影响训练效果，因此，要加强培训，使护士掌握辅助器械的使用方法及故障处理方法。

五、相关知识链接

（一）关节僵硬

关节僵硬是指正常关节功能（如屈伸、旋转等）发生不同程度的障碍，表现为活动范围的缩小，与功能完全丧失的关节强直截然不同。治疗：针对原发病，酌情采取局部按摩、理疗、中药外敷、关节功能训练器以及手法松解等疗法，甚至行关节粘连松解术。

病因：①多为复合伤多发伤、神经损伤致肢体活动障碍，或因治疗需要不允许活动及不适当固定，使关节内出血，血肿机化，周围软组织挛缩，纤维粘连，弹性降低。②关节炎尤其是风湿样的萎缩性关节炎最容易引起僵硬，如急性化脓性炎症、类风湿关节炎、强直性脊柱炎、骨关节炎、化脓性关节炎和骨结核等。

（二）肌肉萎缩

肌肉萎缩是指横纹肌营养障碍，肌肉纤维变细甚至消失等导致的肌肉体积缩小。多由肌肉本身疾患或神经系统功能障碍所致，病因主要有：神经源性肌萎缩、肌源性肌萎缩、失用性肌萎缩和其他原因性肌萎缩。肌肉营养状况除肌肉组织本身的病理变化外，更与神经系统有密切关系。脊髓疾病常导致肌肉营养不良而发生肌肉萎缩。患者由于肌肉萎缩、肌无力而长期卧床，易并发肺炎、压疮等，加之大多数患者出现延髓麻痹症状，对其生命造成极大的威胁。

大腿肌肉萎缩：以股四头肌萎缩为主，股骨头坏死患者及下肢制动者出现大腿肌肉萎缩是普遍现象，中晚期股骨头坏死患者全都有患肢大腿肌肉萎缩现象，肌肉萎缩的轻重各有不同，大部分失用性的大腿肌肉萎缩都能恢复，少数股骨头坏死病例的大腿肌肉萎缩终身不能恢复，严重影响患者的行走和生活质量。

小腿肌肉萎缩：是指横纹肌营养不良，肌肉体积较正常缩小，肌纤维变细甚至消失。

（李　娜　肖　萍　陈玉娥　黄天雯）

第四节　1例左侧腓总神经损伤患者的护理

一、基本信息

姓名：李某；性别：男；年龄：21岁；婚姻情况：未婚

文化程度：中学；籍贯：河南省平顶山市；职业：无

入院日期：2019年1月9日；出院日期：2019年1月25日

出院诊断：①左侧后交叉韧带断裂；②左侧腓总神经损伤

病史陈述者：患者本人

二、病例介绍

主诉：运动损伤致左小腿疼痛并活动受限1周。

现病史：患者于2019年1月2日运动时摔倒，当时疼痛剧烈，左下肢活动障碍，左足背感觉障碍，未伤及他处，休息后可缓解，现疼痛加重，左足背感觉障碍扩大，为进一步治疗收入我科。

入院诊断：①左侧后交叉韧带断裂；②左侧腓总神经损伤。

既往史：平素体健，有外伤史；否认高血压、糖尿病、冠心病病史；否认肝炎、结核等传染病病史；否认手术、输血史；无食物、药物过敏史；无吸烟、饮酒等不良嗜好。

婚育史：未婚未育。

家族史：无特殊。

专科检查：患者左下肢活动受限，屈腿超过60°时疼痛加剧；左踝关节背伸跖屈正常，第一足趾足背区感觉障碍，运动正常；足背动脉搏动正常，未见静脉曲张。

辅助检查：

CT检查：左侧后交叉韧带断裂。

心电图检查：窦性心律，心电图正常。

术前异常检验结果见表11-4-1。

表 11-4-1　术前异常检验结果

项目	指标	结果	参考值
出凝血常规	活化部分凝血活酶时间 /s	21.3 ↓	25.0 ~ 35.0
	纤维蛋白原 /（g/L）	4.2 ↑	2.0 ~ 4.0
血常规	C 反应蛋白 /（mg/L）	12 ↑	0 ~ 10.0
	白细胞计数 /（10^9/L）	11.12 ↑	3.5 ~ 10.0

入院时生命体征：T36.5℃，P80 次 / 分，R20 次 / 分，BP135/75mmHg。

入院时护理风险评估：疼痛数字评分法评分为 4 分，跌倒风险评估为中风险。

心理社会方面评估：患者情绪稳定，母亲陪同入院。

三、治疗护理及预后

（一）治疗护理过程（表 11-4-2）

表 11-4-2　治疗护理过程

时间		病程经过	治疗处置
1 月 9 日		左小腿疼痛并活动受限 1 周入院。左踝关节背伸跖屈正常，第一足趾足背区感觉障碍，运动正常。疼痛评分：静息性疼痛为 2 分，活动性疼痛为 4 分。	完善各项监测、检查与术前风险评估。遵医嘱予甲钴胺片 0.5mg 口服，抬高左下肢 30°。
1 月 10 日		完善术前各项检查。	给予患者讲解术前注意事项。
1 月 11 日	15：00	生命体征平稳。	完成术前准备。
	15：30	患者进入手术室。	完成手术交接。
	17：00	在腰麻和硬膜外间隙阻滞联合麻醉下行“左侧后交叉韧带重建术 + 神经探查术”。	手术过程顺利。
	19：05	患者安返病房，生命体征：T36℃、P69 次 / 分、R20 次 / 分、BP126/69mmHg。留置尿管通畅，尿色淡黄。伤口敷料干燥，左下肢血液循环好，第一足趾足背区感觉障碍，左下肢活动中度受限。疼痛评分：静息性疼痛为 0 分，活动性疼痛为 1 分。	持续心电血压监测，低流量吸氧（2L/min）。妥善固定管路，保持通畅。遵医嘱给予抗炎、镇痛、营养神经等药物治疗。给予抬高左下肢 30°。
	23：30	患者主诉伤口疼痛，疼痛评分：静息性疼痛为 4 分，活动性疼痛为 6 分。	遵医嘱予盐酸曲马多 0.1g 肌内注射，用药 30min 后疼痛缓解，疼痛评估为 3 分。
1 月 12 日	8：30	患者伤口敷料干燥，无渗血、渗液，局部无红肿。左下肢肢端血液循环好，第一足趾足背区感觉障碍，活动中度受限。患者主诉伤口疼痛，疼痛评分：静息性疼痛为 1 分，活动性疼痛为 3 分。	遵医嘱予洛索洛芬钠片 60mg 口服，每日 3 次；左下肢伤口冰敷 1 小时，每日 2 次。给予拔除尿管，患者自主排尿，无不适。
	10：00	患者体温 38.3℃，无发冷、寒战。	遵医嘱给予物理降温，嘱其多饮水，降温后复测体温为 37.3℃。

续表

时间	病程经过	治疗处置
1月13日～1月24日	患者伤口敷料干燥，无渗血、渗液，局部无红肿。左下肢血液循环好，第一足趾足背区感觉障碍，活动轻度受限，患者主诉伤口疼痛，疼痛评分：静息性疼痛为0分，活动性疼痛为2分。左踝关节、足踇趾活动肌力4级，跌倒风险评估为中风险，体温正常。	指导患者拄拐杖负重离床活动，无头晕不适主诉。给予防跌倒宣教，使其理解配合。
1月25日	患者伤口敷料干燥，无渗血、渗液，局部无红肿。双下肢肢端血液循环好，第一足趾足背区感觉障碍，左下肢活动轻度受限。疼痛评分：静息性疼痛为0分，活动性疼痛为1分。	给予出院指导，患者在家属陪同下坐轮椅出院。

术后异常检验结果见表11-4-3。

表11-4-3　术后异常检验结果

项目	检验结果		参考值
	1月13日	1月16日	
C反应蛋白/（mg/L）	100 ↑	37 ↑	0 ～ 10.0
白细胞计数/（10^9/L）	12.31 ↑	9.45	3.5 ～ 10.0
血小板计数/（10^9/L）	298	389 ↑	100 ～ 300

（二）主要护理问题及措施

神经损伤

1）问题依据

腓总神经位于腓骨颈部，缓冲性和移动性小，位置浅表，容易因机械压迫或牵拉导致损伤。患者左侧后交叉韧带断裂，有外伤史。患者第一足趾足背区感觉障碍，左踝关节、足踇趾活动肌力4级。

2）护理思维

腓总神经感觉支配区域较小，其损伤后运动功能的恢复比感觉功能恢复更有重要意义，只有恢复足部抗重力的背伸功能后，运动功能的恢复才有价值。因此，需要保持正确体位，严密观察患肢感觉运动情况。

3）主要措施

（1）病情观察：观察患肢血液循环、感觉、活动、肌力、足背动脉搏动，有无疼痛、肿胀及肢体活动情况，主观感觉等。

（2）体位护理：抬高患肢20°～30°，保持中立位，避免腘窝受压。给予患者足底垫厚枕，保证患者左足背伸90°，防止患者发生足下垂。

（3）一般护理：左下肢注意保暖，穿棉质袜子；忌用热水袋，防止因感觉障碍而造成烫伤。

（4）药物护理：遵医嘱予甲钴胺片 0.5mg 口服，观察药物疗效及不良反应。

（5）功能训练

①急性期：主要针对致病因素，去除病因，消除炎症、水肿，减少对神经的损伤，预防挛缩畸形的发生，为神经再生准备一个良好的环境。在神经损伤的急性期，动作要轻柔，运动量不能过大，为了预防关节挛缩，进行踝泵训练及股四头肌等长收缩训练。

②恢复期：急性期炎症水肿消退后，即进入恢复期，此期重点在于促进神经再生、保持肌肉力量、增强肌力和促进感觉功能恢复。采用被动运动、助力运动、主动运动及抗阻运动的方法，做屈髋、屈膝、屈踝、被动屈趾、伸趾训练。活动过程中对关节稍加牵拉，活动最后对关节稍加挤压，让患者用意识冲动来主动收缩肌肉完成动作。此患者左踝关节、足踇趾活动肌力 4 级，进行抗阻训练，如做勾脚尖的动作等。

（6）健康教育：告知患者及家属神经损伤的原因，做好自我防护，坚持进行康复治疗。

4）护理评价

患者术后足背区感觉障碍无进一步扩大。

（三）患者转归

患者术后伤口愈合良好，足背区感觉障碍无进一步扩大，掌握功能训练方法出院。

四、护理体会及反思

（一）护理体会

患者因腓总神经损伤，出现足背部分区域感觉麻木，神经功能的恢复是一个缓慢的过程，我们为患者讲解了神经功能康复成功的案例，做好康复指导，减轻了患者的担忧，提高了功能训练依从性，出院时恢复良好。

（二）反思

新入职护士及低年资护士对神经损伤评估及护理方面的知识欠缺，因此，可以结合案例加强相关知识培训，保证每位护士都能准确地评估与护理，避免由于观察不到位，造成患者神经损伤症状加重。

五、相关知识链接

（一）腓总神经损伤的临床表现

腓总神经损伤常因外伤引起，主要表现为足下垂，走路呈跨越步态；踝关节不能背伸及外翻，足趾不能背伸；小腿外侧及足背皮肤感觉减退或缺失；胫前及小腿外侧肌肉萎缩。小腿前外侧伸肌麻痹，出现足背屈、外翻功能障碍，呈足下垂畸形，以及伸踇、伸趾功能丧失，呈屈曲状态，小腿前外侧和足背前、内侧感觉障碍。

（二）腓总神经损伤的非手术治疗

（1）固定：对于神经受压、牵拉或挫伤引起的闭合神经损伤，早期给予固定，神经功能多可自行恢复。

（2）物理疗法：理疗、电刺激、针灸、体疗。

（3）药物治疗：如补充 B 族维生素等。

（李　娜　肖　萍　陈玉娥　黄天雯）

参考文献

曾铮，刘洋，王冰．膝关节创伤性滑膜炎的关节镜治疗 [J]. 北京医学，2018，40（9）：896-897.

陈利芬，成守珍．专科护理常规 [M]. 广州：广东科学出版社，2013.

陈孝平，汪建平，赵继宗．外科学 [M]. 9 版．北京：人民卫生出版社，2018.

戴闽，帅浪．骨科运动康复 [M]. 北京：人民卫生出版社，2016.

胡晓宇，王爱国，刘建惠．胫后肌腱转位术治疗腓总神经损伤致足下垂的近期效果观察 [J]. 河南外科学杂志，2019，25（1）：128-129.

江兴躲．下肢创伤骨折术后预防膝关节僵硬的功能训练临床效果探究 [J]. 医药前沿，2018，8（17）：156-157.

李晓强，张福先，王深明．深静脉血栓形成的诊断和治疗指南（第 3 版）[J]. 中华普通外科杂志，2017，32（9）：807-812.

林锋培，周碧琼．手术治疗复杂胫骨平台骨折术后并发膝关节僵硬的高危因素分析 [J]. 中国医药科学，2018，8（18）：222-225.

林建宁，孙笑非，何勃，等．老年人内侧半月板后根部损伤的关节镜治疗 [J]. 北京医学，2016，38：299-301.

刘晓彤，王雪娟，万开颜．膝骨关节炎关节镜清理术后疼痛综合管控的研究 [J]. 中华保健医学杂志，2017，19（3）：266-267.

刘洋，官尚卿．功能训练康复护理措施对下肢创伤骨折患者术后膝关节僵硬的预防作用评价 [J]. 养身保健指南，2018（51）：361.

聂磊．骨科患者创伤感染治疗的临床疗效分析 [J]. 临床研究，2019，17（6）：28-29.

唐洁娟．膝关节镜手术后的护理及功能训练 [J]. 医药前沿，2014（6）：271.

童莺歌，田素明．疼痛护理学 [M]. 杭州：浙江大学出版社，2017.

王一仲．局部应用凝血酶对膝关节镜术后关节腔积血的影响 [C]. 重庆：重庆医科大学，2015.

巫秀群，梁婉玲．膝关节镜治疗创伤性膝关节滑膜炎手术病人的护理管理 [J]. 全科护理，2019，17（1）：64-66.

吴孟超，吴再德，黄家驷．外科学 [M]. 7 版．北京：人民卫生出版社，2017.

伍淑文，廖培娇．外科常见疾病临床护理观察指引 [M]. 广州：广东科学出版社，2017.

许红璐，肖萍，黄天雯．临床骨科专科护理指引 [M]. 广州：广东科学出版社，2013.

翟艳萍．膝关节周围骨折术后所致关节僵硬的康复治疗中本体感觉训练的应用价值 [J]. 母婴世界，2018（24）：83.

郑季南，陈敏葵．玻璃酸钠联合曲安奈德治疗膝关节滑膜炎 32 例 [J]. 临床军医杂志，2018（37）：640-643.

第十二章　骨与软组织肿瘤科常见并发症

第一节　1例骶骨肿瘤切除术后大便失禁患者的护理

一、基本信息

姓名：范某；性别：男；年龄：50岁；婚姻情况：已婚

文化程度：高中；籍贯：内蒙古；职业：其他人员

入院日期：2018年11月7日；出院日期：2018年11月27日

出院诊断：骶骨肿瘤

病史陈述者：患者本人及家属

二、病例介绍

主诉：无明显诱因腰骶部疼痛近8个月。

现病史：患者于2018年3月20日无明显诱因出现骶尾部疼痛，逐渐加重，7月28日就诊于外院，给予药物治疗，效果不佳，曾于外院行针灸、按摩、牵引等治疗，症状无缓解且加重；10月15日在外院行MRI检查，提示：骶尾部肿瘤；10月25日来我院就诊，门诊行“骶尾部穿刺活检术”，病理结果显示：穿刺组织内见中低分化癌浸润，部分呈乳头状癌结构，侵犯骨组织。11月7日门诊以“骶骨肿瘤”收入我科。

既往史：平素身体健康状况一般，否认肝炎、结核、疟疾等传染病病史；否认高血压、心脏病、糖尿病、脑血管疾病病史；否认外伤史；否认输血史；否认药物、食物过敏史，预防接种史不详。

婚育史：已婚，育有1女。

家族史：父亲健在，母亲于6年前因肺癌去世，兄弟姐妹中均无肿瘤病史，家族中无传染病及遗传病病史。

专科检查：腰椎生理弯曲尚可，骶尾部皮肤正常，无血管怒张，骶骨区域右侧皮肤感觉稍减退，左侧压痛明显，骶尾部叩击痛阳性，肛周反射存在，双膝及足踝感觉运动正常，末梢循环良好。

辅助检查：

骶尾部X线检查：骶椎左侧多发骨质溶骨性破坏，骶尾部大部分骨质显示欠佳，局部密度降低（10月24日）（图12-1-1）。

病理检查：骶骨实性占位性病变，穿刺组织内见中低分化癌浸润，部分呈乳突状癌结构，侵犯骨组织。

术前异常检验结果见表 12-1-1。

入院时生命体征：T36.3℃，P75 次 / 分，R18 次 / 分，BP98/51mmHg。

入院时护理风险评估：疼痛数字评分法评分为 2 分，跌倒风险评估为低风险。

心理社会方面评估：患者情绪稳定，女儿陪伴入院。

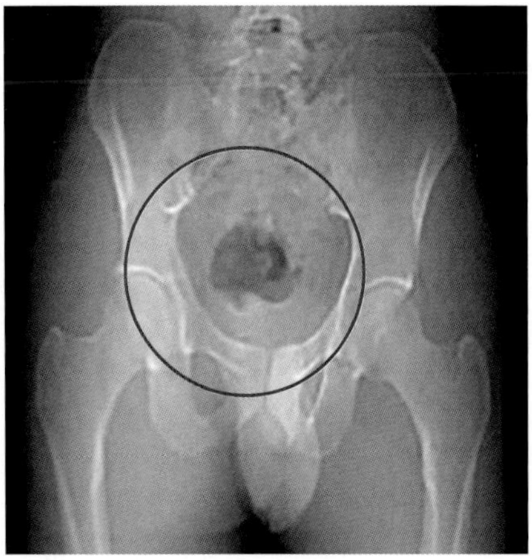

图 12-1-1　术前骶尾部 X 线片

表 12-1-1　术前异常检验结果

项目	指标	结果	参考值
血常规	中性粒细胞百分比	0.713 ↑	0.50 ~ 0.70
出凝血常规	血浆 *D*– 二聚体 /（μg/mL）	0.95 ↑	0 ~ 0.50
生化	葡萄糖 /（mmol/L）	6.69 ↑	3.4 ~ 6.1

三、治疗护理及预后

（一）治疗护理过程（表 12-1-2）

表 12-1-2　治疗护理过程

时间		病程经过	治疗处置
11 月 7 日		腰骶部疼痛近 8 个月，逐渐加重，以“骶骨肿瘤”收入我科。	完善各项检查与术前风险评估。
11 月 8 日		完善术前血液检查。	给予患者讲解术前注意事项。
11 月 9 日	7:30	患者生命体征平稳。	完成术前准备。
	8:00	患者在局部麻醉下行“病变椎体栓塞术”。	手术过程顺利。
	10:00	手术历时 1.5 小时，安返病房，生命体征：T36.3℃、P74 次 / 分、R18 次 / 分、BP120/80mmHg；伤口敷料干燥，双下肢感觉运动正常，足背动脉搏动好，肌力 3 级。	遵医嘱给予栓塞部位盐袋持续压迫。给予静脉补液。
	10:30	患者在全身麻醉下行“骶骨肿瘤切除内固定术”，术中出血量约 1300mL。	手术过程顺利，输入同型红细胞 600mL，血浆 460mL，无不良反应。

续表

时间		病程经过	治疗处置
	21:55	手术历时10小时，术后安返病房，生命体征：T36.4 ℃、P70次/分、R18次/分、BP119/72mmHg、SpO_2 99%；留置尿管通畅，尿色淡黄；骶尾部伤口引流管通畅，引流出暗红色血性液体；眼睑、口唇、甲床颜色正常；伤口敷料干燥，肛周皮肤完好，双下肢感觉运动正常，足背动脉搏动有力，肌力3级。	平卧位，双下肢软枕抬高，保持踝关节背伸中立位。妥善固定各管路，保持通畅。持续心电血压监测生命体征，低流量吸氧（2L/min），遵医嘱给予人血白蛋白、抗炎、镇痛等药物治疗。指导患肢功能训练。
11月10日	8:00	患者生命体征平稳，伤口敷料干燥，无渗血、渗液，肛周皮肤完好；双下肢血液循环良好，感觉运动正常，足背动脉搏动有力，肌力3级，伤口引流量150mL。	遵医嘱停止心电监护及吸氧；协助患者左右侧卧位，轴线翻身，侧卧时角度以45°左右为佳，髋关节稍屈曲，膝关节伸直，双下肢间垫软枕。指导患者进行功能训练。
11月11日	8:00	患者大便失禁，肛门括约肌松弛，大便6次呈水状，不自主地由肛门流出，肛周皮肤完好。	遵医嘱给予双歧杆菌四联活菌片口服，保持肛周清洁干燥，给予肛周涂抹液体敷料隔离保护。并对患者及陪护家属进行健康宣教。
11月12日~11月16日	8:00	患者肛门括约肌松弛，大便3次呈边界清晰的柔软块状不自主由肛门排出，肛周可见圆形红斑。	保持肛周清洁干燥、肛周给予涂抹液体敷料和造口粉。
11月17日~11月26日	16:05	患者生命体征平稳，留置尿管通畅，尿色淡黄；伤口引流管通畅，引流量30mL；伤口敷料干燥，双下肢感觉运动正常，肢体保持功能位，足背动脉搏动有力，肌力3级；患者肛周圆形红斑消退。	医生给予拔除伤口引流管，伤口敷料包扎好，无渗血；保持肛周局部皮肤干燥，给予涂抹液体敷料保护，双下肢保持功能位；指导家属协助患者被动做双下肢空中踩自行车练习。给予饮食指导。术后复查X线片（图12-1-2）。
11月27日		患者病情平稳，肛周皮肤好转，留置尿管通畅，尿色淡黄。	给予出院指导，告知注意事项，患者出院。

术后辅助检查：

术后X线检查：骶骨肿瘤切除内固定术后表现（11月26日）（图12-1-2）。

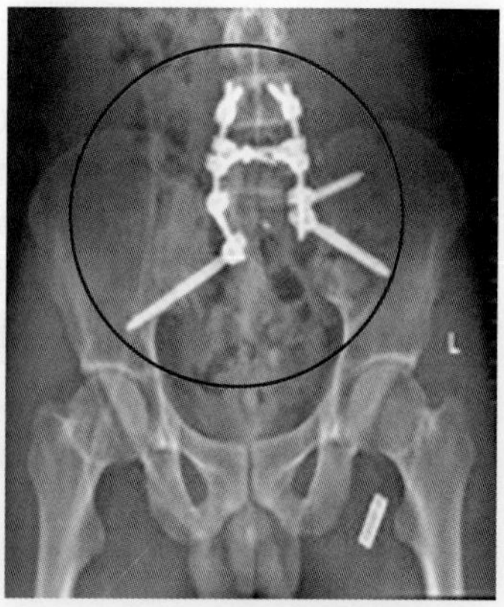

图12-1-2　术后骶尾部X线片

术后异常检验结果见表12-1-3。

（二）主要护理问题及措施

1. 肛周失禁性皮炎

1）问题依据

排便功能障碍为骶骨肿瘤术后最严重的并发症之一。相关研究显示，大便失禁患者失禁性皮炎的发生率为14%，危重患者失禁性皮炎的发生率更高，达到36%～50%。患者骶骨肿瘤切除术后，肛门括约肌松弛，大便不

表 12-1-3　术后异常检验结果

项目	指标	结果	参考值
血常规	红细胞计数 /（10^{12}/L）	2.19 ↓	4.3 ～ 5.9（男）3.9 ～ 5.2（女）
	中性粒细胞百分比	0.878 ↑	0.50 ～ 0.70
	白细胞介素 -6/（pg/mL）	98.85 ↑	0 ～ 5.9
	C 反应蛋白 /（mg/dL）	2.307 ↑	0 ～ 0.8
	血红蛋白 /（g/L）	70 ↓	137 ～ 179（男）116 ～ 155（女）
红细胞沉降率	红细胞沉降率 /（mm/h）	46 ↑	0 ～ 20
生化	总蛋白 /（g/L）	42.9 ↓	55 ～ 80
	血清白蛋白 /（g/L）	25.1 ↓	35 ～ 50
	葡萄糖 /（mmol/L）	7.08 ↑	3.4 ～ 6.1
	氯化物 /（mmol/L）	114.9 ↑	94 ～ 110
	血钠 /（mmol/L）	157.6 ↑	130 ～ 150
	肌酸激酶 /（U/L）	1273.9 ↑	2 ～ 200

自主地由肛门流出，肛周可见圆形红斑。

2）护理思维

骶骨肿瘤极易与骶神经广泛粘连或将之完全包裹，分离或切除时易损伤马尾神经和骶神经，造成大小便功能障碍。患者术后大便不自主由肛门流出，皮肤表面受刺激物影响导致角质细胞弹性降低、细胞收缩、皮肤屏障功能减弱、刺激物渗透，造成肛周皮肤损伤，因此，需要关注皮肤受损情况并积极给予对症处理。

3）主要措施

（1）病情观察与评估：评估患者肛门括约肌情况，判断失禁程度，及时处理排泄物，肛周皮肤尽量保持干爽，准确记录出入量。

（2）用药护理：遵医嘱给予口服调节肠道菌群药物，观察用药后的效果和不良反应。

（3）功能训练：术后第一天开始排便功能训练，无论有无便意，都应坚持训练排便反射；指导患者按摩腹部，讲解按摩的要点，以便于患者自行训练，促使胃肠蠕动功能尽早恢复。指导患者行肛门括约肌训练、提肛收缩训练。在静止状态下，尽可能屏住呼吸，然后进行提肛收缩训练。

（4）皮肤护理：肛周皮肤发生圆形红斑时，采用失禁性皮炎护理“三步曲”措施：清洁 – 滋润 – 保护。保持肛周清洁干燥，给予涂抹护肤甘油保持肛周皮肤滋润，喷涂 3M 液体敷料 + 造口粉保持肛周皮肤干爽，可有效吸收排泄物，减轻排泄物对皮肤的刺激。

（5）健康教育：告知患者及家属皮肤护理的重要性，指导患者家属正确皮肤护理方法。经常变换卧位，缩短局部受压时间，以免失禁性皮炎加重。

4）护理评价

经过指导肛门括约肌训练及口服调节肠道菌群药物等措施，患者排便功能较前好转。患者肛周失禁性皮炎，及时给予对症处理，皮肤较前好转，红斑消退。

2. 体位管理

1）问题依据

骶骨肿瘤患者术后发生压疮的风险因素高，因骶骨肿瘤切除术后局部皮肤缺少深部组织支撑，皮瓣血液循环较差，术后患者不正确的体位会加大皮瓣坏死和切口延迟愈合的可能。

2）护理思维

骶骨手术暴露范围大，切断了营养骶尾部皮肤的血供，或是由于手术暴露后切断了穿过骶后孔的骶神经后支，导致骶尾部神经失去神经营养，同时术后患者不正确的体位也会压迫皮瓣，从而影响血液循环，引流不通畅使创腔内积血、积液导致切口张力增高，影响伤口愈合。因此，要加强术后体位管理，防止发生并发症。

3）主要措施

（1）病情观察与评估：观察切口敷料是否干燥，渗出液的颜色，切口周围皮肤有无肿胀、隆起等。

（2）体位护理：告知患者及家属采取正确体位的重要性，以预防并发症的发生。主要包括：

①术后应用气垫床，仰卧 6 小时，以达到压迫伤口止血目的，仰卧位时下肢抬高 30°，用柔软的枕头置于患者足底，保持踝关节背伸中立位，以减轻切口张力，预防下肢水肿和足下垂。

②侧卧应用翻身垫，2 小时轴线翻身一次，侧卧时角度以 45° 左右为佳，髋关节稍屈曲，膝关节伸直，双下肢间垫软枕；交替侧卧位为主，防止切口受压影响血供，导致皮瓣坏死。

（3）功能训练：术后肢体功能训练的目的在于增强肌力，提高活动能力，调整活动协调性，改善全身机能状态。

①麻醉清醒后即可指导患者做双下肢踝关节背伸、跖屈训练及股四头肌收缩舒张训练；24 小时后行双下肢被动屈膝、屈髋训练，指导患者做交替直腿抬高训练；以后逐天逐次增加抬腿幅度及次数，以防止神经根粘连。

②鼓励患者在床上做双上肢扩胸运动、卧位抬高头部使下颌贴近胸部等动作。1 周后指导家属协助患者被动做双下肢空中踩自行车训练，以加强股四头肌肌力。2 周后指导患者做腰背肌功能训练，增强脊椎的稳定性。

4）护理评价

对患者的体位进行严格管理，在医护人员督促下，患者积极进行功能训练，未发生其他并发症。

（三）患者转归

患者术后肛周失禁性皮炎好转，可自行轴线翻身，出院 2 个月后随访，患者大小便正常，生活可自理。

四、护理体会及反思

（一）护理体会

患者骶骨肿瘤切除术后，由于大便失禁导致肛周出现了失禁性皮炎，护理人员及时对症干预，使肛周皮肤转归良好。围手术期，我们加强对骶尾部伤口的护理以及体位管理，患者在住院期间未发生伤口感染及压疮等并发症，加速了康复进程。

（二）反思

患者行骶骨肿瘤切除术，术后护理观察要点主要集中在患者伤口的护理及体位管理上，而针对失禁性皮炎的预见性护理，年轻护士经验不足，应请皮肤护理小组会诊，综合评估皮肤问题，系统化护理，做好记录；班班重点交接皮肤情况，加强患者及家属的健康宣教，确保患者及家属认识到皮肤护理的重要性。

五、相关知识链接

（一）骶骨肿瘤

骶骨肿瘤为少见肿瘤，其中原发肿瘤更为少见。骶骨原发肿瘤病理类型中以脊索瘤最多见，其次为骨巨细胞瘤及骶骨部位的神经源性肿瘤；同时，骶骨亦为继发性肿瘤好发部位之一，主要为转移癌。骶骨肿瘤的治疗以外科手术治疗为主，由于骶骨解剖结构复杂，同时其与大血管、重要脏器毗邻，术中出血汹涌，手术风险高。由于在骶骨部位难以达到广泛切除边缘，因而骶骨肿瘤术后的局部复发率也较高。骶骨肿瘤的外科治疗一直是骨与软组织肿瘤外科治疗领域的难题之一。

（二）骶骨肿瘤切除术术后常见并发症

1. 大便失禁

由于肛门或神经损伤，导致不能控制粪便和气体排出的现象。又称排便失禁或肛门失禁。对干便和稀便都不能控制者，称完全失禁；能够控制干便，不能控制稀便和气体者，称不完全失禁。排便是复杂而又协调的反射性动作，是在内脏自主神经和大脑中枢神经双重支配下完成的反射活动。直肠下端的切除、神经反射的障碍和肛门括约肌张力的丧失，都可以发生大便失禁。

2. 失禁性皮炎

失禁性皮炎是指皮肤长期或反复地暴露于排泄物（尿液和粪便）中造成的炎症，伴或不伴有水疱或者皮肤损伤，是失禁患者最常见的并发症。失禁性皮炎在老年人、危重患者及瘫痪卧床患者中发生率达 36% ~ 50%。失禁相关性皮炎的好发部位有腹股沟、会阴区、大腿内侧以及臀部等，边缘不规则、不清晰。失禁相关性皮炎的皮损以红斑、红疹、浸渍、糜烂甚至皮肤的剥脱为主。

3. 脑脊液漏

由于骶骨肿瘤早期无明显症状，不易被察觉，就诊时肿瘤体积已经发展较大，加之骶骨周围有许多血管和重要器官，容易引发术后大出血。相关文献表明，骶骨肿瘤患者出现脑脊液漏并发症占所有患者的6.6%。出现此种并发症的患者会有头晕、头痛等症状。这时需要将患者置于头低脚高位，同时增加输液量，用来缓解因为颅内压力降低而引发的症状。伤口加压包扎，避免残腔形成，多数脑脊液漏的患者可以自愈。脑脊液持续性漏出或患者引流量长时间不减少，可以进行高位腰大池置管引流，促进瘘口的愈合。

（孙文利　陈玉娥　郑晓缺　高　远）

第二节　1 例右股骨下段骨肉瘤术后假体感染患者的护理

一、基本信息

姓名：张某；性别：男；年龄：19 岁；婚姻情况：未婚

文化程度：高中；籍贯：黑龙江省鸡西市；职业：学生

入院日期：2018 年 11 月 27 日；出院日期：2018 年 12 月 10 日

出院诊断：右股骨下段骨肉瘤术后

病史陈述者：患者本人及家属

二、病例介绍

主诉：右膝关节置换术后 5 年，清创、占位器置入术后伴功能受限 3 个月。

现病史：患者于 5 年前无明显诱因出现右膝部疼痛，曾行穿刺活检术，病理结果回报示：右股骨肿瘤形态学符合骨肉瘤，在我院行化疗及右膝关节假体置换、放射性粒子植入术，术后恢复良好。于1年前患者右膝出现2cm × 3cm破溃、渗液，伤口周围皮肤发红，皮温高；于 2018 年 8 月 16 日在我科行“右膝关节置换术后假体取出、病灶清理、占位器置入术”。现患者右下肢活动受限，膝关节不能屈曲，为求手术治疗收入我科。

既往史：否认肝炎、结核、疟疾等传染病病史；否认高血压、心脏病、糖尿病病史；否认其他手术史、外伤史；否认药物、食物过敏史，预防接种史不详。

婚育史：未婚未育。

家族史：无特殊。

专科检查：右膝轻度肿胀，局部皮温略高。右膝关节伸直、屈伸均受限，伸直 0°，屈曲 0°。右足各趾感觉、运动正常。

辅助检查：

心电图检查：窦性心律，心电图正常。

X 线检查：胸部未见异常。

股骨正侧位 X 线检查：右侧膝关节大部分显示缺失，可见人工关节影，关节在位，关节周边骨密度略增高；皮下软组织结构稍模糊（11 月 28 日）（图 12-2-1）。

术前异常检验结果见表 12-2-1。

入院时生命体征：T36.4℃，P87 次 / 分，R18 次 / 分，BP122/75mmHg。

入院时护理风险评估：疼痛数字评分法评分为 2 分，跌倒风险评估为中风险，血栓风险因素评估为 2 分。

心理社会方面评估：患者家属陪伴入院，情绪稳定。

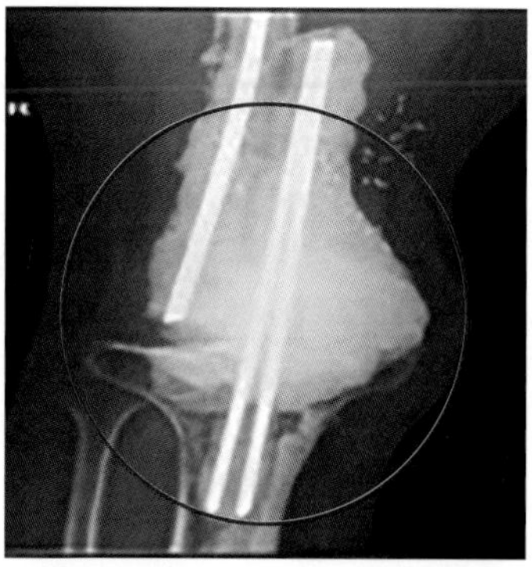

图 12-2-1　占位器植入 X 线片

表 12-2-1　术前异常检验结果

项目	指标	结果	参考值
血常规	血红蛋白 /（g/L）	112 ↓	137 ~ 179（男）116 ~ 155（女）
出凝血常规	血浆 *D*– 二聚体 /（μg/mL）	0.57 ↑	0 ~ 0.50

三、治疗护理及预后

（一）治疗护理过程（表 12-2-2）

表 12-2-2　治疗护理过程

时间		病程经过	治疗处置
11 月 27 日		右膝关节置换术后伤口破溃、渗液，活动受限，膝关节不能屈曲 3 个月收入我科。	完善各项检查与术前风险评估，医生给予行伤口 VSD 持续负压吸引治疗，吸引通畅。
12 月 1 日		伤口未见好转。	医生给予拔除 VSD 引流管。
12 月 2 日		伤口渗液多，完善各项检验。	医生给予伤口换药，讲解术前注意事项。
12 月 3 日	7：30	生命体征平稳。	完成术前准备。
	8：00	患者在全身麻醉下行“右股骨下段占位器取出、血管神经探查松解、肿瘤型关节假体翻修术”，术中出血量约 1200mL。	手术过程顺利，术中输入自体血 800mL、同型红细胞 600mL、血浆 260mL，无不良反应。术中留取体液培养。
	13：25	患者手术历时 3.5 小时，安返病房，生命体征：T36.4℃、P98 次 / 分、R19 次 / 分、BP100/53mmHg、SpO_2 99%；患肢伤口敷料干燥、血液循环好、感觉正常、活动受限；留置伤口引流管通畅，引流出暗红色液体；留置尿管通畅，尿色淡黄。疼痛评分为 3 分。	患者平卧位，抬高患肢；妥善固定各管道，保持通畅。持续心电血压监测，低流量吸氧（2L/min）；给予营养液、抗炎、镇痛等药物治疗；指导患者进行患肢功能训练。
	23：47	生命体征：P112 次 / 分、BP95/45mmHg，伤口引流液约 500mL。	遵医嘱给予输入羟乙基淀粉 130/0.4 氯化钠注射液 500mL，并夹闭伤口引流管。
12 月 4 日	1：45	生命体征：P93 次 / 分、BP100/59mmHg，引流管夹闭。	给予开放伤口引流管，记录引流液颜色、引流量。

续表

时间	病程经过	治疗处置
9：00	生命体征平稳，患肢伤口敷料包扎好，患肢血液循环良好；留置尿管通畅，尿色淡黄；引流管通畅，引流液血性。血结果回报：血红蛋白 104g/L。	医生给予换药，拔除尿管，患者自主排尿；输入同型红细胞 150mL、重组人促红素、蔗糖铁等药物；指导患者进行患肢功能训练。
12 月 6 日～12 月 9 日	生命体征平稳，伤口引流管通畅，引流量 5mL；疼痛评分为 2 分。	医生给予拔除伤口引流管，血液检查结果回报：血红蛋白 113g/L，给予饮食指导；指导患肢直腿抬高、膝关节屈伸训练。培养结果回报为需氧菌阳性。
12 月 10 日	病情平稳，患肢复查 X 线检查，假体位置固定好。	给予出院指导，患者出院。

膝关节正侧位 X 线检查：右股骨远端肿瘤型人工关节置入术后，肿瘤型人工关节假体形态、位置正常（12 月 10 日）（图 12-2-2）。

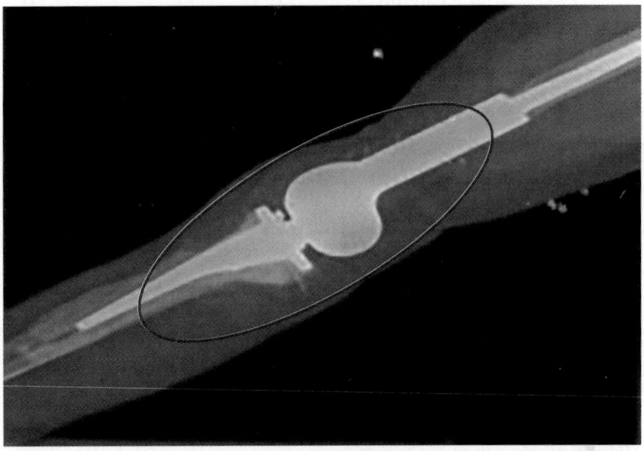

图 12-2-2　肿瘤型假体翻修术后 X 线片

术后异常检验结果见表 12-2-3。

表 12-2-3　术后异常检验结果

项目	指标	结果	参考值
血常规	红细胞计数 /（10^{12}/L）	3.08 ↓	4.3 ～ 5.9（男）3.9 ～ 5.2（女）
	白细胞计数 /（10^{9}/L）	10.76 ↑	3.5 ～ 10
	血红蛋白 /（g/L）	104 ↓	137 ～ 179（男）116 ～ 155（女）
	C 反应蛋白 /（mg/dL）	1.259 ↑	0 ～ 0.8
生化	总蛋白 /（g/L）	47.2 ↓	55 ～ 80
	血清白蛋白 /（g/L）	31.8 ↓	35 ～ 50

（二）主要护理问题及措施

1. 感染伤口的护理

1）问题依据

假体深部感染是肿瘤型假体最严重的并发症之一，相关文献报道发生率为 3.0% ～

5.4%，其中细菌生物膜是假体感染反复发作和难以控制的主要原因；慢性感染（2 年以上出现临床症状）患者体温、血常规一般正常，大多通过血源性播散传播。该患者体液培养结果回报为需氧菌阳性。

2）护理思维

肿瘤型假体感染与自身、手术等多种因素有关，主要临床表现为逐渐加重的肢体功能障碍和关节置换后持续性疼痛，此类患者体温、血常规正常，因此，需要我们细心观察患者的伤口及其周围皮肤组织情况，结合相关检查和临床症状作出评估。

3）主要措施

（1）病情观察与评估：密切观察患者伤口情况，观察伤口敷料有无渗液、渗血，局部有无红肿热痛等情况，如有异常及时通知医生换药，保持伤口敷料的清洁干燥，关注各项化验指标。

（2）饮食护理：保证足够的热量、蛋白质及维生素的摄入，以增强机体自身的抵抗力及组织修复能力。

（3）管道护理：保持伤口引流管通畅，观察引流液的颜色、性质、量并做好记录，及时与医生沟通，注意引流装置位置，防止因血性液体逆流导致感染。

（4）用药护理：遵医嘱给予抗炎（盐酸万古霉素）、镇痛药物治疗，观察药物疗效及不良反应；定期监测药物血药浓度。

（5）健康教育：告知患者及家属有可能引发伤口感染的因素、预防感染的重要性以及方法，指导患者对病情的自我观察。

（6）一般护理：保持病室安静，室内空气清新、流通。控制陪伴人数及探视家属人数，避免交叉感染。

4）护理评价

患者住院治疗期间，积极对症处理，伤口愈合良好。

2. 预防膝关节僵直

1）问题依据

关节僵直是膝关节翻修术后并发症之一，其发生率约为 6%。

2）护理思维

膝关节僵直与患者因素、手术因素、术后因素有关，表现为膝关节屈曲畸形及伸直功能障碍，肌肉萎缩，因此，应加强术后功能训练指导，告知患者循序渐进进行康复训练的重要性。

3）主要措施

（1）病情观察与评估：观察患肢远端血液循环情况，有无肢体肿胀，评估患者疼痛情况。每班评估患肢活动情况、有无关节屈曲畸形。

（2）体位护理：平卧位，膝下垫软枕抬高患肢。

（3）功能训练：术后麻醉清醒后即可进行，需遵循循序渐进的原则，并根据患者自身恢复情况进行调整。

①第一阶段：目标为消除术后肢体肿胀，进行主、被动运动，以踝泵、股四头肌等长收缩、直腿抬高训练为主。

②第二阶段：目标为帮助患者完成膝关节完全伸直和被动屈曲90°，恢复关节功能。

压腿训练：将枕头垫于足跟处，患者坐起按压膝关节，使腿尽量伸直，以患者能耐受的最大疼痛程度为限，维持5s。

膝关节伸屈训练：患者坐于床边，双腿自然下垂，患肢放于健肢下，由健肢带动患肢屈曲直至患者能耐受的最大疼痛程度为止；健肢放在患肢下，由健肢带动患肢伸直至患者能耐受的最大疼痛程度为止。

③第三阶段：目标为帮助患者完成站立、行走及日常生活。

单腿站立训练：两手自然放在身体两侧，先抬起患肢，健肢着地，以健肢所能承受最大程度为止，持续5s；抬起健肢，患肢着地，以患肢所能承受最大程度为止，持续5s。

弓步训练：前腿屈膝前弓，大腿大致处于水平位置，膝盖要求不超过脚尖位置；后腿自然蹬直，脚跟外展，脚尖朝斜前方约45°，两脚水平距离10 ~ 30cm。

弓箭蹲训练：一只脚着地，另一只脚呈踮蹲状态，下蹲时将身体重量落在呈踮蹲状态的脚上，每30s调换1次左右脚，以利于改变两只脚的受力情况。

上下楼梯训练，上楼时健肢先上，患肢再上；下楼时患肢先下，健肢再下。

4）护理评价

患者住院期间未发生膝关节僵直，功能训练完成好。

（三）患者转归

患者术后复查主要指标正常，伤口愈合良好，出院。

四、护理体会及反思

（一）护理体会

对于肿瘤型假体置换感染患者，我们对伤口渗液情况实时监测，遇到问题及时处理；加强术后康复训练，预防了患者关节僵直、肌肉挛缩等并发症的发生，通过专业护理，使患者术后康复流程更加系统化。

（二）反思

普通髋、膝关节置换术后的假体周围感染率为0.9% ~ 3.0%；而肿瘤型髋、膝关节假体置换术后感染的发生率更高，初次置换术后为10%左右，翻修术后更是高达43%。假体置换术后发生感染后果较严重，对肿瘤患者更甚，因此，明确感染的高危因素、采取预防性措施尤为重要。护理人员应加强相关知识的学习，教会患者进行手卫生，通过加强营养、合理运动等措施来提高抵抗力，保持良好心态。教会患者对自身的异常情况进行辨识，达到早发现、早治疗的目的，提高保肢治疗的成功率。

五、相关知识链接

（一）肿瘤型假体周围感染

1. 感染相关因素

化疗导致骨髓抑制、白细胞数量减少、免疫力低下，细菌易在假体周围繁殖；放疗破坏软组织血供，使组织变硬，覆盖能力降低；由于肿瘤因素导致手术去除软组织过多，难以提供有效覆盖，并且易发生皮瓣肌肉的坏死，继发感染。

2. 治疗方法

对于假体周围感染的治疗目标是清除感染，缓解疼痛，最大限度保留肢体功能。对于肿瘤型人工关节的感染，治疗方法与普通关节类似，主要有抗生素保守治疗、置管灌洗、伤口清创、假体取出关节融合、截肢术、一期翻修以及二期翻修术。

3. 假体感染类型及临床表现

根据假体术后感染出现的时间分为急性、亚急性和慢性感染。

（1）急性感染是指在术后 3 个月内出现感染征兆和临床症状；患者可出现局部红斑、肿胀和创口反复排出脓性液体，并可伴有全身性感染症状，包括发热、寒战和出汗。

（2）亚急性感染是指术后 3 个月至 2 年出现感染征兆和临床症状。

（3）慢性感染是指术后 2 年以上出现临床症状。肿瘤型人工关节感染大多表现为慢性迟发感染。患者有时在置换后功能恢复良好，但数月或数年后突然出现疼痛和肿胀，并伴有发热和寒战等全身表现。

（二）肿瘤型膝关节假体置换常见并发症

1. 无菌性松动

无菌性松动是肿瘤型膝关节假体置换失败和翻修的主要原因。文献中无菌性松动主要发生于中远期，发生率为 2% ~ 17%，发生率随时间延长逐渐增高。肿瘤型假体因体部较长，软组织附着力不够，其杠杆效应导致假体柄—骨水泥—骨界面应力异常集中，尤其是股骨远端假体屈膝时。在关节重建时应注重软组织的保护，必要时可行肌皮瓣的转移，以增加保护。肿瘤假体松动影响肢体功能时须行翻修术。

2. 假体断裂

文献报告定制型肿瘤假体断裂的发生率为 2.2% ~ 5.8%。假体断裂的常见部位在假体柄部和股骨假体的髁部，主要与假体的材料和设计有关。同时定制假体的某些部件为了适应患者个体的需要而较细，应力过于集中。有学者认为膝关节周围假体柄根部的直径应为 12mm 或以上。

3. 假体深部感染

假体深部感染是肿瘤型假体最严重的并发症之一。假体深部感染常常导致假体置换的失败，肿瘤型假体重建的感染率明显高于普通人工膝关节置换，文献报道为 3.0% ~ 5.4%。一旦发生假体周围感染，可行抗生素保守治疗，无效后可行关节腔内灌洗，或取出假体，切除病灶后行骨水泥间置，待病情控制后再植入假体。

4. 假体周围骨折

假体周围骨折可发生于术后任何时段，均与患者外伤有关，这与肿瘤患者截骨体积大，假体与骨组织有巨大的弹性模量差等有关，造成应力集中在假体–骨界面，容易发生骨折。

（王　林　陈玉娥　郑晓缺　高　远）

第三节　1 例左股骨近端骨肿瘤术后切口愈合不良患者的护理

一、基本信息

姓名：张某；性别：男；年龄：28 岁；婚姻情况：已婚

文化程度：本科；籍贯：湖北省公安县；职业：其他

入院日期：2018 年 12 月 13 日；出院日期：2018 年 12 月 31 日

出院诊断：左股骨近端骨肿瘤术后

病史陈述者：患者本人及家属

二、病例介绍

主诉：无诱因出现左大腿疼痛 2 年，加重 1 个月。

现病史：患者于 2 年前无明显诱因出现左大腿疼痛，1 个月前左大腿疼痛加重，在外院行左大腿 X 线检查提示：左股骨近端骨肿瘤，遂到我院就诊。于 2018 年 11 月 15 日在我院行“左股骨近端骨肿瘤刮除植骨钢板螺钉内固定术”治疗，于 11 月 24 日出院；于 12 月 9 日手术切口处出现疼痛、破溃、渗液，门诊换药未见好转，12 月 13 日收入我科。患者目前精神状态尚可，偶有低热，体温最高 37.6℃。

既往史：平素体健，否认肝炎、结核、疟疾等传染病病史；否认高血压、心脏病、糖尿病病史；否认外伤史；否认药物、食物过敏史，预防接种史不详。

婚育史：已婚，育有 1 女。

家族史：无特殊。

专科检查：左下肢无水肿，左髋部可见约 25cm 手术切口瘢痕，原切口上方有长约 1cm、1.5cm 两处破溃，伴淡红色血性液体及少量淡黄色液体渗出；局部稍红肿、皮温稍高；左下肢屈伸活动受限，足趾感觉运动可。

辅助检查：

术前 X 线检查：左股骨近端骨肿瘤（11 月 10 日）（图 12-3-1）。

X 线（胸部）检查：胸部未见明显异常。

心电图检查：窦性心律，不完全性右束支阻滞。

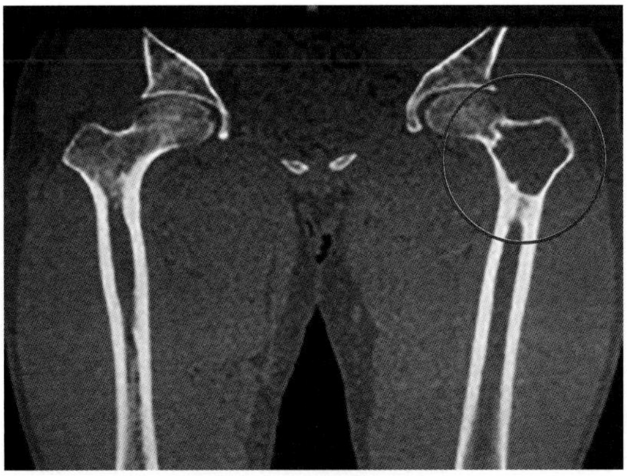

图 12-3-1　术前 X 线片

术前异常检验结果见表 12-3-1。

表 12-3-1　术前异常检验结果

项目	指标	结果	参考值
血常规	C 反应蛋白 /（mg/dL）	4.244 ↑	0 ~ 0.8
	白细胞介素 -6/（pg/mL）	65.41 ↑	0 ~ 5.9
红细胞沉降率	红细胞沉降率 /（mm/h）	51 ↑	0 ~ 20

入院时生命体征：T37.0℃，P90 次 / 分，R18 次 / 分，BP120/78mmHg。

入院时护理风险评估：疼痛数字评分法评分为 4 分，跌倒风险评估为中风险。

心理社会方面评估：患者情绪低落，母亲陪伴入院。

三、治疗护理及预后

（一）治疗护理过程（表 12-3-2）

表 12-3-2　治疗护理过程

时间	病程经过	治疗处置
12 月 13 日	左股骨近端骨肿瘤刮除植骨钢板螺钉内固定术后 1 个月入院。切口处局部皮温稍高，切口处破溃、渗液，疼痛评分为 2 分，患者情绪低落。	医生给予切口换药，抬高患肢 20° ~ 30°，指导患者进行踝泵训练；遵医嘱给予抗炎、镇痛药物治疗，饮食指导。
12 月 15 日	体温正常，切口渗出淡黄色液体较多。患者焦虑，睡眠差。	医生给予切口清创 +VSD 持续负压吸引，调节负压值，保持在 0.04 ~ 0.06MPa；遵医嘱继续抗炎药物治疗、应用安眠药辅助睡眠。给予心理疏导。
12 月 21 日	患者切口淡黄色渗出液减少。	按时检查管路的负压状态以及管路是否通畅；12 月 21 日医生给予拔除 VSD 引流管。指导功能训练，告知防跌倒方法，患者掌握好。

续表

时间	病程经过	治疗处置
12月22日～ 12月25日	切口少许淡血性渗液，未见明显固形物。完善术前各项检查，血液检验，完善术前评估。	定时伤口换药，12月24日血液检查结果回报：C反应蛋白测定为2.504mg/dL，白细胞介素-6为12.38g/mL，继续应用药物预防感染。给予讲解术前注意事项。
12月26日 7:30	患者病情平稳。 在全身麻醉下行“切口清创缝合术”，术中出血量为400mL。	术前准备已完成。 手术过程顺利，术中未输血。
10:06	患者手术历时1.5小时，安返病房，生命体征：T36.8℃、P88次/分、R18次/分、BP117/82mmHg，SpO_2 99%；患肢血液循环良好、感觉正常、活动受限；伤口敷料干燥，留置伤口引流管，引流出暗红色液体；留置尿管，尿色淡黄。疼痛评分为3分。	平卧位，抬高患肢；妥善固定各管道，并保持通畅。持续心电血压监测生命体征，低流量吸氧（2L/min），遵医嘱给予输入营养液、抗炎、镇痛等药物治疗；指导患者进行患肢功能训练。夜间给予安眠药辅助睡眠。
12月27日	患者切口少量渗液，伤口引流管通畅，引流约10mL；留置尿管通畅，尿色淡黄。疼痛评分为2分。	12月27日拔除尿管，患者可自主排尿；医生给予拔除伤口引流管；遵医嘱继续输入抗炎、镇痛等药物治疗；指导患者进行关节活动训练。
12月31日	患者切口愈合良好。	给予出院指导，告知注意事项，伤口定时换药，出院。

术后异常检验结果见表12-3-3。

表12-3-3　术后异常检验结果

项目	指标	结果	参考值
血常规	C反应蛋白/（mg/dL）	1.773 ↑	0～0.8
	血红蛋白/（g/L）	106 ↓	137～179（男）116～155（女）

（二）主要护理问题及措施

1.切口愈合不良

1）问题依据

患者手术后切口处出现疼痛、破溃、渗液。

2）护理思维

有研究显示，切口愈合不良是刮除植骨术后并发症之一，发生率为10.5%。切口愈合不良可以导致感染，延缓康复进程，增加患者痛苦。切口愈合情况受患者全身状况（体重指数、高龄、吸烟、基础疾病、过度肥胖）、抗生素使用、手术等影响。主要临床症状表现为：切口伴有感染性或非感染性渗出、伴或不伴有坏死组织、破溃。因此，在临床工作中要密切观察患者的身体状态、饮食及伤口情况并做好记录。

3）主要措施

（1）病情观察与评估：密切观察患肢伤口敷料渗血、渗液情况，如有异常及时通知医生换药，监测体温，遵医嘱及时抽取各项血标本并监测检查结果。

（2）体位护理：平卧位时抬高患肢，高于心脏水平 20°～30°，禁止压迫患侧肢体，以免引起疼痛，增加渗血、渗液。

（3）饮食护理：嘱患者多进食高热量、高蛋白、富含维生素、矿物质和微量元素的食物，其中促进伤口愈合的有维生素 A、维生素 B、维生素 C 等；微量元素有锌、铜、铁等。高蛋白食物有：瘦肉、鸡蛋、奶制品等；富含胶原蛋白的食物：如猪皮或猪蹄等。

（4）管道护理：保持管道通畅，更换时注意无菌操作，防止逆行感染。

（5）用药护理：遵医嘱给予患者输入抗生素治疗，定期监测血药浓度。

4）护理评价

患者术后切口愈合良好，无明显肿胀，顺利出院。

2. 内固定失效的风险

1）问题依据

有研究显示，骨科植入物内固定失效发生率约为 1.39%。植入物本身的作用仅仅是协助骨的愈合，并不能取代正常的骨结构。所有金属植入物在体内均受到重复性应力及生理、化学等作用，骨及周边软组织的剪力和持续承载可能会最终导致植入物的断裂。

2）护理思维

内固定失效与骨科植入物质量、医疗因素、术后管理失控（超前过度训练、过早负重、意外暴力作用、术后感染、排异反应）、患者因素（肥胖、合并内科疾病、提前下地活动、营养不良）有关，针对以上高风险因素，护理人员应给予相应干预措施。

3）主要措施

（1）病情观察与评估：评估患肢活动情况，有无疼痛、叩击痛，定期复查。

（2）体位护理：平卧位时，踝关节背伸 90°，膝关节屈曲 15°，结合患者舒适度加以调整。

（3）饮食护理：术前对患者骨质疏松程度进行评估，术后嘱患者多进食钙质丰富的食物，如芝麻酱、虾皮、白菜、芥菜、奶酪等。

（4）功能训练：术前给予患者讲解功能训练相关的注意事项，不可超前进行过度训练、负重；手术当日起指导患者进行股四头肌等长收缩、踝泵训练，加强肌力训练。功能训练要循序渐进，遵医嘱执行；告知患者及家属加强安全防护，严防跌倒、外力撞击。

4）护理评价

患者住院期间未发生内固定失效，掌握内固定失效的预防要点。

（三）患者转归

患者切口愈合良好，各项指标趋于正常出院。

四、护理体会及反思

（一）护理体会

左股骨近端骨肿瘤刮除植骨钢板螺钉内固定术后发生切口愈合不良，导致病程延长，医护人员采取多手段联合治疗，不仅促进切口的愈合也预防了感染的发生。在住院期间让患者及家属掌握切口愈合不良、内固定失效的相关知识；掌握功能训练的方法及如何进行家庭护理，为促进患者康复提供了有力保障。

（二）反思

患者在治疗期间，睡眠质量差，需要借助安眠药物入睡。睡眠是人体必需的基本生理需求，不良的睡眠质量不利于患者康复，加重病情。护士应尽早给予干预，在提高患者生理舒适度的同时，降低心理不良情绪，改善周围环境，促进患者睡眠。

五、相关知识链接

1. 手术切口分类

（1）无菌切口：即Ⅰ类切口，是指非外伤性的、未感染的切口；手术未进入空腔脏器（呼吸道、消化道、泌尿生殖道及口咽部位）；手术后没有引流的切口。如甲状腺次全切除术、开颅术、闭合性骨折切开复位术等。

（2）可能污染的切口：即Ⅱ类切口，是指手术时可能带有污染的缝合切口，某些空腔脏器手术的切口可能受到污染，但是在良好的控制条件下，没有发生异常污染的切口，如阑尾、胃、子宫等部位的手术；手术区域的皮肤不容易灭菌（阴囊、会阴部的手术）；新近愈合的切口需要再次切开的手术；在6小时内经过清创缝合的切口。

（3）污染切口：即Ⅲ类切口，包括切口直接暴露于感染区域或者邻近感染区，如胃、十二指肠溃疡穿孔的手术、阑尾穿孔的手术、结核性脓肿或窦道切除缝合的切口；与口腔相通的手术，如唇裂、腭裂手术；某些腹腔内明显感染的手术，如胆囊积脓、肠绞窄坏死手术。

2. 愈合分级

（1）甲级愈合，是指愈合优良，没有不良反应的初期愈合。

（2）乙级愈合，是指愈合欠佳，愈合处有炎症反应，如红肿、硬结、血肿、积液等但未化脓。

（3）丙级愈合，是指切口化脓，需切开引流。

3. 切口等级 / 愈合类别（表12-3-4）

表12-3-4　切口等级 / 愈合类别

切口分类	切口等级 / 愈合类别	切口等级 / 愈合意义
Ⅰ类切口	Ⅰ/甲	无菌切口，切口愈合良好
	Ⅰ/乙	无菌切口，切口愈合欠佳
	Ⅰ/丙	无菌切口，切口化脓
Ⅱ类切口	Ⅱ/甲	可能污染切口，切口愈合良好
	Ⅱ/乙	可能污染切口，切口愈合欠佳
	Ⅱ/丙	可能污染切口，切口化脓

续表

切口分类	切口等级 / 愈合类别	切口等级 / 愈合意义
Ⅲ类切口	Ⅲ / 甲	污染切口，切口愈合良好
	Ⅲ / 乙	污染切口，切口愈合欠佳
	Ⅲ / 丙	污染切口，切口化脓

4. 刮除植骨术适应证与禁忌证

（1）适应证：单发性骨囊肿、动脉瘤样骨囊肿、非骨化性纤维瘤、纤维结构不良等。

（2）禁忌证：恶性骨肿瘤和侵袭性较强的良性骨肿瘤；骨肿瘤性质不明者。

（李燕燕　陈玉娥　郑晓缺　高　远）

第四节　1例左髋臼骨肿瘤术后并发出血患者的护理

一、基本信息

姓名：华某某；性别：男；年龄：63岁；婚姻情况：已婚

文化程度：高中；籍贯：辽宁省；职业：其他人员

入院日期：2017年4月19日；出院日期：2017年5月3日

出院诊断：左髋臼骨肿瘤

病史陈述者：患者本人及家属

二、病例介绍

主诉：左髋疼痛伴活动受限2个月余。

现病史：患者于2个月前无明显诱因自感左髋关节疼痛，呈间断性痛，长时间行走或上下楼梯时疼痛加重，伴左髋活动受限。曾在外院行穿刺活检术，提示：考虑为低度恶性肿瘤。于2017年4月19日到我院就诊，门诊检查后以“左髋臼骨肿瘤”收入我科。

入院诊断：左髋臼骨肿瘤。

既往史：否认肝炎、结核、疟疾等传染病病史；高血压病史3年，口服硝苯地平缓释片，血压控制良好；否认心脏病、糖尿病、脑血管疾病病史；否认手术史，否认外伤史，否认输血史；庆大霉素过敏，预防接种史不详。有吸烟史30年余，每日20根，有饮酒史。

婚育史：已婚，配偶健康状况良好；育有1女，健康状况良好。

家族史：母亲体健，父亲已故，家族中无传染病史及遗传病史。

专科检查：左髋部无肿胀，皮肤无瘢痕，无明显静脉曲张，左髋关节周围轻度叩击痛；左髋关节活动稍受限，右髋、双膝及踝关节活动自如，肌力、肌张力正常；双侧髋关节“4”字试验：左侧阳性，右侧阴性；双下肢皮肤感觉及血液循环正常。

辅助检查：

骨盆 X 线检查：左髋占位（4 月 20 日）（图 12-4-1）。

髋关节 MRI 检查：左髋臼异常信号，并考虑病变。

病理结果：左侧髋臼退行性变。左髋臼病变穿刺物富于巨细胞及泡沫样组织细胞的梭形细胞病变，结合影像检查考虑低度恶性肿瘤。

心电图检查：窦性心律，未见异常。

胸部 X 线检查：胸部未见明显异常。

下肢动静脉超声检查：双下肢动静脉超声未见异常。

入院时生命体征：T36.7℃，P74 次 / 分，R18 次 / 分，BP140/88mmHg。

入院时护理风险评估：患者疼痛数字评分法评分为 4 分；跌倒风险评估为中风险，血栓风险因素评估为 2 分。

心理社会方面评估：患者情绪紧张，疼痛明显，担心术后功能恢复情况，家属陪伴入院。

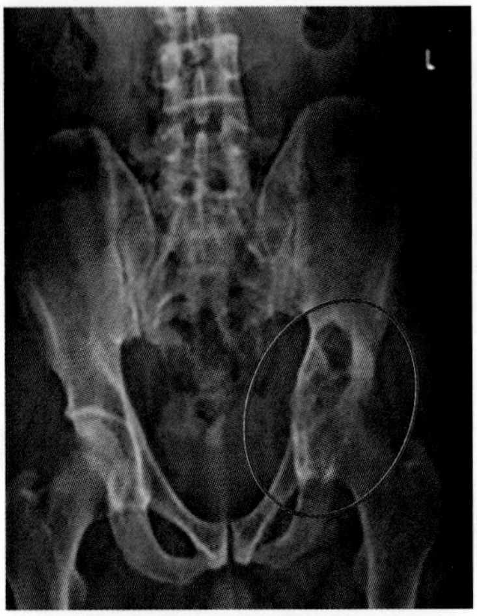

图 12-4-1　术前 X 线片

三、治疗护理及预后

（一）治疗护理过程（表 12-4-1）

表 12-4-1　治疗护理过程

时间		病程经过	治疗处置
4 月 19 日		左髋疼痛伴活动受限 2 个月余入院。	完善各项监测、检查与术前风险评估。
4 月 20 日		完善术前各项检查。	给予患者讲解术前注意事项。
4 月 21 日	7：30	生命体征平稳。	完善术前准备。
	8：00	患者进入手术室。	完成手术交接。
		在全身麻醉下行“左髋臼骨肿瘤扩大切除、骨盆旷置术”，术中出血量约 3000mL。	手术过程顺利，输入同型红细胞 900mL，血浆 450mL，未发生输血反应。
	16：20	患者手术历时 6.5 小时，安返病房。生命体征：T36 ℃、P89 次 / 分、R19 次 / 分、BP109/66mmHg。伤口敷料包扎好，无渗血，患肢肿胀明显，血液循环良好，感觉正常，活动受限，左下肢肌力 3 级。留置尿管通畅，尿色淡黄。患者疼痛明显，疼痛评分为 2 分。	平卧位，患肢保持外展 15° ~ 30°、两腿间夹软枕，保持外展中立位，患肢下垫软枕，着丁字鞋；膝关节屈曲 20° ~ 30°，下肢穿抗血栓压力袜。遵医嘱持续心电血压监测，低流量吸氧（2L/min），遵医嘱给予抗炎、镇痛、保护胃黏膜、保肝等药物治疗；妥善固定各管路并保持通畅，指导患者进行下肢功能训练。
	17：15	患者主诉心慌、憋气，烦躁，面色苍白，P125 次 / 分、R21 次 / 分、BP91/46mmHg、SpO_2 91%。10 分钟内引流量 300mL，引流液为鲜红色。	立即报告医生，遵医嘱给予测量中心静脉压为 4cmH_2O，快速另建一条静脉输液通路，快速输入琥珀酰明胶注射液，调整氧流量为 4L/min。夹闭伤口引流管；抽血急查血常规、生化 、凝血、血气分析，给予备血。

续表

时间	病程经过	治疗处置
17：50	患者意识模糊，P141次/分、R23次/分、BP78/41mmHg、SpO_2 95%。四肢湿冷、末梢血液循环差，颜面苍白，伤口处渗血多；留置尿管通畅，尿量50mL。血结果回报：血红蛋白56g/L。	立即报告医生，于17：50遵医嘱给予升压药物、止血药物、保护心肌等药物治疗；给予输入同型红细胞900mL，未见不良反应。调整患者保持中凹卧位。给予调高室内温度，加盖棉被，注意保暖。
19：23	患者意识清醒，P103次/分、R20次/分、BP98/61mmHg、SpO_2 98%，四肢温度上升、末梢血液循环较前改善，患者面色好转。间断开放伤口引流管。	
4月22日	患者生命体征平稳，伤口敷料干燥，无渗出；患肢感觉正常，活动差，肌力3级。伤口引流管通畅，引流量为560mL。疼痛评分为2分。	持续低流量吸氧（2L/min），医生给予伤口换药。复查血：血清白蛋白30.3g/L，血红蛋白86g/L，遵医嘱给予输入同型红细胞600mL，人血白蛋白100mL；妥善固定各管路并保持通畅。给予饮食指导。
4月23日～4月27日	患者伤口敷料干燥，患肢肿胀减轻，伤口引流管通畅，引流量35mL。	医生给予患者拔除伤口引流管。给予间断夹闭尿管进行膀胱训练。指导功能训练，加强饮食指导。
4月28日～5月2日	患者伤口敷料干燥，无渗血、局部无红肿。左下肢血液循环好，感觉好，肌力3级。主诉疼痛缓解，疼痛评分为2分。	遵医嘱给予拔除尿管，患者自主排尿。指导患者进行功能训练，嘱其患肢在保持外展中立位的状态下，做患髋主动屈曲45°～60°。复查X线片。
5月3日	患者病情平稳，伤口愈合好，患肢肌力3级，活动受限。	给予出院指导，告知注意事项，患者出院。

术后辅助检查：

术后X线检查见图12-4-2（5月2日）。

术后异常检验结果见表12-4-2。

（二）主要护理问题及措施

1.低血容量性休克

1）问题依据

失血性休克是骨盆肿瘤最严重的并发症之一，死亡率高，相关研究显示，骨盆肿瘤术中出血量平均在3500mL以上，多者高达15000mL，30%～40%的患者死亡是因为失血过多所致，休克病理过程复杂多变，在诊治过程中仍存在许多问题需要注意和完善。该患者术中出血3000mL，术后血压低，血红蛋白56g/L。

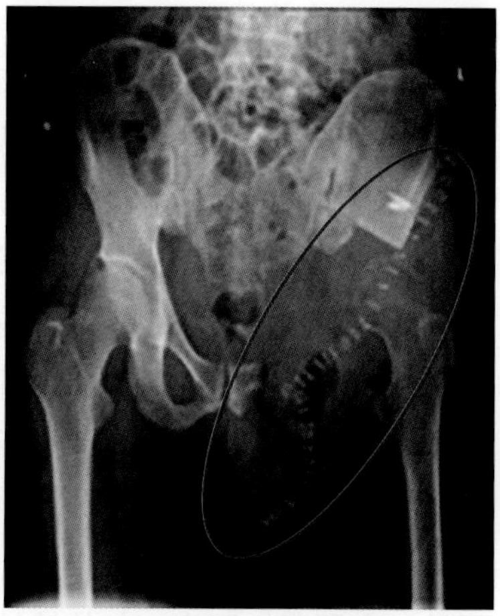

图12-4-2　术后X线片

表 12-4-2　术后异常检验结果

项目	检验结果		参考值
	4 月 21 日	4 月 22 日	
血红蛋白 /（g/L）	56 ↓	86 ↓	137 ~ 179（男）116 ~ 155（女）
红细胞计数 /（10^{12}/L）	2.31 ↓	3.01 ↓	4.3 ~ 5.9（男）3.9 ~ 5.2（女）
血清白蛋白 /（g/L）	20.6 ↓	30.3 ↓	35 ~ 50
血 pH	7.16 ↓		7.35 ~ 7.45
血浆 *D*– 二聚体 /（μg/mL）		3.66 ↑	0 ~ 0.50

2）护理思维

骨盆腔内供应下肢、臀部及会阴部动静脉血管，血管侧支供应丰富，由于位置较深且结构复杂，止血十分困难。术中一旦出血，则可能导致严重并发症甚至休克和死亡。因此，失血性休克的观察和配合抢救已成为护理工作的重中之重。

3）主要护理措施

（1）病情观察与评估：密切观察患者意识、表情、皮肤及黏膜色泽的改变、尿量变化。严密监测生命体征，观察伤口引流量、引流液颜色及性状，判断有无活动性出血；准确记录出入量，如有异常及时报告医生处理。

（2）饮食护理：指导患者进食高热量、富含维生素、高蛋白半流质饮食。

（3）管道护理：妥善固定伤口引流管，保持引流管通畅；如引流速度过快，1 小时引流量达 500mL，立即报告医生，遵医嘱给予定时间段夹闭。

（4）用药护理：建立 2 条以上的静脉通路，选择上肢大静脉或深静脉置管，确保药物能够及时输入。输液时先快速输入晶体液，后输胶体液，第 1 ~ 2 小时内补足 1000 ~ 2000mL，输液过程中，细心观察患者有无呼吸困难、咳嗽、咳粉红色泡沫痰等心衰征象，若有异常，及时报告值班医生，根据中心静脉压调节输液速度。

（5）症状护理

①脉搏、血压：心率＞ 100 次 / 分，收缩压＜ 90mmHg 是休克的表现，立即给予测量中心静脉压，若中心静脉压低于 4cmH_2O，表示有效循环血量不足，应快速补液及输血治疗，增加有效循环血量。

②神志状态：患者烦躁不安时，避免发生坠床，给予床档保护，必要时经家属同意使用约束带，并密切观察患者皮肤情况，预防压疮。

③皮肤、体温：患者皮肤湿冷、发绀、苍白、花斑等，毛细血管充盈时间大于 2s，提示外周组织低灌注，迅速给予补液治疗。患者体温低于 36℃时用棉被、毛毯加盖保暖，并将室温调至 22 ~ 24℃。

④尿量：尿量低于 25mL/h，首先判断尿管是否堵塞，如留置尿管通畅，表示血容量不足，立即通知医生，加快输液速度，必要时使用利尿剂。

⑤体位护理：使患者保持中凹卧位，以减少腹腔器官对心肺的压迫，利于下肢静脉的回流。

4）护理评价

患者术后发生低血容量性休克，经过积极有效的救治，预后良好。

2. 体位管理

1）问题依据

髋臼周围肿瘤切除后将股骨头旷置，使其与髂骨残端形成关节，利用周围软组织稳定股骨头，由于关节韧带完全切除，再造的髋关节周围没有正常的肌肉附着，极不稳定，体位不当随时有股骨头移位的危险。

2）护理思维

患者术后一般情况较差，加之卧床，髋关节周围肌群明显变薄、肌肉萎缩，以至于手术后髋关节不能维持正常的张力；在术后早期即髋关节周围坚硬瘢痕组织形成前，一个轻微应力即可能导致股骨头位置不当，影响假关节形成。因此，保持正确的体位是术后康复的关键，护士应加强宣教指导。

3）主要护理措施

（1）病情观察与评估：观察足趾的血液循环及感觉运动情况，判断患肢有无畸形并伴有疼痛等不适。

（2）体位护理：术后平卧 6 ～ 8 小时，下肢垫一个软枕，仰卧位时患肢穿防旋鞋，保持外展中立位；侧卧位时两腿间以软枕相隔，防止患肢内收、内旋；协助患者健侧卧位（避免向术侧翻身），侧卧时角度以 15° ～ 30° 为佳；24 小时后抬高床头 20° ～ 30°，但应注意避免时间过久影响患肢静脉回流出现水肿。

（3）功能训练：骨盆旷置术后对肢体功能影响大，康复时间长，因此，掌握功能训练最佳时机，指导患者合理进行功能训练尤为重要。

①术后 1 ～ 3 天：术后麻醉苏醒即开始踝泵训练，踝关节背伸、跖曲、旋转训练，并适当施加阻力；同时进行股四头肌收缩训练。

②术后 4 ～ 7 天：开始膝关节主、被动训练，在大腿下垫软枕，行股四头肌肌力训练，并维持伸膝状态，以增强股四头肌肌力。

③术后 8 ～ 14 天：鼓励患者在保持患肢外展中立位的状态下，做患髋主动屈曲 45° ～ 60°，并尽可能长时间维持这种状态，以增强髋周围肌力和大腿内外旋肌群肌力及其力的平衡。

④术后 2 ～ 4 周：佩戴腰骨盆支具，助行器辅助于床旁练习站立，以患者身体负荷能够承受为度。术后 3 周开始扶助行器行走，每次时长在 1 小时内，以患者身体负荷能够承受为度。

⑤术后 1 ～ 3 个月：渐进负重行走，从扶助行器过渡到使用双拐，再过渡到应用单拐辅助行走，并加强髋周肌肉力量的训练，白天训练时可逐渐去除支具保护，但夜间睡眠时尽量采用支具保护，避免假关节囊形成，髋周肌肉在睡眠状态下松弛，从而发生髋关节脱位。

（4）健康教育：告知患者及家属翻身时的注意事项、动作要领及居家注意事项。

4）护理评价

患者在住院期间未发生脱位，并掌握预防脱位的护理要点及注意事项。

（三）患者转归

患者术后复查各项指标良好，伤口愈合好出院。

四、护理体会及反思

（一）护理体会

髋臼骨肿瘤扩大切除、骨盆旷置术，手术创伤大，出血量多，术后患者出现了低血容量性休克的征象，护理人员及时发现病情变化，报告主管医生，迅速制定了个性化、系统化的护理干预，在黄金1小时内围绕“早、快、细”有效完成急救工作，患者得到了及时有效的救治，确保生命安全。术后制定个性化训练方案，有效改善了下肢功能。

（二）反思

骨盆旷置手术，术后护理观察要点主要集中在低血容量性休克上，忽视了患者术后疼痛的管理。骨盆恶性肿瘤手术创伤大，涉及脏器多，术后疼痛明显，患者因疼痛导致依从性差、功能训练不达标，进而加大关节肿胀的发生。应加强患者的疼痛评估，查找疼痛原因，医护联合采取相应的治疗及有效的护理措施，改善患者的治疗效果。

五、相关知识链接

（一）骨盆肿瘤

骨盆是骨肿瘤比较好发的部位，以恶性肿瘤为主。骨盆肿瘤占原发骨肿瘤的3%～4%。骨盆常见的原发性恶性骨肿瘤包括软骨肉瘤、尤文肉瘤及骨肉瘤等。骨盆肿瘤分区常采用恩内金（Enneking）提出的方法，将其分为4区：Ⅰ区为肿瘤仅侵犯髂骨翼，未累及髋臼及骶髂关节区；Ⅱ区为侵及髋臼周围；Ⅲ区为肿瘤侵及耻骨上下支及坐骨支；Ⅳ区为肿瘤跨过骶髂关节，侵及单侧骶骨区域。骨盆肿瘤手术技术要求高，难度大，术后并发症多。

（二）骨盆肿瘤常见手术方式

1. 髋关节旷置和融合

髋关节旷置和融合是在保肢的基础上广泛切除肿瘤但不进行骨盆环的重建。患肢短缩畸形是最常见并发症，而由于没有内植物材料，感染风险相对较低。适用于对活动要求不高的老年患者。

2. 异体半骨盆重建

异体半骨盆重建即在半骨盆切除后，根据骨盆缺损的范围应用相应大小的同种异体骨盆重建，同时可进行半髋关节置换。建议此种重建方式适用于小于60岁且术后无须放疗的患者。

3. 瘤骨灭活再植

瘤骨灭活再植是指在自体瘤骨被切除后，将瘤骨内外的肿瘤组织及周围软组织去除，然后采用物理或化学方法灭活后再植入原位。该方法无免疫排斥，且大小合适，能达到生物重建的效果。

4. 马鞍式假体

马鞍式假体最早用于严重髋臼骨缺损的重建，继而用于髋关节感染的全髋关节置换。后来该假体被逐渐应用于髋臼周围肿瘤切除后的功能重建。

5. 组配式人工半骨盆假体重建

组配式人工假体最早应用于髋臼肿瘤切除后骨缺损的重建，该假体由3个部件组成：髂骨或骶骨固定组件、金属髋臼杯和耻骨连接板。该手术需要反复调整假体位置，时间较长，增加感染和出血的风险，后期可能出现假体松动、关节脱位等并发症。

6. 定制型人工半骨盆假体重建

术前可根据患者的影像学资料制作出患者的3D打印骨盆模型和个性化骨盆假体，以及设计截骨导板，辅助术中精准截骨，大大缩短了手术时间并减少了手术并发症。

（三）骨盆肿瘤术后常见并发症

1. 出血

大出血是骨盆肿瘤手术常见的并发症。出血主要由瘤体暴露及切除引起，若重建方式复杂，手术时间延长，将增加失血量。

2. 假体深部感染

肿瘤型假体深部感染是人工半骨盆重建手术最严重的并发症之一，可高达37%，常可直接导致保肢手术的失败。导致患者假体深部感染的原因：

（1）机体抵抗力低下，如营养不良、化疗致全身抵抗力下降；

（2）手术时间长、出血多、软组织覆盖差、术后残留形成、皮瓣与肌肉血液循环差；

（3）机体对骨水泥、金属假体的反应。深部感染是保肢手术的灾难性并发症。

3. 切口愈合不良

骨盆恶性肿瘤保肢术切口愈合不良是最常见的围手术期并发症之一。影响切口愈合的主要原因有软组织分离广泛、血液供应差、切口缝合有张力及残腔形成、患者营养不良及低蛋白血症、基础疾病如糖尿病等。在护理中早期发现切口愈合不良征象如渗液、红肿甚至开裂等可避免其进展为切口感染或深部感染。

4. 坐骨神经损伤

坐骨神经损伤是骨盆肿瘤手术的并发症之一，坐骨神经损伤包括腓总神经损伤和胫神经损伤，腓总神经损伤临床多表现为足下垂、足和足趾无法背伸、足背感觉障碍、足跟行走困难、小腿前外侧感觉障碍等；胫神经损伤多表现为足内翻力弱、足和足趾无法跖屈、足尖行走困难、足底感觉障碍等。

5. 后尿道损伤

后尿道损伤是人工半骨盆重建手术过程中的常见并发症之一，其原因主要是骨盆肿瘤毗邻重要的脏器，在肿瘤切除时易损伤毗邻脏器，常可引起泌尿系统、直肠、膀胱损伤及阴茎勃起功能障碍。

6. 血栓栓塞

血栓栓塞是骨盆肿瘤保肢手术最严重的并发症之一，通常发生静脉栓塞、动脉栓塞及肺栓塞、心肌梗死等，以下肢静脉栓塞最为常见，可发生在骨盆、大腿及小腿血管。

（王　林　郑晓缺　高　远）

第五节　1 例骨盆肿瘤术后并发关节脱位患者的护理

一、基本信息

姓名：刘某；性别：男；年龄：52 岁；婚姻情况：已婚

文化程度：初中；籍贯：河北省；职业：农民

入院日期：2018 年 11 月 25 日；出院日期：2018 年 12 月 15 日

出院诊断：左骨盆肿瘤

病史陈述者：患者本人及家属

二、病例介绍

主诉：无诱因出现左髋疼痛 3 年，加重 2 个月。

现病史：患者于 3 年前无明显诱因出现左髋疼痛，活动后加重，休息可缓解，无夜间疼痛，在当地医院行保守治疗，效果欠佳。近 2 个月前左髋疼痛加重，患者为求进一步治疗来我院就诊，于 2018 年 11 月 7 日在我院行“左骨盆肿物穿刺活检术”，术后病理结果显示：软骨肉瘤，现为行手术治疗于 11 月 25 日以“左骨盆肿瘤”收入我科。

既往史：平素身体健康状况一般，否认肝炎、结核、疟疾等传染病病史；否认糖尿病、脑血管疾病、精神疾病病史；否认外伤史，否认输血史，预防接种史不详；自述对庆大霉素过敏；高血压 3 年，血压控制稳定；2016 年因“甲状腺瘤”在当地医院行“甲状腺次全切除术”。吸烟 30 年，每日 20 支，2013 年戒烟，饮酒 30 年，每次约 200mL，未戒酒。

婚育史：已婚，育有 1 女。

家族史：父母、妹妹均体健，家族中无传染病及遗传病病史。

专科检查：左髋及左髂骨周围广泛轻度叩击痛。左髋关节活动正常，肌力、肌张力正常。脊柱正常生理弯曲存在，无畸形，腱反射正常，双侧髋关节“4”字试验：阴性。托马斯（Thomas）征：阴性。

辅助检查：

当地医院行骨盆 X 线检查：左髋占位（10 月 6 日）（图 12-5-1）。

左髋 CT 检查：左髋占位。

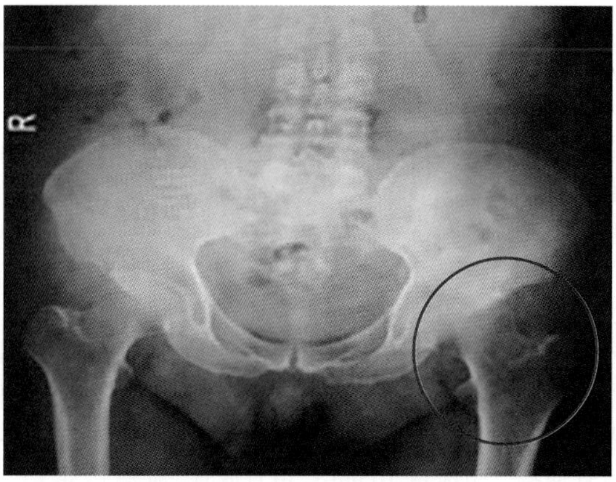

图 12-5-1　术前骨盆 X 线片

髋关节 MRI 检查：左髂骨、髋臼及后方臀小肌异常信号，并考虑恶性病变。

胸部 X 线检查：胸部未见明显异常。

下肢动脉超声检查：双下肢动脉超声未见异常。

心电图检查：窦性心律，心电图不正常，左心室高电压。

术前异常检验结果见表 12-5-1。

表 12-5-1　术前异常检验结果

项目	指标	结果	参考值
出凝血常规	凝血酶原时间 /s	14.9 ↓	15 ~ 21
生化	葡萄糖 /（mmol/L）	6.31 ↑	3.4 ~ 6.1

入院时生命体征：T36.6℃，P80 次 / 分，R18 次 / 分，BP128/70mmHg。

入院时护理风险评估：疼痛数字评分法评分为 2 分，跌倒风险评估为低风险。

心理社会方面评估：患者情绪稳定，女儿陪伴入院。

三、治疗护理及预后

（一）治疗护理过程（表 12-5-2）

表 12-5-2　治疗护理过程

时间		病程经过	治疗处置
11 月 25 日		左髋疼痛 3 年，加重 2 个月收入我科。	完善各项检查与术前风险评估。
11 月 29 日	8：00	完善术前评估、血液检查指标。	给予患者讲解术前注意事项，备血。
	20：00	肠道准备。	遵医嘱给予口服 20% 甘露醇、甲硝唑。
11 月 30 日	5：00		给予肥皂水灌肠。
	7：30	生命体征平稳。	完成术前准备。
		在全身麻醉下行“左骨盆肿瘤扩大切除，血管神经探查、左侧半骨盆置换，左侧人工髋关节置换术”，术中出血量约 2000mL。	手术过程顺利，术中输入同型红细胞 1200mL，未发生输血反应。

续表

时间		病程经过	治疗处置
	17：00	患者手术历时 6 小时，安返病房，生命体征：T36.4℃、P86 次 / 分、R18 次 / 分、BP105/57mmHg、SpO_2 99%；患者眼睑、口唇、甲床颜色正常，患肢血液循环良好，感觉正常，伤口敷料干燥；2 条伤口引流管通畅，引流出暗红色液体；留置尿管通畅，尿色淡黄。	平卧位，患肢抬高，高于心脏水平 20° ~ 30°，两腿之间夹 T 形垫，保持外展中立位；妥善固定各管道，并保持通畅。持续心电血压监测生命体征，低流量吸氧（2L/min），遵医嘱输入消炎、镇痛、营养液、人血白蛋白、羟乙基淀粉 40 氯化钠注射液等药物治疗，指导患者进行患肢功能训练。
12 月 1 日		患者病情平稳，伤口敷料包扎好，伤口引流管通畅，引流量 105mL；留置尿管通畅，尿色淡黄。	复查血（表 12-5-3）；血红蛋白 93g/L，血清白蛋白 29g/L。遵医嘱停止心电监护，引流管间断开放；给予拔除尿管，患者自主排尿。输入同型红细胞 450mL、人血白蛋白注射液 50mL。指导患者进行踝关节背伸、旋转训练；给予饮食指导。
12 月 2 日 ~ 12 月 6 日		患者伤口引流液较多，功能训练掌握较差，依从性差。	遵医嘱观察伤口引流液情况，引流管间断开放；指导、督促患者进行功能训练，踝关节背伸、旋转训练、股四头肌收缩训练。
12 月 7 日		病情平稳，伤口引流量 30mL。	医生给予拔除 2 条伤口引流管，指导患者做直腿抬高训练。术后骨盆 X 线检查显示人工髋关节位置正常（图 12-5-2）。
12 月 9 日		晚间排便时不自主将患肢处于外展外旋位后感左髋肿胀、疼痛，疼痛评分为 4 分。	遵医嘱给予输入镇痛药物，急诊行 X 线检查显示：左侧骨盆置入假体与人工股骨头脱位（图 12-5-3）。
12 月 10 日	8：00	急诊准备在全身麻醉下行“髋关节脱位复位术”，术中未出血。	手术过程顺利。
	11：00	手术历时 1 小时，安返病房，生命体征：T36.6℃、P88 次 / 分、R18 次 / 分、BP120/62mmHg、SpO_2 99%；患肢血液循环良好，感觉正常，伤口敷料干燥；留置尿管，尿色淡黄。	平卧位，患肢保持外展中立位，给予佩戴“髋人字”支具，防旋鞋固定患肢。妥善固定管路，持续心电血压监测生命体征，低流量吸氧（2L/min），遵医嘱输入抗炎、镇痛等药物治疗。
12 月 11 日 ~ 12 月 13 日		患者因惧怕再次脱位、疼痛等原因，拒绝功能训练，依从性差。	遵医嘱给予输入镇痛药物，给予讲解压疮风险，告知其危险性；指导患者在床上练习桥式运动及股四头肌静止收缩训练。给予拔除尿管，患者自主排尿。给予患者患肢功能训练指导，遵医嘱协助患者移坐至床旁，屈髋不超过 90°。
12 月 14 日		患者病情平稳。	指导并辅助患者佩戴“髋人字”支具扶助行器下床站立。告知家属佩戴方法。
12 月 15 日		患肢佩戴支具固定好。	给予出院指导，告知注意事项，患者出院。

术后辅助检查：

骨盆 X 线检查见图 12-5-2 ～图 12-5-4。

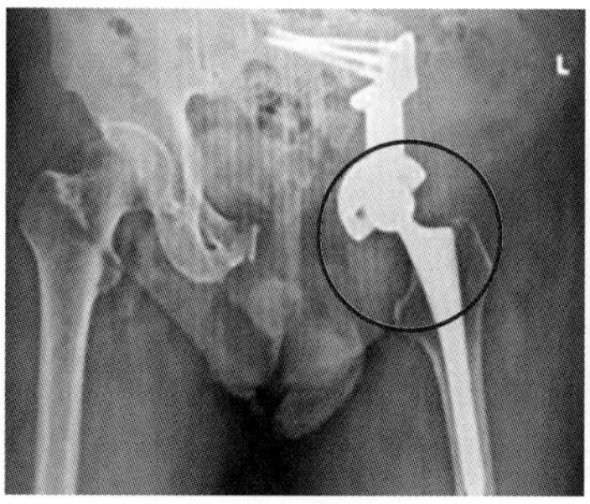

图 12-5-2　术后骨盆 X 线片

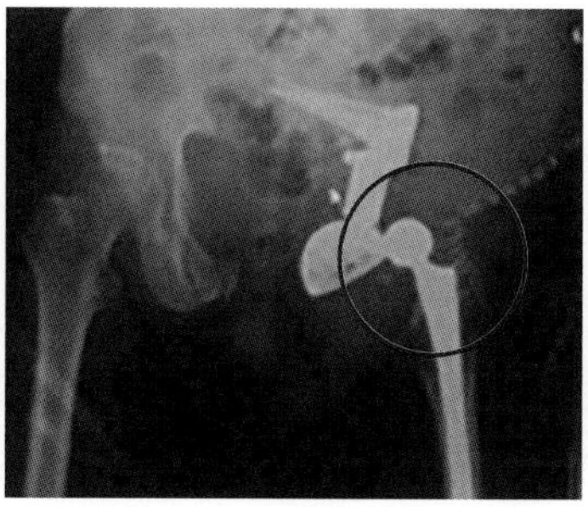

图 12-5-3　左侧骨盆 X 线片

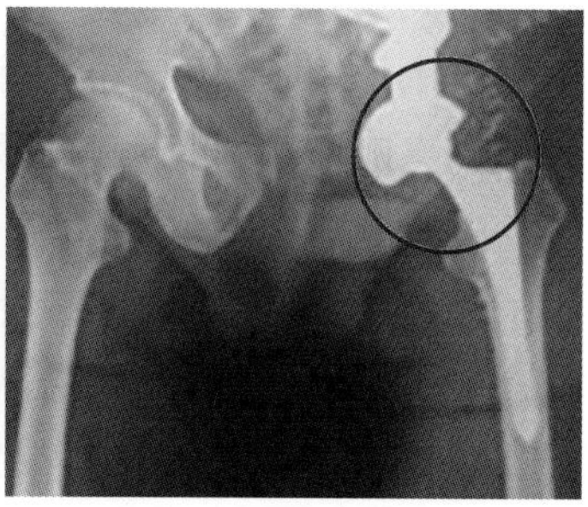

图 12-5-4　术后左侧骨盆 X 线片

术后异常检验结果见表 12-5-3。

表 12-5-3　术后异常检验结果

项目	指标	结果	参考值
血常规	血红蛋白 /（g/L）	93 ↓	137 ～ 179（男）116 ～ 155（女）
	C 反应蛋白 /（mg/dl）	10.979 ↑	0 ～ 0.8
	白细胞介素 -6/（pg/mL）	45.1 ↑	0 ～ 5.9
	红细胞计数 /（10^{12}/L）	3.29 ↓	4.3 ～ 5.9（男）3.9 ～ 5.2（女）
出凝血常规	血浆 *D*- 二聚体 /（μg/mL）	0.96 ↑	0 ～ 0.50
生化	总蛋白 /（g/L）	42.1 ↓	55 ～ 80
	血清白蛋白 /（g/L）	29 ↓	35 ～ 50
	肌酸激酶 /（U/L）	2635.4 ↑	2 ～ 200
	葡萄糖 /（mmol/L）	11.9 ↑	3.4 ～ 6.1

（二）主要护理问题及措施

1. 预防再脱位

1）问题依据

髋关节脱位是半骨盆置换术后主要并发症之一。一项回顾性研究发现，半骨盆置换术后 6 个月内髋关节脱位率为 8.3%。

2）护理思维

由于髋关节周围肌肉及筋膜、肌腱等张力低下，某些动作、体位、功能训练不当均易造成脱位。脱位以疼痛、畸形、活动受限为主要表现，护理应重视“三位”，包括翻身体位、搬运体位、排便体位。术后高危患者必要时穿丁字鞋预防患肢内旋，双腿间夹软枕防内收、预防过度屈髋。

3）主要护理措施

（1）病情观察与护理：观察患肢血液循环、感觉、体位情况，有无疼痛、肿胀、畸形及肢体活动异常情况，遵医嘱给予患者佩戴“髋人字”支具、防旋鞋。

（2）体位护理：平卧位时患肢屈髋小于 45°，外展 30°，两腿之间夹“T”形垫，保持外展中立卧位；在小腿下放软垫使足跟悬空，防止患者出现足跟压疮，或者用凹槽梯形枕；禁止患侧卧位，健侧卧位时两腿之间夹软枕，保持患肢与肩同宽。

（3）功能训练指导

①术后第 1 ~ 3 天：麻醉恢复后即可行康复训练，加强患侧股四头肌抗阻训练，不断提高患侧下肢的肌力，如踝关节背伸、环绕训练；引流管拔除后进行直腿抬高训练；6 周后进行股四头肌收缩训练。

②术后第 4 ~ 7 天：开始膝关节主、被动训练，要求患者在大腿下垫软枕使髋关节屈曲 30° 的体位下维持伸膝状态，以增强股四头肌肌力，持续训练 4 天。

③术后第 7 ~ 10 天：鼓励患者在患肢中立位的状态下做患膝髋主动屈曲 30° ~ 45°，并尽可能长时间维持这种状态，以增强髋关节和大腿内外旋肌群肌力及其力的平衡，同时增强屈髋、屈膝肌力，持续训练 4 天。

④术后第 10 ~ 14 天：患者移坐至床旁，屈髋不超过 90°，鼓励伸膝训练，同时适应支具训练，持续 5 天。

⑤术后 2 ~ 4 周：佩戴“髋人字”支具扶助行器下床站立，先以健肢负重为主，患肢负重为辅，3 天后逐渐变为健肢和患肢均匀负重。术后 6 周开始扶助行器行走。

⑥术后 3 个月可弃拐行走，重在让患者主动参与训练。

（4）健康教育：加强对各个环节功能训练的讲解，告知患者及家属预防再脱位及术后关节活动的重要性以及方法，告知家属进行病情观察及日常生活中需要注意的一些事项。

脱位表现：患肢呈外展、外旋、髋关节屈曲、足外侧缘可与床面接触的畸形；肢体内收、内旋受限；大粗隆下移，髋外侧变平，腹股沟部肿胀可触到股骨头。

4）护理评价

患者术后功能恢复良好，掌握术后功能训练方法及日常生活注意事项，顺利出院。

2. 支具的护理

1）问题依据

为了防止半骨盆置换、髋关节假体脱位的发生，术后需要佩戴“髋人字”支具、防旋鞋，短期内适当限制患髋的旋转、内收及负重，避免假体脱位。

2）护理思维

术后长时间佩戴“髋人字”支具、防旋鞋限制了患者自主移动能力，增加了压疮的风险。因此，护理人员应做好预见性护理，加强支具处皮肤的观察，同时应做好患者心理护理，增强患者康复信念。

3）主要护理措施

（1）病情观察与护理：观察患肢皮肤血液循环、感觉情况，有无压红、潮湿，每班进行重点交接，尤其是骨隆突处。

（2）体位护理：“髋人字”支具属于开放式固定，患者的活动空间和自由度增大，在患肢处于外展中立位的同时也要保证患肢在支具内且有效的固定，佩戴支具应松紧适宜，过松起不到效果，过紧易使患者皮肤受损，严重者可影响患肢血液循环。

（3）一般护理：保持床单位的清洁干燥、平整，无皱褶、无渣屑，做好大小便护理。

（4）支具护理：避免支具与皮肤直接接触，支具内及边缘周围用毛巾保护，以毛巾翻过支具边缘 1 ~ 2cm 为宜，以防皮肤受压及摩擦，毛巾潮湿及时更换，保持皮肤干燥。应用防旋鞋时嘱患者穿袜，足跟处增加海绵衬垫以保证患者的舒适度。支具应避免高温烘烤及接触酸碱性物质，以免支具腐蚀、变形而损伤皮肤，防止异物掉进支具内。

4）护理评价

患者及家属掌握支具的护理及相关问题的处理，患者佩戴支具期间未发生脱位、压疮等并发症。

（三）患者转归

患者伤口愈合良好，无明显红肿及渗出，出院 1 个月后随访，患者生活可自理。

四、护理体会及反思

（一）护理体会

半骨盆置换手术复杂，出血多，医护人员动态监测患者化验指标及时发现异常，并采取相应措施，使低蛋白血症得到有效的纠正；防止术后脱位是护理重点，术后医护人员给予患者进行一系列健康宣教，确保患者掌握动作要领并认识到健康宣教的重要性，防止关节假体再脱位的发生；在支具护理上，护士更加注意细节护理，防患于未然。经一系列干预措施，促进患者早日康复。

（二）反思

关节置换术后防止关节脱位是关键，需要加强对陪检人员、患者及家属的宣教和培训，做到正确变换体位，避免关节脱位的发生，使患者术后康复更加专业化、系统化；当患者依从性较差时，应及时分析原因，找出可能与之相关的因素，如心理、疼痛、知识缺乏等，及时对症处理，防止不良事件的发生。

五、相关知识链接

（一）骨盆肿瘤

骨盆肿瘤是发生于骨盆的骨肿瘤，包括骨肉瘤、软骨肉瘤、尤文肉瘤、淋巴瘤、骨髓瘤、骨盆肿瘤、转移癌等。

亚太地区肌肉骨骼系统肿瘤协会（Asia Pacific Musculoskeletal Tumor Society，APMSTS）提出了骨盆肿瘤切除术的分型，按解剖学部位（髂骨为Ⅰ区，髋臼区为Ⅱ区，闭孔区为Ⅲ区）将手术类型分为Ⅰ型（髂骨切除）、Ⅱ型（髋臼切除）、Ⅲ型（闭孔区切除）、Ⅳ型（涉及骶骨的切除）。

（二）骨盆肿瘤手术方法

Ⅱ区肿瘤广泛切除（即髋臼周围肿瘤切除）后，常见的处理方法有 3 种：第一种是不进行重建，即所谓髋关节旷置术。第二种是将股骨上端和残存的髂骨或耻坐骨进行融合。

第三种是各种材料的假体植入或置换，以期最大程度获取髋关节的功能。

（三）人工髋关节置换术后并发症

（1）深静脉血栓：有文献报道，髋关节置换术后如不采取预防措施，深静脉血栓的发生率可高达 80%。

（2）假体松动：无菌性松动目前为全髋关节置换术后翻修的第一原因，文献报道发生率为 45% ~ 83%，目前国内外学者认为无菌性松动与骨溶解关系密切，但两者绝非充分必要关系。

（3）骨折：全髋关节置换术骨折的原因包括，髋关节脱位过程中，未做彻底的软组织松解，强行牵拉、扭转股骨近端，可引起股骨骨折；假体锉和股骨柄假体过大，插入过程中发生骨折，主要发生在非骨水泥固定型假体；骨骼发育不良或者畸形；骨质疏松；复位过程中强力还纳；翻修术中取骨水泥时发生骨折；术后过分负重，严重创伤假体松动所致。

（4）感染：切口感染是人工髋关节置换术后并发症之一，初次关节置换术感染的发生率为 0.5% ~ 16.0%，感染细菌可来自血源性或伤口本身的污染；假体周围感染是目前全髋关节置换术后翻修的第二原因，文献报道发生率为 1% ~ 3%，假体周围感染是全髋关节置换术后灾难性并发症；肺部感染是老年患者术后常见的并发症之一，其发生主要与呼吸运动减弱和分泌物在肺内淤积有关。

（四）骨盆假体置换术后并发症

（1）伤口愈合不良：同本章第四节；

（2）假体深部感染：同本章第四节；

（3）后尿道损伤：同本章第四节；

（4）坐骨神经损伤：同本章第四节；

（5）深静脉血栓：深静脉血栓主要是术中物理牵拉或高温灼伤血管，术后长期制动，加上手术部位炎症反应严重，炎性因子释放增加，导致血液黏滞度增高、血流缓慢；此外，创伤等刺激会使机体反应性增加凝血功能障碍，这些因素都增加了血栓形成的风险。

（岳梦杰　陈玉娥　郑晓缺　高　远）

参考文献

阿依努尔·艾则孜，热依拉·吾修尔，刘婷婷，等. 对人工全髋关节置换术中关节脱位的预防护理及其作用分析 [J]. 新疆医学，2018，48（3）：325-333.

毕乙瑶，刘晖. 恶性肿瘤相关性静脉血栓栓塞事件研究进展 [J]. 临床肺科杂志，2017，22（3）：184-187.

蔡品云，戴丽群. 家庭支持系统对髋、膝关节假体感染患者护理效果的影响 [J]. 中外医学研究，2018，16（12）：123-125.

蔡晓琳，张伟玲，黎小霞，等. 53 例人工半骨盆假体置换术后并发症的护理 [J]. 全科护理 2016（35）：

3726-3728.

曹艳丽. 骨盆骨折合并多发伤伴失血性休克的观察与急救护理 [J]. 当代护士，2018，25（1）：96-98.

陈春雨，罗翼，段宏，等. 组配式半骨盆假体置换术后早期系统康复训练的临床应用 [J]. 成都医学院学报，2016（3）：307-312.

陈锋，高丽颖，韩雪峰，等. 个体化营养支持对重度慢性阻塞性肺疾病急性加重期患者的疗效观察 [J]. 医学理论与实践，2016，29（12）：1552-1554.

陈艳，付昆，李洪潮，等. 封闭式负压吸引与常规换药治疗骨科创伤感染的临床分析 [J]. 中华医院感染学杂志，2015（17）：4017-4019.

程宁宁，王芸，崔营营，等. 人工髋关节置换术后护理现状 [J]. 全科护理，2018，16（7）：788-791.

董莉，谭晓菊. 骶骨肿瘤切除术患者术前及术后的护理体会 [J]. 当代护士（下旬刊），2015（5）：39-40.

杜仲，黄昕，闫子玉，等. 封闭负压引流术（VSD）应用进展 [J]. 口腔医学，2016（7）：670-672.

葛茂军. 关节假体感染的预防 [J]. 华西医学，2019（3）：243-250.

胡宏志，邵增务. 髋臼周围恶性肿瘤的外科治疗进展 [J]. 华中科技大学学报（医学版），2019，48（2）：106-110.

胡雪峰，左强，蔚磊. 人工关节置换后假体周围感染诊断的新进展 [J]. 中国组织工程研究，2018，22（19）：131-138.

贾青容. 失禁性皮炎的护理 [J]. 养生保健指南，2017（20）：138-139.

金佳，姜习凤，宋宏晖. 高龄患者髋关节置换后假体脱位原因分析及前瞻性护理对策 [J]. 中国骨伤，2017，21（3）：173.

李国东，蔡郑东，傅强，等. 骶骨肿瘤术后常见并发症的临床分析与防治 [J]. 中国骨肿瘤骨病，2017，5（5）：257-261.

李健雄，廖松，毕竞优，等. 肿瘤型假体周围感染的研究进展 [J]. 解放军医学院报，2020，41(4)：1-5.

刘福存，华江，任洁，等. 全髋关节置换联合髋臼造盖术治疗 Crowe Ⅲ型发育性髋关节脱位的疗效观察 [J]. 浙江医学，2016，38（12）：922-924.

刘蕾，高娜，李桂萍. 人工全髋关节置换术的围术期护理及健康教育 [J]. 中华现代护理杂志，2017，17（27）：3278-3279.

卢玫瑰，林志红，吴新宝. 舒适护理对骨折术后患者焦虑情绪、疼痛及护理满意度的影响 [J]. 中国现代医生，2013，51（34）：126-128.

吕桂丽. 心理护理在骨折后抑郁焦虑患者中的应用效果 [J]. 中国卫生标准管理，2019，10（8）：171-172.

马敏慧，万晓红. 非感染患者术后低蛋白血症的发生机制及影响因素研究进展 [J]. 医学综述，2017，23（13）：2535-2539.

邵阳，谢斌，王庆. 初次 THA 后脱位相关因素探究 [J]. 世界最新医学信息文摘，2016，16（69）：138-139.

舒航. 58 例低血容量性休克的护理体会 [J]. 甘肃科技，2018，34（5）：132-133，101.

宋静语. 改良封闭式负压引流技术在治疗外科感染性切口中的应用 [J]. 中国实用医药，2012，29（23）：118-119.

宋巧凤，杜悦，刘小雪，等. 高超敏 C 反应蛋白累积暴露与恶性肿瘤相关性研究 [J]. 中华肿瘤防治杂志，2018，25（3）：7-11.

孙伟，蔡郑东，华莹奇，等. 骨盆肿瘤复发患者再次手术方法及并发症防治 [J]. 中国骨与关节杂志，2013（5）：259-264.

王辉. 坐骨神经损伤的临床应用解剖分析 [J]. 中国实用神经疾病杂志，2015（24）：101-102.

王艳. 高龄人工髋关节置换患者术后并发症的预防及护理措施 [J]. 中西医结合心血管病杂志，

2018，6（5）：143，146

闻达 . 骨科创伤感染 VSD 治疗的临床治疗效果观察 [J]. 当代医学，2018，24（9）：147-149.

吴春莲 . 护理干预对骶骨肿瘤患者术后排便功能障碍的应用效果评价 [J]. 中华肿瘤防治杂志，2018，25（S1）：276-278.

肖霞，赵建梅 . 非控制性失血休克复苏策略和护理干预 [J]. 创伤外科杂志 ,2018，20（2）：148-151.

徐一劲 . 人血白蛋白对术前无低蛋白血症结直肠癌患者预后的影响 [J]. 现代医院，2019，19（3）：441-443.

杨毅 . 普外科术后切口愈合不良的相关因素研究 [J]. 大众科技，2016（5）：72-73.

佚名 . 骨盆肿瘤行半骨盆截肢手术病人伤口相关并发症的预防与护理 [J]. 全科护理，2019，17（1）：88-89.

詹丽娜，占小兵，袁立 . 1 例单侧髋关节置换术后患者系统性功能训练的护理体会 [J]. 中西结合护理，2017，3（9）：39-41.

张宝玉 . 骨科创伤患者伤口感染的危险因素及对策分析 [J]. 临床医学研究与实践，2018，4（9）：201-203.

张婷，李惠平，刘新，等 . 护理干预对骶骨肿瘤患者术后排便功能障碍的作用 [J]. 中国实用神经疾病杂志，2014（14）：124-125.

张宇博，邹三明 . C 反应蛋白、降钙素原和红细胞沉降率在骨科内置物术后感染性发热中的诊断价值 [J]. 实用临床医药杂志，2018，22（24）：83-85.

周小燕 . Autar 量表在脑卒中患者下肢深静脉血栓形成风险评估中的应用 [J]. 护士进修杂志，2015，30（21）：84-85.

朱春燕，郭力华，范莉 . 人工半骨盆重建术的护理配合及康复指导 [J]. 上海护理，2012（6）：46-48.

左冬怡，唐卫东 . 股骨干骨折后骨不连的内固定物排异反应机制临床分析及对策研究 [J]. 中医临床研究，2012，4（12）：107-110.

BUS M P, DIJKSTRA P D, VAN D E SANDE M A, et al. Intercalary allograft reconstructions following resection of primary bone tumors：a nationwide multicenter study [J]. J Bone Joint Surg Am, 2014, 96（4）：26.

GUO X, LIU T, LI X, et al. Efficacy of reconstruction with modular endoprosthesis after resection of periacetabular malignant tumors[J]. Zhong Nan Da Xue Xue Bao Yi Xue Ban, 2016, 41（9）：962-968.

HUANG X P, LUDKE A, DHINGRA S, et al. Class Ⅱ transactivator knockdown limits major histocompatibility complex Ⅱ expression，diminishes immune rejection，and improves survival of allogeneic bone marrow stem cells in the infarctedheart[J]. Faseb J, 2016, 30（90）：3069-3082.

NAKAMURA T, MATSUMINE A, ASANUMA K, et al. Treatment of the benign bone tumors including femoral neck lesion using compression hip screw and synthetic bone graft[J]. SICOT J, 2015, 1：15.

OPPERER M, LEE Y Y, NALLY F, et al. A critical analysis of radiographic factors in patients who develop dislocation after elective primary total hip arthroplasty[J]. International Orthopaedics, 2016, 40（4）：703-708.

TAMAKI T, OINUMA K, MIURA Y, et al. Epidemiology of dislocation following direct anterior total hip arthroplasty：a minimum 5-year follow-up study[J]. The Journal of Arthroplasty, 2016, 31（12）：2886-2888.

VAN DE VIJFEIJKEN S，MÜNKER T，SPIJKER R，et al. Autologous bone is inferior to alloplastic cranioplasties：safety of autograft and allograft materials for cranioplasties，a systematic review[J]. World Neurosurg, 2018, 117：443-452.

VANDER WEEGEN W, KORNUIJT A, DAS D. Do lifestyle restrictions and precautions prevent dislocation after total hip arthroplasty A systematic review and meta analysis of the literature[J]. Clin Rehabil, 2016, 30（4）：329-339.

第三篇

骨科疑难重症护理典型个案

第十三章　创伤骨科疑难重症

第一节　1 例创伤性休克患者的护理

一、基本信息

姓名：卓某；性别：男；年龄：4 岁

文化程度：学龄前；籍贯：广东省惠州市

入院日期：2018 年 9 月 20 日；出院日期：2018 年 11 月 12 日

出院诊断：双足碾压伤

病史陈述者：患儿家属

二、病例介绍

主诉：双足碾压伤后 6 小时。

现病史：患儿因外伤致双足碾压，出现右足背内侧、内踝缺损，左足内踝部破裂，伴伤口疼痛、血流不止 6 小时，遂至我院急诊就诊。足部 X 线检查提示：①右足第 1 跖骨远端边缘不整，骨折待排查；②右足软组织挫裂伤，多发异物存留，跗骨观察不清，必要时行 CT 检查。为进一步治疗收入我科。

入院诊断：双足碾压伤。

既往史：平素身体健康状况良好，否认患有先天性疾病；否认外伤、手术、输血史；无食物、药物过敏史。

家族史：无特殊。

专科检查：可见右足背内侧、内踝部组织缺损，左足内踝部 2cm 长裂口，双足触痛明显，各足趾感觉、血液循环尚可，身体其余部位未见明显异常。

辅助检查：

心电图检查：窦性心动过速。

右足 X 线检查：①右足第 1 跖骨远端边缘不整，骨折待排查；②右足软组织挫裂伤，多发异物存留，跗骨观察不清（9 月 20 日）（图 13-1-1）。

术前异常检验结果见表 13-1-1。

入院时生命体征：T38.9℃，P169 次 / 分，R35 次 / 分，BP77/45mmHg，SpO_2 92%。

入院时护理风险评估：跌倒风险评估为高风险。

心理社会方面评估：患儿由父母陪同入院。

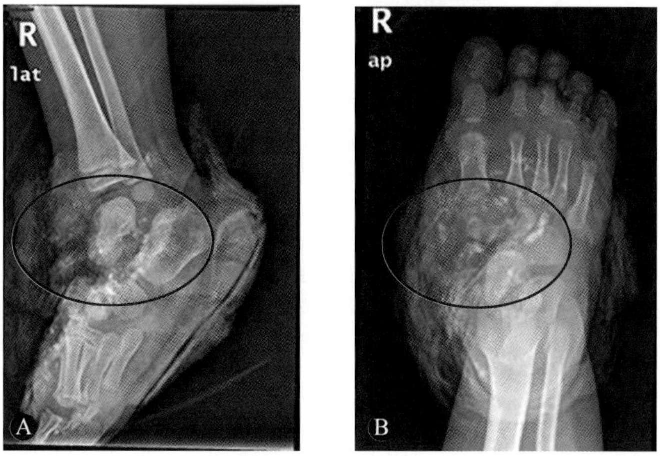

图 13-1-1　右足 X 线片

表 13-1-1　术前异常检验结果

项目	指标	结果	参考值
血常规	血红蛋白 / (g/L)	84 ↓	137 ~ 179（男）116 ~ 155（女）
	白细胞计数 / (10^9/L)	17.44 ↑	3.5 ~ 10.0

三、治疗护理及预后

（一）治疗护理过程（表 13-1-2）

表 13-1-2　治疗护理过程

时间	病程经过	治疗处置
9 月 20 日　6：34	患儿急诊入院，神志清醒、表情淡漠，T38.9℃、P150 ~ 185 次 / 分、SpO_2 92%，哭闹时心率升至 210 ~ 243 次 / 分；四肢冰凉，面色、口唇、甲床苍白，有寒战、抽搐；双足部伤口予敷料包扎，可见大量鲜红色渗血，外露足趾血液循环正常。	给予休克体位，防止误吸及咬伤；心电监护及中流量吸氧（4 L/min）。建立 2 条静脉通道，遵医嘱予退热、镇痛、补液治疗及配血。做好术前准备及相关宣教。
7：30	完善术前各项检查。	完善术前风险评估，给予患者家属讲解术前注意事项。
7：50	患儿进入手术室。	完成手术交接。
	患儿在全身麻醉下行“双下肢清创、右足开放性骨折复位，克氏针内固定，外固定架固定术”，术中出血 250mL。	手术过程顺利，术中输同型红细胞 300mL，未发生输血反应。
15：30	手术历时 6 小时，术后安返病房。生命体征：T37℃、P135 次 / 分、R23 次 / 分、BP84/52mmHg、SpO_2 99%。右下肢外固定架固定在位，伤口敷料有少量渗血、渗液；留置尿管通畅，尿色淡黄。	给予持续心电监护及低流量吸氧（2 L/min），双下肢软枕抬高；术后予镇痛、抗感染、补液等对症治疗。向患儿家属交代手术后伤口、管道、饮食、用药等相关注意事项。

续表

时间	病程经过	治疗处置
9月21日～9月25日	患儿呼吸平顺，T37.3～39.5℃、P91～120次/分，无咳嗽、胸闷等不适，心肺听诊未见异常。右下肢外固定架固定在位，肢端感觉、血液循环正常，伤口敷料渗出较多。	9月21日医生按时给予伤口换药，遵医嘱予拔除尿管、停用心电监护及吸氧。患儿体温高时予口服美林、冰袋降温、温水擦浴等对症处理，嘱多饮水，及时更换汗湿衣物。继续予镇痛、抗感染、补液等对症治疗。协助生活护理，给予饮食、功能训练指导。
9月26日～10月9日	患儿于9月26日、9月30日及10月8日分别在全身麻醉下行"双下肢清创术"，伤口无渗血、渗液。定时复查血指标。5日未排大便，诉无腹痛、腹胀不适。	复查血清白蛋白为30.2g/L，给予静脉滴注20%白蛋白50mL，未诉不适。继续予抗感染、补液等对症治疗。进行饮食指导，腹部按摩，给予生活护理、用药、功能训练等相关指导。
10月10日	患儿在全身麻醉下行"右足清创、血管探查右股前外侧皮瓣游离移植修复右足背软组织缺损＋左大腿取皮、左踝植皮术"，术后生命体征：T36.9℃、P110次/分、R22次/分、BP102/61mmHg、SpO_2 100%。伤口引流管通畅，引出暗红色血性液体；留置尿管通畅，尿色淡黄。	给予心电监护及低流量吸氧（2L/min）。予绝对卧床休息，右下肢予抬高制动，皮瓣给予烤灯保暖。密切观察患者生命体征、意识状态、皮瓣血液循环情况。给予抗感染、镇痛、抗凝、抗痉挛、亚冬眠治疗。向患儿及家属交代皮瓣术后管道、饮食、用药等相关注意事项。
10月11日～11月11日	患儿右足外固定支架固定在位，左大腿取皮瓣处伤口敷料干燥，右足皮瓣区皮温暖、血液循环良好，有少许渗液。	10月11日停用心电监护，持续监测皮温；10月11日复查血：血清白蛋白为27.8g/L，给予20%白蛋白50mL静脉滴注；10月18日予拔除伤口引流管及尿管，仍予卧床休息，右下肢予抬高制动，皮瓣予烤灯保暖。继续予换药、抗感染、镇痛、抗凝、抗痉挛、亚冬眠治疗。饮食指导，10月16日复查血清白蛋白升至35.3g/L。
11月12日	患儿皮瓣血液循环良好，伤口敷料干燥。	给予患儿家属出院指导，患儿出院。

辅助检查：

术后双足X线检查见图13-1-2（11月6日）。

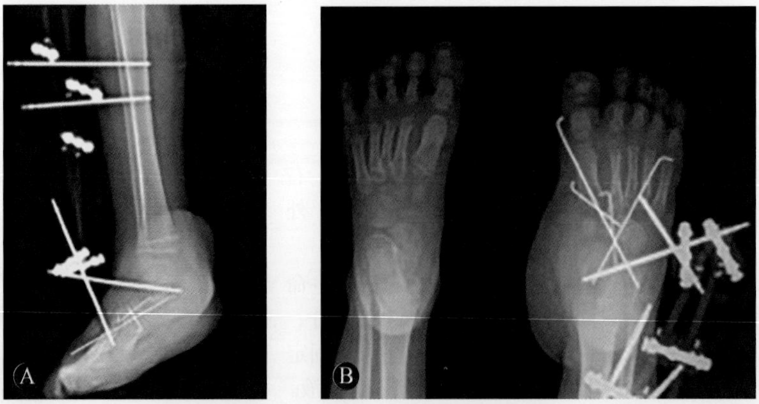

图13-1-2　术后X线片

术后异常检验结果见表 13-1-3。

表 13-1-3　术后异常检验结果

项目	检验结果					参考值
	9 月 22 日	9 月 27 日	10 月 9 日	10 月 11 日	10 月 16 日	
白细胞计数 /（10^9/L）	9.31	12.03 ↑	8.59	11.45 ↑	8.87	3.5 ~ 10.0
C 反应蛋白 /（mg/L）	87.70 ↑	73.26 ↑	40.26 ↑	42.66 ↑	43.05 ↑	0 ~ 10.0
红细胞计数 /（10^{12}/L）	3.16 ↓	3.21 ↓	2.95 ↓	3.25 ↓	3.65 ↓	4.3 ~ 5.9（男） 3.9 ~ 5.2（女）
血红蛋白 /（g/L）	80 ↓	81 ↓	73 ↓	86 ↓	96 ↓	137 ~ 179（男） 116 ~ 155（女）
总蛋白 /（g/L）	51.5 ↓	57.7	60	47.2 ↓	61	55 ~ 80
血清白蛋白 /（g/L）	28.4 ↓	30.2 ↓	32 ↓	27.8 ↓	35.3	35 ~ 50

（二）主要护理问题及措施

1. 失血性休克

1）问题依据

双足碾压伤后 6 小时流血不止，入院时双下肢伤口敷料有大量鲜血渗出。患儿表情淡漠，P169 次 / 分，BP77/45 mmHg，四肢冰凉，面色、口唇、甲床苍白。血常规检验提示血红蛋白、红细胞计数均下降。

2）护理思维

患儿双足碾压伤后 6 小时流血不止，入院时表情淡漠，心率快、血压低，四肢冰凉，面色、口唇、甲床苍白等表现，提示患儿处于低血容量性休克中期。护士应严密监测生命体征，遵医嘱给予对症处置，防止病情进一步发展。

3）主要措施

（1）紧急准备：接到急诊通知收治患儿时，了解收治患儿的基本情况，迅速备好心电监护仪器、吸氧装置、急救药物及急救车、止血物品。

（2）病情观察与评估：患儿到达病房后，立即给予心电监护及吸氧。每半小时至 1 小时监测患儿的生命体征、意识、尿量情况，注意患儿有无面色、口唇苍白，四肢湿冷等休克表现；观察患儿双足部渗血情况，关注实验室检查结果。

（3）体位护理：采取中凹卧位，即躯干抬高 25°，双下肢抬高 15° ~ 20°，头偏向一侧。

（4）饮食护理：予禁饮、禁食。

（5）输液护理：立即建立 2 条及以上静脉通道，遵医嘱予镇痛、抗感染、扩容、降温等治疗。患者年龄小，使用输液泵控制滴速，在输液过程中密切观察心、肺功能。按“先盐后糖，先晶后胶，先快后慢，见尿补钾”的输液原则及时补充血容量。术后继续做好病情观察，做好输液计划，按医嘱予输血治疗。

（6）术前准备：遵医嘱进行止血、配血，联系手术室及麻醉科准备行手术治疗。

（7）心理护理：患儿突发创伤、发热、抽搐，让患儿及家属没有心理准备，表现为恐惧、害怕等不良情绪，护理人员应用通俗易懂的话语解释病情，告知家属治疗和护理的必要性。医护人员熟练操作，协助患者完成各项检查，赢得患儿及家属的信任。

（8）健康教育：向患儿家属解释各项治疗护理的目的及注意事项，取得其配合。

4）护理评价

患儿入科后积极完善术前准备，安全送达手术室进行手术治疗，术后未出现失血性休克加重的症状。

2. 体温过高

1）问题依据

入院时患儿体温 38.9℃，有寒战、抽搐症状。入院后 9 月 21 日至 9 月 25 日患儿体温波动在 37.3 ～ 39.5℃。

2）护理思维

患儿为汽车轮胎碾压伤 6 小时急诊入院，为外伤污染伤口，有感染风险。患儿伤口创面较大，渗出较多。

3）主要措施

（1）病情观察与评估：观察患儿体温变化及精神、意识情况，一旦发现异常应及时报告医生并协助处理。根据发热程度定时监测体温变化，中、低热每 4 小时测量体温 1 次，高热时每半小时至 1 小时测量体温 1 次。同时注意观察伤口情况，关注检验检查结果。

（2）预防惊厥：患儿入院时体温高，出现寒战、抽搐时，立即使患儿头偏向一侧，保持呼吸道通畅，防止误吸；将缠有纱布的压舌板放在患儿上、下牙齿之间，以防舌后坠及咬伤；遵医嘱予退热、镇静治疗。

（3）高热护理：保持室温在 23 ～ 25℃，湿度 55% ～ 60%，并经常通风换气。高热时给予物理降温，如冰敷（皮瓣手术期间禁止冰敷）、温水擦浴，必要时遵医嘱予药物降温。降温过程中，要密切监测患儿的体温变化，及时更换衣物，防受凉，并观察患儿降温后的反应，避免发生虚脱。

（4）饮食护理：意识清醒的情况下给予易消化的流质饮食。

（5）用药护理：遵医嘱使用抗生素及降温药物，并观察药物效果及不良反应。

（6）健康教育：告知家属发热的原因、病情观察及照护技巧，帮助患儿疏导不良情绪。

4）护理评价

经积极对症处理后，患儿体温降至正常。

3. 亚冬眠治疗的观察及护理

1）问题依据

患儿 10 月 10 日行皮瓣移植，术后予亚冬眠治疗至 10 月 22 日。

2）护理思维

患儿皮瓣移植手术后由于病情需要给予绝对卧床休息，亚冬眠治疗使其保持安静，避免躁动。亚冬眠疗法为较大剂量的等量氯丙嗪和异丙嗪混合后注射用于人体，具有镇静、镇痛、扩张血管的作用。在治疗期间应注意观察患儿生命体征的变化，及时调整用药。

3）主要措施

（1）病情观察与评估：亚冬眠治疗期间密切观察患儿神志、呼吸节律、幅度、呼吸音、心音、心率；观察患儿皮肤、面色、甲床的颜色，出凝血功能。准确记录体温、血压、心率、呼吸。

①意识、瞳孔、神经系统的监测：观察患儿有无意识障碍、意识障碍的程度及变化，对比两侧瞳孔形状、大小，对光反射，判断有无肢体运动障碍进行性加重，并随时与治疗前的基础值比较。护士可通过观察患儿对外界刺激的反应程度，如表达是否清晰，语速是否正常，眼睑是否下垂，呼吸幅度、频率是否下降等，正确判断镇静程度。如果用正常的声音呼唤患儿姓名或进行一般刺激时，患儿反应淡漠、动作缓慢，说明患儿已达到满意的镇静水平。

②呼吸功能监测：亚冬眠治疗的患者由于冬眠药物的影响，中枢神经系统处于抑制状态，因此，呼吸频率相对较慢，但节律规整。如果患者呼吸频率低于6次/分或不规则，出现点头式呼吸、叹息式呼吸，为呼吸中枢过度抑制，应及时汇报，调整冬眠药物的滴速或停止冬眠治疗，必要时应用呼吸兴奋剂或机械通气，保持有效呼吸。盐酸异丙嗪可使呼吸道分泌物黏稠，镇静后患者的吞咽、咳嗽功能均较弱，分泌物不易咳出。因此，要密切观察，保持呼吸道通畅，必要时遵医嘱吸入氧气。

（2）体位护理：头部偏向一侧，保持气道通畅。搬动患儿时动作要轻缓，避免出现体位性低血压。

（3）饮食护理：指导家属叫醒患儿后才进行喂食，喂食时垫高头部，防止误吸。可进食高蛋白、高热量、富含营养的食物。

（4）用药护理：遵医嘱使用药物，根据患儿的情况予输液调节器调节药物输注速度，以患儿不哭闹、能叫醒进食为依据，并观察药物效果及不良反应。

（5）功能训练：指导家属帮助患儿进行功能训练，左下肢可行踝关节及膝关节屈曲训练，右下肢行大腿肌肉按摩。

（6）健康教育：告知患儿家属使用药物的目的及注意事项、喂养的方法及如何防止误吸等相关事项，并了解家属的掌握程度，取得其配合。

4）护理评价

患儿使用亚冬眠治疗期间未发生意外。

（三）患者转归

患儿右下肢外固定架固定在位，末梢血液循环良好，右足皮瓣血液循环良好，伤口无渗血、渗液，愈合良好出院。

四、护理体会及反思

（一）护理体会

创伤性休克发病急，病情变化快，医护人员实施抢救时必须争分夺秒，要有高度的责任心、敏锐的观察力、扎实的理论知识、敏捷熟练的操作技能。充分进行术前评估，术后严密观察病情变化，预防并发症发生，为后期实施皮瓣移植手术做好了准备，尽最大努力做到了保命、保肢、保功能的目标。

（二）反思

对于双足碾压伤患者的救治，临床病例比较少，尤其是年龄较小的患者。部分护士对于疾病相关知识及应急处理措施掌握不到位，可以采取请医生团队为护士讲课等方式，加强专业理论学习。在对患儿的护理工作中不要忽视心理护理，要同时做好患儿及家属的心理疏导，做好后期康复准备。

五、相关知识链接

（一）创伤性休克

1. 概述

创伤性休克多见于严重外伤，如大面积撕脱伤、烧伤、挤压伤、全身多发性骨折或大手术等。创伤性休克的病理生理较为复杂，患者不仅丧失大量血液或血浆，同时创伤处又有炎性肿胀和体液渗出，受损组织产生的血管活性物质可致微血管扩张和通透性增高，进一步降低有效循环血量。另外，创伤刺激引起剧痛和神经－内分泌反应，影响心血管功能。有些部位的创伤则直接影响心血管功能，如胸部伤可直接累及心肺，颅脑外伤可致血压下降等。

2. 处理原则

（1）补充血容量：积极快速补充血容量仍是创伤性休克患者的首要措施，但补液量及种类应根据患者的症状、体征、血流动力学指标、创伤情况等估计。

（2）镇痛：创伤后剧烈疼痛应适当应用镇痛剂。

（3）急救处理：骨折患者应妥善固定；对危及生命的损伤，如张力性气胸、连枷胸等，应先紧急处理。

（4）需手术治疗者，尽量在血压回升或稳定后进行。

（5）预防感染：休克患者抵抗力常降低，应早期使用抗生素预防感染。

3. 小儿失血性休克程度的判断

休克的严重程度与出血量的多少及出血速度有关，即出血量越大，出血速度越快，休克越严重。

（1）轻度失血：失血量达 10% ~ 15% 时，一般无明显临床症状。

（2）中度失血：失血量达 20% 时，血红蛋白降至 70 ~ 100g/L，可有眩晕、口渴、烦躁、尿少及血压下降等症状。

（3）重度失血：失血量达总血量的 30% 以上时，血红蛋白＜ 70g/L，出现四肢厥冷、冷汗、少尿或无尿、神志恍惚，收缩压＜ 75mmHg，脉搏＞ 120 次 / 分。

4. 对小儿输液计划及速度的调节

失血性休克的处理原则：积极补足液体，迅速改善组织灌注，及时纠正休克，立即止血。小儿在补充血容量时在输液计划及速度方面的要求：

（1）在1小时内快速输液，常用0.9%氯化钠溶液，按20mL/kg在10～20min内推注完，若循环无明显改善，可再给予第2剂、第3剂，每剂均为10～20mL/kg，总量可达每小时40～60mL/kg。在输液过程中密切观察心肺功能，因有应激性高血糖，不宜使用含糖溶液。

（2）继续和维持输液可持续数天。继续输液用1/2～2/3张液体，每小时5～10mL/kg、6～8小时内输入。维持输液用1/3张液体，每小时2～4mL/kg、24小时内输注。以后根据病情调整液体量。

（二）冬眠疗法

人工冬眠疗法，在于减轻机体的过度应激反应，使机体处于冬眠状态，以降低代谢、减少细胞耗氧、改善微循环，从而使细胞免遭严重损害，为其原发病的治疗争取时间。

1.适应证

破伤风、癫痫持续状态、高热惊厥、子痫、甲状腺危象、顽固性疼痛、严重感染（感染性休克、中毒性脑炎、小儿重症肺炎等）、严重颅脑外伤、脑干伤、严重创伤性休克、烧伤等。

2.禁忌证

诊断不明的疾病、脑血栓形成、房室传导阻滞、严重失水、失血、体温过低。

3.人工冬眠药物配方

（1）Ⅰ号方：氯丙嗪（冬眠灵）50mg，哌替啶（杜冷丁）100mg，异丙嗪（非那根）50mg，加入5%葡萄糖液或生理盐水静脉滴注。适用于高热、烦躁的患者，呼吸衰竭者慎用。

（2）Ⅱ号方：哌替啶100mg，异丙嗪50mg，氢化麦角碱（海德嗪）0.3～0.9mg，加入5%葡萄糖液或生理盐水中静脉滴注。适用于心动过速的患者。

（3）Ⅲ号方：哌替啶100mg，异丙嗪50mg，乙酰丙嗪20mg，加入5%葡萄糖液或生理盐水中静脉滴注。适应证同Ⅰ号方。

（4）Ⅳ号方：异丙嗪50mg，氢化麦角碱0.3～0.9mg，加入5%葡萄糖液或生理盐水中静脉滴注。适用于有呼吸衰竭的患者。

（5）Ⅴ号方：氯丙嗪50mg，异丙嗪50mg，普鲁卡因500mg，加入5%葡萄糖液或生理盐水中静脉滴注。适用于少尿患者，心动过缓及心律失常者慎用。

（6）通用方：氯丙嗪50mg，异丙嗪50mg，加入5%葡萄糖液或生理盐水中静脉滴注。适用于病情较轻的患者。

（三）亚冬眠疗法

亚冬眠疗法为较大剂量的等量的氯丙嗪和异丙嗪混合后注射用于人体。氯丙嗪是中枢多巴胺受体的阻断剂，具有中枢性止吐、降温、降压、降低基础代谢率等作用；异丙嗪为H_1受体阻断剂，对中枢神经系统具有较强的抑制作用。目前认为亚冬眠疗法具有镇静、镇痛、扩张血管的作用，对脑血流有调节作用，降低脑氧代谢率和改善细胞能量代谢率，减少兴奋性氨基酸的释放，减少氧自由基的生成，减少细胞内钙超载；增加神经元泛素的合成，减轻脑水肿和降低颅内压等。

（黄小芬　黎小霞　陈雪梅　黄天雯）

第二节　1 例多发骨折并发肺挫伤患者的护理

一、基本信息

姓名：李某；性别：女；年龄：50 岁；婚姻情况：已婚

文化程度：小学；籍贯：广东省广州市；职业：退休

入院日期：2018 年 3 月 4 日；出院日期：2018 年 3 月 20 日

出院诊断：①高处坠落伤；②骨盆闭合性骨折；③左 2 ～ 12 肋骨骨折；④ $T_{2\sim5}$、T_{12} 骨折；⑤左侧液气胸；⑥肺挫伤

病史陈述者：患者本人及家属

二、病例介绍

主诉：高处坠落，髋、背部疼痛 4 小时。

现病史：患者 4 小时前于家中 2 楼阳台不慎坠落，坠落后立即被邻居发现，当时未予搬动，自述不能回忆坠落后情况，自感髋、背部疼痛，左上肢活动受限，无明显胸闷、气促，无明显头晕、头痛，无恶心、呕吐，无四肢无力、麻木，无黑矇；为进一步诊治来到我院急诊就诊，行相关检查后以“高处坠落伤”收入我科。

入院诊断：①高处坠落伤；②骨盆闭合性骨折；③左 2 ～ 12 肋骨骨折；④ $T_{2\sim5}$、T_{12} 骨折；⑤左侧液气胸；⑥肺挫伤。

既往史：平素身体健康状况一般，否认高血压、糖尿病、冠心病病史；否认肝炎、结核等传染病病史；否认外伤、手术、输血史；无食物、药物过敏史；无吸烟、饮酒等不良嗜好。

婚育史：已婚，育有 1 子 1 女。

家族史：无特殊。

专科检查：双侧呼吸运动一致，气管居中，双侧语颤一致，未触及胸膜摩擦感。双肺叩诊呈清音，可闻及少量湿性啰音，未闻及胸膜摩擦音。腹部平软，阴阜上可见瘀斑，无压痛、反跳痛，肠鸣音正常；左上肢活动受限；左胸背部压痛，骨盆挤压征阳性。

辅助检查：

X 线检查：①双侧肺炎，左侧肋膈角模糊不清，左侧少量胸腔积液；②左 2 ～ 12 后肋、$T_{2\sim5}$ 左侧横突骨折；③ T_{12} 椎体压缩性骨折。

CT 检查（全身）：左 2 ~ 12 后肋、$T_{2\sim5}$ 左侧横突、双侧髂骨、耻骨及右侧坐骨体多发骨折，右侧髂骨骨折及骶髂关节面、部分断端骨质对位对线不良；T_{12} 椎体压缩性骨折；左侧肩胛骨可疑骨折，断端间对位对线可。左肺挫伤，右肺下叶间质性改变；左侧液气胸，左肺压缩＜ 20%（图 13-2-1）。左顶后部头皮软组织肿胀，双侧放射冠及左侧基底节区腔隙性梗死灶；脑萎缩。颈部、胸部、腹部脏器未见明显异常。

心脏 B 超检查：心脏形态结构未见异常。

心电图检查：窦性心律，心电图正常。

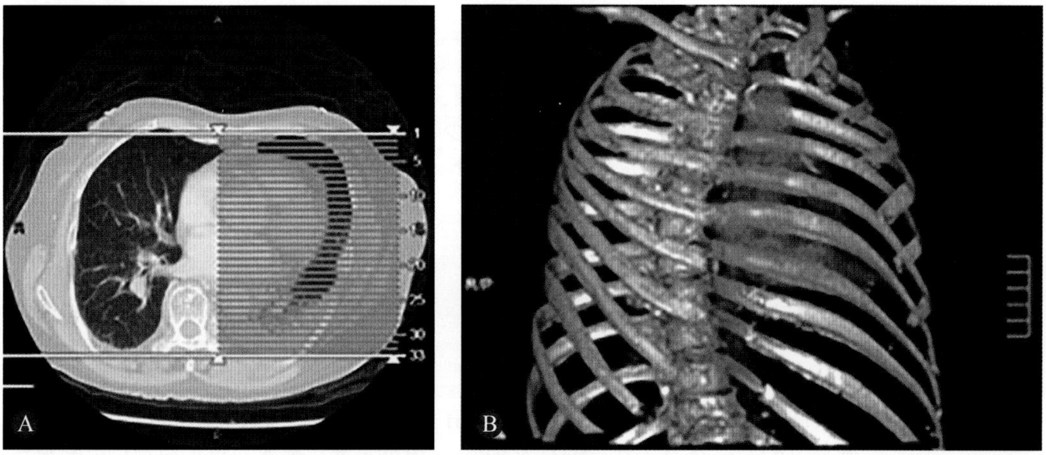

图 13-2-1　胸部 CT

术前异常检验结果见表 13-2-1。

表 13-2-1　术前异常检验结果

项目	指标	结果	参考值
血常规	C 反应蛋白 /（mg/L）	10.3 ↑	0 ~ 10.0
	白细胞计数 /（10^9/L）	12.4 ↑	3.5 ~ 10.0
	红细胞计数 /（10^{12}/L）	3.4 ↓	4.3 ~ 5.9（男）3.9 ~ 5.2（女）
	血红蛋白 /（g/L）	108 ↓	137 ~ 179（男）116 ~ 155（女）
生化	总蛋白 /（g/L）	52 ↓	55 ~ 80
	血清白蛋白 /（g/L）	30.3 ↓	35 ~ 50
	血钠 /（mmol/L）	128.6 ↓	130 ~ 150
出凝血常规	血浆 *D*– 二聚体 /（μg/mL）	2.06 ↑	0 ~ 0.50

入院时生命体征：T36.4℃，P80 次 / 分，R20 次 / 分，BP100/62mmHg。

入院时护理风险评估：患者基本生活活动能力评估为 20 分，疼痛数字评分法评分为 5 分，血栓风险因素评估为 3 分。

心理社会方面评估：患者情绪稳定，子女陪伴入院。

三、治疗护理及预后

（一）治疗护理过程（表 13-2-2）

表 13-2-2　治疗护理过程

时间		病程经过	治疗处置
3 月 4 日	22：00	患者高处坠落后 4 小时入院。意识清醒、对答切题；髋部疼痛、活动受限；左前臂有一处 2cm × 3cm 擦伤，少量渗血；右髋部 1 度肿胀，左上肢活动受限。	完善各项检查及术前风险评估；平卧位，胸部给予胸带固定，骨盆处给予骨盆兜带固定；遵医嘱给予吸氧（2L/min）及心电监测；给予静脉输注镇痛药物治疗。拟行急诊手术治疗。
	22：30	患者突发胸闷、胸痛，气促、呼吸困难，呼吸波动在 26 ~ 32 次 / 分，咳嗽，有少量痰液，SpO_2 下降至 94%，疼痛评分为 5 分。	半卧位，中流量吸氧（4L/min），指导深呼吸运动，予氧气雾化吸入，按医嘱缓慢输液。
	22：40	呼吸困难加重，SpO_2 下降至 93%。	遵医嘱给予储氧面罩吸氧（6L/min），按需吸痰。准备用物、给予抽血化验：血常规、生化、凝血、血气分析等检查，做床边胸片检查，请胸外科会诊：建议行胸腔闭式引流。积极联系手术室尽快行急诊手术。
	23：00	患者胸闷、胸痛、气促、呼吸困难稍有好转，R22 ~ 28 次 / 分，SpO_2 为 94%。疼痛评分为 3 分。	继续给予面罩吸氧（8L/min）。按医嘱应用抗生素、利尿、脱水药物；严密观察生命体征。
	23：10		留置尿管。
	23：20		送手术室。
3 月 5 日	1：00	患者在全身麻醉下行"骨盆骨折闭合复位术、外固定架固定术、左侧胸腔引流置管术"，术中出血约 100mL。	手术过程顺利，未输血。
	3：10	患者安返病房，意识清醒，未诉胸闷、胸痛；生命体征：T36.4℃、P86 次 / 分、R22 次 / 分、BP110/76mmHg、SpO_2 98%；伤口敷料包扎好，无渗出，四肢末梢血液循环、感觉运动及皮肤正常；骨盆外固定架固定在位；左胸腔闭式引流管位置固定好、通畅，引流出淡红色液体，量约 250mL。患肢疼痛评分为 3 分。	平卧位，遵医嘱给予持续心电监护，中流量吸氧（4L/min），遵医嘱静脉滴注抗生素、镇痛、消肿等药物治疗。妥善固定各导管。
3 月 6 日		患者精神好，未诉胸闷、胸痛，呼吸稍促 22 ~ 26 次 / 分，咳少许白色痰液，SpO_2 98%；伤口敷料包扎好，无渗出，四肢末梢血液循环、感觉运动及皮肤正常，骨盆外固定架固定在位；胸腔引流管固定良好，引流通畅，胸腔引流量 185mL，淡红色。患肢疼痛评分为 3 分。	抬高床头 30°，低流量吸氧（3L/min），氧气雾化吸入治疗；行床边胸片检查。遵医嘱静脉滴注抗生素、镇痛、消肿药物等治疗。给予饮食及功能训练指导。

续表

时间	病程经过	治疗处置
3月9日	胸闷等症状减轻，偶伴少量黏痰；伤口敷料包扎好，无渗出，四肢末梢血液循环、感觉、运动及皮肤正常，骨盆外固定架固定在位；胸腔引流管通畅，引流量80mL，淡红色。患肢疼痛评分为2分。	抬高床头30°，予氧气雾化吸入，低流量吸氧（2L/min），复查血，行床边X线检查。遵医嘱静脉滴注抗生素、镇痛、消肿药物等治疗。指导患者行双下肢功能训练。
3月14日	生命体征平稳，伤口敷料包扎好，无渗出，四肢末梢血液循环、感觉、运动及皮肤正常，骨盆外固定架固定在位。胸腔引流管位置固定好，引流量10mL，淡黄色。疼痛评分为1分。	抬高床头30°，遵医嘱停止心电监测。行床边X线检查、复查血。拔除胸腔闭式引流管。
3月20日	病情平稳，伤口敷料干燥，恢复良好，予出院。	给予出院指导，告知复查及康复等注意事项。

术后X线检查（胸部正侧位）：双肺炎症较前基本吸收，左侧胸腔积液较前减少，可见左侧胸腔引流管影（3月6日）（图13-2-2）；左侧胸腔积液较前吸收，左侧胸腔引流管已拔除（3月14日）（图13-2-3）。

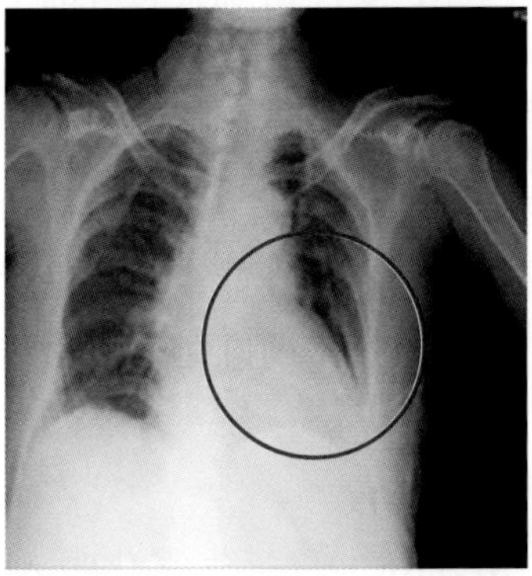

图13-2-2　胸部X线片（一）

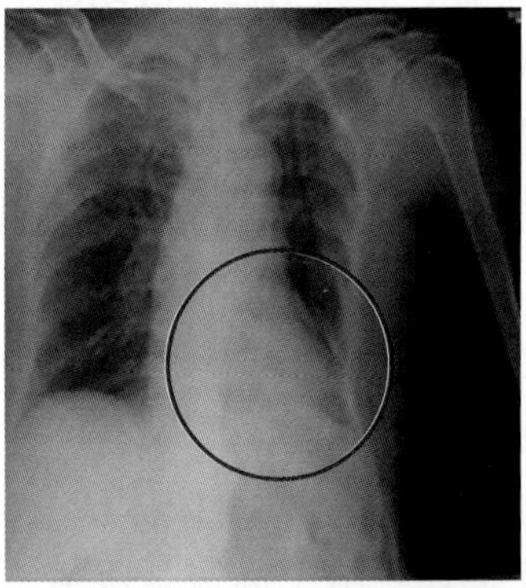

图13-2-3　胸部X线片（二）

术后异常检验结果见表13-2-3。

（二）主要护理问题及措施

急性呼吸衰竭

1）问题依据

高处坠落伤导致肺挫伤；胸部正侧位提示双侧肺炎，左侧肋膈角模糊不清，左侧胸腔积液；患者主诉胸闷、胸痛、气促；呼吸频率为26～32次/分，SpO_2下降至94%以下。动脉血气分析结果显示：动脉血氧分压为78mmHg。

2）护理思维

肺挫伤又称休克肺，主要原因是肺功能异常导致肺部循环障碍，肺实质内含气量减少而肺间质含水量增加，最终导致通气和换气功能障碍，影响患者呼吸功能。早期主要表现为进行性加重的呼吸困难，低氧血症，进而出现急性呼吸窘迫综合征。

表 13-2-3　术后异常检验结果

项目	检验结果				参考值
	3 月 4 日	3 月 8 日	3 月 10 日	3 月 13 日	
C 反应蛋白 /（mg/L）	22.6 ↑	14.5 ↑	13.2 ↑	11.8 ↑	0 ~ 10.0
白细胞计数 /（10^9/L）	14.5 ↑	12.6 ↑	10.9 ↑	10.2 ↑	3.5 ~ 10.0
红细胞计数 /（10^{12}/L）	3.0 ↓	3.4 ↓	3.5 ↓	3.6 ↓	4.3 ~ 5.9（男） 3.9 ~ 5.2（女）
血红蛋白 /（g/L）	104 ↓	100 ↓	104 ↓	108 ↓	137 ~ 179（男） 116 ~ 155（女）
总蛋白 /（g/L）	55	54 ↓	56	57	55 ~ 80
血清白蛋白 /（g/L）	32.3 ↓	33.5 ↓	33.8 ↓	34.2 ↓	35 ~ 50
血钠 /（mmol/L）	123.6 ↓	129.4 ↓	132	134	130 ~ 150
动脉血氧分压 /（mmHg）	78 ↓			89	80 ~ 100

患者伴有肋骨骨折，咳嗽会引发胸部疼痛加重，致使患者不敢深呼吸及有效咳嗽，无法做胸廓运动，最终导致痰液不易咳出。且疼痛使机体 5-HT 分泌增加，可导致肺动脉和肺小静脉收缩增强，从而使肺毛细血管通透性增加，肺间质水肿加重；另外，患者本身有少许肺部炎症，容易引起呼吸功能下降。因此，要严密观察患者的生命体征及临床症状，床旁备好抢救设备。

3）主要措施

（1）病情观察与评估：观察生命体征，尤其是呼吸频率、节律及缺氧症状，评估是否出现呼吸困难、发绀、动脉血氧分压下降或血氧饱和度降低；监测患者的意识状况、出入量及实验室检查结果；做好紧急救护的同时，做好术前准备工作，准备胸腔穿刺、气管插管等急救物品。

（2）体位护理：予绝对卧床休息，取半卧位或坐位。

（3）氧疗护理：给予高流量吸氧（6 ~ 8L/min），氧气雾化吸入使气道处于湿化状态，使痰液黏稠度降低，有助于患者自行咳出。

（4）保持呼吸道通畅：指导并协助患者进行有效咳嗽、咳痰；必要时按需吸痰。

（5）管道护理：按常规做好胸腔闭式引流管护理，保持引流通畅，维持胸腔闭式引流的密闭性，观察水柱波动情况，观察引流液的颜色、性状及量，预防感染、脱管等护理。

（6）用药护理：早期应用抗生素防止感染，应用肾上腺皮质激素和甘露醇等脱水、抗凝药物，以达到消除肺水肿，改善微循环的作用。根据血压、尿量调节输液速度，预防低血容量休克的同时，避免加重急性呼吸衰竭，改善组织灌注，维持血压和水、电解质平衡，观察用药后反应。

（7）功能训练：后期指导患者进行呼吸训练，包括缩唇呼吸训练、腹式呼吸训练、呼吸训练器训练等，使肺泡充分膨胀，促进肺泡分泌物的清除。每日 3 次，每次 10 ~ 15min。逐渐增加训练强度及难度，根据患者情况制订训练计划，坚持 1 个月。

（8）健康教育：告知患者出现胸闷、胸痛、气促、呼吸困难的可能原因，减缓患者的紧张、焦虑、恐惧等情绪反应，及时关心与鼓励患者，指导放松及分散注意力的方法。

4）护理评价

通过进行胸腔引流置管，呼吸功能训练促进肺康复，抗感染、镇痛、输液等对症治疗后，患者胸闷、胸痛、呼气急促、咳嗽症状好转，未发生急性呼吸衰竭、急性呼吸窘迫综合征和肺不张等并发症。

（三）患者转归

患者经对症治疗后肺部症状好转，伤口良好，转入当地康复医院行后续治疗。

四、护理体会及反思

（一）护理体会

高处坠落伤患者往往伴有胸部创伤或肋骨骨折引起的胸痛，导致患者不敢咳嗽和深呼吸，致肺部症状加重。因此，加强排痰护理是预防肺部感染的主要措施。在抢救治疗时，护理人员能全面做好抢救准备，有条不紊地配合医生进行抢救，为患者争取更多的时间和机会，同时给予患者及家属极大的心理安慰和支持。

（二）反思

肋骨骨折合并肺挫伤发病较急，若治疗、护理不当往往延误病情，甚至危及生命，护士需要严密观察病情，加强抢救意识，早发现、早处理。除了密切关注患者的呼吸情况及有无反常呼吸运动外，还要严密观察患者的生命体征，比如骨盆骨折伴内脏损伤有无失血性休克的表现，做好预见性护理。

五、相关知识链接

（一）肺挫伤的表现及急救护理

1. 临床表现

受伤 6 小时内即出现临床表现（表 13-2-4）。

表 13-2-4　临床表现

类别	呼吸	咳痰	听诊	血气分析
轻者	胸痛、胸闷、气促	咳嗽、血痰	散在啰音	血气正常
重者	呼吸困难	咯血	呼吸音减低、患侧肺部有湿啰音	低氧血症

2. 急救护理

肺挫伤是创伤后引起的肺内渗出性病变，应严密观察病情，注意监测有无呼吸窘迫、发绀、低氧血症及酸碱失衡等状况，并及时予以对症抢救，禁用镇静剂。

（1）取平卧或半卧位，保持病房安静，备好各种抢救器械如气管切开包、呼吸机等。

（2）立即建立静脉通道并保持足够的有效循环血量，及时输血、输液、抽血进行血生化和血气分析。输液过程中保持输液通畅，输液速度控制在 35 ～ 45 滴 / 分，防止输液过多、过快。必要时测中心静脉压，以监护心脏功能，防止发生心力衰竭。

（3）纠正低氧血症

①立即清除呼吸道分泌物，保持呼吸道通畅并给予面罩吸氧，氧流量 4 ～ 8L/min。

②若缺氧症状无改善，应立即行气管插管或气管切开术，必要时呼吸机辅助呼吸。选用定量呼吸机，潮气量为 8 ～ 12mL/kg，通气量为 20L/min，呼吸频率为 12 ～ 18 次 / 分，呼吸末正压通气为 5 ～ 10cmH_2O，给予高浓度吸氧，氧浓度为 50% ～ 60%，使 PaO_2 大于 60mmHg，血氧饱和度达 90% 以上。

（4）消除肺水肿及防止肺不张，改善微循环

①使用人血白蛋白、血浆，以提高胶体渗透压，促进肺水肿的吸收，与利尿剂合用更为合理。

②酚妥拉明 5 ～ 10mg 加入 10% 葡萄糖注射液 500mL 静脉滴注，每日 2 次。

③有弥散性血管内凝血时可加用肝素。

（5）应用肾上腺皮质激素：尽早、大剂量、短疗程使用，给予地塞米松 20 ～ 40mg，静脉滴注，每日 3 次，也可用甲基泼尼龙治疗，连用 2 天，1 周内开始减量，如无效应尽早停用。

（6）有效镇痛。由于疼痛而不能有效地咳嗽使分泌物蓄积，导致肺不张、肺部感染，最终可发展成呼吸窘迫综合征。应遵医嘱及时应用镇痛药物，但强效镇痛药如吗啡、哌替啶、可待因会抑制呼吸，减少咳嗽反射，不利于排痰，对老年患者应慎用。

（7）应用抗生素控制感染：短期足量应用抗生素，对减轻肺、脑水肿均有益，待症状和肺部病灶清除后逐渐减量至停止。

（8）密切观察病情，出现脏器功能衰竭及呼吸心搏骤停时，积极救治。

（二）肺挫伤

肺挫伤即肺实质损伤，与肺内压力升高有关，当胸廓受压或挫伤时，声门反射性关闭，肺内压力上升导致肺血管、支气管及淋巴管和肺实质以及胸膜的损伤。在受伤即刻或 1 小时内出现，一部分在伤后 4 ～ 6 小时出现，也有小部分在创伤后 48 小时后出现。

肺损伤的 X 线表现与伤情和伤后摄片时间有关，多数患者于伤后胸片上即有阳性征象，部分患者早期无异常，在 X 线复查胸片时才出现各种征象，因此，在病史提供有肺损伤存在时，定期进行 X 线复查是必要的。

依据损伤程度分为单纯型肺挫伤和严重肺挫伤。前者表现为胸壁压痛，咳嗽时加重，无明显气短；有合并伤者，除胸痛较前加重外，出现不同程度的胸闷、气短、咳嗽、咯血、皮下气肿、呼吸浅快及口唇发绀。而严重肺挫伤患者易发生急性呼吸窘迫综合征。

（戴巧艳　黎小霞　陈雪梅　黄天雯）

第三节　1例左股骨颈骨折术后并发肺栓塞患者的护理

一、基本信息

姓名：谭某；性别：男；年龄：53岁；婚姻情况：已婚

文化程度：初中；籍贯：广东省；职业：无

入院日期：2018年12月17日；出院日期：2019年1月20日

出院诊断：①左股骨颈骨折；②肺动脉栓塞；③慢性肾病

病史陈述者：患者本人及家属

二、病例介绍

主诉：外伤致左髋部疼痛、活动受限10小时。

现病史：患者于10小时前洗澡时不慎摔伤致左髋部疼痛，不能行走，即来我院检查后以“左股骨颈骨折”收入我科。

入院诊断：①左股骨颈骨折；②慢性肾病。

既往史：肾功能不全病史14年，血液透析14年，高血压10年；否认糖尿病、冠心病病史；无烟酒嗜好；无食物、药物过敏史。

婚育史：已婚已育，配偶及子女体健。

家族史：否认家族遗传病史。

专科检查：左下肢较对侧短缩，外旋90°畸形，左髋部压痛、叩击痛，左髋部活动受限，左足背伸活动正常，左下肢活动、感觉、血液循环正常，右下肢活动自如。

辅助检查：

X线检查：胸部X线片，双肺未见异常（12月17日）（图13-3-1）。

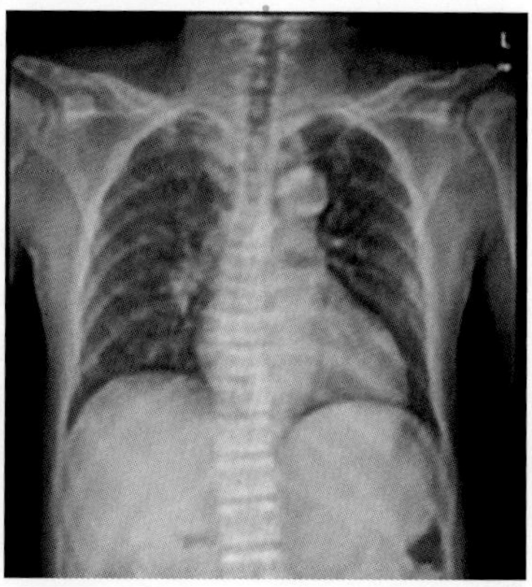

图13-3-1　胸部正位片

股骨CT检查：左股骨颈骨折。

心电图检查：窦性心动过速。

术前异常检验结果见表13-3-1。

入院时生命体征：T37.3℃，P95次/分，R20次/分，BP182/102 mmHg。

入院时护理风险评估：疼痛数字评分法评分为3分，血栓风险评估为3分，自理能力评分为40分。

心理社会方面评估：患者情绪稳定，妻子陪伴入院。

表 13-3-1 术前异常检验结果

项目	指标	结果	参考值
血常规	血红蛋白 /（g/L）	79 ↓	137 ~ 179（男）116 ~ 155（女）
生化	肌酐 /（μmol/L）	658 ↑	30 ~ 110
出凝血常规	血浆 *D*– 二聚体 /（μg/mL）	0.69 ↑	0 ~ 0.50
	活化部分凝血活酶时间 /s	48.8 ↑	25.0 ~ 35.0

三、治疗护理及预后

（一）治疗护理过程（表 13-3-2）

表 13-3-2 治疗护理过程

时间		病程经过	治疗处置
2018 年 12 月 17 日		患者外伤致左髋部疼痛、活动受限 10 小时入院。	完善各项监测、检查与术前风险评估。
12 月 18 日 ~ 12 月 23 日		患者血压偏高，血结果显示：血红蛋白为 79g/L，肌酐为 658μmol/L。	请内分泌科、心内科、麻醉科、肾内科会诊，积极调整患者血压，进行血液透析，平衡内环境。行饮食及功能训练指导。
12 月 24 日		完善术前各项检查。	给予讲解术前注意事项。
12 月 25 日	8：00	生命体征平稳。	完成术前准备。
	8：15	患者进入手术室。	完成手术交接。
	13：00	在全身麻醉下行“左股骨颈闭合复位 + 螺钉内固定术”，术中出血量约 20mL。	手术过程顺利，术中未输血。
	16：15	患者手术历时 2 小时，安返病房，生命体征：T36.6℃、P100 次 / 分、R18 次 / 分、BP160/92mmHg、SpO_2 98%。伤口敷料干燥，患肢感觉运动正常；留置尿管通畅，尿色淡黄；右前臂留置针固定好。疼痛评分为 2 分。	给予持续心电血压监测生命体征，低流量吸氧（2L/min），遵医嘱给予静脉输入抗炎、镇痛等药物治疗。妥善固定各管路，并保持通畅。行功能训练指导。
12 月 26 日 ~ 2019 年 1 月 5 日		患者生命体征平稳：T36.2 ~ 37℃、P 90 ~ 110 次 / 分、R18 ~ 24 次 / 分、BP130 ~ 180/80 ~ 100 mmHg。无咳嗽、咳痰，双下肢未见明显肿胀，肢端血液循环良好，伤口敷料干燥。	遵医嘱予抗炎、规律血液透析、镇痛、控制血压等治疗。给予饮食、功能训练指导。
1 月 6 日	23：40	患者咳嗽，呕出粉红色液体，呼吸稍促，无胸闷、胸痛不适。生命体征：P102 次 / 分、R26 次 / 分、BP144/81 mmHg、SpO_2 82%。	通知医生，进行心电监测、中流量吸氧（4 L/min），急查胃液呕吐物潜血；查血浆 *D*– 二聚体、出凝血指标、血常规；急备血。
1 月 7 日	0：40	患者生命体征：T36.2℃、P104 次 / 分、R26 次 / 分、BP142/82mmHg、SpO_2 92%。	陪同患者行胸部 CT 血管造影检查。

续表

时间	病程经过	治疗处置
1：20	患者返回病房，间断咳嗽，咳出粉红色黏液痰，无胸痛不适。生命体征：P101次 / 分、R26 次 / 分、BP138/81mmHg、SpO_2 88%。	持续心电监测，中流量吸氧（4 L/min），床旁备急救车、简易呼吸囊、吸痰器等物品。
1：50	患者呼吸急促，烦躁不安。生命体征：P98 ~ 110 次 / 分、R26 ~ 30 次 / 分、BP130/68mmHg、SpO_2 80% ~ 92%。胸部 CT 血管造影结果显示：右肺下叶前基底段动脉栓塞。血浆 *D*- 二聚体结果显示：0.96μg/mL。	遵医嘱予酒石酸唑吡坦片 10mg 口服，依诺肝素钠注射液 0.5mL 皮下注射。遵医嘱改面罩吸氧，高氧流量（8L/min），请呼吸科、胸外科会诊；静脉滴注同型红细胞 300mL。
4：30	动脉血气分析结果显示：PCO_2 45mmHg，PO_2 53 mmHg。	患者病情重，遵医嘱转胸外 ICU 继续治疗。
1 月 16 日	患者由胸外 ICU 返回病房，生命体征：T36.7℃、P92 次 / 分、R18 次 / 分、BP148/76 mmHg。神志清，无胸闷、胸痛不适，间断咳出少量暗红色痰。患者疼痛数字法评分为 3 分，血栓风险因素评估为 3 分。双下肢未见明显肿胀，肢端血液循环良好，伤口敷料干燥。	持续心电血压监测，吸氧（2L/min），遵医嘱予抗炎、镇痛、抗凝、规律血液透析、控制血压等治疗。给予饮食及功能训练指导。患者血红蛋白为 95g/L，血清白蛋白为 31g/L。
1 月 17 日 ~ 1 月 19 日	患者生命体征平稳，无胸闷、胸痛不适，间断咳出少量暗红色痰。双下肢未见明显肿胀，肢端血液循环良好，伤口敷料干燥。疼痛评分为 2 分。1 月 19 日复查血浆 *D*- 二聚体结果为 0.48μg/mL。	遵医嘱予抗炎、镇痛、抗凝、规律血液透析、控制血压等治疗。告知其相关训练方法及注意事项。
1 月 20 日	患者病情平稳，肢端血液循环良好，伤口愈合良好。	行出院指导，转至当地医院继续抗凝、血液透析、控制血压等治疗。告知其相关注意事项。

抢救时异常检验结果见表 13-3-3。

表 13-3-3　抢救时异常检验结果

项目	指标	结果	参考值
血常规	血红蛋白 /（g/L）	65 ↓	137 ~ 179（男）116 ~ 155（女）
	红细胞计数 /（10^{12}/L）	2.47 ↓	4.3 ~ 5.9（男）3.9 ~ 5.2（女）
呕吐物潜血	潜血反应	阳性（3+）	–
生化	血清白蛋白 /（g/L）	29 ↓	35 ~ 50

（二）主要护理问题及措施

1. 肺栓塞及抢救

1）问题依据

肺栓塞临床表现不典型，诊断难度大，易造成漏诊或误诊，约 11% 的肺栓塞患者在发病 1 小时内死亡，仅 29% 可以得到明确诊断，死亡率为 8%，而得不到明确诊断的患者死亡率高达 30%，早期诊断至关重要。患者自诉呼吸急促，咳嗽、咳粉红色黏痰，血氧饱和度下降至80%。动脉血气结果显示：PCO_2 为 45mmHg，PO_2 为 53mmHg。胸部 CT 血管造影结果显示：右肺下叶前基底段动脉栓塞。

2）护理思维

该患者股骨颈骨折需严格卧床，且合并有慢性肾病导致血液高凝状态、血流减慢，属于深静脉血栓的高风险人群，一旦栓子脱落极易引发肺栓塞。

肺栓塞是内源性栓子堵塞肺动脉或其分支引起肺循环障碍的临床病理综合征，致使肺血流动力学、呼吸功能改变，临床表现为呼吸困难、咳嗽、咯血、胸痛等，严重的可导致死亡。因此，护士要严密监测患者的生命体征及临床表现。

3）主要措施

（1）病情观察与评估：监测患者的生命体征、意识、出入量；倾听患者主诉，观察咳嗽、咯血情况，观察有无胸闷、气促、心悸症状以及面色苍白、四肢厥冷、大汗淋漓等症状；备齐吸痰用物，按需吸痰；准备气管插管、气管切开、简易呼吸囊、急救车等物品。

（2）体位护理：予半坐卧位，避免突然改变体位，床上活动时避免幅度过大。

（3）饮食护理：暂予禁食，不禁饮。

（4）管道护理：开通 2 条及以上静脉通道，妥善固定导管。

（5）用药护理：遵医嘱予抗凝、镇痛、镇静等药物治疗，观察用药后的反应。

（6）治疗护理：根据患者血氧情况调节吸氧浓度，必要时高流量面罩吸氧；遵医嘱予配血，复查血常规、生化、出凝血常规、血浆 *D*- 二聚体、血气分析等。

（7）健康教育：告知患者咳嗽、咯血的原因，配合治疗时的注意事项；卧床休息，禁止挤压、按摩、热敷下肢。避免增加腹压的因素，保持大便通畅，避免屏气用力的动作；避免剧烈咳嗽等。

4）护理评价

患者病情变化遵医嘱转胸外 ICU 治疗。

2. 预防肺栓塞复发

1）问题依据

肺动脉 CT 检查（1 月 16 日）：右肺下叶前基底段动脉栓塞，与 1 月 7 日的检查结果对比稍好转。血浆 *D*- 二聚体高于正常值。

2）护理思维

高达 15% 的肺栓塞患者在患病后 1 个月内死亡，而 30% 幸存的患者在未来的 10 年内复发。肺栓塞的预后较差，主要受肺栓塞的严重性及基础情况两方面的影响，临床表现多样，轻者可无症状，重者可出现休克甚至死亡。因此，要加强健康教育，做好自我评估。

3）主要措施

（1）病情观察与评估：观察患者的意识和生命体征，有无呼吸困难、胸痛、咳嗽、咯血等情况，观察双下肢皮肤颜色、皮温、动脉搏动、肿胀等情况。

（2）饮食护理：予低盐、低脂饮食，限制动物内脏、肥肉等富含胆固醇及脂肪的食物摄入，避免因高脂血症引起动脉硬化及肾小球损伤、硬化等；食盐量每天控制 3g 以内，禁食腌制食品，增加纤维素摄入。肾病综合征患者因高脂血症极易形成血栓，饮食应低盐、低脂，富含纤维素，限制糖类摄入，过多的糖容易在体内转化为脂肪蓄积，引起血液黏稠度增加。

（3）用药护理：遵医嘱予消炎、抗凝、补钙、降血压药物等治疗，注意用药后的反应。

（4）健康教育：保持大便通畅，避免便秘，以防止排便时增加腹压，发生血栓脱落导致栓塞。

4）护理评价

患者住院期间未复发肺栓塞，随访患者 1 个月，患者进行规律血液透析治疗，无呼吸困难、咳嗽、咯血、胸痛等不适。

（三）患者转归

患者生命体征平稳，肢端血液循环良好，伤口愈合良好，在当地医院继续行抗凝、血液透析、控制血压等治疗。

四、护理体会及反思

（一）护理体会

肺栓塞发病急骤，病情重，预后差，是目前医院中最常见的死亡原因之一，有效预防和早期发现及治疗有重要的临床意义。肺栓塞的临床表现缺乏特异性，漏诊率高，致死性肺栓塞抢救时间窗窄，对于该患者而言，我们做到了及时发现、明确诊断、有序救治，把握了抢救的最佳时期。

（二）反思

研究发现，70% ~ 89% 肺栓子来源于下肢深静脉，因此，早期预防和及时发现下肢深静脉血栓形成，已成为降低肺栓塞死亡率和改善患者预后的关键。患者是深静脉血栓风险高危人群，尽管在术前请相关专科会诊和处理，但在术后仍发生肺栓塞，在术前应加强患者手术风险评估，必要时行下肢深静脉超声检查，并做好深静脉血栓的预防措施。该患者肾功能不全，使用利尿剂时要注意监测尿量，避免脱水过度，增加血液黏稠度。

加强临床护士对骨折术后并发肺栓塞的认识，掌握肺栓塞的预防护理知识，制定急性肺栓塞处置的应急预案，定期进行急救演练，加强临床护士对肺栓塞的判断和急救能力，才能协助医生做好急性肺栓塞的救治工作，保障患者的生命安全。

五、相关知识链接

（一）肺栓塞的概述

肺栓塞是以各种栓子阻塞肺动脉或其分支为其发病原因的一组疾病或临床综合征的总称，包括肺血栓栓塞症（pulmonary thromboembolism，PTE）、脂肪栓塞综合征、羊水栓塞、空气栓塞、肿瘤栓塞等，其中 PTE 为肺栓塞的最常见类型。

引起 PTE 的血栓主要来源于下肢的深静脉血栓形成（deep venous thrombosis，DVT）。PTE 和 DVT 合称为静脉血栓栓塞症，两者具有相同易患因素，是静脉血栓栓塞症在不同部位、不同阶段的两种临床表现形式。血栓栓塞肺动脉后，血栓不溶、机化、肺血管重构致血管狭窄或闭塞，导致肺血管阻力（pulmonary vascular resistance，PVR）增加，肺动脉压力进行性增高，最终可引起右心室肥厚和右心衰竭，称为慢性血栓栓塞性肺动脉高压（pulmonary hyperten sion due to chronic thrombotic and/or embolic disease，CTEPH）。任何可以导致静脉血流淤滞、血管内皮损伤和血液高凝状态的因素（Virehow 三要素）均为静脉血栓栓塞症的危险因素。

（二）肺栓塞的病理与生理

PTE 栓子可以来源于下腔静脉路径、上腔静脉路径或右心腔，其中大部分来源于下肢深静脉。多数情况下 PTE 继发于 DVT，约 70% 的 PTE 患者可在下肢发现 DVT；而在近端 DVT 患者中，通常有 50% 的患者存在症状性或无症状性 PTE。

1. PVR 增加和心功能不全

栓子阻塞肺动脉及其分支达一定程度（30% ~ 50%）后，因机械阻塞作用，加之神经体液因素（血栓素 A2 和 5- 羟色胺的释放）和低氧所引起的肺动脉收缩，导致 PVR 增加，动脉顺应性成比例下降，心排血量下降，主动脉内低血压和右心室压升高，使冠状动脉灌注压下降，特别是右心室内膜下心肌处于低灌注状态。

2. 呼吸功能不全

PTE 的呼吸功能不全主要为血流动力学障碍的结果。心排血量降低导致混合静脉血氧饱和度下降。PTE 导致血管阻塞、栓塞部位肺血流减少，肺泡无效腔量增大；肺内血流重新分布，而未阻塞血管灌注增加，通气血流比例失调而致低氧血症。由于肺组织同时接受肺动脉、支气管动脉和肺泡内气体三重氧供，故肺动脉阻塞时较少出现肺梗死。如存在基础心肺疾病或病情严重影响到肺组织的多重氧供，则可能导致肺梗死。

3. CTEPH

部分急性 PTE 经治疗后血栓不能完全溶解，血栓机化，肺动脉内膜发生慢性炎症并增厚，发展为慢性 PTE；PVR 和肺动脉压力逐步升高，形成肺动脉高压，称为 CTEPH；多种影响因素如低氧血症、血管活性物质（包括内源性血管收缩因子和炎性细胞因子）释放可加重这一过程，右心后负荷进一步加重，最终可致右心衰竭。

（三）肾功能不全发生肺血栓栓塞症的主要机制

肾功能不全发生肺血栓栓塞症的主要机制是血液高凝状态，血液高凝原因：①肾功能不全时大量蛋白质从尿中排出致低蛋白血症，肝脏代偿性合成增加，继发血浆中凝血因子、纤溶酶抑制剂增加，抗凝血物质、纤溶酶原增加，从而引起机体凝血、抗凝和纤溶系统失衡，导致高凝状态，诱发 DVT 以及 PTE 的发生；②高脂血症引起患者血黏滞度增加；③低蛋白血症使血浆胶体渗透压下降，血容量减少，血液浓缩；④肾功能不全时血小板对二磷酸腺苷及胶原的聚集功能增强，血小板黏附功能及释放功能增加，血小板更新加快，从而加速血液凝固；⑤糖皮质激素及利尿剂的使用增加了血栓栓塞并发症的发生。糖皮质激素可增加血小板和凝血因子的活性，并使纤溶活性降低，削弱对活化的凝血因子的吞噬清除作用，利尿剂的使用使血液浓缩，血黏稠度增高。

（周惠兰　黎小霞　陈雪梅　黄天雯）

第四节　1例颈椎骨折高位截瘫并发呼吸道梗阻患者的护理

一、基本信息

姓名：康某；性别：男；年龄：65岁；婚姻情况：已婚

文化程度：小学；籍贯：广东省肇庆市；职业：农民

入院日期：2018年12月13日；出院日期：2019年1月13日

出院诊断：①高处坠落多发伤；② C_2 粉碎性骨折；③ C_3 棘突骨折；④肺挫伤；⑤高位截瘫

病史陈述者：患者本人及家属

二、病例介绍

主诉：高处坠落后四肢活动障碍伴躯体感觉缺失8小时。

现病史：患者8小时前从2m高处坠落，坠落部位不详，坠落前无头晕、头痛、意识障碍；坠落后即出现意识丧失，四肢活动障碍，四肢多处擦伤，立即送至当地医院急诊，外院CT检查提示：C_2 粉碎性骨折，C_3 棘突骨折，L_5 椎体骨折，右上肺及双下肺少量肺挫伤。摔伤后1小时逐渐恢复意识，能够眨眼，2小时后能够对答，对答切题；目前四肢活动障碍，伴双侧胸骨以下感觉缺失，无大小便失禁，为求进一步诊治收入我科。

入院诊断：①高处坠落多发伤；② C_2 粉碎性骨折；③ C_3 棘突骨折；④肺挫伤；⑤高位截瘫。

既往史：平素身体健康状况一般，否认高血压、糖尿病、冠心病病史；否认肝炎、结核等传染病病史；数年前曾行鼻窦息肉切除手术；否认外伤、输血史；无食物、药物过敏史。

婚育史：已婚，育有1子1女。

家族史：无家庭遗传病史。

专科检查：神志淡漠，勉强可对答，定位定向可；头部及右足敷料包扎，未见活动性出血；颈托固定，颈椎活动明显受限，颈椎棘突及椎旁查体欠配合；感觉平面为胸骨水平，水平以下深浅感觉消失；右上肢三角肌、肱二头肌肌力1级，余四肢肌力0级，四肢肌张力正常，双侧腱反射未引出，双侧霍夫曼征阴性，双侧巴宾斯基征阴性，双侧踝阵挛、髌阵挛阴性。

辅助检查：

CT 检查：C_2 椎体及其右侧横突孔、右侧椎弓板多发骨折，C_3 棘突骨折（12 月 13 日）（图 13-4-1）。

胸部 X 线检查：右上肺及双下肺少量肺挫伤，双侧胸腔少量积液（12 月 13 日）（图 13-4-2）。

心电图检查：窦性心律。

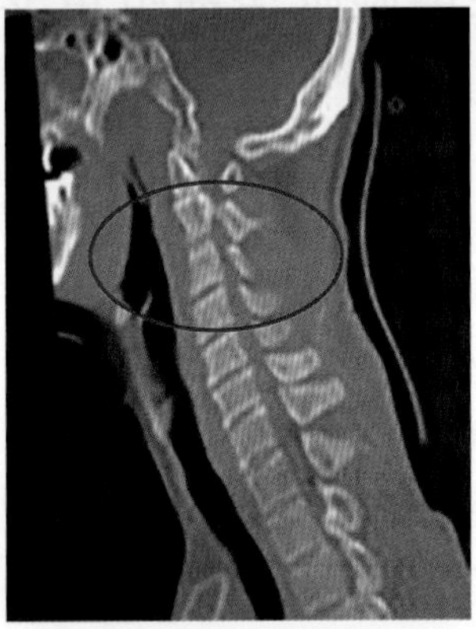

图 13-4-1　颈椎 CT

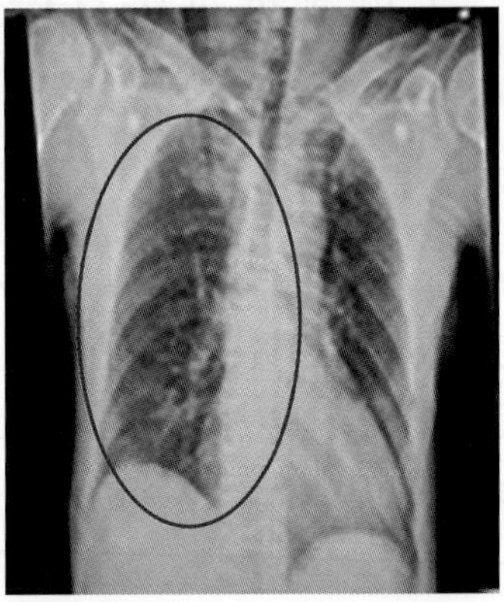

图 13-4-2　胸部 X 线片

辅助检验结果：无异常。

入院时生命体征：T36.5℃，P88 次 / 分，R20 次 / 分，BP108/88mmHg。

入院时护理风险评估：患者自理能力评估为 0 分，跌倒风险评估为高风险，疼痛数字评分法评分为 1 分。

心理社会方面评估：患者情绪稳定，子女陪伴照顾。

三、治疗护理及预后

（一）治疗护理过程（表 13-4-1）

表 13-4-1　治疗护理过程

时间	病程经过	治疗处置
12 月 13 日	患者因“高处坠落后四肢活动障碍伴躯体感觉缺失 8 小时”急诊入院。	完善各项检查与术前风险评估，持续心电监护监测生命体征，氧流量为 2L/min。医生给予行颅骨牵引，牵引位置固定好，床边备气管切开和吸痰用物。
12 月 14 日	患者意识清醒，生命体征：P60 次 / 分、R18 次 / 分、BP120/61mmHg，可自主咳出少量白色黏痰。右上肢三角肌、肱二头肌肌力 1 级，余四肢肌力 0 级。	给予氧气雾化吸入，促进痰液咳出；定时给予翻身叩背，指导自主咳嗽训练，指导家属给予患者行推腹训练。

续表

时间		病程经过	治疗处置
12月15日	8：15	患者意识清醒，排痰及呼吸困难，呼吸急促，面色发绀，听诊双肺明显痰鸣音，SpO_2 78%，P64次/分。	报告医生，立即给予高流量面罩吸氧，氧流量为8L/min，雾化吸入及吸痰；查动脉血气分析、血常规、急诊生化组合。
	8：35	患者意识清醒，呼吸急促，排痰困难，SpO_2 70%，P96次/分。	给予患者翻身，叩背，面罩吸氧10L/min，吸痰。
	10：40	患者突发意识丧失，血压测不到，SpO_2 70%～86%。	立即给予胸外心脏按压，简易呼吸器辅助呼吸；予肾上腺素1mg、阿托品0.5mg、多巴胺20mg静脉推注。
	11：00	患者意识模糊，P110～122次/分、SpO_2 68%～79%、BP60～72/34～45mmHg。	麻醉医生给予气管插管，接简易呼吸器辅助呼吸。
	11：20	患者意识模糊，P102次/分、R12次/分、BP72/34mmHg、SpO_2 98%。	患者转入外科重症监护室治疗，予行支气管肺泡灌洗及支气管镜下吸痰。
12月25日		患者意识清醒，生命体征平稳，完善术前准备。在全身麻醉下行“C_2椎弓根螺钉+$C_{3\sim6}$侧块螺钉内固定+$C_{3\sim6}$椎管减压+T_2左侧椎板切除减压+C_7潜行减压+气管切开术”。	手术过程顺利，术后返回外科监护室治疗。
1月13日		患者意识清醒，生命体征平稳，伤口愈合良好，进行间断脱机训练，最长连续脱机8小时。	病情需要转回当地医院继续康复治疗。

术后异常检验结果见表13-4-2。

表13-4-2　术后异常检验结果

项目	指标	结果	参考值
血常规	C反应蛋白/（mg/L）	20.74 ↑	0～10.0
	红细胞计数/（10^{12}/L）	3.46 ↓	4.3～5.9（男）3.9～5.2（女）
	总蛋白/（g/L）	51 ↓	55～80
	血清白蛋白/（g/L）	32 ↓	35～50

（二）主要护理问题及措施

1. 呼吸道梗阻

1）问题依据

患者高处坠落致肺挫伤，由于广泛的肺组织损伤，肺微循环障碍，使肺毛细血管通透性增加，表面活性物质减少，从而发生肺水肿、微肺不张，结果致肺内动静脉分流增加，通气/血流比例失调，氧弥散障碍和肺顺应性降低，最终导致进行性低氧血症。患者高位颈髓损伤，肋间肌功能丧失，膈肌瘫痪，呼吸肌功能障碍导致肺通气障碍，咳嗽无力，无法排痰，最终导致呼吸衰竭，甚至死亡。患者意识模糊、呼吸困难、面色发绀、咳痰困难，考虑为Ⅰ型呼吸衰竭。

2）护理思维

患者高位颈脊髓损伤伴肺挫伤，呼吸功能严重受损，因此需要严密观察患者的生命体征，重点关注呼吸情况，及时听取患者主诉。

3）主要措施

（1）病情观察与评估：监测患者意识、生命体征、四肢感觉、运动情况。观察患者咳嗽、咳痰情况，听诊肺部。遵医嘱给予面罩高流量给氧 10L/min。监测血氧饱和度变化。抽血查动脉血气分析、急诊生化检验。备吸痰及气管插管用物，随时准备抢救，必要时协助医生予气管切开。

（2）体位护理：平卧位，颈部制动，保持颅骨牵引有效。

（3）管道护理：保持呼吸道通畅，予按需吸痰；可行支气管镜下吸痰治疗。

（4）用药护理：遵医嘱给予激素、化痰等药物治疗，注意观察药物的不良反应。

4）护理评价

患者出现低氧血症时，及时给予对症处理；患者无力咳嗽、排痰困难，及时给予气管插管；当患者突发意识丧失立即予心肺复苏术，最终抢救成功，顺利转外科重症监护室治疗。

2. 脊髓再损伤

1）问题依据

颈髓损伤后 72 小时内是脊髓水肿高峰期，脊髓受损平面在 C_4 或 C_3 以上时，常因波及呼吸中枢而致呼吸困难甚至呼吸衰竭。入科时胸骨水平以下深浅感觉消失，右上肢三角肌、肱二头肌肌力 1 级，余四肢肌力 0 级。

2）护理思维

患者出现呼吸困难，血氧饱和度及血压下降，并突发意识丧失，导致大脑供血不足、供氧不足，容易引起脊髓再损伤。患者若体位不当，翻身方法不对，则随时有可能发生脊髓再损伤而死亡。在抢救及搬运过程中要注意保持患者正确体位，防止脊髓再损伤的发生。

3）主要措施

（1）病情观察：密切监测患者意识、生命体征，检查并记录患者四肢感觉、肌力等脊髓神经功能的变化，如患者感觉减退、肌力下降，必须立即报告医生紧急处理。

（2）体位护理：给予卧气垫床，枕后垫薄软垫，保持颅骨牵引有效在位，双下肢给予软枕抬高，双足用软垫顶起保持背伸位，预防足下垂，每 2 小时给予患者轴线翻身。在抢救与转运过程中，采取整床移动，尽量不移动患者。使用简易呼吸器及实施气管插管时，禁忌采用仰头抬颏法和仰头抬颈法。搬运患者时，需先用颈托固定，再专人采用头肩锁或双肩锁的方法固定头颈部，实施三人搬运法及采用过床板平移患者。

（3）药物护理：遵医嘱使用消肿、神经营养药物治疗，并观察药物反应及效果。

（4）功能训练：协助患者进行四肢被动功能训练，如肩关节外展、内收训练；肘关节伸展、屈曲训练；腕关节背伸、屈曲训练；膝关节伸展、屈曲训练；踝关节背伸、跖屈训练；每天 4 ~ 5 次，每次 15 ~ 20min。

（5）健康教育：指导患者及家属进行病情自我观察，教会家属为患者进行推腹以协助排痰；加强对患者的心理支持，避免出现焦虑、恐惧。

4）护理评价

患者肌力下降，呼吸困难，及时报告医生给予处理，患者未因脊髓损伤而致呼吸衰竭，12 月 25 日患者顺利手术。

（三）患者转归

患者行气管切开术，已间断脱机治疗，伤口愈合良好，转回当地医院继续康复治疗。

四、护理体会及反思

（一）护理体会

骨科十大安全目标中提出：保持颈椎损伤手术后患者呼吸道通畅。呼吸道梗阻是颈椎损伤患者最严重的并发症之一。我们对于呼吸道梗阻的患者制定了规范的抢救流程，指引医护人员在发现患者病情变化时，及时按照抢救流程进行救治。该患者发生呼吸道梗阻时，医护人员及时启动应急预案，对患者进行了有效的救治，从而保证了患者的生命安全。

（二）反思

对于颈椎高位截瘫的患者，我们需加强预见性临床思维能力，主要包括：

（1）密切关注患者的咳痰情况。对于高位颈髓损伤伴截瘫的患者，因呼吸肌麻痹，通气不足，咳痰无力，入院后即应做好稀释痰液及祛痰治疗，有利于患者痰液的排出，从而减少呼吸道梗阻的发生。

（2）做好呼吸道管理。对于高位（$C_{1\sim2}$）脊髓损伤患者，患者咳嗽、咳痰能力减弱，应尽早行气管切开术，支气管镜床旁吸痰，这样才能有效地清理呼吸道，从而保持呼吸道通畅，降低患者死亡率。

五、相关知识链接

（一）急性呼吸衰竭的临床表现及救治流程

1. 典型表现

（1）呼吸困难：是临床最早出现的症状，主要表现在呼吸节律、频率和幅度的改变。

（2）发绀：是缺氧的典型表现。由于缺氧使血红蛋白不能充分氧合，当动脉血氧饱和度低于 90% 时，可在口唇、指端、耳垂、口腔黏膜等血流量较大的部位出现发绀。

（3）神经精神症状：缺氧和 CO_2 潴留均可引起精神症状，因缺氧及 CO_2 潴留的程度、发生急缓及机体代偿能力的不同而表现不同，急性严重缺氧可出现精神错乱、躁狂、昏迷等。

（4）血液循环系统：严重缺氧、酸中毒可引起心律失常、心肌损害、周围循环衰竭、血压下降。CO_2 潴留可使外周浅表静脉充盈、皮肤红润、潮湿、多汗、血压升高，因脑血管扩张可产生搏动性头痛。严重缺氧可导致循环衰竭，诱发弥散性血管内凝血。

（5）消化和泌尿系统：由于缺氧使胃肠道黏膜充血水肿、糜烂渗血，严重者可发生应激性溃疡而引起上消化道出血，严重呼吸衰竭可引起肝、肾功能异常，出现丙氨酸氨基转移酶、血尿素氮升高。

2. 救治流程

（1）保持呼吸道通畅：清除气道分泌物，稀释痰液、化痰祛痰，对有气道痉挛者，可给予解痉、平喘治疗，经处理无效者予建立人工气道。

（2）高浓度氧疗是改善组织氧合，保护重要器官和抢救成功的关键。但要注意避免长时间吸入高浓度氧，以免造成氧中毒而发生急性肺损伤。

（3）增加通气量、减少 CO_2 潴留，根据患者的情况，给予呼吸兴奋剂，必要时机械通气。

（4）纠正水电解质紊乱和酸碱失衡。

（5）治疗原发病，积极控制感染。

（二）动脉血气分析

呼吸衰竭的诊断主要依靠血气分析，尤其是 PaO_2 和 $PaCO_2$ 的测定。呼吸衰竭的诊断标准是在海平面、标准大气压、静息状态、呼吸空气条件下，$PaO_2 < 60mmHg$，伴或不伴 $PaCO_2 > 50mmHg$。单纯 $PaO_2 < 60mmHg$ 为Ⅰ型呼吸衰竭；若伴有 $PaCO_2 > 50mmHg$，则为Ⅱ型呼吸衰竭。pH 可反映机体的代偿状况，有助于对急性或慢性呼吸衰竭加以鉴别。当 $PaCO_2$ 升高、pH 正常时，称为代偿性呼吸性酸中毒；若 $PaCO_2$ 升高、$pH < 7.35$，则称为失代偿性呼吸性酸中毒。

（三）氧气疗法

1. 定义

通过增加吸入氧浓度来纠正患者缺氧状态的治疗方法即为氧气疗法（简称氧疗）。合理的氧疗使体内可利用氧明显增加，并可减少呼吸做功，降低缺氧性肺动脉高压。对于成年患者，特别是慢性呼吸衰竭患者，$PaO_2 < 60mmHg$ 是公认的氧疗指征。

2. 分类

（1）不伴 CO_2 潴留的低氧血症，患者的主要问题为氧合功能障碍，而通气功能基本正常，可予较高浓度吸氧（≥ 35%），使 PaO_2 提高到 60mmHg 或 SaO_2 达 90% 以上。

（2）伴明显 CO_2 潴留的低氧血症，应予低浓度（< 35%）持续吸氧，控制 PaO_2 为 60mmHg 或 SaO_2 为 90% 或略高。

（四）颈部切口血肿或呼吸道梗阻的临床表现及救治流程

1. 典型表现

（1）呼吸困难：是临床最早出现的症状，主要表现为呼吸节律、频率和幅度的改变。患者可出现咽喉部异物感、胸闷、气急、憋气，呼吸困难伴濒危感。

（2）发绀：是缺氧的典型表现。由于缺氧使血红蛋白不能充分氧合，当动脉血氧饱和度< 90% 时，可在口唇、指端、耳垂、口腔黏膜等血流量较大的部位出现发绀。

（3）循环系统：脉搏增快，血压逐渐下降。

（4）意识方面：烦躁不安，恐惧感，意识不清或完全丧失。

（5）伤口局部：颈部伤口渗血，周围组织肿胀，引流不通畅，颈围增大。

2. 救治流程

（1）保持呼吸道通畅：予吸痰，吸氧，持续心电监护监测生命体征。

（2）建立多条静脉通道。

（3）床旁备好手术包，紧急情况下协助医生行床旁血肿拆线引流，必要时送手术室行清创术。

（4）如需行气管切开术的患者，准备气管切开包、气管套、纱布数块、吸痰管、电筒、5mL 或 10mL 注射器、生理盐水、无菌治疗巾、隔离衣、简易呼吸囊、急救车推至床旁。

（5）准备雾化药液，烦躁患者按医嘱准备镇静药。

（6）环境准备：床位移动至光线充足利于气管切开的位置，且应为单间。

（7）协助医生摆体位，行气管切开术，吸痰，协助医生置入气管内套，固定气管内套，气囊气管套管予充气 4 ~ 6mL。持续观察患者病情变化，呼吸、血氧饱和度、脉搏、血压等，及时汇报医生。

（彭　莉　黎小霞　陈雪梅　黄天雯）

第五节　1 例左股骨颈骨折并发呼吸衰竭患者的护理

一、基本信息

姓名：陈某；性别：男；年龄：86 岁；婚姻情况：已婚

文化程度：高中；籍贯：广东省广州市；职业：退休

入院日期：2018 年 3 月 5 日；出院日期：2018 年 4 月 17 日

出院诊断：①左股骨颈骨折；②肺炎；③呼吸衰竭

病史陈述者：患者家属

二、病例介绍

主诉：跌倒致左髋关节疼痛伴活动受限 10 小时。

现病史：患者于 10 小时前在养老院不慎摔伤致左髋部肿痛、畸形、活动受限，疼痛于体位变动时明显，不能行走，当时无恶心、呕吐，无头痛、头晕。我院就诊行骨盆平片及骨盆 CT 检查均提示：左股骨颈骨折。现为求进一步治疗，门诊以“左股骨颈骨折”收入我科。入院时患者呈嗜睡状。

入院诊断：①左股骨颈骨折；②高血压；③糖尿病；④阿尔茨海默病。

既往史：平素身体健康状况一般，高血压10余年，口服药物治疗（具体不详）；糖尿病，口服药物治疗（具体不详）；否认冠心病病史，否认肝炎、结核等传染病病史；否认外伤、手术、输血史；无食物、药物过敏史。

婚育史：已婚，育有1女。

家族史：无特殊。

专科检查：左下肢内收及外旋畸形，左下肢较右侧短缩2cm，左髋部稍肿胀，皮温正常，局部压痛及叩击痛明显，左髋关节活动障碍，左下肢皮肤感觉无明显异常，末端血液循环好。双下肢肌力5级，肌张力正常，双侧病理反射未引出。

辅助检查：

胸部CT平扫+三维重建检查：①双肺下叶炎症；②双侧少量胸腔积液（3月7日）（图13-5-1）。

3月13日胸部X线检查：①双下肺节段性肺不张；②主动脉硬化（图13-5-2）。

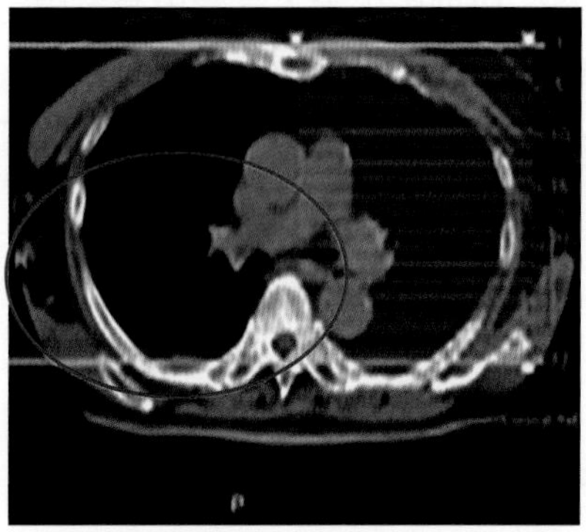

图13-5-1　胸部CT

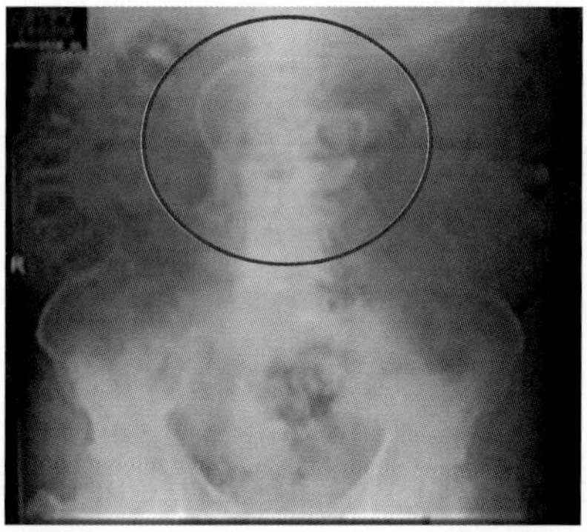

图13-5-2　胸部X线片（一）

3月16日胸部X线检查（床旁）：①右下肺节段性肺不张；②主动脉硬化（图13-5-3）。

3月19日胸部X线检查（床旁）：①右下肺野纹理稍增粗，较前密度减低；②主动脉硬化（图13-5-4）。

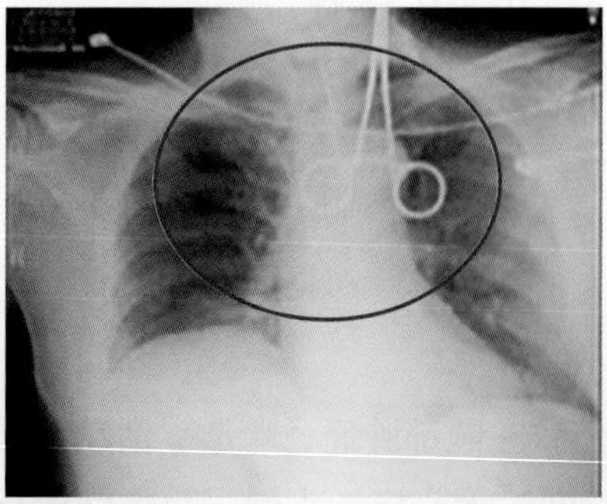

图13-5-3　胸部X线片（二）

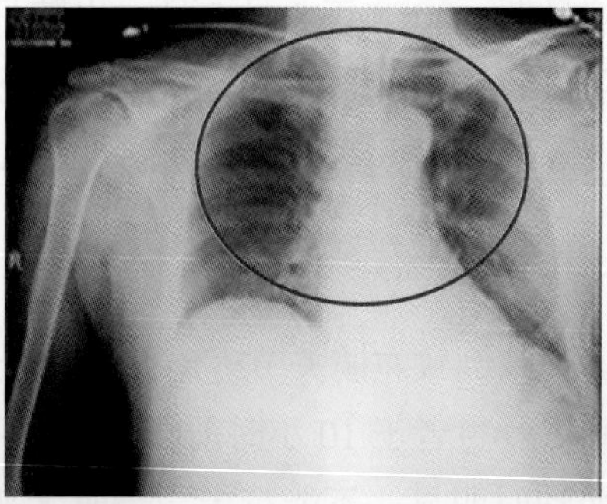

图13-5-4　胸部X线片（三）

骨盆及股骨X线检查：提示左侧股骨颈骨折（图13-5-5）。

心电图检查：窦性心律，心电图正常。

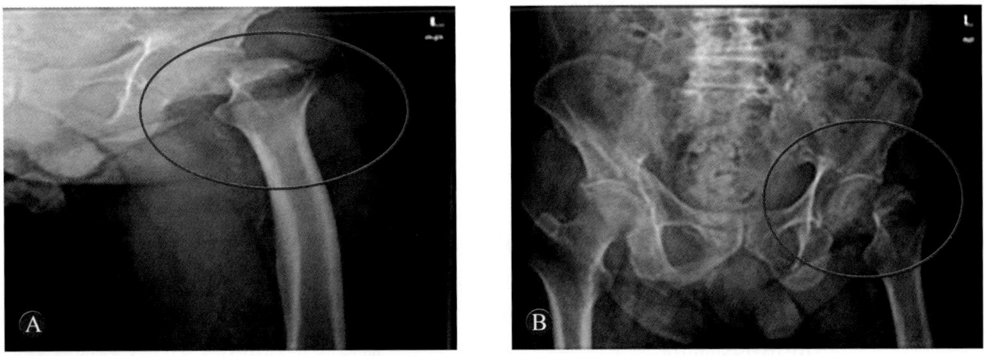

图 13-5-5　骨盆、股骨 X 线片

术前异常检验结果见表 13-5-1。

表 13-5-1　术前异常检验结果

项目	指标	结果	参考值
生化	血清白蛋白 / (g/L)	31.1 ↓	35 ~ 50
	葡萄糖 / (mmol/L)	13.7 ↑	3.4 ~ 6.1
血常规	血红蛋白 / (g/L)	102 ↓	137 ~ 179（男）116 ~ 155（女）
	白细胞计数 / (10^9/L)	17.27 ↑	3.5 ~ 10.0
	C 反应蛋白 / (mg/L)	138.28 ↑	0 ~ 10.0
出凝血常规	纤维蛋白原 / (g/L)	7.44 ↑	2.0 ~ 4.0
	血浆 *D*– 二聚体 / (μg/mL)	1.82 ↑	0 ~ 0.50

入院时生命体征：T36.5℃，R20 次 / 分，P66 次 / 分，BP184/96mmHg。
入院时护理风险评估：患者生活自理能力评估为 15 分；压疮风险评分为 14 分。
心理社会方面评估：患者嗜睡，女儿陪同入院。

三、治疗护理及预后

（一）治疗护理过程（表 13-5-2）

表 13-5-2　治疗护理过程

时间	病程经过	治疗处置
3 月 5 日	入院时呈嗜睡状态，尚可唤醒，张口呼吸，伴咳嗽。生命体征：T 36.5 ℃、P66 次 / 分、R20 次 / 分、BP184/96mmHg、SpO_2 98%。	持续心电血压监测生命体征，鼻导管吸氧（2L/min），摇高床头 40°。遵医嘱予降压药口服，被动双下肢功能训练。
3 月 6 日　22:00	患者呈嗜睡状态，尚可唤醒，张口呼吸，伴咳嗽，右上肺闻及少量湿啰音。生命体征：T39.2℃、P68 次 / 分、R21 次 / 分、BP154/86mmHg、SpO_2 97%。	胸部 CT 检查：①双肺下叶炎症；②双侧少量胸腔积液。呼吸科会诊考虑吸入性肺炎，遵医嘱给予盐酸莫西沙星氯化钠注射液抗感染治疗。患者家属拒绝留置胃管，已向家属交代注意事项。

续表

时间		病程经过	治疗处置
3月9日		患者呈嗜睡状态，尚可唤醒，张口呼吸，伴咳嗽，右上肺闻及少量湿啰音。生命体征：T38.3℃、P75次/分、R22次/分、BP158/89mmHg、SpO_2 96%。	低流量吸氧（2L/min），查血气分析示：pH 7.40，二氧化碳分压39mmHg，动脉血氧分压97mmHg，钠138mmol/L，钾3.5mmol/L，钙1.2mmol/L。与家属反复沟通后同意留置胃管，行肠内营养，预防误吸。
3月13日	9:30	患者昏睡，呼之难以唤醒，无法对答。间歇性气促，伴烦躁，SpO_2降至89%，生命体征：P106次/分、R26次/分、BP167/98mmHg。	通知医生，予摇高床头40°，放置口咽通气管，保持气道通畅，鼻导管吸氧改为4L/min，持续心电血压监测生命体征，遵医嘱予约束双上肢，予肠内营养液，以80mL/h的速度经胃管持续泵入。
	10:00	患者昏睡，呼之难以唤醒，P115次/分、R27次/分、BP165/92mmHg、SpO_2 85%。	遵医嘱予急查血。
	11:46	患者昏睡，呼之难以唤醒。P112次/分、R28次/分、BP165/85mmHg、SpO_2 84%。	血气分析+生化组合结果显示：PCO_2 58mmHg，PO_2 63mmHg，改为中流量吸氧（6L/min）。
	13:30	患者昏睡，呼之难以唤醒；P125次/分、R30次/分、BP98/45mmHg、SpO_2 82%。	联系外科重症监护室，转科治疗。
3月26日		患者由ICU转回病房继续治疗，转入时呈嗜睡状态，尚可唤醒，张口呼吸，间断烦躁，双肺未闻及湿啰音。生命体征：P96次/分、R22次/分、BP148/83mmHg、SpO_2 97%。	摇高床头40°，鼻导管吸氧2L/min，持续心电血压监测生命体征。遵医嘱予约束双上肢，予肠内营养液，以80mL/h的速度经胃管持续泵入。给予抗炎、抗凝等药物治疗。给予被动双下肢功能训练。
4月15日		患者呈嗜睡状态，尚可唤醒，张口呼吸，生命体征：T36.9℃、P68次/分、R20次/分、BP151/82mmHg、SpO_2 97%。唤醒后经口进食无呛咳。	遵医嘱给予停止心电监护及吸氧。给予拔除胃管。给予家属饮食指导，告知相关注意事项。
4月17日		患者呈嗜睡状态，尚可唤醒，张口呼吸，生命体征平稳，双肺未闻及湿啰音。	患者出院。

（二）主要护理问题及措施

1. 吸入性肺炎

1）问题依据

患者阿尔茨海默病病史3年，入院前可能存在隐匿性误吸，隐匿性误吸是由于疾病、年老或睡眠等原因，导致咳嗽反射通路受损或迟钝，在发生少量或微量误吸时，患者当时没有刺激性呛咳、气急等症状。临床上隐匿性误吸发生率高于显性误吸，达40%～70%。患者体温39.2℃，右上肺听诊少量湿啰音，胸片提示双肺渗出改变，考虑肺部感染可能。

2）护理思维

患者入院时呈嗜睡状态，尚可唤醒，张口呼吸，伴咳嗽。建议留置胃管，家属拒绝，家属自行喂食易出现呛咳。因此，应加强患者进食护理，告知家属误吸的后果，告知家属正确协助患者进食的方法及观察要点。

3）主要措施

（1）病情观察与评估：评估患者的一般状态，包括意识是否清楚，有无烦躁、嗜睡、反复惊厥、表情淡漠等；有无急性病容，鼻翼扇动。判断有无生命体征异常，如血压下降、体温升高或下降、血氧饱和度降低等。评估患者咳嗽、咳痰情况，痰的颜色、性质、量、气味和有无肉眼可见的异物等。评估患者有无面颊绯红、口唇发绀等缺氧表现。评估患者有无三凹征；有无呼吸频率、节律异常；有无胸部压痛、叩诊实音或浊音；有无肺泡呼吸音减弱或消失、异常支气管呼吸音、干湿啰音、胸膜摩擦音等。

对患者进行吞咽障碍筛查，首先检查患者的意识状况、体位控制，以及唇、舌、咽等结构功能，然后再进行饮水试验，从5mL开始，逐步增加到60mL，规定任意一项异常即终止，认为患者存在吞咽障碍。充分关注从摄食前准备期、吞咽方式、进食后的注意事项等整个过程，给予患者行口腔护理。

（2）体位护理：给予患者平卧位，床头摇高30°，左下肢抬高20° ~ 30°。

（3）高热护理：高热时可进行物理降温，如酒精擦浴、冰袋（冰帽）冰敷等，或遵医嘱给予退热药物降温，在降温过程中注意观察体温和出汗情况，过度出汗应及时补充水分以防脱水。协助大量出汗的患者进行温水擦浴，及时更换衣服和被褥，注意保持皮肤清洁干燥。

（4）饮食护理：未留置胃管时，喂食前摇高床头大于45°，坐起喂食，应用吸管饮水，以防误吸，食物尽量选择流质或制作成糊状。少量多餐，喂食后静坐30min，减少食物反流。观察喂食后患者有无吞咽异常。口腔护理，及时清除食物残渣。留置胃管后，每天检查胃管外露长度，每次鼻饲前确保胃管通畅在位，遵医嘱用营养泵控制速度及量，防止胃潴留及食物反流。

（5）用药护理：遵医嘱给予抗生素、抗病毒、激素、止咳、祛痰、退热药等药物，注意观察药物的疗效和不良反应。

（6）健康教育：告知家属并发肺部感染的可能原因，积极配合各项治疗护理。讲解肺部感染的治疗、护理内容，包括药物的作用、副作用等。教会家属选择正确的喂食方法，取得家属配合。

4）护理评价

对症治疗后肺部感染控制良好，患者未出现误吸。

2. 急性呼吸衰竭

1）问题依据

患者呈嗜睡状态，难以唤醒，张口呼吸，SpO_2 89%，间歇出现气促。查血气分析显示 PO_2 63mmHg，PCO_2 为58mmHg，pH为7.40，呼吸科会诊考虑双肺炎症、Ⅱ型呼吸衰竭。

2）护理思维

老年患者机体各器官功能衰退，组织细胞修复能力较低；前期患者已有较严重的肺部感染，气道阻塞引起肺通气不足，导致缺氧和 CO_2 潴留；另外，肺组织病变可导致有效弥散面积减少，肺顺应性降低，通气 / 血流比例失调，造成缺氧或合并 CO_2 潴留，最终导致呼吸衰竭。应严密观察呼吸情况及检验指标，及时调整给氧浓度，保证有效吸氧。

3）主要措施

（1）病情观察与评估：密切观察患者有无呼吸困难、发绀、神经精神症状、循环系统、消化系统和泌尿系统症状，预防重要器官缺氧性损伤。备齐有关抢救用品，发现病情恶化时需及时配合抢救，赢得抢救时机，提高抢救成功率。

（2）体位护理：给予患者采取半卧位或坐位，避免患者舌后坠。

（3）管道护理：胃管做好固定，标记置入深度，每班交接。输送氧气的导管、面罩、气管导管等妥善固定，保持其清洁与通畅，定时更换消毒，防止交叉感染。向患者及家属说明氧疗的重要性，嘱咐其不要擅自停止吸氧或变动氧流量。

（4）用药护理：按医嘱及时准确给药，并观察疗效及不良反应。患者使用呼吸兴奋剂时应保持呼吸道通畅，适当提高吸入氧分数；静脉滴注时速度不宜过快，注意观察呼吸频率、节律、意识变化以及动脉血气的变化，以便调节剂量。如出现恶心、呕吐、烦躁、面色潮红、皮肤瘙痒等现象，需减慢滴速。若经 4 ~ 12 小时未见疗效，或出现肌肉抽搐等严重不良反应时，应及时通知医生。按医嘱正确使用抗生素，以控制肺部感染。密切观察药物的疗效与不良反应。

（5）健康教育：做好患者家属的心理支持。

4）护理评价

经对症治疗后肺部情况转好，病情平稳。

（三）患者转归

患者入科后出现呼吸衰竭经及时抢救转外科重症监护病区治疗，后复查各项生化指标正常，骨折处经保守治疗出院。

四、护理体会及反思

（一）护理体会

慢性基础疾病是吸入性肺炎的重要危险因素，护理过程中应当了解患者的既往病史及基础疾病用药情况，进行有针对性的观察护理，保持呼吸道通畅，避免误吸等并发症发生。意识清醒者鼓励主动咳嗽，对咳嗽反射减退、咳嗽无力者，帮助患者排痰；对意识不清、痰量较多的患者采取负压吸引排痰，吸痰同时给予高流量吸氧，痰液黏稠者行雾化吸入。加强患者体位、饮食以及气道管理，对提高患者治疗效果、预防吸入性肺炎的发生均具有重要作用。

（二）反思

高龄、阿尔茨海默病病史、呼吸困难、卧床的患者由于身体虚弱、咳嗽无力、吞咽、呕吐、咳嗽反射相应减弱、咀嚼功能下降、意识障碍等原因，进食稍不留意便会引发误吸。有调查研究指出，很多老年人存在吞咽困难但经常不报告给医护人员，高龄患者及其主要照顾者、护理人员缺乏安全进食或喂养知识，而且很少有人参加过相关知识的培训。

因此，该如何帮助及指导老年患者安全进食，应是临床护士重点学习并熟练掌握的技能。

有研究表明，由专科护士进行摄食指导，可以有效地减少患者咽部食物的残留，维持口腔的清洁，避免痰液的淤积，有利于预防吸入性肺炎。但仅靠护士的筛查和指导是远远不够的，还需要医生、康复治疗师、营养师、照顾者的共同合作。护士主要负责患者基本情况的监测、生活指导和摄食指导等；医生负责患者病情的治疗及并发症的预防；康复治疗师负责患者吞咽功能的康复；营养师负责指导食物形态和种类的选择及制作方法；照顾者负责非治疗期间的观察和精神支持，辅助进食等。多学科团队合作模式能够改善患者的吞咽功能，保障患者安全进食，改善患者的营养状态，降低患者吸入性肺炎的发生率，对缩短患者的住院时间、节约医疗成本具有重要意义。

五、相关知识链接

（一）吸入性肺炎

1. 定义

吸入性肺炎指意外吸入酸性物质，如动物脂肪、食物、胃内容物以及其他刺激性液体和挥发性的碳氢化合物后引起的化学性肺炎，严重者可发生呼吸衰竭或呼吸窘迫综合征。

2. 吸入性肺炎的原因

临床上最常见的是误吸入胃内容物，由于胃酸刺激而引起的肺部感染。全身麻醉、脑血管意外、癫痫发作、酒精中毒、麻醉过量或服镇静剂后的患者，防御功能减弱或消失，异物即可吸入气管；各种原因引起的气管食管瘘，食物也可经食管直接进入气管内；医源性因素如胃管刺激咽部引起呕吐；气管插管或气管切开影响喉功能，抑制正常咽部运动可将呕吐物吸入气道。老年人反应性差也易发生吸入性肺炎。

3. 老年患者吸入性肺炎发病的单因素

高龄、意识障碍、体位不当、胃食管反流、吞咽困难、基础疾病、反复吸痰、鼻饲饮食和义齿的使用，均对老年患者吸入性肺炎发病率有明显的影响。

4. 老年患者吸入性肺炎发病的多因素

患者年龄 $\geq$ 70 岁、存在基础疾病、有胃食管反流、意识障碍及通过鼻饲饮食，均显著影响老年患者吸入性肺炎的发病率。

5. 老年患者生理特点

老年人由于食管解剖结构的改变，下食管括约肌松弛从而不能有效地防止胃食管反流，导致食物在胃中潴留，胃食管反流导致患者易呛咳从而导致吸入性肺炎的发生。而老年患者大多伴有胃部疾病，食物潴留胃部会导致胃液 pH 上升，而细菌在 $pH > 2$ 的环境中易滋生，甚至导致细菌向口腔转移，若是患者意识模糊，神经功能衰弱，吞咽功能降低，一旦出现误吸，并发吸入性肺炎的风险很高。

6. 吸入性肺炎诊断

对于有误吸高危因素的人群，突然出现刺激性咳嗽、咳痰、呼吸困难或呼吸衰竭，或反复出现发热，应考虑吸入性肺炎，结合胸部影像学检查，较易做出诊断。

①进食呛咳或呕吐后呛咳或痰中混有食物残渣；

②呼吸系统症状如突发剧烈咳嗽、较多脓痰、呼吸深快等；

③体温升高、白细胞计数升高；

④肺内可闻及湿啰音；

⑤肺部 X 线检查可见点片状阴影。

7. 吸入性肺炎患者的呼吸支持

吸入性肺炎患者常伴有低氧血症及高碳酸血症，应保持呼吸道通畅，纠正低氧血症。早期的呼吸功能支持和肺部保护可以增加肺活量，减轻肺水肿，阻断病情恶化成 ARDS。大量吸入胃内容物可引起支气管堵塞，且呼吸道分泌物明显增加，可通过留置胃管持续负压引流防止胃液再吸入，同时支气管镜反复气道吸引、冲洗。无创通气是近年发展起来的一种通气方式，可以避免气管插管和气管切开引起的并发症，吸入性肺炎患者并发呼吸衰竭时，使用无创通气可以改善通气状况和氧合，减少机械通气依赖的时间，故当患者神志清楚，自主呼吸稳定，具有咳痰能力时可以尝试无创通气治疗，否则应尽早行气管插管。

8. 吸入性肺炎患者的全身营养支持

老年人在感染状态下，由于应激导致严重高分解代谢，体内的糖原加速分解，脂肪大量氧化，各种结构和功能蛋白迅速消耗，机械通气时能量消耗进一步增加，血清白蛋白下降，短时间内出现营养不良。低蛋白血症是严重感染患者发生 ARDS 的独立危险因素，而且低蛋白血症可导致 ARDS 病情进一步恶化，并使机械通气时间延长，病死率也明显增加。老年吸入性肺炎的营养支持主要有肠外营养和肠内营养。肠内营养和肠外营养相比，除能保证机体能量的供给外，更重要的是保证肠道黏膜的自身营养，从而有助于维持肠黏膜细胞结构和功能的完整，防止肠黏膜萎缩，从而减少肠道细菌、内毒素的移位，使炎症介质产生减少，有效阻断肠源性感染的发生。

（二）呼吸衰竭

1. 定义

呼吸衰竭是指各种原因引起的肺通气或换气功能严重障碍使患者在静息状态下不能维持足够的气体交换，出现低氧血症伴或者不伴有高碳酸血症而引起的一系列病理生理改变以及相应临床表现的综合征。

2. 分型

呼吸衰竭是由于各种病因引起的通气和换气功能障碍引起的缺氧和 CO_2 潴留。临床上常分为Ⅰ型呼吸衰竭（缺氧无 CO_2 潴留，或伴 CO_2 降低）、Ⅱ型呼吸衰竭（肺泡通气不足所致的缺氧和 CO_2 潴留，缺氧和 CO_2 的潴留的程度是平行的，若伴换气功能损害，则缺氧更为严重）。

3. 临床表现

呼吸衰竭的常见临床表现为明显的呼吸困难、气促；查体发现患者口唇和手足发绀，球结膜充血水肿，意识障碍，嗜睡，情绪亢奋等。呼吸衰竭的护理措施包括：①Ⅰ型呼吸衰竭，为单纯缺氧，给予氧疗，氧流量没有特殊限制；②Ⅱ型呼吸衰竭，在缺氧的基础上伴有 CO_2 潴留，给予低流量的氧疗。除此之外，呼吸衰竭的患者应遵循清淡、易消化的饮食原则，在此基础上增加优质蛋白质的摄入，改善机体的营养状况。

（刘巧梨　黎小霞　陈雪梅　黄天雯）

第六节　1例挤压伤致急性肾衰竭患者的护理

一、基本信息

姓名：卢某；性别：男；年龄：18岁；婚姻情况：未婚

文化程度：初中；籍贯：广东省云浮市；职业：农民

入院日期：2015年6月12日；出院日期：2015年7月28日

出院诊断：①右下肢骨筋膜室综合征；②横纹肌溶解症；③急性肾衰竭；④高钾血症；⑤代谢性酸中毒

病史陈述者：患者父亲

二、病例介绍

主诉：右下肢肿胀2天，伴皮肤花斑、无尿1天。

现病史：患者家属诉患者于2天前醉酒后摔倒被铁板砸伤右下肢，即出现下肢肿胀伴麻木、活动受限，遂到当地医院诊治，具体治疗内容不详，1天前出现右下肢皮肤花斑，尿量减少至无尿，为求进一步诊治来我院急诊，考虑“右小腿骨筋膜室综合征、横纹肌溶解、急性肾衰竭”，多学科会诊后，给予行右大腿、小腿皮肤切开减压、补液、抗高血钾等急救处理后收入我科。

入院诊断：①右下肢骨筋膜室综合征；②横纹肌溶解症；③急性肾衰竭；④高钾血症；⑤代谢性酸中毒。

既往史：平素体健，否认高血压、糖尿病、冠心病病史；否认肝炎、结核等传染病病史；否认外伤、手术、输血史；无食物、药物过敏史，否认特殊化学品及放射线接触史。无吸烟、饮酒等不良嗜好。

婚育史：未婚。

家族史：父母健在，均体健。

专科检查：右大腿外侧及右小腿内外侧可见3处皮肤减压切口，切口见少许渗血，右下肢皮肤苍白，右小腿及足背皮肤见大理石样花斑样改变，右足背动脉及右胫后动脉未触及搏动，右下肢感觉、运动消失。

辅助检查：

双下肢血管彩超检查：右下肢动脉血流通畅，由近端至远端流速逐渐减低；右下肢深静脉大腿段血流尚通畅，腘静脉血流极其缓慢，小腿段未探及血流信号（水肿后血管受压改变）；左下肢动、静脉均血流通畅。双大隐静脉通畅，右侧根部稍扩张。双小腿未见明显扩张交通静脉（6月12日）（图13-6-1）。

肾脏B超检查：双肾增大，双肾实质回声增高，考虑急性肾病声像图改变；双肾静脉及下腔静脉血流通畅，膀胱无尿，前列腺显示不清；双输尿管超声检查未见异常（6月12日）。

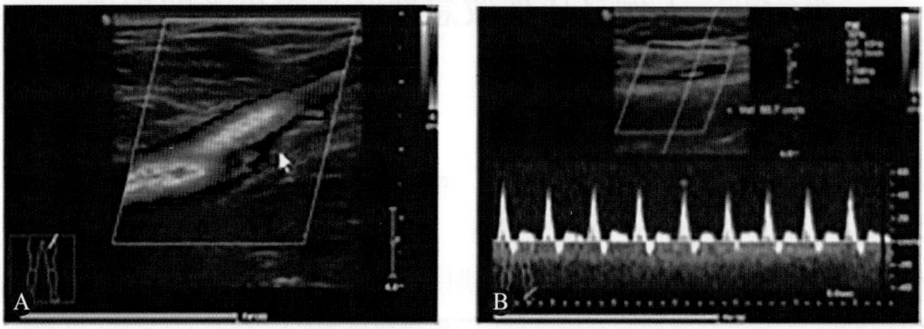

图 13-6-1　下肢血管超声

胸部X线检查：①双肺炎症，建议治疗后复查；②右侧胸腔积液；③卧位心影增大，请结合临床；④右侧静脉置管末端位于T_6椎体水平。

心电图检查：窦性心律，心电图正常。

术前异常检验结果见表13-6-1。

表 13-6-1　术前异常检验结果

项目	指标	结果	参考值
血常规	白细胞计数/（10^9/L）	37.33 ↑	3.5 ~ 10.0
	血红蛋白/（g/L）	215 ↑	137 ~ 179（男）116 ~ 155（女）
生化	血钾/（mmol/L）	6.7 ↑	3.5 ~ 5.5
	肌酐/（μmol/L）	480 ↑	30 ~ 110
	肌红蛋白定量/（ng/mL）	87949 ↑	0 ~ 75.0

入院时生命体征：T36.2℃，P130次/分，R26次/分，BP123/82mmHg。

入院时护理风险评估：患者自理能力评分为35分，疼痛数字评分法评分为4分。

心理社会方面评估：患者情绪烦躁，由父母陪同入院。

三、治疗护理及预后

（一）治疗护理过程（表13-6-2）

表 13-6-2　治疗护理过程

时间		病程经过	治疗处置
6 月 12 日	17：20	患者被重物砸伤后，右下肢肿胀 2 天，伴皮肤花斑、无尿 1 天急诊入院。精神烦躁，生命体征：T 36.2 ℃、P130 次 / 分、R26 次 / 分、BP123/82mmHg，SpO_2 96%。双侧瞳孔等大等圆，直径 2.5mm，对光反射存在，右大腿外侧及右小腿内外侧见 3 处皮肤减压切口，切口见少许渗血，右下肢皮肤苍白，右小腿及足背皮肤见大理石样花斑样改变，右足背动脉及右胫后动脉未触及搏动，右下肢感觉、运动消失。	持续心电监护及中流量吸氧（4 L/min），右下肢予抬高制动，建立双静脉通道；禁食水，做好术前准备及宣教，报病重；复查血常规、血生化、交叉配血；给予抗高血钾、抗感染、改善微循环等对症支持治疗。请肾内科、血管外科、麻醉科会诊。
	20：13	患者烦躁不安，生命体征：T 36.5、P128 次 / 分、R25 次 / 分、BP120/82mmHg、SpO_2 97%。双侧瞳孔等大等圆，直径 2.5mm，对光反射存在，右下肢情况同前。	病情重，转入 ICU 行进一步治疗。
6 月 21 日	12：00	由 ICU 转回病房，意识清醒，对答切题，面色和口唇甲床稍苍白，生命体征：T37.4℃、P98 次 / 分、R22 次 / 分、BP110/65mmHg、SpO_2 98%。右下肢皮温偏高，右足背动脉搏动可触及微弱搏动，不能自主活动。右下肢 VSD 引流管通畅，引出淡红色血性液。留置尿管通畅，尿色深（6 月 20 日共 95mL）。压疮风险评估为 14 分，疼痛数字法评分为 4 分。	报病重，持续心电监护及低流量吸氧（2 L/min），继续给予抗感染治疗，床边血液透析（CRRT）12 小时，维持循环及内环境稳定；营养支持；保持负压吸引通畅；协助生活护理、指导患者深呼吸及有效咳嗽咳痰，指导功能训练。
6 月 22 日 ~ 7 月 27 日		多次行伤口清创缝合术（6 月 24 日、7 月 1 日、7 月 6 日、7 月 10 日、7 月 20 日）。现意识清醒，对答切题，面色和口唇甲床稍苍白，中度贫血貌。右下肢创面仍引流出较大量引流液，最多时大腿达 700mL，小腿达 300mL。留置尿管通畅，引出淡黄色尿液，尿量逐渐增加，7 月 10 日尿量 2500mL，之后每日尿量波动在 1500 ~ 2500mL。右下肢颜色红润，皮温偏高，肿胀较前消退，右足背动脉可触及微弱搏动，不能自主活动。	持续心电监测及低流量吸氧，床边 CRRT 治疗，密切监测生命体征、意识情况、尿色尿量情况、记录 24 小时出入量；观察右下肢末梢血液循环及伤口渗血、渗液及引流情况，遵医嘱予静脉滴注同型 RH（+）浓缩红细胞、白蛋白、消炎镇痛药物等治疗，并观察患者用药效果及不良反应；协助生活护理、指导患者深呼吸及有效咳嗽咳痰，指导功能训练，预防深静脉血栓形成。7 月 10 日停用 CRRT 治疗，给予停病重，7 月 13 日予拔尿管。
7 月 28 日		右大腿及小腿伤口无渗血、渗液，右足末梢循环正常，不能自主活动，生命体征正常，尿量正常，予出院。	行出院指导，回当地医院继续治疗。

术后异常检验结果见表 13-6-3。

（二）主要护理问题及措施

1. 急性肾衰竭

1）问题依据

急性肾衰竭（acute renal failure，ARF）是多种原因引起的短时间（数小时至数周）

表 13-6-3 术后异常检验结果

项目	检验结果				参考值
	6 月 22 日	6 月 30 日	7 月 16 日	7 月 16 日	
血红蛋白 /（g/L）	76 ↓	69 ↓	90 ↓	120 ↓	137 ~ 179（男） 116 ~ 155（女）
白细胞计数 /（10^9/L）	27.79 ↑	15.11 ↑	15.16 ↑	11.16 ↑	3.5 ~ 10.0
血清白蛋白 /（g/L）	27.7 ↓	28 ↓	38.8	39.8	35 ~ 50
肌酐 /（μmol/L）	528 ↑	845 ↑	78	74	30 ~ 110
肌红蛋白定量 /（ng/mL）	599.4 ↑	278 ↑	44.26	33.26	0 ~ 75.0

肾功能急剧下降而出现的临床综合征，主要表现为含氮代谢废物蓄积，水、电解质和酸碱平衡紊乱及全身各系统并发症，常伴有少尿或无尿。患者醉酒外伤后出现右下肢肿胀，活动受限，皮肤呈花斑样，2 日内尿量由减少至无尿；6 月 12 日检测血钾为 6.7mmol/L，尿素为 13mmol/L，肌酐为 480μmol/L。

2）护理思维

乙醇对肌细胞膜具有毒性作用，能引起钙、钠及钾离子运转障碍及使膜的流动性发生变化，肌细胞内游离钙水平升高，从而引起横纹肌溶解症。由于横纹肌细胞损伤分解，将细胞内容物释放入血，使血清肌红蛋白浓度升高，它能够抑制内皮舒张因子的产生而增强血管收缩，使肾脏血管收缩，造成肾脏缺血状态。另外，肌红蛋白在酸中毒时易在肾小管铰链凝集，阻塞肾小管，且肌红蛋白在酸性环境下可分解为含铁血黄素、铁蛋白，直接损害小管上皮细胞，造成肾衰竭。因此，临床中应严密监测患者出入量及各项实验室指标。

3）主要措施

（1）病情观察与评估

①予持续心电监护，严密观察生命体征；观察患者意识、瞳孔的变化情况。

②留置尿管，记录每小时尿量，准确记录出入量。

③由血液透析专科护士进行连续性肾脏替代治疗过程中的观察与护理，包括血滤器内血液颜色、管道有无破裂、超滤和置换液输入速度等。

④观察患者的皮肤、气道、消化道、泌尿系统有无出血倾向，防止因肝素使用不当导致出血。

⑤正确采集血标本，动态监测电解质、血气、肾功能，以便及时了解病情改善情况。

（2）体位护理：绝对卧床休息，右下肢予以抬高，超过心脏水平，以减轻患肢的肿胀。定时翻身，预防压疮的发生。

（3）饮食护理：根据患者病情给予优质低蛋白、低磷、高热量、富含维生素饮食。限制钾的摄入，少食或忌食富含钾的食物，如紫菜、菠菜、苋菜、薯类、山药、坚果、香蕉、香菇、榨菜等。

（4）管道护理：保持各管道固定、通畅，防止管道脱落、扭曲，观察并记录引流液的颜色、性质、量并做好记录。连续性肾脏替代治疗中保持输入及回输通畅是管道护理的关键，防止管道受压、脱落、断开。患者改变体位、剧烈咳嗽、异常烦躁，机器提示输入压力负值过高，是深静脉置管内口紧贴血管壁所致，应调整患者的体位，必要时适当镇静。

（5）用药护理：遵医嘱使用对肾无毒性或毒性小的药物，并观察药物的疗效和不良反应。

（6）心理护理：建立良好的护患关系，做好心理安慰工作，多与患者交谈，加强沟通，增强其战胜疾病的信心，更好地配合治疗。做好家庭支持工作，以取得其配合。

（7）健康教育：告知患者发生急性肾衰竭的可能原因，相关救治的必要性；指导患者进行病情自我观察，指导患者配合治疗的方法，提高患者及家属的依从性。患者及其家属对连续性肾脏替代治疗心存疑虑时，解释连续性肾脏替代的疗效及其必要性。

4）护理评价

患者外伤后并发肾衰竭，连续性肾脏替代治疗期间无其他并发症发生。

2. 水、电解质、酸碱平衡失调

1）问题依据

患者入院时无尿，入院时血液检查结果显示血钾为6.7mmol/L，尿素为13mmol/L，肌酐为480μmol/L。住院期间复查血液检查均显示有水、电解质、酸碱平衡失调。

2）护理思维

急性肾衰竭应尽早明确诊断，及时纠正可逆病因是恢复肾功能的关键，维持水、电解质和酸碱平衡、营养支持、预防和治疗并发症以保障患者度过急性肾衰竭的危险期。临床护士应密切关注患者电解质变化，加强对患肢的观察，准确记录出入量。

3）主要措施

（1）病情观察与评估

①维持与监测水平衡：坚持“量出为入”的原则。严格记录24小时出入液量。1小时观察患者有无体液过多的表现，如皮下有无水肿；每天监测体重，若体重每天增加0.5kg以上，提示补液过多；血清钠浓度若偏低且无失盐，提示体液潴留；正常中心静脉压为6～10cmH_2O，若高于12cmH_2O，提示体液过多；胸部X线片若显示肺充血征象，提示体液潴留；出现心率快、呼吸急促和血压增高，如无感染征象，应怀疑体液过多。

②监测电解质、酸碱平衡失调：监测血清钾、钠、钙等电解质的变化，如发现异常及时通知医生处理。密切观察有无高钾血症的征象，如脉律不齐、肌无力、心电图改变等。密切观察有无低钙血症的征象，如手指麻木、易激惹、腱反射亢进、抽搐等。

（2）饮食护理：内容同前。如发生低钙血症，可摄入含钙量较高的食物如牛奶，并可遵医嘱使用活性维生素D及钙剂等。

（3）管道护理：保持各管道固定、通畅，防止管道脱落、扭曲，观察并记录引流液的颜色、性质、量。

（4）用药护理：遵医嘱使用对肾无毒性或毒性小的药物，纠正水、电解质、酸碱平衡失调，并观察药物的疗效和不良反应。

（5）健康教育：向患者及家属讲解出入量的记录及饮食相关注意事项。

4）护理评价

患者行持续规律连续性肾脏替代治疗后，电解质恢复正常。

3. 骨筋膜室综合征的护理

1）问题依据

患者右下肢肿胀明显，皮肤呈花斑样改变，皮温凉，右足背动脉搏动未触及。入院时右大腿外侧及右小腿内外侧有 3 处皮肤切开减压切口。右下肢伤口行多次清创术，右下肢伤口引流管引流出较多引流液。

2）护理思维

患肢肿胀明显，虽已行筋膜切开减压，但仍要密切关注患肢是否出现持续性剧痛、足趾是否呈屈曲状、肿胀进行性加重及感觉运动情况。患肢局部切开减压后，血液循环获得改善，但大量坏死组织的毒素进入血液循环，应积极防治失水、酸中毒、高钾血症、肾衰竭、心律不齐、休克等严重并发症。

3）主要措施

（1）病情观察与评估：密切观察患者右下肢情况，包括右下肢皮肤颜色、温度、肿胀程度、足背动脉搏动情况，观察伤口有无红肿热痛，伤口敷料有无渗血、渗液，伤口引流管引出液体的颜色、性质、量。观察患者生命体征、意识、贫血情况，关注实验室检查结果，警惕低血容量性休克的发生。

（2）管道护理：保持管道的密闭、通畅与无菌，调节中心负压。观察有无液体被引出，观察 VSD 材料是否塌陷，引流管形是否明显存在。观察及记录负压引流液的颜色和量，如有引流物堵塞管腔时，可汇报医生予逆行缓慢注入生理盐水浸泡 10 ~ 15min，待堵塞的引流物变软后，重新接负压源，如不能解决问题，应更换 VSD 材料。

（3）功能训练：指导患者床上活动的方法，给予右下肢被动功能训练，鼓励患者主动活动左下肢。活动遵循循序渐进的原则，禁止剧烈活动，并注意患者自觉症状，如有活动后明显肢体乏力、肌肉酸痛加重时应停止功能训练。

（4）健康教育：指导患者床上活动、功能训练的方法；告知患者及家属管道护理及预防伤口感染的相关知识，指导患者加强营养，增强抵抗力，预防伤口感染；保持床单位清洁，温湿度适宜，减少陪护及探视人员。

4）护理评价

患者经多次手术治疗，术后采取相应的护理措施后，右下肢伤口未发生感染，现右下肢颜色红润，肿胀消退，右足背动脉搏动可触及。

（三）患者转归

患者经床边连续性肾脏替代治疗、右下肢多次清创治疗、抗感染等对症处理，术后采取相应的护理措施后，患者肾功能逐渐恢复，右下肢伤口无感染，右下肢皮肤颜色红润，肿胀消退，右足背动脉搏动可触及，不能自主活动，转至当地医院行康复治疗。

四、护理体会及反思

（一）护理体会

护士在临床工作中通过及时观察患者的病情变化，尽早协助医生选择治疗时机和在治疗过程中掌握观察要点是治疗成功的关键。目前认为连续性肾脏替代对横纹肌溶解综合征的治疗起到了非常重要的作用，连续性肾脏替代可以有效清除肌红蛋白，并缩短肾功能恢复时间，减少并发症的发生，而在使用连续性肾脏替代的过程中，我们密切观察患者尿量的变化以及电解质等情况，预防并发症的发生。

（二）反思

酒精引起横纹肌溶解致骨筋膜室综合征导致进行急性肾衰竭属于罕见病，应加强一些罕见病知识的学习，比如收治一些少见疾病时应积极向医生请教，查阅相关资料，并组织科室同事一起学习，充分了解该疾病的相关知识，及时发现患者病情变化，并为患者提供预见性护理措施。加强其他专科知识的学习，比如连续性肾脏替代等相关知识，更好地为患者提供专业化、个性化的护理。

五、相关知识链接

（一）横纹肌溶解征

横纹肌溶解征（rhabdomyolysis，RM）是横纹肌损伤释放大量肌红蛋白（myoglobin，Mb）、肌酸磷酸激酶（creatine phosphokinase，CPK）和乳酸脱氢酶（lactate dehydrogenase，LDH）进入外周血的一组临床和实验室综合征。

1. 临床表现

造成横纹肌溶解症的因素有很多，例如，固定姿势压迫肌肉、过度运动、高压电电击、全身性痉挛、毒虫咬伤、烧伤或被重物压伤，以及部分药物不良反应等都有可能造成横纹肌溶解症。

患者会出现肌肉的疼痛、压痛、肿胀及无力等肌肉受累的情况，也可有发热、全身乏力、白细胞和（或）中性粒细胞百分比升高等炎症反应的表现，尿外观呈茶色或红葡萄酒色。因本病大约 30% 的患者会出现急性肾衰竭，当急性肾衰竭病情较重时，可见少尿、无尿及其他氮质血症的表现。

2. 治疗原则

（1）早期血液透析；

（2）迅速纠正酸中毒；

（3）及时恢复血流，减少肌肉损伤，纠正低血容量，预防感染；

（4）控制感染，纠正脱水，维持水电解质平衡，碱化尿液，活血化瘀，保护肾脏，应用止血脱水剂；

（5）切除坏死肌肉组织。

（二）高钾血症

1. 病因与发病机制

常见病因：①钾排出减少：如急性肾衰竭、应用保钾利尿剂（如螺内酯、氨苯蝶啶）、盐皮质激素分泌不足等；②体内钾分布异常：细胞内钾移出至细胞外，见于溶血、严重组织损伤（如挤压综合征、大面积烧伤）、代谢性酸中毒等；③钾摄入过多：口服或静脉输入过多钾、使用含钾药物或输入大量库存血等。

2. 临床表现

高钾血症的临床表现无特异性。可因神经、肌肉应激性改变，患者很快由兴奋转入抑制状态，表现为神志淡漠、感觉异常、乏力、四肢软瘫、腹胀和腹泻等。严重的高钾血症者有微循环障碍的表现，如皮肤苍白、湿冷、青紫及低血压等，也可出现心动过缓、心律不齐。最严重的表现为心搏骤停，多发生于舒张期。血清钾高于 7mmol/L 者，几乎都有异常心电图的表现。

3. 辅助检查

血清钾高于 5.5mmol/L，典型的心电图改变为早期 T 波高而尖，Q-T 间期延长，随后出现 QRS 波增宽，PR 间期延长，心电图有辅助诊断价值。

4. 处理原则

病因治疗：寻找和去除引起高血钾的原因，积极治疗原发病；禁钾，立即停用一切含钾药物和溶液；避免进食含钾量高的食物。降低血清钾浓度，促进钾转移入细胞内：①输注高渗碱性溶液，给予 5% 碳酸氢钠静脉注射。高渗碱性溶液一方面可使血容量增加，稀释血清钾以降低其浓度；另一方面可使钾移入细胞内或随尿液排出。②输注葡萄糖溶液及胰岛素，予 25% 葡萄糖溶液 100 ~ 200mL，以每 5g 糖加入胰岛素 1U 静脉滴注，促进钾转移入细胞内，必要时每 3 ~ 4 小时可重复给予。促使钾排泄：①静脉推注呋塞米 40mg；②口服阳离子交换树脂，5g/ 次，每日 4 次，从消化道带走钾；③血液透析或腹膜透析。对抗心律失常：因钙与钾有对抗作用，故给予 10% 葡萄糖酸钙 20mL 静脉缓慢推注，能缓解钾对心肌的毒性作用，必要时可重复用药。

（三）急性肾衰竭

近年提出急性肾损伤（acute kidney injury，AKI）的概念，AKI 是指突发（1 ~ 7 天内）和持续（＞ 24 小时）的肾功能突然下降，定义为血清肌酐至少上升 0.5mg/dL，表现为氮质血症、水电解质和酸碱平衡以及全身各系统症状，可伴有少尿（＜ 400mL/24h 或 17mL/h）或无尿（＜ 100mL/24h）。AKI 的提出为急性肾衰竭的诊断提供了新的客观标准，有助于急性肾衰竭的早期诊断和治疗。急性肾衰竭有广义和狭义之分，广义的急性肾衰竭根据病因可分为肾前性、肾性和肾后性 3 类。狭义的急性肾衰竭指急性肾小管坏死（acute tubular necrosi，ATN）。

典型临床病程可分为 3 期：起始期、维持期、恢复期。

1. 起始期

指肾脏受到缺血或中毒影响而发生损伤的过程。此期尚未发生明显的肾实质损伤，在此阶段急性肾衰竭常可预防，一般持续数小时至数天。但随着肾小管上皮细胞发生明显损伤，肾小球滤过率逐渐下降则进入维持期。

2. 维持期

维持期又称少尿期：典型者持续 7 ~ 14 天，也可短至几天或长至 4 ~ 6 周。肾小球滤过率维持在低水平，患者常出现少尿（＜ 400mL/24h 或＜ 17mL/h）或无尿（＜ 100mL/24h）。但有些患者尿量在 400mL/24h 以上，称非少尿型急性肾衰竭，其病情大多较轻。然而不论尿量是否减少，随着肾功能减退，临床上均可出现一系列尿毒症表现。

1）急性肾衰竭的全身表现

（1）消化系统症状：常为急性肾衰竭的首发症状，可有食欲减退、恶心、呕吐、腹胀、呃逆、腹泻等，严重者可发生消化道出血。

（2）呼吸系统症状：主要为容量过多导致的急性肺水肿和肺部感染，可出现呼吸困难、咳嗽、憋气、胸痛等症状。

（3）循环系统症状：多因尿少、水钠潴留出现高血压、心力衰竭和急性肺水肿表现；因毒素滞留、电解质紊乱、贫血及酸中毒，可引起各种心律失常及心肌病变。

（4）神经系统症状：可出现意识障碍、躁动、谵妄、抽搐、昏迷等尿毒症脑病症状。

（5）血液系统症状：可表现为贫血、白细胞升高、血小板减少及功能障碍、出血倾向。

（6）其他：常并发感染，是少尿期常见且严重的并发症，也是急性肾衰竭的主要死亡原因之一，其发生与免疫力低下、营养不良等因素有关。常见感染部位依次为肺部、泌尿道及全身。此外，在急性肾衰竭同时或在疾病发展过程中还可并发多脏器功能衰竭，患者死亡率可高达 70% 以上。

2）水、电解质和酸碱平衡失调

（1）水过多：见于尿少、水钠潴留，水摄入未严格控制、大量输液时，表现为稀释性低钠血症、高血压、心力衰竭、急性肺水肿和脑水肿等。

（2）代谢性酸中毒：由于酸性代谢产物排出减少，且急性肾衰竭常合并高分解代谢状态，使酸性产物明显增多。

（3）高钾血症：是 ATN 最严重的并发症之一，也是少尿期的首位死因。主要因肾脏排钾减少、感染、高分解状态、代谢性酸中毒引起。患者可出现恶心、呕吐、四肢麻木、烦躁、胸闷等症状，并可发生房室传导阻滞、室性心动过缓等心律失常，严重时出现心室颤动或心搏骤停。

（4）低钠血症：主要是由于水潴留引起稀释性低钠血症，或呕吐、腹泻引起钠盐丢失过多。严重时表现为脑水肿。

（5）其他：可有低钙、高磷、低氯血症等，但远不如慢性肾衰竭时明显。

3. 恢复期

恢复期肾小管细胞再生、修复，肾小管完整性恢复。肾小球滤过率逐渐恢复至正常或接近正常范围。少尿型患者开始出现利尿，可有多尿表现，每天尿量可达 3 ~ 5L。通常持续 1 ~ 3 周，继而逐渐恢复正常。与肾小球滤过率相比，肾小管上皮细胞功能（溶质和水的重吸收）的恢复相对延迟，常需 3 ~ 6 个月恢复正常，部分患者最终遗留不同程度的肾脏结构和功能损伤。

（黄小芬　黎小霞　陈雪梅　黄天雯）

参考文献

曹春菊 . 综合护理干预在小儿发热中的应用效果分析 [J]. 当代医学，2017，23（22）：155-156.

曹伟新 . 外科护理学 [M]. 3 版 . 北京：人民卫生出版社，2002.

曹莹，吴梦，郭晓方，等 . 横纹肌溶解症合并急性肾衰竭患者的临床护理分析 [J]. 临床研究，2018，26（8）：167-168.

陈婧 . 外伤性截瘫合并创伤性湿肺 45 例的临床护理 [J]. 内蒙古中药，2013（9）：165-166.

陈利芬 . 专科护理常规 [M]. 广州：广东科技出版社，2013.

丁梅，丁丽，张彩霞 . 老年卧床患者长期鼻饲并发吸入性肺炎的相关因素及护理对策 [J]. 健康必读，2014（3）：174-175.

方萍萍，郑茶凤 . 基于指南构建的脑卒中吞咽功能早期评估与分级管理方案的营应用 [J]. 中国老年学杂志，2019（39）：4143-4146.

高坤，徐琪，章邱东 . 老年吸入性肺炎的临床特点和防治对策 [J]. 临床肺科杂志， 2015，17（3）：448-449.

郭春月，尹素凤，胡泊 . 刘晓宇肺栓塞患者预后评估研究进展 [J]. 中国全科学，2016，19（20）：2375-2377.

李乐之，路潜 . 外科护理学 [M]. 5 版 . 北京：人民卫生出版社，2012.

李敏，王铮，韩维嘉，等 . 多学科团队基于行动研究法对高龄吞咽障碍者的进食管理 [J]. 护理学杂志，2016，31（1）：53-56.

李晓娟 . 综合护理干预在小儿发热中的应用效果观察 [J]. 中国继续医学教育，2016，8（4）：236-238.

李学霖 . 48 例创伤性休克患者的急救护理的体会 [J]. 心理医生，2017，4（12）：902-903.

梁慧 . 创伤性休克的临床急救护理应用的研究 [J]. 求医问药（学术版），2013，5（12）：205-206.

梁妮，李春容 . Autar 量表在骨科大手术患者深静脉血栓形成风险评估中的应用 [J]. 护理实践与研究，2013，10（2）：49-50.

廖明莉，李艳瑞，邓佳，等 . 1 例横纹肌溶解综合征并发急性肾衰竭行 CRRT 治疗患者的护理 [J]. 当代护士，2018，25（12）：127.

刘华，刘薇，王燕 . 地震后挤压综合征急性肾衰竭的护理进展 [J]. 当代护士（下旬刊），2016（4）：20-21.

刘晓萍，刘雨，郭茜茜 . 1 例骑动感单车致横纹肌溶解及急性肾衰竭的护理 [J]. 中西医结合心血管病杂志，2018，6（26）：100-102.

马家骥 . 内科学 [M]. 5 版 . 北京：人民卫生出版社，2003.

莫景书，杨起，李海娟 . 创伤性休克患者急诊救治及护理体会 [J]. 医药前沿，2018，27（21）：901-902.

秦丽丽 . 创伤性休克患者的急救予护理研究 [J]. 世界最新医学信息文摘，2017，17（98）：231.

司小敏，樊恭春，付曦，等 . 呼吸训练联合超短波对创伤性湿肺患者的康复疗效分析 [J]. 临床肺科杂志，2017，22（12）：2212-2214.

陶莉，吴丽香，吕晓静，等 . 急性肾衰竭临床护理分析 [J]. 深圳中西医结合杂志，2016，26（2）：179-180.

王凤鸣 . 循证护理干预在急性肺栓塞患者中的应用效果 [J]. 护理实践与研究，2018，15（15）：26-28.

王静静 . 创伤性休克急救护理中预见性护理体会 [J]. 实用临床护理学杂志，2017，2（44）：82-83.

王丽 . 急性肾衰竭患者 60 例血液透析的护理体会 [J]. 中国妇幼健康研究，2017，28（2）：557-558.

王丽君，王雅萍，杨美滋，等 . 胫腓骨骨折并发骨筋膜室综合征的早期观察与护理 [J]. 中医正骨，2013，25（5）：74-75.

王世祥 . 创伤性湿肺 35 例诊治的临床分析 [J]. 实用医技杂志，2015（6）：639-640.

王晓华，高燕飞，王秋燕，等 . 老年患者发生吸入性肺炎的相关因素分析与对策 [J]. 中华医院感染学杂志，2014，24（5）：1161-1163.

王永珍，石雯 . 护理干预对预防老年呼吸衰竭患者机械通气并发吸入性肺炎应用研究 [J]. 河北医学，2014（9）：1550-1552.

夏明姝 . 创伤性休克院前急救与护理干预体会 [J]. 中国当代医药，2016，23（7）：173-175.

向江琳，谢婷，刘晞照 . 亚冬眠疗法延长狂犬病患者生存时间 [J]. 中国现代医学杂志，2014，24（21）：87-89.

徐镶怀，邱忠民 . 老年人急性咳嗽的诊治 [J]. 实用老年医学，2013，25（3）：184-185.

徐志飞，刘军强 . 肺挫伤研究现状及治疗 [J]. 创伤外科杂志，2015，7（2）：81-84.

杨丽，蒋玉华，张雪，等 . 老年患者吸入性肺炎相关因素分析与预防研究 [J]. 中华医院感染学杂志，2016，26（13）：2948-2950.

杨秋娜 . 急救护理流程对创伤性休克患者的影响 [J]. 中国当代医药，2017，12（9）：110-111.

叶任高 . 内科学 [M]. 6 版 . 北京：人民卫生出版社，2003.

尤黎明，吴瑛 . 内科护理学 [M]. 5 版 . 北京：人民卫生出版社，2012.

张静 . 冬眠低温治疗患者的护理体会 [J]. 中国医药指南，2017，15（1）：218-219.

张巧云 . 应用半量冬眠合剂 Ⅰ 号预防断指再植术后血管危象的护理干预 [J]. 中外医学研究，2016，14（14）：80-81.

赵祥文，肖政辉 . 儿科急诊医学手册 [M]. 北京：人民卫生出版社，2015.

中华医学会呼吸病学分会肺栓塞与肺血管病学组，中国医师协会呼吸医师分会肺栓塞与肺血管病工作委员会，全国肺栓塞与肺血管病防治协作组 . 肺栓塞症诊治与预防指南 [J]. 中华医学杂志，2018，98（14）：1060-1087.

周文君 . 肾病综合征并发肺栓塞的防治对策及护理 [J]. 全科护理，2018，16（1）：74-76.

朱红 . 128 例肋骨骨折合并创伤性湿肺的治疗与护理体会 [J]. 贵阳中医学院学报，2012，34（1）：101-102.

庄博苏，李慧群，陈博拉 . 1 例因剧烈活动致横纹肌溶解症并急性肾衰竭患者的护理 [J]. 当代护士（下旬刊），2017（8）：144-145.

POCH D S. Diagnostic strategies for healthcare-associated pneu-monia[J]. Semin respire crit care Med, 2015, 30（1）：36-45.

第十四章　脊柱外科疑难重症

第一节　1 例重度脊柱侧弯术后并发血气胸患者的护理

一、基本信息

姓名：徐某；性别：女；年龄：23 岁；婚姻情况：离异

文化程度：高中；籍贯：江西省宜春市；职业：自由职业

入院日期：2016 年 12 月 8 日；出院日期：2017 年 2 月 7 日

出院诊断：重度脊柱侧弯

病史陈述者：患者本人及家属

二、病例介绍

主诉：脊柱侧弯 17 年，Halo 架 - 重力牵引术后 2 年。

现病史：17 年前患者家人发现其脊柱侧弯畸形，未行诊治。随着年龄增长，脊柱侧弯逐渐加重，曾至本院门诊进行胸腰椎 X 线检查，提示“脊柱侧弯”，Cobb 角 150°。2 年前到我院就诊，肺功能检查提示重度通气、换气功能障碍。为改善肺功能以便进一步进行矫形手术，于 2014 年 9 月 12 日在局麻下行“Halo 架 – 重力牵引术”，术后持续重力牵引至今。自述运动耐量较前改善，憋气时间明显延长。现为进一步诊治以“重度脊柱侧弯”收入我科。

入院诊断：重度脊柱侧弯。

既往史：平素身体状况一般，否认肝炎、结核、水痘等传染病病史；否认外伤、手术、输血史；否认药物、食物过敏史。

婚育史：离异，无生育史。

家族史：父母健在，有弟妹二人，体健，无特殊。

专科检查：行走步态正常，身高 130cm。背部、上肢及腋窝皮肤可见片状牛奶咖啡斑，形状不规则，部分融合成片，中间可见簇状、袋状瘤体。站立位时躯干无偏移，左肩高于右肩 2cm，左侧肩胛骨隆起，直立时左侧髂骨高于右侧。脊柱胸段向右侧凸畸形，腰段向左侧凸畸形。弯腰时呈剃刀背畸形，脊椎活动度无明显受限。脊椎无明显压痛、叩击痛。双下肢感觉、肌力正常，肌张力正常。反射功能，浅反射：腹壁反射存在，肛周反射存在。深反射：双侧跟腱反射正常，双侧膝反射可引出。双侧直腿抬高试验阴性，加强试验阴性。屈髋屈膝试验阴性。骨盆回旋摇摆试验阴性，拾物试验阴性。“4”字征阴性。股神经牵拉试验阴性。病理反射：巴宾斯基（Babinski）征阴性，双侧奥本海姆（Oppenheim）征、戈登（Gordon）征、查多克（Chaddock）征阴性，双侧髌阵挛、踝阵挛阴性。

辅助检查：

CT 检查：脊柱侧弯并后凸畸形（12 月 8 日）（图 14-1-1）。

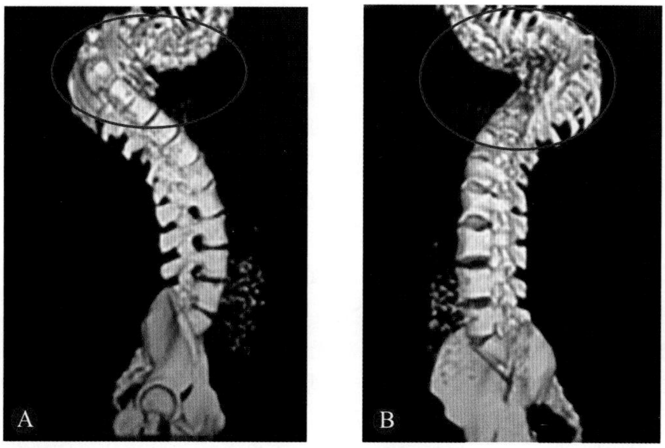

图 14-1-1　胸腰椎 CT

X 线检查：脊柱侧弯畸形，Cobb 角 150°。

肺功能检查：用力肺活量 60%，一秒钟用力呼气容积 62%，肺活量 68%，限制性通气功能障碍，肺通气功能中度下降，肺容量轻度下降。

心脏 B 超检查：心脏受压，右室流出道前向血流稍加速，左室收缩功能未见异常。

心电图检查：窦性心动过速。

入院时生命体征：T36.8℃，P96 次 / 分，R20 次 / 分，BP120/72mmHg。

入院时护理风险评估：患者自理能力评估为 95 分，跌倒风险评估为高风险，疼痛数字评分法评分为 0 分。

心理社会方面评估：患者情绪稳定。

三、治疗护理及预后

（一）治疗护理过程（表 14-1-1）

表 14-1-1　治疗护理过程

时间	病情经过	治疗处置
2016 年 12 月 8 日	脊柱侧弯 17 年，Halo 架 – 重力牵引术后 2 年入院。	完善各项检测、检查与术前风险评估。
12 月 12 日	完善术前各项检查。	给予讲解术前注意事项。

续表

时间		病情经过	治疗处置
12月13日		在全身麻醉下行“脊柱侧弯后路矫正术”，术中出血7000mL，手术时间为3.5小时。	手术过程顺利，术中输同型红细胞悬液4800mL，输冷沉淀1900mL，血浆2400mL，自体血回输2500mL。术后转外科重症监护室治疗。
12月15日		患者由外科重症监护室返回病房，生命体征：T36.4℃、P78次/分、R16次/分、BP105/60 mmHg。颈部大静脉导管通畅；伤口敷料干燥，腰椎旁留置伤口引流管通畅，引流出暗红色液体；留置尿管通畅，尿色淡黄。四肢感觉、运动正常。	给予持续心电监护，低流量吸氧（2 L/min）。妥善固定各管路，遵医嘱给予抗炎等药物治疗。指导患者进行下肢功能训练，患者掌握好。
12月16日～2017年1月3日		患者生命体征稳定。术后第7天拔除尿管；术后第20天拔除伤口引流管，术后第21天佩戴支架背心离床活动。	
1月10日	17:50	患者自诉排便后出现胸闷、气促不适，P136次/分、R26次/分、SpO_2 88%。	通知医生，平卧位，给予低流量吸氧2L/min。
	18:15	患者意识清醒，双侧瞳孔对光反射灵敏，等大等圆，直径3mm，脉搏细速，四肢湿冷；P128～165次/分、R26～29次/分，SpO_2持续下降，血压测不出。	给予心电监护，高流量面罩吸氧（6L/min），听诊胸膜摩擦音。建立第2条静脉通道，5%葡糖糖注射液500mL快速静脉滴注。床边急查胸部X线片显示“血气胸”。
	18:30	患者意识模糊，呼之不应，双侧瞳孔对光反射迟钝，瞳孔直径为2mm；P128次/分、R30次/分、SpO_2 79%。	通知主任医师、麻醉、监护室医生，给予抽血查心肌梗死组合、血常规、凝血、血清降钙素（表14-1-2）。遵医嘱予紧急配血；予0.9%氯化钠注射液100mL+去甲肾上腺素4mg以5mL/h速度静脉泵入。
	18:40	患者昏迷，呼之不应，瞳孔对光反射迟钝，瞳孔直径为2mm；P133次/分、R30次/分、SpO_2 62%，血压测不出。	给予气管插管、吸痰、简易呼吸器辅助呼吸，联系外科重症监护室予转科治疗。
1月11日		外科重症监护：患者意识清醒，呼吸机辅助呼吸，生命体征平稳。	胸腔闭式引流管通畅，引出血性胸水1300mL。输同型红细胞1200mL，新鲜冰冻血浆400mL。
1月16日		患者意识清醒，P98次/分、R20次/分、SpO_2 100%、BP108/62mmHg。	拔除气管插管，改高流量吸氧（5L/min）。复查胸部X线片示左侧胸腔积液较前吸收，胸腔未再出血，予拔除胸腔闭式引流管。
1月17日		转回病房继续治疗：患者意识清醒，生命体征平稳。伤口敷料包扎好，四肢感觉、运动正常。	持续心电监护，鼻导管吸氧（3L/min）。指导患者进行双下肢功能训练，饮食指导。患者血红蛋白为97g/L。
1月26日		生命体征平稳，未诉胸闷气促等不适。	予停心电监护及吸氧。
2月1日		生命体征平稳。	佩戴支架背心下床活动，告知相关注意事项。
2月7日		生命体征平稳。	康复出院。

术后异常检验结果见表 14-1-2。

表 14-1-2　术后异常检验结果

项目	指标	结果	参考值
生化	血钾 /（mmol/L）	3.33 ↓	3.5 ~ 5.5
血常规	白细胞计数 /（10^9/L）	14.37 ↑	3.5 ~ 10.0
	红细胞计数 /（10^{12}/L）	3.5 ↓	4.3 ~ 5.9（男）3.9 ~ 5.2（女）
	血红蛋白 /（g/L）	53 ↓	137 ~ 179（男）116 ~ 155（女）

（二）主要护理问题及措施

1. 胸腔积液：血胸

1）问题依据

患者排便后出现胸闷、气促、呼吸困难，P136 次 / 分、R26 次 / 分，血氧饱和度进行性下降，最低 68%，胸片显示双肺渗出性改变并胸腔积液（图 14-1-2）。

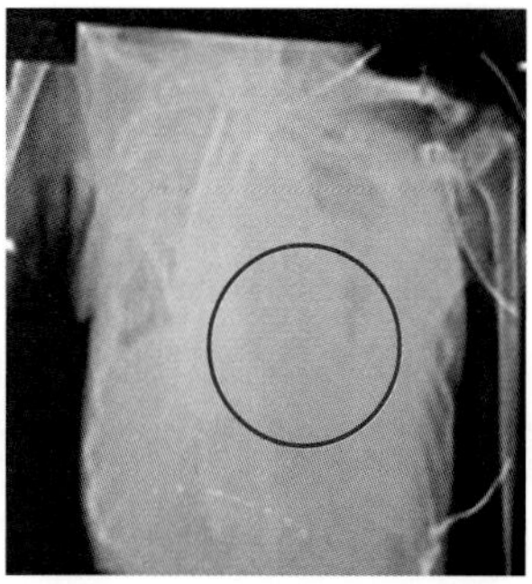

图 14-1-2　胸部 X 线片

2）护理思维

脊柱侧弯截骨矫形术后患者血胸的发生率为 4.2%。脊柱侧弯患者胸廓严重畸形，矫正手术中需切除畸形肋骨，如切除过程中剥离不仔细或操作不当，撕破或骨质刺破胸膜，术中虽有缝合和修补，但仍有液体渗出。术后离床大便，排便过程中腹压过大，导致肋骨断端刺破胸膜引起急性大量胸腔积液。因此，术后应做好饮食护理，保持大便通畅，严密观察呼吸情况。

3）主要措施

（1）病情观察与评估：密切监测生命体征、意识、尿量情况；观察有无休克及气胸等体征，如有胸闷、气促、心悸症状以及面色苍白、四肢厥冷、大汗淋漓、脉搏细速等应立即给予心电监护及高流量吸氧，必要时请麻醉科气管插管。

（2）体位护理：卧床期间严格轴线翻身，翻身角度不超过 30°，24 小时佩戴支架背心。

（3）管道护理：予床边胸片、床边 B 超确诊，请胸科急会诊，必要时协助医生行胸腔闭式引流术。留置胸腔闭式引流管期间，保持引流通畅，观察引流液的颜色、性状、量。

（4）药物护理：遵医嘱予补充血容量等扩容治疗及止血治疗。

（5）功能训练：告知患者深呼吸及咳嗽的方法，避免用力咳嗽增加肋骨断端摩擦。

4）护理评价

经对症治疗后患者左侧胸腔积液较前减少（图 14-1-3），生命体征稳定，无胸闷不适。

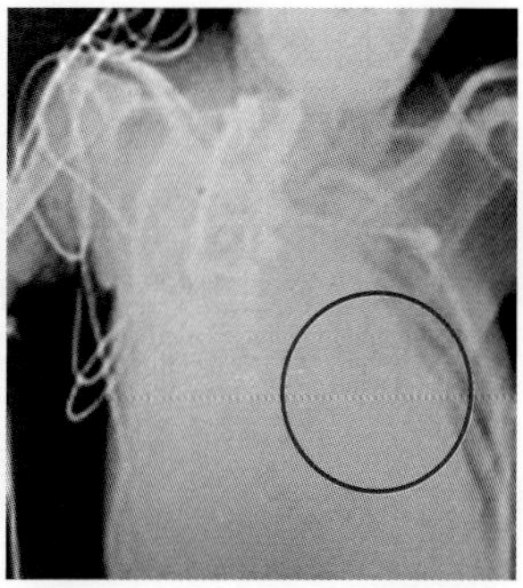

图 14-1-3　胸部 X 线片

2. 失血性休克

1）问题依据

患者在离床排便后短时间内出现胸闷、气促症状以及面色苍白、四肢湿冷、脉搏细速等休克体征，血常规提示（1 月 10 日）：血红蛋白为 53g/L，红细胞计数为 3.5×10^{12}/L。

2）护理思维

患者术中出血 7000mL，短时间内未补充至正常范围，病情变化时血红蛋白测定低，为重度贫血。因此，术后应加强容量管理，严密监测生命体征及各项血液指标。

3）主要措施

（1）病情观察与评估：严密监测生命体征、意识、尿量情况；观察胸闷、气促、心悸症状以及面色苍白、四肢厥冷、大汗淋漓、脉搏细速等体征。监测中心静脉压；予肺部听诊及体查，急查床边胸片，床边 B 超。遵医嘱急查心肌梗死组合、急性术后感染组合、出凝血、血清降钙素。遵医嘱予紧急配血。

（2）体位护理：予中凹卧位，摇高床头 20° ~ 30°，摇高床尾 15° ~ 20°。

（3）用药护理：开通 2 条及以上静脉通道，尽快建立中心静脉通道，遵医嘱给予输血、胶体液、晶体液等扩容治疗。给予 0.9% 生理盐水 100mL+ 去甲肾上腺素 4mg 以 5mL/h 速度静脉注射泵泵入。

4）护理评价

患者经对症治疗后生命体征稳定。

（三）患者转归

患者突发病情变化，急救处理后转外科重症监护室治疗，回病房后给予抗感染治疗，伤口愈合良好，双下肢感觉正常，肌力 5 级，康复出院。

四、护理体会及反思

（一）护理体会

重度脊柱侧弯矫形手术难度大，患者胸廓严重畸形，手术矫形需切断肋骨，术后易发生血气胸。该患者在排便后突发胸闷、呼吸困难，医护人员能迅速做出判断，给予失血性休克、血胸等并发症的相关急救措施，最终患者康复出院。

（二）反思

重度脊柱侧弯对于胸廓重度畸形的患者，我们应做好预见性护理措施：避免用力咳嗽，保持大便通畅，避免因大便用力而引起急性血气胸，体位转移过程中严密观察患者意识、呼吸，及时发现患者病情变化。

重度脊柱侧弯患者的肺通气功能多为中、重度下降，围手术期需加强肺部康复训练，术前有效的肺功能训练，不仅可以提高呼吸系统对手术和麻醉的耐受性，还可以提高有效通气，改善肺功能，最终减少或避免肺部并发症的发生。

五、相关知识链接

（一）血胸的定义、原因、临床表现

血胸的定义：是指全血积存在胸腔内，又称胸膜腔积血、胸腔积血。

血胸最常见的原因：创伤或外科手术。

血胸的临床表现：因胸腔内积血的量、速度、患者的体质而有所不同，小量血胸（少于 500mL）无明显临床症状，胸片示肋膈角消失。中等量血胸（不超过 1000mL）和大量血胸（超过 1000mL），急性失血可出现面色苍白、脉搏细速、呼吸急促、血压逐步下降等低血容量休克症状。

（二）胸腔闭式引流术

1. 胸腔闭式引流术

一般用于治疗各种胸腔积水、积液和气胸等。具体方法是进行局部麻醉后，在肋骨间放置一根导管作引流管，接入装有生理盐水的水封引流瓶以便排出气体或收集胸腔内的液体，使得肺组织重新张开而恢复功能。

2. 胸腔引流管的位置安放

（1）引流气体：锁骨中线第 2 肋间或腋中线第 3 肋间置管；

（2）引流液体：腋中线和腋后线之间的第 6 ～ 8 肋间置管；

（3）排脓：脓腔最低点。

3. 胸腔闭式引流的注意事项

（1）注意观察患者术后反应，监测生命体征，有病情变化及时通知医生处理。

（2）保证有效的引流，确保引流瓶安全，引流瓶应放在低于患者胸部且不易碰到的地方，任何时候引流管末端应浸泡入水面以下 2cm，其液面应低于引流管胸腔出口平面 60cm，以防瓶内液体反流进入胸腔。

（3）观察引流管通畅情况，观察引流管内的水柱有无随呼吸上下波动，有无气体自水封瓶液面逸出。

（4）防止胸腔积液或渗出物阻塞引流管，引流液黏稠或引流液为血液时，应根据病情定时捏挤引流管（由胸腔端向引流管端的方向挤压）。

（5）防止意外，患者外出检查时，应用两把血管钳双重夹紧引流管，防止在搬动过程中发生引流管滑脱、漏气或引流液反流等意外情况。

（6）若胸腔引流管不慎滑出胸腔时，嘱患者呼气，迅速用凡士林纱布及胶布封闭引流口，并立即通知医生处理。

（7）告知患者如发生引流管脱落，应立即用手捂住伤口；如引流管从接口处分离，应立即反折胸腔段引流管。

（8）引流装置及伤口护理

①严格执行无菌操作，引流瓶上的排气管外端应用 1 ～ 2 层纱布包扎好，避免空气中尘埃或污物进入引流瓶内。

②穿刺伤口敷料第2天更换后如无渗液，每3天更换1次，如有分泌物渗透或污染时及时更换。

③严密观察伤口周围有无出现皮下气肿，引流管有无脱出现象。

④观察引流液的量、性质、颜色，并准确记录。

（9）促进肺复张，鼓励患者每2小时进行1次深呼吸、咳嗽或吹气球练习，以促进受压萎陷的肺尽早复张。

（10）如引流管无气体逸出，1 ~ 2天后，夹闭引流管1天，患者未出现气急、呼吸困难，X线检查显示肺已全部复张，可拔除引流管；拔管后注意观察患者有无出现胸闷、呼吸困难、切口处漏气、渗出等现象。

4. 胸腔闭式引流管的拔管指征

（1）24小时引流液＜ 50mL，脓液＜ 10mL，无气体溢出。

（2）患者无呼吸困难，听诊呼吸音恢复，胸部X线检查显示肺膨胀良好。

（三）肺功能测试

使用坐姿的标准超声肺活量计评估患者的肺功能。报告的肺功能值是用力肺活量（forced vital capacity，FVC），其表示为预测值的百分比（FVC%）。根据美国胸科协会的肺功能严重程度分级指南，当FVC% ≥预计值的80%时，考虑“无”肺功能障碍；当65% ＜ FVC% ≤ 80%时，考虑“轻度”肺功能障碍；当50% ＜ FVC% ≤ 65%，为“中度”肺功能障碍；当FVC% ≤ 50%时，为“重度”肺功能障碍。

（彭　莉　黎小霞　孔　丹　黄天雯）

第二节　1例脊柱侧弯并发非心源性肺水肿患者的护理

一、基本信息

姓名：叶某；性别：女；年龄：13岁

文化程度：初中；籍贯：河南省驻马店市；职业：学生

入院日期：2018年2月23日；出院日期：2018年3月13日

出院诊断：重度先天性脊柱侧弯

病史陈述者：患者本人及家属

二、病例介绍

主诉：背部隆起畸形9年。

现病史：家属于患者4岁时发现患者背部隆起畸形，家属陪同到医院就诊，考虑脊柱侧弯。因当地医院医疗水平所限，家属放弃治疗。近年来，发现脊柱侧弯畸形进行性加重，且伴有腰酸，活动后气喘，无下肢麻木、乏力，到我院门诊就诊。2017 年 11 月于院外行头盆环牵引（图 14-2-1），牵引治疗 12 周。于 2018 年 2 月 23 日入院治疗。

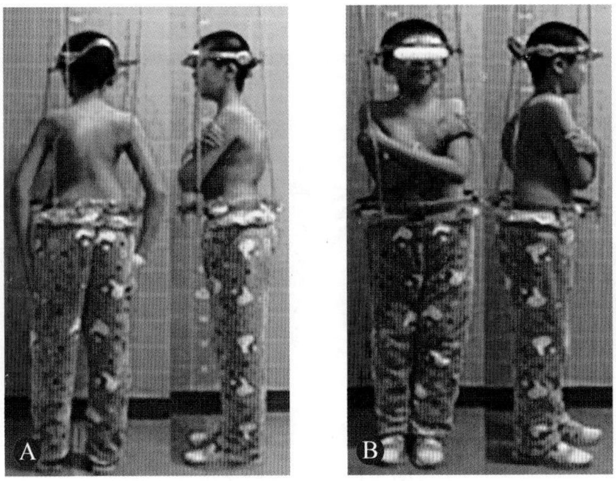

图 14-2-1　头盆环牵引外观

入院诊断：重度先天性脊柱侧弯。

既往史：平素身体健康状况一般，否认高血压、糖尿病病史；无吸烟、饮酒史；无食物、药物过敏史。

婚育史：未婚。

家族史：无特殊。

专科检查：身高 143cm，坐高 75cm，跛行步态。右肩稍高，骨盆倾斜，右下肢较对侧短缩约 3cm，脊柱呈 S 形弯曲，后凸明显，顶椎位于胸段，弯腰时左腰部呈“剃刀背”隆起畸形，脊椎活动轻度受限，脊椎无明显压痛、叩击痛，双下肢感觉、肌力正常，肌张力正常。浅反射、深反射正常存在。

辅助检查：

X 线检查：脊柱侧弯畸形，胸弯 Cobb 角 128°，腰弯 Cobb 角 64.8°。头盆环牵引治疗后胸弯 Cobb 角 78.9°，腰弯 Cobb 角 48.4°（2 月 23 日）（图 14-2-2）。

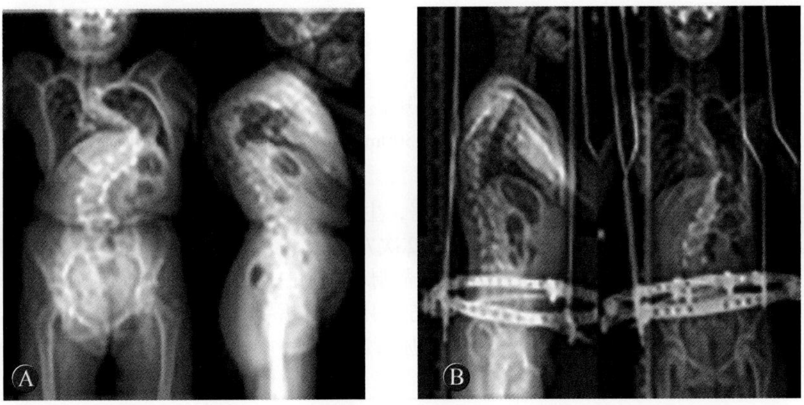

图 14-2-2　牵引前、后 X 线片

MRI 检查：脊柱侧弯畸形，脊髓未见异常。

CT 检查：脊柱重度侧弯后凸并旋转畸形，双侧 11 根肋骨，可见第 1 ~ 2 腰椎融合（2 月 23 日）（图 14-2-3）。

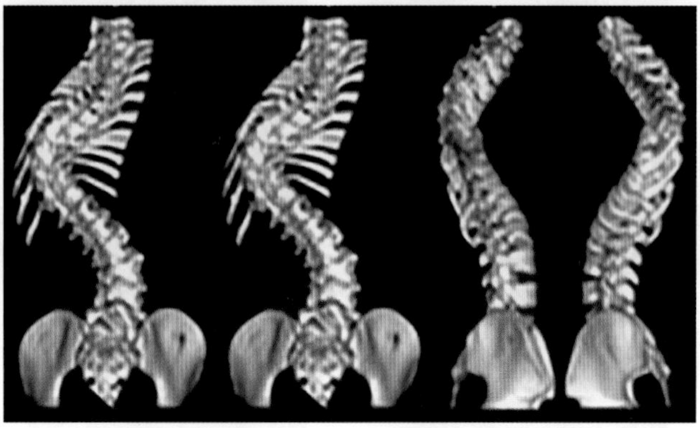

图 14-2-3 脊柱 CT

肺功能检查：用力肺活量为 64%，1 秒钟用力呼气容积为 66%，肺活量为 69%，限制性通气功能障碍，肺通气功能中度下降，肺容量轻度下降。

心脏 B 超检查：心脏形态结构未见异常。

心电图检查：窦性心动过速。

入院时生命体征：T36.8℃，P106 次 / 分，R22 次 / 分，BP116/68mmHg。

入院时护理风险评估：患者自理能力评分为 80 分，跌倒风险评估为高风险，疼痛数字评分法评分为 0 分。

心理社会方面评估：患者情绪稳定，暂休学 1 年，母亲陪伴入院。

三、治疗护理及预后

（一）治疗护理过程（表 14-2-1）

表 14-2-1 治疗护理过程

时间	病程经过	治疗处置
2 月 23 日	患者因先天性脊柱侧弯入院。	完善各项检测、检查与术前风险评估。
2 月 26 日	完善术前各项检查。	给予讲解术前注意事项。
2 月 27 日	在全身麻醉下行“脊柱侧弯后路矫正术”。手术时间为 7 小时，术中出血 1300mL。	术中输同型红细胞悬液 400 mL，输注同型自体血 750 mL。术后转外科重症监护室治疗。
2 月 28 日	患者由外科重症监护室返回病房，生命体征：T 36.2℃、P 112 次 / 分、R22 次 / 分、BP103/58mmHg、SpO_2 97%。颈静脉管道通畅；伤口敷料干燥，腰椎旁伤口引流管通畅，引流出暗红色液体；留置尿管通畅，尿色淡黄。	遵医嘱给予持续心电监护，低流量吸氧（2 L/min），禁食。遵医嘱静脉滴注人血白蛋白 20 g，给予抗炎、镇痛等药物治疗。指导四肢功能训练。

续表

时间	病程经过	治疗处置
3月1日　2:00	患者意识清醒，P126次/分、R28次/分、BP93/38mmHg、SpO_2 96%。	持续心电监护及低流量吸氧（2 L/min），遵医嘱给予羟乙基淀粉130/0.4氯化钠注射液（万汶）注射液500mL、0.9%生理盐水500mL静脉滴注。
12:00	患者意识清醒，全身及颜面有明显水肿。	血常规结果显示：血红蛋白65g/L，遵医嘱输注同型血浆200mL，红细胞悬液300mL。
14:00	患者意识清醒，呕吐2次黄绿色胃内容物，量约150mL。主诉胸闷不适，咳嗽、咳泡沫痰。口唇、颜面发绀，呼吸急促，P136次/分、R36次/分、SpO_2 67%、BP130/68mmHg。	抬高床头30°，氧流量调至（5 L/min），给予吸痰、吸出粉红色泡沫痰、带血；准备急救车、简易呼吸器等物品。暂停输血；遵医嘱给予西地兰0.2 mg+0.9%生理盐水20mL缓慢静脉推注。通知麻醉科医生、内科住院总值医生、骨科住院总值医生、主管医生。
14:50	患者意识清醒，口唇、面色发绀，P128次/分、R28次/分、SpO_2 75%、BP130/68mmHg，测量中心静脉压17 cmH_2O。	动脉血气分析结果显示：PCO_2 47mmHg，PO_2 70mmHg，pH正常；白蛋白测定25.2g/L。遵医嘱给予面罩吸氧（7L/min）。遵医嘱给予呋塞米（速尿）注射液15mg静脉推注，遵医嘱给予西地兰0.2mg+0.9%生理盐水250mL静脉滴注。病情重遵医嘱转重症监护室继续治疗。
3月5日	转回病房继续治疗：患者意识清醒，生命体征平稳。	持续心电监护，鼻导管吸氧3L/min。给予饮食及功能训练指导。
3月10日	生命体征平稳，无胸闷气促等不适。	给予停心电监护及吸氧。
3月13日	生命体征平稳，伤口愈合良好。	出院。

（二）主要护理问题及措施

1．急性心力衰竭

1）问题依据

呼吸困难、水肿、发绀、胸闷；心率增快至136次/分；咳嗽、咳粉红色泡沫痰。

2）护理思维

患者术后血压偏低，考虑发生低血容量性休克，给予快速输注液体及红细胞悬液、血浆治疗。输液使回心血量增加，导致心脏前负荷加重。当输注速度过快或者输注胶体液时，大量组织液回流入血，前负荷会在短时间内骤然增加，出现急性左心衰竭。临床护士要听取患者主诉，在输液过程中加强巡视，根据患者自身情况调节安全的输液速度，严密观察患者临床表现，迅速采取对症措施，防止疾病加重。

3）主要措施

（1）病情观察与评估：面罩吸氧（5L/min），密切监测患者意识、心率变化，观察应用药物后的反应。

（2）体位护理：给予端坐卧位。

（3）气道护理：保持气道通畅，按需吸痰。

（4）用药护理：遵医嘱予西地兰 0.2mg+0.9% 生理盐水 20mL 缓慢静脉推注，呋塞米 15mg 静脉推注，必要时遵医嘱予镇静治疗。

（5）健康教育；给予患者心理安抚。

4）护理评价

患者经对症治疗后仍然有呼吸急促、胸闷症状，转入外科监护病区继续治疗。

2. 非心源性肺水肿

1）问题依据

突然出现严重的呼吸困难，口唇发绀，伴有咳嗽、咳痰：泡沫状痰，无色或粉红色（带血色）；心率增快至 136 次 / 分，血压升高至 134/75mmHg（患者基础血压 116/68 mmHg），中心静脉压 17cmH_2O，白蛋白 25.2g/L。

2）护理思维

患者突发呼吸困难，咳嗽、咳痰伴有血色；低蛋白血症；患者血压偏低时给予输注扩容液体如血浆、红细胞悬液等治疗，输注速度较快。而输血输液过量或过快、严重贫血和低蛋白血症是非心源性肺水肿的病因之一。临床护士要依据患者临床表现加以判断区别，采取不同的护理措施。

3）主要措施

（1）病情观察与评估：密切观察患者的生命体征、意识、尿量、面色、唇色等情况；呼吸急促、胸闷等改善情况；给予面罩吸氧（7L/min）。准备简易呼吸囊及气管插管物品。

（2）气道护理：保持气道通畅，吸痰。

（3）用药护理：停止输血，遵医嘱给予呋塞米 15mg 静脉推注。

4）护理评价

患者血氧饱和度上升至正常，口唇及颜面发绀减轻，胸闷及呼吸急促逐渐缓解。

（三）患者转归

患者抢救成功，转 ICU 进一步治疗，伤口愈合良好，各项血指标正常，康复出院。患者脊柱外观畸形较术前改善（图 14-2-4），术后复查 X 线片及 CT 显示：手术后胸弯 Cobb 角 28°，腰弯 Cobb 角 17°（图 14-2-5）。

四、护理体会及反思

（一）护理体会

患者重度脊柱侧凸、后凸畸形，长期伴有肺功能通气限制，已耐受缺氧状态，所以在发生急性肺水肿时血氧饱和度下降、呼吸困难表现不明显。在处理低血压情况时，首先评估考虑为血容量不足致血压下降，给予输血、输液速度过快，后发现患者出现颜面水肿、口唇发绀、心率增快时，已出现肺水肿症状及体征，迅速给予急救措施，转入重症监护室继续治疗。

（二）反思

对于术后患者出现非心源性肺水肿的病例比较少，部分护士对此部分知识掌握不全，

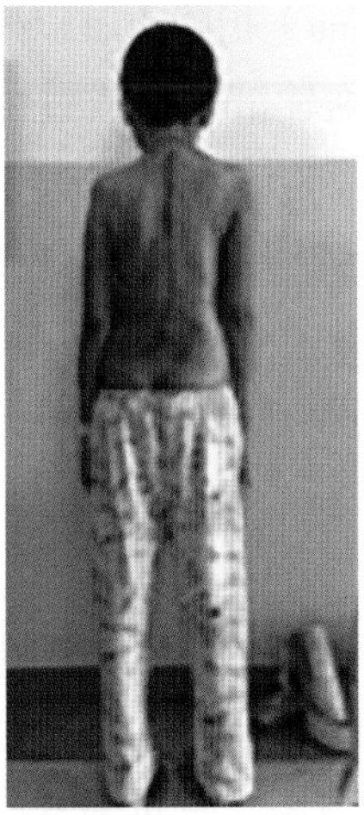

图 14-2-4　术后外相

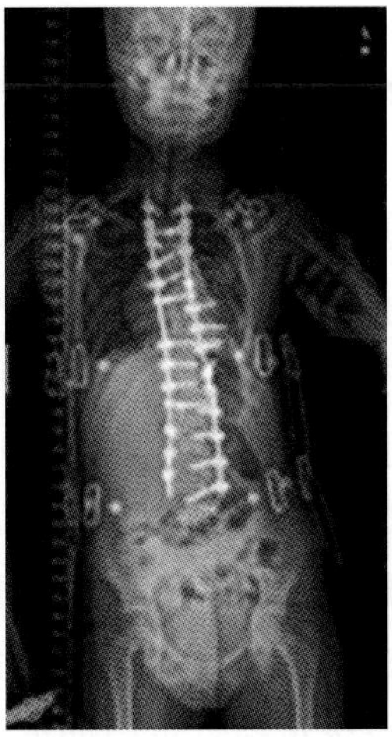

图 14-2-5　术后 X 线片

对病情的预判能力欠缺。在临床护理病情观察方面，可应用以生命体征为基础的改良早期预警评分，结合患者的自身情况和病情发展进行综合评估与观察，给予安全有效的救治措施，提高预见性护理实践能力及评判性思维能力，在早期及时发现患者病情变化，避免病情进一步加重。

五、相关知识链接

（一）限制性通气功能障碍

限制性通气障碍多出现于肺部无病变而胸廓活动度受限的病例，肺间质纤维化，胸廓畸形，胸腔积液，胸膜增厚或肺切除术后均示限制性通气功能损害。脊柱畸形等致胸廓活动受限的患者常伴有肺限制性通气功能障碍。

（二）低血容量性休克代偿期

低血容量性休克代偿期时，因循环血量锐减，使交感系统兴奋，释放儿茶酚胺使皮肤及肝、脾等小血管和微血管、毛细血管前括约肌收缩，微动脉阻力增加。在原发症状体征为主的情况下出现轻度兴奋征象，如意识尚清，但烦躁焦虑，精神紧张，面色、皮肤苍白，口唇、甲床轻度发绀，心率加快，呼吸频率增加，出冷汗，脉搏细速，血压可骤降，也可略降，甚至正常或稍高，脉压缩小，尿量减少等。

（三）肺水肿

肺水肿（pulmonary edema）是指由于某种原因引起肺内组织液的生成和回流平衡失调，使大量组织液在很短时间内不能被肺淋巴和肺静脉系统吸收，从肺毛细血管内外渗，积聚在肺泡、肺间质和细小支气管内，从而造成肺通气与换气功能严重障碍。临床表现为极度呼吸困难，端坐呼吸，发绀，大汗淋漓，阵发性咳嗽伴大量白色或粉红色泡沫痰，双肺布满对称性湿啰音，X 线胸片可见两肺蝶形片状模糊阴影，晚期可出现休克甚至死亡，动脉血气分析早期可有低氧分压、低二氧化碳分压、严重缺氧，二氧化碳潴留及混合性酸中毒，属临床危重症之一。

非心源性肺水肿（non-cardiogenic pulmonary edema）指除心脏以外的其他原因引起的急性肺水肿。常见病因有：严重的感染性肺炎、输血输液过量或过快、严重贫血和低蛋白血症、吸入毒气、有机磷中毒、高原缺氧、过敏反应、溺水、张力性气胸或大量胸腔积液时抽气或抽液太快太多、矽肺造成的纤维性淋巴管炎或淋巴管癌症等。

急性左心衰引起肺静脉回流障碍，严重时方导致急性肺水肿，甚至心源性休克。急性肺水肿除外继发于急性左心衰，也可见于短期大量抽放胸水、输液过量、急性肺损伤、ARDS 等。左心衰可合并肺水肿，肺水肿不一定合并左心衰。

（四）低蛋白血症

低蛋白血症是指各种原因所致负氮平衡的结果。主要表现为营养不良。血液中的蛋白质主要是血浆蛋白质及红细胞所含的血红蛋白。血浆蛋白质包括血浆白蛋白、各种球蛋白、纤维蛋白原及少量结合蛋白如糖蛋白、脂蛋白等，总量为 6.5% ~ 7.8%。若血浆总蛋白质低于 6.0%，则可诊断为低蛋白血症。

（五）改良早期预警评分

改良早期预警评分是经过实践改良病情早期预警评分系统的简化，由收缩压、心率、呼吸、意识、体温构成。每个参数 0 ~ 3 分，将各项得分相加得到改良早期预警评分分值最低 0 分，最高 14 分，分值越高表示患者病情越重。根据不同的总分制定出不同级别的医疗处理干预，干预原则包括：加强病情观察、通知主管医生改进治疗方案、启用风险应急小组及时抢救、转入更高级别的监护病区等（表 14-2-2）。

表 14-2-2　改良早期预警评分

项目	3 分	2 分	1 分	0 分	1 分	2 分	3 分
心率 /（次 / 分）		≤ 40	41 ~ 50	51 ~ 100	101 ~ 110	111 ~ 129	≥ 130
收缩压 /（mmHg）	≤ 70	71 ~ 80	81 ~ 100	101 ~ 199		≥ 200	
呼吸 /（次 / 分）		＜ 9		9 ~ 14	15 ~ 20	21 ~ 29	≥ 30
血氧饱和度 /%（治疗后）	＜ 90						
体温 /℃		＜ 35.0	35.1 ~ 36.0	36.1 ~ 38.0	38.1 ~ 38.5		≥ 38.6
意识				清楚	对声音有反应	对疼痛有反应	无反应

（黎小霞　孔　丹　黄天雯　高　远）

第三节　1 例颈椎病术后并发急性心肌梗死患者的护理

一、基本信息

姓名：崔某；性别：女；年龄：74 岁；婚姻情况：已婚

文化程度：小学；籍贯：宁夏盐池县；职业：无

入院日期：2016 年 7 月 15 日；出院日期：2016 年 8 月 8 日

出院诊断：①颈椎病；②冠状动脉粥样硬化性心脏病；③急性下壁心肌梗死；④高血压

病史陈述者：患者本人及家属

二、病例介绍

主诉：颈椎痛 10 年余，四肢麻木无力 2 年，加重 1 年。

现病史：10 年前出现颈部疼痛不适，长时间低头后加重，休息后缓解，无四肢疼痛及麻木，自行对症处理，症状时有反复。2 年前出现双下肢麻木不适，可达足底，行走时有踩棉花感，步态不稳；1 年前出现双上肢麻木不适，尺侧为甚，并双足踩棉花感加重，伴四肢无力感。现为求进一步治疗来我院，门诊以“颈椎病”收入我科。

入院诊断：颈椎病；高血压。

既往史：既往高血压病史 5 年，平素血压控制良好；否认心脏病、糖尿病、脑血管疾病、精神疾病病史；无吸烟史，偶有饮酒；无食物、药物过敏史。

婚育史：已婚，育 3 子 3 女，均体健。

家族史：无特殊。

专科检查：步态缓慢，主动体位；脊柱未见明显畸形，颈椎正常生理曲度变直，双侧肌肉未见明显萎缩，双下肢无水肿；颈椎棘突旁压痛，双上肢尺侧皮肤感觉减弱，可达指尖，腹部剑突以下皮肤感觉减弱，可达足底，右侧肢体重于左侧肢体；颈椎主动活动轻度受限；四肢主动活动尚可，被动活动自如；四肢肌张力未见明显异常。上下肢主要肌力均为 4 级；神经反射查体结果详见表 14-3-1。

表 14-3-1　神经反射查体结果

反射	左侧	右侧
霍夫曼征	未引出	阳性
巴宾斯基征	阳性	阳性
夹纸试验	阳性	阳性
颈神经牵拉试验	阴性	阳性
颈神经挤压试验	阴性	阳性

辅助检查：

X 线检查：颈胸腰椎生理曲度欠自然，椎体部分轻度畸形，前后缘骨质增生明显（7 月 15 日）（图 14-3-1）。

MRI 检查：颈椎退行性病变；$C_{3\sim4}$、$C_{4\sim5}$、$C_{5\sim6}$、$C_{6\sim7}$ 椎间盘突出，黄韧带肥厚或小关节增生，椎管狭窄；C_7 椎体血管瘤（7 月 15 日）（图 14-3-2）。

CT 检查：$C_{3\sim4}$、$C_{4\sim5}$、$C_{5\sim6}$、$C_{6\sim7}$ 椎间盘突出；颈椎管狭窄；颈椎退行性变。

肺功能检查：通气功能正常，换气功能正常。

心脏 B 超检查：左心房增大；主动脉瓣轻度退行性改变并极少量反流；三尖瓣少量反流；左心室舒张功能轻度减低。

心电图检查：窦性心律，心电图正常。

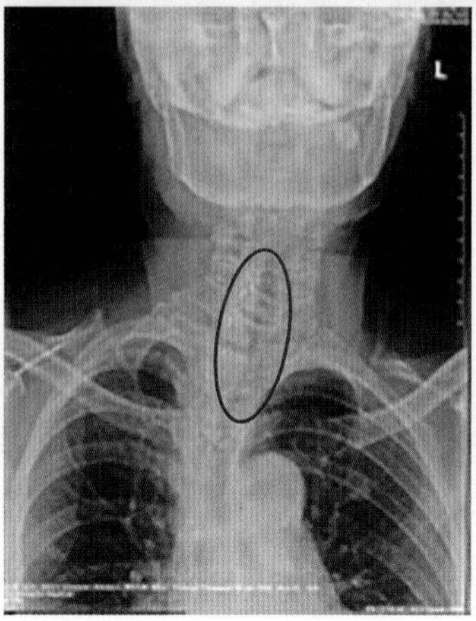

图 14-3-1　术前 X 线片

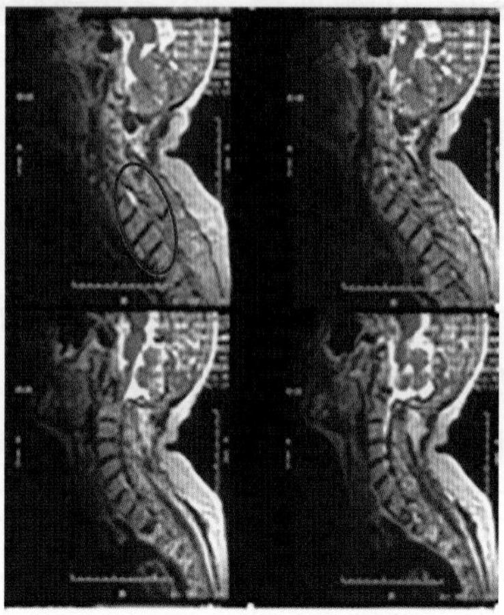

图 14-3-2　术前 MRI

术前异常检验结果见表 14-3-2。

表 14-3-2　术前异常检验结果

项目	指标	结果	参考值
血气分析	动脉血氧分压 /（mmHg）	69.7 ↓	80 ～ 100
	氧饱和度 /%	93.6 ↓	95 ～ 99
出凝血常规	血浆 *D*– 二聚体 /（μg/mL）	0.7 ↑	0 ～ 0.50

入院时生命体征：T36.2℃，P66 次 / 分，R78 次 / 分，BP142/78mmHg。

入院时护理风险评估：疼痛数字评分法评分为 2 分，跌倒风险评估评分为 2 分。

心理社会方面评估：患者情绪稳定，家庭关系和睦。

三、治疗护理及预后

（一）治疗护理过程（表 14-3-3）

表 14-3-3　治疗护理过程

时间		病程经过	治疗处置
7 月 15 日		以“颈椎病；高血压”收入我科。	完善入院检查及各项风险评估。
7 月 19 日		完善术前各项检查及会诊。	给予讲解术前注意事项。
7 月 20 日	8：00	生命体征平稳。	完成术前准备。
	8：10	患者进入手术室。	完成手术交接。
	13：00	在全身麻醉下行“颈椎后路椎管减压、钉棒系统内固定、植骨融合术”，术中失血 400mL。	手术过程顺利。

续表

时间		病程经过	治疗处置
	14：00	手术时长 4.5 小时，术中全程脊髓监测，体感诱发电位及运动诱发电位未见明显异常。术毕安返病房，生命体征：T36.3℃、P82 次 / 分、R18 次 / 分、血压 170/83mmHg、SpO_2 96%。四肢感觉运动正常，颈后伤口敷料包扎好，留置伤口引流管通畅；留置尿管通畅，尿色正常；VAS 疼痛评分为 4 分。	持续心电血压监测及低流量吸氧（2L/min），平卧位、颈部垫软枕，6 小时后协助轴线翻身侧卧；妥善固定各管路；遵医嘱予抗炎、镇痛等药物治疗。
7 月 21 日		生命体征平稳，伤口无渗血、渗液，引流管固定好，引流通畅，伤口引流量 110mL；主诉伤口、肩背部疼痛，疼痛评分为 4 分，睡眠差。	医生给予伤口换药；协助患者少量饮水，继续予静脉抗炎、镇痛、营养神经治疗。复查血。
7 月 22 日	8：00	生命体征平稳，伤口敷料包扎好，引流管固定好、引流通畅，伤口引流量 100mL。夜间睡眠差，已排气进食，患者主诉伤口及肩背部疼痛，疼痛评分为 4 分。	继续给予静脉镇痛、抗炎、营养神经治疗；抬高床头、协助患者半卧位床上活动，进半流食。
	11：00	患者主诉心前区疼痛、胸闷、心慌。生命体征：P92 次 / 分、R22 次 / 分、血压 126/67mmHg、SpO_2 92%。疼痛评分为 8 分。	给予患者平卧位，心电监护、低流量吸氧（2L/min），报告医生，急行床旁心电图、X 线检查，心内科会诊，抽血急查血常规、血生化、凝血及动脉血气分析。
	11：30	憋气加重，大汗淋漓。	给予行床旁心电图、X 线检查。心电图检查结果显示：窦性心动过缓，Ⅱ、Ⅲ、aVF 导联 ST 段抬高 0.1 ~ 0.2mV，Ⅰ、aVL 导联 ST 段压低 0.1 ~ 0.2mV。检验结果显示动脉血氧分压 81.3mmHg。初步诊断：急性下壁心肌梗死。心内科医生到场协助救治，遵医嘱给予硝酸甘油 0.5mg 舌下含服，盐酸吗啡注射液 3mg 肌内注射。
	11：52	患者主诉心前区疼痛、胸闷、憋气症状较前好转。生命体征：T36.9℃、P68 次 / 分、R18 次 / 分、血压 138/85mmHg、SpO_2 97%。VAS 疼痛评分为 4 分。	遵医嘱静脉给予抗凝、镇痛、抗感染治疗；控制输液速度，滴速为 15 ~ 20 滴 / 分。
	15：30	主诉心前区疼痛、胸闷、憋气症状缓解。	患者抢救成功，转心血管内科监护室治疗。
7 月 29 日		伤口愈合好、已拆线，四肢感觉运动正常，未诉不适；生命体征平稳。	由心血管内科监护室转回我科，遵医嘱给予抗凝治疗。指导患者颈托佩戴方法及功能训练。
8 月 2 日		生命体征平稳，伤口愈合好，四肢感觉运动正常，大小便正常。	协助患者佩戴颈托病区内活动，遵医嘱继续抗凝治疗。
8 月 8 日		患者伤口愈合好，四肢感觉运动正常。	给予出院指导：告知复查时间及抗凝药物使用注意事项，出院。

术后异常检验结果见表 14-3-4。

表 14-3-4 术后异常检验结果

项目	指标	结果	参考值
血常规	红细胞计数 /（10^{12}/L）	3.2 ↓	4.3 ~ 5.9（男）3.9 ~ 5.2（女）
	白细胞计数 /（10^9/L）	11.37 ↑	3.5 ~ 10.0
	血红蛋白 /（g/L）	102 ↓	137 ~ 179（男）116 ~ 155（女）
红细胞沉降率	红细胞沉降率 /（mm/h）	46 ↑	0 ~ 20
生化	血清白蛋白 /（g/L）	31.2 ↓	35 ~ 50
	葡萄糖 /（mmol/L）	13.32 ↑	3.4 ~ 6.1

（二）主要护理问题及措施

急性心肌梗死

1）问题依据

患者主诉心前区、肩背部疼痛，胸闷，心慌；床旁心电图检查结果为急性下壁心肌梗死。

2）护理思维

急性心肌梗死发病突然，极有可能因抢救失败而导致患者死亡，因此，在抢救过程中，护理人员必须能快速识别患者症状，准确执行医嘱，采取有效治疗护理措施，以挽救患者生命。

3）主要措施

（1）病情观察与评估：持续心电监护、吸氧，观察胸闷、心慌、心前区疼痛症状有无改善，监测尿量。

（2）体位护理：卧床休息，减少心肌耗氧，尽量减少因疾病带给患者的痛苦和不适。

（3）急救处理：遵医嘱给予吸氧；建立静脉输液通路，严格控制输液速度，通常滴速在 15 ~ 20 滴 / 分；急呼心内科及麻醉科会诊，准备气管插管、急救物品及急救药品。

（4）药物治疗：遵医嘱给予硝酸甘油 0.5mg 舌下含服，盐酸吗啡注射液 3mg 肌内注射，或 5 ~ 10mg 皮下注射，或 2 ~ 5mg 静脉注射，必要时 15 ~ 30min 重复；吗啡有一定的不良反应，如降低血压、呼吸抑制，因此用药时应注意观察血压、呼吸、脉搏的变化。

（5）饮食护理：患者处于心肌梗死急性发作阶段，需指导患者进食富含维生素食物、低盐低脂食物、少量蛋白食物。稳定期间增加蛋白质和热量的摄入量，禁忌暴饮暴食，禁食辛辣、浓茶、咖啡等食物。

（6）环境管理：给予患者调至单人间，控制探视人员，保持室内安静。

（7）心理护理：心肌梗死患者常有濒死感及恐惧感，护理人员要关心体贴患者，多与患者交谈，必要时可以对患者进行相应的心理评估，及时准确地掌握患者的心理状况，对于存在负面情绪的患者给予针对性的干预措施。指导患者深呼吸，使全身肌肉放松，将注意力集中在呼吸、运动等方面来降低交感神经活动，使肌肉放松。

（8）专科治疗：完成急救，患者病情稳定后转入心血管内科监护室，及时给予溶栓治疗。

4）护理评价

患者抢救成功，顺利转入心内科监护室继续专科治疗。

（三）患者转归

患者行手术治疗后，伤口愈合好，四肢感觉运动正常，于 8 月 8 日出院。

四、护理体会与反思

（一）护理体会

急性心肌梗死具有发病急速、病情发展快的特点，如果未能及时治疗，则严重影响患者的生命安全。护理人员有条不紊地配合各级各专科医生进行抢救，为患者争取了更多的时间和机会，使患者转危为安。

（二）反思

睡眠障碍在心肌梗死患者中发生率较高，影响疾病的治疗和预后，不利于患者的康复，而不良的睡眠质量又会加重病情，从而形成了一个恶性循环。患者术后睡眠质量差，护士应该充分了解患者的睡眠状况，为患者提供更好的睡眠管理措施，从而达到良好控制疾病的目的。

五、相关知识链接

（一）心肌梗死典型表现及救治流程

1. 典型表现

（1）突然发作剧烈而持久的胸骨后或心前区压榨性疼痛，休息和含服硝酸甘油不能缓解，常伴有烦躁不安、出汗、恐惧或濒死感。

（2）少数患者无疼痛，一开始即表现为休克或急性心力衰竭。

（3）部分患者疼痛位于上腹部，可能误诊为胃穿孔、急性胰腺炎等急腹症；少数患者表现为颈部、下颌、咽部及牙齿疼痛，易误诊。

（4）神志意识：意识改变可见于高龄患者。

（5）全身症状：难以形容的不适、发热。

（6）胃肠道症状：表现为恶心、呕吐、腹胀等，下壁心肌梗死患者更常出现胃肠道症状。

（7）心律失常：见于 75% ~ 95% 的患者，发生在起病的 1 ~ 2 周内，以 24 小时内多见，前壁心肌梗死易发生室性心律失常，下壁心肌梗死易发生心率减慢、房室传导阻滞。

（8）心力衰竭：主要是急性左心衰竭，在起病的最初几小时内易发生，也可在发病数日后发生，表现为呼吸困难、咳嗽、发绀、烦躁等症状。

（9）低血压、休克：急性心肌梗死时由于剧烈疼痛、恶心、呕吐、出汗、血容量不足、心律失常等可引起低血压，大面积心肌梗死（梗死面积大于 40%）时心排血量急剧减少，可引起心源性休克，收缩压小于 80mmHg，面色苍白，皮肤湿冷，烦躁不安或神志淡漠，心率增快，尿量减少（＜20mL/h）。

2.救治流程

（1）一般治疗：吸氧、持续心电血压监测，观察心率、血氧、血压和呼吸。

（2）镇静镇痛：小剂量吗啡静脉注射为最有效的镇痛剂，也可用哌替啶。烦躁不安、精神紧张者可给予地西泮口服。

（3）调整血容量：尽快建立静脉通道，注意出入量平衡。

（4）再灌注治疗，缩小梗死面积：再灌注治疗是急性ST段抬高型心肌梗死最主要的治疗措施，在发病12小时内开通闭塞冠状动脉，恢复血流，可缩小心肌梗死面积，减少死亡。直接实施经皮冠脉介入术（percutaneous coronary intervention，PCI），在有急诊PCI条件的医院，对所有发病12小时以内的急性ST段抬高型心肌梗死患者均应进行直接PCI治疗，球囊扩张使冠状动脉再通，必要时置入支架；急性期只对梗死相关动脉进行处理；对心源性休克患者不论发病时间都应行直接PCI治疗。溶栓治疗，如无急诊PCI治疗条件，或不能在90min内完成第一次球囊扩张时，若患者无溶栓治疗禁忌证，对发病12小时内的急性ST段抬高型心肌梗死患者应进行溶栓治疗。常用溶栓剂包括尿激酶、链激酶和重组组织型纤溶酶原激活剂等，静脉注射给药。

（二）脑钠肽

脑钠肽（brain natriuretic peptide，BNP）又称B型利钠肽（B-type natriuretic peptide）、脑利钠肽。BNP具有重要的病理生理学意义，它可以促进排钠、排尿，具较强的舒张血管作用，可对抗肾素－血管紧张素－醛固酮系统的缩血管作用，是人体抵御容量负荷过重及高血压的一个主要内分泌系统。越来越多的文献支持在心肌梗死后测定BNP，这不仅可识别有无左心收缩功能不全，而且在判断左室重构和死亡危险方面可能优于心脏超声诊断。在临床实际工作中，BNP还有助于将心衰引起的气喘和其他原因引起的气喘区分开，正常BNP几乎可以除外左心功能不全引起的气喘。

研究表明，对于预测心肌梗死后左室重构的进程来说，血浆BNP测定是一种简便、准确、有用的生化指标，由于左室重构在临床表现及超声心动图不易发现，BNP的测定对于心肌梗死后危险度分级是简便有效的筛选方法。

（三）肌钙蛋白

肌钙蛋白（troponin，Tn）是肌肉组织收缩的调节蛋白，位于收缩蛋白的细肌丝上，在肌肉收缩和舒张过程中起着重要的调节作用；含有3个亚型：快反应型、慢反应型和心肌肌钙蛋白（cardiac troponin，cTn）。前两者与骨骼肌相关，而心肌肌钙蛋白则仅存在于心肌细胞中，是由肌钙蛋白T（cTnT）、肌钙蛋白I（cTnI）、肌钙蛋白C（cTnC）三种亚单位组成的络合物。cTnT和cTnI是心肌细胞特有的抗原，在心肌细胞损伤时从心肌纤维上降解下来。血清中cTn升高反映了心肌细胞受损，其特异性与敏感性均高于以往常用的心肌酶谱。

肌钙蛋白是心肌损伤坏死的标志物，对急性心肌梗死的诊断和危险分层有重要的临床意义。肌钙蛋白值升高提示心肌损伤，可见于急性心肌梗死、不稳定型心绞痛、肺梗死、心力衰竭及其他导致心肌损伤的疾病如胰腺炎、结缔组织病等，数值越高，损伤范围越广；在急性心肌梗死患者，3 ～ 6 小时开始释放，10 ～ 24 小时达到高峰，恢复正常时间 cTnT 和 cTnI 分别为 10 ～ 15 天和 5 ～ 7 天；部分肾功能不全患者亦可出现升高。

肌钙蛋白升高结合缺血证据有助于Ⅰ型心肌梗死早期诊断和治疗；掌握肌钙蛋白升高的变化规律有助于肌钙蛋白升高的鉴别诊断。如剧烈运动、心动过速、急性肺栓塞等引起的一过性心肌损伤，cTn 可出现一过性增高，在 1 ～ 2 天内恢复正常；心力衰竭引起的 cTn 升高呈慢性升高，这些特点均有助于与心肌梗死鉴别。正常参考范围：cTnT ＜ 0.1μg/L 为正常；＞ 0.2μg/L 为诊断临界值；＞ 0.5μg/L 可以诊断为急性心肌梗死；cTnI ＜ 0.2μg/L 为正常；＞ 1.5μg/L 为诊断临界值。

（白玉静　孔　丹　苏晓静　高　远）

参考文献

曹伟新 . 外科护理学 [M]. 3 版 . 北京：人民卫生出版社，2002.

陈利芬 . 专科护理常规 [M]. 广州：广东科技出版社，2013.

崔明花 . 探讨心肌梗死合并心肺骤停引发心力衰竭的急救护理措施 [J]. 世界最新医学信息文摘，2018，18（84）：255-256.

冯金星，陈丽芳，胡书凤 . 严重脊柱侧凸伴肺功能不全患者围手术期的护理研究进展 [J]. 当代护士，2013（7）：11-13.

葛均波，徐永健 . 内科学 [M]. 8 版 . 北京：人民卫生出版，2013.

贺秋兰，叶芳，舒海华， 等 . 脊柱侧凸后路矫形术后呼吸系统并发症的危险因素分析 [J]. 中国脊柱脊髓杂志，2013，23（8）：673-679.

蒋娌 . 分析护理配合在急性心肌梗死患者抢救中的意义 [J]. 世界最新医学信息文摘，2016，16（73）：241-244.

李怀祥，唐朝贵 . 血清肌钙蛋白Ⅰ与心肌酶谱对老年急性心肌梗死诊断价值分析 [J]. 中国实验诊断学，2012，16（4）：720-721.

刘春梅，张青云，魏瑞瑞，等 . 心肌梗死患者睡眠质量研究进展 [J]. 当代护士，2020，27（11）：12-15.

刘振云，马春凤 . 血清肌钙蛋白Ⅰ与心肌酶谱对急性心肌梗死诊断价值的对比分析 [J]. 中国实用医药，2013，8（7）：58-59.

刘忠喜 . *D*- 二聚体在急性心肌梗死溶栓治疗中的疗效观察 [J]. 中西医结合心血管病电子杂志，2018，6（31）：26-28.

申月芹，王如珠 . 胸痛急诊整合式护理与心肌梗死绿色通道护理的比较研究 [J]. 实用临床医药杂志，2017，21（24）：193-194.

沈蕴之，蒋红，黄莺，等 . 个体化现况—背景—评估—建议沟通模式的临床应用及效果评价 [J]. 中华护理杂志，2014，49（6）：688-692.

史军 . 急性心肌梗死患者的护理 [J]. 中国现代药物应用，2013，7（7）：111.

孙攀，徐王兵，李勇 . 颈椎减压术后并发 C_5 神经根麻痹的研究进展 [J]. 江西中医药，2018，49（7）：75-78.

王毅峰，邓克强，黄轩，等 . 颈椎病减压术后 C_5 神经根麻痹的研究进展 [J]. 中国矫形外科杂志，

2015，23（7）：624-628.

叶任高 . 内科学 [M]. 6 版 . 北京：人民卫生出版社，2003.

袁喆，汪四花，宋锦 . 10 例僵硬型重度脊柱侧凸患者行后路矫正手术的护理 [J]. 中华护理杂志，2012，47（8）：683-685.

岳慧芳，周晓芳 . 急性心肌梗死的护理体会 [J]. 临床护理，2011，18（6）：261.

张爱萍 . 输液引起非心源性肺水肿 5 例的抢救与护理 [J]. 中国误诊学杂志，2012，12（2）：477.

张雪芳 . 优化急诊护理流程对急性心肌梗死患者抢救效果的影响 [J]. 中外女性健康研究，2016（13）：137-140.

PETRILLO A T, STOCKWELL J, LEONG K, et al. The use of a pediatric early warning score to assess stability of pediatric patients during transport[J]. Pediatric Emerg Care, 2012, 28（9）: 878-882.

YANCY C W. Safety and feasibility of using serial infusions of nesiritide for heart failure in an outpatient setting（from the FUSION I trial）[J]. American Journal of Cardiology, 2004, 94（5）: 595-601.

YOUNG J B. Vasodilation in the management of acute congestive heart failure（VMAC）[J]. JAMA, 2002, 287: 1531-1540.

第十五章　矫形外科疑难重症

第一节　1例双膝关节置换术后并发脑梗死患者的护理

一、基本信息

姓名：叶某；性别：女；年龄：69岁；婚姻情况：已婚

文化程度：文盲；籍贯：广东省茂名市；职业：农民

入院日期：2018年6月19日；出院日期：2018年7月4日

出院诊断：①双膝骨性关节炎；②脑梗死

病史陈述者：患者本人及家属

二、病例介绍

主诉：双膝疼痛伴活动受限4年。

现病史：患者4年前无明显诱因下出现双侧膝关节疼痛，活动时明显，自行使用镇痛药治疗，疼痛症状可稍缓解。现为进一步诊治来我院，门诊完善相关检查，以“双膝骨性关节炎”收入我科。

入院诊断：双膝骨性关节炎。

既往史：平素身体健康状况一般，否认高血压、糖尿病、冠心病病史；否认肝炎、结核等传染病病史；否认手术、输血史，否认食物、药物过敏史。

婚育史：已婚，育有1子2女，配偶体健。

家族史：否认家族中有类似疾病史。

专科检查：双膝内翻屈曲畸形。双膝关节无红肿，双下肢肌肉无明显萎缩。双膝皮温无增高，双膝内上、内下间隙压痛，无叩击痛，无放射痛，双膝关节有骨性摩擦感。双膝关节活动度：15°（伸）~ 100°（屈）。双膝侧方应力试验（–），研磨试验（–），抽屉试验（–），足背动脉搏动正常，未见静脉曲张，双下肢感觉正常。

辅助检查：

X线检查：双膝关节退行性变（6月19日）（图15-1-1）。

心电图检查：窦性心律，心电图正常。

术前异常检验结果见表15-1-1。

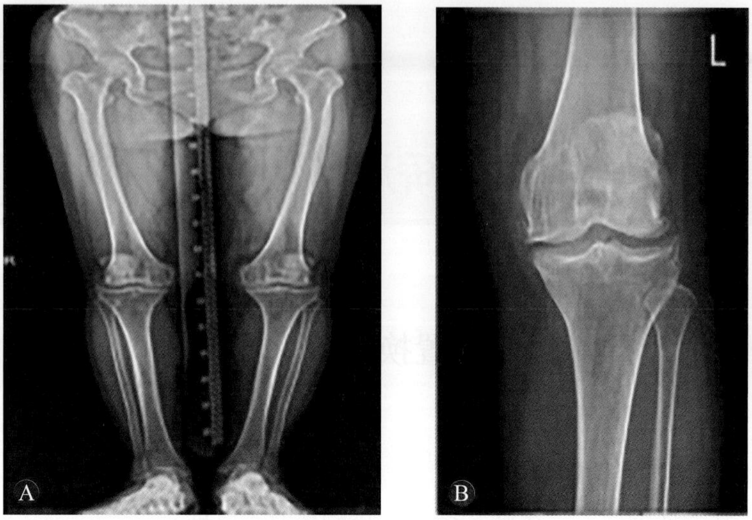

图 15-1-1 膝关节 X 线片

表 15-1-1 术前异常检验结果

项目	指标	结果	参考值
血常规	血红蛋白 /（g/L）	110 ↓	137 ~ 179（男）116 ~ 155（女）
	C 反应蛋白 /（mg/L）	21.82 ↑	0 ~ 10.0
出凝血常规	血浆 *D*– 二聚体 /（μg/mL）	0.96 ↑	0 ~ 0.50

入院时生命体征：T36.5℃，P82 次 / 分，R20 次 / 分，BP129/78mmHg。

入院时护理风险评估：患者基本生活活动能力评分为 95 分，跌倒风险评估为高风险，疼痛数字评分法评分为 3 分。

心理社会方面评估：患者情绪稳定，女儿陪同入院。

三、治疗护理及预后

（一）治疗护理过程（表 15-1-2）

表 15-1-2 治疗护理过程

时间		病程经过	治疗处置
6 月 19 日	8：30	双膝疼痛伴活动受限 4 年，疼痛、活动受限加重 2 个月入院。	完善各项检测与术前风险评估。
	15：30	完善术前各项检查。	给予患者讲解术前注意事项。
6 月 20 日	7：00	生命体征平稳。	完成术前准备。
	8：00	患者进入手术室。	完成手术交接。
		在全身麻醉下行“双侧人工膝关节表面置换术”，术中出血 700mL。	手术过程顺利。

续表

时间		病程经过	治疗处置
	13：15	患者手术历时4.5小时安返病房，生命体征：T36.1℃、P82次/分、R17次/分、BP121/66mmHg；双膝伤口敷料干燥，双膝各留置伤口引流管，引流出淡红色血性液体，引流量共450mL；留置尿管通畅，尿色淡黄；双下肢感觉、活动、血液循环正常。	持续心电血压监测生命体征，低流量吸氧（2L/min），持续软枕抬高双下肢；妥善固定各管路，并保持通畅；遵医嘱静脉滴注营养液、抗生素等药物治疗。
6月21日		生命体征平稳，双膝伤口敷料干燥，双膝伤口引流管通畅、引出淡红色血性液体、引流量共850mL；留置尿管通畅，尿色清。双下肢感觉、活动、血液循环正常。	停心电监护及吸氧，遵医嘱静脉滴注营养液、抗生素等药物。指导双下肢功能训练，给予饮食指导。
6月22日		双膝伤口敷料干燥，双膝引流量共150mL；留置尿管通畅，尿色清；双下肢感觉、活动、血液循环正常。	给予换药，遵医嘱拔除引流管及尿管；遵医嘱静脉滴注营养液、抗生素等。
6月23日	9：22	患者出现反应迟钝，嗜睡，左下肢不能主动活动；查体：嗜睡状，呼之睁眼、言语迟缓；双下肢轻度肿胀，左下肢皮温稍低，未见青紫，双上肢及右下肢肌力正常，左下肢肌力1级，左下肢未见主动活动，足趾血液循环正常。	密切观察病情变化，给予持续心电血压监测生命体征，低流量吸氧（2L/min）；抽血急查血常规，血生化等；血清白蛋白27.8g/L。静脉滴注白蛋白纠正低蛋白血症；行头颅CT检查。
	15：32	患者反应迟钝、嗜睡、双侧瞳孔等大等圆，直径2.5mm，对光反射灵敏。CT平扫增强+三维提示：①右侧侧脑室旁脑白质及右侧基底节区腔隙性梗死；②双侧基底节区及小脑齿状核钙化；③双侧颈内动脉颅内段硬化。	请神经内科会诊；密切监测生命体征、意识、瞳孔变化；进行脑梗死二级预防及改善循环、营养脑细胞治疗；检验结果显示血红蛋白为58g/L、血钾为3.1mmol/L、C反应蛋白升高等，给予补钾治疗，急备血。
	22：07	患者反应迟钝，嗜睡，双侧瞳孔等大等圆，直径2.5mm，对光反射灵敏。	遵医嘱输同型红细胞悬液600mL，无不良反应。
6月24日	9：01	患者呼之能应、不睁眼，可简单言语应答，基本可遵嘱动作。患者咳嗽、咳痰，吞咽费力。左下肢不能主动活动，余肢体活动尚可配合。	密切监测生命体征、意识、瞳孔；脑梗死二级预防及改善循环、营养脑细胞、补钾等治疗，同时复查检验。给予雾化吸入及间断吸痰。
6月25日	9：02	患者出现自主睁眼，可简单言语，基本可遵嘱动作。患者咳嗽、咳痰，吞咽费力。左踝及各足趾屈伸活动可，肌力4级，左膝屈、伸较差，余肢体无异常。	请神经内科会诊，暂予同前治疗，观察病情变化。给予被动双下肢训练。复查血红蛋白为98g/L、血钾为3.68mmol/L。
6月28日	10：59	患者神志清，改良洼田饮水试验Ⅱ级。左下肢屈、伸肌力3级，余肢体无异常。肢体功能较前恢复，继续当前处置措施。	继续使用二级预防，改善循环等药物。继续给予被动双下肢功能训练。
7月4日	10：31	患者神志清，改良洼田饮水试验Ⅰ级，左下肢肌力4级。	患者出院。

术后异常检验结果见表15-1-3。

表 15-1-3 术后异常检验结果

项目	指标	结果	参考值
血常规	血红蛋白 /（g/L）	58 ↓	137 ~ 179（男）116 ~ 155（女）
	C 反应蛋白 /（mg/L）	108.62 ↑	0 ~ 10.0
	白细胞介素 –6/（pg/mL）	283.72 ↑	0 ~ 5.9
生化	血钾 /（mmol/L）	3.1 ↓	3.5 ~ 5.5
	血清白蛋白 /（g/L）	27.8 ↓	35 ~ 50
出凝血常规	活化部分凝血酶原时间 /s	25.9 ↓	30.0 ~ 45.0
	纤维蛋白原 /（g/L）	4.96 ↑	2.0 ~ 4.0
	血浆 *D*– 二聚体 /（mg/L）	18.06 ↑	0 ~ 0.50

（二）主要护理问题及措施

1. 意识障碍

1）问题依据

人工关节置换术能够缓解膝关节疼痛，纠正畸形和改善功能，是终末期骨关节疾病的最佳治疗方法。但人工膝关节置换术仍然是有风险的手术，据报道，人工关节置换术并发脑梗死发生率为 5.7%；患者出现反应迟钝，嗜睡，左下肢不能主动活动；CT 平扫增强 + 三维提示：右侧侧脑室旁脑白质及右侧基底节区腔隙性梗死。

2）护理思维

患者行双侧人工膝关节置换术，术中出血 700mL，术后禁食，有血容量不足的危险，机体应激状态可以诱发脑梗死、心功能衰竭等风险。关节置换术后，全身处于应激性高凝状态，同时由于患者卧床，血液循环处于缓慢状态，容易导致脑血管疾病的发生。因此，需要严密观察患者意识、语言等情况。

3）主要措施

（1）病情观察与评估：严密监测生命体征、血氧饱和度、意识、瞳孔情况；评估患者肌力、吞咽功能、日常生活活动（activity of daily living，ADL）、言语功能、认知功能等。

（2）体位护理：卧床休息，取平卧位，保证脑血流供给，减轻脑组织缺血状况。双下肢可抬高 15° ~ 30°，左下肢保持功能位，预防足下垂。患者烦躁时给予约束，防坠床。

（3）饮食护理：按医嘱暂停进食，必要时留置胃管给予肠内营养。遵医嘱予静脉营养支持。

（4）管道护理：给予低流量吸氧（2L/min）；如 SpO_2 低于 95%，改为中、高流量吸氧，确保吸氧管通畅。

（5）用药护理：遵医嘱使用抗生素、改善循环、营养脑细胞、镇痛、保护胃黏膜等药物对症治疗，根据检验结果补充白蛋白、输血治疗。

（6）促醒护理：通过各种综合性的感官刺激，促进患者意识障碍的改善，可实施以下促醒护理措施。

①听觉刺激：把患者当正常人一样交流，进行语言刺激，呼唤患者，与患者交谈，每日 4 ~ 6 次。播放患者喜爱的音乐、熟识的歌曲，每日 4 ~ 6 次，每次持续 10 ~ 20min。

②视觉刺激：彩灯挂于眼前，不断变换光色，每次 10 ~ 20min，每日 2 ~ 3 次，及用手电筒反复照射眼部每日 4 ~ 6 次。

③抚摸刺激：用毛巾将患者的手掌包住，握住患者的手腕，让患者抚摸自己的脸、脖子、手等部位。指导亲属给予患者抚摸刺激，在较为安静的环境中，患者亲属对患者的头部和体表进行抚摸，并结合语言方面的抚慰和鼓励。对患者进行被动关节活动及双侧肢体的摆放。

（7）健康教育：告知家属患者发生意识障碍的可能原因，治疗与护理的目的及注意事项。如患者躁动需约束，与家属沟通约束的注意事项。患者意识障碍时不能喂食，避免误吸。落实基础护理，予床上擦浴每日 1 次，口腔护理每日 2 次，会阴冲洗每日 2 次，协助大小便护理。

4）护理评价

患者术后出现意识障碍，对症治疗后意识逐渐恢复清醒，可简单言语，基本可遵嘱动作。左踝及各足趾屈伸活动可，肌力 4 级，左膝屈伸较差，余肢体无异常。

2. 预防误吸

1）问题依据

脑梗死后患者身体虚弱，出现咳嗽无力，吞咽、呕吐、咳嗽反射相应减弱，咀嚼功能下降及意识障碍等现象，进食时容易发生误吸；脑梗死后脑部功能受损，吞咽费力，有咳嗽反射，改良洼田饮水试验Ⅱ级。

2）护理思维

对意识障碍的患者，要评估患者经口进食的能力，慎重选择食物和进食途径，给予患者进食指导，认真观察进食过程，避免发生误吸事件。

3）主要措施

（1）病情观察与评估：观察意识状态，有无恶心、呕吐，评估患者的吞咽、咳嗽反射、咀嚼功能等。患者清醒后，进行改良洼田饮水实验测试患者有无吞咽障碍风险。观察进食过程，评估每口食物是否被完全咀嚼顺利地吞下，口腔内是否存在大量的残余食物等。

（2）体位护理：患者清醒后，进食时至餐后 30min 给予端坐或半坐卧位，保持体位舒适。

（3）饮食护理

①患者意识障碍时，按医嘱暂时禁食，给予静脉输液处理。

②患者清醒后，改良洼田饮水试验Ⅰ ~ Ⅱ级，指导患者进食高蛋白、富含维生素、高热量、易消化清淡食物，定时喂食，保证足够的营养，每日少食多餐，避免饮食过饱，避免易产气食物，如大豆、牛奶等，以免造成腹胀。

③给患者提供容易吞咽的食物，食物选择从全流食逐渐至半流质饮食、普食过渡，注意食物的性状以及黏稠度，开始时以密度均匀的糊状饮食为佳。协助患者进食，掌握进食技巧，每口量不宜太多，要留给患者充足的时间进食，不要催促患者；观察食物是否被顺利咽下，是否出现呛咳，指导患者进食时细嚼慢咽，不要讲话。

（4）健康教育：加强宣教，使患者和家属掌握正确的饮食方式及注意事项。正确评估患者病情，给予合理的进食途径。

4）护理评价

患者住院期间未发生误吸。

3. 肢体功能障碍

1）问题依据

左下肢活动障碍是脑梗死后出现的症状。脑梗死导致脑神经控制的运动神经系统障碍，就会出现偏瘫、肢体活动障碍等相应的后遗症。

2）护理思维

关节置换术后早期的功能训练对关节功能恢复至关重要，对意识障碍的患者，护理人员应给予被动训练，防止废用综合征的发生；还要特别注意体位，保持关节的功能位置。

3）主要措施

（1）病情观察与评估：观察双下肢肿胀程度，观察皮肤温度、颜色、足背动脉搏动以及感觉运动情况。

（2）体位护理：抬高双下肢高于心脏水平 20° ~ 30°，保持中立位。左下肢维持功能位，禁止外旋，防止腓总神经损伤，使踝关节处于功能位，防止足下垂。当患者卧床时，无论是平卧位还是侧卧位，都不能让足悬空。需要在足部垫个软垫，避免重物压迫。右侧侧卧位时，按偏瘫良肢位摆放，将左下肢稍屈髋、屈膝垫起。

（3）功能训练：生命体征稳定 24 小时后，左下肢采取早期被动活动，对患肢进行按摩，之后根据病情适时鼓励患者主动运动。应从近端关节到远端关节，由大关节到小关节，逐渐增强活动时间、活动幅度，以患者不产生疼痛，可以忍受为度。右下肢主动行踝泵训练、股四头肌等长收缩、直腿抬高训练、足跟滑动屈膝训练。左下肢恢复肌力后，双下肢同时或交替进行踝泵训练、股四头肌等长收缩、直腿抬高训练、足跟滑动屈膝训练。坐位屈膝、抬腿训练，患者坐于床边或椅子上，借助重力及主动伸、屈膝，使膝关节活动度达 0° ~ 90°，在膝关节伸直状态结合直腿抬高训练，早期下床负重行走。

（4）健康教育：指导家属给予患者被动康复训练，患者意识恢复后进行主动训练，减少并发症。

4）护理评价

患者住院期间下肢肌力逐渐恢复。

（三）患者转归

患者经积极对症治疗，功能逐渐恢复，继续康复治疗。

四、护理体会及反思

（一）护理体会

脑梗死是一种常见疾病，成人发病率为 15% ~ 20%，老年人则达 84%。患者在全身麻醉下行双侧人工膝关节表面置换术，术后发生脑梗死，与多方面的因素有关，提示需做好老年骨科围手术期患者脑梗死风险评估，监测、控制出血量及血压，避免血压剧烈波动，特别是有颈动脉或椎动脉狭窄者，更应避免血压过度降低。我们通过密切观察患者生命体征、神志、肢体活动、尿量等情况，及时发现了脑梗死征兆，并针对意识障碍、误吸风险、语言沟通障碍、肢体功能障碍实施护理措施。

（二）反思

低血压是脑梗死的危险因素之一，低血压在动脉管壁病变的基础上可导致局部或全脑血流灌注不足，诱发脑血栓形成，引起脑梗死。人工关节置换术后应防范脑梗死的发生，能有效降低致残率。护理人员应高度重视围手术期管理，建立预防脑梗死的护理指引，使不同层次的护士均能掌握相关知识。

五、相关知识链接

1. 脑梗死

脑梗死又称缺血性脑卒中（cerebral ischemic stroke），是指因脑部血液供应障碍，缺血、缺氧所导致的局限性脑组织的缺血性坏死或软化。脑梗死的临床常见类型有脑血栓形成、腔隙性梗死和脑栓塞等，脑梗死占全部脑卒中的 80%。与其关系密切的疾病有：糖尿病、肥胖、高血压、风湿性心脏病、心律失常、各种原因的脱水、各种动脉炎、休克、血压下降过快幅度过大等。临床表现以猝然昏倒、不省人事、半身不遂、言语障碍、智力障碍为主要特征。脑梗死不仅给人类健康和生命造成极大威胁，而且给患者、家庭及社会带来极大的痛苦和沉重的负担。

作为一种突发性脑部疾病可发生于任何年龄段，坏死程度因血栓部位及大小不同而有差别。多见于 45 ~ 70 岁中老年人，发病较急，多无前驱症状，局灶性神经体征在数分钟至数小时达到高峰，并且多表现完全性卒中，意识清醒或轻度意识障碍，颈内动脉或大脑中动脉主干栓塞导致大面积脑梗死，可发生严重脑水肿，颅内压增高，甚至脑疝和昏迷，少见痫性发作；椎 - 基底动脉系统栓塞常发生昏迷，个别病例局灶性体征稳定或一度好转后又出现加重提示梗死再发或继发出血等。

2. 脑血栓形成、脑栓塞

脑血栓形成是由于动脉狭窄，管腔内逐渐形成血栓而最终阻塞动脉所致。脑栓塞则是因血流中被称为栓子的异常物质阻塞动脉引起，例如某些心脏病心腔内血栓脱落的栓子。

（刘巧梨　黎小霞　孔　丹　黄天雯）

第二节　1 例髋关节置换术后谵妄患者的护理

一、基本信息

姓名：潘某；性别：女；年龄：82 岁；婚姻情况：已婚

文化程度：小学；籍贯：广东省广州市；职业：退休

入院日期：2018 年 7 月 22 日；出院日期：2018 年 8 月 2 日

出院诊断：①左股骨颈骨折；②高血压；③阿尔茨海默病；④右髋关节置换术后

病史陈述者：患者本人及家属

二、病例介绍

主诉：左髋部摔伤后疼痛 5 小时。

现病史：患者于 7 月 22 日 17：00 在家不慎摔伤致左髋部肿痛、畸形、活动受限，不能行走，至我院急诊就诊，X 线检查示：左股骨颈骨折。为求进一步治疗，门诊以“左股骨颈骨折”收入我科。入院时患者神志清，对答切题，双侧瞳孔等大等圆，直径 3mm，对光反射灵敏。

入院诊断：①左股骨颈骨折；②高血压；③阿尔茨海默病；④右髋关节置换术后。

既往史：平素身体健康状况一般，高血压病史 30 年，服用拜新同治疗；糖尿病 2 年，未规律服药；阿尔茨海默病 1 年，服用专科药物治疗，具体药名不详；3 年前因右股骨颈骨折行右髋关节置换术。无食物、药物过敏史，无吸烟、喝酒嗜好。

婚育史：已婚，育有 1 子 1 女。

家族史：无特殊。

专科检查：左髋关节略屈曲及外旋畸形，左下肢较右侧短缩 2cm，左侧髋部稍肿胀，无红热，局部压痛及叩击痛明显，左髋关节活动功能障碍，左下肢皮肤感觉无明显异常，末端血液循环良好。右下肢肌力 4 级，左下肢肌力 3 级，肌张力正常，双侧病理反射未引出。

辅助检查：

髋关节、股骨 X 线检查：考虑左股骨颈骨折，断端远端向外上移位，部分断端嵌插，股骨颈缩短（7 月 22 日）（图 15-2-1）。

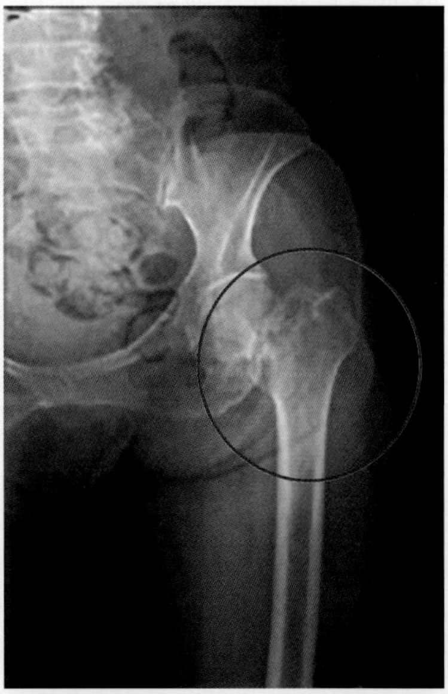

图 15-2-1　髋关节、股骨 X 线片

超声心动图检查：心脏形态结构未见异常，主动脉瓣关闭不全（轻 – 中度），二尖瓣关闭不全（轻度），左心室收缩及舒张功能正常。

胸部 X 线检查：左上肺舌段结节，性质待定；主动脉硬化。

术前异常检验结果见表 15-2-1。

表 15-2-1　术前异常检验结果

项目	指标	结果	参考值
血常规	白细胞介素 –6/（pg/mL）	118.20 ↑	0 ~ 5.9
	红细胞计数 /（10^{12}/L）	3.54 ↓	4.3 ~ 5.9（男）3.9 ~ 5.2（女）
	白细胞计数 /（10^{9}/L）	10.97 ↑	3.5 ~ 10.0
	血小板计数 /（10^{9}/L）	99 ↓	100 ~ 300
生化	血清白蛋白 /（g/L）	30.1 ↓	35 ~ 50
	谷草转氨酶 /（U/L）	69 ↑	0 ~ 40
	葡萄糖 /（mmol/L）	12.1 ↑	3.4 ~ 6.1
	脑利钠肽前体 /（pg/mL）	385 ↑	0 ~ 150

入院时生命体征：T36.3℃，P80 次 / 分，R20 次 / 分，BP148/68 mmHg。

入院时护理风险评估：患者自理能力评分为 55 分，跌倒风险评估为高风险，疼痛数字评分法评分为 4 分，血栓风险因素评估为 3 分，谵妄风险评估为谵妄。

心理社会方面评估：患者情绪稳定，女儿陪伴入院。

三、治疗护理及预后

（一）治疗护理过程（表 15-2-2）

表 15-2-2　治疗护理过程

时间		病程经过	治疗处置
7 月 22 日		左髋部摔伤后疼痛 5 小时入院。	完善各项监测、检查与术前风险评估。遵医嘱给予低流量吸氧（2L/min）。
7 月 23 日		完善术前各项检查、会诊。	给予患者讲解术前注意事项。
7 月 24 日	7：00	生命体征平稳。	完成术前准备。
	7：30	患者进入手术室。	完成手术交接。
		在全身麻醉下行“左髋关节置换术”。	手术过程顺利。
	12：30	手术历时 2 小时，安返病房。生命体征：T36.2 ℃、P72 次 / 分、R16 次 / 分、BP138/75 mmHg。留置尿管通畅，尿色淡黄。伤口敷料包扎好，无渗血。双下肢血液循环良好、感觉正常、活动受限。留置伤口引流管，固定好，引出暗红色液体。疼痛评分为 1 分，血栓风险因素评估为 3 分。	持续心电血压监测生命体征，低流量吸氧（2L/min）。妥善固定各管路，保持通畅。给予监测血糖。遵医嘱予抗炎、保护胃黏膜、镇痛、预防血栓、纠正贫血等药物治疗。指导下肢功能训练。
	19：30	患者主诉伤口疼痛，疼痛评分为 6 分。	遵医嘱予盐酸曲马多 0.1g 肌内注射。用药半小时后疼痛缓解，疼痛评估为 3 分。
	21：30	患者突然出现烦躁不安，吵闹，易怒、思维混乱、注意力不集中、胡言乱语、对答不切题。	给予加固床挡保护防止坠床，遵医嘱给予约束带约束四肢，安抚患者情绪。谵妄风险评估为谵妄。半小时后患者安静入睡。请神经内科会诊。

续表

时间		病程经过	治疗处置
7月25日	8:30	患者伤口敷料干燥，无渗血、渗液，局部无红肿。双下肢血液循环良好，感觉正常，活动受限。患者主诉伤口疼痛，疼痛评分为3分。	遵医嘱予按时镇痛；拔除尿管，患者自主排尿，无不适。24小时伤口引流50mL，医生予拔除伤口引流管。
	23:10	患者再次出现烦躁不安，吵闹。	遵医嘱予阿普唑仑1片口服。1小时后患者安静入睡。
7月26日		患者意识清醒，无烦躁、思维混乱等症状。生命体征平稳。	谵妄风险评估为谵妄。指导双下肢功能训练，饮食指导。
7月27日		患者意识清醒，无烦躁、思维混乱等症状。伤口敷料干燥，无渗血、渗液，局部无红肿。双下肢血液循环良好，感觉正常，活动受限。患者主诉伤口疼痛，疼痛评分为2分。	指导患者床边坐起，坐位功能训练，未诉头晕不适。
7月28日～8月1日		患者伤口敷料干燥，无渗血、渗液，局部无红肿。双下肢血液循环良好，感觉正常，活动受限。患者主诉伤口疼痛，疼痛评分为2分。患者右下肢肌力4级，血栓风险因素评估为2分。	遵医嘱停止心电监护，指导患者扶助行器离床活动，未诉头晕不适。给予防跌倒/坠床宣教，患者表示理解配合。
8月2日		患者病情平稳，伤口敷料干燥，无渗血、渗液，局部无红肿。双下肢血液循环良好，感觉正常。疼痛评分为1分。	在家属陪同下坐轮椅出院。

术后辅助检查：

术后复查股骨X线片示：双侧人工髋关节在位，未见松动、移位或断裂（7月25日）（图15-2-2）。

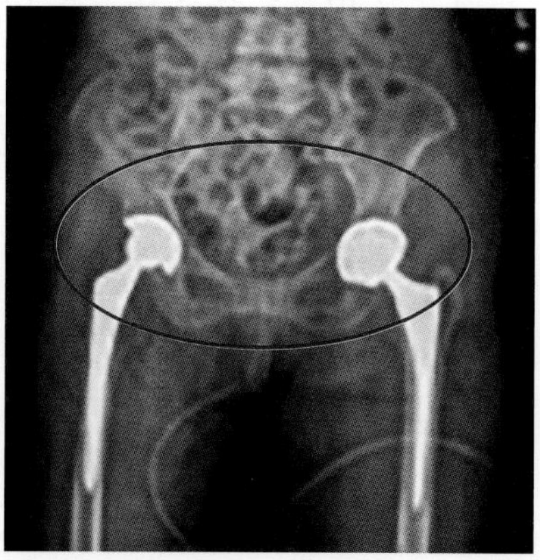

图15-2-2 股骨X线片

术后异常检验结果见表15-2-3。

（二）主要护理问题及措施

谵妄

1）问题依据

患者82岁，阿尔茨海默病病史1年，入院后谵妄评估为谵妄；术后两次出现烦躁不安，吵闹，易怒、思维混乱、注意力不集中，对答不切题；手术前后红细胞计数、血清白蛋白均低于正常值，均为诱发谵妄发生的高危因素。

表15-2-3 术后异常检验结果

项目	检验结果		参考值
	7月25日	7月28日	
血浆 *D*-二聚体/（μg/mL）	0.46 ↑	0.47 ↑	0～0.50
C反应蛋白/（mg/L）	162.58 ↑	112.55 ↑	0～10.0
血红蛋白/（g/L）	95 ↓	118	137～179（男）116～155（女）
血清白蛋白/（g/L）	29.5 ↓	32.9 ↓	35～50

2）护理思维

谵妄的高危因素包括：高龄、低白蛋白、低红细胞、脑血管病史、精神障碍等，该患者具有多种高危因素，而谵妄会造成患者失去自理能力、减缓功能恢复速度、增加其他术后并发症的发生率（如假体脱位）、增加死亡率。因此，应做好预见性护理，密切关注患者的意识变化，尤其在夜间加强巡视。

3）主要措施

（1）病情观察与评估：持续心电监测生命体征、血氧饱和度、意识、瞳孔情况。术前开始给予患者持续吸氧 2 ~ 3L/min，维持血氧饱和度 98% ~ 100%。

（2）体位护理：床头抬高 30°，患肢保持外展中立位，抬高 20° ~ 30°，勿压迫伤口，协助患者变换体位，每 2 小时进行 1 次。患者烦躁时使用约束背心约束上身，约束带约束四肢，防止患者坠床及体位变化幅度大引起假体脱位，1 小时放松一次，检查约束部位皮肤情况，若患者情绪平静，可放松约束，同时做好家属宣教工作。

（3）饮食护理：指导患者进食高热量、高蛋白、富含维生素、易消化饮食。勿进食辛辣刺激、油腻、生冷食物、浓茶、咖啡等。

（4）管道护理：保持尿管、引流管通畅在位，固定良好。必要时给予约束，防止拔管。

（5）疼痛护理：疼痛可诱发谵妄。及时评估患者疼痛发生的部位、发生时间、持续时间、伴随症状，查找影响疼痛的因素。保持患者舒适体位，减缓因体位不当导致的疼痛。术后患者麻醉清醒后每 2 小时评估疼痛 1 次，共 4 次，之后每天评估 1 次，疼痛数字评分法评估≥ 3 分时，遵医嘱予镇痛措施后复评疼痛评分。

（6）药物护理：谵妄期间，遵医嘱予阿普唑仑 1 片口服，注意药物不良反应。

（7）功能训练：术后即可做踝泵训练、股四头肌等长收缩训练，指导患者行呼吸功能训练，如深呼吸或吹气球练习。

（8）健康教育

①告知家属引起谵妄的原因，留家属陪护，进行综合睡眠管理，创造安静舒适的住院环境，收集患者感兴趣的戏曲内容，缓解其焦虑的情绪，实施睡眠限制措施，促使睡眠 - 觉醒周期正常化。

②缓解疼痛：患者轻度疼痛时指导患者转移注意力，如与家属聊天、看电视或听音乐等，同时给予患者心理疏导和精神安慰，减轻患者心理压力。

4）护理评价

患者术后出现谵妄，给予对症治疗后病情平稳，意识清醒；术后伤口愈合良好，康复出院。

（三）患者转归

患者术后病情平稳，伤口愈合良好，康复出院。

四、护理体会及反思

（一）护理体会

考虑到该患者合并阿尔茨海默病，我们对患者实施了预见性评估，重点考虑患者的安全，对谵妄进行早期筛查、早期识别、早期预防、适时用药、适度护理及高效管理，让患者谵妄发生时间缩短，谵妄次数减少，睡眠质量增加，避免和减少相关并发症的发生。

（二）反思

为了保障谵妄患者的安全，我们为患者使用了约束具，但有时肢体的约束不能使病情得到控制，反而会诱发或延长谵妄持续时间。因此，需要选择高灵敏度和特异度的有效评估工具，做好预见性评估。

有研究表明，老年髋部骨折术后谵妄的发生与高龄、术前认知障碍、术前合并内科并发症≥ 3 种、全麻、手术时间长等密切相关。针对以上危险因素，护理人员要严密观察患者的血压、血糖变化，积极纠正水电解质及酸碱平衡紊乱，加强肺部护理，预防肺部感染，提高患者机体各器官的代偿功能，对预防术后谵妄发生有着重要意义。

五、相关知识链接

术后谵妄（postoperative delirium，POD）被称为急性精神混乱状态，是一种以认知功能障碍等相关症状为表现的急性精神病理性综合征，患者临床表现为记忆、认知、思维、定向及睡眠等方面功能紊乱。目前，被最为广泛使用的诊断标准是谵妄评估方法。老年髋部骨折患者围手术期谵妄发生率高达 15.0% ～ 22.3%。

（李　娜　黎小霞　孔　丹　黄天雯）

第三节　1 例关节置换术后抗凝过度并发大出血患者的护理

一、基本信息

姓名：李某；性别：女；年龄：83 岁；婚姻情况：已婚

文化程度：文盲；籍贯：广东省梅州市；职业：无

入院日期：2018 年 1 月 18 日；出院日期：2018 年 2 月 9 日

出院诊断：右股骨颈骨折

病史陈述者：患者本人及家属

二、病例介绍

主诉：10 天前在家行走时不慎摔倒致右髋部、右掌部疼痛，活动障碍。

现病史：患者 10 天前在家行走时不慎摔倒致右髋部、右掌部疼痛、活动障碍，无肢体麻木、昏迷、头晕等，在当地医院行皮牵引等对症处理，为进一步治疗于 1 月 18 日收入我科，入科时右上肢石膏外固定状态，手背皮肤可见瘀斑，压痛（+）。

入院诊断：①股骨颈骨折（右）；②掌骨骨折（右）；③高血压；④帕金森病。

既往史：患者患有高血压，收缩压最高达 180mmHg，平时口服硝苯地平，收缩压可控制在 140 ~ 150mmHg；帕金森病史；3 个月前跌倒致腰椎骨折，2 年前诊断腰椎间盘突出。否认糖尿病、冠心病病史；否认肝炎、结核等传染病病史；否认输血史；无食物、药物过敏史；否认特殊化学品及放射线接触史。无吸烟、饮酒等不良嗜好。

婚育史：已婚已育。

家族史：无特殊。

专科检查：患者右下肢外旋 45° 畸形，右侧髋部稍肿胀，无红热，右髋部压痛（+）。右髋关节活动因疼痛不能配合。右下肢短缩 1.5cm，右足背伸障碍，右下肢皮肤感觉无明显异常，末端血液循环良好，足背动脉搏动可触及，直腿抬高试验（–）。右上肢石膏外固定状态，手背皮肤可见瘀斑，压痛（+）。

辅助检查：

X 线检查：右手第 5 掌骨骨折，右侧股骨颈骨折头下型（1 月 18 日）（图 15-3-1）。

双下肢血管彩超检查：右股总静脉近大隐静脉汇入处血栓形成，狭窄 50% ~ 69%；双小腿肌间静脉血栓形成，狭窄 100%；余双下肢深静脉主干血流通畅，未见血栓形成。右侧大隐静脉根部局部血栓形成，狭窄 < 50%；左大隐静脉通畅，根部未见扩张。双小腿未见明显扩张交通静脉。双下肢动脉内中膜增厚伴多发斑块狭窄 < 50%。双侧髂动脉硬化性改变；双侧髂静脉血流通畅（1 月 18 日）（图 15-3-2）。

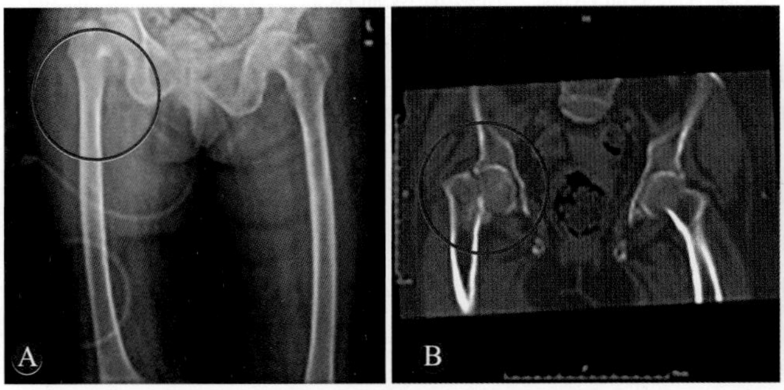

图 15-3-1　股骨 X 线片

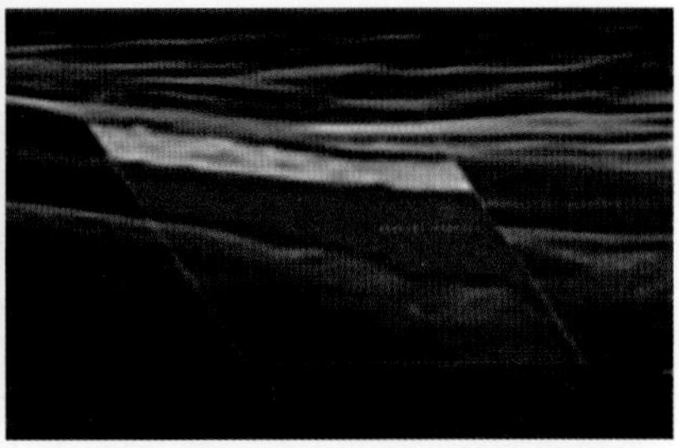

图 15-3-2　双下肢血管彩超

术前异常检验结果见表 15-3-1。

入院时生命体征：T36.7℃，P76 次 / 分，R20 次 / 分，BP186/98mmHg。

入院时风险评估：患者自理能力评分为 30 分，跌倒风险评估为高风险，压疮风险评估评分为 14 分，疼痛数字评分法评分为 5 分，血栓风险评估评分为 3 分。

心理社会方面评估：患者情绪稳定，女儿陪伴入院。

表 15-3-1 术前异常检验结果

项目	指标	结果	参考值
出凝血常规	纤维蛋白原 /（g/L）	5.07 ↑	2.0 ~ 4.0
	血浆 *D*- 二聚体 /（μg/mL）	0.63 ↑	0 ~ 0.50
血常规	C 反应蛋白 /（mg/L）	26 ↑	0 ~ 10.0
	白细胞介素 -6/（pg/mL）	12.4 ↑	0 ~ 5.9
红细胞沉降率	红细胞沉降率 /（mm/h）	58 ↑	0 ~ 20

三、治疗护理及预后

（一）治疗护理过程（表 15-3-2）

表 15-3-2 治疗护理过程

时间		病情	治疗处置
1 月 18 日		患者以股骨颈骨折入院，右下肢血液循环良好，感觉正常，局部肿胀，活动受限。疼痛数字评分法评分：静息性疼痛为 2 分，活动性疼痛为 5 分。	医生给予行右下肢皮肤牵引，遵医嘱予降压、镇痛、消肿药物治疗。指导下肢功能训练。
1 月 23 日		患者双下肢血管彩超检查：右下肢静脉血栓形成。右下肢血液循环良好，感觉正常，局部肿胀减轻，活动中度受限。术前检查及评估已完成。	遵医嘱予依诺肝素钠 0.4mL 皮下注射，每日 2 次；嘱右下肢制动，禁止按摩。给予讲解术前注意事项。
1 月 25 日	7：00	生命体征平稳。	完成术前准备。
	7：30	患者进入手术室。	完成手术交接。
	10：00	在腰麻 + 硬膜外麻醉下行“右侧人工股骨头置换术 + 股骨近端钢丝环扎术”。	手术过程顺利。
	12：30	手术历时 2 小时，安返病房。生命体征：T36.2 ℃、P72 次 / 分、R16 次 / 分、BP 155/89 mmHg。留置尿管通畅，尿色淡黄。右颈静脉置管位置固定好、股神经镇痛泵装置固定好，在位通畅。伤口敷料干燥，右下肢血液循环良好，感觉正常，活动中度受限。疼痛数字评分法评分为 1 分。	持续心电血压监测生命体征，低流量吸氧（2L/min）。妥善固定各管路，并保持通畅。遵医嘱予抗炎、保护胃黏膜、镇痛、溶栓等药物治疗。抬高患肢制动，指导下肢功能训练，患者掌握好。
1 月 26 日	8：30	患者主诉胸闷不适，生命体征：T36.5 ℃、P132 次 / 分、R22 次 / 分、BP 142/74mmHg、SpO_2 97%。	急查胸部 CT 结果显示：左肺动脉主干远端、左肺上叶尖后段动脉、右肺动脉下叶后基底动脉栓塞，肺动脉高压。遵医嘱予依诺肝素钠 0.6mL，皮下注射，每日 2 次。持续心电监护及吸氧（2L/min），摇高床头 30°。症状缓解。给予饮食指导。
1 月 28 日	9：00	生命体征：P152 次 / 分、R23 次 / 分、BP105/60mmHg、SpO_2 98%，注射部位皮下瘀斑明显。伤口敷料干燥，右下肢血液循环良好，感觉正常，局部肿胀，活动中度受限。疼痛数字评分法评分为 1 分，血栓风险评估评分为 3 分。	持续心电监护及吸氧，遵医嘱暂停依诺肝素钠皮下注射。遵医嘱予急查心肌梗死、心酶组合、出凝血常规、血浆 *D*- 二聚体、血常规、急诊生化。

续表

时间		病情	治疗处置
	12：00	患者生命体征：P170 次 / 分、R25 次 / 分、BP99/60mmHg、SpO_2 76%。呼吸急促、面色苍白、呼之可应、对答切题。查体：左上肢静脉滴注部位皮下淤血明显，右下肢伤口周围无明显皮下淤血，腹部无明显压痛，近期大便未见明显出血。	血检查结果显示血红蛋白为 41g/L，给予半坐卧位，遵医嘱给予急备血。
	12：30	患者口唇、颜面四肢肢端发绀、四肢有散在成片瘀斑、呼吸困难、气促、意识不清。血氧饱和度低，心率快，呼吸急促，呈张口呼吸，P150 次 / 分、R26 次 / 分、BP80/43mmHg、SpO_2 73%，呼之不应，神志淡漠，双侧瞳孔直径 5mm，对光反射迟钝。	测中心静脉压为 6cmH_2O，急查血气分析，面罩吸氧（8L/min）；麻醉医生给予气管插管后转至重症 ICU 继续治疗。
1 月 29 日 ~ 1 月 31 日		患者于 ICU 继续治疗。	ICU 给予呼吸、循环等器官功能支持；给予输血、白蛋白、抗感染等治疗；予肠内、肠外营养；多次查粪常规、胃液隐血未见异常，不考虑消化道出血，动态观察无变化。
2 月 1 日	10：30	患者病情平稳返回病房，呼之能应，对答切题；伤口敷料干燥，无渗血、渗液，局部无红肿。右下肢血液循环良好，感觉正常，肿胀减轻，活动中度受限。胃管固定通畅；留置尿管通畅，尿色淡黄；右颈静脉置管在位通畅。	给予心电监护及吸氧（2L/min），予摇高床头 30°；遵医嘱继续予肠内营养治疗；遵医嘱予抗炎、保护胃黏膜、镇痛等药物治疗。指导患者行下肢功能训练。
2 月 2 日	22：00	患者诉心慌胸闷不适，生命体征：P168 次 / 分、R23 次 / 分、BP178/98mmHg、SpO_2 97%。	遵医嘱予强心、利尿、硝酸甘油扩冠状动脉、降压，维持出入量平衡。急查心肌梗死、心酶组合、凝血、血常规、急诊生化。血检查结果显示血清钾为 2.78mmol/L，遵医嘱予静脉补钾。
2 月 3 日 ~ 2 月 5 日		生命体征平稳，呼之可应，对答切题。伤口敷料干燥，无渗血、渗液。右下肢血液循环良好，感觉正常、肿胀好转。疼痛数字评分法评分为 1 分。	遵医嘱予抗炎、保护胃黏膜、镇痛、降压、肠内营养等药物治疗。指导患者下肢功能训练，协助患者床边坐起。
2 月 6 日 ~ 2 月 8 日		患者病情平稳，呼之可应，对答切题。伤口敷料干燥，无渗血、渗液，局部无红肿。右下肢血液循环良好，感觉正常。	遵医嘱给予拔除胃管及尿管，患者可自主进食，指导家属正确协助患者进食，防误吸、呛咳。
2 月 9 日		病情平稳，伤口愈合良好。	给予出院指导。

术后辅助检查：

术后复查股骨 X 线：右侧人工髋关节在位，未见松动、移位或断裂。

术后异常检验结果见表 15-3-3。

表 15-3-3 术后异常检验结果

项目	检验结果			参考值
	1 月 26 日	1 月 28 日	2 月 1 日	
血浆 *D*- 二聚体 /（μg/mL）	1.72 ↑	1.21 ↑	1.29 ↑	0 ～ 0.50
血红蛋白 /（g/L）	106 ↓	41 ↓	99 ↓	137 ～ 179（男）116 ～ 155（女）
二氧化碳分压 /（mmHg）	33 ↓	81 ↑	42	35 ～ 45
动脉血氧分压 /（mmHg）	81	50 ↓	88	80 ～ 100

（二）主要护理问题及措施

1. 出血

1）问题依据

肺栓塞患者在接受静脉溶栓治疗时，出血是极易发生的一种并发症，有 18% ～ 27% 的患者会发生出血情况，包括颅内出血、消化道出血等。患者表现为口唇、颜面、四肢肢端发绀、四肢有散在成片瘀斑、呼吸困难、气促、意识不清等休克表现，血红蛋白急剧下降。

2）护理思维

抗凝治疗过程中极易合并出血，医生根据患者体重确定溶栓药物剂量，护士应严密观察患者用药后的全身状况，如有无出血点、牙龈出血、鼻出血等症状，若有异常要及时告知医生，调整溶栓药物剂量，注意观察生命体征，一旦存在较高的出血风险或表现为出血倾向，应进行进一步的全面评估和相应处理，预防发生失血性休克。

3）主要措施

（1）病情观察：严密观察生命体征、瞳孔及意识等变化；及时观察患者皮肤黏膜出血点情况；监测患者中心静脉压；观察伤口敷料有无渗血、渗液，观察患肢有无肿胀及肿胀程度；观察患者大小便颜色、性质及量；患者留置胃管期间，观察胃液情况；必要时做粪隐血测试及胃液隐血试验，判断有无消化道出血。

（2）体位护理：予休克体位。

（3）抢救护理

①给予患者心电监护监测生命体征，予面罩吸氧，测量中心静脉压。

②建立 2 条以上静脉通道，遵医嘱予交叉配血，急查血气分析、出凝血、血常规、急诊生化、心肌梗死组合。

③床边备急救车、吸痰物品，保持呼吸道通畅，必要时吸痰。

④立即请心电图室、麻醉科会诊，予急查床边心电图，麻醉医生行气管插管。

⑤使用呼吸球囊辅助呼吸，及时转入 ICU 继续治疗。

（4）用药护理：遵医嘱及时配血，尽早给予输血治疗。遵医嘱使用液体复苏，晶体液和胶体液的比例为 2.5 ∶ 1.0，快速补液治疗。

（5）健康教育：告知患者和家属出血发生的原因及预防出血的重要性，识别出血症状。

4）护理评价

患者突发病情变化，对症处理后转入监护病区继续治疗，出血情况缓解。

（三）患者转归

患者术后伤口愈合良好，肢端血液循环良好，下肢感觉无异常，康复出院。

四、护理体会及反思

（一）护理体会

患者入院时下肢肿胀明显，我们通过使用血栓风险量表评估患者属于高风险患者，通过与医生联合查房，及时为患者行下肢超声检查，行溶栓治疗。术后患者发生病情变化时，责任护士根据丰富的临床经验，积极排查是否发生肺栓塞，及时与医生沟通，行相关检查确诊后，及时对患者进行对症治疗，保障患者的安全，促进患者早日康复。

（二）反思

在临床工作中，对于老年人尤其是患有多种基础疾病的老年患者，要做到早筛查、早干预、早治疗，降低相关并发症带来的危害。抗凝治疗是把双刃剑，需根据患者情况调整，以获得预防和治疗深静脉血栓与避免出血并发症的平衡。而在临床工作中，部分低年资护士对患者病情观察能力和个体情况的判断能力不足，理论与临床结合能力不够，需要加强培训。另外，还需向患者及家属进行出院后的健康教育，包括应用抗凝药期间的注意事项，教会患者学会自我辨识异常情况，如果出现病情变化应寻求帮助。

五、相关知识链接

（一）下肢深静脉血栓

1. 症状

（1）典型症状：最常见的临床表现是一侧肢体的突然肿胀。下肢深静脉血栓形成的患者，局部感疼痛，行走时加剧。轻者局部仅感沉重，站立时症状加重。

（2）其他症状

①患肢肿胀：肿胀的发展程度，须依据每天用卷尺精确地测量，并与健侧下肢对照粗细才可靠，单纯依靠肉眼观察是不可靠的。这一体征对确诊深静脉血栓具有较高的价值，小腿肿胀严重时，常致组织张力增高。

②压痛：静脉血栓部位常有压痛。因此下肢应检查小腿肌肉、腘窝、内收肌管及腹股沟下方股静脉。

③霍曼斯（Homans）征：将足向背侧急剧弯曲时，可引起小腿肌肉深部疼痛。小腿深静脉血栓时，Homans 征常为阳性。这是由于腓肠肌及比目鱼肌被动伸长时，刺激小腿血栓静脉而引起。

④浅静脉曲张：深静脉阻塞可引起浅静脉压升高，发病 1 ~ 2 周后可见浅静脉曲张。

2. 治疗方式

（1）抗凝疗法：这是深静脉血栓形成最主要的治疗方法之一。正确地使用抗凝剂可降低肺栓塞并发率和深静脉血栓形成的后遗症。其作用在于防止已形成的血栓继续增大和其他部位新血栓的形成，并促使血栓静脉较迅速地再管化。一般急性期使用肝素或低分子肝素，过渡到口服抗凝药物，如利伐沙班等。

（2）溶栓治疗：包括系统溶栓和导管接触性溶栓，使用的药物多是尿激酶等。系统溶栓经静脉全身溶栓：通过浅静脉进行全身给药，使药物随血液循环在体内均匀分布，达到溶栓目的。介入溶栓多指保留导管接触性溶栓。

（3）长期治疗：对于简单因素如手术或静止导致的深静脉血栓，抗凝时间持续3个月，对于特发性深静脉血栓，建议抗凝时间持续6 ~ 12个月。对于恶性肿瘤患者，低分子肝素优于华法林，用药时间为3 ~ 6个月。对于首次发作的深静脉血栓，具有抗凝脂抗体或2项以上血栓形成危险因素，建议抗凝时间持续至少12个月，而对于有2次深静脉血栓病史的患者，应终身抗凝治疗。

（4）其他治疗

腿部抬高和初期卧床休息可缓解伴有急性腿部肿胀的深静脉血栓患者的疼痛，建议严格卧床休息1 ~ 2周以防止肺栓塞的传统方法遭到了质疑，肺部扫描显示卧床并没有降低肺栓塞的发生率。此外，与卧床相比，早期下床活动可使患者的疼痛和肿胀改善得更快。

深静脉血栓患者穿弹力袜可改善疼痛和肿胀，长期穿可能会抑制血栓增长并减少血栓后综合征。

（二）肺栓塞

1. 定义

肺栓塞是指体循环的各种栓子脱落阻塞肺动脉及其分支引起肺循环障碍的临床病理生理综合征。最常见的肺栓子为血栓，由血栓引起的肺栓塞也称肺血栓栓塞。

2. 典型症状

肺栓塞起病突然，患者突然发生不明原因的虚脱、面色苍白、出冷汗、呼吸困难、胸痛、咳嗽等，并有脑缺氧症状如极度焦虑不安、倦怠、恶心、抽搐和昏迷。脑缺氧症状：患者极度焦虑不安、恐惧、恶心、抽搐和昏迷。急性疼痛：胸痛、肩痛、颈部痛、心前区及上腹痛。根据临床表现可分为猝死型；急性心源性休克型；急性肺心病型；肺梗死型；突发性不明原因型。

3. 体征

大的动脉栓塞可出现急性右心衰竭的症状，甚至突然死亡。心动过速，甚至有舒张期奔马律，肺动脉瓣区第二音亢进，主动脉瓣及肺动脉瓣有第二音分裂，休克、发绀、颈静脉怒张、肝大。肺部湿啰音、胸膜摩擦音、喘息音及肺实变的体征。

（三）出血风险评估

抗凝治疗可增加患者出血性并发症风险。因此，在治疗前以及治疗过程中应注意对患者出血风险进行评估，并据评估结果确定相应的治疗方案。目前，有多种评估方法应用于临床，其中HAS-BLED评分系统被认为是最为简便可靠的方案。评分为0 ~ 2分者属于出血低风险患者，评分≥3分时提示患者出血风险增高。

只要患者具备抗凝治疗适应证仍应进行抗凝药物治疗，而不应将HAS-BLED评分增高视为抗凝治疗禁忌证。对于此类患者应注意筛查并纠正增加出血风险的可逆性因素，并需进一步加强监测。

（李　娜　黎小霞　陈雪梅　黄天雯）

第四节　1例髋关节置换术后并发感染性休克患者的护理

一、基本信息

姓名：卞某；性别：女；年龄：31岁；婚姻情况：已婚

文化程度：大专；籍贯：江苏省；职业：教师

入院日期：2018年6月17日；出院日期：2018年7月2日

出院诊断：双髋关节骨关节炎

病史陈述者：患者本人

二、病例介绍

主诉：双髋关节疼痛伴活动受限。

现病史：患者于7年前无明显诱因出现左髋关节疼痛伴跛行，3个月前右髋关节出现疼痛伴活动受限，在当地医院就诊，诊断为“双髋关节骨关节炎、双髋关节发育不良”，给予口服镇痛药物治疗，效果欠佳。现为求进一步诊治来我院就诊，门诊以“双髋关节骨关节炎、双髋关节发育不良”收入我科。

入院诊断：双髋关节骨关节炎、双髋关节发育不良。

既往史：否认肝炎、结核、疟疾等传染病病史；否认高血压、心脏病病史，否认糖尿病病史；否认外伤史，无输血史；否认药物、食物过敏史，预防接种史不详。有2次剖宫产史。

婚育史：已婚，育有1子1女。

家族史：无特殊。

专科检查：左下肢较对侧短缩0.5cm，跛行，双侧腹股沟中点压痛。双侧膝、踝关节活动度均正常，左足踇趾背伸肌力4级、肌张力正常，左小腿前外侧皮肤感觉减退。双侧“4”试验阳性，双侧Thomas试验阴性，头低脚高位（trendelenburg）征：左侧（+）、右侧（+），Aills征阳性（患者平卧，屈膝90°，两脚放在检查台上，两踝靠拢，双膝高低不等）。双髋关节活动度见表15-4-1。

表15-4-1　双髋关节活动度

位置	内收	外展	内旋	外旋	屈	伸
左侧	10°	20°	0°	10°	90°	0°
右侧	15°	30°	10°	10°	100°	0°

辅助检查：

双髋关节 X 线检查：双侧髋臼发育较浅，包容性差，左侧髋关节间隙变窄，右侧髋关节间隙未见明显狭窄，左侧髋臼面下可见囊样低密度影，双侧股骨头骨质未见明显异常，周围软组织层次清晰（3 月 13 日）（图 15-4-1 ~ 图 15-4-3）。

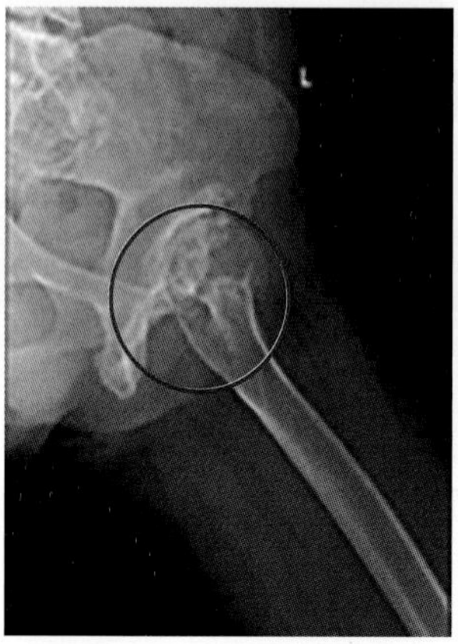

图 15-4-1　术前左髋 X 线片

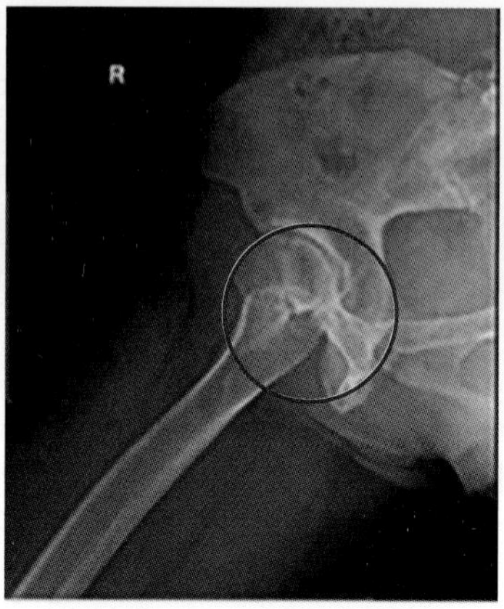

图 15-4-2　术前右髋 X 线片

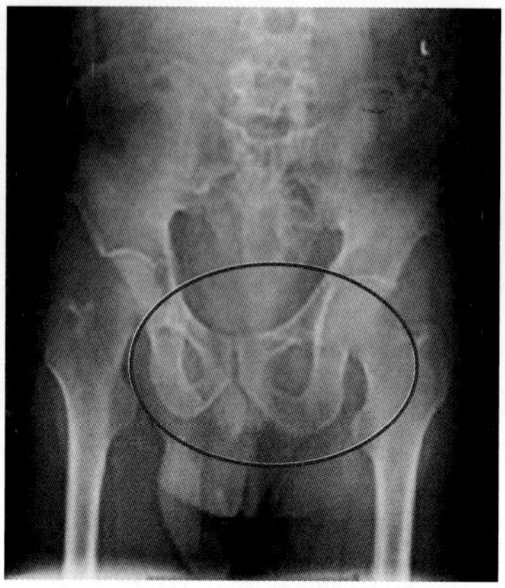

图 15-4-3　术前双髋 X 线片

术前异常检验结果见表 15-4-2。

表 15-4-2　术前异常检验结果

项目	指标	结果	参考值
血常规	血细胞比容 /（L/L）	0.346 ↓	0.40 ~ 0.52（男）0.37 ~ 0.47（女）

入院时生命体征：T36.4℃，P76 次 / 分，R18 次 / 分，BP129/81mmHg。

入院时护理风险评估：疼痛数字评分法评分为 2 分，功能状态评分为 90 分，自理能力评分为 80 分。

心理社会方面评估：患者情绪稳定，母亲陪伴入院。

三、治疗护理及预后

（一）治疗护理过程（表 15-4-3）

表 15-4-3　治疗护理过程

时间		病程经过	治疗处置
6 月 17 日		双髋关节疼痛伴活动受限 7 年，加重 3 个月收入我科。	完善各项检验、检查与术前风险评估。
6 月 21 日		完善术前各项检查，术前评估、血液检查指标。	给予讲解术前注意事项。
6 月 22 日	11:50	生命体征平稳。	完成术前准备。
	12:20	患者进入手术室。	完成手术交接。
	13:50	在全身麻醉下行“双侧人工全髋关节置换术”，术中失血量约 1000mL。	手术过程顺利，输入自体全血 300mL，异体红细胞 300mL，未见不良反应。

续表

时间		病程经过	治疗处置
	19:20	手术历时5小时，安返病房，生命体征：T36.5℃、P101次/分、R18次/分、BP113/63mmHg、SpO_2 99%。神志清，伤口敷料干燥；双下肢感觉运动正常；伤口引流管通畅，引流出暗红色液体；留置尿管通畅，尿色淡黄；左手腕部留置针静脉输液通畅，无外渗。疼痛数字评分法评分为2分。	平卧位，抬高双下肢20° ~ 25°、髋关节屈曲15° ~ 20°、外旋5° ~ 10°、膝关节保持屈曲5° ~ 15°、踝关节保持背伸90°，双下肢间放置T形软枕。妥善固定各管路，并保持通畅。持续心电血压监测生命体征，低流量吸氧（2L/min）；给予输入抗生素、镇痛药、营养液、人血白蛋白等药物治疗。双下肢穿抗血栓压力带。指导双下肢功能训练。
6月23日		病情平稳，双侧伤口引流管共引流出血性液体50mL。尿管通畅，尿色淡黄。	停止心电监护。医生给予拔除双侧伤口引流管，伤口敷料干燥无渗血。拔除尿管，患者自主排尿。指导患者功能训练。
6月24日	11:10	伤口敷料干燥，无渗出，手术切口周围轻微发红，双下肢1级肿胀，感觉运动正常。患者主诉双侧伤口疼痛。疼痛数字评分法评分为4分。	复查血检查：血红蛋白72g/L。遵医嘱给予输入同型红细胞300mL，无不良反应；继续输注营养液、人血白蛋白、抗生素药物治疗。遵医嘱可床旁活动，给予防跌倒宣教，指导患者下地方法及助行器的使用，协助患者下地行走。
6月25日	15:10	患者突发寒战，T38.8℃、P164次/分、R26次/分、BP148/78mmHg、SpO_2 99%。	立即停止输入药物，给予保暖，通知医生，遵医嘱更换为0.9%氯化钠注射液，持续心电血压监测及低流量吸氧（2L/min），迅速建立第二条静脉通路，给予盐酸异丙嗪注射液25mg，肌内注射，注射用赖氨匹林0.9g肌内注射。急查血培养、动脉血气、血常规、血生化、红细胞沉降率、出凝血常规。
	15:22	寒战症状好转，出现意识丧失，呼之不应；T40℃、P162/分，R37次/分、BP99/54mmHg。	给予急救，中凹位，请相关科室到场会诊、汇报主诊医生；遵医嘱给予药物对症处理，腋下及头部给予冰袋物理降温，持续心电血压监测，吸氧（2L/min），并记录用药时间及经过。
	15:31	意识模糊，呼之能应，T41.2℃、P131次/分、R39次/分、BP64/48mmHg、SpO_2 92%。尿量为30mL。	患者血氧饱和度低，遵医嘱行更换储氧面罩吸氧（7L/min），给予使用口咽通气道；备好舌钳，防止舌后坠，应用升压等药物治疗。记录出入量，留置胃管，引流出淡黄色胃内容物。
	15:42	意识恢复正常，能正确回答问题。T40.1℃、P129次/分、R34次/分、BP73/53mmHg、SpO_2 97%。	患者病情危重，转入重症医学科继续治疗。
6月28日	9:30	患者病情平稳，由重症医学科转入我科。	伤口敷料包扎好，无渗血，双下肢感觉、运动正常，肢体保持功能位。指导患者站立行走锻炼。
7月2日		患者病情平稳。	给予出院指导，告知注意事项，患者康复出院。

术后辅助检查：

髋关节 X 线检查：术后双侧髋关节假体结构稳定性好（6 月 29 日）（图 15-4-4 ~ 图 15-4-6）。

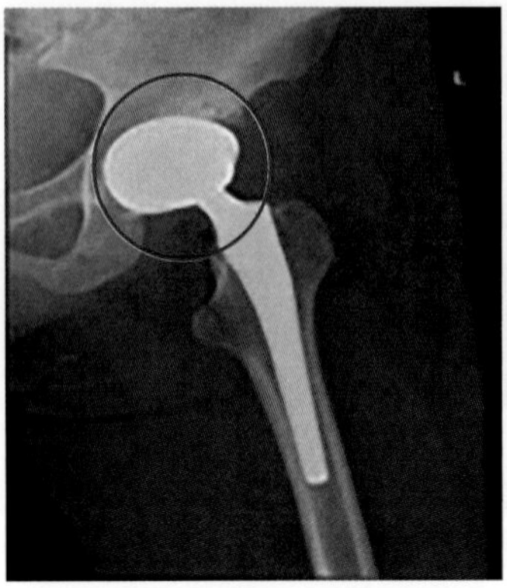

图 15-4-4　术后左髋 X 线片

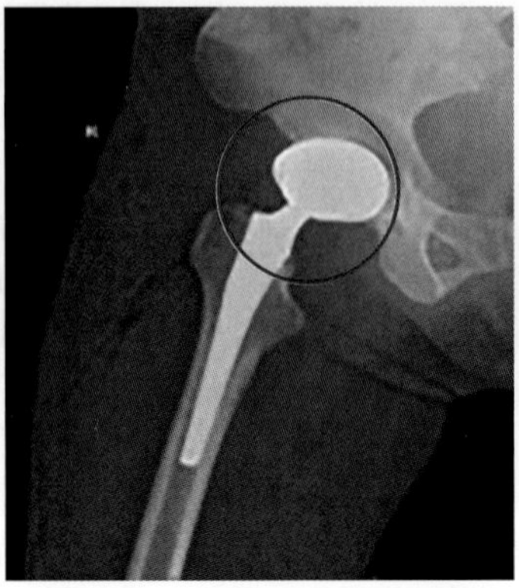

图 15-4-5　术后右髋 X 线片

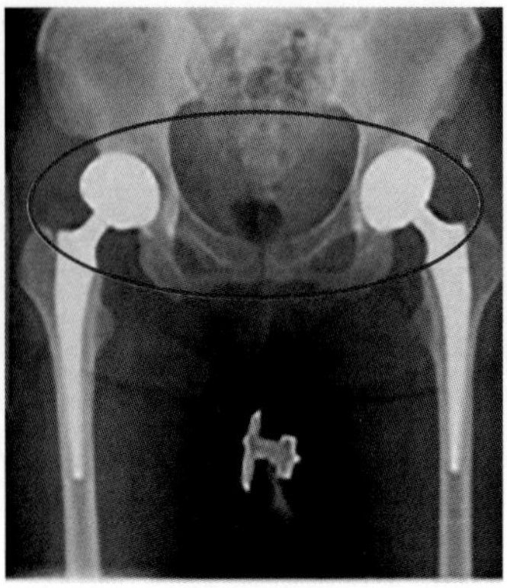

图 15-4-6　术后双髋 X 线片

术后异常检验结果见表 15-4-4。

表 15-4-4　术后异常检验结果

项目	指标	结果	参考值
血常规	红细胞计数 /（10^{12}/L）	2.42 ↓	4.3 ~ 5.9（男）3.9 ~ 5.2（女）
	白细胞计数 /（10^{9}/L）	3.25 ↓	3.5 ~ 10.0
	C 反应蛋白 /（ng/L）	9.523 ↑	0 ~ 0.8
	血红蛋白 /（g/L）	72 ↓	137 ~ 179（男）116 ~ 155（女）
生化	总蛋白 /（g/L）	42.9 ↓	55 ~ 80
	血清白蛋白 /（g/L）	25.1 ↓	35 ~ 50
	血钙 /（mmol/L）	1.86 ↓	2.09 ~ 2.54
	血钾 /（mmol/L）	2.43 ↓	3.5 ~ 5.5
	血钠 /（mmol/L）	159.6 ↑	130 ~ 150
	肌酸激酶 /（U/L）	492.7 ↑	2 ~ 200
	降钙素原 /（ng/mL）	63.87 ↑	＜ 0.5

（二）主要护理问题及措施

1. 感染性休克的救治

1）问题依据

文献报道指出，感染性休克在髋关节置换术后的发生率仅为 1%，但感染性休克病情凶险，发展迅速，病死率高达 50% ~ 80%，抢救感染性休克患者的关键时机是黄金 3 小时。

2）护理思维

感染性休克随时危及生命，临床表现多为心动过速、寒战、发热、神志不清、白细胞增多等全身炎症性表现。严重的情况下还可能引发多器官功能衰竭或死亡，如果没有及时采取有效的抢救措施，患者的生命将会受到很大的威胁，因此应密切做好病情观察，发现病情变化时，及早采取科学合理的急救措施。

3）护理措施

（1）病情观察与评估：床旁救治患者，密切观察患者病情及意识、瞳孔变化；休克早期，血压的变化并不明显，一定要密切持续监测生命体征变化，随时评估患者皮肤色泽及温度、末梢循环、呼吸频率、节律及尿量的变化，并做好记录。关注各项化验指标，发现问题及时处理。

（2）体位护理：患者发生休克，立即给予中凹卧位，抬高患者头胸部约20°，使膈肌下降，减少呼吸阻力，抬高下肢约30°，促进回心血量；患者意识丧失，防止舌后坠堵住气道，为保持呼吸道畅通，给予头部偏向一侧。患肢保持外展中立位，禁止内旋，防止髋关节脱位。

（3）呼吸道护理：给予氧气吸入，当持续低流量吸氧不能改善患者缺氧状态时，改用储氧面罩吸氧，以改善脑组织缺氧的情况，减少分泌物，保持呼吸道通畅；当患者意识丧失时，头偏向一侧，以防呕吐物和分泌物误吸入呼吸道。床旁备好负压吸引器、口咽通气道、舌钳等急救物品；必要时行气管插管。

（4）管道护理：在双上肢迅速建立2条或以上抢救生命的静脉通路，以保证抢救时给药及治疗用药的维持。

（5）用药治疗：做好抢救用药使用、观察用药反应。

4）护理评价

患者发生休克症状后及时给予救治，顺利转入重症监护室继续治疗。

2. 高热的护理

1）问题依据

患者体温持续升高，达超高热，当出现超高热时往往呈高代谢状态，体能消耗较大，当体温＞41℃时严重影响各系统的机能活动，甚至危及生命，所以要控制体温持续升高，以免发生严重并发症。

2）护理思维

高热是临床常见的症状，是机体的一种保护性反应。持续高热可能对心、脑、肾等内脏器官造成损害，尤其是脑细胞的酶活性紊乱、发生变性、失去调节体温的能力。因此，积极控制患者体温同时要注重患者头部的降温，并严密观察患者的临床表现及用药后反应。

3）主要措施

（1）病情观察与评估：密切监测患者的生命体征，每15min测量一次腋温，并及时记录，以便观察其热型及变化过程；评估患者意识、面色及皮肤干湿度情况。

（2）降温措施：患者在高热前寒战，不能给予冷的刺激，此时冷刺激会增加肌肉收缩，使产热增多，体温上升；调节室温在20～25℃范围内，头部冷敷或戴冰帽，可尽快使脑组织达到较低的温度，减少脑细胞的耗氧量，防止脑水肿。物理降温不能达到效果时，遵医嘱及时给予药物降温。如患者大量出汗，注意电解质的变化，并及时给予补充。

（3）用药护理：遵医嘱给予降温药物治疗，主要作用于体温调节中枢，增加患者的排汗量，增加散热。效果不明显时给予糖皮质激素类药物，可有抗炎、抗毒、抗休克、抗过敏作用，可以减少内源性致热原的释放，并作用于丘脑体温调节中枢，降低其对致热原的敏感性，有良好的退热作用。同时给予患者补充液体治疗，防止发生脱水。

（4）健康教育：做好心理指导，缓解紧张、不安等情绪，嘱患者注意休息，避免剧烈活动，多吃新鲜水果，多饮水，并教会患者及家属对体温的监测，及时报告。

4）护理评价

患者体温高，积极给予持续物理降温与降温药物治疗，体温降至正常。

（三）患者转归

患者发生感染性休克后，经过医护人员的全力抢救，转入外科重症监护室治疗，病情平稳，康复出院。

四、护理体会及反思

（一）护理体会

患者术后出现休克症状，病情突然，变化迅速，医护人员迅速启动抢救预案，积极实施有效的抢救，患者得到及时救治，未发生生命危险。护理人员第一时间发现患者病情变化，对患者展开抢救，面对突发病情变化，沉着冷静，及时正确处理，患者转危为安，顺利出院。

（二）反思

从个案护理中反思，患者输液过程中出现病情变化时，立刻遵医嘱更换 0.9% 氯化钠静滴，查阅文献发现，平衡盐溶液扩容可以减少高氯血症发生，使用平衡盐溶液进行液体复苏更为安全。感染性休克在临床比较少见，需要加强学习，提高护士对病情的预判；加强医护急救配合演练，提升抢救能力。

五、相关知识链接

（一）感染性休克的诊断

在全身感染的基础上伴有以低血压为特征的急性循环衰竭状态。

其诊断标准为：

（1）收缩压＜ 90mmHg，或收缩压减少＞ 40mmHg；

（2）平均动脉压＜ 60mmHg；

（3）毛细血管再充盈＞ 2s；

（4）四肢厥冷或皮肤花斑；

（5）尿量减少。

（二）感染性休克的主要参考指标

C 反应蛋白和降钙素原监测对感染性休克有着重要的临床价值。

（1）C 反应蛋白是一种由肝细胞合成的急性期反应蛋白，在炎症开始数小时 C 反应蛋白就升高，48 小时即可达到峰值，随着病变消退、组织结构和功能的恢复降至正常水平。C 反应蛋白敏感性很高，其峰值可为正常值的 100 ～ 1000 倍，其半衰期较短（4 ～ 6 小时）。有文献报道，C 反应蛋白浓度＞ 50.7mg/L 被认为可以区分感染性炎症反应和其他非炎症反应；C 反应蛋白浓度＜ 50mg/L 代表相对较低的急性反应；C 反应蛋白浓度＞ 100mg/L 代表重度反应。血清 C 反应蛋白持续较高水平者，其预后不良，动态观察血清 C 反应蛋白变化，有助于及时发现病情危重程度及转化。

（2）正常情况下，降钙素原由甲状腺 C 细胞产生，在人体中水平极低（健康成人＜ 0.1μg/L），降钙素原的半衰期为 25 ～ 30 小时，在体内外稳定性很好。许多学者将降钙素原炎性反应 / 脓毒症的另外一些标志，如白细胞计数、红细胞沉降率、C 反应蛋白、TNF-α、IL-6 及 IL-8 等进行比较，发现在通常情况下，降钙素原对细菌感染的敏感性和特异性优于 C 反应蛋白等其他炎性指标。重症感染降钙素原可升高 10 ～ 100 倍。

（3）C 反应蛋白敏感性高，但特异度不如降钙素原。本研究将两者联合检测，对监测感染性休克患者的病情变化有很大的临床意义。

（王倩熠　陈雪梅　郑晓缺　高　远）

参考文献

陈利芬，成守珍 . 专科护理常规 [M]. 广州：广东科学出版社，2013.

陈维，余加林 . 新生儿感染性休克的早期液体复苏与治疗 [J]. 儿科药学杂志，2016，22（8）：62-64.

陈小萍 . 护理干预在脑卒中偏瘫患者中的应用效果观察 [J]. 中华现代护理杂志，2014，20（7）：795-797.

代晓明，黄伟 . 2016 重症医学回顾与展望 [J]. 中华危重病急救医学，2017，29（1）：1-5.

郭晓斌，刘苹，梁俊生，等 . 老年骨科围手术期患者脑卒中风险控制研究 [J]. 中国骨与关节损伤杂志，2013，28（10）：991-992.

胡白露，张敏，刘慧，等 . 人工髋关节置换术的护理 [J]. 实用临床医药杂志， 2017，21（10）：87-90.

李平 . 老年患者髋、膝关节置换术术后谵妄的临床探讨 [D]. 昆明：云南中医学院，2018.

李晓强，张福先，王深明 . 深静脉血栓形成的诊断和治疗指南（第 3 版）[J]. 中华普通外科杂志，2017，32（9）：807-812.

李艳玲，赵滨 . 低分子肝素皮下注射方法研究现状 [J]. 中华护理杂志，2014，49（7）：858-862.

李媛媛 . 感染性休克致心跳、呼吸骤停的抢救及护理体会 [J]. 中华现代护理学杂志，2015，2(7)：636-637.

李忠勇，包新月，廖培军，等 . ICU 感染性休克患者病死的相关影响因素分析 [J]. 中华医院感染学杂志，2014，24：1662-1664.

卢年芳，郑瑞强，林华，等 . PICCO 指导下集束化治疗感染性休克的临床研究 [J]. 中华危重病急救医学，2014，26：23-27.

路艳，王立维，计金华，等. 羟乙基淀粉 130/0.4 电解质注射液对失血性休克患者内稳态及炎性因子的影响 [J]. 医学综述，2016，22（22）：4525.

吕晓丽. 老年患者术后谵妄的危险因素及干预措施 [J]. 中国实用神经疾病杂志，2018，21（17）：1968-1972.

吕阳，刘启宇，刘军，等. 中国老年髋部骨折患者术后发生谵妄相关因素的 Meta 分析 [J]. 中国组织工程研究，2018，22（12）：2437-2445.

裴福兴，翁习生，邱贵兴，等. 中国髋、膝关节置换术围术期抗纤溶药序贯抗凝药应用方案的专家共识 [J]. 中华骨与关节外科杂志，2015，8（4）：281-285.

唐杞衡，周一新，尹星华，等. 人工关节置换术后严重内科并发症分析 [J]. 中国矫形外科杂志，2015，23（11）：1952-1954.

唐瑞. 高龄骨科患者术后发生谵妄预测模型的研究 [D]. 郑州：郑州大学，2018.

童莺歌，田素明. 疼痛护理学 [M]. 杭州：浙江大学出版社，2017.

万钧，翟振国. 2018 年《肺血栓栓塞症诊治与预防指南》解读 [J]. 诊断学理论与实践，2019，18（1）：34-36.

王永红，孙建萍，张志峰，等. 老年病人人工全髋关节置换术后预防假体脱位的综合护理 [J]. 护理研究，2012，26（15）：1676-1677.

韦衍莉，朱雄，林昌锋，等. 102 例髋关节置换术后感染的微生物特点及药物分析 [J]. 重症医学杂志，2015，44（30）：4270-4271.

吴在德，吴肇汉. 外科学 [M]. 北京：人民卫生出版社，2008.

伍淑文，廖培娇. 外科常见疾病临床护理观察指引 [M]. 广州：广东科学出版社，2017.

徐晓曦. 多学科联合制定规范化防治路径对老年髋部骨折术后谵妄影响的研究 [J]. 当代护士，2018，8（25）：36-38.

许红璐，肖萍，黄天雯. 临床骨科专科护理指引 [M]. 广州：广东科学出版社，2013.

尹文，李俊杰. 感染性休克发病机制的研究进展 [J]. 中国急救医学，2015，35：196-202.

赵延贤，周翠玲. 关节置换术后发生脑梗死的原因分析及预防措施 [J]. 中国矫形外科杂志，2013，21（20）：1376.

真启云，谢军，庞剑剑，等. 老年髋部骨折患者围手术期谵妄管理方案的实施及效果评价 [J]. 中华护理杂志，2017，52（9）：1068-1072.

中华医学会老年医学分会. 老年患者术后谵妄防治中国专家共识 [J]. 中华老年医学杂志，2016，35（12）：1257-1262.

周宗科，翁习生，曲铁兵，等. 中国髋、膝关节置换术加速康复 —— 围术期管理策略专家共识 [J]. 中华骨与关节外科杂志，2016，9（1）：1-9.

LOVALD S T, ONG K L, LAU E C, et al. Mortality, cost, and health out-comes of total knee arthroplasty in Medicare patients[J]. J Arthro-plast, 2013, 28（3）: 449-454.

NEERLAND B E, KROGSETH M, JULIEBO V, et al. Perioperative hemodynamics and risk for delirium and new onset dementia in hip fracture patients; A prospective follow-up study[J]. Plos One, 2017, 12（7）: e0180641.

ZHOU J, TIAN H, DU X, et al. China Critical Care Clinical TrialsGroup（CCCCTG）. Population-based epidemiology of sepsis in a sub district of Beijing[J]. Crit Care Med, 2017, 45（7）: 1168-1176.

第十六章　骨与软组织肿瘤科疑难重症

1例脊柱转移瘤术后并发食管瘘患者的护理

一、基本信息

姓名：孙某；性别：男；年龄：61岁；婚姻情况：已婚

文化程度：小学；籍贯：山东省；职业：农民

入院日期：2017年12月3日；出院日期：2017年12月27日

出院诊断：①胸椎占位伴感染、截瘫、放化疗后；②肺癌术后；③食管癌术后

病史陈述者：患者本人及家属

二、病例介绍

主诉：肺癌、食管癌术后，胸背部疼痛3个月。

现病史：患者主因肺癌曾行右肺叶切除术，半年前出现咽部不适，在外院行胃镜检查，诊断为食管鳞癌；3个月前逐渐出现胸背部疼痛，双下肢无力伴肌力进行性下降。在外院行PET/CT检查提示：食管癌、T_2椎体转移，行放疗及化疗；于2017年12月3日为进一步治疗来我院就诊，门诊以“胸椎病变，肺癌术后，食管癌术后”收入我科。

入院诊断：①胸椎病变；②肺癌术后；③食管癌术后。

既往史：否认高血压、糖尿病病史；否认肝炎、结核、疟疾等传染病病史；2014年因肺癌行右肺叶切除术，2016年行食管癌内镜黏膜下剥离术（endoscopic submucosal dissection，SED）及食管球囊扩张支架植入术，手术顺利。否认外伤史，否认输血史；否认药物、食物过敏史，预防接种史不详。

婚育史：已婚，配偶健康状况良好，育有3子2女，子女健康状况良好。

家族史：父母已故，家族中无传染病及遗传病史。

专科检查：右胸部有一长20cm手术瘢痕，愈合良好，胸背部无明显肿胀，肤色、肤温正常，以T_2为中心广泛压痛、叩击痛。右下肢肌力2级，左下肢肌力3级，痛、温觉减退。

神经反射查体结果见表16-0-1。

表 16-0-1　神经反射查体结果

反射	左侧	右侧
颈神经牵拉试验	阴性	阳性
颈神经挤压试验	阴性	阳性

辅助检查：

颈椎 MRI 平扫检查：颈椎及胸椎退行性改变，T_1、T_2 椎体及附件骨质信号异常，结合临床病史，多考虑转移性病变；$C_{4\sim5}$、$C_{5\sim6}$、$C_{6\sim7}$ 椎间盘突出；扫描野内下颈髓及上胸髓内信号异常，中央管扩张（11 月 28 日）（图 16-0-1）。

胸椎 MRI 平扫检查：胸椎退行性改变，T_1、T_2 椎体及附件骨质信号异常，结合临床病史，多考虑转移性病变。T_6 椎体血管瘤可能性较大；上胸髓中央管扩张，其内信号异常（11 月 28 日）（图 16-0-2）。

胸椎正侧位检查：胸椎退行性改变。

胸部正位检查：右肺野较小，余胸部未见明显异常。

心电图检查：窦性心律，心电图正常。

病理检查：送检骨组织（病变胸椎），骨小梁间见大量急慢性炎细胞浸润、小脓肿形成及坏死，未见癌。免疫组化结果：CK5（–），CK（–），Ki-67（+30%），p63（–）。

PET/CT 检查：食管癌及 T_2 骨转移。

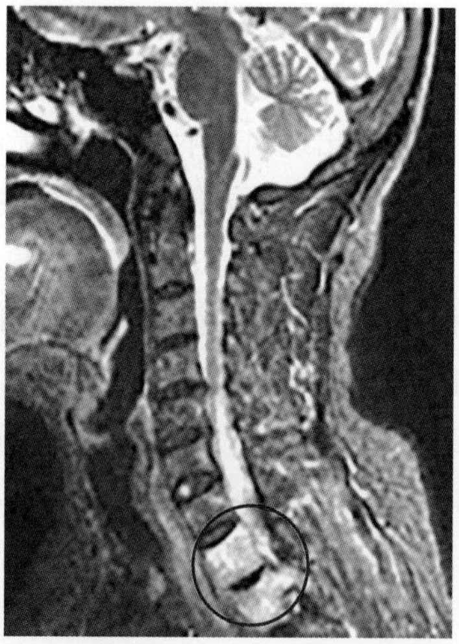

图 16-0-1　术前 MRI

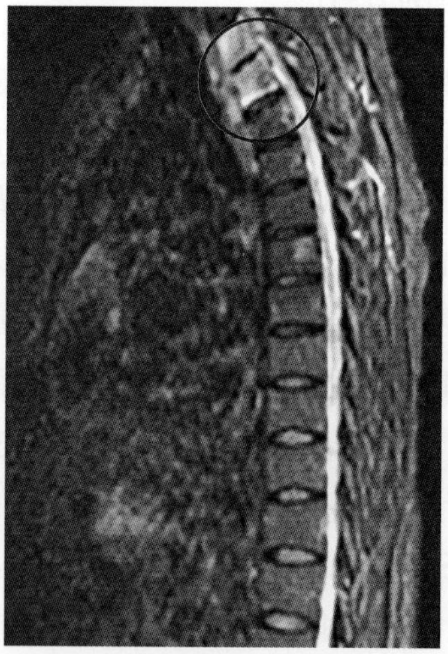

图 16-0-2　术前 MRI

入院时生命体征：T36.2℃，P75 次 / 分，R18 次 / 分，BP109/66mmHg。

入院时护理风险评估：疼痛数字评分法评分为 4 分。

心理社会方面评估：患者情绪稳定。

三、治疗护理及预后

（一）治疗护理过程（表 16-0-2）

表 16-0-2　治疗护理过程

时间	病程经过	治疗处置
12 月 3 日	胸背部疼痛 3 个月、胸部病变，为行手术治疗收入我科。	完善各项监测与术前风险评估。
	患者不能自主排尿。	诱导排尿无效，给予留置尿管。
	患者主诉疼痛剧烈，疼痛数字评分法评分为 4 分。	遵医嘱静脉输入氟比洛芬酯注射液，用药后半小时后疼痛缓解，疼痛数字评分法评分为 2 分。
12 月 6 日	完善术前各项检查、血液化验。	讲解术前注意事项，完成备血。
12 月 7 日	生命体征平稳。	完成术前准备。
	患者进入手术室。	完成手术交接。
	在全身麻醉下行“颈胸联合后路椎板切开减压，病灶刮除，椎体成形，钉棒系统内固定术”，术中出血 500mL。	手术过程顺利，术中输入同型红细胞 600mL，血浆 240mL，未见不良反应。
	患者手术历时 6 小时，病情平稳，返回病房，生命体征：T36.5℃、P71 次 / 分、R18 次 / 分、BP167/93mmHg、SpO_2 99%；神志清，精神差，自主呼吸正常，无胸闷、憋气症状；四肢末梢血液循环好、感觉正常，双上肢肌力 5 级、右下肢肌力 2 级、左下肢肌力 3 级；切口敷料干燥，留置伤口引流管，引流出暗红色液体 100mL；留置尿管，尿色淡黄。疼痛数字评分法评分为 4 分。	去枕平卧位；颈部佩戴颈托制动，并用盐袋放置于枕部两侧，保持颈椎中立位；双下肢垫软枕，保持功能位；妥善固定各管路，保持通畅。持续心电血压监测生命体征，低流量吸氧（2L/min）；镇痛泵持续干预，遵医嘱静脉输入营养、止吐、保护胃黏膜、抗炎、抑酸、镇痛等药物治疗；指导患者进行肩部、肘关节屈伸运动，腕关节旋转运动，双下肢膝、髋关节的主动和被动训练。给予床旁备气管切开包。
12 月 8 日	生命体征平稳，切口敷料包扎干燥，无渗血，切口局部无红肿；四肢循环好、感觉好，双上肢活动好，右下肢肌力 2 级，左下肢肌力 3 级；切口引流通畅，引流量为 390mL。	遵医嘱停止持续心电监护，医生给予换药；定时协助患者轴线翻身，指导患者进行功能训练，双下肢应用抗血栓压力带；妥善固定各管路。间断夹闭留置尿管，训练患者膀胱功能。遵医嘱给予抗炎药物、保护胃黏膜及营养药物治疗。嘱患者进食流食。
12 月 13 日	患者切口敷料有淡黄色液体渗出，伴有异味，体温 38.7℃。	严密观察切口敷料渗出情况，切口渗出液多，医生给予大换药 3 次；给予冰袋物理降温，应用抗炎药物及对症治疗，伤口延迟愈合，准备行清创术。
12 月 14 日　8：20	在全身麻醉下行“胸背部病变术后切开清创，置管冲洗引流术”。	完成术前准备。
8：33	患者进入手术室。	完成手术交接。

续表

时间	病程经过	治疗处置
11：59	手术历时3小时，安返病房，生命体征：T36.3℃、P77次/分、R18次/分、BP135/87mmHg、SpO_2 99%，神志清，呼吸正常，无呼吸困难、发绀等，切口敷料无渗血，切口处行负压封闭引流术（VSD），敷料处于密闭状态，切口负压引流管压力正常、通畅，引流出暗红色液体30mL；留置尿管通畅，尿色淡黄；双上肢活动好，右下肢肌力2级，左下肢肌力3级。	去枕平卧位，颈部颈托固定制动，中立位置；VSD引流持续负压状态，压力为0.02～0.06MPa，妥善固定导管；持续心电血压监测生命体征，低流量吸氧（2L/min）；静脉输入营养、止吐、保护胃黏膜、抗生素、镇痛等药物。
12月15日	患者精神差，切口敷料有粉红色液体渗出，伤口1度肿胀，切口引流液40mL。	遵医嘱给予持续VSD灌注冲洗，记录灌注冲洗出入量，密切观察VSD引流压力、敷料密闭情况、引流管是否通畅；输入同型悬浮红细胞2U，未见不良反应。指导患者轴线翻身、进行上肢主动抱拳等功能训练。
12月16日	患者营养差、消瘦，主诉咽部疼痛，吞咽困难，进食、饮水时呛咳，咳嗽伴有轻微呼吸困难，伤口处有牛奶样液体渗出，伤口周围1度肿胀。T36.7℃、P80次/分、R26次/分、BP135/82mmHg、SpO_2 96%。	立即行院内联合会诊，行食管钡餐检查，显示“食管瘘”。遵医嘱给予持续低流量吸氧，改为禁食水，抬高床头30°，取半卧位；嘱患者进行深呼吸，雾化吸入治疗防止肺部感染；留置胃管；伤口继续持续VSD灌注冲洗，建立两条静脉输液通路，保证营养液的输入。
12月17日～12月18日	患者咳嗽、胸闷、呼吸困难较前好转，切口渗出液减少，敷料较前干燥；切口周围红肿减轻。T36.5℃、P78次/分、R20次/分、BP130/78mmHg、SpO_2 97%。	低流量吸氧（2L/min），严格佩戴颈托，使患者取半卧位，每班检查胃管长度并准确记录，严格口腔护理，继续鼻饲100g肠内营养粉剂4次/日，VSD持续灌注冲洗，给予指导功能训练，同上；间断夹闭尿管，训练膀胱功能。指导患者行四肢功能训练。
12月20日	患者无呛咳、咳嗽、胸闷等症状；伤口周围无渗出液、敷料干燥。	医生给予换药，持续VSD切口灌注冲洗，遵医嘱给予输入人血白蛋白注射液20g。给予拔除留置尿管，患者自主排尿；继续给予抗炎、营养药物静脉输入，指导患者双下肢肌力训练。
12月25日	切口愈合好，行食管钡餐检查，结果显示食管瘘口较前缩小，VSD切口无引流液。	给予拔除VSD引流管，协助患者佩戴颈托坐起，患者无头晕等不适，教会患者及家属颈托佩戴的方法，并告知患者颈托佩戴的重要性。医生建议患者康复医院继续康复治疗。
12月27日	患者切口敷料包扎好，四肢功能恢复良好。	病情稳定，携带胃管转康复医院继续治疗。向患者讲解出院指导，告知患者存在导管滑脱的风险，并交代注意事项。患者在家属陪同下出院。

术后异常检验结果见表 16-0-3。

表 16-0-3　术后异常检验结果

项目	指标	结果	参考值
血常规	血红蛋白 /（g/L）	87 ↓	137 ~ 179（男）116 ~ 155（女）
	C 反应蛋白 /（mg/dL）	14.757 ↑	0 ~ 0.8
	白细胞介素 –6/（pg/mL）	170 ↑	0 ~ 5.9
生化	血清白蛋白 /（g/L）	29.1 ↓	35 ~ 50

（二）主要护理问题及措施

1. 食管瘘的护理

1）问题依据

食管瘘是脊柱肿瘤手术后较为罕见的严重并发症，其发生率为 0.04% ~ 0.25%，轻者可致切口感染、骨髓炎、纵隔感染，重者可致椎管内感染甚至死亡，死亡率可达 9% ~ 45%。

2）护理思维

食管瘘多发生于术后 1 周之内，由于营养不良、年老、低蛋白、术中过度牵拉等原因所致，该患者有肺癌、食管癌病史，曾行食管癌 SED 术及食管球囊扩张支架植入术，大大增加了食管瘘发生的风险。发生食管瘘时可表现为无诱因咽部疼痛、吞咽困难、呛咳、咳嗽等症状，因此，要注重患者主诉，密切观察患者的临床表现。

3）主要措施

（1）病情观察与评估：观察患者有无腹胀、腹泻及管道反流现象，准确记录 24 小时出入量；保持胃管通畅，防止胃管堵塞，同时密切观察胃管引流液的颜色、量，并做好记录；评估咽部疼痛、进食、饮水呛咳、呼吸困难等情况；每周评估营养相关指标变化，定时监测血常规、血糖、电解质、肝肾功能变化。

（2）体位护理：去枕平卧位，床头抬高 15° ~ 30°，颈部给予佩戴颈托固定，并用盐袋放置于枕部两侧，保持颈椎中立位置。鼻饲后处于平卧位或床头抬高角度过低时，胃受到刺激，胃液会反流至口咽或直接经瘘口入气管并误入肺内而产生误吸。

（3）营养支持：早期的胃肠营养可以为机体提供足够的营养物质，使患者的胃肠功能得到明显改善，而且可以保护肠黏膜，可静脉输注或鼻饲注入营养液，根据贫血和低蛋白的程度，给予输血并补充白蛋白。监测化验检查，适时调整营养入量。

（4）胃管的护理：应加强巡视，保持负压，防止胃液反流对食管的刺激；妥善固定留置胃管，每日更换鼻贴及耳垂处胶贴，更换胶带时，避免贴于同一皮肤部位。因胃肠内仍会有少量气体溢出，保持鼻腔清洁，每日用棉棒蘸水清洁鼻腔。保持口腔清洁、湿润。

（5）健康教育：指导患者每日用漱口液漱口或行口腔护理，防止口腔感染。给予心理疏导，减轻负性情绪。

4）护理评价

患者在发生食管瘘后，经过医护人员及时采取积极有效的救治，食管瘘得到有效控制，未进一步发展。

2. 预防肺部感染

1）问题依据

食管瘘由于多种原因导致食管损伤后有食物残渣造成气管内异物的风险，患者出现进食后呛咳，严重时会发生吸入性肺炎和呼吸窘迫而迅速死亡。如肺部感染没有得到有效控制，逐渐加重，很快危及患者生命，也会因感染而致死。

2）护理思维

脊柱转移瘤手术难度大，术后长期卧床，疾病因素及术后并发食管瘘为发生肺部感染的高危人群，发生食管瘘早期会出现咽部疼痛、进食时呛咳及进行性呼吸困难等现象；还可能发生胃液经过瘘口直接入肺的情况，因此在护理患者时严密观察患者的临床表现，及时给予处理。

3）主要措施

（1）病情观察与评估：严密观察生命体征，保持呼吸道通畅，做好详细记录；观察手术切口敷料有无渗液，鼻饲后有无营养液反流，有无咽部疼痛及切口处有无营养液、分泌物流出等。评估患者全身营养状况、呛咳的程度，并做好记录。

（2）体位护理：当患者出现胸闷憋气时，给予平卧位，床头抬高 15° ~ 30°，颈部给予佩戴颈托制动，给予肠内喂养时取半卧位，抬高床头 30° ~ 45°，避免胃内容物反流。

（3）呼吸道管理：保持呼吸道通畅，定时翻身轻叩背，指导患者进行有效咳嗽，若痰液不能自行排出时，给予吸痰，以减少痰液聚集，避免肺部感染。

（4）用药护理：遵医嘱给予抗炎、营养药物及氧气雾化吸入，还可适当使用镇痛镇静药物，减少因呛咳、烦躁带来的刺激。

（5）健康教育：指导患者进行有效的呼吸功能训练。

①深呼吸和有效咳嗽：每 2 ~ 4 小时定时进行深呼吸，在吸气终末屏气片刻，然后爆发性咳嗽，促使分泌物从远端气道随气流移向大气道。

②缩唇呼吸：教会患者用鼻吸气用口呼气，呼气时嘴唇缩成吹笛状，气体经缩窄的嘴唇缓慢呼出。

③腹式呼吸训练：患者取半坐位，一手放于腹部，一手放于胸部。吸气时尽力挺腹，胸部不动；呼气时腹部内陷，尽量将气呼出。呼吸 7 ~ 8 次 / 分，10 ~ 30 分 / 次，每日锻炼 2 次，掌握腹式呼吸后，应将缩唇呼吸融于其中，能有效增加呼吸运动的力量和效率，调动通气的潜力。

4）护理评价

通过采取积极有效的护理措施及给予健康教育的指导，患者呛咳等症状得到改善，患者未发生肺部感染。

（三）患者转归

患者术后发生食管瘘，经对症治疗最终伤口愈合良好，功能恢复好，食管瘘愈合，复查各项指标正常，康复出院。

四、护理体会及反思

（一）护理体会

患者手术复杂，术后出现咽部疼痛、饮水呛咳、胸闷、呼吸困难等症状，护士发现病情变化并及时向医生报告，确诊为食管瘘。若未及时发现，瘘口一旦形成则修复困难。护理人员遵医嘱给予采取持续胃肠减压、肠外营养、预防肺部及伤口感染等一系列行之有效的护理措施，病情得到有效控制，伤口愈合良好，顺利出院。

（二）反思

因脊柱肿瘤术后并发食管瘘的发生率低，病例少见。护理人员缺乏对术后并发食管瘘的救治经验，可采用多种形式进行临床教学查房，加强脊柱转移癌术后并发食管瘘的理论学习，积累更多临床经验，更好地为患者解除痛苦。患者带留置胃管出院，应加强延伸护理，向患者及家属交代留置胃管的注意事项，专人随访追踪，加强沟通，做好胃管的护理。

五、相关知识链接

（一）食管瘘

1）分类

根据临床症状出现的时间，食管瘘可分为：术中发现的食管瘘、术后早期出现的食管瘘和迟发食管瘘三型。不同类型食管瘘具有不同的发病原因和机制。

2）致病因素

对于颈椎前路手术并发食管瘘的情况，早期发现及预防是关键的一环，常规应提高手术操作技巧、减轻对食管的牵拉、避免电刀锐性损伤的情况。

3）临床表现

（1）食管瘘的临床表现呈多样化，轻者无自觉症状，重者发生严重脓毒血症，甚至休克、死亡。

（2）术后食管瘘的症状与瘘口的大小有直接关系。如果瘘口较小，通常表现为颈部伤口肿胀、周围发红、局部皮温升高、发热等炎性反应，可伴有吞咽困难等症状，也有些病例可无任何自觉症状，或仅有吞咽困难或发热等较轻的临床症状。如果瘘口较大，早期即可出现伤口周围渐进加重性皮下气肿，伤口处烧灼样疼痛，伤口不愈合、流脓（或可见食物残渣），多伴有吞咽困难、高热等症状；炎症可向纵隔方向发展，严重者出现纵隔炎、肺炎、胸膜炎或心包炎，甚至出现脓毒血症、休克。

（3）食管瘘还可表现有声音沙哑、原因不明的心动过速、误吸、鼻导管抽吸有血、咳嗽、消瘦等其他症状。

（4）吞咽困难是食管瘘最为常见的症状，在迟发型食管瘘中，吞咽困难可表现为仅有的临床症状。但在术后早期出现的食管瘘中，除了吞咽困难外往往合并有发热、颈部肿胀等其他症状，因此，在术后早期单独出现的吞咽困难不能作为食管瘘的诊断依据。

4）治疗

（1）有保守治疗、简单瘘口修补与复杂组织重建。

（2）治疗方法选择主要取决于瘘口大小与发现时间，手术过程中发现的食管瘘，予以瘘口修补、术后禁食、使用鼻导管维持胃肠内营养。大多数患者可治愈。

（3）瘘口较小、漏出物扩散范围较局限的患者可以采用保守治疗，包括静脉使用抗生素，禁食、使用鼻导管或胃造瘘管维持胃肠内营养。

（4）瘘较大、漏出物扩散范围较大而不宜保守治疗的患者，应及时予以手术修补瘘口、清创引流，对于食管后壁与内固定之间缺少软组织者，可同时采用肌瓣转移进行组织重建，以提高瘘口修补的成功率。术后继续给予静脉使用抗生素、禁食、胃肠内营养治疗。

（5）迟发型食管瘘应修补瘘口、切开排脓、“T”形管引流、禁食及使用鼻导管或胃造瘘管维持胃肠内营养。必要时使用抗生素后行颈椎后路固定手术以增加颈椎的稳定性。

（6）食管瘘口愈合时间较长的患者，建议选择胃造瘘管维持胃肠内营养，以防止长期放置鼻导管对鼻黏膜造成的损伤。

（二）脊柱转移瘤

1）概述

（1）骨骼是转移性疾病的第三大好发部位，仅次于肺和肝。

（2）脊柱是骨转移最常见的部位（占 90%），最常见于胸椎，其次是腰椎和颈椎，5% ~ 10% 的癌症患者会发展为脊柱转移。

（3）易发生骨转移的肿瘤包括：乳腺癌（72%）、前列腺癌（84%）、甲状腺癌（50%）、肺癌（31%）、肾癌（37%）、胰腺癌（33%）。

（4）脊柱转移瘤可以侵犯骨质、硬膜外间隙、软脊膜和脊髓。硬膜外病变占脊柱转移病灶的 90% 以上；硬膜内髓外转移和髓内转移较罕见，分别占脊柱转移瘤的 5% ~ 6% 和 0.5% ~ 1.0%。

2）原发肿瘤转移途径

直接侵犯；淋巴转移；血行转移。

3）分类

按骨性破坏分型可分为溶骨型、成骨型、混合型 3 类：

（1）溶骨型：最常见（占 80%），骨质破坏多呈蚕食或鼠咬状，边缘不规则，无硬化边，可出现病理骨折，很少有骨膜反应，多有巨大软组织肿块。

（2）成骨型：此型相对少见，主要表现为斑点状和块状硬化，常为多发，椎体广泛转移时，整个椎体可呈均匀性硬化，边缘清楚或模糊，骨外形大多不变。

（3）混合型：兼有成骨和溶骨改变，可见于同骨，也可见于不同骨。

4）临床表现

病理性骨折；高钙血症；神经压迫。

5. 治疗方法

20 世纪 80 年代，随着脊柱内固定器械的发展及脊柱外科技术的逐渐成熟，外科干预的效果显著提高，所以手术在脊柱转移癌的治疗中发挥着越来越重要的作用。

（王　媛　孔　丹　郑晓缺　高　远）

参考文献

何红梅，林征 . 自我护理干预对食管癌放疗患者自我护理能力和生活质量的影响 [J]. 江苏医药，2012，38（20）：2434-2436.

黄先秀 . 1 例颈椎术后并发食管瘘病人的护理 [J]. 全科护理，2015（3）：287-288.

马素清 . 颈椎病人术后并发症观察及护理 [J]. 内蒙古医学杂志，2005（5）：475-476.

彭翠娥，李赞，伍鹏，等 . 甲状腺癌术后食道狭窄并食道瘘术后患者行胸肩峰穿支皮瓣修复术的临床护理 [J]. 齐鲁护理杂志，2018，24（14）：119-121.

徐雯，蔡洁，陈莉莉 . 1 例强直性脊柱炎颈椎骨折患者术后食管瘘的护理 [J]. 当代护士（中旬刊），2012（10）：156-158.

佚名 . 颈椎前路手术并发食管瘘的治疗 [J]. 中国脊柱脊髓杂志，2018，28（2）：124-129.

张卉佳，陈淑琴 . 1 例颈椎骨折行颈前路植骨融合术后合并食管瘘病人的护理 [J]. 全科护理，2014，12（1）：92-94.

张卉佳 . 1 例颈椎骨折高位截瘫行颈前路术后合并食管瘘的护理 [J]. 当代护士（中旬刊），2014（2）：156-157.

张正丰 . 颈椎前路术后两次食管瘘 1 例报道 [J]. 中国矫形外科杂志，2017，25（9）：861-864.

BLASER A R, STARKOPF J, ALHAZZANI W, et al. Early enteral nutrition in critically ill patients: ESICM clinical practice guidelines[J]. Intensive Care Med, 2017, 43（3）: 380-398.

附　录

常用评估工具

附录 1　谵妄评估量表

谵妄评估量表（the confusion assessment method，CAM）是评估和诊断谵妄的金标准，CAM 的 4 类问题中，如果问题 1 和问题 2 的回答均为“是”，问题 3 或问题 4 的回答其中一项为“是”，则可判定为谵妄。

1	患者的精神状态与平时相比是否有明显的变化? ・是否有意识模糊、躁动、反常行为、幻觉，偏执或者“有点不太正常”？ ・亲属或照顾者可以帮助回答这个问题。 你可能会听到：“在我母亲做完髋部手术后，她的精神变得很混乱并且咄咄逼人。她总是将输液管拔出，对护士们大喊大叫。这样的改变让我们很震惊，因为她一直是一个很有教养的人。”
2	注意力不集中 ・患者是否容易分散注意力或难以跟上谈话的内容? ・为了帮助评估这一点，您可以向前追溯，对近几个月的情况进行综合的考察。 你可能会听到：“我不明白爸爸术后在说什么，刚刚他还在谈论他的膝盖，突然他又开始谈论德国战争。刚开始我还为这件事和他开玩笑，但他显然很不高兴，为把事情弄混了而困扰。”
3	思维混乱 ・可能不知道他们身在何处，或者认为在其他的地方。 ・谈话的内容漫无边际，从一个问题突然跳到另一个问题。 ・无法回忆起日期和时间。 你可能会听到：“我妻子患有轻度痴呆症，在家时她的病情控制得很好，我们总在星期二见面并一起吃晚饭。但当她住院时，她甚至认不出我和女儿，说我们是陌生人，要带她走。看到她这样我们很伤心。”
4	意识水平的改变 ・可能表现为具有攻击性、大喊大叫、焦虑不安或高度警觉。 ・过度嗜睡（甚至可能没有反应）。 你可能会听到：“我叔叔的意识变得很混乱。他有时昏昏欲睡，有时又焦虑不安，只能通过药物来控制症状。”

附录 2　Braden 压疮危险因素预测量表

压疮评估用布雷登（Braden）压疮危险因素预测量表，轻度危险（15 ~ 16 分），中度危险（13 ~ 14 分），高度危险（≤ 12 分）。

感知能力	潮湿度	活动能力	移动能力	营养摄取能力	摩擦力 / 剪切力
1. 完全受限 2. 非常受限 3. 轻度受限 4. 未受损害	1. 持续潮湿 2. 潮湿 3. 偶尔潮湿 4. 极少潮湿	1. 卧床不起 2. 能坐轮椅 3. 偶尔行走 4. 经常行走	1. 完全受限 2. 重度受限 3. 轻度受限 4. 不受限制	1. 非常差 2. 可能不足 3. 充足 4. 良好	1. 存在问题 2. 潜在问题 3. 无明显问题

附录 3　Caprini 血栓风险因素评估表

卡普里尼（Caprini）血栓风险因素评估表，评分 0 ～ 1 分为低危，评分为 2 分为中危，评分 3 ～ 4 分为高危，评分＞ 5 分为极高危。

A1 每个危险因素 1 分	B 每个危险因素 2 分
○年龄 40 ～ 59 岁	○年龄 60 ～ 74 岁
○计划小手术	○大手术（＜ 60min）*
○近期大手术	○腹腔镜手术（＞ 60min）*
○肥胖（BMI ＞ 30kg/m²）	○关节镜手术（＞ 60min）*
○卧床的内科患者	○既往恶性肿瘤
○炎症性肠病史	○肥胖（BMI ＞ 40kg/m²）
○下肢水肿	
○静脉曲张	C 每个危险因素 3 分
○严重的肺部疾病，含肺炎（1 个月内）	○年龄≥ 75 岁
○肺功能异常（慢性阻塞性肺疾病）	○大手术持续 2 ～ 3 小时 *
○急性心肌梗死（1 个月内）	○肥胖（BMI ＞ 50kg/m²）
○充血性心力衰竭（1 个月内）	○浅静脉、深静脉血栓或肺栓塞病史
○败血症（1 个月内）	○血栓家族史
○输血（1 个月内）	○现患恶性肿瘤或化疗
○下肢石膏或支具固定	○肝素引起的血小板减少
○中心静脉置管	○未列出的先天或后天血栓形成
○其他高危因素	○抗心磷脂抗体阳性
	○凝血酶原 20210A 阳性
	○因子 V 基因突变
	○狼疮抗凝物阳性
	○血清同型半胱氨酸酶升高
A2 仅针对女性（每项 1 分）	D 每个危险因素 5 分
○口服避孕药或激素替代治疗	○脑卒中（1 个月内）
○妊娠期或产后（1 个月） ○原因不明的死胎史，复发性自然流产（≥ 3 次），由于毒血症或发育受限原因早产	○急性脊髓损伤（瘫痪）（1 个月内） ○选择性下肢关节置换术 ○髋关节、骨盆或下肢骨折 ○多发性创伤
	○大手术（超过 3 小时）*

注：* 为只能选择一个手术因素

附录 4　静脉血栓形成危险度评分

创伤患者血栓评分用静脉血栓形成危险度评分（the risk assessment profile for

thromboembolism，RAPT），RAPT 评分：≤ 5 分为低风险，深静脉血栓形成（DVT）发生率为 3.6%；5 ～ 14 分为中等风险，DVT 发生率为 16.1%；＞ 14 分为 DVT 高风险。

<table>
<tr><th>项目</th><th>得分</th><th>项目</th><th>得分</th></tr>
<tr><td colspan="2">病史</td><td colspan="2">创伤程度</td></tr>
<tr><td>肥胖</td><td>2</td><td>胸部简明损伤评分（AIS）＞ 2</td><td>2</td></tr>
<tr><td>恶性肿瘤</td><td>2</td><td>腹部 AIS ＞ 2</td><td>2</td></tr>
<tr><td>凝血异常</td><td>2</td><td>头部 AIS ＞ 2</td><td>2</td></tr>
<tr><td>静脉血栓栓塞症病史</td><td>3</td><td>脊柱骨折</td><td>3</td></tr>
<tr><td colspan="2">医源性损伤</td><td>格拉斯哥昏迷量表（Glasgow coma scale，GCS）＜ 8 分持续 4 小时以上</td><td>3</td></tr>
<tr><td>中心静脉导管＞ 24 小时</td><td>2</td><td>下肢复杂骨折</td><td>4</td></tr>
<tr><td>24 小时内输血＞ 4 单位</td><td>2</td><td>骨盆骨折</td><td>4</td></tr>
<tr><td>手术时间＞ 2 小时</td><td>2</td><td>脊柱损伤（截瘫、四肢瘫等）</td><td>4</td></tr>
<tr><td rowspan="4">修复或结扎大血管</td><td rowspan="4">3</td><td colspan="2">年龄</td></tr>
<tr><td>40 ～ 60 岁</td><td>2</td></tr>
<tr><td>60 ～ 75 岁</td><td>3</td></tr>
<tr><td>＞ 75 岁</td><td>4</td></tr>
</table>

引自：2013 年中华医学会骨科分会创伤骨科学组颁布的《创伤骨科患者深静脉血栓形成筛查与治疗的专家共识》

附录 5　生活自理能力评估

评估基本日常生活能力（basic activities of daily living，BADL）的工具比较多，其中巴塞尔指数（Barthel index，BI）是国内分级护理中推荐使用评估工具。目前国内常用的 BI 中文版量表条目以及评分标准如下：对进食、洗澡、修饰、穿衣、控制大小便、如厕、床椅转移、平地行走、上下楼梯 10 个项目进行评定，将各项得分相加即为总分。根据总分，将自理能力分为重度依赖、中度依赖、轻度依赖和无须依赖 4 个等级。

Barthel 指数评定量表

序号	项目	完全独立	需部分帮助	需极大帮助	完全依赖
1	进食	10	5	0	–
2	洗澡	5	0	–	–
3	修饰	5	0	–	–
4	穿衣	10	5	0	–
5	控制大便	10	5	0	–
6	控制小便	10	5	0	–
7	如厕	10	5	0	–
8	床椅转移	15	10	5	0
9	平地行走	15	10	5	0
10	上下楼梯	10	5	0	–

Barthel 指数总分：______ 分。

自理能力分级

自理能力等级	等级划分标准	需要照护程度
重度依赖	总分≤ 40 分	全部需要他人照顾
中度依赖	总分 41 ～ 60 分	大部分需他人照顾
轻度依赖	总分 61 ～ 99 分	少部分需他人照顾
无须依赖	总分 100 分	无须他人照顾

附录 6　NRS 疼痛数字评价量表

用数字 0 ～ 10 代替文字来表示疼痛的程度。将一条直线等分为 10 段，按 0 ～ 10 分次序评估疼痛程度。0 无痛，1 ～ 3 轻度疼痛（疼痛不影响睡眠），4 ～ 6 中度疼痛，7 ～ 9 重度疼痛（不能入睡或者睡眠中痛醒），10 剧痛。应该询问患者疼痛的程度，做出标记，或者让患者自己画出一个最能代表自身疼痛程度的数字。

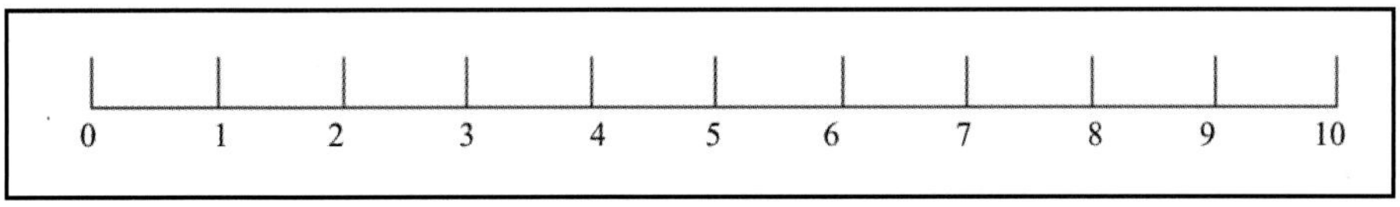

附录 7　Morse 跌倒风险评估量表

跌倒风险评估使用莫尔斯（Morse）跌倒风险评估量表（Morse Fall Scale，MFS），＜ 25 分为跌倒低危人群，25 ～ 45 分为跌倒中危人群，＞ 45 分为跌倒高危人群。

项目	评价标准		MFS 得分
1. 跌倒史	近 3 个月内无跌倒史	0	
	近 3 个月内有跌倒史	25	
2. 超过 1 个医学诊断	没有	0	
	有	15	
3. 行走辅助	不需要 / 完全卧床 / 有专人扶持	0	
	拐杖 / 手杖 / 助行器	15	
	依扶家居行走	30	
4. 静脉输液 / 置管 / 特殊药物使用	没有	0	
	有	20	
5. 步态	正常 / 卧床 / 轮椅代步	0	
	虚弱乏力	10	
	平衡失调 / 不平衡	20	
6. 认知状态	了解自己的能力，量力而行	0	
	高估自己的能力 / 忘记自己受限制 / 意识障碍 / 躁动不安 / 沟通障碍 / 睡眠障碍	15	

附录 8 焦虑自评量表

焦虑自评量表（self-rating anxiety scale，SAS）含有 20 个反映焦虑主观感受的项目，每个项目按症状出现的频率分为四级评分，其中 15 个正向评分，5 个（带＊号）反向评分。计分细则：若为正向评分题，依次评为粗分 1、2、3、4 分；反向评分题（带＊号），则评为 4、3、2、1 分。与抑郁自评量表（self-rating depression scale，SDS）一样，20 个项目得分相加即得粗分（X），经过公式换算，即用粗分乘以 1.25 以后取整数部分，就得标准分（Y）。按照中国常模结果，SAS 标准差的分界值为 50 分，其中 50 ~ 59 分为轻度焦虑，60 ~ 69 分为中度焦虑，69 分以上为重度焦虑。

评估时注意事项：①在自评者评定以前，一定要让受测者理解整个量表的填写方法及每条问题的含义，然后做出独立的、不受任何人影响的自我评定；②评定的时间范围是自评者过去一周的实际感觉；③如果评定者文化程度太低，不能理解或看不懂 SAS 问题的内容，可由工作人员逐条念给他听，让评定者独自做出评定；④评定时，应让自评者理解反向评分的各题，SAS 有 5 项反向项目，如不能理解会直接影响统计结果；⑤评定结束时，工作人员应仔细检查一下评定结果，应提醒自评者不要漏评某一项目，也不要在相同一个项目上重复评定。

项目	偶尔	有时	经常	总是
1. 我觉得比平常容易紧张和着急	1	2	3	4
2. 我无缘无故地感到害怕	1	2	3	4
3. 我容易心里烦乱或觉得惊恐	1	2	3	4
4. 我觉得我可能将要发疯	1	2	3	4
5. 我觉得一切都很好，也不会发生什么不幸＊	4	3	2	1
6. 我手脚发抖颤抖	1	2	3	4
7. 我因为头痛、头颈痛和背痛而苦恼	1	2	3	4
8. 我感到容易衰弱和疲乏	1	2	3	4
9. 我觉得心平气和，并且容易安静坐着＊	4	3	2	1
10. 我觉得心跳得很快	1	2	3	4
11. 我因为一阵阵头晕而苦恼	1	2	3	4
12. 我有晕倒发作或觉得要晕倒似的	1	2	3	4
13. 我呼气、吸气都感到很容易＊	1	2	3	4
14. 我手脚麻木和刺痛	1	2	3	4
15. 我因为胃痛和消化不良而苦恼	1	2	3	4
16. 我常常要小便	1	2	3	4
17. 我的手脚常常是干燥温暖的＊	4	3	2	1
18. 我脸红发热	1	2	3	4
19. 我容易入睡，并且一夜睡得很好＊	4	3	2	1
20. 我做噩梦	1	2	3	4

注：＊为反向评分题

附录 9　肢体肿胀的程度分级

按肢体肿胀的严重程度分级如下：

0 度：肢体无肿胀，与正常肢体比较没有什么异常改变；

1 度：肢体较正常部位的肢体皮肤肿胀，但肢体肿胀部位的皮纹还是存在的；

2 度：肢体较正常肢体的皮肤肿胀，而且肢体肿胀部位的皮纹消失；

3 度：肢体肿胀部位的皮温消失，而且出现散在分布的张力性水疱，局部疼痛比较明显。

附录 10　肌力分级

肌力的检查一般分为 6 个级别：

0 级：肌肉无收缩，关节无运动，是完全性的瘫痪；

1 级：肌肉稍有收缩，但是不能够带动关节运动；

2 级：肌肉收缩能够带动关节活动，但是不能对抗肢体的重力；

3 级：能够对抗肢体的重力，但是不能够对抗阻力；

4 级：能够部分对抗阻力，使关节产生活动，但是关节并不稳定；

5 级：能够对抗阻力，肌力正常，关节稳定。